Praxis der Dermatologie

Ein Lehrbuch für die Aus- und Weiterbildung

Günter W. Korting

470 meist farbige Abbildungen

Georg Thieme Verlag Stuttgart · New York 1982

Prof. Dr. Günter W. Korting
Direktor der Hautklinik
der Johannes-Gutenberg Universität
Langenbeckstraße 1
6500 Mainz

CIP-Kurztitelaufnahme der Deutschen Bibliothek

Korting, Günter W.:
Praxis der Dermatologie / Günter W. Korting.
– Stuttgart ; New York : Thieme, 1982.

Wichtiger Hinweis:
Medizin als Wissenschaft ist ständig im Fluß. Forschung und klinische Erfahrung erweitern unsere Kenntnisse, insbesondere was Behandlung und medikamentöse Therapie anbelangt. Soweit in diesem Werk eine Dosierung oder eine Applikation erwähnt wird, darf der Leser zwar darauf vertrauen, daß Autoren, Herausgeber und Verlag größte Mühe darauf verwandt haben, daß diese Angabe genau dem Wissensstand bei Fertigstellung des Werkes entspricht. Dennoch ist jeder Benutzer aufgefordert, die Beipackzettel der verwendeten Präparate zu prüfen, um in eigener Verantwortung festzustellen, ob die dort gegebene Empfehlung für Dosierungen oder die Beachtung von Kontraindikationen gegenüber der Angabe in diesem Buch abweicht. Eine solche Prüfung ist besonders wichtig bei selten verwendeten Präparaten oder solchen, die neu auf den Markt gebracht worden sind.

– Printed in Germany –
Satz: acomp, Wemding auf Digiset 40T30
Druck: Grammlich, Pliezhausen
ISBN 3-13-616401-6

Vorwort

Nachdem die 4bändige „Dermatologie in Praxis und Klinik" als ebenso umfassendes wie praxisnahes Werk für die Fort- und Weiterbildung des aktuellen und potentiellen Hautarztes einmal erschienen war, ergab es sich eigentlich wie von selbst, den hier kompilierten Wissensstand incl. des eingebrachten Bildmaterials auch an den *Studierenden der Medizin* mit seinem wachen, optischen Lernhunger, aber auch an den *in der Ausbildung befindlichen Facharzt* von morgen sowie nicht zuletzt an die Adresse des *Arztes für Allgemeinmedizin* in konziser Kurzform weiterzugeben. Darüber hinaus sollte eine solche Information aus der „Dermatologie in Praxis und Klinik" mittels Übernahme einiger Abbildungen auf besonders preisgünstige Weise – und das war eine der Hauptabsichten! – zustande kommen. Selbstredend mußte bei solchem Lernziele aller, wenn auch noch so bemerkenswerter Wissensballast hierbei zum Fortfall gelangen und wirklich nur das essentiell Notwendige angeboten werden, wobei selbstredend alle Möglichkeiten zugänglich zu machen waren, z. B. in Zukunft auch einen Hautarztbrief mit seinen morphologisch-deskriptiven, allergologischen und andrologischen o. ä. Finessen oder seinen therapeutischen Hinweisen fürder besser nutzen zu können. Mit anderen Worten: Beabsichtigt war ein Einstieg in die zunächst manchmal so verworren erscheinende Welt der Dermatologie, die aber einen Arzt, falls einmal überhaupt mit ihr in Kontakt gekommen, erfahrungsgemäß nicht mehr so recht wieder freigibt. So gab es demgemäß kein Zögern, als der Thieme-Verlag, voran wie schon so oft Herr Dr. G. Hauff, an den Autor dieses Kurzbuches bzw. an den vorangehenden Herausgeber der „Dermatologie in Praxis und Klinik" den Vorschlag herantrug, ein Werk der genannten Zielsetzung auf den Weg zu bringen. Hier ist es, und zwar mit aller Hoffnung dargeboten, daß es trotz der Fülle des bereits Vorhandenen seinen Weg mache. Wie sagt doch ähnlich der Verfasser des ersten deutschsprachigen Dermatologie-Lehrbuches, C. H. Fuchs 1840, in seiner Vorrede: „Es wandre denn in die Welt und finde freundliche Richter."

Mainz, im Januar 1982 G. W. Korting

Herausgeber und Verlag weisen darauf hin, daß bei erneuter Verwendung von Abbildungen, die sowohl in der „Dermatologie in Praxis und Klinik" als auch in vorliegendem Werk erschienen sind, stets die Erstpublikation zu zitieren ist. Aus diesem Grund wird auf Seite 447 verwiesen, wo für jedes der entnommenen Bilder die korrekte Quelle aufgeführt ist.

Inhaltsverzeichnis

Allgemeine Dermatologie

Spezielle Dermatologie

Allgemeine Dermatologie

Zur Anatomie der Haut

Die *äußere* Decke *(Integumentum commune),* die *Haut,* stellt ein wichtiges Grenzorgan dar, welches zwischen „innen“ und „außen“ vermittelt. Es ist ein Sinnesorgan, welches der Erfüllung verschiedener Regulationen und immunologischer Aufgaben („Eisophylaxie“) dient. Sozusagen integriert in dieses Hautorgan sind seine Anhangsgebilde (Nägel, Haare, Drüsen). Eine Besonderheit stellen in der Überleitung nach innen die Halbschleimhäute dar. Die *Größe der Hautoberfläche* beläuft sich beim Erwachsenen auf etwa 1,5–1,8 m^2. Infolge der basal*kegelförmigen Zapfengestaltung* der *Epidermis* ist ihre Unterfläche noch etwas größer. Das *Gewicht* von Haut und Unterhaut beträgt etwa ⅕ des Körpergewichtes, erreicht also im Durchschnitt an die 14 kg, wovon der Anteil der Epidermis etwa 0,5 kg und der des Koriums ca. 3,5 kg betragen. Die *Dicke* der Epidermis hängt von der Lokalisation ab. So mißt die Epidermis an Rumpf und Armen beispielsweise 0,03–0,1 mm im Durchmesser, an den Fußsohlen hingegen etwa 1 mm.

Kleinkinder weisen eine verhältnismäßig große Hautoberfläche auf, was bei der Berechnung von Hautbezirken z. B. bei Verbrennungen mittels der „Neunerregel“ zu berücksichtigen ist.

Hinsichtlich der *Hautliniensysteme* unterscheidet man die *Voigt-Grenzlinien,* welche die Innervationsfelder der peripheren Nerven begrenzen und die *Langer-Spaltlinien,* denenzufolge sich Einschnittsöffnungen an der Haut oval verziehen und nach deren System sich manche Hautkrankheiten anordnen (multiple seborrhoische Warzen, Pityriasis rosea).
Ferner wird das Hautorgan durch verschiedene Leistenbildungen und Furchungen untergliedert, wobei bei der Oberhautfelderung das *Papillarlinienmuster („Dermatoglyphics“)* sowohl in der Kriminalistik (Fingerabdrücke) wie in der Dermatologie (Morbus Darier mit seiner typischen Unterbrechung der Papillarlinien, Neurofibromatose) besonders bedeutsam ist.
Die *Farbe der Haut* hängt von verschiedenen Faktoren (Eigenkolorit des Keratins, Karotingehalt, Melaninreichtum) ab, wobei nicht zuletzt dem Gehalt an Blutfarbstoff, z. B. bei der Polyglobulie, eine wesentliche Rolle zufällt, was sich z. B. an der jeweiligen Farbgestaltung von Totenflecken (Livores hypostatici) oder an dem Ausbleiben einer Zyanose bei gleichzeitiger Anämie ausdrückt.

Epidermis

Dieses *Ektoderm* entbehrt der Gefäße und wird mithin nur von interstitiellen Safträumen durchzogen. Sein Zellaufbau unterscheidet sich nach der Etagenhöhe: Es finden sich als *differente Zellarten* als Population der Matrix der Epidermis die *Keratinozyten,* ferner die *Melanozyten,* die früher auch als Hellzellen bezeichnet wurden und von der Neuralleiste herstammen sollen und Melanin bilden, und endlich die aurophilen *Langerhans-Zellen,* welche Melanin zu phagozytieren vermögen.
Die Epidermis (Abb. **1a** u. **b**) kann in 5 Schichten unterschieden werden:

1. Stratum basale (cylindricum)
2. Stratum spinosum

} = Rete Malpighi,

3. Stratum granulosum (Körnerschicht, Keratohyalin),
4. Stratum lucidum (nur in der Epidermis von Handtellern und Fußsohlen),
5. Stratum corneum, Stratum conjunctum, Stratum disjunctum.

In der Epidermis findet eine fortlaufende Zellneubildung statt, wodurch etwa alle 4 Wochen sämtliche Zellen in den Epidermislagen ersetzt werden. Besonders bedeutsam ist die Steigerung dieser Zellmauserung bzw. Epidermopoese bei der Psoriasis, bei welcher sich dieser „turn over“ auf 4–5 Tage verringert.

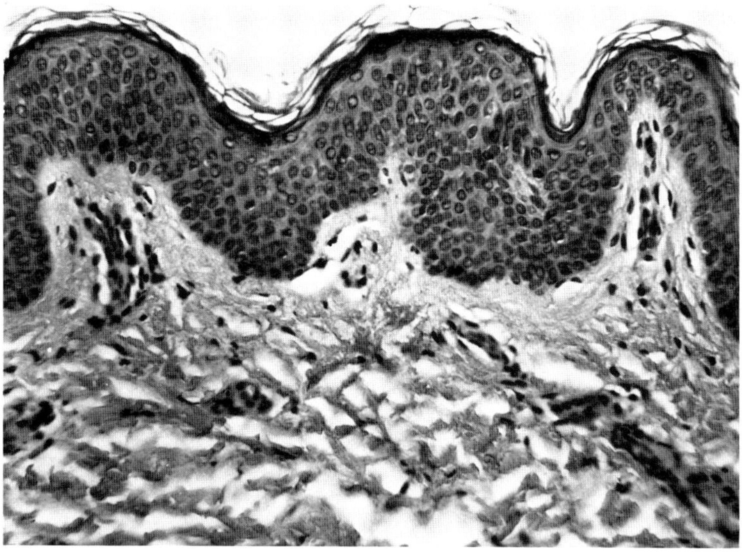

a

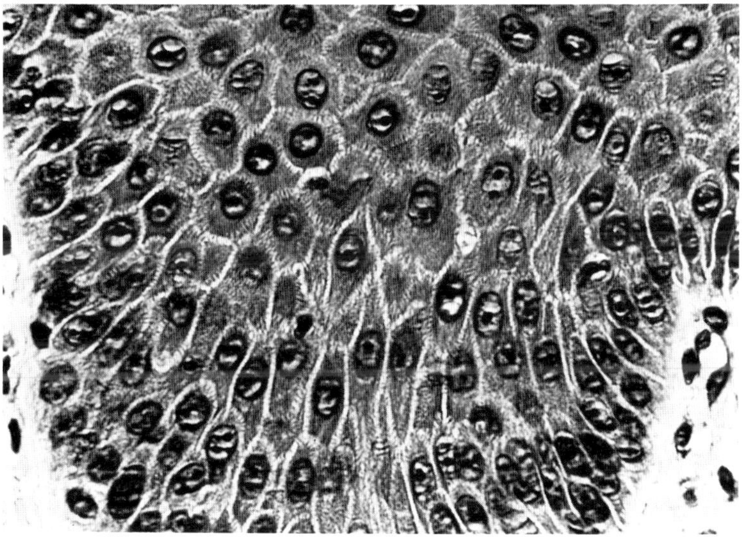

b

Abb. **1 a** u. **b** **a** Epidermis und obere Kutis. **b** Stachelzellschicht.

Die *Hornschicht,* das *Stratum corneum,* besteht de norma vollständig aus keratinisierten, also kernlosen Zellen.

Als *Keratinosomen* (oder Selby-Odland-Bodies) bezeichnet man intrazytoplasmische Körperchen in den oberen Zellschichten des Stratum intermedium, d.h. dem oberen Anteil des Rete Malpighi, kleine Granula, die vermutlich Sekretionsprodukte (Phospholipoide?) der Keratinozyten darstellen.
Als *Desmosomen* („Bizzozero-Knötchen", lichtoptisch selektiv mit Heidenhains Eisenhämatoxylin anfärbbar) bezeichnen wir die Haftstellen *zwischen den Keratinozyten. Tonofilamente* sind fibröse Produkte der Keratinozyten, die wahrscheinlich Keratinpräkursoren sind. Längere und stärkere Tonofilamente werden *Tonofibrillen* genannt. Vermutlich bilden *Tonofilamente* bzw. Tonofibrillen *mit den Desmosomen* eine komplexe funktionelle Einheit. Melanozyten sowie Langerhans-Zellen weisen keine Tonofibrillen oder Desmosomen auf.

Die *untere Epidermis* wird mit der Kutis durch schräg gestellte Tonofibrillen (Wurzelfüßchen) verankert. Mittels der PAS-Färbung läßt sich an dieser *Junktion* zwischen Ober- und Unterhaut eine aus sauren Mukopolysacchariden (in diesem Falle: Dermatansulfat resp. Chondroitinsulfat B) aufgebaute Trennzone, die *Basalmembran,* nachweisen, die vermutlich für den dermoepidermalen Zusammenhalt bedeutsam ist. Indessen unterliegt dieser PAS-reaktive Trennstreifen durchaus Schwankungen im Rahmen der verschiedenen Hautkrankheitszustände. So fehlt er beispielsweise mehr oder minder beim Eccema chronicum oder der Psoriasis, während er beim chronischen Lupus erythematodes verdickt hervortritt.

Korium

Das Korium weist mit seinen Kollagen-Elastika-Retikulin-*Fasern* geformte Strukturen und in Gestalt der *Grundsubstanz* auch ungeformtes Material auf. In dieser komplexen, mesodermalen Aufbausubstanz sind außerdem Gefäße, Nerven und Hautmuskeln untergebracht. An *Zellen* finden sich in der Hauptsache im Korium Fibroblasten und Fibrozyten (fixe Bindegewebszellen) und daneben (basophile) Mastzellen, Histiozyten, Plasmazellen (freie Zelltypen). Die oberste Etage des Koriums wird von dem sägezahnartig anmutenden *Stratum papillare* eingenommen, woran sich das zell- und grundsubstanzärmere *Stratum reticulare* anschließt. Die bereits erwähnten, geformten Strukturen im Korium lassen sich in *kollagene Fasern* (biochemische Repräsentanten: Glycin, Prolin und Hydroxyprolin, elektronenmikroskopisch: Querstreifungen in Abständen von ca. 700 Å), *elastische Fasern* (amorphe Komponente: Elastin, fibrilläre Komponente: elastische Mikrofibrille) und *retikuläre Fasern* unterscheiden (Abb. **2a–c**). Das elastische Fasernetz folgt mehr oder weniger der Kollagenstruktur und schmiegt sich ihr bei Streckungen offensichtlich weitgehend an; die Elastika erscheint deshalb im Schnittbild normalerweise zerstückelt, während sie bei entzündlichen Zellanhäufungen und vor allem bei primär atrophisierenden Hautkrankheiten völlig schwindet. Als Präkollagenstrukturen gelten die retikulären oder *Retikulinfasern,* die sich entweder argentaffin oder argyrophil verhalten, d.h., daß solche Fasern entweder eine ammoniakalische Silberlösung ohne Applikation eines weiteren Reduktionsmittels reduzieren oder sich erst nach Einwirkung eines Reduktionsmittels bei der üblichen Silberimprägnation schwärzen.

Die pathognostische Bedeutung der Darstellung solcher Fasern wird heute nicht mehr, wie noch vor kurzem, so sehr bewertet, nachdem man erkannt hat, daß solche Fasernetze keineswegs nur bei „Retikulosen" (malignen Lymphomen), sondern auch bei banalem Granulationsgewebe vermehrt imponieren können.

Das amorph anmutende, homogene Interstitium im Korium *(Grundsubstanz, Zwischen-* oder *Interzellularsubstanz)* ist ein komplexes Gemenge verschiedener Stoffe, bei denen allerdings die *sauren Mukopolysaccharide (Glykosaminoglykane,* bei Proteinanbindung: *Proteoglykane)* das Wesentliche darstellen.
Die Bindegewebszellen liegen innerhalb derartiger Grundsubstanzen im engen Kontakt mit den Faserstrukturen. Sie verharren dabei aber keineswegs unbedingt ortständig. Die *Faservorstufen* entstehen in den Fibroblasten, deren Produkte an die Umgebung weitergegeben werden. Dort entstehen der Reihe nach *Protokollagen, Tropokollagen* und schließlich die Kollagenfaser mit ihrer bereits genannten, kennzeichnenden ultramikroskopischen Strukturierung. Außerdem ist in der Entwicklung des Kollagens die der Verfestigung dienende *intramolekulare Quervernetzung* ein wichtiger Schritt.

Subkutis

Die Subkutis hängt mit dem darüberliegenden Korium durch Bindegewebssepten (Retinacula cutis) zusammen. Hauptsächlich wird die Subkutis durch ein anfänglich stark vaskularisiertes Fettlager, den *Panniculus adiposus,* eingenommen. Die Schlüsselzelle in dieser Schicht ist – in Analogie zum Fibrozyten im Korium – der (mesenchymale) Lipozyt. Das univakuoläre subkutane Fettgewebe ist weißgelblich, bräunlich erscheint hingegen das mehr zentral, d.h. in der Tiefe des Organismus gelagerte, vielkammerige, *braune Fettgewebe,* von dem als Geschwulstform dermatologisch das *Hibernom* der Subkutis Bedeutung hat. Als Beispiele kutan hochliegenden Fettgewebes ist eine solche *Fettzellheterotopie* beim „Naevus lipomatodes cutaneus superficialis" oder bei der fokalen, dermalen Hypoplasie, weniger massiv, aber keineswegs selten auch bei den Nävuszellnävi zu nennen.

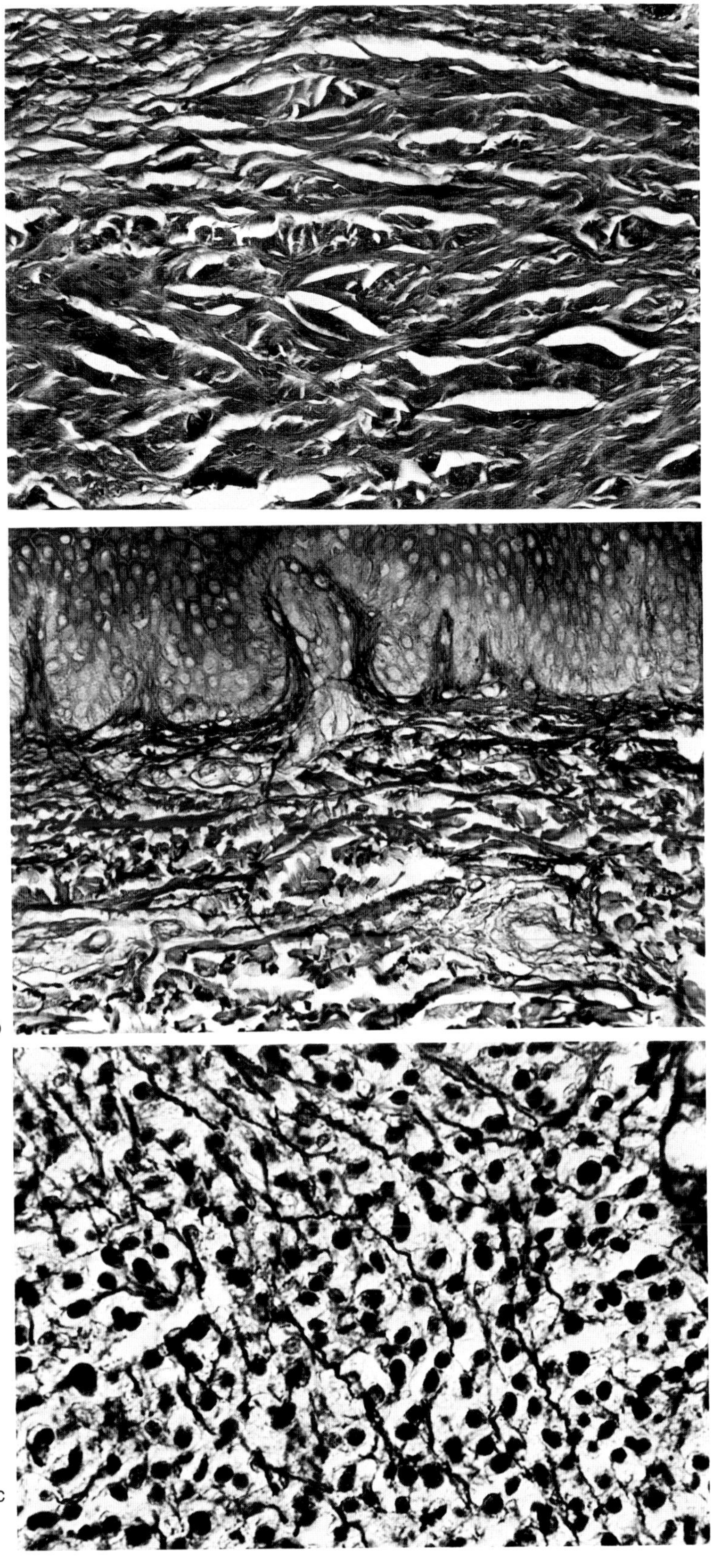

a

b

c

Abb. **2a–c** **a** Kollagenfasern. **b** Elastische Fasern. **c** Retikuläre Fasern.

Gefäßversorgung der Kutis

Im Gegensatz zu der gefäßlosen Epidermis ist die *Architektur* der *kutanen Gefäße* keineswegs einfach gegliedert: Beim *arteriellen Sektor* steigt das *untere System* zwischen Faszien und Subkutis auf und verzweigt sich horizontal. Aus diesem faszialen Netz treten zu einem *kutanen Netz* die senkrecht emporsteigenden, weitmaschigen Arterien (Kandelaberarterien) zusammen, die etwa in der mittleren Kutis miteinander anastomosieren. Von dort aus entspringen weitere arterioläre, *subpapilläre Kapillarschlingen.* Der *Rückfluß aus den Kapillaren erfolgt* ebenfalls über *drei* hintereinandergeschaltete, wiewohl nicht regulär-existente *Venennetze* (subpapillärer Venenplexus, Venennetz in der Kutis und schließlich Venennetz an der Grenze von Korium und Subkutis). Bei der feingeweblichen Beurteilung von Gefäßverhältnissen sind, speziell an der unteren Körperhälfte, vor allem hinsichtlich einer Wandverdickung Alterungseinflüsse (Physiosklerose) von Bedeutung, wie überhaupt Distribution und Architektonik des Gefäßsystems der Haut regionär durchaus differieren. Schließlich haben an der Gefäßversorgung der Haut, und zwar speziell akral, als Sondereinrichtung der peripheren Strombahn *arteriovenöse Anastomosen* insofern wesentlich teil, als sie durch Kurzschließung zu einem raschen Wechsel von Hin- und Abfluß bei der Durchströmung erheblich beitragen. Sodann speichern im übrigen die Venengeflechte von Haut und Unterhaut etwa 1 Liter Blut, was sich der Blutspeicherung des Leber-Splanchnikus-Systems annähert.

Lymphgefäßsystem der Haut

Die nur von einer Endothelzellschicht ausgekleideten Lymphgefäße der Haut finden sich im oberen Korium anfänglich in Blindsackform, worauf ein subpapilläres sowie ein nach der Subkutis hin ausgerichtetes Lymphkapillarnetz folgen. Erscheinungsbildlich treten die Lumina der Lymphgefäße lediglich bei stärkerer pathologischer Beanspruchung (Erysipel, karzinomatöser Lymphbahninfarkt, weniger auch bei einer Koriumfibrose infolge starker Streckung des Kollagens) sichtbar vor Augen.

Hautmuskulatur

Bei der glatten Muskulatur, wie sie im Hautbereich als Tunica dartos des Skrotums und an der Areola mammae und in Gestalt der Haarbalgmuskeln vorkommt, fehlt die Querstreifung und der Zellkern liegt in der Mitte der Faser. Als besonders bekanntes Phänomen ist die Gänsehaut (Sensatio pilomotorica) zu erwähnen, die durch Senkrechtstellung der Follikel und Kontraktion der Arrektorenmuskulatur zustande kommt. Dieses Phänomen entspricht der Haarsträubung beim Tier zur Felltrocknung und steht funktionell dem weißen Dermographismus durch Kälte- oder mechanische Reize nahe. Pilomotorische Reaktionen sind beim Menschen intrakutan durch Adrenalinderivate auslösbar. Außerdem verfügen Kranke mit einer Prurigo oder mit endogenem Ekzem über eine vermehrte Kontraktilität der Haarbalgmuskeln.

Nervensystem der Haut

Das Nervensystem der Haut wird durch sensible Fasern des zerebrospinalen wie des autonomen (vegetativen Nervensystems) repräsentiert.

Größere Nervenabschnitte und einige Nervenendorgane des Koriums (Pacini-Körperchen – die größten Endorgane –, die Meißner-Tastkörperchen, weniger auch die Ruffini-Körperchen oder die Krause-Endkölbchen) sind bereits mit der üblichen histologischen Technik darstellbar, während feinere Nerven und einige kleinere nervöse Endorgane einer Spezialfärbung bzw. Imprägnation bedürfen.

Dermatologisch besonders bedeutsam sind die neurohumorale Ausrüstung der Haut in bestimmten Gebieten mit adrenergischen Effektoren für die Arrektorenmuskulatur, adrenergischen und evtl. auch cholinergischen Fasern für die glatte Muskulatur kleinerer Hautgefäße sowie die cholinergische Versorgung der ekkrinen Schweißdrüsen. Ein weiteres „histaminergisches System“ in neurovegetativen Formationen wird diskutiert. Als *Schmerzrezeptoren* der menschlichen Haut, die an dichtstehende nervale Empfängerpunkte geknüpft sind, gelten freie, marklose Nervenendigungen innerhalb des Stratum basale und teilweise auch im Stratum granulosum sowie auch epidermale Bezirke. Als Empfänger für *Kältereize* vermu-

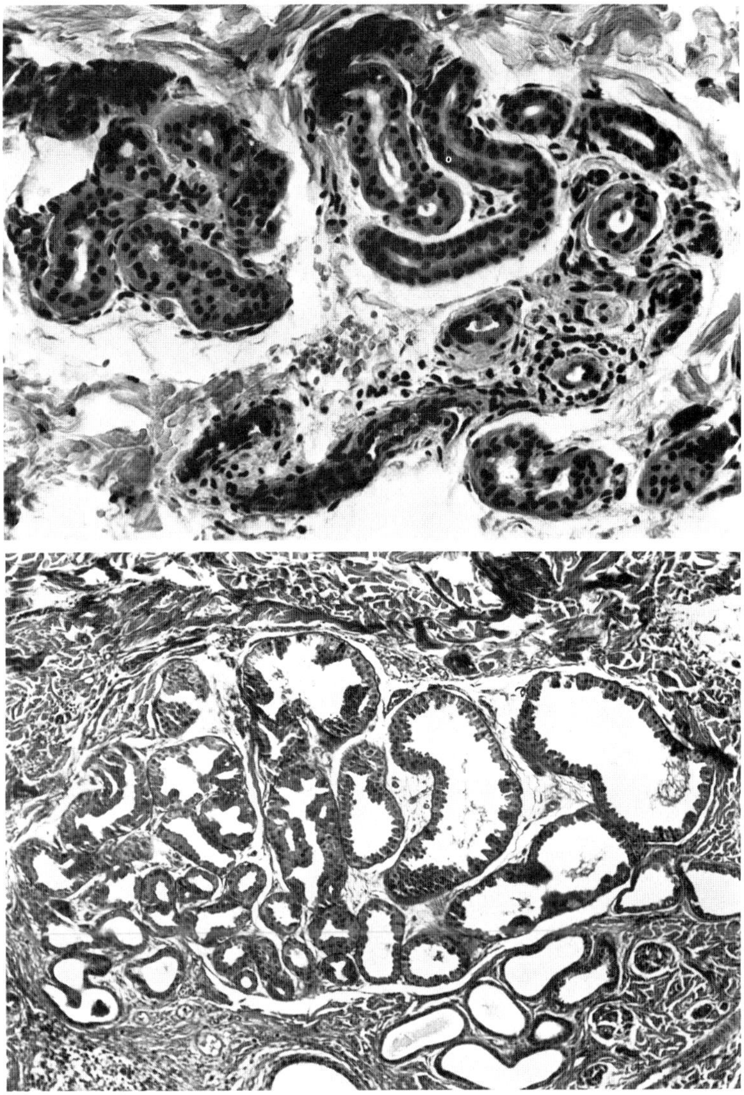

Abb. **3a** u. **b** **a** Ekkrine Schweißdrüsen. **b** Apokrine Schweißdrüsen.

tet man die Krause-Endkolben, die der Epidermis nahe gelegen sind, als Fühler für die *Wärmeempfindung* im allgemeinen die Ruffini-Körperchen, die im tieferen Korium und in der Subkutis lokalisiert sind.

Hautdrüsen

Schweißdrüsen

Die etwa 3 Millionen sowie 1–2 mm unterhalb der Epidermis gelegenen, beim Menschen wie beim Anthropoiden gut ausgebildeten, schlauchförmigen, am Rand knäuelförmigen Gebilde sind an Handtellern und Fußsohlen am dichtesten zu finden, während sie am Lippenrot, der Eichel sowie an der Klitoris und den kleinen Schamlippen fehlen.
Zytologisch sind die sezernierenden, glykogenreichen Formationen kubisch-zylindrisch bei ovaler Kerngestalt charakterisiert. Außerdem wird das Drüsenepithel oberhalb einer stark PAS-positiven Basalmembran von glatten, in ihrem Querschnitt dreikantig anmutenden Myoepithelien korbartig umgeben, die offenbar für die Schweißexpulsion bedeutsam sind (Abb. **3a**).

Gegenüber diesen *ekkrinen* Schweißdrüsen finden sich die *apokrinen* Schweißdrüsen (Abb. **3b**) postpubertär namentlich in den Achselgruben, am Mons pubis und den kleinen Schamlippen, am Skrotum und in dem Analkegel sowie an der Areola mammae und schließlich als Ohrschmalzdrüsen sowie an den Augenlidern in Form der Moll-Drüsen. Diese rudimentären Duftdrüsen, die ein fein basophil granuliertes Epithel sowie Einlagerungen von Lipopigmenten aufweisen, sezernieren in ihr Lumen nach Art einer Nekrobiose klumpenförmige Zytoplasmakuppen. Phylogenetisch stammen die apokrinen Drüsen zusammen mit Haaren und Talgdrüsen vom sog. primären Epithelkeim ab. Ihre Ausführungsgänge münden in den Haarfollikel, weswegen die apokrinen *Achselhöhlenabszesse* furunkelähnlich imponieren. Letztere kommen nur beim Erwachsenen vor, während beim Kind oder Greis lediglich *ekkrine Schweißdrüsenabszesse* zu beobachten sind.

Der kennzeichnende *Geruch* der ungewaschenen Achselhöhle, der für gewöhnlich im 4. Lebensjahrzehnt zurückgeht, kommt vor allem durch bakterielle Zersetzung des apokrinen Schweißes zustande (Indoxylderivate, Fettsäuren).

Talgdrüsen

Die *Glandulae sebaceae* (Abb. **4**) (insgesamt etwa 300 000 bzw. bis 900 pro cm^2) fehlen palmoplantar und münden vorzugsweise in die Follikel. Besonders talgdrüsenreich sind Stirn, Kinn und die mittleren Anteile des Rückens und der Brust. Freimündende Talgdrüsen, also vom Haarfollikelapparat getrennt zur Oberfläche hin tretende Talgdrüsen findet man an den Mamillen, anal, der Glans penis (Tyson-Drüsen), den kleinen Schamlippen und an den Lidern (Meibom-Drüsen), aber auch am Lippenrot wie auch der Wangenschleimhaut, die bei manchen außerdem mit heterotopen Talgdrüsen in Gestalt gruppierter gelblicher Knötchen besetzt sein kann (Fordyce-Zustand).

Die *Talgproduktion*, an der auch Teile von verhornenden Epidermiszellen und Schweiß teilhaben, beträgt etwa 2 g täglich. Ihre Spreitung

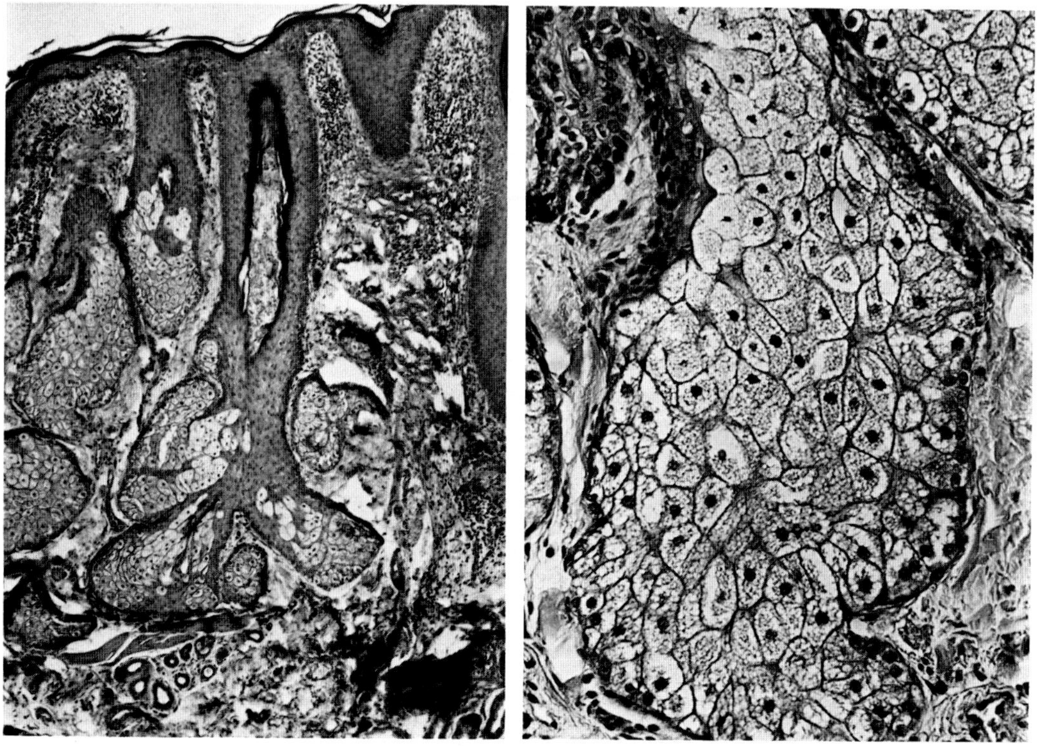

Abb. **4** Talgdrüsen.

schätzt man auf etwa 3 mm in der Sekunde. Klassischerweise wurde der Schweiß als wichtigster Emulgator für die Talgausbreitung angesehen. *Androgene* fördern die Zahl, Größe und Sekretion der Talgdrüsen, weniger auch Progesteron, wohingegen Östrogene, vermutlich ab einer gewissen höheren Dosis, die Talgabgabe inhibieren. Schließlich ist klinisch postenzephalitisch ein „Salbengesicht" bekannt, wie auch manche sog. Stammhirnnarkotika (z. B. Luminal) sebotrop zu wirken scheinen, während die Einwirkung von Röntgenstrahlen den Talgspiegel der Haut senkt.

Hautnahe Lymphknoten

Auch die Anzahl und der Standort der hautnahen Lymphknoten unterliegt erheblichen und vor allem auch individuellen Differenzen, wobei die einzelnen Lymphknotenstationen, die bei den verschiedenen Krankheitszuständen in systematischer Reihenfolge abzutasten sind, in der Regel erst infolge der pathologischen Vergrößerung gewahr werden.

Zur Physiologie der Haut

Die äußere Decke, die physiologisch durch verschiedene *Sinnesfunktionen* und durch ihre *Durchblutung* ein charakteristisches Funktionsprofil erhält, dient, teleologisch gesehen, dem Schutz gegenüber mechanischen, chemischen und Strahlungsangriffen sowie außerdem der *Aufrechterhaltung* der *Körpertemperatur,* wobei durch Leitung (Konvektion und Verdunstung) eine wesentliche *Wärmeabgabe* erfolgt.
Auch funktionell weist die äußere Decke wie bei den anatomischen Verhältnissen starke regionäre Unterschiedlichkeiten auf, so daß beispielsweise die periphere Durchblutungsgröße an den Akren größer als an den zentralen Hautbezirken ist. Die *Durchblutung* wird ferner nerval wie humoral (Katecholamine), aber auch durch lokale Regulationsmechanismen und nicht zuletzt durch emotionale Reaktionen unter Abhängigkeit von rhythmischen Schwankungen gesteuert. Außerdem wird die *Thermoregulation* durch Adaptation, Druckänderungen und Lagewechsel verändert, wozu schließlich als weitere Faktoren Konstitution und Alter treten. Die Perzeption von Noxen, zu welchen Empfindungen wie vor allem *Schmerz* und der kleine Bruder des Schmerzes, der *Juckreiz,* zu zählen sind, läßt den Menschen helle und dumpfe, im letzteren Fall weniger örtlich anzusprechende Qualitäten unterscheiden.
Die *perkutane Resorption* geht transepidermal, -follikulär und -glandulär vor sich. Sie ist für lipoidlösliche Stoffe günstiger als für Elektrolyte, Kohlenhydrate oder Aminosäuren. Aber auch hinsichtlich der *perkutanen Resorption* sind regionäre Differenzen durchaus bedeutsam. Von Belang für die Absorptionsrate sind sodann die *örtliche subepidermale Durchströmung* und weiterhin die *Größe des betreffenden Hautbezirkes* sowie dessen *Feuchtigkeit,* speziell im Bereich des Stratum corneum. Ebenso kommt es zu *erhöhten Absorptionsraten bei geringem Barriereeffekt* dort, wo, wie beispielsweise bei einer Ichthyosis, die abgrenzende *Hornschicht* locker bzw. *porös* strukturiert ist.

Pruritus (Juckreiz)

Als auslösende Substanzen für einen Juckreiz werden heute neben Histamin Proteasen bzw. Endopeptidasen (Trypsin, Papain) diskutiert. Ferner wird das Kallikrein-Kinin-System als bedeutsam erörtert, während Prostaglandin E_1 die Juckreizschwelle gegenüber Histamin reduzieren soll. Stärkere Stimulationen, die auf dünne markscheidenfreie C-Fasern einwirken, erzeugen Schmerz, während der Juckreiz als eine unterschwellige Schmerzempfindung aufgefaßt wird. Das u. U. vorhandene Nebeneinander von Juckgefühl und Schmerz zeigt exemplarisch das Krankheitsbild der Dermatitis hepetiformis Duhring. Unter Kratzen verstehen wir eine mechanische Abwehrbewegung gegenüber einer pruritogenen Reizung. Als sichtbares Symptom für rebellischen Pruritus gelten klinisch neben Exkoriationen, Pigmentationen oder Sekundärinfektionen im Bereich der Haut polierte Fingernägel. Ein wichtiger Faktor für die Entwicklung von Juckreiz ist stets ein trockenes Hautorgan (evtl. gesteigert durch lipophile Polyamidtextilien, Wolle oder Glasfasern). Auch Änderung von klimatischen oder Witterungsfaktoren kann diesbezüglich Bedeutung gewinnen (Pruritus hiemalis, Aufspringen der Haut). Als obligat *mit Juckreiz verbundene Hautkrankheiten* gelten der Formenkreis der Ekzeme, der Prurigoformen, der Lichen simplex chronicus, Urtikaria, Lichen ruber planus, Dermatitis herpetiformis, die Fox-Fordycesche Krankheit sowie schließlich die Mycosis fungoides, Morbus Hodgkin, Dermatozoonosen und bei diesen speziell Krätze und Verlausung. Auch viele Nematoden rufen einen universellen Pruritus hervor, während Oxyuren für analen und vulvären, eine Trichinose für nasalen Juckreiz verantwortlich sein können. Von Allgemeinkrankheiten, die mit Jucksensationen gepaart sein können, sind der Leberjuckreiz bzw. der Juckreiz durch (u. U. auch medikamentöse) Cholestase, kaum auch speziell durch Retention mancher Gallensäuren, präurämische und hyperurikämische Zustände (einschließlich der chronischen Hämodialysepatienten), der leichte (!) Diabetes mellitus, weniger auch die mit trockener Haut einhergehende Hypothyreose zu nennen. Hämatologisch gehen im besonderen die Polycythaemia vera, die chronische Lymphadenose, der schon erwähnte Morbus Hodgkin, dagegen nicht die sog. Retikulosen (maligne Lymphome) mit Pruritus einher. Indessen vermögen auch viszerale Karzinome Hautjucken zu induzieren. In der Schwangerschaft bleibt ein prämonitorisches Juckgefühl in der Regel nicht allein, sondern es kommt in der Folge zu darauf aufbauenden Morphen, von denen der Herpes gestationis als besonders kennzeichnend gilt. Unter einem *Pruritus sine materia* verstehen wir exklusiv lediglich das Symptom „Juckreiz" selbst, ohne daß zu diesem Zeitpunkt bereits eine ursächliche Hintergrunderfassung möglich wäre.

Zur Praxis der Testung an der Haut

Vor aller Methodik, die auf den Eckpfeilern der Eliminierung und/oder der Reexposition ruht, steht am Beginn jeder allergologischen Arbeit die sorgfältige, wiederholt zu erhebende Anamnese im Mittelpunkt der ärztlichen Bemühung. Geben doch schon Krankheitsdauer oder Periodik (Saisongebundenheit, Abklingen übers Wochenende oder in den Ferien) wichtige Hinweise auf etwaige Allergogene, unter denen in der ersten Lebenshälfte Substanzen aus dem Arbeitsmilieu, später solche aus dem zivilisatorischen, kosmetischen Bereich (ätherische Öle) die Hauptrolle spielen.

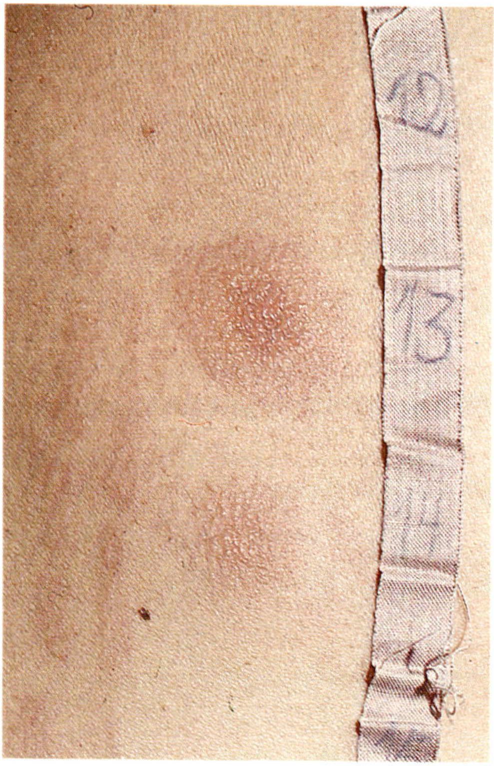

Abb. **5** Läppchentest (Patchtest).

Unter den Medikamenten stehen neben Schlaf- und Schmerztabletten Antibiotika (für Penicillin besonders typisch die Inkubation von 9–11 Tagen) an erster Stelle. Grundsätzlich ist ferner bei den Medikamenten die Zufuhr per os oder per Injektion als bedeutungskräftiger als die Applikation in Zäpfchenform zu bewerten. Wichtig ist sodann, abgesehen von einer sonstigen allergischen Sippenbelastung,

Tabelle **1** Indikationen für den Einsatz von Testmethoden bei allergischen Erkrankungen (nach *Matthiensen* u. *Schröpl*)

Vermutetes Krankheitsbild	Anzuwendende Testmethoden
Kontaktekzem	Epikutantest
Photoallergie	belichteter Epikutantest
Arzneimittelexanthem	Epikutantest, Scratchtest, Intrakutantest (Provokationstest)
Fixes Arzneimittelexanthem	(intrafokaler) Epikutantest, (intrafokaler) Scratchtest, Provokationstest
Endogenes Ekzem (Neurodermitis atopica)	(Epikutantest, Pricktest, Intrakutantest), IgE-Bestimmung
Urtikaria, Quincke-Ödem	Pricktest, Scratchtest, Intrakutantest, Reibtest (Epikutantest), Karenztest, (Provokationstest)
Rhinitis allergica	Pricktest, Intrakutantest, Scratchtest, Reibtest, RAST-Test, nasaler Provokationstest
Conjunctivitis allergica	Pricktest, Intrakutantest, konjunktivaler Provokationstest (Epikutantest)

Anmerkung: Die in Klammern aufgeführten Testmethoden werden nur ausnahmsweise eingesetzt. Lediglich bei den fixen Arzneimittelexanthemen ist die intrafokale Testung das primäre Untersuchungsverfahren.

Tabelle **2** Epikutantestung mit Testblock Standardreihe

Name:	Diagnose:
Vorname:	Beruf:
geb.:	Frühere Testung am:
Adresse:	wo?

Ambulant ☐ Stationär ☐ Gutachten ☐

Morphe:	Reaktion	Bewertung:
Erythem	(+)	nicht verwertbar
Erythem und Infiltrat	+	mit Vorsicht verwertbar
Erythem und Papeln und/oder Papulovesikeln	++	positiv
Erythem und Bläschen oder Blasen	+++	stark positiv
Blasen, Erosionen, Nekrosen ohne Ekzemreaktion in der Umgebung	++++	tox. Reaktion

Substanz Nr.	Test Nr.	Testsubstanz	Konzentration	Reaktion nach 24 Std.	48 Std.	72 Std.
1		Kaliumdichromat	0,5%			
2		Nickelsulfat	2,5%			
3		Kobaltchlorid	1,0%			
4		Vaselinum flavum	100,0%			
5		Adeps lanae	30,0%			
6		Eucerinum anhydricum	100,0%			
7		Neomycinsulfat	20,0%			
8		Vioform	5,0%			
9		Mafenid	10,0%			
10		Perubalsam	25,0%			
11		Parabene (Mix)	15,0%			
12		Holzteere	12,0%			
13		Sublimat	0,1%			
14		Procain-Hydrochlorid	2,0%			
15		Benzocain	5,0%			
16		Formaldehyd in H_2O	2,0%			
17		Terpentin	10,0%			
18		Epoxyd-Harz	1,0%			
19		Merkaptobenzothiazol-Mix	2,0%			
20		Tetramethylthiuramidsulfid	1,0%			
21		PPD	1,0%			
22		Paramix	1,0%			
23		Naphthyl-Mix	1,0%			
24		Carba-Mix	3,0%			
25		Kolophonium	20,0%			

Testvehikel: gelbe Vaseline

das Vorkommen oder Nichtvorkommen vergleichbarer Symptome in der Familie, im Freundeskreis oder am Arbeitsplatz unter den Kollegen. Nicht selten ist der Patient auch bereits mit einem Allergiepaß ausgerüstet.

Epikutantestung

Epikutane Hautprüfungen erfolgen im sog. *Läppchentest (Patchtest)* (Abb. **5**). Die Testreaktion ist feingeweblich ein Eccème en miniature, welches mit Hilfe eines dreischichtigen Pflasters auf erscheinungsfreier Haut – sonst u. U. falsch-positiver Ausfall – durchgeführt wird.

Tabelle **3** Klinikum der Johannes- Gutenberg-Universität Mainz, Hautklinik

Allergie-Laboratorium

T ______ AB ______

Datum

Name ______ Vorname ______ Alter ______ ♀ o Stat.
Beruf ______ Diagnose ______ Gutacht.
Wohnung ______ Amb.
Beginn d. Erkr. ______ Rückfall ______ Frühere Testungen ______

Epikutantestungen
Auswertung

Morphe	Bezeichnungen	Bedeutung
Erythem	(+)	nicht verwertbar
Erythem + Oedem	+	mit Vorsicht verwertbar
Erythem + Oedem + Papel	+ +	positiv
Erythem + Oedem + Papel + Bläschen	+ + +	stark positiv
Erythem + Oedem + Papel + Bläschen + Blase (Mazeration)	+ + + +	tox. Reaktion

Lfd. Nr.	Testblock Sa. Nr.	Substanz	Konzentr.	24 Std.	48 Std.	72 Std.

Bedeutsam ist ferner die Einhaltung bestimmter Grenzkonzentrationen, die entsprechenden empirisch aufgestellten Prüftabellen zu entnehmen sind. In Zweifelsfällen ist einer ausreichenden Heranziehung von hautgesunden Kontrollpersonen Rechnung zu tragen. Obwohl diese Läppchenprobe fraglos auch heute noch das Vorgehen der Wahl zur Analyse eines Kontaktekzems geblieben ist, fehlt es nicht in der Gegenwart an Bemühungen, um der realen Kontaktsituation zutreffender Rechnung zu tragen, wie es z. B. die Methode der „Epikutanprobe durch wiederholte Benetzung" beabsichtigt.
Handelsübliche Epikutantestpflaster sind z. B. von der Fa. Beiersdorf AG, Lohmann KG oder der Hermal-Chemie, handelsübliche Epikutantestserien z. B. von Dr. Sasse, Hermal-Chemie oder den Tropon-Werken zu beziehen. Neben solchen Standardtestungen müssen gemäß der anamnestischen Erhebung die in Frage kommenden Noxen aus Beruf und häuslichem Bereich (Hobbys!) zusätzlich ertestet werden. Epikutangetestet wird vorzugsweise am Rücken und an den Außenseiten der Arme, jeweils auf hauterscheinungsfreiem Terrain und ohne aktuelle Medikation des Patienten mittels Cortison oder Anthistaminika. Die Ablesung erfolgt nach einer Regelexposition von einem Tag erstmalig etwa 10 Minuten nach Entfernung der Testpflaster, die Wiederholung nach 24, also insgesamt nach 48 Stunden. Bei Verdacht auf eine Photoallergie veranlasse man einen belichteten Epikutantest.

Intrakutantestung

In dieser Methodik sollen standardisierte Allergenlösungen spezifische Sensibilisierungen erfassen, wobei urtikarielle Reaktionen am Ort innerhalb von 5–15 Minuten – unter einer Negativ- und einer positiven Histaminkontrolle – bewertet werden. Intrakutan darf nur getestet werden, wenn der Testarzt zur Behandlung etwaiger hochgradiger Allgemeinzustände ausgebildet und ausgerüstet ist. Besonders potente Allergene sind z. B. Penicillin-, Fische-, Bienen- oder Wespenallergene o. ä. An Stelle der Intrakutantestung steht heute weitgehend der *Pricktest*, bei dem ein Tropfen Allergenlösung nach oberflächlicher Stichelung der Haut zur Wirkung gelangen soll. Reaktionsort hierfür sind in der Regel die Unterarmbeugeseiten, Hauptindikation: vasomotorische Rhinopathie resp. Pollinosis.
Mittels des *Scratch*- oder Kratztests testet man beispielsweise auf Arzneimittel-, Hausstaub-, Gewürz- o. ä. Allergien. Bei der Hautritzung (Unterarmbeugeseite) sollen hierbei keine sonderlichen Blutungen entstehen, es erfolgt darauf eine Bedeckung des Reaktionsortes mit isotonischer Kochsalzlösung, woran sich einige Minuten später die Auftragung der Testsubstanz anschließt.
Von *speziellen Hauttestungen* sind hier die *Tuberkulinproben* (heute hauptsächlich als Tine-Test oder Tuberkulin GT), der *Kveim-Test* (bei Sarkoidose), der *Mitsuda-Test* (positiv bei tuberkuloider Lepra), der *Frei-Test* (bei Lymphogranulomatosis inguinalis) sowie *der Mollaret-Debré-Test* (bei Katzenkratzkrankheit) zu erwähnen. Namentlich anamnestische Hinweise können der Candidin- und *Trichophytintest* vermitteln.

Einzelheiten zur Ermittlung der *Alkalineutralisation* bzw. *-resistenz* zur Diagnostik degenerativer Ekzeme sind im Ekzemkapitel angeführt.

Dermatologische Grundbegriffe und Grundmuster

Bei der diagnostischen Erfassung einer Hautkrankheit kommt es auf eine subtile Analyse der Einzelerscheinungen an. Diesem morphologischen Erfordernis dient das *Alphabet der Effloreszenzen.* Dieses ist ohne weiteres und bald lernbar, da die Haut nur über ein relativ beschränktes Maß an phänomenologischen Grundmustern verfügt. Allerdings sind die morphologisch faßbaren Hautveränderungen, wenn man von den Tumoren absieht, nicht immer stationär, sondern im Gegenteil durchaus wandelbar, so daß der Fleck von heute am folgenden Tage ein Knötchen, ein Bläschen oder darauf eine Kruste, eine Schuppe usf. darstellen kann. Natürlich gibt es Grenzen der morphologischen Aussagekraft, was im besonderen bei der prognostischen Beurteilung des semimalignen oder malignen Krankheitszustandes, namentlich innerhalb der Gruppe der Lymphome oder Pseudolymphome, schmerzlich zu Bewußtsein kommt. Nichtsdestoweniger wird man aber für gewöhnlich, sofern man nur einmal zu einer gewissen Beherrschung der Morphologie und speziell der Effloreszenzenkunde gelangt, zu einer durchschauenden („diagnostischen") Erfassung der Krankheitssituation, wie sie vor den Augen liegt, befähigt werden.

Bei der *Untersuchung* sollte nach Möglichkeit der unbekleidete Patient an allen Hautbezirken (wie etwa an der Aftergegend, an seinen Fußsohlen o.ä.) mitbetrachtet werden, auch wenn er grundsätzlich nur wegen einer ihn belästigenden Hautveränderung an ganz anderer Stelle beim Arzt erscheint. Seltenerweise gibt es sodann auch sog. *invisible Dermatosen,* die sich zunächst nur, eine Weile voraus, als Miß- oder Reizempfindungen, freilich von bestimmter hinweisender Lokalisation, kundtun, wofür der *„Pruritus sine materia"* ein sinnfälliges Beispiel ist, der sich aber seinerseits durch seine Kratzspuren („Exkoriationen") oder die Hochpolitur der kratzenden Fingernägel objektiviert.

Altem Brauch gemäß differenziert man die jeweiligen Hautphänomene in *Primär-* oder *Sekundäreffloreszenzen.* Beide sind aber nicht immer leichthin voneinander abzugrenzen.

Primäre Effloreszenzen

Makula

Dieser Effloreszenztyp liegt in umschriebener Ausdehnung im Bereich der Umgebung, so daß er lediglich durch eine *Farbabweichung* feststellbar ist. Neben Veränderungen infolge eines Extravasats in der Haut (wobei man in Abhängigkeit von der Größe von *Petechien,* sodann *Ekchymosen, Sugillationen* oder *Suffusionen,* im Falle streifiger Anordnung auch von *Vibices* spricht) sind weitere Beispiele für Farbunterschiede etwa die *braunen* Epheliden, die Naevi spili, die Lentigines oder als *farbloser Fleck* der Naevus anaemicus, die Vitiligo oder die Leukoderme.

Tiefgelegene Veränderungen dunklen Kolorits schimmern *blau* durch, wofür als Beispiel die durch die Filzläuse hervorgerufenen Maculae coeruleae oder der blaue Nävus anzuführen wären. Exemplarische Ausdrucksform einer Makula ist aber das *Erythem:* Solche zirkulatorisch induzierten Phänomene stellen im Grunde die einfachste Reaktionsmöglichkeit des Hautorgans auf verschiedene Reize dar. Sie weisen ferner verschiedene Größenordnung auf oder liegen entweder im Niveau der Umgebung oder sind mitunter gering eleviert, also etwas quaddelartig, was über die arterioläre oder kapilläre Hyperämie hinaus durch Diapedese d.h. durch einen Flüssigkeitsaustritt aus den Gefäßen verursacht wird.

Im Gegensatz zu einem solchen Erythem sprechen wir von einem *Exanthem* (im Schleimhautbereich von einem *Enanthem*), wenn mehr oder weniger synchron zahlreiche Einzeleffloreszenzen, überwiegend wohl hämatogen, vielleicht aber auch lympho- oder neurogen zur Blüte (Stadium floritionis) und dann zum Verblühen (Stadium decrementi) gelangen. Die sog. *morbilloiden Exantheme* bestehen aus kleinen bis größeren, blaß- oder düsterroten, mitunter auch zusammenfließenden Flecken; demgegenüber bestehen *rubeoläre* Ausschläge mehr aus helleren und kleineren Einzelelementen, während das *skarlatiniforme Exanthem* zunächst auf die Ferne diffus bzw. flächenhaft geschlossen anmutet, sich bei näherem Zusehen aber doch wie ein Zeitungsdruck unter Lupenbetrachtung in zahlreiche kleinste Erythempunkte auflöst. Treten diese Exanthemtypen im Rahmen ihrer jeweiligen, gleichnamigen Infektionskrankheit auf, so erfahren sie entweder prodromal oder „konstitutionell" ihre symptomatologische Ergänzung, so die Masern durch Fieber, Blepharokonjunktivitis, Bronchitis usf., die Röteln durch eine Blutplasmozytose und eine Lymphknotenvergrößerung im Nacken und am Mastoid oder der Scharlach durch eine Angina, sodann eine Bluteosinophilie, eine Urobilinogenvermehrung im Urin oder die Himbeerzunge. Alle eben aufgeführten Exantheme sind beim Erwachsenen zunächst aber auch als *„toxisch-allergische Hautreaktion"* verdächtig, zumal es bei dieser auch ein Arzneimittelfieber und damit eine konstitutionelle Ergänzung, übrigens auch an anderen Organen (Leber, Niere, Blutbild), geben kann. So ist es nicht verwunderlich, daß diese *toxisch-allergischen Exantheme* in der Gegenwart, ähnlich wie die „nachäffende" Syphilis im vorigen Jahrhundert, die dermatologische Differentialdiagnose der ersten Wahl abgeben.

Liegt eine universelle, indes nicht selten mit Schwellung und Schuppung verbundene Rötung des gesamten äußeren Integuments vom Scheitel bis zur Sohle („a capite ad calcem") vor, so spricht man von einer Erythrodermie:

Diese entwickelt sich seltener a priori primär-aggressiv wie etwa als Hautausdruck einer Hämoblastose oder eines malignen Lymphoms, sondern häufiger infolge Ausbreitung oder Weiterentwicklung einer ursprünglich ausbreitungsmäßig beschränkten Hautkrankheit, wie beispielsweise eines Lichen ruber, einer Schuppenflechte und vor allem eines „Ekzems". Für diese im Hochzustand diagnostisch meist anonyme Erythrodermie ist pathomechanisch die Vita erythrodermica eigentümlich. Diese ergibt sich aus den pathogenetischen Faktoren der Hyperthermie, der gestörten Thermoregulation mit hauptsächlich Wärmeverlust, durch eine Grundumsatzerhöhung, ohne daß daran die Schilddrüsenfunktion Anteil hätte, durch transkutane Eiweißverluste mit konsekutivem Bluteiweißmangel und bei Kindern und Greisen auch mit Diarrhöen. So gesehen, stellt jede exsudative und/oder sehr lang andauernde Erythrodermie eine „Mors lentissima" dar.

Der Terminus *Poikilodermie* soll dagegen eine Buntscheckigkeit des Hautorgans oder eines Hautbezirks kennzeichnen, welche durch das Nebeneinander von Atrophie, Pigmentierung und Teleangiektasien als „Schwarz-Weiß-Rot-Haut" zustande kommt. Solche Erscheinungsbilder sind, falls erworben, meist durch eine vorangehende Dermatomyositis bedingt, während primäre Poikilodermien für gewöhnlich kongenitale oder genetische Biotypen darstellen werden (Rothmund-Thomson-Syndrom o. ä.).

Im Gegensatz zum flächenhaften Erythrodermietyp bezeichnet man als *Roseolen* solitäre oder wenig multiple Erythemelemente, die einen Durchmesser von bis zu 2 cm aufweisen und denen feingeweblich verschiedenartige histologische Substrate zugrunde liegen, wie paradigmatisch die Roseolen bei der Lues oder beim Typhus abdominalis oder exanthematicus dartun.

Die zirkulatorisch bedingten Erytheme sind in der Regel rundlich oder infolge der Spaltlinienzüge der Haut auch oval gestaltet. Bei flammenzungenartiger oder dendritischer Ausbreitungsweise einer Farbänderung der Haut (Erysipel!, experimentell Adrenalin intrakutan) ist an eine *lymphatische* bzw. *lymphangitische Expansion* zu denken.

Schließlich kann einem Erythem eine flüchtige *(Erythema fugax)* oder eine protrahierte Bestandsdauer (Erythema perstans, etwa als Zeichen eines beginnenden Lupus erythematodes) zukommen. Als Beispiel für *migratorische Erytheme* ist die Wanderung der Wundrose in Tagen, des Schweinerotlaufs (Erysipeloid) in Wochen und des Erythema chronicum migrans in Monaten anzuführen.

Einem *gelben Hautkolorit* wird man in unseren Breiten im allgemeinen nur bei echter Bilirubindiffusion in das Gewebe, also bei einem Ikterus begegnen, wobei ferner ein Rubinton für die Hepatitis, ein Grünstich für mechanische Obstruktion oder Cholestase, ein strohgelbes Flavinkolorit mehr für den hämolytischen Ikterus sprechen, ein Melas- oder Verdin-Ikterus hingegen mehr den chronischen Leberzirrhotiker oder Lebertumorkranken zu verraten pflegt. Jedoch können Gelbtingierungen auch durch gewisse Medikamente hervorgerufen werden (Pikrinsäure, Akridinderivate, Dinitrophenol, Karotin).

Urtika (incl. Seropapel)

Die durch eine umschriebene Serodiapedese hervorgerufene, meist flüchtige sowie juckende *Quaddel* bietet sich als ein umschriebenes, kleines oder größeres Erythem dar. Bei stärkerem Kompressions- oder Filtrationsdruck kann eine Urtika auch porzellanweiß imponieren. Ebenso ist höherer oder tieferer Etagensitz möglich, wobei sich die sog. Urticaria profunda zumeist großflächig und symmetrisch etabliert sowie eher einen gewissen Schmerz als einen Juckreiz verursacht. Ein solches angioneurotisches Ödem ist schließlich vorzugsweise im Gesicht und an den Händen lokalisiert.
Als *Strophulus* oder Lichen urticatus, der feingeweblich stärker zellig untermischt ist, sowie lokalisatorisch die Gesäßgegend sowie Hände und Füße bevorzugt, bezeichnet man den akuten, vor allem aber papulovesikulösen Urtikatyp. Die histopathologisch noch zelliger untermischte Urtikaform heißt *Prurigo,* die aber streng genommen zu der Gruppe der Knötchen gehört: Ist doch als Prurigoeffloreszenz ein linsengroßes, braunrötliches, mehr tast- als sichtbares, rebellisch juckendes, stets exkoriiertes sowie mit einer hämorrhagischen Kruste bedecktes Knötchen zu klassifizieren, welches immer narbig abheilt. Längere Zeit bestehende Urtikaeffloreszenzen pflegen schließlich eine residuäre Pigmentierung zu hinterlassen (Urticaria cum pigmentatione).
Rote *Hautschrift:* Der *Dermographismus,* der etwa durch Bestreichen mit einem Bleistift oder Spatel bei vegetativ unruhigen Personen auslösbar ist, tritt gelegentlich deutlich eleviert als irritatives Reflexerythem (Urticaria factitia) in Erscheinung. Die Erythemlatenz ist beim Myxödem, bei Fleckfieber oder beim endogenen Ekzematiker verlängert. Bei letzterem kommt eine solche Hautschrift indessen meist als weißer Dermographismus, verbunden mit der Piloarrektion, zur Beobachtung, was durch eine Hypertonie der Papillargefäße verursacht wird.
Als *schwarze Hautschrift* bezeichnet man übrigens schließlich eine Schwarzanfärbung eines mit Puder bedeckten Hautbezirks infolge Abriebs von feinsten, sich an der Luft schwärzenden Metallteilchen aus einem anliegenden Schmuckstück.

Papula

Ein *Knötchen* entsteht für eine gewisse Dauer hin durch eine solide Substanzvermehrung im Hautbereich. Die äußere Form einer solchen Papel kann spitz, kalottenartig, plan oder gedellt sein, wie auch ihr Kolorit entweder dem der Umgebung gleichen oder von durchaus anderer Farbe sein kann. Zur Charakterisierung der Größe wählt man z. B. den Vergleich mit dem Kopf einer Stecknadel oder einer Linse. Auf engem Raum gruppierte bzw. disseminierte Knötchen, meist ohne besondere Neigung zur Transformation, werden *„Lichen“* genannt. Mit dem Follikel zusammenhängende Papeln sind kennzeichnend *spitz* (akuminiert, Spinulosismus), während stumpfe, plumpe Knötchen *obtuse Papeln* heißen. Bei der äußeren Kontur einer Papel wird ferner ihre rundliche (Lichen simplex chronicus, Ekzem) oder polygonale Begrenzung (Lichen ruber) beachtet (Abb. **6**). Sehr eng zusammenstehende oder sich zusammenschließende Papelgruppen führen zur sog. (primären) *Lichenifikation* (Lichenisation, Neurodermisierung). Als sekundäre Lichenifi-

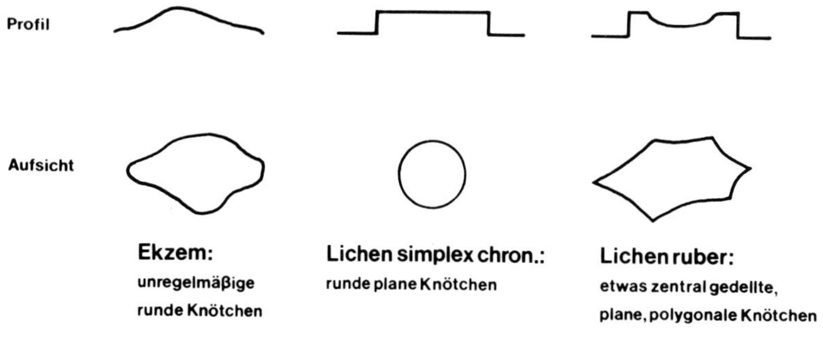

Abb. **6** Schematische Darstellung der Papeltypen.

kation bezeichnet man eine Vergröberung der Oberhautfelderung durch sukzessive Ekzemschübe.

Feingeweblich unterscheiden wir bei den Knötchen in der Hauptsache die *epidermale plane* Papel (Verrucae planae juveniles), die *epidermale follikuläre* Papel (Pityriasis rubra pilaris), die *kutane Papel* (z.B. bei der Lues II) und die gemischte, *epidermokutane* Papel (Lichen ruber).

Größere Protuberanzen bezeichnet man als *Knoten,* Tuberkulum, Nodus oder Nodulus, Unterscheidungen, die freilich nicht ohne subjektive Schwankungen getroffen werden können. Mitunter werden diese Begriffe auch mancher Krankheitsbezeichnung adjektivisch zugeführt (Erythema *nodosum, tuberöses* Syphilid). Als *Plaques* bezeichnet man flach prominierende Krankheitsprodukte („Eccema in placibus"). Ein Gumma oder Gummi ist ein meist singulär aus der Tiefe der Kutis oder Subkutis nach außen und zur Erweichung strebendes und sich schließlich fistulös entleerendes (luisches, tuberkulöses, seltener auch mykogenes) Gebilde. Residuär finden sich in solchen Fällen schließlich locheisenartig gestanzte Ulzerationen.
Von einem *Phyma* (Knollen) spricht man in der Regel nur noch im Falle einer Knollennase (Rhinophyma tuberosum, glabrum).

Vesikula, Bulla

Der Effloreszenztyp der Bläschen und Blasen unterscheidet sich zunächst durch die Größe, sodann aber maßgeblich auch durch den Etagensitz. So sind *Bläschen* immer intraepidermal. *Blasen* hingegen sowohl intraepidermal und/oder subepidermal angesiedelt. Kleine wie große Blasen weisen einen Grund sowie ein Dach bzw. eine Decke auf. Die Bläschen können sowohl rasch einreißen oder platzen, was mit von ihrer Größe abhängt, oder eintrocknen. Frische Blaseneruptionen springen prall hervor, bei längerer Bestandsdauer werden sie zunehmend schlaff und weisen oft einen hypopyonförmigen Bodensatz von Leukozyten auf. Einkammerige Blasen laufen bei Einriß oder Anstich aus, ein Phänomen, das solche Blasen von mehrkammerigen Blasenformen unterscheidet. Reste der Blasen, namentlich am Rande, ähneln einer Hals- oder Schuppenkrause (Coronella).

Besonders schnell aufplatzende und eigentlich mehr als Erosion feststellbare Bläschen an der Mundschleimhaut heißen Aphthen. Ihr Grund ist fast immer schmierig-fibrinös bedeckt. Außerdem sind sie düsterhyperämisch umwallt.

Pathogenetisch ist u.a. eine Unterscheidung in *mechanische* (Epidermolysis bullosa hereditaria), *aktinische* (Hydroa vacciniformia) oder *spontane* (Pemphigus chronicus) *Blasen* möglich. Bei der letzteren, akantholytischen Blasenkrankheit läßt sich charakteristischerweise durch tangentialen Druck mit dem Finger die Blase (Prinzip der hydraulischen Presse) veroder die Epidermis überhaupt abschieben. Dieses *Nikolski-Phänomen* ist kennzeichnenderweise bei jener Pemphigusvarietät am leichtesten auszulösen, bei der sie zuerst beschrieben wurde, nämlich beim Pemphigus foliaceus, da bei diesem die akantholytische Blase am höchsten sitzt.

Pustula

Bläschen, die mit Eiter (Pus) gefüllt sind, heißen wir Pusteln, also Eiterbläschen. Pusteln können primär (z.B. nach Hg-Kontakt) oder sekundär durch konsekutive Leukozyteneintrübung eines Bläschens sowie follikulär wie nichtfollikulär gebunden zur Entwicklung kommen. Sind Pusteln nicht kalottenartig protuberierend, sondern gedellt, so deutet dies auf eine Virusgenese (Varizellen, Variola o.ä.) hin. Rutscht eine oberflächliche follikuläre Pustel (= Ostiofollikulitis) entlang des Follikelschlauches nach unten, so entsteht auf diese Weise eine Perifolliculitis abscedens, d.h. ein *Furunkel,* der typischerweise dann in seiner Mitte nekrotisch sequestriert. Nur beim subakuten Furunkel, wie es bei endogenen Ekzematikern mit ihrem gesteigerten Vasokonstriktorentonus in der Peripherie vorkommt, fehlt ein solcher zentraler Aufbruch. Demgegenüber ist der Konglomeratfurunkel siebförmig, d.h. multipel-aggregiert sequestriert. Der *Karbunkel* entsteht namentlich dort, wo kein Ausweichen der Infiltration nach der Seite möglich ist (Oberlippe, Nacken), also infolge stärkerer phlegmonöser Konfluenz. Und während die banalen Pustulosen follikulärer Orientierung für gewöhnlich durch Staphylokokken verursacht werden, begegnen wir bei der Psoriasis pustulosa (Synonym: Acrodermatitis continua suppurativa) einer im Anfang sterilen Pustel, die als makroskopisch gesteigerter Ausdruck des initial nur mikroskopisch erfaßbaren Munro-Abszesses bei der vulgären Psoriasis wohlverständlich ist. Auch chemische Irritantien (Teer, Hg, Pyrogallol) können im übrigen keineswegs immer nur am Orte des Kontaktes, sondern auch anderen Ortes resorptiv zu sterilen Pustulationen führen. Schließlich wird bei manchen Krankheitsentitäten der Terminus „Pustel" auch zur Ergänzung der Nomenklatur verwendet: Hierfür seien paradigmatisch für den Anthrax (Milzbrand) der Begriff *Pustula* maligna und ferner die subkorneale *Pustulose* sowie das *pustulöse* Bakterid erwähnt. Als Beispiel für eine besonders ausgedehnte Pustelbildung sei endlich noch der purulente Nagelumlauf angeführt (Synonyma: Panaritium cutaneum, Bulla rodens, Tourniole).

Zyste

Als *Zyste* gilt ein von einer Membran umgrenzter Hohlraum mit verschiedenem Inhalt (z.B. Schweiß beim Hydrozystom, Horn bei den Grießkörnern). Diese *Milia* (Gruta) entwickeln sich entweder „spontan", oder nach einer blasigen Impetigo, einer Verbrennung, bei der Epidermolysis bullosa hereditaria dystrophica, bei der Porphyria cutanea tarda, am Ansatz eines Röntgentubus usw. Eine schon von ihrer Frequenz bedeutsame Zyste stellt das Atherom (Grützbeutel) dar, dessen Hohlraum Haare, überhaupt Horn, sodann Kalk und Epidermiskeime enthält. Die sog. Sebozystome finden sich am Hodensack Älterer; bei gewaltmäßiger Einsenkung von Epidermisteilchen können traumatische Epithelzysten entstehen.

Sekundäre Effloreszenzen

Kallum

Unter einer Schwiele (Synonyma ferner: Tyloma, Tylositas, Helodermie) verstehen wir eine z.B. durch Druckeinwirkung sich ausbildende, solide, fest anliegende Orthohyperkeratose, wie sie als „Hühnerauge" (durch drückendes Schuhwerk) auch dem Laien geläufig ist. Hauthörner (Cornua cutanea) sind ein bekanntes Stigma der Altershaut. Schließlich wird mitunter der schwielige Charakter verschiedener Grundkrankheiten der Haut in der Bezeichnung vermerkt (Eccema tyloticum, Tinea hyperkeratotica, Palmoplantarkeratosen bzw. Keratom resp. Keratodermien).

Squama

Im Gegensatz zu den umschriebenen, soliden Hyperkeratosen, den Schwielen, bezeichnet man als Schuppe eine Auflagerung, die weniger orthokeratotisch, sondern infolge einer unvollständigen, hastigen Verhornung mit überschlagung der Keratohyalinphase parakeratotisch aufgebaut ist, wofür die parakeratotische Diathese bzw. essentielle Parakeratose der *Schuppen*flechte (Psoriasis) das sinnfälligste Beispiel abgibt. Bei der Parapsoriasis flottiert die Schuppe am Rande frei, so daß man zutreffend hierbei von einer *Deckel-* und *Oblatenschuppe* spricht, während bei den Schuppenröschen, der Pityriasis rosea, die sog. *Schuppenkrausen* (Coronella, Collerette) als kennzeichnend gelten. Bei der *Ichthyosis* begegnen wir einer rautenförmigen, *schildchenartigen Schuppenfelderung,* während eine feinste, mehlstaubartige oder kleieförmige Schuppung bei verschiedenen Dermatosen vorkommen kann, weswegen man sie entsprechend z.B. als *Pityriasis* simplex, Pityriasis rubra pilaris usw. führt. Eine hobelspanartige Schuppung ist mit dem schabenden Holzspatel bei der Pityriasis versicolor zu demonstrieren, wohingegen die *großfetzige,* handschuhartige, membranöse *Exfoliation* für das abheilende Scharlachexanthem typisch ist. Normalerweise schuppt aber auch jede Haut fortlaufend unsichtbar ab (Desquamatio insensibilis), was man bei Ausfällung durch Kalkseifen am Rande der Badewanne nach einem Vollbad feststellen kann. Mit Serum getränkte, blätterteigartige Schuppen heißen *„Schuppenkrusten"* (Crustae lamellosae) und sind vorzugsweise bei exfoliierenden Erythrodermien anzutreffen.

Krusta

Hierbei handelt es sich um Auflagerungen oder Beläge, die sich durch Eintrocknung von körpereigenen Sekreten (Wundsaft, Eiter, Blut) als *Borke* oder *Schorf* darstellen. Auch hier führt eine nähere phänomenologische Analyse u.U. zu detaillierter nosologischer Differenzierung, wie es speziell beim Formenkreis der Impetigo in Erfahrung zu bringen ist. Die staphylogene, hoch-bullöse Impetigo contagiosa trocknet dünnkrustig ein („Impetigo tenui-crustosa"), während wir bei der streptogenen Impetigo contagiosa meist dicke, honig- oder bernsteingelbe Krusten vor uns haben.

Die erosiv-ulzeröse Impetigo wird als Ekthyma (simplex, vulgare) bezeichnet. Bei ihr liegt mithin eine Verkrustung von Substanzdefekten vor. Andererseits sind besonders dicke Verkrustungen bzw. Auflagerungen eingetrockneter Sekrete auch ohne eine erosive oder ulzeröse Vorveränderung möglich, wobei man einer solchen austernschalen- oder felsenförmigen Auflagerung dann klassischerweise, wie etwa bei einer solchen Psoriasis oder Lues III praecipue tertiaria praecox, die Zunahmen „ostracea“ oder „rupioides“ anhängt.

Erosio

Derartige oberflächliche, schmale oder spaltförmige Kontinuitätstrennungen der Oberhaut, die auch *Fissuren* oder *Rhagaden* genannt werden, heilen ohne Narben ab. Unter *Exkoriationen* verstehen wir durch den kratzenden Finger erzeugte Erosionen, die kaum je, wie diese Bezeichnung an sich besagen will, das Korium erreichen.

Ulkus

Hierbei handelt es sich um tiefer greifende Gewebsdefekte, die den Papillarkörper des Koriums erreichen und somit stets Narben hinterlassen. Fisteln sind röhrenförmig gestaltete Ulzerationen. Locheisenartig scharf ausgestanzte Geschwüre finden wir beim syphilitischen Gumma oder bei der ulzerösen Impetigo *(Ekthyma)*. Ätiologisch spezifisch wird der Ulkusbegriff beim Ulcus durum (Lues I), Ulcus molle (weicher Schanker) oder bei der Hauptform des Basalioms, dem Ulcus rodens, angewandt. Rasch progrediente Ulzerationen, wie etwa beim Noma, heißen „phagedänisch“, unterminierte Ränder seichter Geschwüre, speziell an der Schleimhaut, sprechen für eine Tuberkulose, und bei harter, aufgeworfener Umgebung eines Ulkus spricht man von einem „kallösen“ Geschwür, wie es vor allem bei Ulzerationen auf dem Boden einer bindegewebigen Verschwielung (Dermatosklerose), z. B. beim postthrombotischen Syndrom, vorkommt.

Zikatrix

Die *Narbe* ersetzt nachfolgend den z. B. durch eine Ulzeration zerstörten Papillarkörper. Innerhalb einer solchen Ersatzstruktur zeigt sich die Epidermis dünn und papillenlos. Follikel und Anhangsgebilde fehlen, während die Kutis zell-, elastika- und gefäßarm ist. Am Anfang der Narbenbildung ist hingegen das sog. Granulationsgewebe gefäßreich und erscheinungsbildlich durch körnig-frische, oder auch mehr schlaffe Knötchen oder Zotten ausgezeichnet. Bei den Narben unterscheiden wir varioliforme (blatternförmige), vermikuläre (wurmstichige) oder ferner Zipfel- und Brükkennarben; hypertrophische Narben (Wulstnarben) finden sich insonderheit bei tiefreichender Verletzung, wie vorzugsweise einer Verbrennung. Hierfür scheinen rassische (Schwarzhäutige!), topographische (Nacken, Brustmitte) oder sonstige individuale Faktoren (Schilddrüsenstörungen, Hyperkalzämie) bedeutsam. Wichtig ist nicht zuletzt aber die grundsätzliche Scheidung zwischen *schlaffen* und *straffen* Narben bzw. Atrophien. Entstehen doch Präkanzerosen (Vorkrebse) in der Regel nur auf letzteren.

Atrophia

Auch ohne daß hierbei ein Substanzverlust der Haut vorangehen muß, entwickelt sich als exquisit regressiver (katabiotischer) Prozeß eine epidermale Verdünnung, die manchmal die darunterliegenden Gefäßfiguren transparent verdeutlichen kann. Beim Typ der sog. *Anetodermie* zeigt sich der hier vorliegende, umschriebene Gewebsschwund in einer napfförmigen Vertiefung oder auch – infolge des Elastikaschwunds – durch eine säckchenartige Vorwölbung an, die durch den palpierenden Finger muldenförmig einsenkbar ist. Als *Striae* verstehen wir meist zart gerunzelte, rötliche oder weiße Hautdehnungsstreifen. Wir begegnen solchen „Striae cutis distensae“ vorzugsweise bei Adipösen oder Graviden, jedoch auch bei mancher endokriner Störung (Cushing-Syndrom), nach mancher Infektionskrankheit, vor allem aber auch als Nebenwirkung mancher Medikamente, wofür exemplarisch Cortison oder ACTH zu nennen sind.

Besondere Effloreszenzen an der Schleimhaut

Durch die besonderen Gegebenheiten der Schleimhaut wird infolge der kontinuierlichen Durchfeuchtung ein Juckgefühl, z. B. beim Lichen ruber, für gewöhnlich unterdrückt. Bläschen platzen, nicht nur durch Aufbiß, schnell auf und sind nur an ihren Randresten zu erkennen, wie auch Papelzüge, allenfalls z. B. Morbus Darier, selten anzutreffen sind. Typisch für die Schleimhaut ist hingegen die Ausbildung der sog. *Aphthen.* Hierunter verstehen wir aus einem roten Fleck sich entwickelnde, äußerst kurzfristig bestehende Bläschen, die nach ihrem baldigen Aufplatzen als zackiges Ulkus mit schmierig fibrinösem oder speckigem Grund in roter Umsäumung imponieren. Sie finden sich vornehmlich in Buchten und Winkeln der Mundhöhle, wie etwa am Zungenbändchen. Als *Leukoplakie* versteht man eine durch vermehrte Verhornung sich entwickelnde Verdickung des Schleimhautepithels. Eine solche Schleimhautschwiele läßt sich im Gegensatz zu einem Soor nicht abwischen. Leukoplakien treten „idiopathisch", durch traumatische oder chemische Irritation (Pfeifenraucher), angeboren (Naevus spongiosus albus mucosae), im Rahmen mancher Anomaliesyndrome (Dyskeratosis congenita) oder bei manchen Dermatosen überhaupt (Lichen ruber) auf. Die Bedeutung der Leukoplakie liegt in ihrer präkanzerösen Dignität.

Dermatologische Ausbreitungs- und Verteilungsmuster

Da die meisten Effloreszenzen rundlich oder oval imponieren, weisen von vornherein geometrische, beispielsweise lineare, Verteilungen auf exogene Faktoren einschließlich einer Selbstbeschädigung (Artefakt, Pathomimie) hin. Die nachfolgende Entwicklung von Hauterscheinungen entlang einer Kratzspur heißt „isomorpher Reizeffekt" oder Köbner-Phänomen (Psoriasis, Lichen ruber, hämatogenes Ekzem, juvenile plane Warzen, multiple eruptive Keratoakanthome).

Eine *retikuläre* Verteilung einer Dermatose weist auf ein Gefäßvormuster z. B. im Sinne einer Cutis marmorata hin, wohingegen eine perlschnurartig hintereinander gruppierte Bläschenformation *herpetiform* genannt wird. Spritzerförmige Effloreszenzaussaaten um einen Hauptherd herum können als *korymbiform* oder *satellitenförmig* benannt werden. Kreisformen werden als *anulär,* Kreissegmentformen, etwa einem Kleeblattaspekt entsprechend, werden als *polyzyklisch* benannt. Konzentrische Ringfiguren werden als *Iris* (Regenbogen) oder *Kokarde,* halboffene Kreisfiguren dagegen als *zirzinär* oder *gyriert* charakterisiert. Als *serpiginöses* Verhalten einer Dermatose stellt man die spontane zentrale Involution der peripheren Progredienz gegenüber (Lues III, Tuberkulose). Eine weitläufige Ausdehnung einer Hautveränderung nennt man schließlich *flächenhaft* oder *diffus,* eine generalisierte Ausbreitung universell, wohingegen als *disseminiert* die Aussaat von zahlreichen kleinen Effloreszenzen auf engerem Bereich benannt werden sollte. *Zosteriforme* Distributionen deuten auf spinal-segmentäre Projektion, *symmetrische* Anordnung auf eine zentralnervöse oder hämatogene Krankheitsleitung hin. Der pathoplastische, weil mazerative Einfluß des Schweißes wird hingegen an der *intertriginösen* Betonung (Leisten, unterhalb starker Brüste) ablesbar sein. Provokationen durch *Licht* werden begreiflicherweise an den freigetragenen Hautbezirken sowie an der Radialkante der Hände und Unterarme erkennbar werden. Eine *Schmetterlingsprojektion* im Gesicht ist typisch für das Scharlachgesicht, den Typus rusticanus, den Lupus erythematodes, das endogene Ekzem, wie auch sonst gewisse lokalisatorische Prädilektionen diagnostisch wertvoll sind (Streckseiten, ferner Ellenbogen und Knie bei der Psoriasis, Streckseite der Arme und Hände beim Erythema exsudativum multiforme, der Unterschenkel bei Erythema nodosum oder induratum).

Subjektive Hautphänomene

Gegenüber den sichtbaren Hautveränderungen sind, sofern man vom *Juckreiz* absieht, weitere subjektive Phänomene wie etwa ein *Brenngefühl* bei der Dermatitis herpetiformis, eine gesteigerte *Kälteempfindung* beim Raynaud-Syndrom, ein gesteigerter *Schmerz* neuralgiformer Art, z. B. beim Herpes zoster, oder auf Berührung, z. B. mit der Sonde beim Lupus erythematodes chronicus oder bei Lues-II-Papeln, von diagnostischer Bedeutung. Als *schmerzhafte Tumoren* der Haut kennen wir die Leiomyome, die Neurinome, die Glomustumoren sowie die ekkrinen Spiradenome. Und schließlich, so wie dem Kranken mit Syringomyelie eine pathognomonische *Thermanästhesie* zukommt, begegnen wir bei der tuberkuloiden Lepra mitunter Herdbezirken mit *verminderter Schmerzempfindung* und *Piloarrektion.*

Grundzüge der Histopathologie der Haut

Abweichungen der epidermalen Differenzierung äußern sich an dem Verhalten der postmitotischen Epidermalzellen. Von *Orthohyperkeratose* (Abb. **7a**) spricht man im Gegensatz zu der normalen Verhornung der Epidermis, wenn das Stratum corneum durch reife d.h. kernlose und keratinreiche Strukturen verdickt ist, womit im allgemeinen gleichzeitig eine Verbreiterung der Körnerschicht *(Granulose)* verbunden ist. Ein Beispiel für diese Syntropie ist das epidermale Substrat des Lichen ruber, welches durch Hyperkeratose und Keratohyalinmarkierung ausgezeichnet ist. Unterbleibt im Rahmen einer anomalen, hastigen Keratinisation der Abbau der Zellkerne, so haben wir als (hypofunktionelle) Verhornung den Typ der *Parakeratose* vor uns (Abb. **7b**). Infolge der hier vorliegenden fehlerhaften Keratinisation ist eine solche Hornschicht nicht solide, sondern splitterförmig strukturiert, wenn auch, wie das Beispiel der psoriasiformen Parakeratose zeigt, neben der überwiegenden Parakeratose bezirksweise auch Hyperkeratose vorliegen kann. Im Gegensatz zu den eben erwähnten Verhältnissen bei der Hyperkeratose wird unterhalb einer Parakeratose die keratohyaline Entwicklungsphase ausgelassen, so daß also unterhalb einer Parakeratose das Stratum granulosum weitgehend fehlt. Außerdem finden wir bei der Parakeratose mehr basophile PAS-Positivität sowie Lipoidgehalt, welcher in Form der Lipoidgranula an Fetttröpfchen gemahnt. Wird im übrigen die Hornvermehrung durch vermehrte Bildung hervorgerufen, so spricht man von einer Proliferationshyperkeratose (Beispiel: Ichthyosis congenita) und im Falle einer verzögerten Desquamation von einer Retentionshyperkeratose (Beispiel: Ichthyosis vulgaris).

Als Störung der epidermalen Zellkinetik ist sodann das Phänomen der Reteverbreiterung, die *Akanthose* zu nennen (Abb. **8**), ein Begriff, der sich von der früheren Bezeichnung des Rete als Stratum acanthoticum bzw. von Akanthus (= Stachel oder Dorn) herleitet; mit dieser Verbreiterung des Rete ist auch häufig eine Elongation seiner Leisten verknüpft. Ferner sind bei einer solchen Keratose bei den Keratinozyten die Tonofibrillen häufig besonders entwickelt und die Zahl der Desmosomen gesteigert. Teleologisch hat man die Akanthose als Kompensationsversuch gegenüber einer Anoxie – weniger als Hyperplasie – gedeutet. Außerdem bestehen wohl Beziehungen zwischen der Hypertrophie des Rete und der Hornschicht. So vermag anscheinend eine Akanthose eine Hyperkeratose zu induzieren, wie auch umgekehrt eine Hyperkeratose sodann eine gewisse Akanthose zur Folge hat. Wird die epidermale Zellkinetik d.h. die Zellproliferation resp. das epidermale Turnover reduziert, so kommt es zur epidermalen *Atrophie* mit ihrer charakteristischen Abflachung des sägezahnartigen Reteprofils.

Eine *Akantholyse* betrifft den Halteapparat der Keratinozyten und zunächst weniger primär diese Zellen. Hierbei kommt es also zu einer Herabsetzung der interzellulären Kohäsion. Infolge einer solchen Lockerung des tonofibrillären-desmosomalen Gefüges verkleinert sich die Oberfläche der betroffenen Epidermiszellen; sie runden sich ab und degenerieren zum Zellrand hin. Wenn man auch eine solche Akantholyse artifiziell kopieren kann (Harnstoff, Catharidin, Lithiumbromid, Jodmonoacetat usw.), so spielt dieser Vorgang praktisch nur bei den Krankheitseinheiten der Pemphigusgruppe einschließlich des familiären benignen Pemphigus (Hailey-Hailey) sowie beim Lyell-Syndrom eine Rolle. Bei der Akantholyse begegnen wir häufig, indes nicht ausnahmslos, auch dem Phänomen der *Dyskeratose*. Hierunter verstehen wir eine prämature, pathologische Verhornung *einzelner* Zellen im Rahmen noch nicht verhornter Epidermisschichten. Solche isolierte Differenzierungsstörungen der Keratinozyten sind typisch für den Morbus Darier, wobei man die derartig ne-

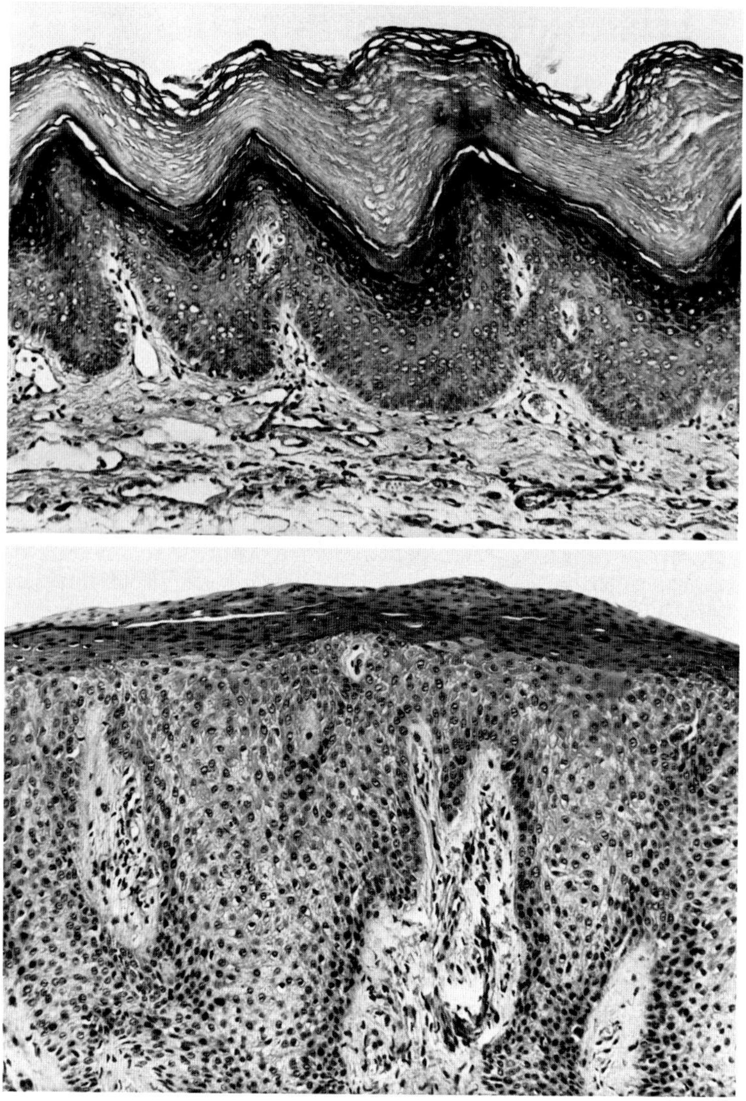

Abb. **7a** u. **b** Vermehrung des Stratum corneum. **a** Orthohyperkeratose. **b** Parakeratose.

krobiotisch gestörten Keratinozyten, die sich entweder als glänzende, von doppelter Membran umschalte Körper oder als Kernsubstanzreste darbieten, speziell als „Corps ronds“ bzw. „Grains“ benennt. Das Ausmaß der Dyskeratose kann durchaus unterschiedlich sein, wie beispielsweise bei den Krankheiten mit akantholytischer Blasenbildung zu sehen ist (z. B. exzessive akantholytische Dyskeratose beim Pemphigus vulgaris, geringere beim Pemphigus familiaris benignus, ferner klassische Ausbildung von „Corps ronds“ und „Grains“ beim Morbus Darier, der „Dyskeratosis follicularis vegetans“). Als besondere Form der Dyskeratose wird neuerdings des weiteren die granuläre Degeneration bei der „Erythrodermia ichthyosiformis congenita“ und beim „Naevus verrucosus systematisatus“ angesehen. Schließlich spricht man beim Morbus Darier und beim Pemphigus familiaris chronicus benignus (Hailey-Hailey) von einer „benignen“ Dyskeratose und beim Morbus Bowen, aktinischen Keratosen o.ä. von einer „malignen“ Dyskeratose.

Den Vorgang einer intrazellulären Ödematisierung in der Epidermis kann man als „Altera-

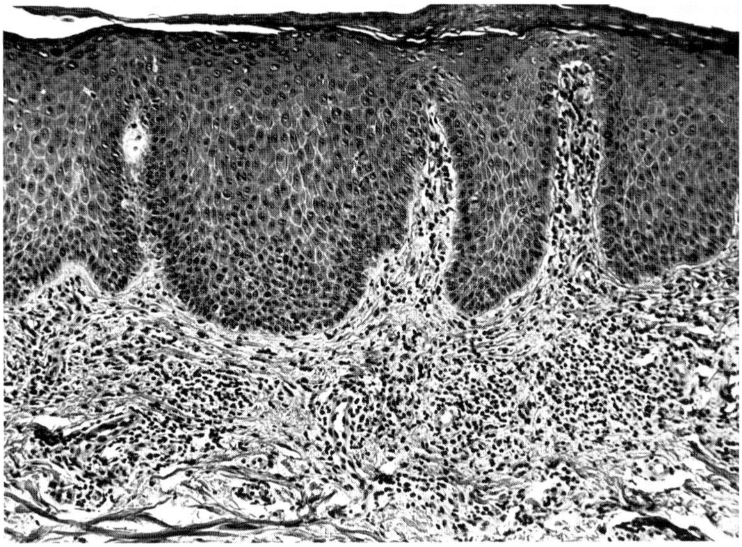

Abb. **8** Hypertrophie des Rete Malpighi: Akanthose.

tion cavitaire“ bezeichnen, während man den weitaus häufigeren und folgeschwereren Prozeß der interstitiellen, schwammartigen, serösen Auflockerung des epidermalen Parenchyms – unter Beteiligung mononukleärer Zellen – *Spongiose* heißt. Hierbei kommt es durch den serösen Einstrom wiederum zu einer Kohärenzstörung, die sich bis zur (mikroskopischen) Hohlraumbildung d.h. zum spongiotischen Bläschen steigern kann. Eine solche Spongiose ist das unverrückbare histopathologische Kennzeichen des ansonsten schwer zu fassenden Ekzemvorgangs, der seinen klinisch-markantesten Ausdruck in der Intermediäreffloreszenz der Papulovesikel findet. Sog. toxische Ekzeme zeigen eine subkorneale „vesiculette primordiale“, während sich die Spongiose beim vulgären Ekzem mehr im unteren Teil des Rete ausbildet.

Das Eiterbläschen, die *Pustel*, ist feingeweblich durch eine umschriebene Anhäufung von Polynukleären innerhalb, ausnahmsweise auch angrenzend unterhalb der Epidermis repräsentiert. Solche subvisible Mikroabszesse sind für die Psoriasis als *Munro-Abszesse* sowie – unter Aufbau aus lymphomononukleären Zellen – bei der Mycosis fungoides als *Pautrier-Abszesse* geläufig. Innerhalb der *spongiformen Pustel*, die man praktisch nur bei der Psoriasis pustulosa findet, werden die Leukozytenanhäufungen durch ein balkenförmiges Gerüst von Epithelzellen separiert.

Lockerungsvorgänge der *dermoepidermalen Junktion* führen zu *Blasenbildung*, deren genereller Mechanismus noch nicht endgültig geklärt zu sein scheint. So werden beispielsweise bei der Epidermolysis bullosa hereditaria strukturell das Fehlen von Ankerfilamenten oder eine Erhöhung der Kollagenasenaktivität und bei der Dermatitis herpetiformis Immunmechanismen als Ursache vermutet.

Nicht selten kommt es unter den vorangehend genannten epidermalen Strukturumwandlungen auch zu einer Umgestaltung des anschließenden *Koriums*. So findet man speziell im Zusammenhang mit einer *Atrophie* der Epidermis kennzeichnende Umbauvorgänge, die gestaltlich wie biochemisch sowohl Charaktere der Elastika wie des Kollagens aufweisen. Für eine solche *senile* oder *aktinische Elastose* ist die zunehmende Basophilie der Faserstruktur aufweisenden Massen bzw. ihre zunehmende Reaktionsbereitschaft zu Elastikafarbstoffen typisch, weswegen man von *basophiler Degeneration* spricht. Bei vielen Hautkrankheitszuständen begegnen wir sodann in den verschiedenen Etagenhöhen des Koriums mantelförmigen *Zellanhäufungen* um die Gefäße, ungeachtet, ob es sich um „entzündliche“ oder proliferative Krankheitsvorgänge handelt. Bei letzteren ergibt sich sodann nicht selten das Bild einer granulomatösen Reaktion bzw. bei herdförmiger Zusammenhäufung das eines Granuloms, welches entsprechend seinem zytologischen Aufbau (Epitheloid-, Riesenzellen, Eosinophile, Plasmazellen usw.) diagnostisch sowohl vieldeutig wie hinweisend sein kann. Granulome heilen mit Residuen (Fibrosierung, Atrophisierung) aus. Der Zelltod wird als *Nekrose* oder im inkompletten Fall als „Leben im Schatten des Zelltodes", als *Nekrobiose* bezeichnet, was sogar zur Krankheitsbezeichnung verwendet wird (Necrobiosis lipoidica). Kennzeichen solcher Autolysen sind gradmäßig verschiedener Strukturverfall, bei dem im übrigen Kernalterationen am Vorgangsanfang stehen, wozu dann in der Folge ein eosinophiles Epidermiskolorit und Demarkationsvorgänge treten.

Als u. U. histologisch sichtbare Funktion der Epidermis ist schließlich noch die *transepitheliale Elimination* anzuführen, die verschiedene Stoffklassen, wie z. B. das Amyloid, betreffen kann. Die Epidermotropie mancher Tumoren kommt ferner z. B. in der Melaninabschwemmung beim Melanom zum Ausdruck und hat ferner in jüngster Zeit zur Aufstellung auch klinisch bedeutsamer Sonderformen in der Dermatologie („Elastosis perforans serpiginosa") geführt, nachdem aber auch schon zuvor „perforierende" Osteome und vor allem herausbröckelnde Kalzinosen Beachtung gefunden hatten. Schließlich stammt auch der meist klinisch gebrauchte Begriff der *Papillomatose* aus der Histopathologie, wobei man mit ihm eine durch Wucherung der Papillen entstandene warzig höckrige Umformung des Oberhautaspekts kennzeichnen will.

Lokale Dermatotherapie

Wiewohl der Hautarzt, und zwar keineswegs nur im klinischen Bereich, sondern auch ambulant nicht zuletzt als organpathologisch auf das Hautorgan spezialisierter Internist und keineswegs als bloßer Externist tätig sein muß, ist bei Ausführungen über Dermatotherapie hauptsächlich die für die Dermatologie typische *Lokalbehandlung* zu skizzieren, da die Anwendung z. B. von diätetischen oder antiphlogistischen Therapieweisen, der Corticosteroide, Zytostatika wie Immunsuppressiva ohnehin den allgemein üblichen internistischen Prinzipien folgt. Auch werden Einzelheiten hierüber in den speziellen dermatologischen Abschnitten dieses Buches jeweils angedeutet. Lediglich die interne Behandlung des *Juckreizes* kann als Domäne des Dermatologen gelten, wobei indessen zuzugeben ist, daß alle bisher bekannten Spezialitäten auf diesem Gebiet, speziell aus der Gruppe der Antihistaminika (Soventol, Repeltin o. ä.) oder der früher sog. Stammhirnmittel (Prominal) sämtlich nicht frei von zentralnervöser Beeinträchtigung (Müdigkeit) sind. Was hier also immer noch fehlt – zumal auch die Corticosteroide, die diesbezüglich wohl in der Hauptsache über eine Vasokonstriktion wirken, keine sicheren Antipruritika sind –, ist ein Antipruritiosum, welches ohne Erzeugung eines schlaf- oder dämmerähnlichen Zustandes das Symptom des Juckreizes ausreichend zu unterdrücken imstande ist.

Die *Lokaltherapie* der einzelnen Hautkrankheiten, die man zu Anfang am besten einem Erfahreneren abschaut, basiert zunächst auf allgemeinen, dabei keineswegs immer weithin bekannten Grundsätzen. So ist vor allem bei akuten Reizzuständen der Haut eine *milde Lokalanwendung* zu erwägen, d. h. anfänglich auf spezielle Wirkstoffe mit u. U. hoher Allergenpotenz zu verzichten.
Ferner probiert man eine *differente Lokaltherapie* zunächst möglichst nur *auf umschriebenem Bereich* aus und nimmt keine Änderung vor, solange der Eindruck einer eintretenden Wirksamkeit gegeben ist. Allein aus diesem Grunde ist schon die Kenntnis der *Vehikel* resp. der *Grundlagen* wichtig, unter denen in letzter Zeit die *Kohlenwasserstoffgele* und die davon abstammenden *Cremesysteme* an Bedeutung gewonnen haben. Außerdem wird in der Gegenwart auf den *Keimgehalt* der Dermatotherapeutika vornehmlich bei feuchtem, warmen Umgebungsmilieu (Sommer!) gesteigerter Wert gelegt, wobei man andererseits keineswegs ohne weiteres dem Zusatz von möglicherweise sehr differenten *Konservierungsstoffen* (z. B. den Parabenen) das Wort redet. So gesehen, erhellt auch der grundsätzliche Vorteil „abgeschlossener" Tuben gegenüber offenen Salbenkruken vom Typ der „olla alba". Ähnlich wie auf die Medikamentträger selbst wird sodann mehr auf die Applikation *möglichst indifferenter Grundstoffe* Wert gelegt, so daß beispielsweise in der Gegenwart selbst manche bisher hochgeschätzte Grundlage, wie etwa das *Lanolin,* nunmehr kritisch betrachtet wird. Außerdem hat man das Phänomen der *akanthotropen Irritation,* z. B. durch *Vaseline,* wobei die weiße übrigens stärker als die gelbe Vaseline wirkt, kennengelernt, wohingegen andere Substanzen, wie Glycerin, Propylenglykol, Silikon oder Zinkpaste keine Akanthose induzieren. Jedoch sind solche Verdickungsphänomene in ihrer Zunahme keineswegs progredient und grundsätzlich auch rückbildungsfähig. Besonders studiert wurde ferner das Faktum, das die *Absorption* der einzelnen Wirkstoffkomponenten vom *Zustand der* zu behandelnden, u. U. nässenden *Hautfläche* abhängt, was noch durch Abdeckung (z. B. mit Okklusionsverbänden bei Corticosteroiden) gesteigert wird. Auch sind manche, gerade von Laien, häufig angewandte, weil als harmlos angesehene *Salben,* wie etwa die 10%ige Borsalbe, in ihrer *Konzentration unnötig hoch* eingestellt. Auf jeden Fall wird man *nässende Hautflächen* feucht, z. B. mittels (häufig!) gewechselter Anwendungen von kühler Flüssigkeit zwecks „Kolloidkorrektur" oder mit wasserhaltigen *Kühlsalben* oder -pasten (Beispiel: Liquor Burowi, Eucerin, Pasta Zinci im Verhältnis 1:a:2:3) oder mit einer aktuell üblichen *Corticoidcreme* behandeln, wobei dankenswerter-

weise auch deren wertvolle Grundlagen inzwischen allein bequem zur Verfügung stehen (Decoderm-Basiscreme, Diprosone-Basiscreme, Neribas-Creme o.ä.). *Fettreiche Salben* aller Art, weniger auch Pasten, wird man hingegen nur auf *trockenen Hautkrankheitszuständen* anbringen, sofern sie übrigens *nicht behaart* sind, was in gleicher Weise auch für einen Teerzusatz gilt. Wichtig für die so wesentliche *Wahl der jeweiligen Grundlage,* in die ja die Wirkstoffe „gut" und homogen aufgenommen, wie aus ihnen ohne weiteres abgegeben werden müssen, ist – neben der Bedeutung des aktuellen *Hautstatus* (feucht oder trocken) – der jeweilige *Hauttyp* der zu Behandelnden, was bei der Wahl einer *hautkonstitutionsadäquaten Grundlage* ebenfalls zu berücksichtigen ist: *wäßrige Systeme,* auch *Emulsionen,* beim *Seborrhoiker, lipophile Systeme* bzw. *Salben* beim *Sebostatiker!* Ferner kann man auch formulieren, daß die *Öl-in-Wasser*-Grundlagen („Milch") mehr kosmetischen, die *Wasser-in-Öl*-Typen („Butter") mehr dermatotherapeutischen Bedürfnissen Rechnung tragen.

Feste Anwendungsformen

Die hier hauptsächlich zu nennenden *Puder,* die durch Vergrößerung der Hautabdunstung kühlend einwirken sollen, können, wenn heutzutage überhaupt, im Vorfeld, also zu Beginn, oder im Nachfeld, also zur Nachbehandlung, mancher Dermatosen Verwendung finden, wobei ihnen, was ihre Anwendung einschränkt, mancher Nachteil zukommt, wofür als Beispiel etwa die Möglichkeit des Talcumgranuloms an offenen Bezirken durch Talcum oder die kleisterförmige Zersetzung vegetabiler Pudersorten anzuführen wären. Beachtlich erscheint unter den Pudern die große Absorptionskraft der Diatomeen-Erde, was die Verwendung von Kieselgur in manchen Fertigpräparaten erklärt. Auf jeden Fall ist mit Nachdruck zu unterstreichen, daß Puder der genannten Art niemals auf offene, nässende Hautbezirke wegen der sofort eintretenden, lästigen Verkrustung aufgebracht werden dürfen.

Flüssigkeiten

Zur Behandlung einer nässenden akuten Dermatose wurden die *feuchten Umschläge* bereits erwähnt, wofür allein schon die Anwendung von kaltem Wasser evtl. mit einem Zusatz von Alkohol dienen kann. Gegenüber der auf diese Weise angestrebten Verdunstung, die nur erreicht wird, wenn die Umschlagslösung durch eine lockere, zeitweilige Abdeckung (Mullkompressen, reine ältere Leinwandstücke oder Servietten) wie von einem Docht kontinuierlich fortgeleitet wird, ist in einer solchen Umschlagslösung der Wirkstoffzusatz von weitaus geringerer Bedeutung, ja nahezu unwesentlich. Dergestalt wären z.B. Tannin (0,5%ig), Argentum nitricum (1‰) oder Kalium hypermanganicum (1:10000) berechtigt, aber wohl auch noch die essigsaure Tonerde (trotz des möglicherweise verstärkten Essigsäuregehalts in älteren Lösungen). Auch ist die bis zu etwa 4% lösliche Borsäure (Rp. Acid. boric. 30,0; D.S. löse in 1 l Wasser für Umschläge), der angebliche „Wolf in Schafskleidern", noch weit im Gebrauch. Bei Pyozyaneusinfektionen kommt auch eine 1%ige Essigsäurelösung in Frage.

Dagegen ist vor der Anwendung von Pflanzenabkochungen, wie sie der Laie liebt (Kamille, Arnika usw.), wegen deren häufiger Intoleranz allein aus der Empirie des Alltags heraus eher zu warnen. Eine empfehlenswerte Umschlagsflüssigkeit ist dagegen auch das *Eau Dalibour:* die Formel dieser Aqua zincocuprica lautet: Rp. Cupr. sulfuric. 0,1; Zinc. sulfuric. 0,4; Tct. Croci 0,1; Spirit. camphorat. 1,0; Aqu. dest. ad 100,0; D.S. Vor Gebrauch auf das 3–5fache mit Wasser verdünnen.

Ein solcher *Umschlag* muß alsdann in Abständen von ¼ bis ½ Stunde gewechselt werden. Auch kann die vorbehandelte Hautfläche vorteilhafterweise auf die Dauer hin dünn *unterfettet* werden (sog. „fettfeuchte" Anwendung). Umschriebene nässende Hautveränderungen tupft oder pinselt man schließlich mit *Sol. argent. nitrici 1–2%ig,* vor allem aber mit *Farbstofflösungen* (Tinctura Castellani sowie mit Triphenylmethanverbindungen, wie Gentianaviolett, Auramin, Brillantgrün o.ä. in 0,5%iger wäßriger oder alkoholischer Lösung). Als *Beispiele* einer *Lösung* seien die schon erwähnte Castellani-Lösung und die Arningsche Tinktur formuliert:

Rp. Arningsche Tinktur (modifiziert):

Anthrarobini		1,0
Tumenol-Ammonii		
Glycerini	āā	3,0
Spir. diluti		
Aetheris sulf.		
āā ad		30,0

Arningsche Tinktur (Original):

Anthrarobini	1,0
Tumenol-Ammonii	4,0
Tct. Benzoe	10,0
Aetheris sulf. ad	30,0

Rp. Solutio Castellani:

Fuchsini	8,0
Phenoli liquefacti	40,0
Resorcini	80,0
Acetoni	40,0
Spiritus	100,0
Acidi borici sol. 3%	266,0
Aqu. dest. ad	1000,0

Schüttelmixturen

Synonyma: Mixtura agitanda, Suspensio siccans, Glycerinliniment, Trockenpinselung.

Der klassische Repräsentant für die Absicht, den am Hautorgan von Haus aus schlecht haftenden, trockenen Puder mittels Glycerin anzukleben, ist die *Lotio alba.* Diese soll oberflächlich adstringieren und durch ihre Abdunstung kühlen. Wie die trockenen Puder auch, darf sie nicht auf erosive, feuchte Hautbezirke appliziert werden. Ihre *Grundformel* lautet: Zincum oxidatum, Talcum, Glycerinum, Aqua āā ad 100,0.
Um einen baldigen Bodensatz dieser Suspension zu verhindern, kann man 2–3%ig Bentonit, ein Magnesium-Calcium-Aluminiumoxid-Silicat hinzufügen. Will man eine schnellere Austrocknung des Behandlungsterrains herbeiführen, so füge man 70%igen Alkohol (Äthanol, Isopropylalkohol) hinzu. Diese *Lotio alba spirituosa* wird dann folgendermaßen verordnet:

Rp. Zinc. oxid.		
Talc.		
Glycerini	āā	25,0
Isopropanol 70%		
Aqu. dest.	āā ad	100,0

Ferner kann man in einem solchen System statt des dreiwertigen Alkohols Glycerin den zweiwertigen Alkohol Glykol oder den sechswertigen der Glucose zugehörigen Alkohol *Sorbit* in die Formel aufnehmen. Des weiteren können der „Zinkschüttelmixtur" statt Zinkoxid das (im Schweiß unlösliche) *Titandioxid* sowie Ichthyol (5%ig), Tumenol (5–10%ig), Liqu. carb. detergent. (5–10%ig), Ethacrin (Rivanol) oder Vioform (je 0,1%ig) o. ä. zugefügt werden, wobei aber in der Gesamtrezeptur das Verhältnis von Feststoff und Flüssigkeit gewahrt bleiben muß. Aus diesem Grunde dürfen Schüttelmixturen lege artis auch nicht mit einem Wattebausch oder sonstigen saugfähigen Textilien, sondern nur mit einem Pinsel aufgetragen werden. Wünscht man schließlich in späteren Stadien der Behandlung gegenüber der zu behandelnden Haut eine *„sahnige" Emulsion* anzuwenden, so greift man z. B. zu dem *„18er Schüttel"*:

Rp. Cerae Lanette N		3,0
Zinc. oxid.		
Talci		
Glycerini		
Spir. diluti	āā	18,0
Aqu. dest.	ad	100,0

Unter einer *Lotion* versteht man meist industriell fertig hergestellte Schüttelmixturen. Diese stellen für gewöhnlich eine glycerinhaltige oder muzilaginöse Wirkstofflösung ohne feste Bestandteile dar, wie sie andererseits in der klassischen Suspension „Lotio alba" vorkommen.

Öle

Die *Öle* sind sozusagen flüssige oder extrem flüssige „Pasten" und dienen ebenfalls der Austrocknung (!), weswegen sie auch mehrfach am Tage anzuwenden sind. In der Regel wählt man Zinkoxid und ein pflanzliches Öl, z. B. das nicht verranzende Leinöl (Ol. lini), zu gleichen Teilen oder besser noch in einem Mischverhältnis von 40 : 60%.

Das *Stahl'sche Brandliniment* enthält zu gleichen Teilen Öl, Zinkoxid und Aqua calcis.

Pasten

Die als *Pasten* bezeichneten streichfähigen Dermatika stellen ein Gemisch aus einer *fetthaltigen Trägersubstanz mit Pudern,* also eine *Mischung aus fetten und festen Bestandteilen* dar. Sie trocknen ebenfalls aus bzw. wirken langsam entquellend, da sie bei dünner Auftragung die betreffende Hautfläche nicht völlig verschließen. Die *Pasta Zinci* aus Zincum oxidatum und Lanolin sowie Vaseline (= Unguentum molle), die auf Lassar zurückgeht, war ursprünglich mit 2% Salicylsäure versetzt. Diese Paste enthält also anstelle der früher verwendeten tierischen Fettstoffe, wie etwa Schweinefett (Adeps suillus, Axungia porci, vor allem auch als Adeps benzoatus Wilson), die 1878 von CHESEBROUGH entdeckte und dann vor allem durch den Dermatologen KAPOSI eingeführte *Vaseline* bzw. das Vaselin, welches angelsächsisch „petrolatum" genannt wird und vorzugsweise aus Paraffinen mit verzweigten Ketten, zu einem kleinen Teil auch aus Aromaten besteht. Da die Vaseline trotz ihrer zügigen Konsistenz nur 10% Wasser aufnehmen kann, wird sie häufig mit gleichen Teilen *Lanolin* d.h. *Wollfett* bzw. dem Oesypum oder Oesypus der römischen Damen versetzt. Vaseline ist von stabiler Konsistenz und weitgehend indifferent, ferner billig (!) und praktisch unbegrenzt haltbar. Daher kommt ihre immer noch häufige Verwendung in handelsüblichen Spezialitäten, obschon sie die Perspiratio insensibilis hemmt, damit zu Wärmestauung führen kann und sich infolge ihrer geringen Wasseraffinität auch aus den Haaren sehr schlecht entfernen läßt. „Minderwertige" Paraffinsorten können außerdem eine Komedonenakne vom Typ des „Vaselinoderms" erzeugen.

Wünscht man der harten Zinkpaste mehr salbenähnlichen Charakter d.h. eine weichere Konsistenz zu geben, muß man den Gehalt an Puderbestandteilen senken. Ein Beispiel für ein derartig komponiertes Kohlenwasserstoffgel ist die *Pasta Zinci mollis,* deren Formel lautet:

Rp. Zinci oxid.	
Talci $\overline{aa}$	20,0
Vaselini ad	100,0

Senkt man in einer solchen zusammengesetzten Vaseline den Zinkoxidgehalt auf 10%, erhält man die Wilson-*Zinksalbe* (Ungt. Zinci). Eine empfehlenswerte *Kühlpaste (Pasta refrigerans)* ergibt sich schließlich aus der Mischung von Ungt. leniens und Pasta Zinci zu gleichen Teilen.

Ungt.leniens (Cold cream) besteht aus Cera alba, Spermacet (Blanc de baleine) $\overline{aa}$ 15,0 sowie Ol.amygd. ad 100,0.

Etwas pastenartig erweist sich auch die früher sehr eingeführte *Zink-Wismut-Creme,* die z.B. die folgt zu rezeptieren wäre:

Rp. Zinci oxid.	
Bismuti subnitr. $\overline{aa}$	2,0–10,0
Ungt. cerei	
Ungt. lenient. $\overline{aa}$ ad	100,0

Salben

In der voranstehenden Formel hatten wir z.T. bereits, wenn auch Pastencharakter aufweisende, *Salbentypen* vor uns. Außerdem waren als frühere Hauptgrundlagen dieser *plastischen Gele zur kutanen Anwendung* schon Schweinefett und Vaseline erwähnt worden. Die Weiterentwicklung des ebenfalls bereits erwähnten Wollwachses resp. Lanolin führte u.a. zum *Eucerinum anhydricum,* welches abgewandelt als „Nivea" auch dem Laien geläufig ist.

Unter den *modernen Salbengrundlagen* haben sich mittlerweile auch in der schulgerechten Dermatotherapie als *hydrophile Cremes* verschiedene *Öl-in-Wasser-Emulsionen,* zumal abwaschbar und als Wirkstoffträger ausreichend geeignet, einen festen Platz erobert. Von den neueren Systemen sind vor allem die *Polyaethylenglykole* zu nennen, die als *Polyaethylenglykolsalbe* (DAB 7) handelsüblich sind (Lygal, Ungt. Cordes). Derartige Polyaethylenglykolsalben sind indes mit manchen Wirkstoffen (z.B. Cignolin) unverträglich oder unwirksam. Von weiteren neueren Emulsionen sind ferner die *Lanette-Emulsionen* anzuführen, von denen sich je nach entsprechend unterschiedlichem Wassergehalt Emulsionen von recht differenter Konsistenz herleiten. *Ungt. Lanette* – die „Lanettewachse" wurden seit 1920 von den deutschen Hydrierwerken entwickelt – hat beispielsweise folgende Zusammensetzung:

Rp. Cerae Lanettae N	24,0
Cetiol	6,0
Paraff. liqu.	10,0
Aqu. dest.	60,0

Eine weitere hydrophile Salbenform ist ferner *Ungt. emulsificans:*

Rp. Alcohol cetylstearyl	30,0
Paraff. liqu.	35,0
Vaselin.albi	35,0

Ungt. emulsificans aquosum (bei „seborrhoischer" Haut!) weist 30% der vorstehenden Salbe mit 70% Wasser auf.

Unter den *Hautschutzsalben* (z.B. bei Waschfrauenekzemen) haben des weiteren, zumal abwaschbar, auch die *Siliconöle* – hervorragende

Schaumzerstörer – einen gewissen Platz behalten.

Als *Hilfsstoffe* zur *Verminderung der Lipophilie fettartiger Systeme* sind sodann verschiedene *Emulgatoren* gebräuchlich, die in der Hauptsache als amphotere, nicht-ionogene sowie Quasi- oder Pseudoemulgatoren unterschieden werden. Unter ihnen sind besonders die Ester des Sorbitans (einem zyklisierten Sorbit) gebräuchlich geworden, die sich z. B. als „Span" oder „Arlacel" im Handel befinden. Mit ihrer Hilfe kann man z. B. Vaseline durchaus als „Kopfsalbe" zubereiten lassen, wenn man etwa zur Vaseline 0,5%ig „Tween 20" hinzusetzt. Auch Salicylsäure kann man – anstelle in Rizinusöl und etwas Aether – in Vaseline mit Hilfe eines Emulgators einarbeiten.

Die Öl-in-Wasser-Emulsionen, denen über die Bindung durch Emulgatoren kleine Lipidkügelchen eingeschlossen sind, müssen ferner zum Zwecke der Haltbarkeit *Konservierungsmittel* und u. U. *Antioxidantien* enthalten, da die äußere Wasserphase manchen Keimen eine ideale Nährquelle bereitet. Besonders gebräuchlich als Konservierungsmittel sind die andererseits als potente Allergene gefürchteten p-Oxybenzoesäure-Ester, Hexachlorophen, quartäre Ammoniumsalze (z. B. Benzalkoniumchlorid) und das in seiner Renaissance erstaunliche Formaldehyd, z. B. in Kopfwaschmitteln, während als Beispiel für ein solches Antioxidans das α-Tocopherol (Vitamin E) genannt sei.

Hautreinigung

Das hypotonische Wasser führt am epidermalen Keratin zu einer Verquellung der Oberfläche und damit auch zu einer Herauslösung wasserlöslicher Inhaltsstoffe, wie vor allem Muzinen und Aminosäuren. Auch die *konventionelle Seife* ist zufolge ihrer Alkalität (pH-Wert um 10–12) kein Reinigungsmittel ohne Nachteil, wenn auch die Hautverträglichkeit solcher Seifen durch Zusatz überfettender Substanzen, wie etwa Wollfettalkoholen, gesteigert werden kann. Dennoch ist eine Wasserunverträglichkeit äußerst selten, so daß ein striktes Wasch- und Badeverbot, am ehesten noch beim vulgären Ekzem, meist unnötig ist. Für manche Hautkrankheiten, wie z. B. die Ichthyosis oder das endogene Ekzem, stellt die Badebehandlung dagegen eine obligate Routinemaßnahme dar. Bäder führt man bei solchen Hautkranken um den Indifferenzpunkt, also lauwarm durch und bedient sich als Badezusatz weniger pflanzlicher Inhaltsstoffe als reizmildernder Beigaben von weißem Ton (Bolus alba) oder Weizen-, Hafer- bzw. Maiskleie. Ferner hat sich auch Sojabohnenöl als Badezusatz bewährt.

Was Emulgatoren vom Typ der *Tenside* als Reinigungsmittel angeht, so handelt es sich bei ihnen um Oberflächen- und waschaktive Substanzen, die demgemäß auch als *„Surfactants"*, *„Detergentien"* oder *„Syndets"* (= synthetische Detergentien) bezeichnet werden. Bei ihnen unterscheidet man zwischen Aniontensiden, Kationtensiden (z. B. quartäre Ammoniumbasen), Amphotensiden (z. B. Lecithin) und schließlich nichtionogenen Tensiden. Der Nachteil dieser gegenwärtig weit eingeführten Tenside liegt in ihrer aufrauhenden, entfettenden, also austrocknenden Wirkung, namentlich bei gehäufter Anwendung, was durch Zusatz von Antireizstoffen (z. B. Lecithin, Polyvinylpyrrolidin) abzufangen gesucht wird.

Was schließlich Hautveränderungen durch „biologisch aktive" Waschmittel, und zwar speziell solche mit proteolytischen Enzymen anbelangt, so ist anzunehmen, daß positive Testausfälle von solchen Waschmitteln offensichtlich nicht primär enzymbedingt sind, wohl aber, daß durch die proteolytische Wirkung solcher Enzyme auf der Hautoberfläche der Boden für eine Sensibilisierung durch andere Waschmittelstoffe bereitet wird, ohne daß also die dem Waschmittel zugesetzten Enzyme selbst sensibilisierend wirken würden.

Spezielle Dermatologie

Erytheme, Exantheme

Akute Erytheme und Exantheme

Erytheme – die einfachste Reaktion des Hautorgans auf verschiedene Reize – sind durch arterioläre oder kapilläre Hyperämie bedingt. Als Rötungen verschiedener Größenordnung liegen sie meist im Niveau der Umgebung, sind dann also makulös, bieten sich doch aber gelegentlich etwas erhaben d. h. mäßig urtikariell dar, sofern ein Flüssigkeitsaustritt aus den Gefäßen hinzukommt. Bei Kindern sind Erytheme, wie speziell die Erythemdisposition der Säuglinge lehrt, grundsätzlich sehr häufig.

Von einem *Exanthem* – und analog auch einem *Enanthem* – sollte man nur dann sprechen, wenn gleichzeitig eine Vielzahl von kleinen Einzelelementen endogen (hämatogen, weniger lympho- und neurogen) auftritt und unter deutlichem Intensitätsanstieg (Stadium floritionis), evtl. auch unter Nachschüben, zur Rückbildung gelangt. Vielen Exanthemkrankheiten ist außer den Hautveränderungen eine allgemeine Symptomatik eigen. Dies ist vornehmlich bei den sog. Erythrodermien der Fall.

Unter einer *Erythrodermie* versteht man eine flächenhafte, später meist mit Schwellung und Schuppung einhergehende Rötung der gesamten äußeren Decke, wie man sagt „vom Scheitel bis zur Sohle“, die häufiger sekundär, d. h. auf dem Boden einer anderen Hautkrankheit (Ekzem, Psoriasis vulgaris, Lichen ruber usw.), oder aber primär auf unveränderter Haut, z. B. bei Hämoblastosen, zur Entwicklung kommt. Bei längerem Bestand eignet allen Erythrodermien als „anonymem“ Hautkrankheitszustand ein verbindender Pathomechanismus, der als „Vita erythrodermica“ vornehmlich durch Wärmeverlust, Hyperthermie, extrathyreoidale Grundumsatzerhöhung, transkutanen Eiweißverlust, Neigung zu Hypoproteinämie, bei Kindern auch durch Koppelung mit Darmerscheinungen ausgezeichnet ist.

Eine große Schwierigkeit bereitet sodann der Umstand, daß das Bild vieler klassischer, akuter Zivilisationsseuchen, also hauptsächlich der sog. *„Kinderkrankheiten“,* durch erst kürz-

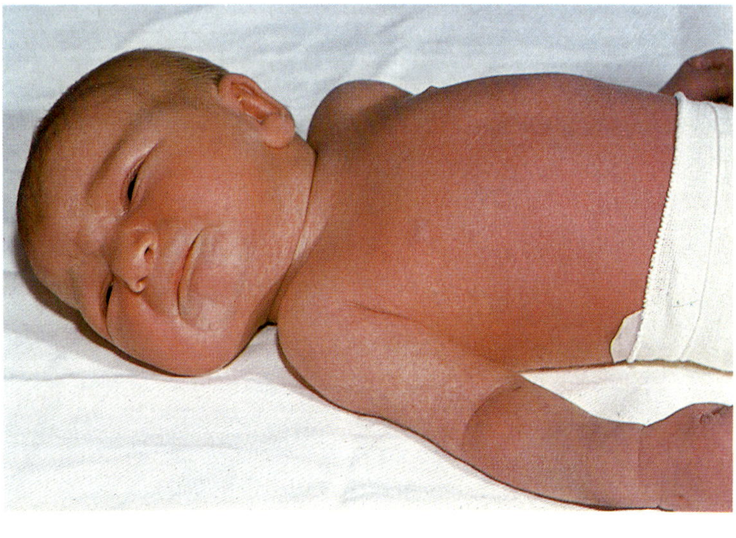

Abb. **9** Erythema neonatorum toxicum.

lich bekannt gewordene Virussorten aus der Myxo-Coxsackie-ECHO-Viren-Gruppe phänokopiert werden kann. Weiterhin kommt als wichtigste Differentialdiagnose, ähnlich der Syphilis im vorigen Jahrhundert, angesichts der Medikamentenfreudigkeit unserer Tage das *toxisch-allergische Exanthem* in Betracht, dem aber z. B. bei einem morbilloiden Exanthemaspekt die übliche Begleitsymptomatik, wie im Falle der Masern die Blepharitis, Konjunktivitis, Bronchitis o. ä., in der Regel fehlt. Auch ist es eine Regel, die speziell für das anderen Ortes abgehandelte Lyell-Syndrom gilt, daß Ausschläge bei Kindern überwiegend von einer Infektion, bei Erwachsenen dagegen vorzugsweise von einem Medikament herrühren.

Erythema neonatorum toxicum

Am 2. oder 3. Lebenstag morbilloide oder lichenoide Erytheme an Stamm oder Gesäß infolge einer postnatalen Umstellungsreaktion des Neugeborenen, die nach kurzem von allein abebbt (Abb. **9**).

Erythema glutaeale posterosivum

Banaler erythematöser Windelausschlag, der mitunter von Blasenerosionen oder Papeln durchsetzt sein kann und derzeit fast stets eine Sooraufpfropfung trägt. Die Zirkumanalregionen werden – im Gegensatz zu den Rötungen bei akut dyspeptischen Säuglingen – meist ausgespart (Abb. **10**).

Masern

Synonyma: Morbilli, Measles.

Diese weltweite und hochkontagiöse Kinderkrankheit, die 2–3jährige Häufungsgipfel aufweisen kann und vornehmlich zum Winter oder Frühling auftritt, wird vermutlich durch Myxoviren hervorgerufen, die bei Kindern, überwiegend nach dem 6. Lebensmonat über Atemwege und Bindehäute eintreten.

Klinik

Nach einer konstanten Inkubationszeit von 9–11 Tagen entwickelt sich ein normierter Komplex aus *Prodromen* (u. U. biphasische Temperaturanstiege, Blepharokonjunktivitis, Photophobie, Rhinitis, Bronchitis u. ä.) und einem charakteristischen, aber, wie der Vergleich mit toxischen Exanthemen ähnlicher Note zeigt, durchaus nichtspezifischen *Exanthem* (Abb. **11**). Dieses entsteht am 13.–14. Tag, oft geradezu unter den Augen des Beschauers, und setzt sich aus kleinen blaßroten, später großen düsterroten konfluierenden Flecken zusammen, wobei der Beginn hinter den Ohren, wie allerdings bei den Röteln auch, als typisch gilt. Wegen der morbilloiden Note mancher Exantheme sind daher die nur bei Masern um den Ductus parotideus gegenüber den Prämolaren vorkommenden Reubold-Koplik-Flecke von um so größerer diagnostischer Bedeutung (Abb. **12**).

Erscheinungsbildlich handelt es sich bei ihnen um kalkspritzerartig aggregierte oberflächliche Epithel-

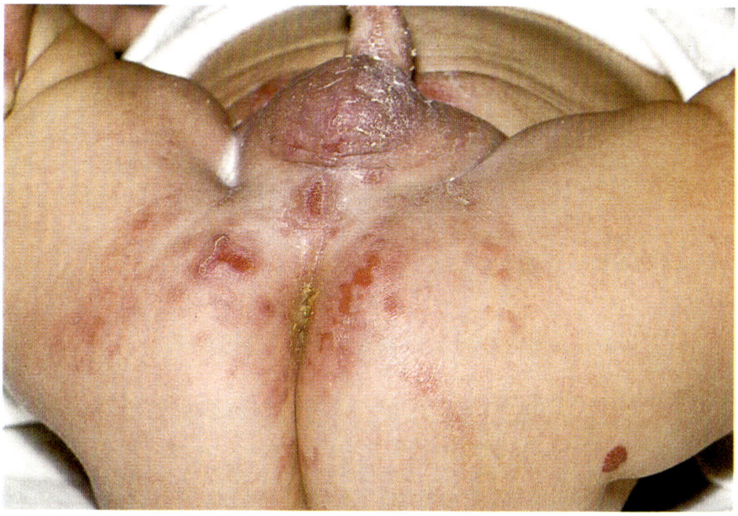

Abb. **10** Erythema glutaeale posterosivum. (Dermatitis ammoniacalis).

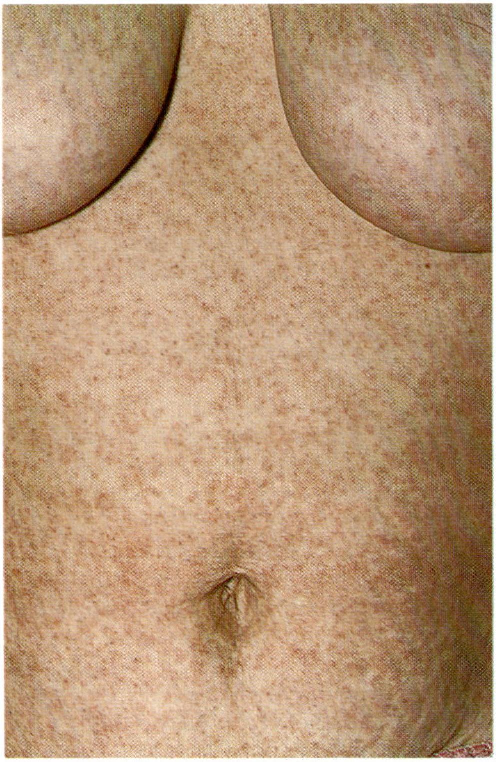

Abb. **11** Masern. Typisches morbilliformes Exanthem.

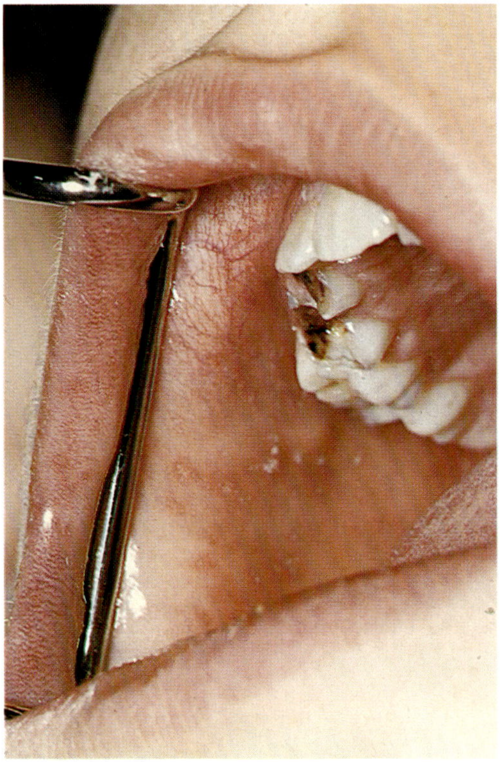

Abb. **12** Masern. Reubold-Koplik-Flecke.

nekrosen, die Soorelementen ähnlich sein können; jedoch sind letztere abschiebbar, wobei leicht blutende Erosionen verbleiben.

Laborbefunde

Im Blutbild besteht initial eine Leukozytose, später kommt es zu Leukopenie mit Linksverschiebung und Aneosinophilie sowie häufig zu positiver Diazoreaktion im Urin.

Komplikationen

Auf die typischen Nachkrankheiten (Otitis media, Krupp, Bronchiolitis, Pneumonie, Enzephalitis) ist hier nicht näher einzugehen.

Histologie

Das Feingewebssubstrat der Masern ist in Blutfülle und Ödematisierung in der Tiefe der Kutis im Verein mit Endothelschwellungen gegeben, wobei sich Zellanhäufungen um die Gefäße, aber auch um die Hautanhangsgebilde finden können. In der Epidermis sind Spongiose und vor allem vielkernige Riesenzellen charakteristisch.

Differentialdiagnose

Im Gegensatz zum Scharlach fehlen Angina und periorale Blässe, wie auch eine membranöse Abschuppung fehlt, während eine feine Kleieschuppung das Exanthembild beenden kann. Gegenüber den Röteln fehlen bei den Masern markante Lymphknotenschwellungen und die Plasmozytose. Bei morbilliformen toxisch-allergischen Exanthemen fehlen katarrhalische Aspekte an Bindehäuten und Luftwegen.

Therapie

Eine prophylaktische Masernimpfung ist erst ab dem 6. Lebensmonat notwendig.

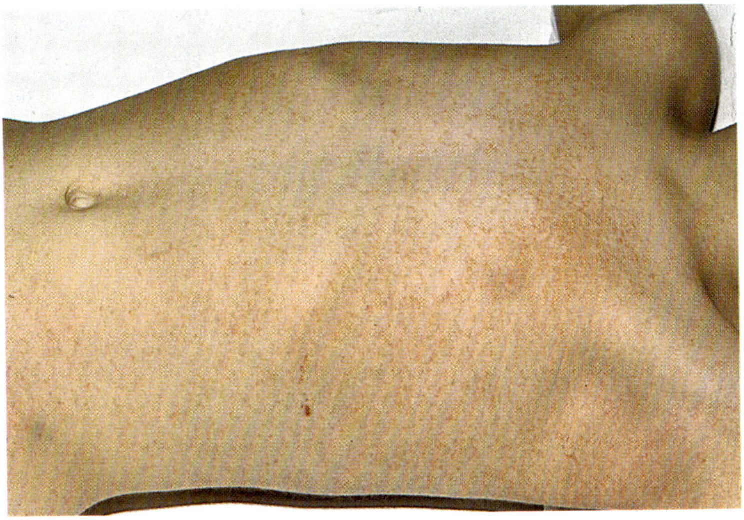

Abb. **13**
Scharlach. Typisches skarlatiniformes Exanthem.

Scharlach

Synonyma: Skarlatina, Scarlet fever.

Erreger

Die im Krankheits- und Todesfall *meldepflichtige Krankheit* wird durch β-hämolysierende Streptokokken der Gruppe A hervorgerufen. In klinischen Zweifelsfällen kann anfänglich der Erregernachweis im Rachenabstrich versucht werden.

Epidemiologie

Der Scharlach ist vor allem eine Krankheit der gemäßigten Zonen, wobei Tröpfcheninfektionen, Wundflächen mit einem Sekret, auch Verbrennungen eine Rolle spielen.

Altersverteilung

Am Scharlach erkranken vornehmlich 3–10jährige Kinder.

Klinik

Im Bereich der oberen Luftwege entwickelt sich plötzlich (besonders beim Wund- oder Verbrennungsscharlach) innerhalb weniger Stunden bis Tagen, unter hohem Fieber, Herzjagen sowie sonstigen vegetativen Infektreizen (Erbrechen) eine flammend-düstere Rötung des Rachenringes mit schmutzig-grauen tonsillären Belägen. Das anschließende Exanthem sieht man zunächst an der Innenseite der Oberschenkel, der Oberarme und der vorderen Achselfalten, wozu ein zirkumoral ausgespartes blasses Munddreieck einen krassen Gegensatz bildet.

Das *Exanthem* (Abb. **13**) selbst – man achte auf eine Papillenschwellung von Zungenspitze und -rändern („Himbeerzunge") (Abb. **14**) – wirkt auf den ersten Blick wie eine flächenhaft geschlossene Fieberröte. Bei näherem Zusehen löst es sich aber wie ein Druckraster unter Lupenbetrachtung in zahlreiche, dicht beieinanderstehende kleinste bis stecknadelkopfgroße, helle oder flammendrote Erytheme auf, die transitorisch auch etwas Sukkulenz aufweisen können, während die dazwischenliegende Haut einen geringen Gelbstich annimmt. Schon nach 1–2 Tagen verliert dieser Ausschlag seine Ausprägungshöhe und ist nach spätestens 1 Woche meist völlig verschwunden, worauf dann gelegentlich, aber erst nach 2–3 Wochen, eine charakteristische kleieförmige Schuppung einsetzt, die sich an Händen, Füßen und Ohrmuscheln in kennzeichnender großfetziger oder handschuhförmiger Art ablöst (Abb. **15**). Stärke des Exanthems und dieser Desquamatio membranacea stehen in keinem Entsprechungsverhältnis.

Komplikationen

Auf die Komplikationen (Rheumatoid, Herz, Nieren) kann hier nicht eingegangen werden.

Laborbefunde

Im Blutbild entwickeln sich anfänglich eine Vermehrung der Leukozyten mit Linksver-

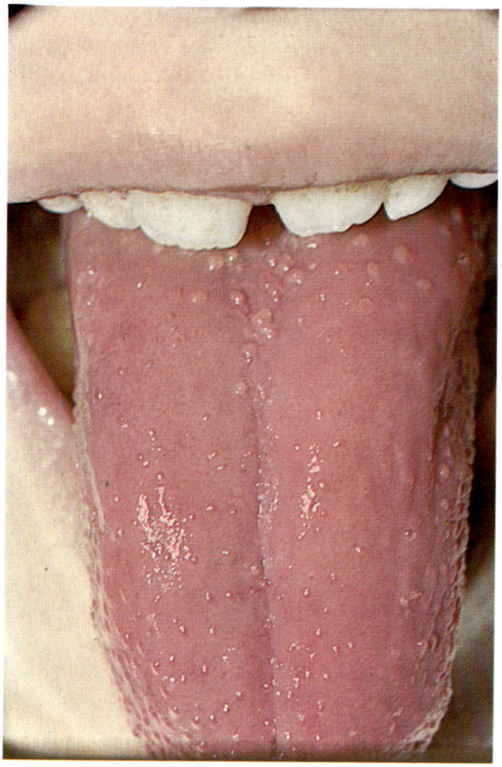

Abb. **14** Scharlach. „Himbeerzunge".

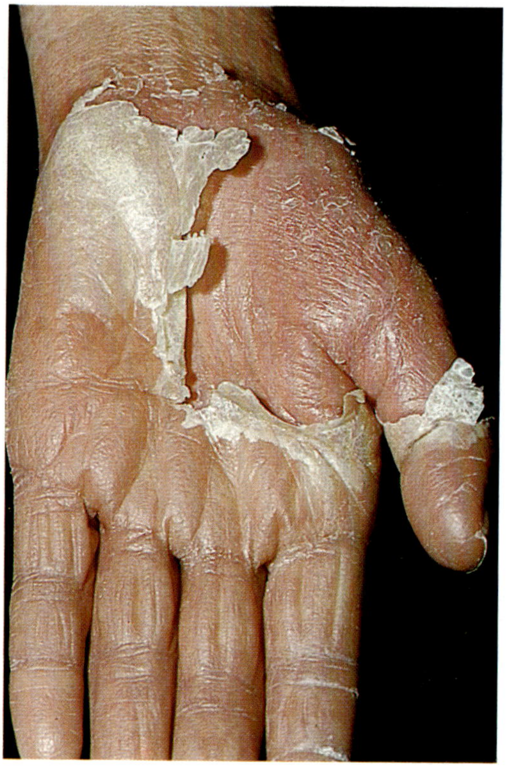

Abb. **15** Scharlach. Handschuhförmige Abschuppung (Desquamatio membranacea).

schiebung und oft auch eine Eosinophilie. Später hypochrome Anämie.
Als charakteristisch für Scharlach gelten auch das Auftreten von Döhle-Körperchen in den Granulozyten und zum Ausklang der Krankheit eine Lymphozytose. Im Urin ist am ehesten eine Urobilinogenvermehrung charakteristisch, eine Albuminurie kann frühzeitig auf eine interstitielle Nephritis aufmerksam machen. Gegenüber früher ausgeführten Testverfahren (Dick-Test) und intrakutanen Auslöschungsphänomenen mittels Scharlachrekonvaleszentenserum kann heute der Nachweisversuch von hämolysierenden Streptokokken im Nasen- oder Rachenabstrich als wichtiger gelten.
Ferner ist das auf gesteigerte Kapillarfragilität hindeutende Rumpel-Leede-Phänomen in der Regel positiv.

Differentialdiagnose

Skarlatiniforme Rashs kommen bei zahlreichen Infektionskrankheiten und vor allem auch im Verlauf einer Virushepatitis und darüber hinaus proteusartig bei einer Vielzahl von Arzneimittelüberempfindlichkeitsreaktionen vor. Treten skarlatiniforme Aspekte einschließlich großer lamellöser Abschuppung zu wiederholten Malen und über Jahre hindurch auf, so spricht man von einem *Erythema scarlatiniforme recidivans* und sollte hierbei speziell an die Möglichkeit einer Hg-Idiosyndrasie denken.

Therapie

Im Vordergrund einer medikamentösen Scharlachbehandlung steht heute die mehrtägige Verabfolgung von Penicillin, bei Überempfindlichkeit gegenüber diesem eine Applikation von anderen Antibiotika, wie Erythromycin, Tetracyclinen o. ä.

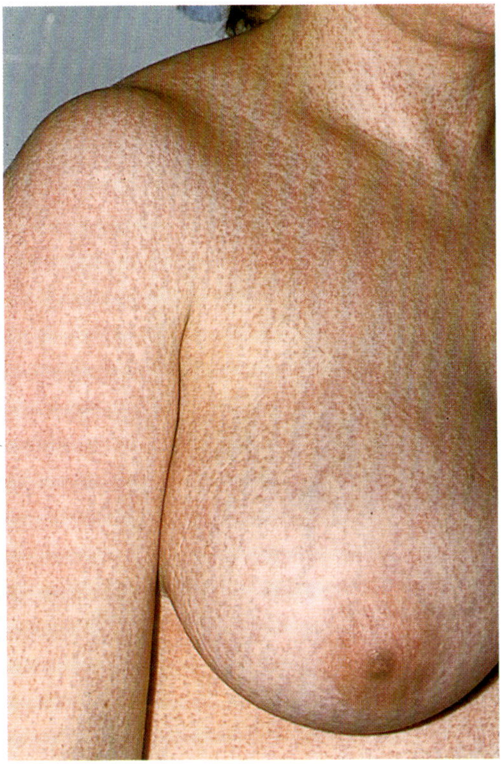

Abb. **16** Röteln. Typisches rubeoliformes Exanthem.

Röteln

Synonyma: Rubeolen, German measles.

Dieser kontagiöse, akute Virusinfekt ist manchmal durch ein diskretes Enanthem, vor allem aber durch ein retroaurikulär beginnendes und sich dann kraniokaudal ausbreitendes Ausschlagsbild gekennzeichnet, welches ähnlich etwa rudimentären Masern indessen etwas heller und distinkt, also nicht konfluierend sowie kleinfleckiger als die Masern imponiert, ohne daß im Anschluß an das 3–4 Tage bestehende Exanthem eine nachfolgende Desquamation eintritt.

Zu diesem rubeolären Exanthem (Abb. **16**) gesellen sich, manchmal schon präexanthematisch, typischerweise eindrucksvolle Lymphknotenvergrößerungen an Nacken und Hinterkopf, vor allem auch über dem Mastoid sowie im Blutbild – meist im Zusammenhang mit einer Leukopenie – eine Plasmozytose, die aber meist erst bei entwickeltem Ausschlag sich einstellt und zu entsprechender diagnostischer Bewertung über 2% betragen sollte. Ebenso erst nach Exanthemausbruch sind Antikörper *serologisch* feststellbar, die nach etwa 3 Wochen einem Maximum zustreben.

Embryopathie

Abgesehen von einem hohen Abortrisiko kann eine Rötelninfektion beim Fetus Herz- und Augendefekte, Lebervergrößerung und Gehörschäden o. ä. hervorrufen, so daß man bei Schwangeren, die Umgang mit einer rötelnkranken Person hatten, möglichst umgehend γ-Globulin aus Rötelnrekonvaleszentenserum verabfolgen sollte. Außerdem macht man prophylaktisch, allerdings nicht bei bereits Schwangeren, von der Verabfolgung von Lebendimpfstoffen zur Erzeugung eines Antikörpertiteranstiegs Gebrauch.

Differentialdiagnose

Neben den katarrhalisch komplizierten Masern und dem postanginösen Scharlach und den leicht verlaufenden Ringelröteln ist vor allem eine Abgrenzung gegenüber der infektiösen Mononukleose und von den Arzneimittelausschlägen speziell gegenüber solchen durch Hydantoinderivate erforderlich.

Vierte Krankheit

Synonyma: Rubeola scarlatinosa, Dukesche Krankheit.

Hierunter versteht man ein fraglich selbständiges, abortives, auch mit Schwellungen der Hals-Nacken-Lymphknoten ablaufendes Exanthembild.

Erythema infectiosum

Synonyma: Megalerythema epidemicum, Ringelröteln, Fünfte Krankheit.

Meist im Schlepptau einer Masern- oder Scharlachepidemie tritt bei Kindern bis etwa 14 Jahren, wobei Mädchen überwiegen, zunächst als Erythembild ein Wangenschmetterling (Papillon) in Erscheinung, woran sich diskontinuierlich springend in weiten Etappen speziell unterhalb des Deltamuskels an den Ober- und Unterarmen sowie über dem Gesäß gyrierte oder gitterförmige Erytheme entwickeln (Abb. **17**). Konstitutionelle Begleitsymptome wie Kopfschmerzen oder respiratorische katarrhalische Symptome wie auch Fieber halten sich dabei im Hintergrund. Als Erreger werden Enteroviren diskutiert.

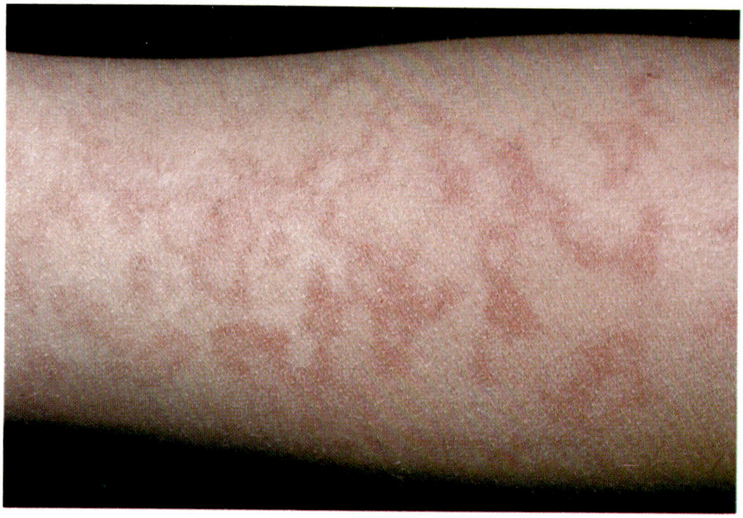

Abb. **17** Erythema infectiosum.

1958 trat ein mit den Ringelröteln oder dem Erythema exsudativum multiforme in etwa vergleichbares Exanthembild pandemisch in Erscheinung, das sich bisher nicht wiederholt hat und seinerzeit mit einem Margarineemulgator ursächlich in Beziehung gesetzt wurde.

Exanthema subitum

Synonyma: Roseola infantum, Sechste Krankheit.

Hierbei tritt, nahezu lediglich bei Säuglingen oder Kleinstkindern, ein dreitägiger Fieberanstieg mit nachfolgendem kritischen Temperaturabfall in Erscheinung, mit dem ein sehr kurzfristiges, mitunter nur Stunden sichtbares, zart gesättigt rötliches Exanthem an Rumpf und später auch Gliedmaßen verknüpft ist. Das Blutbild tendiert zur Leukopenie sowie einer Vermehrung der Lympo-Mononukleären.

Die *Ätiologie* ist nicht sicher anzugeben, da aus dem Rachenspülwasser bisher verschiedene Viren festgestellt wurden (ECHO, Coxsackie, Adeno).

Komplikationen. Seltenerweise finden sich zentralnervöse Reizzustände (Meningismus, Affektkrämpfe).

Acrodermatitis papulosa eruptiva infantilis

Synonym: Gianotti-Crosti-Syndrom.

Auch hierbei handelt es sich um eine typische, sporadisch auftretende sowie von mäßigen Temperaturen begleitete Kinderkrankheit, die nach bisherigem Wissen gehäuft am Mittelmeer sowie bei Mongoloiden oder Hepatitis-B-Trägern auftritt, so daß man zur sicheren Feststellung der Krankheit das Australia-Antigen bestimmen sollte.

Außerdem können Leber und Milz vergrößert sein.

Klinik

Hauterscheinungsbildlich gilt ein annähernd symmetrisches, sich kraniokaudal ausbreitendes, lichenoid-papulöses, gelegentlich auch offensichtlich isomorph ausgeprägtes Ausschlagsbild als typisch, welches zudem eine angedeutete Purpura zeigen kann. Im Gesicht können die rötlichen Papeln ferner eine gewisse Konfluenz erhalten (Abb. **18**). Das Exanthem steht relativ lange und wird nach etwa 10–30 Tagen von einer kleieförmigen Desquamation abgelöst.

Histologie

Histologisch begegnet man einer „allergischen" Vaskulitis mit Endothelitis und Anhäufungen von Lymphozyten und Histiozyten um die Gefäße.

Laborbefunde

An Laboratoriumsbefunden stehen die Bestimmung des Australia-Antigens, die Erhöhung der Transaminasen und im zellulären Blutbild eine Vermehrung der Lympho-Mononukleären im Vordergrund.

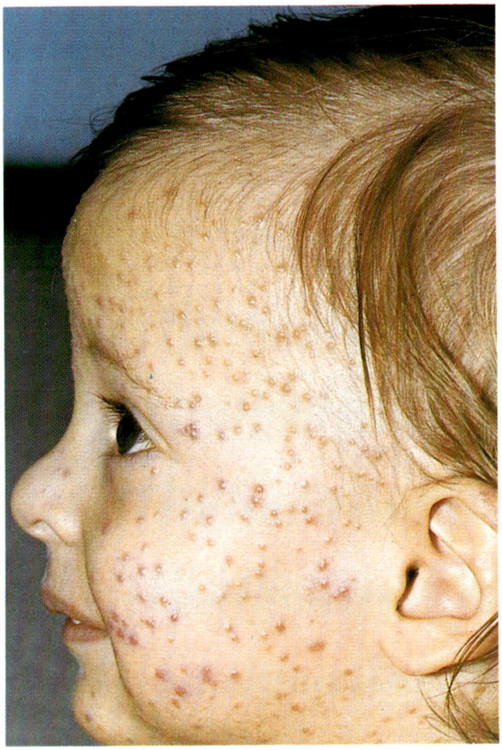

Abb. **18** Gianotti-Crosti-Syndrom.

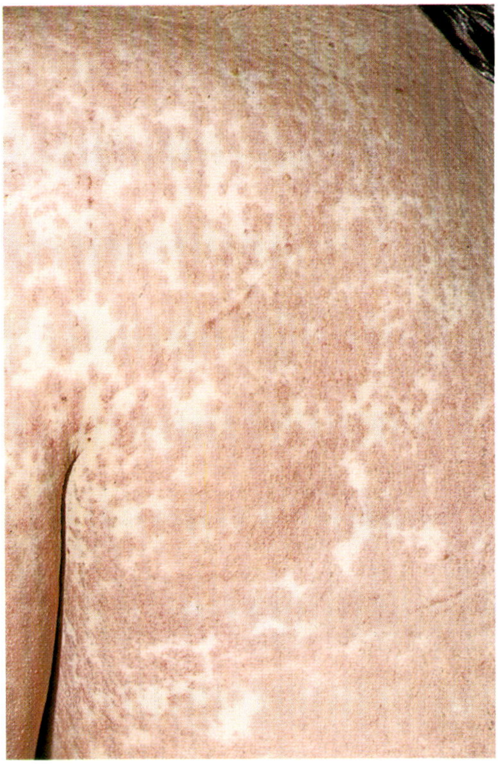

Abb. **19** Kräftiges, rötelartiges Exanthem bei Pfeiffer'schem Drüsenfieber.

Mononucleosis infectiosa

Synonyma: Monozyten- oder Lymphoidzellangina, Pfeiffersches Drüsenfieber.

Die hauptsächlich in den Frühjahrsmonaten und auch manchmal etwas gehäuft auftretende infektiöse Mononukleose wird vermutlich durch das Epstein-Barr-Virus oder teilweise durch andere Herpesviren ausgelöst, wobei es zu einer leukämoiden Vermehrung lymphomononukleärer Zellen in der Zirkulation kommt. Diese typische Krankheit der Jugendlichen beginnt mit allgemeinen Krankheitssymptomen, wie Kopfschmerzen und Fieber, welches eine Kontinua oder einen intermittierenden Verlaufstyp zeigt, sowie einer indolenten Vergrößerung hautnaher Lymphknotengruppen. Charakteristisch ist für viele Fälle die Einleitung mit einer anfänglich einseitigen, an eine Plaut-Vincent-Angina oder Diphtherie erinnernden pseudomembranösen Angina, weniger auch einer aphthoiden Stomatitis, die zudem petechial durchsetzt sein kann. Um den 5. Krankheitstag kommt es in manchen Fällen zu einem rubeolären oder morbilloiden Ausschlag (Abb. **19**), evtl. zu einer Ödematisierung von Gesicht und speziell der Lider. Nicht selten entwickelt sich ferner eine Leberbeteiligung.

Laborbefunde

Das bereits erwähnte charakteristische Blutbild mit der Vermehrung von (manchmal beunruhigend atypischen) Lymphozyten wird in seiner richtigen Deutung durch die Möglichkeit einer gleichzeitigen Entwicklung heterophiler Antikörper erleichtert, die mittels der quantitativ auswertenden Paul-Bunnell-Reaktion (bzw. Test nach Hanganatziu-Deicher) bestimmt wird (Titerpositivität ab 1 :64).

Beachtenswert erscheint das gehäufte Auftreten von Ampicillinexanthemen bei solchen Kranken.

Dengue

Synonyma: Break-bone- oder Dandy-fever.

Diese relativ benigne, etwa eine Woche fieberhaft verlaufende Infektion mit Arboviren (Gruppe B) kommt über Stechmücken zustande (z. B. Aedes aegypti). Nach einer knappen Woche der Inkubation entwickelt sich ein akut myalgisches Allgemeinbild, dessen Fieberkurve zweigipflig verlaufen kann. *Hauterscheinungsbildlich* entsteht nach einer evtl. flüchtigen Roseola des Anfangs ein makulopapulöser, also hauptsächlich morbilliformer Ausschlag vorzugsweise am Rumpf und den Beugeseiten der Gliedmaßen. Das Gesicht ist meist ausgespart. Beim Abklingen dieses Exanthems können unter orthostatischer Verteilung Punktblutungen auftreten. Eine Lymphknotenschwellung ist im besonderen im Nakken und an den Ellenbogen feststellbar. Seltener entsteht eine Begleitorchitis, aber wohl nicht so häufig wie beim Q-Fever. Ähnlich dem Pfeifferschen Drüsenfieber ist mit einer protrahierten, ermüdenden Rekonvaleszenz zu rechnen.

Pappataci-Fieber

Synonym: Sandfly-Fever, Dreitagefieber.

Dieses relativ gutartige, durch Phlebotomen übertragene Fieber setzt mit Kopfweh und vor allem retrobulbären Beschwerden und einer ausgeprägten Konjunktivitis ein (Fieber 39–40 °C). Wie bei vielen anderen Virusinfekten auch, steht bei dieser Arboviruskrankheit dem hohen Fieber ein langsamer Puls gegenüber. Weiterhin weist das Blutbild eine Leukopenietendenz auf.
Hauterscheinungsbildlich sind oft außer einer heißen, trockenen Hautbeschaffenheit keine eigentlichen Veränderungen feststellbar. Nur in Einzelfällen sieht man roseolaartige scharlach- oder masernförmige, diskrete Exantheme und häufig auch düsterrote Enantheme mit eingestreuten Punktblutungen.

Typhus abdominalis

Synonyma: Bauchtyphus, Typhoid fever.

Bei der bronchitischen, bradykarden, leukozytopenischen sowie später splenomegalen fiebrigen Benommenheit des Typhus abdominalis, dessen Krankheitsbild in den internistischen Lehrbüchern abgehandelt wird, stehen von Seiten der Haut die graugelbe oder fuliginöse Typhuszunge mit freier Spitze und ein fleckförmiges, bald eine häufige Sooraufpfropfung aufweisendes Enanthem, ferner klassischerweise Roseolen als spezifisches Hautsymptom um den 7.–10. Krankheitstag am Rumpf in Gestalt meist deutlich papulöser, lentikulärer Elemente im Vordergrund. Sie blassen nach einigen Tagen wieder ab und können in diesem Zustand den Taches bleues durch Filzläuse ähnlich sehen oder gelbgrünlich imponieren. Wichtig sind beim Bauchtyphus als dermatologische Spätfolgen sodann ein diffuser, postinfektiöser Haarausfall, Querrillenbildung an den Fingernägeln, Pyodermien, Phlebothrombosen und bei schlechten Pflegeverhältnissen auch nicht selten aszendierende und dann häufig abszedierende einseitige Parotitiden.
Bei den *Paratyphus*erkrankungen sind Roseolen im allgemeinen seltener, wenn vorhanden, dann aber zahlreicher als beim Bauchtyphus. Bei Bauchtyphus und Paratyphus werden im übrigen die Handinnenflächen verschont. Mancher Paratyphus leitet sich außerdem mit einem Herpes simplex labialis ein.

Typhus exanthematicus

Synonyma: Fleckfieber, Louseborne typhus, Typhus exanthématique.

Nach einer Inkubation von knapp 2 Wochen entwickeln sich bei dieser *Rickettsiose* (Erreger: Rickettsia Prowazeki) sehr starke Kopfschmerzen und ein hohes Fieber mit anfänglich Bradykardie, die sich aber 3 Tage nach kurzfristigem Temperaturabfall (Wunderlichsche Remission) zur Pulsbeschleunigung wandelt. Gleichzeitig entwickeln sich an den Flanken und an den Gliedmaßen und vor allem auch an Handtellern und Fußsohlen ein oft in der Folge hämorrhagisch akzentuiertes Exanthem bzw. stecknadelkopfgroße, mehr makulöse als papulöse Elemente, die sich nach 2 Wochen etwas bräunlich umtingieren.
Das morphologische Substrat der Fleckfieberroseolen ist eine Vaskulitis. Weitere dermatologische Stigmen sind dagegen die Entwicklung einer dunklen Cutis marmorata (Murchinson-Flecke) und nach verblühtem Ausschlag eine gewisse Abschuppungstendenz der Haut, die man durch leichtes Reiben, wie ähnlich bei Benutzung eines Radiergummis auf Papier, auslösen kann (Brauer-Phänomen).
Diagnostisch verwertbar sind der positive Ausfall von Proteus X 19 (Weil-Felix-Reaktion in der 2. und 3. Krankheitswoche) und klinisch

die meist erhebliche ZNS-Beteiligung (Nystagmus o.ä.), die schwere Kreislaufbeeinträchtigung, weniger eine Vergrößerung der Milz. Später dann meist abgeschwächt verlaufende Rückfälle selbst nach vielen Jahren („Morbus Brill-Zinsser") weisen auf eine mögliche Persistenz der Rickettsiosen im Organismus hin.

Therapie

Die früher sehr erhebliche Mortalität der Erkrankung ist durch die heutigen üblichen Breitbandantibiotika (Chloramphenicol) maßgeblich gebannt.

Das *murine* oder *Flohfleckfieber* (Rickettsia Mooseri) verläuft durchaus schwächer und etwas kürzer als der Läusetyphus. Agglutination von Proteus X 2.

Febris wolhynica

Synonyma: Fünftagefieber, Febris quintana, Trench fever.

Nach einer Inkubation von 10–30 Tagen führt der Erreger (Rickettsia quintana), der durch verschiedenartige Läuse übertragen wird, zu Fieberanstiegen, die sich charakteristischerweise ca. alle 5 Tage einstellen, wobei offenbar sehr heftige Schienbeinschmerzen (Morbus Weil: Wadenschmerzen) das herausragende Erscheinungszeichen abgeben.
Im Vergleich hierzu erbringen verschiedene Begleitexantheme keine weitere sichere klinische Abgrenzung.

Q-Fieber

Synonym: Query fever.

Bei diesem unter einer Inkubation von 10–30 Tagen durch Coxiella Burneti ausgelösten, früher auch als Balkangrippe bezeichneten *Queensland-Fieber* sind dermatologisch bei in der Regel fehlenden Hautausschlägen, dagegen häufig primär-atypische Pneumonien, Orchitiden und Epididymitiden als Nachfolgen bekannt.

Tularämie

Bei der durch Francisella (Pasteurella) tularensis erzeugten *„Hasenpest"*, deren Diagnose durch Injektion von Krankheitsmaterial (Hautherd, Blut, Lymphknoten) im Tierver-

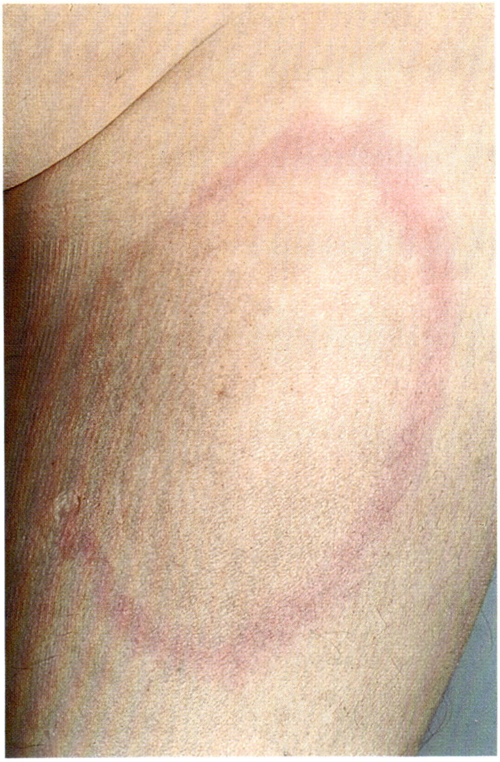

Abb. **20** Erythema chronicum migrans.

such oder mittels einer Agglutination nach der ersten Krankheitswoche zu sichern ist, unterscheiden wir nach dem Orte des Erregereintritts ulzeroglanduläre, grippotyphöse bzw. pulmonale und abdominale Verlaufsformen. Beim *ulzeroglandulären Primäraffekt* besteht Ähnlichkeit zur Initialsklerose der Lues I und der Katzenkratzkrankheit. Bei entsprechendem Sitz wären auch ein Lymphogranuloma inguinale, Skrofuloderm oder Aktinomykose zu erwägen. Kennzeichnend ist bei der Tularämie das Gegenüber von unscheinbaren Primäraffekten und eindrucksvoller regionärer Lymphknotenvergrößerung. Als Sekundärphänomene sind außerdem skarlatiniforme oder pustulöse, mitunter auch an ein polymorphes Erythem erinnernde Hauterscheinungen bekannt geworden.

Erythema chronicum migrans

Im Gegensatz zum Erysipel, welches in Tagen, und zum Erysipeloid, welches in Wochen wandert, breitet sich dieses migratorische Erythem in Monaten aus, wobei sich der äußere Erythemring im Gegensatz zu der verwaschen abblassenden Mitte selbst scharf abgrenzt (Abb. **20**). Nur selten findet man in der Mitte des Erythemherdes Reste eines Zeckenstiches („Lymphozytom"). In mancher Saison (feuchte Sommer!) finden sich auch in unseren Einzugsgebieten hämorrhagische, leicht febrile bis angedeutet enzephalitäre Begleitsymptome (Frühsommer-Meningoenzephalitis, FSME). In der Regel entwickeln sich aber einige Wochen bis Monate nach dem Holzbockstich (s. auch „Epizoonosen") subjektiv symptomlose Erytheme überwiegend singulär, indes ausnahmsweise auch multipel. Die experimentelle Übertragung des Erythema chronicum migrans durch eine Hautexzision von Mensch zu Mensch gilt als gelungen, so daß grundsätzlich ein Infektionsmodus angenommen wird.

Therapeutisch ist die Anwendung von Penicillin (Gesamtdosis 8–12 Mega) prompt und sicher.

Erythema exsudativum multiforme, Erythema nodosum

Erythema exsudativum multiforme

Synonyma: Herpes iris, Erythème polymorphe, Ectodermosis erosiva pluriorificialis, Dermatostomatitis, Syndroma mucocutaneo-oculare acutum, Stevens-Johnson-Syndrom (Erythema multiforme exsudativum majus).

Diese häufige Erythemkrankheit, die unter den genannten Dachbegriffen in ihrer morphologischen Breite zusammengefaßt wird, ist blickdiagnostisch durch eine *kokarden-, iris-* oder *zielscheibenförmige Läsion* repräsentiert (Abb. **21**). Weitere Kennzeichen sind der häufige Frühjahrs- oder Herbstgipfel (Typus annuus). Darüber hinaus wurden auch kleine Epidemien beobachtet. Altersmäßig handelt es sich bei dieser Hautreaktion um eine – das männliche Geschlecht bevorzugende – Krankheit der Adoleszenten. Typischerweise kommt es unter konstitutionellen Symptomen, darunter auch Fieber oder Angina (Typus anginosus), im Bereich der oberen Körperhälfte, und zwar unter Bevorzugung der Streckseiten der Extremitäten (Handrücken, Unterarme!) zu konzentrisch gegliederten, papulösen Erythemen, die marginal eine gesteigerte Exsudation z. B. in Form einer wallartigen Blasenbildung aufweisen. Sind hingegen die Handinnenflächen und die Beugeseiten betroffen oder mitbetroffen (Typus inversus), so finden wir in der Regel gleichzeitig auch eine Beteiligung der Mund- (Abb. **22**) und Genitalschleimhaut. Manchmal kann eine solche vesikulobullöse Manifestation der Schleimhäute einschließlich der Konjunktiven („Kaninchenauge") den Hauterscheinungen auch voraneilen. Diese Beteiligung der Konjunktiven kann zu beträchtlichen Augenmitbeteiligungen (Hornhaut, vordere Augenkammer) überleiten und zu narbigen Endzuständen (Symblepharon, Ankyloblepharon) Anlaß geben. Seltener sind atypische Pneumonien, Myokarditiden oder renale Komplikationen. Eine Erhöhung der Kälteagglutinine sollte an die Existenz einer atypischen Pneumonie denken lassen (Mykoplasmen!). Am Lippenrot kommt es beim Typus inversus nicht selten zu hartnäckigen Verkrustungen, während in der Mundhöhle fibrinoid belegte Erosionen überwiegen.

Histologie

Die anfänglich perivasale lymphohistiozytäre Zellanhäufung entlang der Junktion geht in der Folge in eine subepidermale Abhebung über, wobei das so entstehende Blasendach durch Nekrolyse – ähnlich wie oft beim Lyell-Syndrom – ausgezeichnet ist. Vaskulitiden, zumindest solche mit ausgeprägtem Charakter, fehlen ebenso wie faßbare immunologische Befunde.

Ätiologie

Das symptomatologisch profilscharfe Krankheitsbild ist als ausgesprochen polyätiologisches Syndrom zu bezeichnen, wobei ein einleitender Herpes simplex labialis und nachfolgend besonders kleine Kokardenerytheme auf ein Herpetid bzw. auf eine metaherpetische Manifestation hinweisen. Sodann kommt als ätiologische Basis eine ganze Reihe verschiedener Erreger in Betracht, von denen in letzter

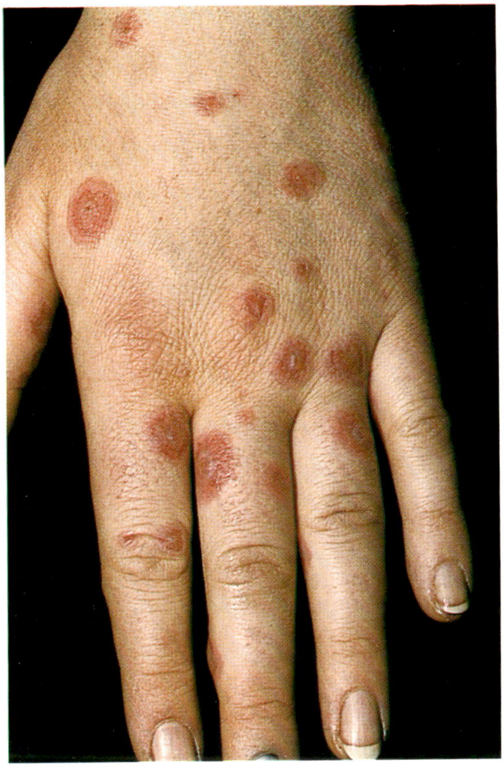

Abb. **21** Erythema exsudativum multiforme (Kokardenerythem).

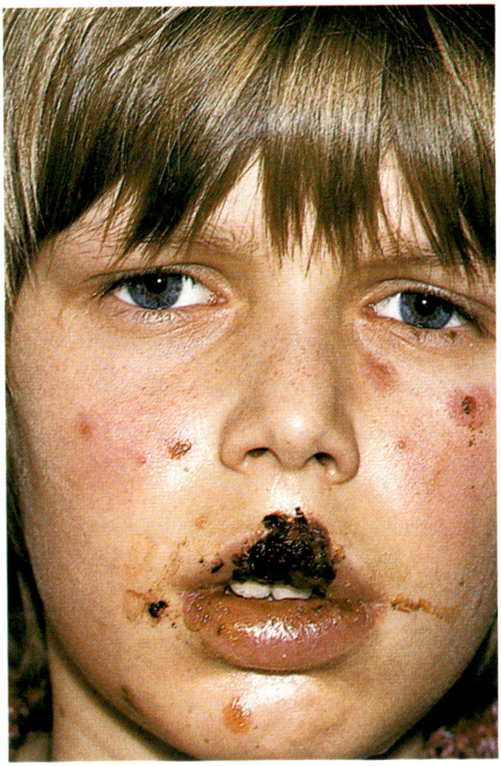

Abb. **22** Erythema exsudativum multiforme mit ausgeprägter Schleimhautbeteiligung bei Typus inversus.

Zeit vornehmlich die schon erwähnte Erregergruppe der primär-atypischen Pneumonie (Mykoplasmen!) besondere Beachtung gefunden hat. Von Grundkrankheitszuständen ist weiterhin im besonderen auf die Colitis ulcerosa und den Morbus Crohn hinzuweisen. Als Provokation ist nicht selten lediglich der Einfluß von Sonne und Wind (Motorradfahren im Frühjahr!) ersichtlich. Ein vorrangiges Kontingent stellen heute aber die arzneimittelinduzierten Formen, wobei in diesem Zusammenhang speziell auf Sulfonamide, Pyrazolone oder Barbiturate hinzuweisen ist. Bei dergestalt veranlaßten Fällen eines Erythema exsudativum multiforme wird das klassische klinische Bild, wie eingangs beschrieben, abgewandelt, so daß etwa klassische Kokardenerytheme im Rahmen einer vesikulobullösen Gesamteruption nur angedeutet entwickelt werden, wobei man dann bei solchen Patienten besser von einem Erythema-exsudativum-multiforme-artigen Arzneimittelausschlag sprechen wird. Gegenüber diesen ätiologischen Möglichkeiten treten Streptokokkeninfekte (Angina!), Tumorzerfallsreaktionen, Leukosen oder auch nutritive Allergene derzeit anteilmäßig zurück.

Therapie

Zur Lokalbehandlung genügen indifferente Maßnahmen, wie z. B. Puder oder Schüttelmixturen, bei der Schleimhautbeteiligung im Rahmen des Typus inversus u. a. konsequente Mundreinigung und augenärztliche Kontrolle. Bei den hochakuten, eine schwere Erkrankung darstellenden Fällen wird man um eine systemische Corticosteroidzufuhr mit entsprechender antibiotischer Abschirmung sowie auch um eine Elektrolyt- und Flüssigkeitszufuhr nicht herumkommen. Schwierig bleibt das Problem der episodisch-rezidivierenden Manifestationsformen, bei denen Nikotinsäureamid versucht werden sollte, während bei voraussichtlich metaherpetischer Entwicklung Herpesantigenkuren angebracht sein können.

Erythema nodosum

Synonym: Knotenrose.

Von dieser Schwesterkrankheit des Erythema exsudativum multiforme – gleichzeitige Manifestation beider könnte als Erythema multiforme bezeichnet werden – sind vorzugsweise die Unterschenkelstreckseiten unter akuter oder schubweiser Entwicklung sowie bei Bestand in der Regel bis zu 6 Wochen befallen. Ulzerationen wie nachfolgende Vernarbungen oder Atrophien kommen nicht vor. Bevorzugt wird von dieser unverkennbar gynäkotropen Affektion weniger das Kindes- als das frühe Lebensalter (20–40 Jahre).

Klinik

Unter relativ seitengleicher Verteilung und nur ausnahmsweise an der oberen Körperhälfte, was eher noch bei Kindern oder bei Arzneimittelausschlägen dieser Art zu beobachten sein kann, kommen an den Beinen mehr oder weniger rundliche, evtl. auch gering die Umgebung überragende, frisch-rötliche, später auch dann abflachende und blaurötlich sich anfärbende, pralle, knotige und vor allem auch deutlich schmerzhafte Infiltrate zur Entwicklung (Abb. **23**). An den Unterschenkeln sind sie meist größer als etwaige weitere Herde anderen Ortes. An mancher Körperstelle mehr fleckförmige und sodann einer Prellungsfolge ähnelnde Erscheinungsbilder kann man als Erythema contusiforme bezeichnen. Neuerdings sind auch subakut-knotige Verlaufsformen von ungewöhnlicher Persistenz bekannt geworden, die man als Erythema nodosum chronicum persistens benennen kann. Derartige Erscheinungsformen sind ferner weniger dolent und kaum auch symmetrisch angelegt.

Laborbefunde

Typische Veränderungen sind die starke Erhöhung der BSR, eine linksverschobene Leukozytose und in der Rekonstitutionsphase eine Lymphozytose.

Histologie

Histologisch begegnet man Zellinfiltraten, die sich aus Granulozyten und Lymphozyten zusammensetzen und sich auch namentlich in den Bindegewebssepten der Subkutis ansiedeln. Darauf folgt in Kürze eine histiozytäre Zellaktivierung, bei der als speziell pathognostisch die bei keiner anderen Hautkrankheit bekannten Radiärknötchen angesehen werden. Von den Gefäßen sind die kleineren Kaliber in Gestalt von Wandinsudation oder Endothelschwellung mitbeteiligt, während in der Tiefe auch phlebitische Reaktionen oder Mitreaktionen nach eigener Beobachtung nicht selten sind.
Auch beim Erythema nodosum fehlen ähnlich wie beim Erythema exsudativum multiforme regelmäßige oder markante immunfluoreszenzmikroskopische Befunde.

Ätiologie und Pathogenese

Die früher betonte tuberkulöse und auch rheumatische Genese ist nahezu vollständig auf das Kindesalter beschränkt. Grundsätzlich kommen für diese Reaction cutanée alle klassi-

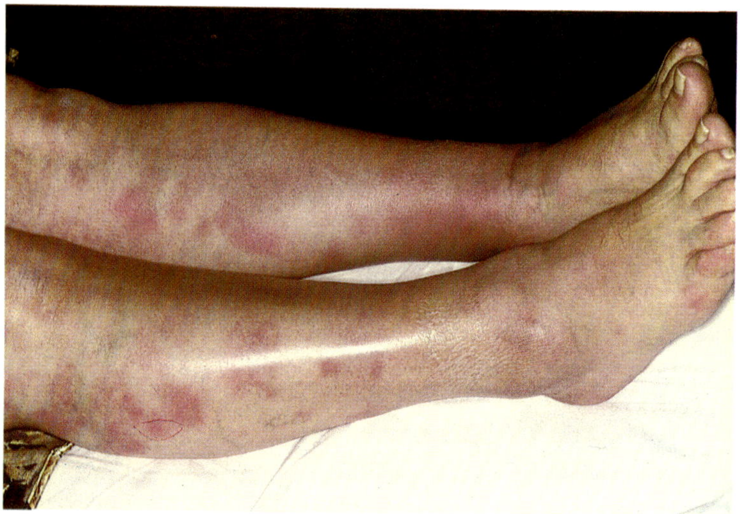

Abb. **23** Erythema nodosum.

schen Geschlechtskrankheiten sowie das Ulcus vulvae acutum, die großen Aphthosen und der Morbus Behçet in Frage. Wichtig geworden sind in letzter Zeit das *Löfgren-Syndrom* (Erythema nodosum in Kombination mit einer Lungensarkoidose von Stadium I und II) sowie gewisse Darmkrankheiten wie Colitis ulcerosa, Crohnsche Ileitis, aber auch eine enterokolitische Yersiniose. Schließlich scheinen auch Erythema-nodosum-artige Eruptionen durch hormonelle Kontrazeptiva möglich zu sein.

Therapie

Die Therapie des Erythema nodosum verläuft ähnlich der beim Erythema exsudativum multiforme. Deutlich ist eine spontane Involution unter Bettruhe und -wärme, abgesehen von der gebotenen Allergenkarenz bei entsprechenden Anhalten für eine medikamentöse Intoleranz. Ferner kommen Antiphlogistika sowie Corticosteroidsalben unter okklusiver Plastikfolie, aber auch eine 10%ige Ichthyolvaseline mit Watteverband zweckmäßigerweise zur Anwendung.

Toxisch-allergische Exantheme, Lyell-Syndrom

Arzneimittelexantheme

Die Arzneimittelexantheme stellen gegenwärtig die dermatologische Differentialdiagnose schlechthin dar. Sie haben somit der Syphilis den Rang abgelaufen. Nicht selten sind solche Hautintoleranzen nur ein Schockfragment innerhalb polytoper Überempfindlichkeitsreaktionen (Durchfall, Zytopenien, Kreislaufbeeinträchtigung usw.). Nicht unbedingt sind nur eine Überdosierung des auslösenden Stoffes, sondern eher schon individuelle (Resorptionsstörungen, renale Ausscheidungsschwäche) oder zusätzliche Faktoren (Sonnenlicht!) von Bedeutung. Anamnestisch kann die Exposition ggf. einige Tage zurückliegen (früher: Salvarsan, heute: Penicillin). Die Arzneimittelexantheme sind morphologisch verschiedenartig. Nur selten kann man aus dem klinischen Bild auf ein bestimmtes Antigen schließen, während umgekehrt die einzelnen Medikamente u.U. durchaus verschiedenartige Exantheme hervorrufen können. Derartige Ausschläge können unter unterschiedlicher *makulöser* (Abb. **24**) urtikarieller, purpurischer, nodöser, lichenoider usf. *Note* vom Erscheinungsbild her einem infektiösen Exanthem (Masern, Viruskrankheiten, Lues II) durchaus ähnlich sehen, so daß eine derartige Differentialdiagnose immer erforderlich ist. Urtikarielle Exantheme (Abb. **25**) werden derzeit vorzugsweise durch Penicillin (speziell Ampicillin) induziert. Überwiegend treten die Penicillinausschläge zwischen dem 8.–12. Tag nach Zufuhr auf (beim Salvarsan früher: „Erythem des 9. Tages“) und werden offenbar in ihrer Manifestation durch eine gleichzeitige Salmonellose und noch mehr durch eine Mononucleosis infectiosa begünstigt. Intoleranzen kommen sodann offenbar gehäuft auch bei Trägern einer Fußmykose o.ä. vor, wie auch im weiteren die Möglichkeit einer Überempfindlichkeit gegenüber der Verzögerungssubstanz (namentlich Procain) zu berücksichtigen ist.

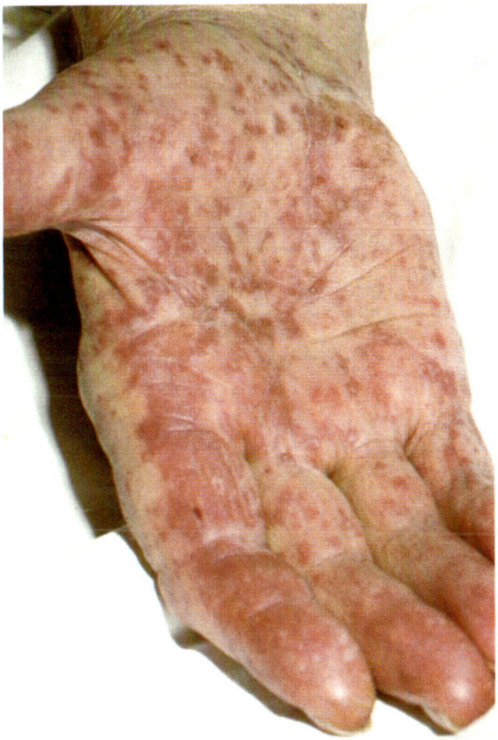

Abb. **24** Toxisch-allergisches Arzneimittelexanthem. Hier makulöser Typ an der Handinnenfläche.

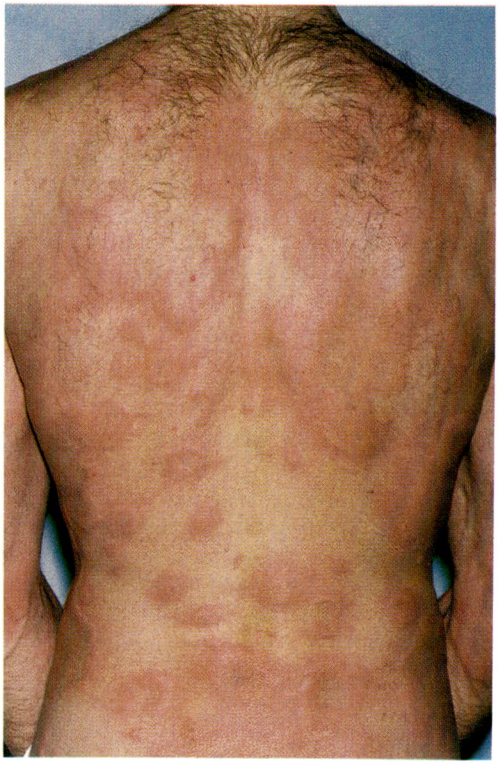

Abb. **25** Toxisch-allergisches Exanthem. Urtikarieller Typ.

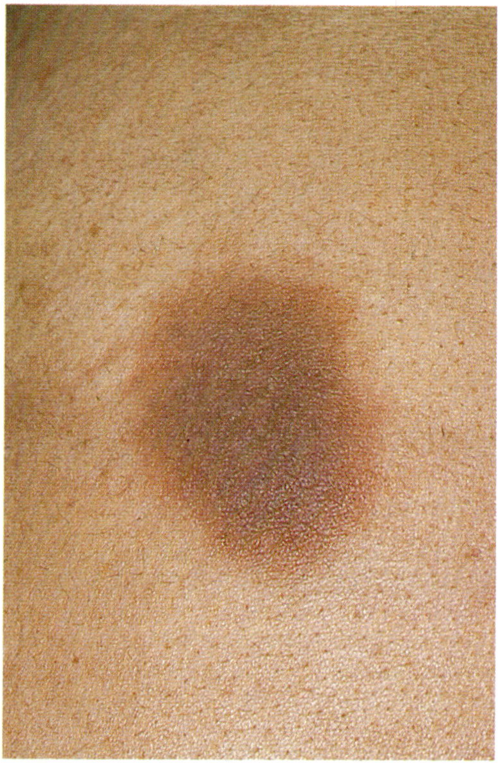

Abb. **26** Fixes Arzneimittelexanthem unter dem Bild eines am Ort wiederkehrenden d. h. fixierten und durch schmutzigen Braunton ausgezeichneten, im allgemeinen wenigherdigen Erythems.

Grundsätzlich fehlen den *morbilli-, skarlatini-* und *rubeoliformen Arzneimittelausschlägen* im Gegensatz zu den entsprechenden Infektionskrankheiten, denen sie vom Ausschlag her ähneln, die charakteristischen Attribute der vollen Infektionskrankheit (also etwa Koplik-Flecke bei den Masern, die Himbeerzunge beim Scharlach oder die nuchalen Lymphknotenschwellungen wie bei den Rubeolen), wohingegen Fieber auch bei den arzneimittelbedingten Exanthemen vorkommen kann (Drug fever). Ferner kann man davon ausgehen, daß bei Kindern mehr eine Infektionskrankheit, beim Erwachsenen eher eine Arzneimittelreaktion vorliegen wird.

Unter einem fixen *Arzneimittelausschlag* versteht man ein Exanthem (Abb. **26**), das bei Reexposition (speziell durch Phenolphthalein, durch Pyrazolone, aber auch durch Hülsenfrüchte) an der selben Stelle wiederkommt, wobei auch eine bullöse Note und residuär eine Pigmentierung nicht untypisch sind, wie auch die Genitalregion nicht selten mitbeeinflußt wird.

Akneiforme Toxikodermien sieht man gegenwärtig weniger nach Halogenen („Jod- oder Brompickel"), Vitamin D_2 oder INH als überwiegend durch ACTH und Cortison. Auch das Bild eines *Lupus erythematodes acutus* kann durch eine Arzneimittelallergie (Hydralazine, Griseofulvin usw.) kopiert werden, während die an sich seltenen *vegetierenden Toxikodermien* vorzugsweise jod- oder brombedingt sind.

Prüfmethoden: Da die *Testung* des Patienten selbst mit den in Frage kommenden Substanzen mit Gefahrenmomenten, aber auch mit Unsicherheit belastet ist, ist es wichtig zu wissen, daß derzeit auch *IgE-Antikörper* mit Hilfe des *basophilen Degranulationstests* oder dem Radioallergosorbenstest *(RAST)* nachgewiesen werden können. Ferner steht der *Lympozy-*

tentransformationstest zur Verfügung. An konventionellen Laboratoriumsuntersuchungen sind die nicht selten erhöhte BSG nötig, die Verminderung der Basophilenzahl und die (unsichere) Erhöhung der Bluteosinophilen herauszustellen.

Therapie

Zur Therapie sind je nach Charakter der Belästigung (Juckreiz) Antihistaminika und Corticoide zu gebrauchen. Die Lokalbehandlung bedient sich möglichst einfacher, das Exanthembild wenig verschleiernder Maßnahmen (Schüttelmixturen, schwach konzentrierte Corticosteroidcremes). An dieser Stelle erscheinen aber auch Hinweise zur *Behandlung* einer ausgesprochen *anaphylaktischen* Reaktion erforderlich.

Symptomatik. Der *anaphylaktische Schock* stellt die dramatische Maximalform der *anaphylaktischen Reaktion* dar.
Eventuell unauffällige Vorboten Unruhe, Juckreiz der Kopfhaut, Niesen, Pelzigwerden von Zunge und äußerer Mundpartie.
Meist jedoch abrupter Beginn.
Bewußtseinstrübung von Benommenheit bis hin zu deliranten Zuständen und tiefer Bewußtlosigkeit.
Erbrechen und Leibschmerzen mit schweren Durchfällen.
Bronchospastik mit erheblicher Atemnot.
Blutdruckabfall und Tachykardie.
Therapie. Sofortmaßnahmen. Zuerst Adrenalinlösung 1 : 1000 (z. B. Suprarenin) 0,5 ml s. c.
Danach Prednisolon ultra – hochdosiert i.v. zunächst 250 mg, Dosiserhöhung eventuell bis zu 1 g (z. B. Solu-Decortin-H).
Antihistaminika langsam i. v. (z. B. Tavegil, 2 Ampullen à 2 mg). Infusion eines Plasmaexpanders (am ehesten Macrodex 6%), 500 ml in 30 Minuten, Tropfgeschwindigkeit ca. 6 Tropfen/Sekunde. Cave Überinfusion, Halsvenenfüllung beachten!
Bei Bronchospastik Theophyllin langsam i.v. (z. B. Euphyllin, 1 Ampulle à 0,24 g, evtl. wiederholen nach 10 Minuten).

Unter einem *Hoigné-Syndrom* versteht man einen embolischen Symptomenkomplex nach versehentlicher intravasaler Injektion eines Depotpräparates von Penicillin oder Corticoiden mit kristallinen, zerebralen Mikroembolien, die sich klinisch durch Unruhe, Schwindelempfindung und vor allem optische und akustische Reizempfindungen äußert.

Lyell-Syndrom

Synonym: Epidermolysis acuta toxica (Korting u. Holzmann)

Diese stellt beim *Erwachsenen* in den meisten Fällen die *Maximalform* eines *toxisch-allergischen, bullös-epidermolytischen Exanthems* dar (Abb. **27a** u. **b**), während bei *Säuglingen* sich darunter überwiegend eine *bullöse Staphylodermie* zu verbergen scheint (Phagengruppe II, evtl. auch der Gruppe I–III), wie sie klinisch in dieser Weise im vorigen Jahrhundert (1878) als *Dermatitis exfoliativa Ritter von Rittershain* bekannt war (Abb. **28**). Nach zunächst nur angedeuteten zirkumskripten Blasenbildungen kommt es foudroyant – daher im Verdachtsfall möglichst umgehend Einweisung in eine Hautklinik – zu ausgedehnten, blasigen Abhebungen und in deren Folge zu flächenhaften, nässenden Erosionen. Das Nikolski-Phänomen, also die tangentiale Abschiebbarkeit der Haut ist ähnlich der Abstreifbarkeit der Schale eines reifen Pfirsichs manchmal in erschreckender Weise positiv. Auch die Schleimhäute können beteiligt werden. Begleitet werden die Hautveränderungen von Fieber, Elektrolyt- und Flüssigkeitsverlusten, Kreislauf- und Herzschäden, von Magen-Darm-Blutungen und u. U. durch Geschwürsbildungen, Nieren- und ZNS-Symptomen.

Laborbefunde

Für gewöhnlich herrschen Leukozytose mit Linksverschiebung, wenig dagegen Leukopenie, manchmal auch Eosinophilie und im schweren Falle eine Monozytenvermehrung vor. Im Eiweißblutbild ist die Erhöhung der α-Globuline und evtl. auch die Verminderung der γ-Globuline zu erwarten.

Histologie

Histologisch begegnet man beim medikamentösen Lyell-Syndrom über das charakteristische Symptom der epidermalen *Nekrolyse,* hinaus ferner subepidermalen Spaltungen und in der Kutis geringfügigen Zellanhäufungen. Beim Lyell-Syndrom durch Staphylokokkeneinfluß im Kindesalter erscheinen die Epidermiszellen weniger durch Auflösung ihrer Kerne bzw. Nekrotisierung alteriert zu werden.

Therapie

Das vollausgeprägte Krankheitsbild erfordert eine gründliche Bilanzierung der Flüssigkeit-, Elektrolyt- und Eiweißverhältnisse. Medikamentös sind Corticosteroide zusammen mit Antibiotika (penicillinasefeste Penicilline, Ze-

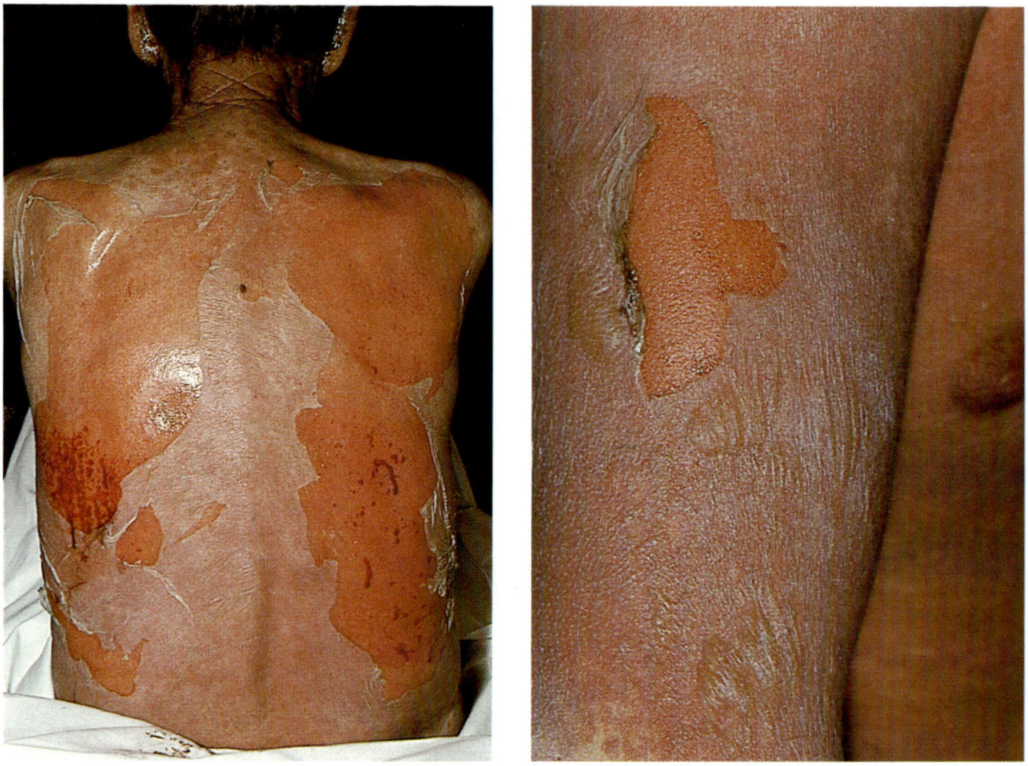

a b

Abb. **27 a** u. **b** Lyell-Syndrom (Epidermolysis acuta toxica).

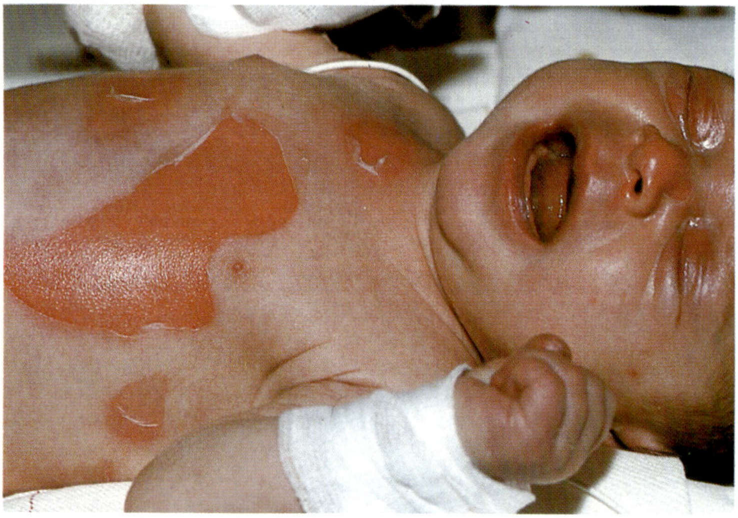

Abb. **28** Dermatitis exfoliativa (Ritter von Rittershain).

phalosporine) nicht zu umgehen. In späteren Krankheitstagen können γ-Globulin oder aber auch bei Anämisierung Bluttransfusionen notwendig werden. Die Lokaltherapie folgt den Richtlinien der Behandlung einer Verbrennung, wobei die Sorge um eine sekundäre Besiedlung mit pathogenen Keimen, aber auch mit Soor, obenansteht.

Urtikaria, Strophulus, Prurigo, Pruritus

Pathogenetisch handelt es sich um einander benachbarte „Hautreaktionen“, die von dem Grundsymptom der *Quaddel*, d. h. der kutanen Serodiapedese, über das akut papulovesikulöse Erscheinungsbild des *Strophulus* bzw. des *Lichen urticatus* zur zelligen Urtikamorphe der *Prurigopapel* hin reichen, weswegen hier eine zusammenfassende Abhandlung erfolgt.

Urtikaria

Eine umschriebene Serodiapedese in der oberen Kutis drückt sich morphologisch monoton als Quaddel oder Urtika aus. Dergestalt kann man einzelnen Effloreszenzen z. B. nach einem Brennesselkontakt oder einem Insektenstich oder bei der sog. Kontakturtikaria begegnen, während bei interner (hämatogener) Auslösung ein generalisierter Quaddelausdruck erfolgt (Abb. **29**).
Nahezu immer werden solche flüchtige („Erythema fugax“) und gemäß dem jeweiligen Filtrationsdruck rötliche oder porzellanweiße, später auch anuläre oder gyrierte Quaddeleruptionen von Juckreiz begleitet, der aber trotz des sog. Reibejuckens kaum jemals zu Aufkratzung führt. Tiefer gelegene Urtikariaentwicklungen (Urticaria profunda, z. B. etwa vom Typ des angioneurotischen Ödems) verlaufen ohne Juckreiz und sind eher von Schmerzhaftigkeit oder parästhetischem Brennen oder Stechen begleitet. All die genannten Phänomene bilden sich unabhängig von ihrer Bestandsdauer vollständig, selbst ohne Nachschuppung, zurück.

Klinik
Die häufige Dermatose „Urtikaria“ kommt in jedem Alter und bei beiden Geschlechtern ohne Unterschied vor.

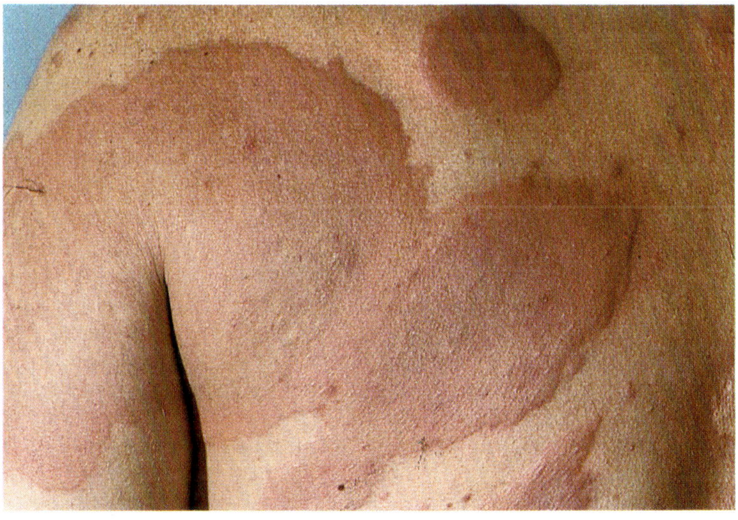

Abb. **29** Urticaria acuta, großflächiger Typ.

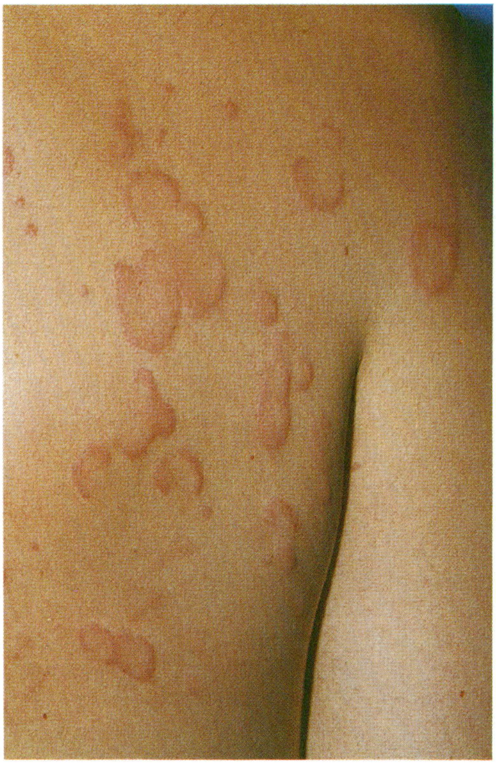

Abb. **30** Urticaria figurata.

Als *histologisches Substrat* der lokalisierten Ödeme beobachtet man nicht nur eine kutane Flüssigkeitsquaddel, sondern bald auch eine Anhäufung von Neutrophilen, darunter reichlich Eosinophilen um die oberen Gefäßplexus herum. Ist die Quaddel stark ausgeprägt, kann die Epidermis stark abgeflacht werden.

Besonders wichtig ist die Tatsache, daß sich bei heftigen und/oder foudroyanten Urtikariaeruptionen auch die Mukosa von Mundhöhle und respiratorischem Trakt bis zum gefürchteten Bild des *Larynxödems* beteiligen kann. Von inneren Organen können gleicherweise ödematös sodann Hirn, Harnblase und die Magen*schleimhaut* beteiligt werden, auch können am *Herzen* entsprechende Reizleitungsstörungen, die nach allgemeinem Schwund des Urtikariaausbruchs sich wieder rückbilden können, beachtlich sein. Entsprechend solcher viszeraler Syntropie kann sich der Urtikaria-Patient von Übelkeit und Brechreiz beeinträchtigt empfinden.

Differentialdiagnose

Hier ist vor allem, zudem bei orthostatischer Note, auch an ein beginnendes *Schönlein-Henoch-Syndrom* zu denken, das sich aber nach kurzer Bestandsdauer durch die Entwicklung fokaler Petechien leicht erkennen läßt. Auch eine *Dermatitis herpetiformis* Duhring kann eine Zeitlang monomorph-urtikariell verlaufen. Dasselbe gilt für die *protoporphyrinämische Lichtdermatose,* bei der aber nach Sonnenlichtexposition neben der Quaddelbildung auch Bläschen und nach Rückbildung kleine Närbchen entstehen werden, während die banale Urtikaria ohne jede Residuen, nicht mal einer Schuppung zur Rückbildung gelangt. Bei einer *Kryoproteinämie* beobachtet man außer einer kälteinduzierten Urtikaria kleine Nekrosen an den gipfelnden Körperanteilen.

Als *„Serumkrankheit"* bezeichnete man früher, als noch Fremdseruminjektionen bei Diphtherie oder Tetanusprophylaxe üblich waren, ein polytopes, arthralgisches Urtikariasyndrom.

Physikalische Urtikaria

Alle hierzu gehörigen Erscheinungsbilder sind durch ihre isoliert stehende Kleinfleckigkeit d.h. u.a. das Fehlen von gyrierten oder anulären Quaddelfiguren ausgezeichnet. Im einzelnen unterscheidet man vor allem die *Druckurtikaria* – einschließlich der harmlosen, lediglich ein neurovegetatives Reizzeichen darstellenden *Urticaria factitia* (Abb. **31**) –, die *Kälteurtikaria* (Abb. **32**) (Gefahr des akuten Badetodes!), *Wärmeurtikaria, Lichturtikaria, Anstrengungsurtikaria.*

Ätiologie und Pathogenese

Bei einer Urticaria acuta ist neben einer Arzneimittelallergie in erster Linie an eine *„Urticaria ab ingestis"* zu denken, wobei diese meist dem Verhalten der sog. *Säureurtikaria,* z.B. durch Obst (Äpfel, Aprikosen, Tomaten, Fruchtsäften, also namentlich Dicarbonsäuren), folgt. Beachtenswert sind bei Kindern und Jugendlichen sodann weniger Nahrungsmittel- oder Inhalationsallergene als im besonderen Würmer. Neuerdings sind über dies hinaus wiederum verschiedene, vornehmlich chemische Cofaktoren, wie speziell Aspirin, larvierte Antibiotikaspuren in Nahrungsmitteln, Konservierungsstoffe, aber auch Candidakontamination im Magen-Darm-Trakt ins Gespräch gekommen.

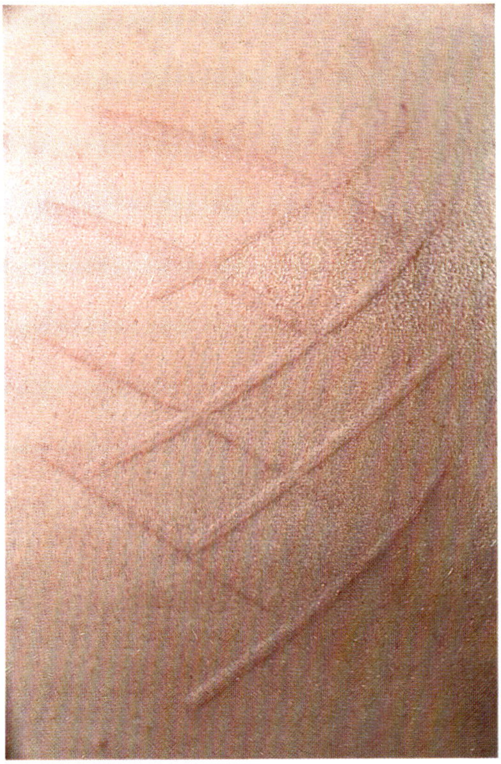

Abb. **31** Urticaria factitia.

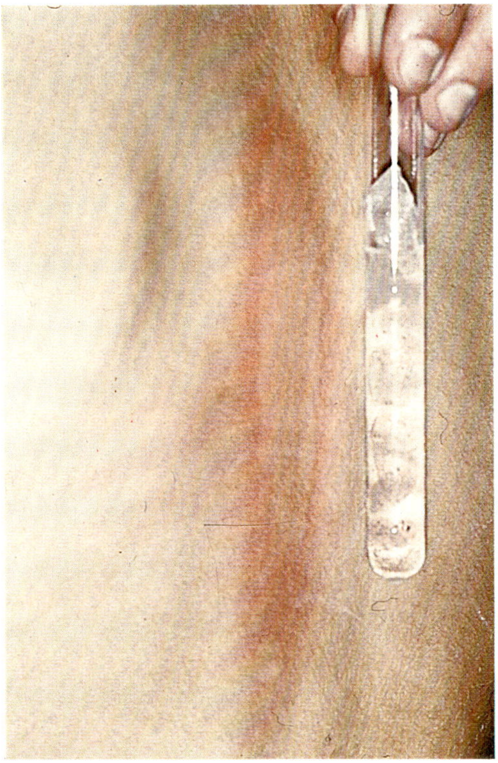

Abb. **32** Kälteurtikaria.

Therapie

Beim Behandlungsversuch einer Urtikaria steht die sorgfältige, *wiederholte* (!) anamnestische Befassung mit dem Patienten im Vordergrund. Erst dann kommen Auslaß- und Wiederbelastungsversuche (Eliminierung und Reexposition) zu ihrem Recht. Weitere Testmethoden, speziell gegenüber einer vermutlich physikalischen Urtikaria, Durchführung einer Aufbau- und Suchdiät bei leerer Anamnese, werden zuverlässig nur in einer Klinik durchzuführen sein. Eine lediglich transitorische symptomatische Unterdrückung, z. B. mittels Antihistaminika, stellt keine Therapieleistung dar. Manche Fälle einer Kälteurtikaria können im übrigen auf eine Gesamtdosis von 10 Mega Penicillin nachhaltig ansprechen. Zur *Notfallbehandlung* einer *schweren akuten Urtikaria* mit Schocksymptomen oder Schleimhautverschwellung sind angebracht: Hochdosierte Gaben von Corticosteroiden 50–100 mg und mehr i. v., entwässernde Maßnahmen, besonders bei Hirndrucksymptomatik Sorbit- (Tutofusin S 40) oder Mannitinfusionen 250 ml in ½–¾ Std. (Osmofundin), Reparil i. v., evtl. Lasix.

Quincke-Ödem

Das *Quincke-Ödem* ist eine angioneurotische Ödemform, die durch großflächige, akut auftretende, etwa 2–3 Tage anhaltende sowie meist umschrieben tiefkutane bis subkutane Schwellungen charakterisiert wird (Abb. **33**). Dementsprechend empfindet der Patient bei diesen, ferner meist seitengleichen und das Gesicht sowie die distalen Partien der Gliedmaßen bevorzugenden Ödemen eher eine gewisse Schmerzhaftigkeit als Juckreiz. Die Gefährlichkeit des Quincke-Ödems erklärt sich aus der nicht allzuseltenen Beteiligung der

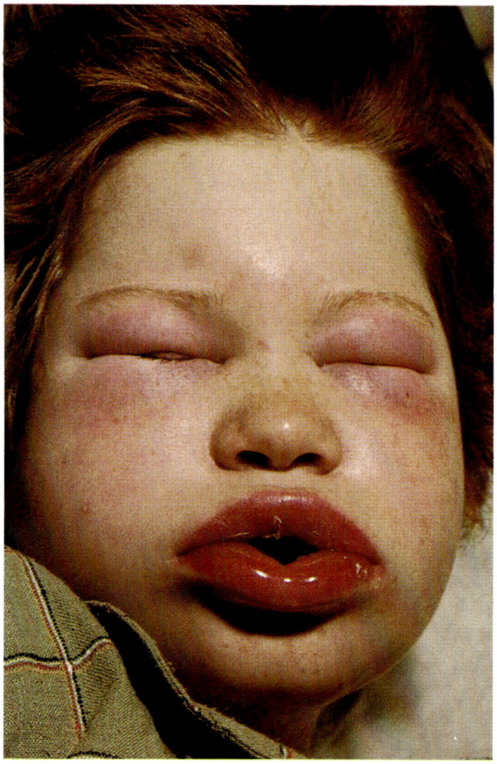

Abb. **33** Quincke-Ödem.

Schleimhaut des Mundes, der oberen Atemwege und des Magen- und Darmtraktes. Bei der Behandlung solcher nichtfamiliär, sondern allergisch bedingter Quincke-Ödeme stehen neben der Bemühung um die Eliminierung der Noxe Antihistaminika und Corticosteroide, wie vorangehend erwähnt, im Vordergrund.

Gegenüber diesem allergischen oder, falls die Ätiologie ungeklärt bleibt, idiopathischen Quincke-Ödem weist das autosomal dominant vererbte, *hereditäre Quincke-Ödem* eine besonders ernste Prognose (Erstickungstod wegen stärkerer Beteiligung der Schleimhaut des Respirationstraktes) auf. Prodromal können neben den geschilderten Weichteilödemen auch anuläre Urtikariatypen oder gewisse konstitutionelle Symptome die eigentliche Krankheitsmanifestation einleiten, die ihrerseits durch entsprechende Infekte oder sonstige Stressung gebahnt zu werden scheint. Dieses hereditäre Quincke-Ödem basiert auf einer Abwegigkeit im Komplementsystem, und zwar dergestalt, daß ein C_1-Esterase-Inhibitor (biochemisch ein α_2-Neuraminoglykoprotein) im Serum solcher Kranker fehlt. Diese bedrohlichen Angioödeme behandelt man neuerdings im Anfall durch Infusionen mit frischem Plasma. Außerdem scheint die tägliche Verabreichung kleiner Dosen von Methyltestosteron (10–20 mg/die perlingual) von prophylaktisch-therapeutischem Effekt zu sein.

Neuerdings steht als *Mittel der Wahl* von den Behringwerken AG/Marburg ein C_1-Inaktivator zur Verfügung. Von diesem werden nach Anfallsschwere und Körpergewicht 3000–6000 Einheiten (1–2 Ampullen) intravenös injiziert. Die Applikation von Glucocorticoiden und Antihistaminika sind beim Quincke-Ödem ineffektiv.

Strophulus

Synonyma: Lichen urticatus, Prurigo simplex acuta.

Dieser akuten, kleinknotigen, vesikulösen Urtikariaeffloreszenz (Abb. **34**), die histologisch durch eine *Seropapel* repräsentiert wird, eignet in obligater Weise ein rebellischer Juckreiz, der zu baldigem Aufkratzen der wahllos verstreuten Effloreszenzen führt, die in solchem Fall dann bald auch sekundär impetiginisiert werden können. Dort, wo die Textur der Haut besonders eng mit der Unterlage verwebt ist, wie vornehmlich an Handtellern und Fußsohlen, sind Pruritus und konsekutive Impetiginisierung nicht selten besonders ausgeprägt. Gesichtsmitte, Achselgruben und der Damm-Gesäß-Bereich bleiben meist ausgespart. Überwiegend sind derartige mit Bluteosinophilie einhergehende Reaktionen parasitärer Genese (Flöhe, Wanzen, Läuse, Moskitos, Vogelmilben, „Piqure"). Demgegenüber sind alimentäre Idiosynkrasien (Eiklar, Erdbeeren, Schokolade) weitaus weniger im Spiel, wichtig dagegen eine Verwurmung.

Therapie

Die Therapie besteht in der flächenhaften Anwendung einer Trockenpinselung mit Zusatz von Tumenol (5%ig), Thesit (2%ig) oder Liquor corbonis detergens (10%ig), bei stärkerer Pyodermisierung Rivanol(1%ig)-Zink-Paste. Wichtig ist selbstredend eine geeignete Abwehr gegenüber den etwaig in Frage kommenden Insekten.

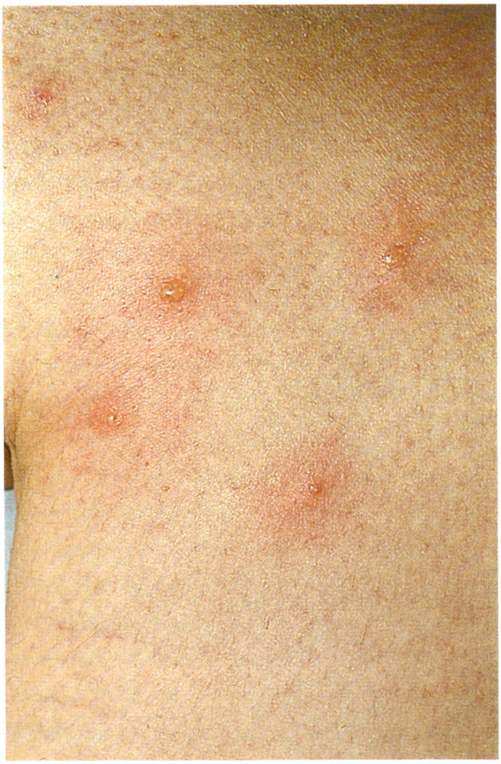

Abb. **34** Strophulus (papulovesikulöse Urtikaria, Lichen urticatus).

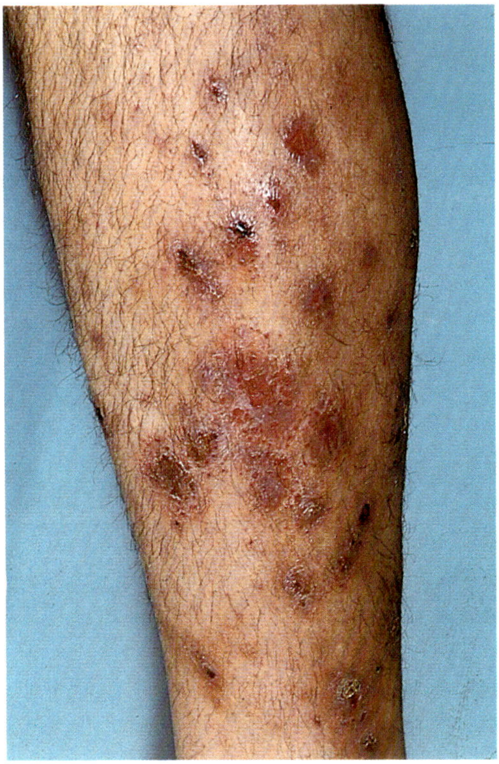

Abb. **35** Prurigo.

Prurigo (subacuta, chronica)

Synonyma: Acne urticata, Lichen Vidal urticatus, Urticaria papulosa chronica, Prurigo mitis aut ferox Hebra, Prurigo melanodermica, Prurigo vulgaris.

Primäreffloreszenz dieser „réaction cutanée" ist ein linsengroßes, blaßgelbliches oder braunrötliches, mehr tast- als sichtbares, fast stets aufgekratztes und dann mit einem hämorrhagischen Börkchen versehenes und schließlich narbig abheilendes, zuvor aber äußerst juckendes Knötchen (Abb. **35**).

Abgesehen davon, daß die Prurigopapel als Durchgangssymptom bei der Dermatitis herpetiformis Duhring oder als Abgesang beim endogenen Ekzem fungieren kann *(Prurigo multiformis),* gibt es eine *Prurigo leucaemica, lymphogranulomatotica, diabetica, uraemica, uratica* usw. Immer wieder ist aber die Prurigoreaktion in Gemeinschaft mit einer ichthyosiformen Hautbeschaffenheit sowie gesteigerter Piloarrektion anzutreffen. Auch sollte man nur, wenn eine bestimmte Basisstörung nicht feststellbar ist, eine *Prurigo temporanea* oder *vulgaris* diagnostizieren, deren besonders kleinherdige Erscheinungsform auch häufig als *Urticaria papulosa chronica,* namentlich im Zusammenhang mit offenkundiger Verbindung zur Menarche, Gravidität und vor allem zum Klimakterium, bezeichnet wird.

Das an sich keinesfalls seltene Krankheitsbild ist mehr beim weiblichen als beim männlichen Geschlecht und, wie erwähnt, vornehmlich an der Schwelle der Menopause gehäuft anzutreffen, wie auch die Prurigoeruptionen nicht selten sich prämenstruell verstärken. Eine weitere Eigentümlichkeit der Prurigokrankheit sind oft ausgeprägte Lymphknotenschwellungen, speziell in der Leistenregion, die man früher – im besonderen bei der sog. Prurigo ferox – als *Prurigobubonen* bezeichnete und die man derzeit

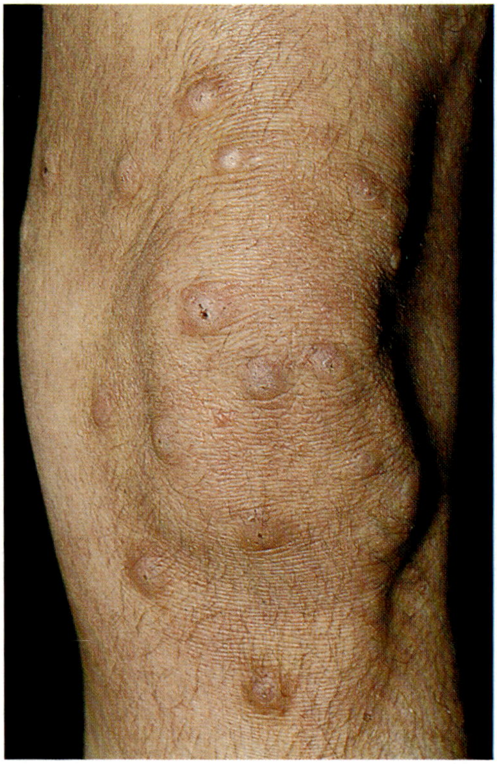

Abb. **36** Prurigo nodularis Hyde.

als unspezifische dermatopathische Lymphadenitis eingruppieren wird.

Histologie

Entsprechend dem makroskopischen Aspekt sind Papillomatose und Akanthose, bei Bläschenbildung eine spongiotische Vesikulation ausgeprägt, wozu sich im Kapillarraum um die Gefäße Rundzellanhäufungen gesellen. Die ausgeprägte Läsion wird schließlich noch kranial durch eine Anhäufung von angedicktem Serum gekennzeichnet (Seropapel). Bei der (sehr seltenen) Prurigo melanodermica beobachtet man zusätzlich eine Melaninvermehrung in der Basalzelllinie.

Prurigo nodularis Hyde

Synonyma: Urticaria persistens verrucosa seu papulosa, obtuse Papeln.

Diese Sonderform (Abb. **36**) mit ihren exquisit grobknotig-obtusen, derben Papeln ist allein schon wegen der fehlenden Seropapel aus dem Formenkreis der Prurigo herauszunehmen. Dieser Prurigotyp ist ferner sehr selten, wiederum vorzugsweise bei Frauen in den mittleren Lebensabschnitten und speziell an den Extremitäten anzutreffen. Die Knoten können dabei über Jahre hartnäckig bestehen bleiben, sie sind manchmal auch etwas heller als ihre Umgebung und häufig von einer fest haftenden, geradezu verrukösen Schuppung bedeckt.

Histologie

Histologisch sind die Charaktere der Papillomatose und Akanthose noch stärker als bei der „Prurigo vulgaris“ ausgeprägt. In der Kutis gelten neben „entzündlichen“ Infiltraten schwannomartige Hautnervenbefunde als typisch, die aber durchaus nicht regelmäßig anzutreffen sind.

Therapie

Die Therapie der Prurigoformen sucht nach einem kausalen Ansatz (Magensaftmangel, Wurmbefall, Hepatopathien usf.), jedoch lassen sich keineswegs regelmäßig, abgesehen von einer allgemein depressiven Stimmungslage, therapeutisch nutzbare Besonderheiten feststellen. Die symptomatische Therapie kommt der bei einer Urtikaria sonst auch nahe. Man wird aber auf die Einzelknoten Steinkohlenteer anbringen, evtl. Stempelungen mit CO_2-Schnee oder Tupfungen mit verdünnter Carbolsäure durchführen, wozu in letzter Zeit die Um- bzw. Unterspritzung mit Corticosteroidkristallsuspensionen getreten ist.

Pruritus

Universeller Pruritus

Der kategorische Imperativ des Juckreizes führt in seinen verschiedenen Nuancen, namentlich nachts und in der Wärme, bei Aufregung oder Ermüdung, zu mechanischen Abwehrbewegungen, dem Kratzen. Juckreiz ist ein Symptom zahlreicher eigenständiger Hautkrankheiten (Epizoonosen, Ekzemgruppe, Urtikaria, Prurigo, Lichen ruber, Mycosis fungoides, Lymphogranulomatose u. a. m.). Nicht zuletzt, weil es ein juckreizstillendes Mittel schlechthin nicht gibt, obwohl die Zahl der sog. Antipruritika praktisch nicht mehr überschaubar ist, bedarf jeder generalisierte oder lokalisierte Pruritus der besonderen individuellen Analyse (Diabetes mellitus, Hepatopathien, prostatogene Retention, Gravidität, Tabes dorsalis, starker Gebrauch von Kaffee, Weinbrand, Sekt u. a. m.).

Ganz generell erörtert man als begünstigende Faktoren für den Juckreiz, der in mancher Hinsicht sozusagen als kleiner Bruder des Schmerzes anzusehen ist, einen Wechsel der Durchblutungsgröße, die Entfesselung von Proteasen, u. U. auch biogener Amine, oder eine Veränderung des Kalium/Calcium-Quotienten. Wahrscheinlich nehmen vegetative Nervenfasern an der Auslösung des Juckreizes teil, andererseits wird die Existenz juckspezifischer Nervenelemente negiert. Als örtliche Gewebsdisposition ist von dermatologischer Seite ferner auf die Lichenifikation hinzuweisen, die mitunter erst durch das Kratzen zustande kommt. Bisweilen exkoriiert der von seinem Juckreiz gepeinigte Patient Hautstückchen heraus, was am ehesten bei Prurigo-Patienten zu beobachten ist, wohingegen manch andere Hautkrankheit, wie z. B. die Urtikariaeffloreszenz, kaum jemals aufgekratzt wird, da sich hierbei der Betroffene mit Drücken, Kneifen oder Reiben begnügt. Juckreiz jedweder Genese wird erfahrungsgemäß in der Nacht (Vagotonie, „Zeit der glatten Muskulatur“) und in der Wärme gesteigert. Ein wichtiger Faktor sind sodann die Trockenheit der Hautdecke („Exsikkation“, zu häufiges Baden speziell in höherem Alter, von Hause aus ichthyosiforme Hautbeschaffenheit, trockene Winterluft) und die abendliche Dekompression beim Ablegen mäßig einschnürender Gürtel, Socken oder dergleichen. Der Juckreiz kann schließlich zu einer lieben Gewohnheit werden, an dem die Haut mit einem gewissen Gedächtnis hängt (Mnemodermie). Erkennungszeichen für einen länger bestehenden Juckreiz ist der polierte, glänzende Fingernagel.

Pruritus der Anogenitalregion

Bei diesem achte man auf Verwurmung, speziell Oxyuriasis, Hämorrhoiden, Proktitis, pathologische Prostatabefunde, Dyspepsien, im Genitalbereich im besonderen auf straffe Atrophien (Kraurosis, Diabetes mellitus, Sooraufpfropfung).

Pruritus vulvae

Beim Pruritus vulvae kommen ferner mangelnde Reinlichkeit (falsche Wischrichtung), Polyhypovitaminosen und auch psychogene Einflüsse neben den schon genannten prädisponierenden Faktoren in Betracht. Typisch ist sein Vorkommen zu Beginn der Menopause.

Pruritus senilis

Stichwortartig sind als Ursache venöse Stauungen, kardiale Dekompensation, Altersanazidität, Stickstoff- und Restharnbildung, mangelnde Fettung bei zu häufigem Baden, austrocknende Lokaltherapeutika, weniger auch Arteriosklerose und/oder Hypertonie anzuführen.

Therapie des Juckreizes

Ein sicher wirkendes Antipruritikum ohne gleichzeitige sedative Komponente ist nicht bekannt. Auch wenn man symptomatisch allgemein mit Hilfe von Sedativa (Prominal, Calcibronat, Repeltin, Soventol usw.) und lokal mit Symptomatika, wie z. B. Thesit (z. B. 5% in Eucerin. anhydricum oder Ungt. Lanette), Tumenol, Teer, ½%igem Menthol- oder Thymolspiritus, 1%iger Phenol-Lotio zinci spirituosa usw., bereits entscheidende Erleichterung schaffen kann, sind allgemein gerichtete Maßnahmen, die biographische Situation betreffend, nicht zu unterschätzen, wozu beispielsweise allein schon die konsequente Einschränkung von Bohnenkaffee, Weinbrand und Sekt gehört.

Formenkreis der Ekzemkrankheiten (Dermatitisgruppe)

Der Begriff des Ekzems ist sprachlich von ἐκζέω = trans. „ich koche auf" bzw. intrans. „ich wüte stürmisch" abgeleitet. In der Neuzeit wurde der erstmalig wohl von AETIUS VON AMIDA im 6. Jh. n. Chr. verwendete Terminus zunächst klinisch durch die Engländer WILLAN und BATEMAN aufgestellt, sodann von HEBRA und der Wiener Schule bereits z.T. experimentell (Crotonöldermatitis!) vertieft, darauf durch die Diatheselehre französischer Autoren (BESNIER, BROCQ) weiter geformt und schließlich durch die Idiosynkrasievorstellungen J. JADASSOHNS und B. BLOCHS abermals bereichert. Innerhalb der Ekzemforschung hat die eine Definition immer wieder die andere widerlegt oder zumindest deren Stellenwert für gewisse Zeit verschoben. In der Gegenwart herrscht zumindest Einmütigkeit darüber, daß vor allem das morphologische Feinsubstrat des „Ekzems" gegeben in einer schwammartigen serösen Durchsetzung der Epidermis („Spongiose", BESNIER; „spongiotische Dermatitis", ACKERMAN) allenfalls als Ansatz für eine Definition zu brauchen ist. Ziemliches Dunkel liegt nach wie vor über den Ursachen der Umwandlung dieser häufigsten Hautreaktion (10–15% aller Hautpatienten leiden an einer Kontaktdermatitis!) vom akuten zum weitgehend reizunabhängigen, krankheitsselbständigen „chronischen Ekzem".

Pathogenetisch wird man – nach einem langen Umweg, den Ekzemgrundvorgang in erster Linie als abhängig vom Gefäßnervensystem und dessen Erregungszustand ansehen zu wollen – das Ekzemgeschehen derzeit allergologisch als eine Sonderform des Spätreaktionstyps ohne zirkulierende Antikörper erachten, bei dem lymphomononukleäre Zellen spezifische Faktorenträger sind.

Tierexperimentell ließ sich die Reaktionsdisposition zur Ekzematisation mittels intraperitonealer Einbringung von Spenderlymphozyten passiv übertragen, worin sich eine gewisse Analogie zur Infektionsallergie vom sog. Tuberkulintyp abzeichnet. Werden ferner bei einem Sensibilisierungsversuch des Integuments mit Hilfe eines Ekzematogens von einer bestimmten Stelle aus die regionären Lymphknoten vorher ausgeschaltet, so unterbleibt die Sensibilisierung, so daß mithin die Unversehrtheit des zugehörigen Lymphbahnsystems eine bedeutsame Vorbedingung für das Inkrafttreten der ekzematösen Sensibilisierung zu sein scheint. Die eingetretene Sensibilisierung bleibt alsdann auch ohne weitere Exposition gegenüber den Ekzematogenen Jahre hindurch bestehen, was vor allem für die Frage *wiederholter Testung* in kürzeren Zeiträumen zum Begutachtungszweck bei Gewerbeekzemen beachtenswert ist.

Des weiteren ist als bedeutsamer *Cofaktor* für die Eigengesetzlichkeit der chronischen Ekzematisation noch der *Mikrobengehalt* der Ekzeme hervorzuheben. Diagnostisch ist zur Erfassung der auslösenden Noxe der *Expositionsversuch* wichtig, der vor allem durch *Hautproben* vorgenommen wird, deren Einführung auf J. JADASSOHN (1905) und B. BLOCH (1911) zurückgeht. Solche *epikutane Hautprüfungen* erfolgen im sog. *Läppchentest (Patchtest).* Die Testreaktion ist auch feingeweblich ein Eccème en miniature, welches mit Hilfe eines dreischichtigen Pflasters *auf erscheinungsfreier Haut* – sonst u. U. falsch-positiver Ausfall – durchgeführt wird. Bedeutsam ist ferner die Einhaltung bestimmter *Grenzkonzentrationen,* die entsprechenden empirisch aufgestellten Prüftabellen zu entnehmen sind. In Zweifelsfällen ist einer ausreichenden Heranziehung von hautgesunden Kontrollpersonen Rechnung zu tragen. Obwohl diese Läppchenprobe fraglos auch heute noch das Vorgehen der Wahl zur Analyse eines Kontaktekzems geblieben ist, fehlt es nicht in der Gegenwart an Bemühungen, um der realen Kontaktsituation zutreffender Rechnung zu tragen, wie es, nur um ein Beispiel zu nennen, die Methode der „Epikutanprobe durch wiederholte Benetzung" beabsichtigt.

Im Gegensatz zu der Diskussion solcher Fragen steht dagegen heute nicht mehr so wie früher die Unterscheidung der Begriffe *Dermatitis* und *(vulgäres) Ekzem* im Widerstreit der Meinungen. In morphologischer Hinsicht sollte man allenfalls ein vorwiegend flächenhaft-

erythematöses Erscheinungsbild, dem die Durchsetzung mit unregelmäßigen papulovesikulösen Elementen fehlt und welches nach Wegfall der äußeren Noxe zur baldigen spontanen Rückbildung neigt, mehr als (meist oder weniger akute) Dermatitis im engeren Sinne bzw. als *Kontaktdermatitis* ansprechen.
Etagenmäßig gesehen, läuft das Ekzem (im engeren Sinne) ferner vorzugsweise epidermal, die Dermatitis (im engeren Sinne) mehr subepidermal ab. Da jedoch beide Vorgänge bzw. Etagendifferenzen nicht recht zu trennen sind, ist es verständlich, wenn manche, namentlich französische Autoren auch von einer *„Dermoepidermitis"* sprechen.
Was das Lebensalter bei der Gruppe des vulgären Ekzems bzw. der Kontaktdermatitis angeht, so sind derartige Manifestationen bis zum 15. Lebensjahr selten, bis dann, infolge Eintretens in das Berufsleben, Kontaktekzeme zunehmen, während nach Beendigung beruflicher Exposition, also um das 60. Lebensjahr herum, die Kontaktekzeme wieder deutlich seltener werden. Als frühsensibilisierende Stoffe sind beispielsweise für das Alter bis zu 25 Jahren Desinfektionsmittel, für die mittlere Altersklasse Nickel, Chrom, und als spätsensibilisierende Stoffe im Alter von 50–65 Jahren ätherische Öle (Kosmetika!) zu nennen. Ganz allgemein erscheint im höheren Alter die Reaktionsfähigkeit der Haut im Hinblick auf ihr Sensibilisierungsvermögen nachzulassen.

Klassifizierungen des Ekzems nach dem *topographischen Sitz* (Gehörgangs-, Handekzem usw.), oder dem *Lebensalter* (Kinderekzem, Spielekzem, Altersekzem usw.), auch wenn in ihnen u. U. manche ätiologischen Hinweise (z. B. Kopfekzem = Verlausung?) enthalten sein sollten, erscheinen nicht essentiell.
Letztlich ist also das Ekzem, wie von vornherein betont sei, nicht in Kürze zu definieren. So wird ein *Einteilungs*versuch der Ekzemkrankheiten je nach Schule erheblich unterschiedlich ausfallen, wodurch beispielsweise in manchen Lehrbüchern einzelne Erscheinungsformen als „Dermoepidermitis", wie erwähnt, vom vulgären Ekzem abgesondert werden, während in anderen wiederum der Lichen simplex chronicus trennungslos im „Ekzemtopf" aufgeht.
Im folgenden wird der klinisch fast immer durchführbaren Unterscheidung des *Formenkreises der Ekzeme* in *vulgäre, seborrhoische* und *endogene Ekzeme* der Vorzug gegeben. Hierbei stellen im Gegensatz zum überwiegend *konditionellen vulgären Ekzem* sowohl das *seborrhoische* wie das *endogene Ekzem* ein *konstitutionelles Ekzem* dar, wobei aber der seborrhoische und der endogene Ekzematiker nicht nur in lebensaltersmäßiger und erscheinungsbildlicher, sondern vor allem in funktioneller Hinsicht einen polaren Konstitutionstyp abgeben.

Vulgäres Ekzem (Kontaktekzem, Kontaktdermatitis)

Klinik

Das *vulgäre Ekzem* wird in seiner akuten wie in seiner (mehr monomorphen) chronischen Erscheinungsphase durch keine bestimmte Primäreffloreszenz charakterisiert. Sondern wir begegnen bei ihm vielmehr neben- oder nacheinander einer gleitenden Stufenreihe verschiedener Effloreszenzen (syn- und metachrone Polymorphie) (Abb. **37**, **38** u. **39**). Je nach ihrem jeweiligen stadienmäßigen Überwiegen hat sich die Unterteilung in die Einzelformen des immer *unscharf* (!) *begrenzten* Eccema erythematosum, Eccema papulosum et vesiculosum (mit der eigentümlichen Intermediäreffloreszenz der *„Papulovesikel"*), des Eccema pustulosum (evtl. auch primär, wie z. B. bei Hg-Intoleranz), Eccema madidans (unter dem Aspekt des zunächst porenförmigen, später flächenhaften Nässens) sowie des Eccema crustosum und Eccema squamosum eingebürgert. Jedoch sind innerhalb dieser Vorgangsreihe immer wieder Abwandlungen infolge Überspringens oder wellenförmigen Wiederholens einzelner Teilphasen möglich, bis sich unter der äußeren ekzematogenen Reizung oder der inneren Reizdisposition und nicht zuletzt durch das intensive Kratzen des Kranken (Exkoriationen, polierte Fingernägel!) eine kennzeichnende *Vergröberung der Oberhautfelderung* d. h. sekundäre *Lichenifikation* einstellt. Diese wird durch gesättigt braun- oder graurote Tönungen des Ekzembezirkes und derbe Schuppenbedeckungen repräsentiert (Abb. **40**).

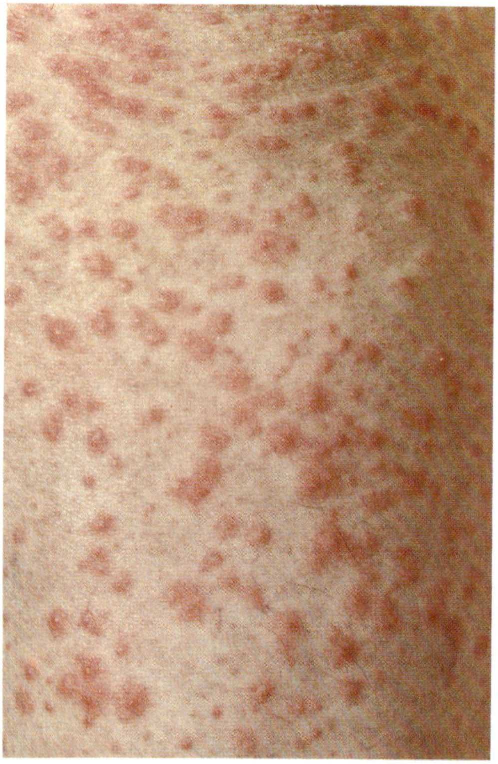

Abb. **37** Eccema vulgare papulosum.

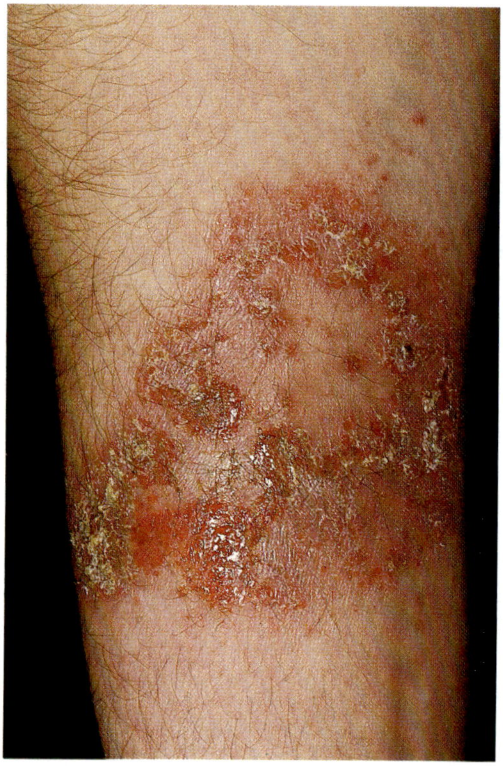

Abb. **39** Eccema vulgare madidans et crustosum.

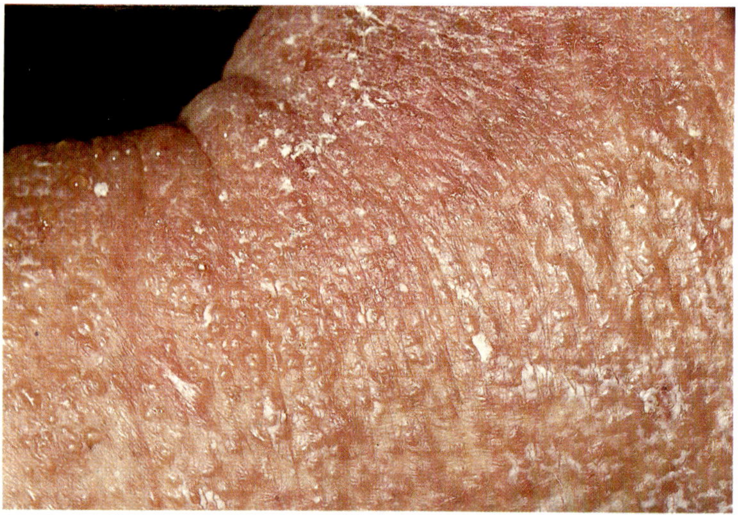

Abb. **38** Eccema vulgare vesiculosum.

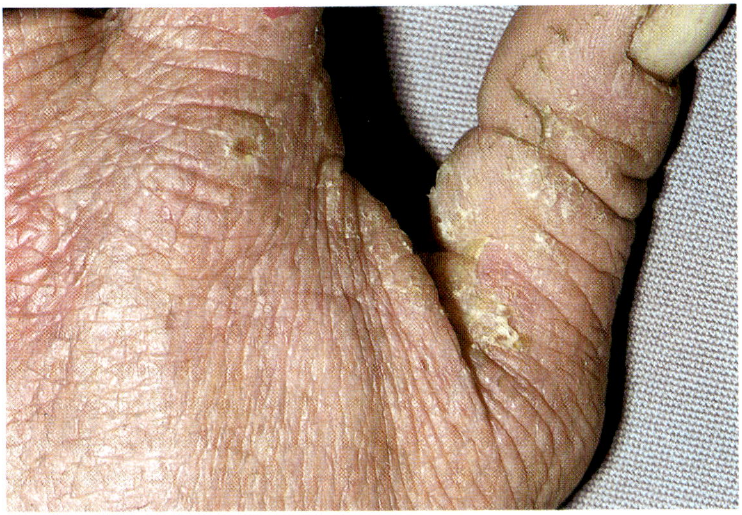

Abb. **40** Eccema vulgare chronicum mit ausgeprägter (sekundärer) Lichenifikation (= Lichenisation, Neurodermisierung).

Einzelformen

Unter einem *„Eccema rubrum"* verstehen wir ein chronisches, allenfalls mäßig infiltriertes, flächenhaftes Erythem mit meist glatter glänzender Oberfläche. Das (androtrope) *Eccema nummulare* („Ekzem en plaques") (Abb. **41**), welches mehr in mittlerem oder höherem Lebensalter und vorzugsweise in den Wintermonaten auftritt, betrifft einen weitgehend chronischen papulovesikulösen Hautkrankheitszustand, der sich scharf begrenzt, krustös oder squamös sowie rund oder oval darbietet und mitunter eine gewisse Rückbildung zeigen kann. Hierdurch kommt ein an eine superfizielle Trichophytie gemahnendes Aussehen zustande. Das nummuläre Ekzem juckt ferner kaum. Bei äußerer Irritation überrascht jedoch, im Gegensatz zu einer echten Mykose, speziell die papulovesikulöse Reagibilität der vorher bereits abgeheilt imponierenden Herdmitte.

Kommt es vor allem an Handtellern und Fußsohlen bei chronischer vulgärer Ekzematisation zu einer flächenhaften *Hornschichtverdikkung,* die meist bald tief rhagadiform aufgefeldert wird, so spricht man in solchem Fall von einem *Eccema tyloticum* seu *callosum* (Abb. **42**). Demgegenüber zeigen die mehr akut-eruptiven, mitunter mit Allgemeinsymptomen verknüpften Ekzemphasen – vornehmlich bei dichter Abdeckung speziell eines exsudativen Ekzemherdes am Unterschenkel bei chronisch-venöser Insuffizienz – oft eine rasche diskontinuierliche, u. U. die gesamte Decke seiten-, weniger häufig auch seitenungleich ergreifende, exanthematische Ausbreitungsweise, die als *„Streuung"* oder „Springen" bezeichnet wird (Abb. **43**). Dieses „Springen" stellt für gewöhnlich ein Exanthem dar, das sich aus

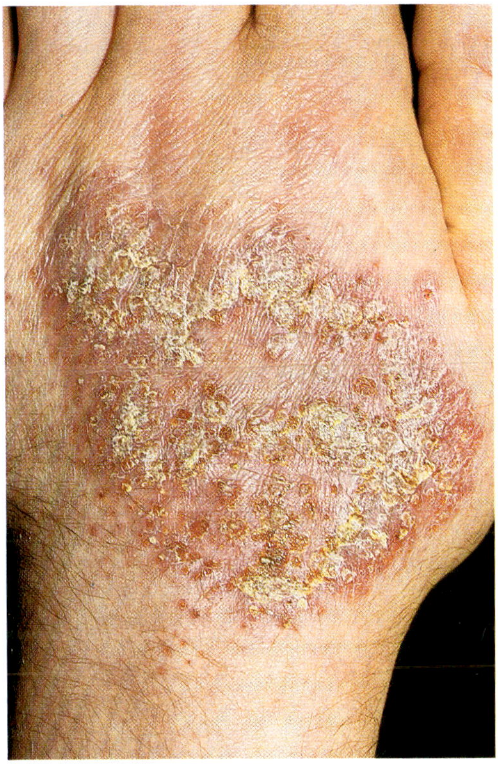

Abb. **41** Eccema nummulare.

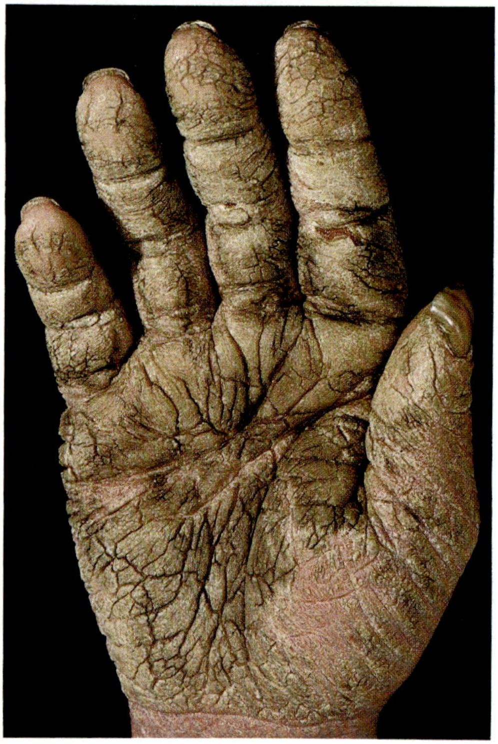

Abb. **42** Eccema vulgare tyloticum seu callosum.

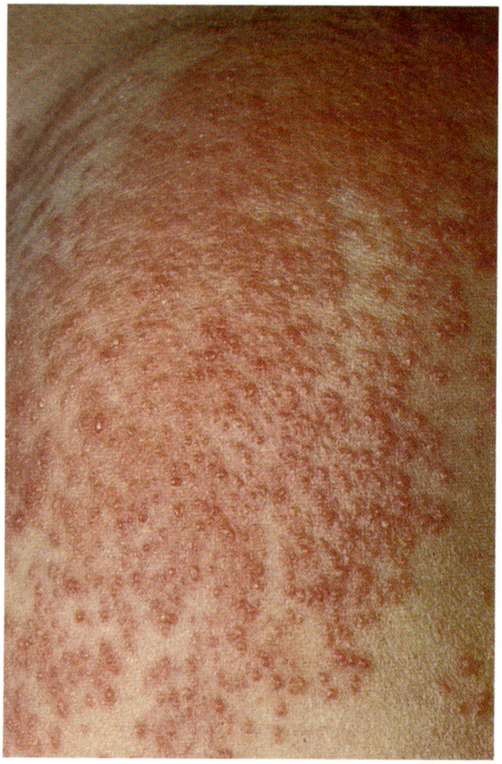

Abb. **43** Streuende oder springende Ekzemreaktion.

bald dichter, bald lichter gruppierten Knötchen oder Papulovesikeln zusammensetzt und bei längerer Bestandsdauer je nach Schubaktivität regionär mancher z.B. nummulärer Umwandlung unterliegen kann. Typischerweise begegnet man solchen Streuungen beispielsweise beim Nickelekzem. Eine geschlossen-universelle Ekzematisation der äußeren Decke wäre als *vulgäres Ekzem – Erythrodermie* zu bezeichnen.

Ferner kann es durch Aufpfropfung verschiedener Keime (hauptsächlich Staphylo-, Strepto-, Enterokokken, u.U. Diphtheriebazillen, Vakzine, Herpes-simplex-Virus und deren Toxin oder Zelldetritus) zu weiteren besonderen Zustandsnoten kommen, wie etwa zum Bilde des hochgradig nässenden oder verkrusteten, meist im Bereich von „intertriginösen" Hautfalten lokalisierten, *impetiginisierten Ekzems,* welches wohl von dem primär-bakteriellen Ekzem zu unterscheiden ist.

Ferner begegnet man in der Umgebung fistelnder Schußbrüche oder auch sonst *um eine nässende Operationswunde ekzematösen Hautbegleitreaktionen,* die als paraulzeröses oder *paratraumatisches Ekzem* (Abb. **44**) bezeichnet werden: Durch die Benetzung mit Wundsekreten, wie z.B. auch von einem feuchten Anus praeter oder einem verjauchten Ulcus cruris aus, wird somit einer oft deutlich mikrobiell akzentuierten Ekzematisation das Terrain bereitet. Erscheinungsbildlich dominieren hierbei unmittelbar um den Sekretionsherd bogige, feucht-erosive Dermatitisbezirke, die sich peripher kleinfleckig auflösen.

Darüber hinaus scheint die formale Genese des vulgären Ekzems mitunter durch (evtl. invisible) lymphangitische, zirkulatorische (Cutis marmorata, Naevus anaemicus usw.) oder neurale Terrainabwegigkeiten z.B. in Gestalt eines *streifenförmigen* oder linearen *Ekzems* geprägt zu sein.

Histologie

Histologisch erhält die Pathologie des akuten vulgären Ekzems ihr entscheidendes Gepräge durch ein interstitielles saftreiches Ödem, d.h. durch eine zunächst in den tiefen Epidermis-

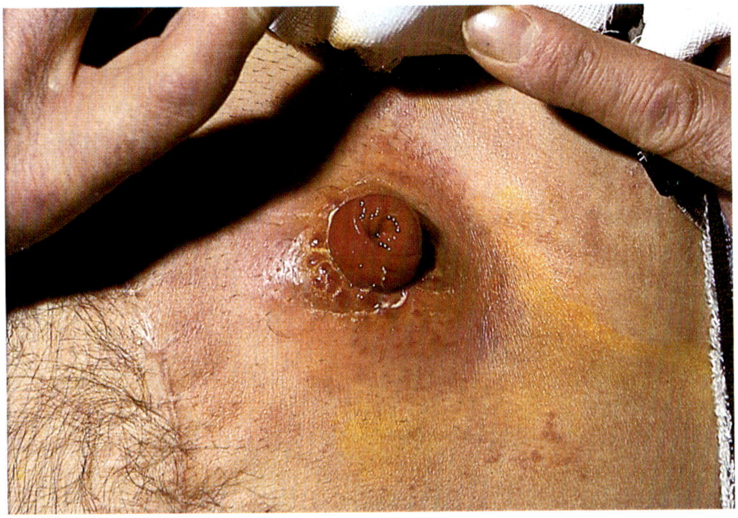

Abb. **44** Paratraumatisches Ekzem um eine nässende Körperöffnung (Anus praeternaturalis).

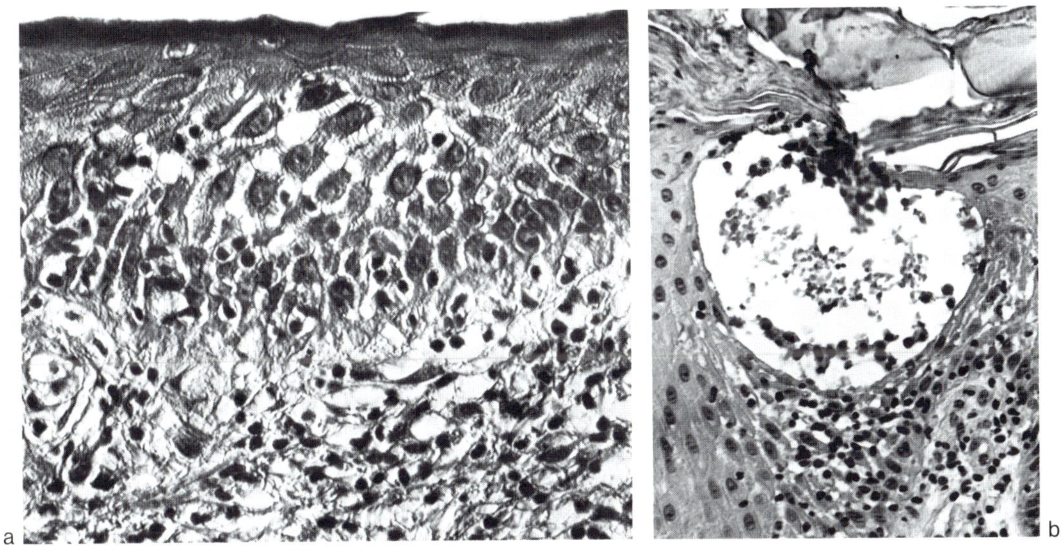

Abb. **45 a** u. **b** Feingewebssubstrat des Ekzems. **a** Spongiose. **b** Aus der Spongiose hervorgegangene Vesikel.

schichten einsetzende *Spongiose* und eine in der Folge in die höheren Epidermisschichten aufreichende *Bläschenbildung* (Abb. **45a** u. **b**). Im *chronischen*, proliferativen Stadium wird das vulgäre Ekzem durch eine Akanthose mit Verlängerung der Reteleisten bei gleichzeitiger Para- oder Orthohyperkeratose repräsentiert. Diskrete (!) Spongiosen sind indessen auch beim seborrhoischen Ekzem, bei der Schuppenflechte, manchen Dermatomykosen oder der Pityriasis rosea zu beobachten. Sodann wird das histologische Substrat des vulgären Ekzems durch weitere epitheliale (Parakeratose) und kutane Zeichen (Gefäßerweiterung und Ödematisierung im oberen Koriumbereich) ergänzt. Als besonderes Kennzeichen kann ferner gelten, daß die seröse Ekzemspongiose typischerweise herdförmig und suprabasal auftritt sowie von Lymphozyten und auch von Monozyten, dagegen kaum von Plasmazellen durchsetzt wird. Eine stärkere neutrophile Beteiligung ist mehr bei toxisch bedingten Reaktionen anzutreffen, wobei im letzteren Fall gelegentlich ein kleines, subkorneal gelegenes Primordialbläschen vorhanden sein kann, welche durch Lysis von 2 oder 3 degenerierten Retezellen zustande kommt. Außerdem können bei der akuten toxischen Kontaktdermatitis Nekrosen in den oberen Zellschichten der Epidermis vorliegen. Der schließlich noch bemerkenswerte Schwund der Körnerschicht entspricht der auch bei anders bedingten Parakeratosen immer wieder zu beobachtenden Überschlagung der keratohyalinen Phase innerhalb der Entwicklung der Epidermiszellen. Grob genommen wird somit die Histologie des ekzem-allergischen Reaktionstyps durch eine zirkumskripte, von kaudal aszendierende Spongiose (Trennung der Desmosomen, „Mikroakantholyse") charakterisiert, bei der zellanalytisch lymphomononukleäre Elemente im Vordergrund stehen.

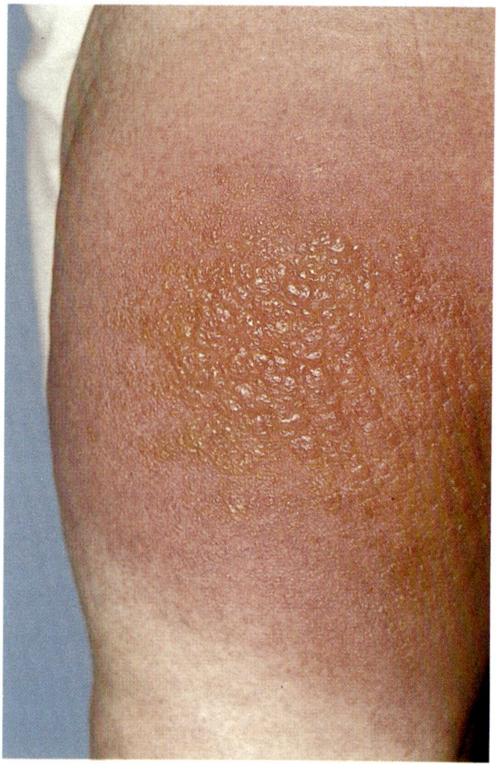

Abb. **46** Dermatitis acuta toxica.

Akutes und kumulatives Kontaktekzem

Die Erfassung einer Ekzemreaktion bleibt unvollständig, wenn nicht gleichzeitig eine Klärung der pathogenetischen und ätiologischen Gegebenheiten angestrebt wird, mit deren Ergebnis die Therapie des vulgären Ekzems steht und fällt. Stellt doch innerhalb der symptomatologischen Einheit des „Ekzems" ein Hauptkontingent das sog., früher mitunter als *Toxiko-* oder *Allergodermie, Dermatitis artefacta* oder *venenata* untergetauchte, eben das *„allergische" Kontaktekzem* bzw. die *Kontaktdermatitis* (Abb. **46, 47** u. **48**). Diese gestattet nicht sel-

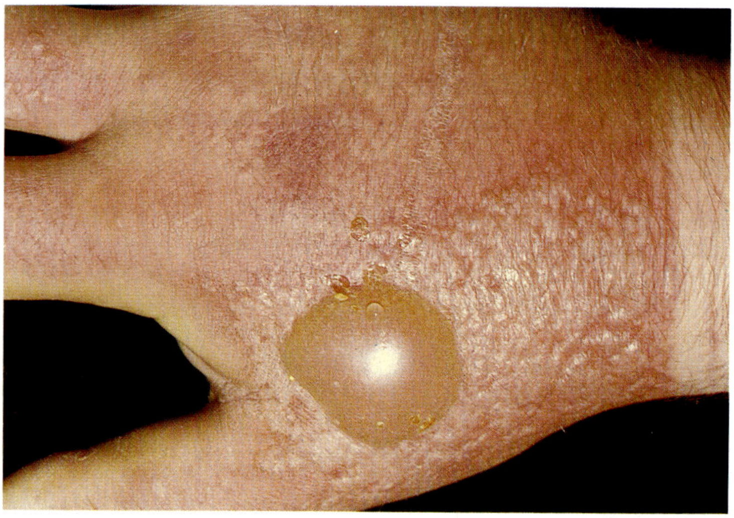

Abb. **47** Dermatitis acuta toxica partim bullosa.

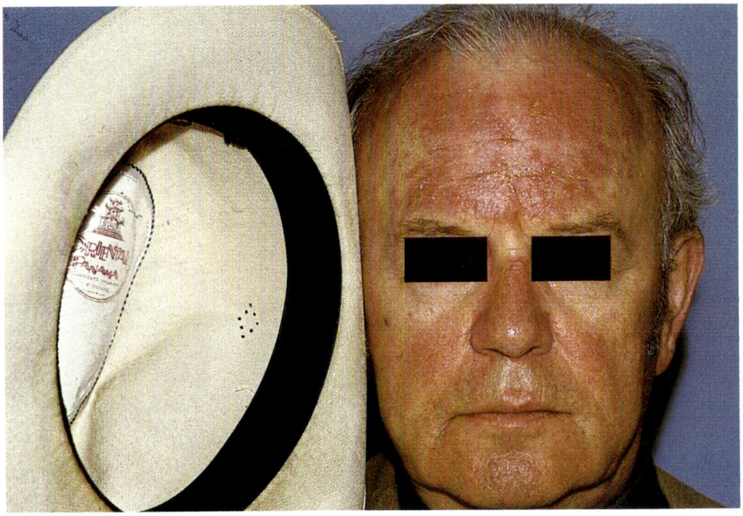

Abb. **48** Hutbanddermatitis.

ten bereits durch ihre Beziehung zu einer bestimmten Noxe und deren topischen wie zeitlichen Einwirkung eine blickmäßige Verdachtsdiagnose. Eine solche ist durch Anamnese, Verlauf und evtl. das Ergebnis einer gestuften Reexposition (= epikutane Prüfung mit dem „Läppchentest") zu sichern.

Gegenüber derartigen meist flächenhaften und *hochexsudativen Kontaktdermatitiden bei massiver Reizexposition,* die sich durch eine charakteristische Schwellung und Röte besonders locker gefügter Hautbezirke (Perorbikularregion, Skrotum, Vulva) anzeigen, haben wir es bei *Summation* von *im einzelnen unterschwelligen Reizeinwirkungen* (z. B. Zement, Gips) im allgemeinen mit erscheinungsärmeren, aber doch an die eigentlichen Kontaktbezirke gebunden bleibenden Ekzemformen zu tun. Diese bezeichnet man meist als *degeneratives Ekzem.*

Tabelle **4** Prüfung der Alkalineutralisation und der Alkaliresistenz bei Abnutzungsdermatosen (nach *Burckhardt*)

Alkalineutralisation
Auf der Beugeseite des Unterarms bringt man einen Tropfen einer 1/80 n NaOH-Lösung und einer 0,5%igen Phenolphthaleinlösung auf, vermengt diese und bedeckt sie mit einem Glasblock von 2 × 1,5 × 3 cm. Bewertet wird, und zwar 10 × hintereinander, die Entfärbungszeit. Diese beträgt normalerweise weniger als 5 Minuten, bei herabgesetztem Neutralisationsvermögen über 7 Minuten

Alkaliresistenz
Man bringt wiederum auf die Beugeseite des Unterarms einen Tropfen 1/80 n NaOH-Lösung auf, was insgesamt im Abstand von jeweils 10 Minuten noch 2 × wiederholt wird. Kommt es bereits nach der ersten oder zweiten Laugenapplikation zu einer Reaktion (Erythem, Papel oder Vesikel), so ist eine verminderte bzw. stark verminderte Alkaliresistenz gegeben.

Degeneratives Ekzem

Synonyma: Abnutzungsdermatose, toxogenes Ekzem, unspecific contact eczema, orthoergische Dermatitis, Eccema detriticum, mikrotraumiteratives Ekzem, Empfindlichkeitsekzem, Dermatitis irritans.

Im Verlauf solcher degenerativer Ekzeme kann sich schließlich ein Zustand unspezifischer Polyvalenz einstellen. Für derartige toxische (orthoergische) Kontaktdermatitiden wird man ferner, da der übliche Läppchentest hierbei in Folge zu geringer Nachahmung des komplexen Arbeitskontaktes naturgemäß versagt, auf sonstige Resistenz- und Permeabilitätsproben zurückgreifen müssen. Dem „degenerativen Ekzem" sind Selbstunterhaltung oder „Streuung" wesensfremd. Der bedeutsamste Krankheitsfaktor bleibt mithin für diese Reaktionstypen der traumiterative Vorgang, bei dem die einzelne noxive Irritation unterschwellig bleibt und auf die Dauer nur durch chronische Summation zur Manifestation gelangt. Ein klassisches Beispiel hierfür ist das *„Alkaliekzem"* des Maurers. Bei diesem bahnt die Alkalischädigung (Seife, Soda, Zement usw.) den Weg für die dann aufgepfropfte Chromatsensibilisierung *(Zweistufenekzem)* (Tab. **4**).

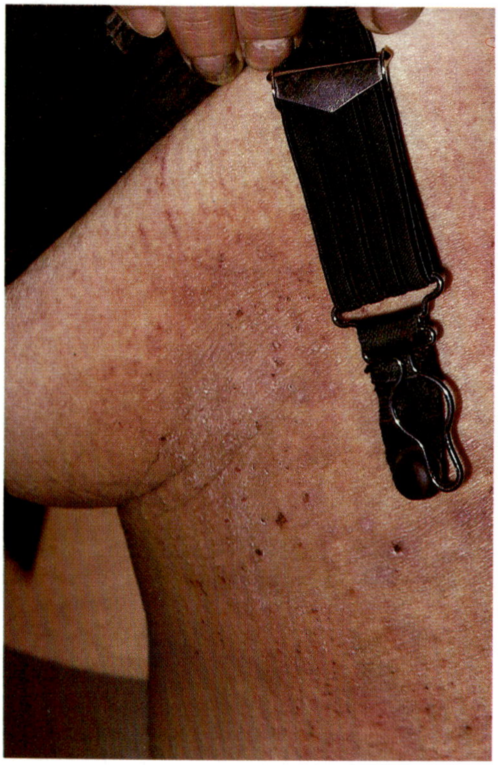

Abb. **49** Papuloerosive Nickeldermatitis.

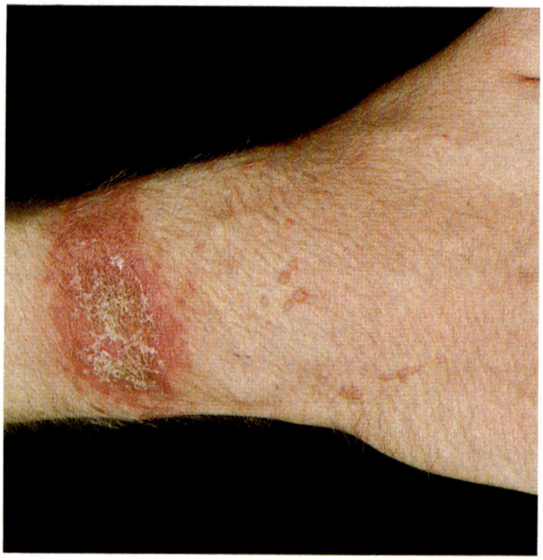

Abb. **50** Uhrbanddermatitis.

Einige praktisch wichtige Ekzematogene

In ätiologischer Beziehung sind für die akuten Erscheinungsbilder nach Art der Kontaktdermatitis in erster Linie die einschlägigen und häufig als Gruppen- oder Kreuzsensibilisierung zu entlarvenden Kontaktnoxen aus dem Privat- oder Berufsleben und nicht zuletzt ärztlicher Provenienz (als Arzneimittelnebenwirkungen!) zu nennen. Sehr verbreitet sind heutzutage als potentes Allergen die *Chrom^{VI}-Verbindungen* als Spurenelement in Zementen, Waschmitteln, Textilien sowie im Bäcker- und Ledergewerbe. Als weiteres Beispiel für den proteusartigen Antigencharakter einer einzelnen Ekzemnoxe ist die *Paraaminogruppe* anzuführen, die bei Sensibilisierungen gegenüber Anästhetika vom Novocaintyp, Sulfonamiden (evtl. als „Photoallergie"), Paraaminosalicylsäure und Paraaminobenzoesäure, Ursol u.a.m. eine Rolle spielt. Im täglichen hochzivilisierten Lebensbereich sind es vor allem die *kosmetischen Ekzematogene* (Lippenstift, Nagellack, Haarfarben usw. (Abb. **51**) sowie von den Textilien die verschiedenen Imprägnierungen und Appreturen (Formalin!), klassischerweise die *Nickel*teile an den verschiedenen Schließen (Abb. **49, 50**), vor allem der weiblichen Unterkleidung, und schließlich die zahlreichen *gummi*enthaltenden Umgangsstoffe. Mit letzteren kommt der moderne Mensch sowohl als persönlichem Gebrauchsgegenstand wie in der gummiverarbeitenden Industrie (Vulkanisationsbeschleuniger, Schutzmittel gegen Alterung) neben *Kunstharzen* (Polyester, Polyurethane, Epoxyde, Acrylate, nicht zuletzt Formaldehydpolymerate usw.) nicht selten völlig unbewußt in Berührung.

Weitere Ursachen für eine exogene allergische Kontaktdermatitis sind Heftpflaster (Dammarharz, Kolophonium, Terpentin), Streichholzschachteln (Phosphorsesquisulfid) und das große Heer der *phytogenen Kontaktnoxen* (Primeln, Giftefeu, Hopfen, Spargel, Arnika,

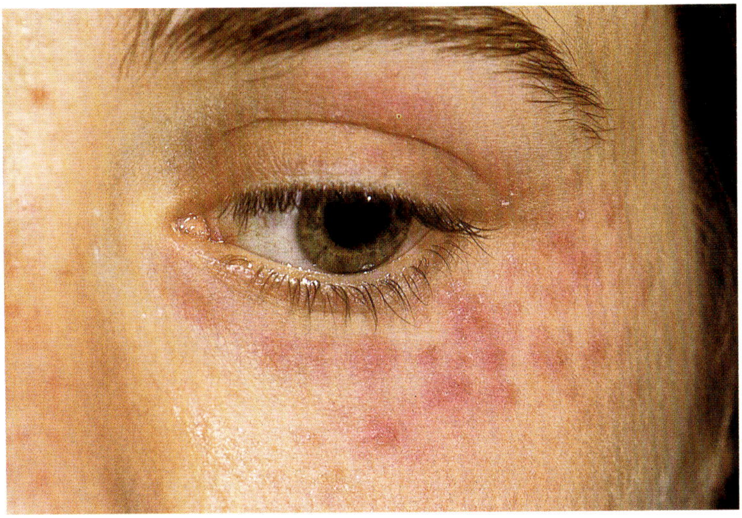

Abb. **51** Kontaktdermatitis durch Make-up (Lidschatten, Wimperntusche o. ä.).

Zitrusschalen, Pastinak, einheimische und tropische Hölzer usw.). Letztere geben sich u. U. schon durch ihre abdruckbildartige und meist hochbullöse Ausprägung als solche zu erkennen (Dermatitis pratensis striata bullosa, Wiesendermatitis) (Abb. **53**).

Im übrigen gibt es auch durchaus andere Charaktere einer *entzündlichen Reaktion der Haut* auf einen *Kontakt* hin. Beispiele hierfür sind die Kontakturtikaria, ferner die Kontaktvitiligo *(Hydrochinon-Monobenzyläther, paratertiäres Butylphenol),* wie auch eine granulomatöse Kontaktreaktion durch Beryllium bekannt ist.

Berufs- oder Gewerbeekzeme kommen weniger wohl als Kontaktdermatitis, sondern gegenwärtig meist als degeneratives Ekzem bzw. als Abnutzungsdermatose vor. Die Verdachtsmomente liefern entsprechende *Anamnese* wie *Lokalisation,* den Beweis das *Ergebnis der Testung* oder weitere Prüfungen, wie beispielsweise die der Alkaliresistenz. Versicherungsrechtlich wird heute in der Regel §46 der 7. BKVO heranzuziehen sein, unter welchen *schwere* oder *wiederholte rückfällige Hauterkrankungen* fallen, die zur *Aufgabe der Berufsbeschäftigung* oder jeder Erwerbsarbeit *gezwungen haben.* Auch der begründete Verdacht auf das Vorliegen einer berufsbedingten Hauterkrankung ist bereits meldepflichtig (§5 der 7. BKVO). Die Verhütung von Berufsdermatosen umfaßt u. a. die Durchführung von Schutzmaßnahmen, zweckmäßiger Hautreinigung einschließlich der Anwendung von Arbeits-

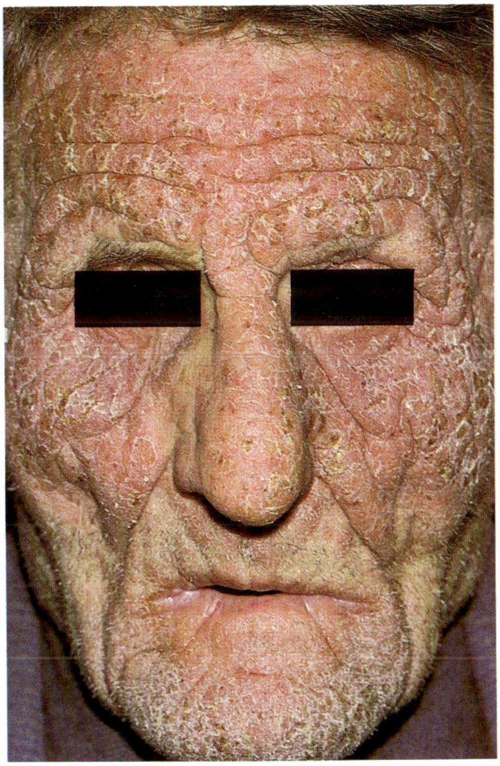

Abb. **52** Lichtprovoziertes, chronisch-lichenifiziertes Kontaktekzem des Gesichts.

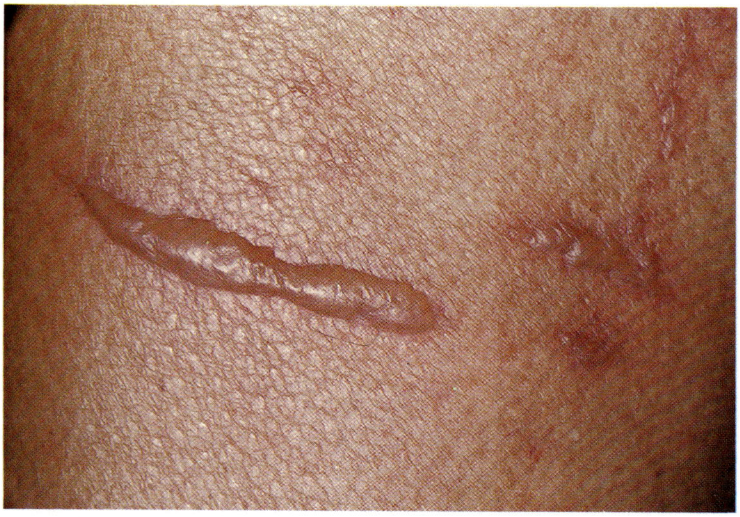

Abb. **53** Dermatitis pratensis striata bullosa.

schutzsalben und vor allem die vorangehende baldige Durchführung einer zweckentsprechenden Behandlung, die nur dann zur Abheilung führt, wenn man dabei der jeweiligen Hautkonstitution gerecht wird. Eine Umschulung wird nicht selten von älteren Hautkranken abgelehnt werden. Die Höhe der Erwerbsminderung beläuft sich für gewöhnlich bei Berufsdermatosen auf 20–40%. Die Entschädigungsdauer sollte im allgemeinen bei der ersten Untersuchung nicht auf über 3 Jahre bemessen werden. Doch sind andererseits zu früh angesetzte Nachuntersuchungen, speziell bei Sensibilisierungsdermatosen, mit Rücksicht auf das meist langjährige Bestehenbleiben einmal eingetretener Hautüberempfindlichkeiten ohne großen Sinn.

Seborrhoisches Ekzem

Häufigkeit, Alters- und Geschlechtsverteilung

Der *Morbiditätsgipfel* der seborrhoischen Maximalformen (Erythrodermien) liegt etwa um das 55.–65. Lebensjahr, während sich insgesamt für das seborrhoische Ekzem sichere Altersbeziehungen nicht angeben lassen. Beim Mann scheinen indessen die Maxima zwischen dem 45. und 60. Lebensjahr, bei dem weiblichen Geschlecht ganz allgemein nach der Pubertät zu liegen. Nach dem 75. Lebensjahr geht die Häufigkeit des seborrhoischen Ekzems wieder zurück. Hinsichtlich des *Körperhabitus* soll beim seborrhoischen Ekzem die pyknische Körperform prävalieren. Eine *Geschlechtsbevorzugung* des seborrhoischen Ekzems besteht nicht sicher, allenfalls könnte man an eine gewisse Gynäkotropie denken.

Klinik

Im Gegensatz zum allergischen Kontaktekzem und zum mikrobiellen Ekzem fehlt dem *seborrhoischen Ekzem* die klassische Morphe der papulovesikulösen Gruppierung am Kontakt- (oder Streu-)ort. Sondern wir begegnen bei ihm von Anfang an *zartsquamösen, „blanden" Erythemscheiben.* Knötchen- und Bläschenbildung sehen wir beim seborrhoischen Ekzem im klinischen Bild somit selten. Kommt dies dennoch ausnahmsweise vor, so sprechen wir dann vom *„ekzematisierten"*, in diesem Fall u. U. sogar nässenden *seborrhoischen Ekzem.*
Aus dieser einleitenden Bemerkung ergibt sich die Schwierigkeit einer exakten terminologischen Charakterisierung des sog. seborrhoischen Ekzems *(= dysseborrhoische Dermatitis),* einmal, weil das volle Gepräge der *histologisch* definierten Ekzemreaktion, der Spongiose, nur gelegentlich vorkommt, ferner, weil sein konstitutioneller Charakter stark im Vordergrund steht, und schließlich, weil außer der „klassischen" Morphe und Lokalisation zudem eine Reihe von Sonderformen, Minimal-

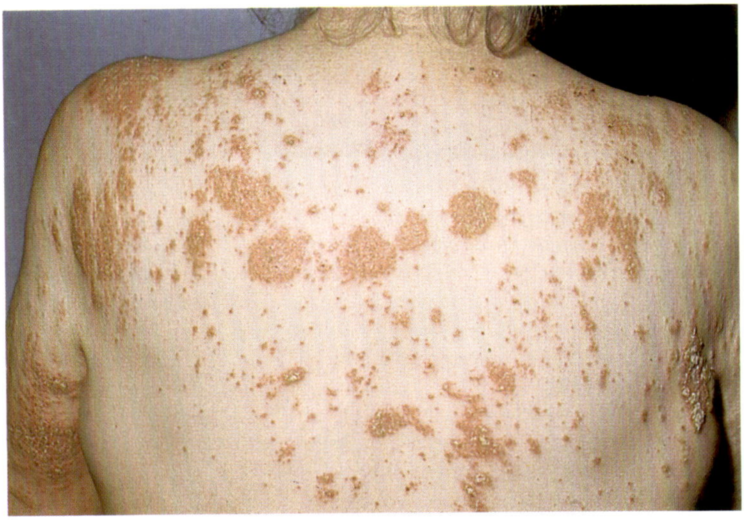

Abb. **54** Seborrhoisches Ekzem vom petaloiden Typ.

und Maximalvarianten, zu beobachten sind. Die Annäherung an die klinischen Bilder des mikrobiellen Ekzems, die Rolle der Superinfektion mit Keimen und Pilzen und manche anderen Fakten erschweren eine unmißverständliche Definition.

Das Primärelement des sog. seborrhoischen Ekzems besteht in symmetrisch oder asymmetrisch angeordneten Bezirken, welche die großen Talg- und *Schweißdrüsenbereiche* des Integuments, also besonders die mediothorakalen oder intertriginösen (perianalen, perigenitalen, perioralen und aurikulären) Areale bevorzugen. Es handelt sich dabei um *vergilbt gelbbräunliche,* rundliche oder ovale *Erytheme* mit einem mehr oder weniger ausgeprägten *peripheren Exsudationsmaximum.* Als besonderes Kennzeichen gilt die gelbliche – mit einem erhöhten Fettgehalt der oberen Epidermisschichten in Zusammenhang gebrachte –, später eigentümlich vergilbt-gelbbräunliche oder ausnahmsweise ins Rote übergehende Tönung. Häufig, aber durchaus nicht immer, findet sich gleichzeitig auf dem Haarboden eine entweder flächenhafte oder mehr in kleinen Herden angeordnete weißlich trockene oder mehr gelb-weißlich krümelig-fette Schuppenbedeckung (Seborrhoea capillitii).

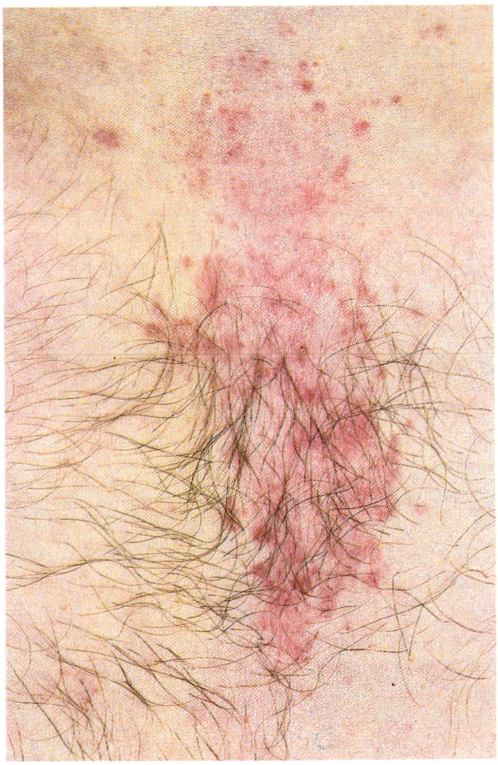

Abb. **55** Seborrhoisches Ekzem vom Typ der Dermatitis mediothoracica.

Lokalisation

Lokalisatorisch stehen mithin im typischen Fall die *mediothorakalen* und *intertriginösen Bezirke* im Vordergrund. Das Gesicht und der Kopf werden hauptsächlich vom ersten Trimenon an und bis zu 14 Jahren bevorzugt, die Genitoanalregion sowie die Unterschenkel werden mehr bei Kranken der älteren Jahrgänge befallen.

Sonderformen, Minimal- und Maximalvarianten

Kleinformen des seborrhoischen Ekzems finden sich besonders im *Gesicht.* Hier ist zu erwähnen die *präseborrhoische Minimalvariante,* die sich vor allem bei hypertrophen Rachenmandeln findet und nicht selten durch die Frühjahrssonne deutlich provoziert wird. Sie zeigt sich in der Entwicklung diskoider „Hautkatarrhe", die oft nur als Pseudovitiligofleck auffallen (*Pityriasis simplex* seu alba, *Streptodermia superficialis,* dartre volante, springende Flechte). Ferner ist als morphologische Sonderform das follikuläre seborrhoische Ekzem zu erwähnen, welches weitgehend der „Acne sebacea" entspricht. Zeigt ein seborrhoisches Ekzem eine besondere Tendenz zu einer schuppend-parakeratotischen Komponente, so spricht man von einem „Psoriasoid" („Dermatitis mediothoracica"). Mehr als die anderen Ekzemformen kennzeichnet das seborrhoische Ekzem neben der flächenhaft kontinuierlichen Ausbreitungsmöglichkeit der ursprünglich meist figurierten, petaloiden (petalon = Blatt), randwärts betonten Einzelherde *(Pityriasis marginata)* (Abb. **56**) die Tendenz zu einer kleinfleckigen, springenden Weiteraussaat *(„Streuung", „Mikrobid"),* wobei die primäre oder zusätzliche Rolle von Erregern und deren Stoffwechselprodukten pathogenetisch wichtig zu sein scheint.

Die *Maximalvariante* des seborrhoischen Ekzems beim *Kleinkind* ist die meist mit Durchfällen verknüpfte *Erythrodermia desquamativa,* die *Leinersche Krankheit* (Abb. **57**). Sie beginnt zwischen 1. und 2. Lebensmonat, offensichtlich ohne Juckreiz und Blasenbildung zu zeigen, unter schneller Ausbreitung der Hauterscheinungen zumeist an Gesäßbacken und Kopf und bildet sich in wenigen Wochen in einem Krankheitszuge zurück. Erscheinungsbildlich begegnet man großflächig schuppenden, lebhaft roten oder gelbrötlichen Erythemen. Lymphknotenschwellungen fehlen in der Regel, während praktisch immer während des weiteren Verlaufs dünnflüssig-schleimige Darmstühle, Tachykardien, Lebervergrößerungen und Hypoproteinämien hinzukommen. Die Maximalform des seborrhoischen Ekzems beim älteren Erwachsenen bzw. Greis ist dagegen die sog. *seborrhoische Alterserythrodermie* (Abb. **58**). Diese kann ohne besondere Bevorzugung des Geschlechts und auch ohne mikrobisch-seborrhoische Vorstadien beginnen. Sie wird ferner durch eine mittelgroße lamellöse Schuppung, Haarverlust, später auch starke Kachexie mit bald sehr auffälliger Entwicklung von inguinalen, femoralen und axillären *Lymphknotenpaketen* repräsentiert. Hinzu kommen Juckreiz, Fieberschübe sowie Mißempfindungen verschiedener Art. Dieses Bild der sog. seborrhoischen Alterserythrodermie war in den einzelnen Vorbeschreibungen verschiedenartig, zum Teil auch als *„lipomelanotische Retikulose"* benannt, wird aber heute wohl am besten als *Melanoerythrodermie mit Kachexie und Lymphknotenschwellungen* bezeichnet. Weisen doch derartige Kranke relativ frühzeitig ein bräunliches bis schwärzliches Hautkolorit auf. In den Lymphknoten findet sich zunächst eine rein reaktive Retikulumzellvermehrung mit Weiterentwicklung in Epitheloidzellen, verbunden mit einer Speicherung von Melanin, auch Hämosiderin und einer peripheren Verfettung.

Differentialdiagnose

Wie bereits erwähnt, sind gewisse gruppiert nässende Streuformen hinsichtlich ihrer bakteriellen Genese schwer oder überhaupt nicht vom mikrobiellen Ekzem zu trennen: Aus gutem Grund benützt man für diese Übergangs- und Mischformen den Begriff *„seborrhoisch-mikrobielles Ekzem". Bei kleinfleckiger pityriasiformer Ausbreitung ist die Abgrenzung gegenüber dem Soor* nötig, der bei ungefähr gleicher Prädilektion indessen mehr vesikulopustulös imponiert und sich in der Umgebung größerer Einzelbezirke spritzerartig, satellitenförmig ausbreitet. Sodann ist eine Unterscheidung des *„psoriasiformen" seborrhoischen Ekzems,* gegenüber einer *(„seborrhoiden") Psoriasis vulgaris* manchmal ebenso schwierig wie gegenüber einer *Pityriasis rosea,* die allerdings fast ausnahmslos das Gesicht verschont und in ihrer Ausbreitung nach der Achselhöhle zustrebt. Im Gesicht kann hingegen bisweilen die Abgrenzung torpider Seborrhoide gegenüber einem seborrhoischen *Lupus erythematodes chronicus* (follikuläre Hyperkeratosen, Follikelerweiterungen usw.) oder einer (mehr kleinfleckigen, papulösen und teleangiektatischen) *Rosacea seborrhoica* Schwierigkeiten bereiten. Gegenüber den an sich seltenen, streifenförmi-

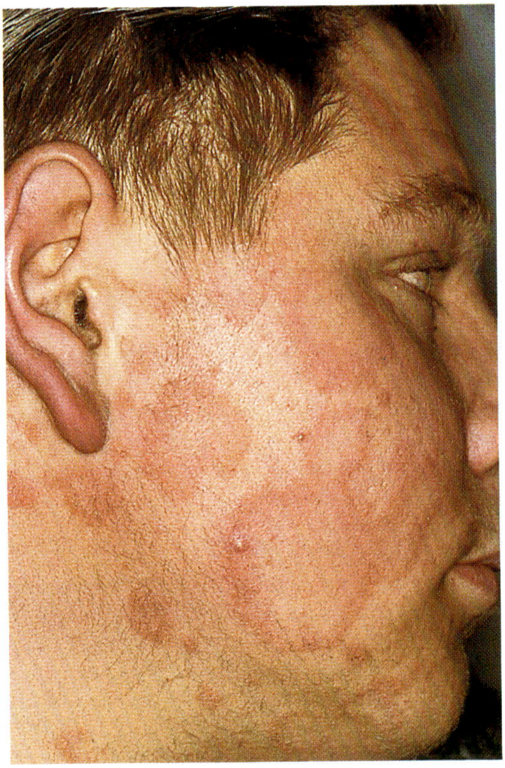

Abb. **56** Akut ekzematisiertes seborrhoisches Ekzem vom Typ der Pityriasis marginata.

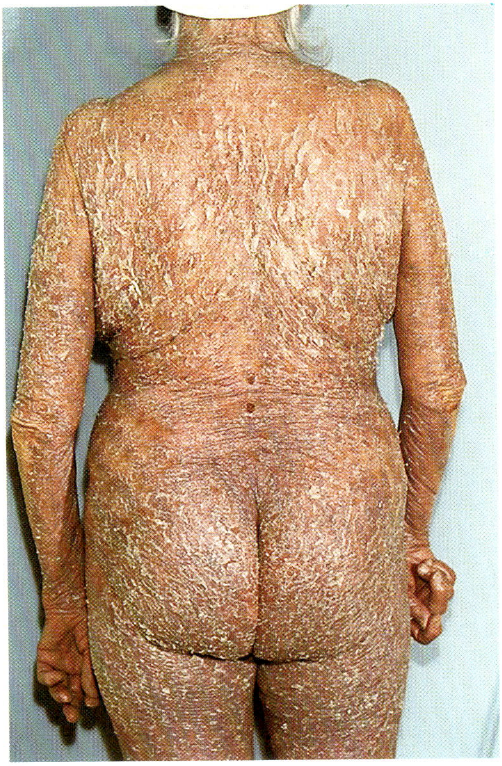

Abb. **58** Seborrhoische Alterserythrodermie.

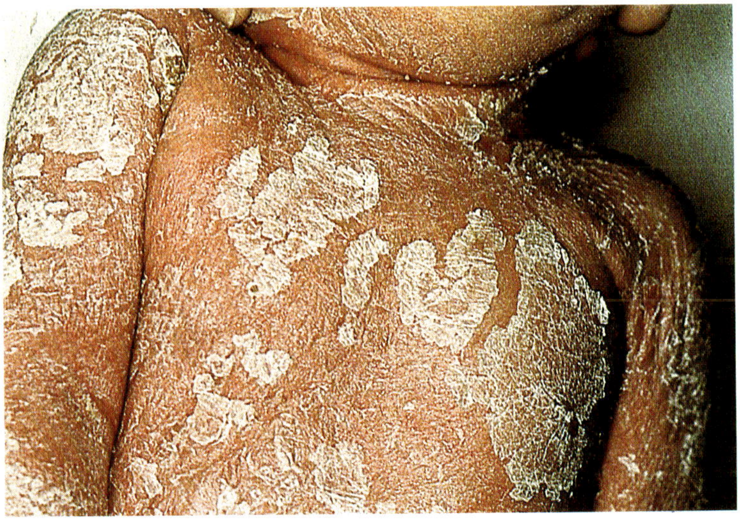

Abb. **57** Erythrodermia desquamativa (Leiner-Krankheit).

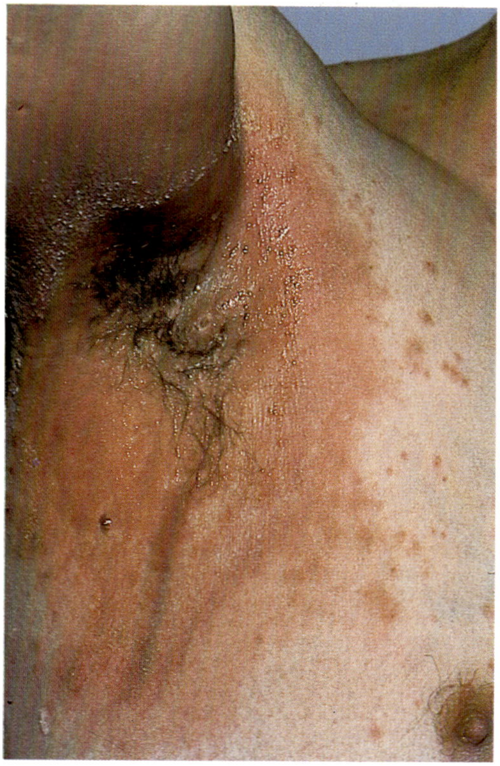

Abb. **59** Pyogener Streufokus.

gen Seborrhoiden ist nicht zuletzt die *Parapsoriasis en plaques,* die Brocqsche Krankheit in Betracht zu ziehen. Hier haben wir, namentlich im seitlichen Rumpfbereich, streifige, manchmal etwas pseudoatrophisch gerunzelte, ebenfalls gelb-bräunliche, mitunter petechial oder von wenigen Lichen-simplex-artigen Knötchen durchsetzte Erythemscheiben vor uns, die nur bei merklicher Infiltration und Juckreiz fernerhin auch an eine *beginnende Mycosis fungoides* denken lassen müssen.

Ätiologie und Pathogenese

Zustandekommen, Ausbreitung und Unterhaltung eines seborrhoischen Ekzems sind zweifellos von vielen Faktoren bestimmt. Klinisch-kausalgenetisch stehen (dem Wesen und dem Namen dieser Ekzemform entsprechend) eine *Hyperhidrose* und *Hyperseborrhoe* (die vermehrte Talgspreitung verbindet sich mit dem an sich fettarmen, verstärkten Schweiß) im Vordergrund. Lokalisatorisch entspricht dieser anatomisch-funktionellen Besonderheit die Körpermittellinie unter Abnahme in kranio-kaudaler Richtung. Andererseits könnte nach neueren Untersuchungen bei der Pathogenese des seborrhoischen Ekzems auch eine Exsikkose der Haut (bei niederem Dampfdruck der Luft) eine beachtliche Rolle spielen. Allgemeine Stoffwechselstörungen, einschließlich bestimmter Vitaminmangelzustände (Biotin, Pyridoxin), scheinen keine besondere Bedeutung zu haben; im Vordergrund steht indes eine auf die Haut beschränkte Störung des Fettstoffwechsels, die auch im Bereich nicht manifest erkrankter Hautbezirke in einer Vermehrung des freien Cholesterins (im Vergleich zu dem Anteil der Ester) und einer Vermehrung des Gesamtcholesterins gegeben sein soll. Diese quantitativ veränderten Fettverhältnisse der Oberhaut (gegeben in der genannten pathologischen Verschiebung des Quotienten $\frac{\text{Estercholesterin}}{\text{freies Cholesterin}}$) könnten einen wichtigen pathogenetischen Faktor für die Vermehrung einer zunächst saprophytären Sproßpilzflora bedeuten. Die dadurch bedingten chemischen Änderungen der Oberhautkonstitution könnten wiederum für einen *mikrobiellen Einfluß* maßgeblich werden, den UNNA, der Erstbeschreiber dieser Ekzemform, noch unitaristisch in der Anwesenheit von „Morokokken" (Staphylokokken) erblickte. Die unmittelbare Mitwirkung von Keimen für das seborrhoische Ekzem kann heute nicht mehr zweifelhaft sein. Dabei ist aber zu bedenken, daß die Rolle der Erreger – im Gegensatz zum veritablen mikrobiellen Ekzem – kausalgenetisch und klinisch-experimentell mehrdeutig ist. Einmal kann das seborrhoische Ekzem – klinisch eindrucksmäßig – eine mikrobiell bestimmte Hautreaktion sein, die nicht selten ganz offenkundig von einem *pyogenen Streufokus* (Furunkel, Gerstenkorn, Schweißdrüsenabszeß, „laufendem Ohr") (Abb. **59**) abhängt. Bisweilen gewinnt man zudem den Eindruck, daß ein solches seborrhoisches Ekzem abzuflauen scheint, wenn die Furunkel kommen und umgekehrt, wie überhaupt ganz allgemein ein ausgebreitetes seborrhoisches Ekzem meist nicht in einem Zuge (ganz im Gegensatz zu der sozusagen „autokatalytisch" immer schneller abheilenden Psoriasis), sondern ohne ersichtlichen Grund in immer kleiner werdenden Ekzemschüben abzuheilen scheint. Was nun die unmittelbar in Herden des seborrhoischen Ekzems aufzufindenden Erreger anbelangt, so lassen sich besonders in dem Gewebsschabsel randwärts ele-

vierter Erythemfiguren Massen von Sproßpilzen (Pityrosporon ovale s. Malassezi), weniger auch Hefen neben Staphylococcus aureus und albus, seltener auch Streptokokken nachweisen, wobei speziell die schon erwähnte Pityriasis simplex faciei als ein solches „Kokzid" bzw. eine „Streptodermie" gewertet wird.
Wird somit heute angenommen, daß Kryptokokken, wie Pityrosporon ovale, für eine sparsame Akzeleration der Keratinisierung, klinisch gegeben in einer kleieförmigen Schuppung, namentlich in den Randbezirken eines seborrhoischen Ekzems, verantwortlich sind, so werden darüber hinaus den im Ekzemherd anzutreffenden Keimen ekzematogene Potenzen zugeschrieben. Experimentell gelingt im Epikutan- und Intrakutantest in einer Reihe von Fällen der Nachweis der ekzematogenen Bakterien als auch ihrer Kulturfiltrate. Damit ist erwiesen, daß sich zumindest ein Teil des sog. seborrhoischen Ekzems hinsichtlich der pathogenetischen Bedeutung der Erreger mit dem mikrobiellen Ekzem deckt. Sucht man nach weiteren möglichen auslösenden Cofaktoren, so sind immunologische Abweichungen weitgehend auszuschließen. Andererseits kommen in Betracht: gewisse Sensibilisierungen, Reiben oder starkes Schwitzen (Sauna!), vasoreaktive oder als Halbantigene wirksame Arzneimittel, Strahlen verschiedener Qualität (Licht, Sonne, Röntgen). Im Einzelfall können weiterhin gewisse neutrale Terrainbedingungen eine Rolle spielen, vor allem bei auffällig einseitiger Ausbreitung, wie etwa bei Syringomyelie, Trigeminusstörungen, Quadrantensyndrom und ähnlichem. Lokalisatorisch können weitere Cofaktoren bestimmend sein, wie beispielsweise koronare Insuffizienz, kardialdekompensierter Hypertonus, ja selbst chronischer Alkoholismus.

Endogenes Ekzem

Synonyma: Asthmaekzem, Neurodermitis disseminata, atopic dermatitis, Neurodermitis constitutionalis sive atopica.

Im Formenkreis der Ekzeme stellt das *endogene Ekzem* das Gegenstück zum vorzugsweise „konditionellen" vulgären Ekzem dar. Es ist zwar gleich dem seborrhoischen Ekzem ein *„konstitutionelles" Ekzem*, hebt sich von diesem aber in der Lebensalterverteilung und vor allem in funktioneller Hinsicht ab.
So kann man die für den endogenen Ekzematiker eigentümlichen Hautveränderungen auch als sichtbaren Ausdruck einer besonderen Reaktionsweise ansehen. Diese dysregulative Struktur ist bei derartigen Merkmalsträgern gleich einem funktionellen Nävus sowohl zentral wie peripher vorgebildet. Sie erlischt – und das gilt speziell für die kutane Reaktionsform – mehr und mehr um das 4. Lebensjahrzehnt, weswegen nach diesem Zeitpunkt nur noch etwa 3% der endogenen Ekzematiker manifeste Hauterscheinungen aufweisen. Mithin stellt dieses Leiden sowohl eine chronische, d.h. lange bestehende Krankheit wie eine Krankheit der jungen Leute dar.
Das endogene Ekzem umfaßt, genotypisch fixiert, beim einzelnen Kranken oder seiner Sippe, entweder gleichzeitig oder alternierend in der Hauptsache die Manifestationsweisen *„Ekzem, „Asthma"* und *„vasomotorische Rhinopathie"*.

Klinik

Hauterscheinungsbild

Die durch den typischen Wechsel von Reaktionsort und -art geprägten Hautphänomene (Abb. **60**) beginnen mit dem Bild des sog. *Milchschorfs* (Abb. **61**). Diese, das endogene Ekzem des Kleinkindes kennzeichnende *Crusta lactea* tritt meist nicht vor dem 2. Trimenon in Erscheinung und findet sich auf dem behaarten Kopf sowie an den seitlichen Gesichtsanteilen. Die Effloreszenzen stellen sich hierbei exsudativ-krustös dar.
Im Gegensatz zum Milchschorf ist das endogene Ekzem im Säuglingsalter selten auch schon flächenhaft ausgedehnt.

Da alle drei Ekzemformen grundsätzlich bereits im Kindesalter vorkommen, erscheint der Begriff eines *„Kinderekzems"* nicht vertretbar. Unter den Ekzemtypen im Kindesalter rangiert das endogene Ekzem an der Spitze.

Untersucht man solche, von früher Jugend an bekannte endogene Ekzematiker 15–20 Jahre später nach, so beobachtet man Hautverände-

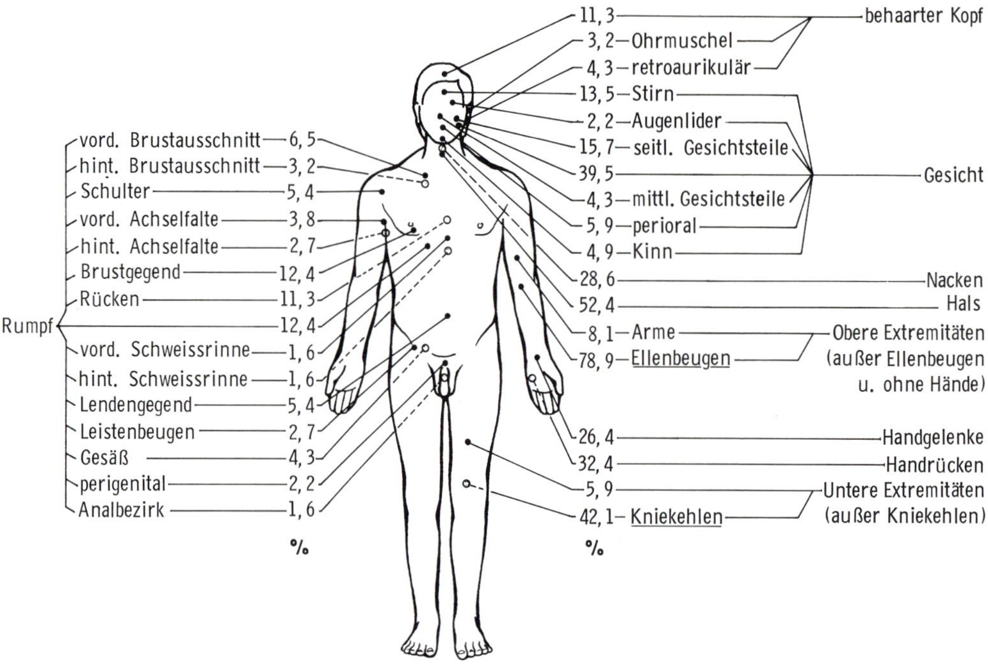

Abb. **60** Lokalisation der Hautveränderungen bei endogenem Ekzem.

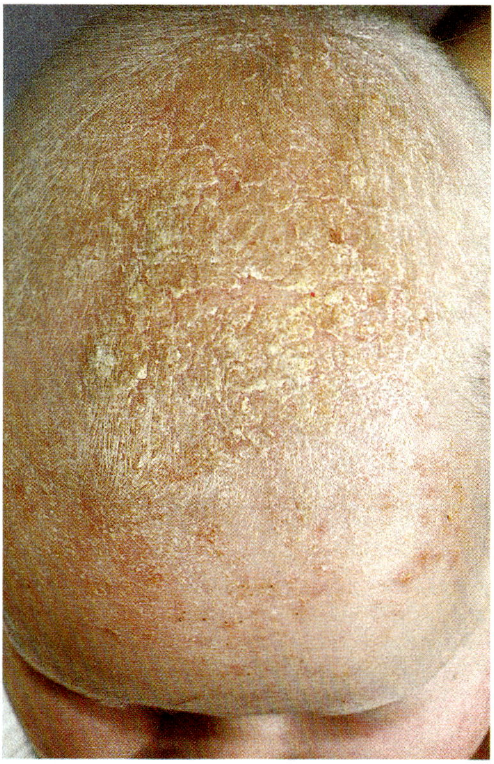

Abb. **61** Milchschorf.

rungen nur noch bei einem Viertel, asthmoide Beschwerden hingegen bis zur Hälfte von ihnen.

Als nächster Erscheinungsphase begegnen wir beim endogenen Ekzematiker dem *Beugenekzem (Eccema flexurarum)* (Abb. **63**). Jedoch sind die *Kniekehlen* nur bei etwa der Hälfte aller endogener *Ellenbeugenekzeme* mitbefallen. Darüber hinaus sind im Spiel- und Schulalter auch die *Handgelenke* und Handrücken fast ebenso häufig wie die Kniekehlen Sitz eines endogenen Ekzems. Diese Hauptlokalisationen (also Beugen, ferner Handwurzelgegend sowie schließlich Stirn und Perioralregion) weisen nunmehr die für den endogenen Ekzematiker so typische *Lichenifikation* (Lichenisation, Neurodermisierung = *Vergröberung der Oberhautfelderung*) auf.

Bei der nächsten, der *„disseminiert-ekzematös-Lichen simplex-artigen Erscheinungsform"* des endogenen Ekzems haben wir eine Lichen-simplex-artige *und* vulgär-ekzematöse Reaktion in unregelmäßiger Nachbarschaft neben- oder nacheinander vor uns. Endlich schließt sich im späteren Verlauf des endogenen Ekzems eine *Prurigoreaktion* (oft im Verein mit Depigmentierungen) an. Hierbei kann es infolge einer dermatopathischen Lymphadenitis

auch zur Entwicklung von „Prurigobubonen" kommen. Seltener sind als Spätmorphen des endogenen Ekzematikers lediglich „trockene Haut", ein „chronisches Handekzem" oder eine diskrete „Pulpitis sicca" zu beobachten, welche an die Zwiebelfinger bestimmter Berufsklassen (Gärtner, Hausfrauen) erinnert. Indessen werden auch in solchen Fällen die Eigen- und Sippen*anamnese,* die etwaigen *extrakutanen Manifestationsäquivalente (Asthma, „Heuschnupfen"),* eine verräterische *Wolleempfindlichkeit,* eine *klimatische* und *saisonale Abhängigkeit* (Besserung im Hochgebirge und an der See, Besserung bei „mittlerem", nicht zu heißem Sommer und demgegenüber Verschlechterung im Laufe trockener Winter, Frühjahrsgipfel speziell im März) auf die richtige Diagnose weisen.
Nicht zuletzt sind aber die endogenen Ekzematiker an gewissen *Stigmen,* wie etwa an ihrem *pelzmützenartigen Haaransatz,* ihrem *fahlen Hautkolorit* oder einer *Lichtung der seitlichen Augenbrauen (Zeichen von Hertoghe)* schon auf den ersten Blick erkennbar.

Extrakutane Organbeteiligung

Die Hauterscheinungen des endogenen Ekzematikers werden durch charakteristische extrakutane Symptome ergänzt: So treten beim endogenen Ekzematiker gleichzeitig *Bronchialasthma* in etwa *17%* und *vasomotorische Rhinopathie* in etwa *11%* der Fälle auf, also in einer Kopplungshäufigkeit, die deutlich über den entsprechenden Morbiditätsquoten der Normalbevölkerung liegt.

Augenveränderungen

Die mehr oder weniger flüchtigen Reizerscheinungen der *Bindehaut („Conjunctivitis vernalis")* (Abb. **64**) stehen im übrigen sowohl in der einzelnen Pollen- oder Staubsaison wie im Längsschnitt des Lebens solcher Kranken am Anfang einer Schleimhautsymptomatologie, die später kraniokaudal herabsteigt und sich dann mehr und mehr *rhinitisch* oder – was besonders lästig – *asthmoid* umformt.
Weiterhin sind folgende *Augenveränderungen* beim endogenen Ekzematiker von gewisser Bedeutung: „Keratitis atopica", Keratokonus sowie vor allem eine *Cataracta dermatogenes, syndermatotica* resp. *neurodermitica.* Linsenmorphologisch handelt es sich hierbei um einen schildförmigen axialen Kapselepithelstar. Eventuell gehört auch eine Amotio retinae

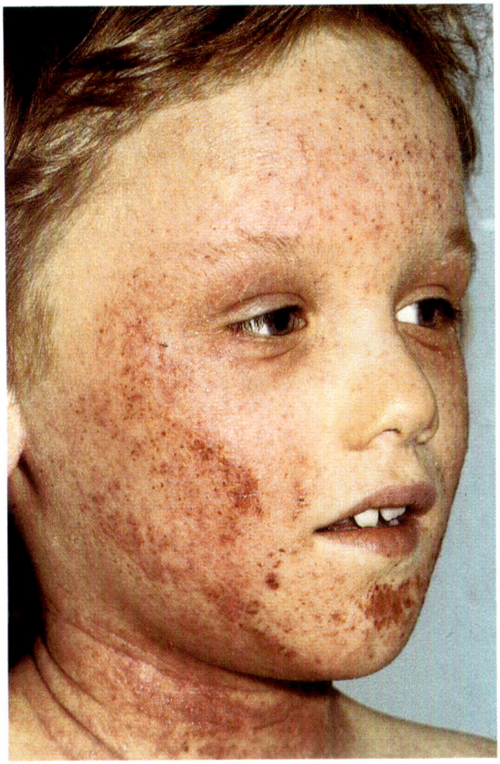

Abb. **62** Wangenschorf mit typischer lateraler Gesichtsbevorzugung.

noch dazu, wohingegen eine bestimmte Irisfarbe bei der endogenen Ekzemdiathese offenbar nicht überzufällig vorliegt.

Testergebnisse

Hauttests vom Ekzemtyp mit Nachweis einer epidermalen Sensibilisierung (Kontaktallergie) sind beim endogenen Ekzematiker selten. Hauttests vom urtikariellen Typ fallen dagegen bei etwa der Hälfte der endogenen Ekzematiker positiv aus. Hierbei überwiegen Inhalationsallergien gegenüber Nahrungsmittelallergien. Was jedoch endogene Ekzempatienten ohne „respiratorische Atopien", also ohne spastische Bronchitis oder vasomotorische Rhinopathie angeht, so ist bei ihnen eine Überempfindlichkeit gegen tierisches Eiweiß und andere Nahrungsmittelallergene in entsprechenden Tests in der Regel *nicht* zu erfassen. Mit anderen Worten: Die Hauterscheinungen des endogenen Ekzematikers sind keine allergischen Phänomene. Anders verhält es sich dagegen mit den extrakutanen Manifestationsäquiva-

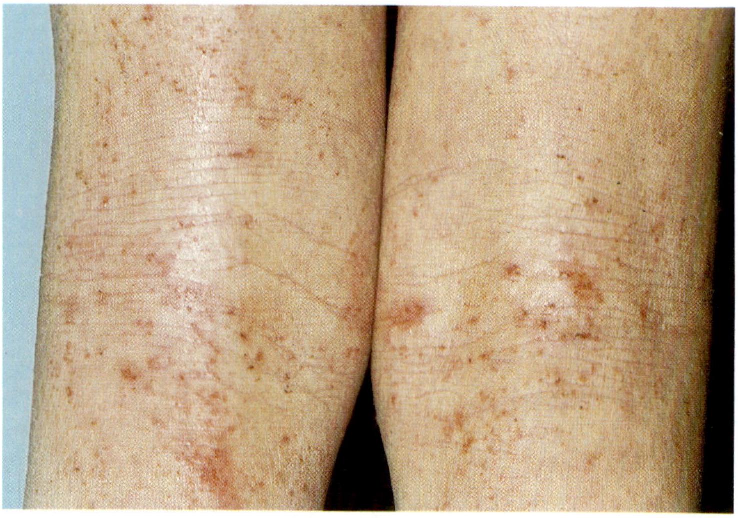

Abb. **63** Beugenekzem.

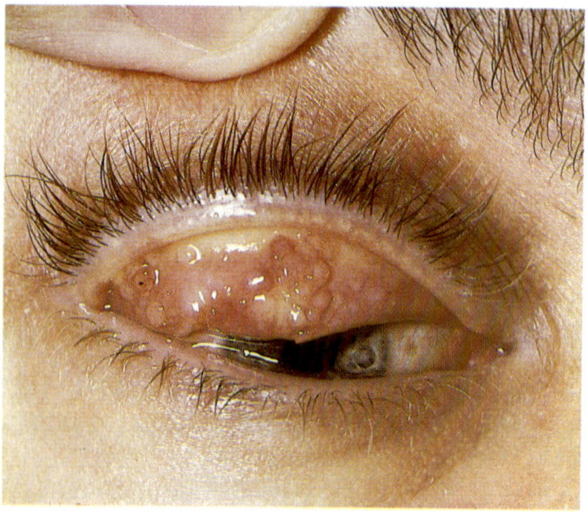

Abb. **64** Pflastersteinartige Conjunctivitis vernalis.

lenten des endogenen Ekzems, vornehmlich dem Heuschnupfen und der spastischen Bronchitis. Nur bei diesen sind also positive intrakutane Testreaktionen, vor allem gegenüber Inhalationsallergenen (Tierhaare, Pollen, Hausstaub usw.), zu erwarten.

Komplikationen

Prognostisch ernst ist die Komplikation der „Überimpfung" von manchen Viren oder Impfvakzinen, zu denen der endogene Ekzematiker eine offenkundige Affinität aufweist: Beim *Eccema vaccinatum* schießen wie bei echten Pocken unter Bevorzugung der lichtexponierten Anteile nach einer Inkubation von 5–12 Tagen mehrkammerige, persistierende, gedellte Blasen mit dicker Blasendecke auf. Beteiligung der Mundschleimhaut ist häufig. Beim *Eccema herpeticatum* handelt es sich um die rasche Schmierverbreitung des Herpes-simplex-Virus auf dem Terrain eines manifesten Ekzems. Die Bläschen sind u. U. kleiner als beim Eccema vaccinatum und einkammerig. Die Mundschleimhautveränderungen sind sehr aphthenähnlich. Das Auftreten einer Keratitis dendritica ist möglich. Die Inkubation des Eccema herpeticatum, welches zu 75% bei Kindern auftritt, beträgt deutlich kürzer als beim Eccema vaccinatum nur 2–5 Tage. Die Letalität wird bei Erwachsenen auf 10%, bei Kleinstkindern auf 20% beziffert.

Ätiologie und Pathogenese

Abgesehen von einem (vermutlich) meist unregelmäßig dominanten Erbmodus sind für das endogene Ekzem entscheidende Kausalfaktoren in einer allgemein fast starren *vegetativfunktionellen Hyporegulation* solcher Krankheitsträger gegeben. So findet man beispielsweise, daß die *Erythemlatenzzeit* beim endogenen Ekzematiker mit großer Regelmäßigkeit gegenüber anderen Hautkranken und im besonderen auch gegenüber solchen mit seborrhoischem Ekzem *verlängert* ist. Weitere pathophysiologische Besonderheiten sind eine *verminderte Neigung* zu *Blasenbildung,* eine geringe *Exsudationsbereitschaft* und eine *Strahlenunterempfindlichkeit*. Alsdann ist einem *weißen Dermographismus* eine *gesteigerte Piloar-*

rektion assoziiert. Überaus typisch für den endogenen Ekzematiker ist schließlich seine „*Oligobradyhidrosis*", also ein verzögertes und verringertes geringes Schwitzen, was seine typisch *ichthyosiforme Hautbeschaffenheit* begründet. Insgesamt ist also die Anpassungsfähigkeit bzw. das Regulationsvermögen des endogenen Ekzematikers geändert, und zwar häufig herabgesetzt, keinesfalls aber vollständig oder irreparabel aufgehoben. Zum Zeitpunkt ausgeprägter Manifestation gleichen derartige Befunde in ihrem herabgesetzten vegetativ-regulatorischen Reaktionsvermögen solchen bei Hirnverletzten.

Andererseits diskutiert man gegenwärtig beim endogenen Ekzematiker auch eine endogene Blockade der β-Rezeptoren. Damit würde übereinstimmen, daß der endogene Ekzematiker, aber wohl praktisch nur zur Zeit schwerer Hauteruptionen, durch einen *hohen IgE-Spiegel* in seinem Serum ausgezeichnet ist, was z. B. zur Unterscheidung von anderen z. B. nummulären Ekzemformen herangezogen werden könnte, so daß man heute bei erhöhten IgE-Serumwerten (Normwerte zwischen 100 und 430 ng/ml) neben einer zooparasitären Erkrankung eben auch an ein florides (!) endogenes Ekzem zu denken haben wird.

Die Bestimmung der bei „Atopien" vorkommenden Reagine erfolgt durch radioimmunologische Methoden, wie „Radio-Immuno-Sorbens-Test" *(RIST)*, „Paper-Immuno-Sorbens-Test" *(PRIST)* oder „Radioactive-Single-Radial-Diffusion" *(RS-RD)*.

Im übrigen handelt es sich bei dem endogenen Ekzematiker in der Regel um intelligente, wenn auch oft introvertierte, Menschenkinder, die man in „Sonderschulen" nicht antreffen wird.

Lichen simplex chronicus

Klinik

Beim *Lichen simplex chronicus Vidal (Neurodermitis chronica circumscripta)* (Abb. **65**) begegnen wir phänomenologisch einer typischen Primäreffloreszenz und zum anderen einer charakteristischen Reaktionsdreiheit des Krankheitsherdes. Die singulären Krankheitsbezirke haben überwiegend eine *rechteckige* oder streifige, seltener auch ovale Gestalt. Befallen sind durchweg ältere Menschen. Nur äußerst selten sieht man das Bild eines Lichen simplex generalisatus.

Die *Primäreffloreszenz* beim Lichen simplex chronicus ist in einem rundlich planen, im Gegensatz zur Lichen-ruber-Papel auch zentral nicht gedellten, metallstecknadelkopfgroßen *Knötchen* gegeben. Ihr Kolorit ist annähernd hautfarben oder graurötlich. Diese Lichen-simplex-Papeln treten nach der Mitte des Herdes zu flächenhafter Geschlossenheit zusammen, so daß der innere Anteil eines solchen Krankheitsherdes in seiner Oberhautfelderung geschlossen vergröbert und verdickt d.h. (primär) *lichenifiziert* erscheint. Als dritte, äußere Zone entwickelt sich eine verwaschene, schmutzige Braunpigmentierung (Abb. **66**). Subjektiv gesehen, gehört der Lichen simplex zu den am stärksten *juckenden* Hautkrankheiten!

Histologie

Histologisch stellt sich der Lichen Vidal im wesentlichen – unterhalb von Hyperkeratose, manchmal auch Parakeratose – als eine Retezapfenvergrößerung dar, an die ein geringes schmalbandiges, perivaskuläres Infiltrat anschließt. Umschrieben kann es zu Pigmentschwund kommen.

Sonderformen

Bei längerer Bestandsdauer können an diesen in der Regel „trocken", also anexsudativ bleibenden Herden auch vitiligoartige *Entpigmentierungen* in Erscheinung treten, die aber begreiflicherweise mit einer genuinen Vitiligo nichts zu tun haben („Neurodermitis alba"). Weitere Nuancen sind gegeben, wenn, namentlich in der mittleren Zone eines Lichen simplex chronicus, große, stumpfe Knötchen bis zu Erbsgröße verbunden mit festhaftender Hyperkeratose vorliegen. Bei dieser Varietät kann man von einem *Lichen simplex obtusus* oder einer Neurodermitis nodularis sprechen. Dagegen ist von einem *Lichen verrucosus* allenfalls dann zu sprechen, wenn man sich fürs erste makroskopisch noch nicht zu entscheiden vermag, ob ein Lichen simplex verrucosus oder ein Lichen ruber verrucosus – beide Varietäten sitzen vorzugsweise an den Unterschenkeln – vorliegt. Als Sonderform des obtusen, verrukö-

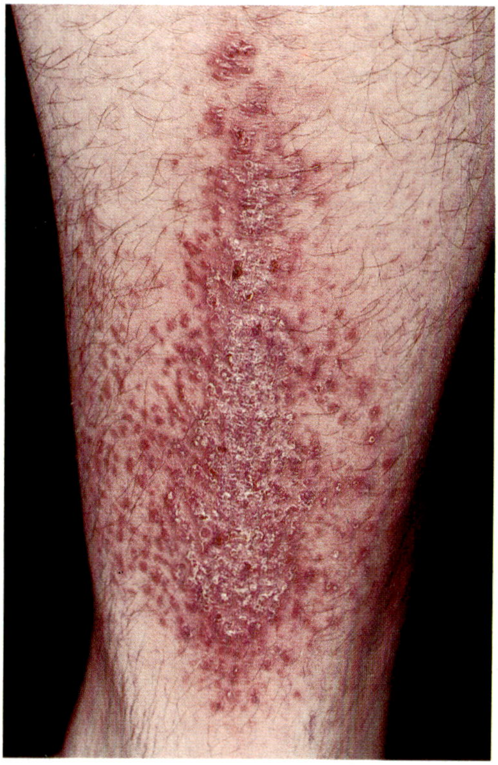

Abb. **65** Lichen simplex chronicus (Neurodermitis circumscripta).

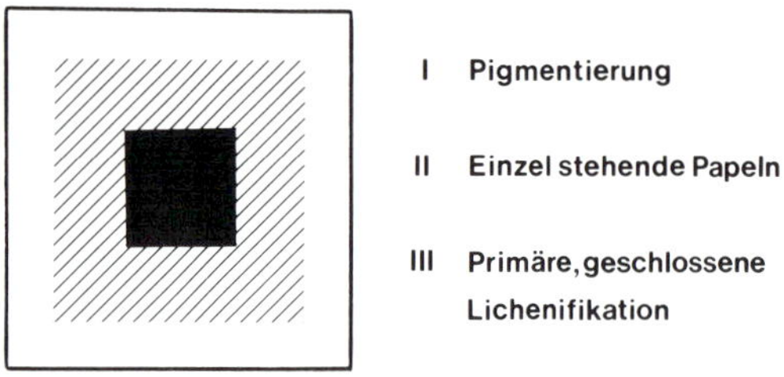

Abb. **66** Dreizonenaufbau des Lichen simplex chronicus.

sen Lichen ruber kann die *Keratosis verrucosa* aufgefaßt werden. Bei ihr bleiben gruppierte größere Lichen-simplex-Knötchen an den Unterschenkelstreckseiten gegeneinander scharf abgegrenzt, also isoliert. Die Anordnung der Keratosis verrucosa ist dabei ausgesprochen flächenhaft. Hemilateral systematisierte Ausbreitungen des Lichen Vidal wären als *Lichen simplex linearis* oder bei korallenschnurartiger Anordnung als *Lichen simplex moniliformis* zu benennen.

Isoliert bleibende Anhäufungen von (meist größeren) Lichen-simplex-Knötchen kennzeichnen vor allem die in ihrem Wesen immer noch umstrittene, rebellisch prurituöse *Fox-Fordycesche Krankheit,* die schon abgesehen von ihrer mangelnden Neigung zu Konfluenz durch ihre Symmetrie und Prädilektion an den Achselhöhlen, um die Brustwarzenhöfe und am Mons pubis ohne weiteres zu diagnostizieren ist.
Eine weitere lokalisatorische Sonderform des Lichen simplex chronicus stellt die *„Dermatitis* bzw. Neurodermitis *suboccipitalis"* dar, bei welcher der Lichen simplex chronicus eine gewisse psoriasiforme Ähnlichkeit gewinnt. Wächst eine solche *„Dermatitis occipitalis"* höher in den Haarbodenbereich hinein, so ist das Bild der *Neurodermitis decalvans* gegeben, die u. U. zu einer narbigen Alopezie führt.

Differentialdiagnose

Wie erwähnt, wird man nur in äußerst seltenen Fällen größerer, aber typisch bleibender Ausbreitung von einem Lichen simplex generalisatus sprechen dürfen, der aber keineswegs mit dem Begriff „Neurodermitis generalisata" identisch ist, da dieser eine Synonymbezeichnung für das endogene Ekzem darstellt: Ist doch im Gegensatz zum Lichen simplex chronicus die dem (späten) *endogenen Ekzem* zugehörige Lichen-simplex-Note durch ein Nebeneinander von Lichen-simplex-artiger und vulgärekzematöser Reaktion in unregelmäßiger Nachbarschaftsbeziehung zueinander gekennzeichnet. Überdies unterscheidet sich das endogene Ekzem vom Lichen simplex durch seine Familiarität, seine Entwicklung vom „Milchschorf" her, seine Beugenprädilektion, seine überzufällige Kombinationshäufung mit Bronchialasthma, „Heuschnupfen", Kataraktbildung und ichthyosiformer Hautbeschaffenheit sowie das ausgesprochen andere Lebensalter der Patienten.
Die weitere Differentialdiagnose der Neurodermitis circumscripta betrifft zunächst und in der Hauptsache die schon erwähnten Spielarten des verrukösen Lichen simplex chronicus. Der *Lichen ruber der Unterschenkel* kann sich zumindest am Randgebiet des Herdes durch typische plane, aber polygonale Lichen-ruber-Papeln, evtl. im Verein mit randförmigen Isomorphien oder evtl. auch durch zugehörige Schleimhautherde ggf. schon makroskopisch zu erkennen geben. Weitaus schwieriger kann

die Abgrenzung eines *Lichen amyloidosus* oder einer *Lichen-simplex-ähnlichen Sarkoidose* werden, wenn auch hierbei die Kongorothistologie oder die intrafokale Anfärbung mit 1%iger Kongorotlösung weiterhelfen kann. Bemerkenswerterweise können auch diese Lichen-simplex-Masken gelegentlich Juckreiz verursachen, nicht hingegen der *Lichen myxoedematosus,* der meist licht disseminiert, also nicht eng gruppiert und eben ohne Pruritus in Erscheinung tritt.

Ätiologie und Pathogenese

In ätiologischer und pathogenetischer Hinsicht wird der Lichen simplex chronicus heute weniger als eine diathetische als eine „neurogen" oder autotoxisch bedingte Erkrankung aufgefaßt. So findet man bei manchen Lichen-simplex-Kranken in der Anamnese gelegentlich eine Hepatitis oder sonstige Leberschäden, eine Cholestase oder eine Obstipation sowie laboratoriumsmäßig entsprechenden Anhalt z. B. für eine peptisch-katheptische Verdauungsstörung (Subazidität!), vermehrte Dünndarmfäulnis (Indikanurie!) oder eine mikrobielle Fehlbesiedlung des Darmes. Allerdings hat sich darüber hinaus als Basisstörung des Lichen simplex chronicus eine besondere intestinale Autointoxikation bisher nicht näher spezifizieren lassen. Vielmehr scheinen neben solchen, meist uncharakteristischen hepatischen oder intestinalen Dysfunktionen im Ursachenkomplex des Lichen Vidal chronisch „banale" Traumatisierungen (wie z. B. Scheuern und Reiben durch eine Haarspange oder einen Strumpfhalter) im Zusammenhang mit ohnehin vorhandener „nervöser Instabilität" eher ausschlaggebend für die endgültige Realisierung eines solchen Krankheitsherdes zu sein.

Therapie der Ekzemkrankheiten

Richtlinien und Grundzüge der Behandlung können für die verschiedenen Ekzemtypen zusammenfassend wie folgt dargestellt werden: Eine „Ekzemdiät" (allenfalls Speckdiät in der Behandlung der Ekzemkinder) gibt es ebenso wenig wie eine Vitamintherapie bei Ekzemen (allenfalls Vitamin B_2 bei seborrhoiden Skrotalekzemen). Von Vorteil ist dagegen eine Transmineralisation durch eine NaCl-arme und kaliumreiche Kostform, eine Ableitung auf den Darm (z. B. mittels salinischer Wässer oder Kleiezufuhr) sowie eine, falls notwendige, Gewichtsreduktion durch kachierte Hungertage (Reis, Kartoffelbrei, Obst, Saft oder Teetage, jedoch keine Nulldiät). Bei ausgedehnten und hochödematösen akuten Dermatitiden ist heute an die Stelle des Aderlasses die Anwendung von Diuretika (z. B. mittels Furosemid) getreten. Konzentrierter Alkohol wie Cognac (Skrotalpruritus!) oder starker Kaffee (Analpruritus!), weniger auch stärkerer Nikotinkonsum können *Juckreiz* auslösen oder unterhalten.

Zur symptomatischen Unterbrechung des Status prurituosus und damit zur Ruhigstellung der Ekzemherde gegenüber dem Kratzvorgang kommen kortikale und subkortikale Dämpfungsmittel aus der Barbiturat-, Phenothiazin- oder der Antihistaminreihe, weniger dagegen die sog. Psychopharmaka in Betracht.

Eine *allgemeine Cortisontherapie* hat ihre Hauptindikation bei ausgedehnten, streuenden oder dyshidrosiformen Ekzemausbrüchen.

Das *Hauptgewicht der Ekzembehandlung* liegt beim *vulgären Ekzem* aber in einer *sachgerechten Lokaltherapie.* Diese hat bei der akuten wie chronischen Kontaktdermatitis bei der Eliminierung der Noxe einzusetzen.

Krustöse Auflagen oder Salbenreste sind lauwarm abzubaden, wobei sich als Badezusätze weniger pflanzliche Inhaltsstoffe als Beigaben von Weizen- oder Maiskleie (z. B. Maizena, auch Sojaöl) und vor allem teerhaltige Zubereitungen (Balnacid, Plesiocid, Balneum Hermal mit Teer) eignen. Auch sind anstelle der konventionellen Seife Detergentien oder Syndets häufig schonender (Sebamed, Satina, Olatum, Dermowas, Dermichthol oder ähnliches). Nicht selten erbringt aber für den chronischen Ekzematiker allein schon die Klinikaufnahme einen günstigen Wechsel seines Lebensraumes (Sanatio spontanea nosocomialis).

Die Therapie der *akuten Ekzemformen* ist wie folgt zu handhaben: Sie ist um so milder und indifferenter zu handhaben, je größer die Akuität ist. Wendet man doch für nässende Ekzemflächen Umschläge an, die unter Verwendung möglichst kalten, abgekochten Wassers ausgeführt werden. In dieses werden entweder Mullkompressen (10–12 Lagen übereinander, von denen die untersten zwei beim Wechsel des Umschlags auf der Anwendungsfläche verbleiben) oder (noch besser) gewaschene, ältere Leinwandstücke, evtl. auch eine frisch geplättete Serviette, eingetaucht und – gering ausgedrückt – auf die nässende Ekzemfläche aufgelegt und – was das Entscheidende ist – etwa alle 5 Minuten durch die Pflegeperson oder den Kranken selbst gewechselt. Kann ein solch rascher Wechsel nach einiger Zeit – z.B. zur Nacht – nicht mehr durchgeführt werden, so verbleibt die betreffende Ekzemfläche unbedeckt und wird nunmehr mit *Zinköl* (Rp. Zinci oxid. 40,0, Ol.Oliv. ad 100) oder *Ungt. leniens* sine aqua rosarum dünn eingefettet. Dort, wo durch Austrocknung Spannung oder Verkrustung zur Entwicklung gekommen ist, empfiehlt sich die „fettfeuchte" Anwendungsform, bei welcher Umschläge nach von vornherein erfolgter dünner Auftragung einer hierfür sehr geeigneten Ichthyol(5%)-Bor(3%)-Vaseline durchgeführt werden. Gegenüber einer solchen, schnell hintereinander erfolgenden Anwendungsweise von kalten Umschlägen spielt das „Umschlagmittel" eine untergeordnete Rolle (Tannin[½%]-, Arg. nitric. [‰]-, Rivanol [1‰]-Lösungen). Jedoch haben bei stark „entzündlichen" nässenden Hautflächen die fettarmen *Corticosteroidcremes* zumindest die längere Anwendung der Umschläge merklich eingeschränkt.

Für die *subakuten vulgären Ekzeme* verwenden wir eine fettfreie Schleimbasis (Mucilago Tylose) oder Lanette N in Form der *Ungt. emulsificans aquosum,* wenn man nicht zunächst überhaupt ein Glycerinliniment (bzw. *Lotio alba* aquosa s. spirituosa) vorzieht, nach deren Antrocknung man einige Stunden später *Zink-Wismut-Salbe* überfettet.

Rp. Zinci oxid.		
Bismuti subnitrici	āā	2,5
Ungt. cerei		
Ungt. lenient. sine aqu. ros.	āā ad	50,0

Man kann aber auch von vornherein die Zinkschüttelmixtur etwas „sahniger" gestalten, indem man „Carbowax" (0,5%) – ein Polyäthylenoxyd – oder „Bentonit" – ein Mg-Ca-Alum. oxyd-Silicat (1%) – zusetzt. Eine geeignete Verschreibung ist auch folgende Emulsionslotion („18er Schüttel"):

Rp. Cerae Lanette N		3,0
Zinci oxid.		
Talc. veneti		
Glycerini		
Spirit. diluti	āā	18,0
Aqu. dest.	ad	100,0

Eine solche Zinkschüttelmixtur kann man dann unter entsprechender Reduktion der festen Bestandteile allmählich durch Zusätze von Ichthyol (2–5%), Tumenol-Ammon. (5–10%) oder Liquor carb. deterg. (10–20%) „steigern".

Bei *chronisch lichenifizierten Ekzemsubstraten* kann der Effekt von Corticosteroidsalben durch einen Plastikfolien-Okklusivverband, welcher dem so behandelten Areal 8–24 Stunden aufliegt und randwärts mit Heftpflaster luftdicht abgeschlossen wird, noch deutlich gesteigert werden.

Die Anwendung von *Steinkohlenteer* (Pix Lithranthracis), weniger der früher eingeführten verschiedenen Holzteere, ist in der Hauptsache beim *chronisch lichenifizierten Ekzemsubstrat,* also beim chronischen vulgären Ekzem, angezeigt.

Hierbei hat sich der unvermischte Steinkohlenteer, d.h. der ungereinigte Gasteer, der nach Aufstreichung mit Talcum überpudert wird, Teerpasten o.ä. als überlegen erwiesen.

Nach mehrtägiger Teeranwendung, die wie jede differente Lokaltherapie zunächst auf kleinem Bezirk hinsichtlich ihrer Verträglichkeit zu erproben ist, bringt man die Teerschicht mit einer Zink- evtl. auch mit einer *Salicyl-Hebra-Salbe* zum Abblättern, woran je nach Bedürfnis wiederum mehrere Teertage im Wechsel angeschlossen werden können.

Außer der Anwendung von reinem Steinkohlenteer kommt bei chronischen vulgären und endogenen Ekzemen von geringem Lichenifikationszustand als *teerhaltiger Firnis* folgende Tinktur in Frage:

Rp. Anthrarobini		1,0
Tumenoli		4,0
Tct. Benzoe		10,0
Aetheris sulfurici	ad	30,0

D.S. Tinctura Arning

Eine milde Teerwirkung fällt auch der Anwendung von *Farbstoffen* zu. Im Gebrauch geblieben sind an erster Stelle Triphenylmethanverbindungen, wie Pyoktanin (= Gentianaviolett oder Methylviolett bzw. Auramin), ferner Brillantgrün sowie Fuchsin, welche sämtlich als 0,5% wäßrige Farbstofflösungen, vor allem bei ekzematös überlagerten und stark bakteriell superinfizierten Dermatomykosen (= *„mykogenes Ekzem"*) ihre Anwendung finden. Hierbei sei auch unbedingt auf die Castellani-Lösung hingewiesen (Fuchsin, Phenol., Acid. boric. pulv., Aceton, Resorcin).

Somit kommen *Salben* nach heutiger Auffassung nur für chronische, trockene und stark lichenifizierte oder tylotische Ekzemformen in

Betracht. Für diese ist neben *Ungt. molle* oder Ungt. Cordes hauptsächlich die *Hebra-Salbe* (Ungt. Diachylon bzw. Emplastr. Lithargyri, Vaselin. flav. āā) zu nennen, der als antipruritüöser Zusatz Karbolsäure (0,5–1%) und als Keratolytikum Salicylsäure (2–10%) zugefügt werden können.
Außerdem ist bei der Wahl des Vehikels die fette oder trockene Hautkonstitution zu berücksichtigen (Seborrhoe, Sebostase). Neben der Wahl geeigneter Grundlagen sind erst in zweiter Linie die jeweiligen Zusätze heranzuziehen. Salben sind also grundsätzlich das Letzte, was zu Beginn der Lokalbehandlung eines akuten bzw. subakuten Ekzems in Frage kommen sollte!
Die Anwendung von *Röntgenstrahlen* ist auf das chronische Stadium der Ekzemformen und den Lichen simplex chronicus beschränkt, kommt aber auch für diese erst nach Erschöpfung einer sonstigen intensiven Lokaltherapie in Betracht. Immer ist aber nicht isoliert das „Ekzem", sondern der ekzemkranke Mensch mit seinen personalen Gegebenheiten zu behandeln, weswegen abschließend noch hinsichtlich der *beiden konstitutionellen* (seborrhoischen und endogenen) *Ekzematiker* das folgende herausgestellt sei:
Wiewohl es sich beim *seborrhoischen Ekzematiker* um ein weitgehend konstitutionell geprägtes Krankheitsbild handelt, wird jede therapeutische Bemühung auch bei ihm zunächst mit der Eliminierung etwaiger Noxen, wie Fettlösern oder pyogenen Streufoci, sodann Vermeidung verstärkten Schwitzens (Sauna!) und damit auch gesteigerten Talgflusses, brüsker Sonnenlichtexposition u.s.f. einzusetzen haben. Sodann ist bei der Lokaltherapie die Wahl eines hautkonstitutionsadäquaten Vehikels von wesentlicher Bedeutung, während die Benutzung des Remediums Schwefel als das „Antiseborrhoikum" demgegenüber mit Recht an Verwendung eingebüßt hat. Vielmehr wird der Seborrhoiker zweckmäßigerweise „fettarm" d.h. mit geeigneten hydrophilen Grundlagen zu behandeln sein. Diesen Grundvorstellungen tragen heute aber bereits auch die handelsüblichen Präparate Rechnung, indem für den seborrhoischen Ekzematiker hauptsächlich nurmehr fettarme Corticoidzubereitungen – evtl. mit „desinfizierenden" Zusätzen – angeboten werden. Allerdings bleibt therapeutisch zu beachten, daß sich seborrhoische Ekzemzustände bei Säugling und Greis sowie in der kälteren Jahressaison auch fettärmer bis trocken darbieten können.
Da wir beim typischerweise jungendlichen *endogenen Ekzematiker* im Regelfall jahrelange Schübe von „Ekzem"-Manifestationen zu vergegenwärtigen haben, sind ähnlich der zu vermeidenden Röntgentherapie langfristige, namentlich allgemeine Cortisonanwendungen nach Möglichkeit zu unterlassen und bei besonders schweren Verlaufsphasen von den Möglichkeiten der Klimatherapie (z.B. Nordsee, Hochgebirge) – neben regelmäßigem und längerem Baden – ausreichend Gebrauch zu machen. Eine solche Balneotherapie gehört zur Routinebehandlung der endogenen Ekzematiker, die reichlich trinken, schwitzen (z.B. Sauna) und, wie betont, oft und lange baden (z.B. mit flüssigen Teerzusätzen), jedoch anschließend ausgiebig indifferent rückfetten sollen (Ung. molle; Eucerin cum aqua o.ä.), woran eine Behandlung der aktuellen Ekzemherde mit Corticoidsalben anzuschließen ist, denen gleichzeitig klassische antiekzematische Wirkstoffe (Tumenol o.ä.) beigegeben sein können. Besonders stark lichenifizierte Ekzemsubstrate bilden sich speziell bei Behandlung mit Corticoidsalben unter Plastikfolien-Okklusivverbänden oder durch serienmäßige Teerung (bei Steinkohlenteer cave Sonnenlicht!) zurück. Zur Dämpfung des „Status prurituosus" kommen anfänglich, namentlich wenn eine kurzfristige klinische „Einstellung" möglich ist, die anfangs genannten kortikal oder subkortikal wirksamen Verbindungen in Betracht.

Erythematosquamöse Dermatosen

Psoriasis

Häufigkeit

Die vereinzelt auch als papulöse Hautkrankheit betrachtete typische Menschenkrankheit und experimentell nicht nachahmbare *Schuppenflechte* kann mit der „Akne“ und dem „Ekzem“ zu den häufigsten, weltweiten Dermatosen gerechnet werden, wenn sie nicht ohnehin hinter den Ekzemen die zweithäufigste Dermatose stellt. Überhaupt kann man wohl 3–6% der Menschen in Europa wie in den USA als Psoriasiskandidaten ansehen, wie auch der Anteil der Psoriasis innerhalb eines größeren dermatologischen Beobachtungsgutes 5–7% betragen dürfte.

Alters- und Geschlechtsverteilung

Altersmäßig gibt es eher Psoriasis bei den Frauen vor der Pubertät, während sie beim männlichen Geschlecht für gewöhnlich etwas später, wie etwa um das 15.–30. Lebensjahr in Erscheinung tritt, wenn man von evtl. prodromalen kleinen „Ekzematiden“ oder „Seborrhoiden“, beispielsweise unter dem Bild einer nur wenig charakteristischen, weißgelblichen Schuppung auf dem Kopf, absehen will. Nur bei 2% aller Psoriatiker dürfte im übrigen eine Psoriasis erstmalig noch nach dem 60. Lebensjahr in Erscheinung treten, wie überhaupt die pustulösen und arthropathischen Maximalformen später einzusetzen pflegen als der vulgäre Typ.

Hinsichtlich der *Geschlechtsverteilung* besteht keine sichere Prävalenz, lediglich die Psoriasis pustulosa imponiert etwas gynäkotrop.

Klinik

Trotz aller klaren Grundform zeigt das Krankheitsbild der Psoriasis durchaus unterschiedliche Dynamik und erhebliche Variation. Uns hat es sich dabei bewährt, zwischen den ektodermalen *(erythrodermischen),* mesenchymalen *(arthropathischen)* und exsudativen *(pustulösen) Maximalformen* als der Psoriasis *non vulgaris* gegenüber der *Psoriasis vulgaris* zu scheiden. Aber auch bei letzterer, die etwa 9/10 aller Fälle ausmachen dürfte, kann man je nach Größe und Vielzahl der Einzelherde das jeweilige *Einzelbild der Psoriasis vulgaris* als „punctata“, „guttata“, „nummularis“, „geographica“ usw. bezeichnen. Die Schuppenflechte beteiligt ferner in wenigen oder zahlreichen Einzelelementen sowie relativ seitengleich, und zwar meist unter deutlicher Bevorzugung von Knien und Ellenbogen, das gesamte äußere Integument. Das Gesicht wird indes im allgemeinen, sofern nicht Licht oder andere äußere Reize isomorph provozieren, in der Regel verschont. Die *Einzeleffloreszenz* bietet sich bei der Schuppenflechte als ein für gewöhnlich akut oder subakut hervorschießendes, aber dann chronisch persistierendes, rosafarbenes bis sattrotes Basiserythem dar, dem eine geschichtete, mit dem kräftig (!) „methodisch“ kratzenden Finger spanartig abhebbare, grau-weißliche bis etwa gelbliche und in solchem Falle u. U. mit Juckreiz verknüpfte Schuppung aufliegt (Abb. **67**). Kleinste Psoriasiseffloreszenzen können eben Stecknadelkopfgröße erreichen und eine gewisse follikuläre Orientierung aufweisen (Psoriasis follicularis spinulosa). Im Laufe der weiteren Entwicklung kommt es sodann neben einer bald dichter, bald lichter erfolgenden Ausstreuung auch zur Vergrößerung der bisherigen Effloreszenzen (Abb. **68**), so daß schließlich anuläre, gyrierte, zirzinäre oder geographische Elemente bestehen, wenn nicht die Krankheitsentwicklung überhaupt zu einer Hautbeteiligung vom Scheitel bis zur Sohle weiterschreitet (Erythrodermia psoriatica). Neben der an das Abkratzen von einer Stearinkerze erinnernden Schuppenentfernbarkeit ist die erst (!) nach Ablösung eines letzten Häutchens tautropfenähnliche Miniatur-

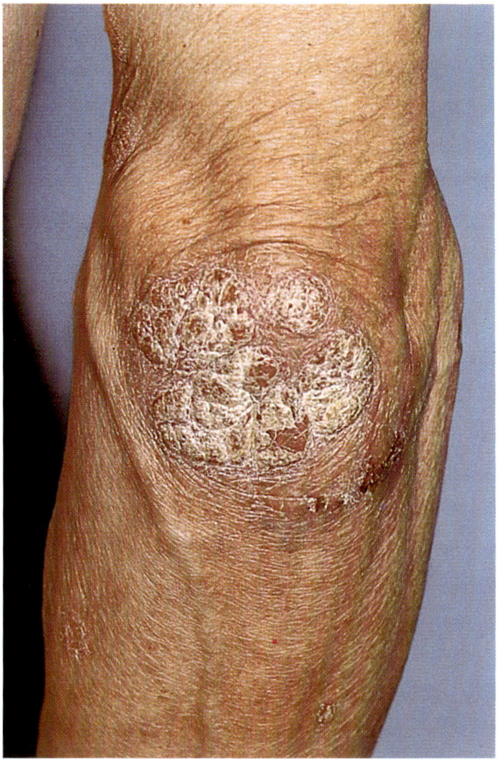

Abb. **67** Psoriasis vulgaris. Typischer Einzelherd über dem Ellenbogen.

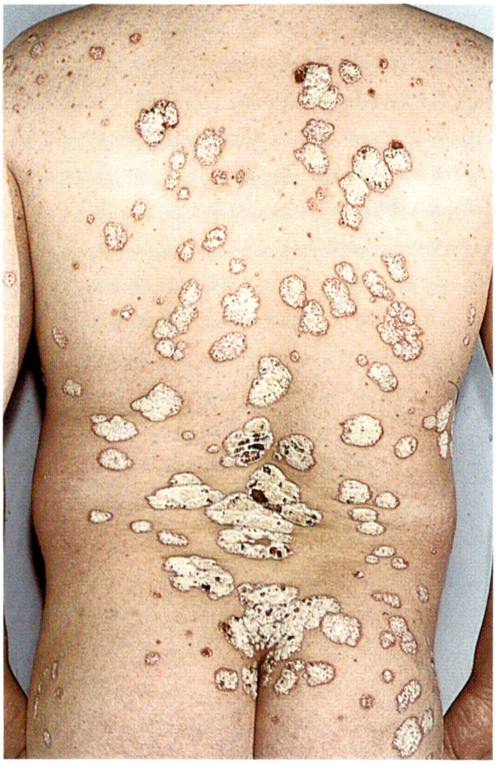

Abb. **68** Psoriasis nummularis generalisata.

blutung, das sog. *Auspitz-Phänomen* („rosée sanglante") äußerst kennzeichnend.

Hierfür sind die bei der Psoriasiseffloreszenz verlängerten, glomerumartigen Kapillarkonvolute innerhalb der bei dieser Krankheit häufig bis an die oberste Epidermisschicht heranreichende Papillarspitzen die Ursache.

Ein weiteres Merkmal des Psoriasiskranken, welches dieser allerdings u.a. mit dem Lichen-ruber-Patienten oder dem Träger von juvenilen planen Warzen teilt, ist der *isomorphe Reizeffekt* (Abb. **69**), das *Köbner-Phänomen*, dem vice versa innerhalb einer allgemeinen Herdrückbildung die involutive Mitreaktion auch nicht behandelter Hautbezirke *(„isopathisches Heilphänomen")* gegenübersteht.
Im übrigen zeigen *weiße perifokale Zonen* der Haut, innerhalb derer z.B. auch die Schweißproduktion reduziert ist, im allgemeinen auf eine einsetzende Rückbildung hin *(Zeichen von Woronoff)* (Abb. **70**). Andererseits kündigen *rote Höfe* eine weitere, rasche Herdprogredienz an. Die Rückbildung der Psoriasisherde erfolgt ferner nicht selten mit einer *Depigmentierung*, dem sog. *Leucoderma psoriaticum*, welches von dem therapeutisch bedingten Leucoderma psoriaticum spurium abzugrenzen ist.
Im Bereich des behaarten Kopfes kommt es bei Befall, vorzugsweise am *Haaransatz*, u.U. zu vorübergehender Haarlichtung (Abb. **71**). Der Haarschaft selbst mutet lichtmikroskopisch unverändert an. Bei stärkerer Umspelzung der Haarschäfte sprach man früher fälschlich von einer „Tinea aminantacea" (der Ausdruck „Tinea" wird heute lediglich für Mykosen angewandt). Nicht selten sind am Kopf schließlich helmartig dichte Schuppenpanzer entwickelt.
Die *Nägel* (etwa 15% bei der Psoriasis vulgaris, 80–90% bei der Psoriasis non vulgaris, praecipue arthropathica) sind entweder subungual parakeratotisch fleckförmig verändert („Erythema psoriaticum distale", welches – namentlich bei der Erythrodermie – bis zur Onycholyse führen kann) oder infolge von isolierten papulösen oder mikropapulösen Effloreszenzen

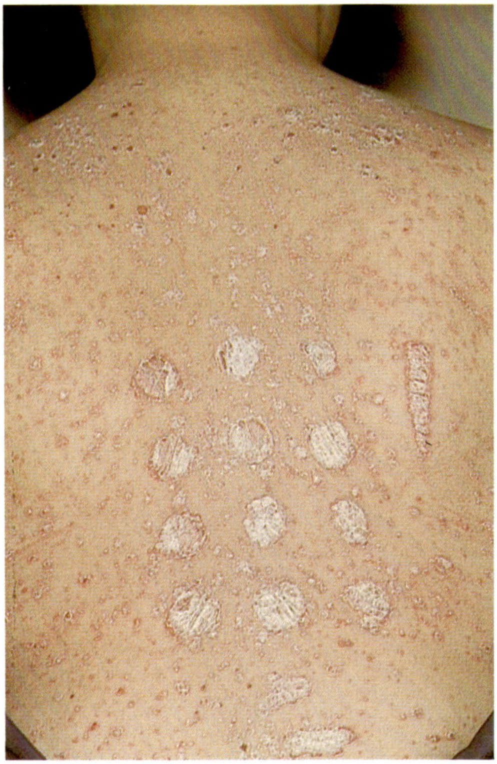

Abb. **69** Psoriasis vulgaris. Isomorpher Reizeffekt. Hier: Psoriasismanifestation auf Epikutantest.

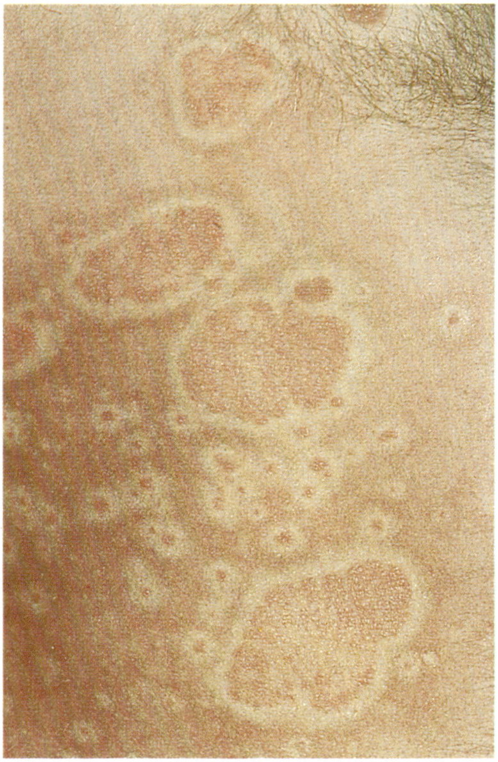

Abb. **70** Psoriasis vulgaris. Perifokal einsetzende Rückbildung (Woronoff-Zeichen).

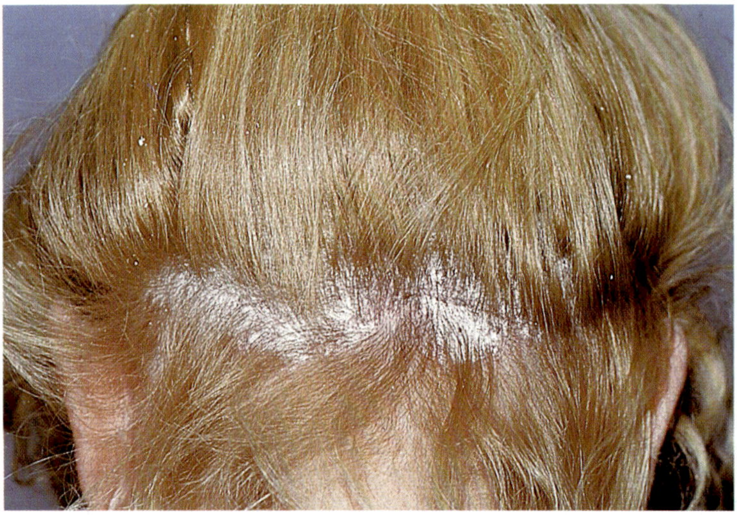

Abb. **71** Psoriasis vulgaris des behaarten Kopfes.

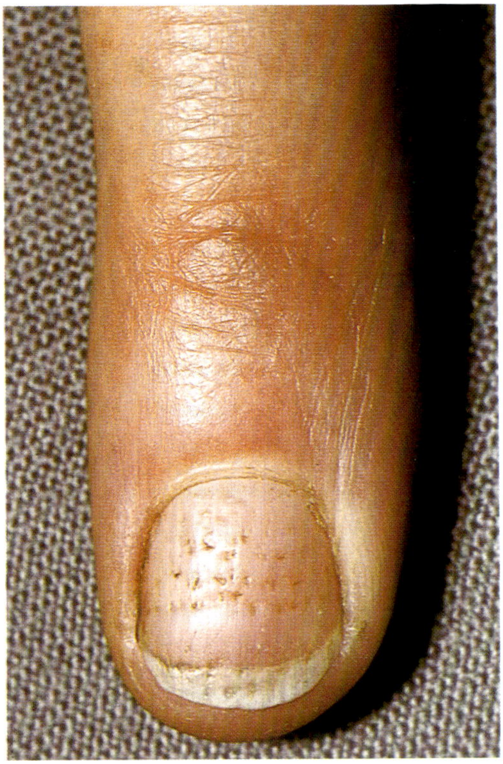

Abb. **72** Tüpfelnagel bei Psoriasis vulgaris.

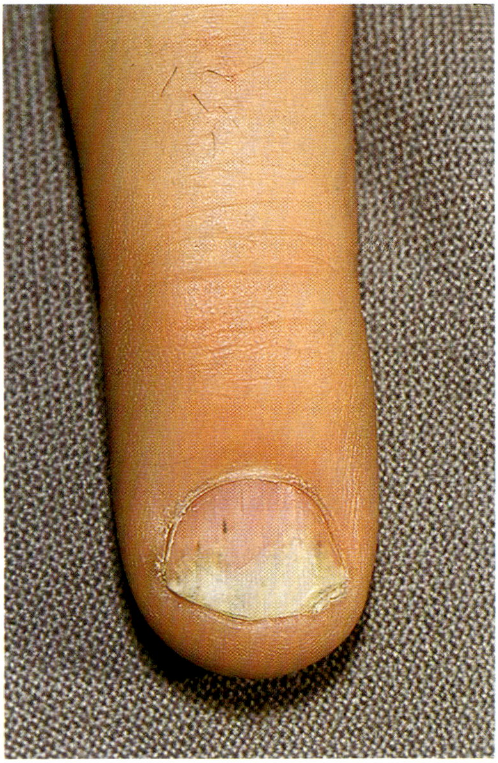

Abb. **73** Sog. Ölfleck bei Psoriasis vulgaris.

im Bereich des Nagelbettes kleinherdförmig getrübt (psoriatischer *„Ölfleck"*, welcher Entwicklung evtl. ein stechendes Schmerzphänomen vorausgehen kann) (Abb. **73**). Am häufigsten wird man aber wohl die sog. *Tüpfelnägel* (Abb. **72**), die Psoriasis guttata unguium, zu Gesicht bekommen, die mit ihren bis stecknadelkopfgroßen Grübchen am ehesten mit einem Fingerhut zu vergleichen sind.

Weitaus feinere Grübchenbildungen finden sich als „Onychosis guttata" bei Kranken mit Alopecia areata, weniger auch bei einem akuminierten Lichen ruber.

Bei Kranken mit schwerer und ausgebreiteter Psoriasis vulgaris können die Nägel schließlich zerkrümelt sein. Häufig sind derartige *Krümelnägel* zudem mit Pilzen sekundär durchwuchert (Abb. **74**).

Kinetisch ist die hochgradige, etwa das Fünffache der Norm betragende Steigerung der Mitoserate herauszustellen. Biochemisch sprechen ebenfalls manche Zeichen für eine eminent gesteigerte Stoffwechselaktivität, wobei gegenwärtig im besonderen der Pentosephosphatzyklus (gesteigerte Enzymaktivität) im Vordergrund der Untersuchungen steht. Die Synthese des Stratum granulosum erfolgt mangelhaft.

Bedeutung hat sodann das *HLA-System* bei der Psoriasis erlangt. Bei diesem handelt es sich um Histokompatibilitätsantigene, die an der Oberfläche verschiedener Stellen des menschlichen Organismus lokalisiert sind. Bei der Psoriasis vulgaris liegt offensichtlich eine höhere Assoziation mit HLA-B 13, Bw 17 und Bw 37 vor, während bei der Psoriasis arthropathica die Konstellation HLA – B 27 – (wie bei Morbus Reiter) vorrangig ist.

Histologie

Histologisch findet sich unterhalb einer locker geschichteten Parakeratose (mit abwechselnd auch hyperkeratotischen Stellen), an welche die verschmälerten und verlängerten Retezapfen fast unmittelbar heranreichen, eine regel-

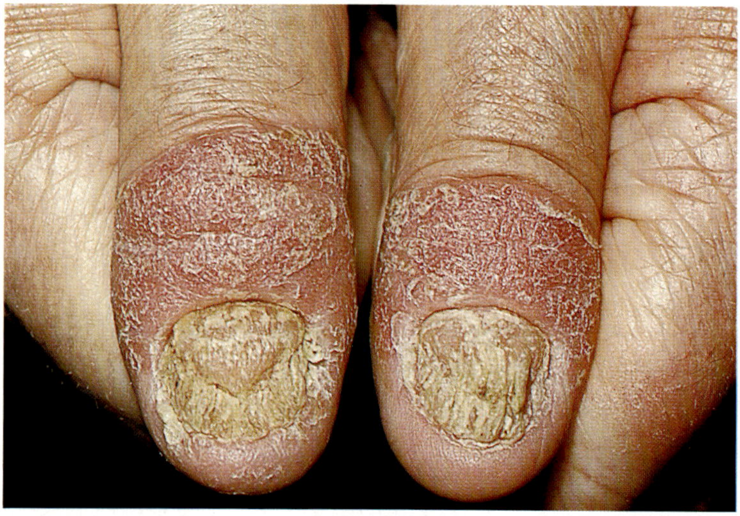

Abb. **74** Krümelnägel bei Psoriasis vulgaris.

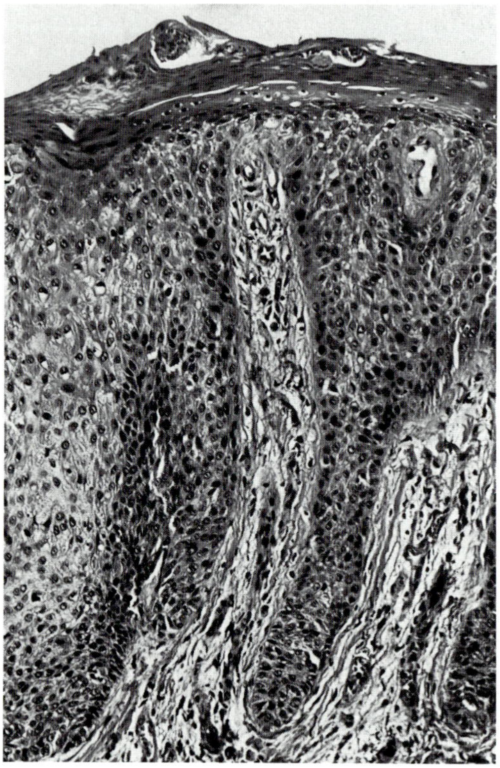

Abb. **75** Feingewebssubstrat der Psoriasis vulgaris (Parakeratose, verschmälerte und verlängerte Retezapfen, Munro-Abszeß).

mäßig bleibende Akanthose mit meist fehlender Keratohyalinschicht, wie unter sonstigen Parakeratosen auch. Die sowohl sub- wie intrakornealen *Munro-Abszesse* werden von Neutrophilen gebildet (Abb. **75**). Im Korium finden sich – vermutlich sekundär – hypertrophische Papillen mit dilatierten Kapillaren sowie Infiltrate.

Sonderformen und Maximalvarianten

Bei der *Psoriasis pustulosa* (Abb. **76**) sind die sonst nur histologisch wahrnehmbaren Munroschen Mikroabszesse bis zu makroskopischer Erkennbarkeit gesteigert (*Typ Zumbusch,* konstitutionelle Symptome, Fieber). Diese Psoriasis pustulosa, der feingeweblich eine schwammige Auflockerung des Rete (= spongiforme Pustel) zugrunde liegt, kann generalisiert oder als palmoplantar beschränkte *Akroform (Typ Königsbeck-Barber)* in Erscheinung treten. Liegt ein Pustulationszustand infolge irritativer Therapieversuche vor, so spricht man von einer *Psoriasis cum pustulatione.*
Differentialdiagnostisch kann ferner vor allem die Abgrenzung gegenüber einem (nichtpsoriatischen) pustulösen *Bakterid Andrews* (Pustelgruppe in der *Mitte* von Handteller und Fußsohlen!) schwierig sein. Die Psoriasis pustulosa der Fingerendglieder ist alsdann mit der *Acrodermatitis continua suppurativa* weitgehend identisch, während die Psoriasis pustulosa in graviditate *„Impetigo herpetiformis“* genannt wird.

Die *Psoriasis arthropathica* (Abb.77) tritt in mehr als der Hälfte der Fälle – insgesamt aber nur bei etwa 1,5–7% aller Psoriatiker – erst nach der Entwicklung von Hautveränderungen in Erscheinung, wobei das Iliosakralgelenk fast stets in Mitleidenschaft gezogen ist. Die Manifestation gerade dieser etwas gynäkotropen Maximalform tritt in der Regel erst um das 3.–5. Lebensjahrzehnt ein. Neben den bereits erwähnten Iliosakralgelenken der Wirbelsäule werden aber auch die peripheren Gelenke (Hand- und Phalangealgelenke) betroffen. Klinisch ist die Psoriasis arthropathica durch Erythem, Ödem, Steifigkeit und Schmerzhaftigkeit der befallenen Gelenkgebiete ausgezeichnet (Abb.77). In der Nachbarschaft der befallenen Gelenke können Osteoporosen und Weichteilveränderungen vorkommen. Auch die Existenz psoriatischer Myopathien wird heute bejaht. Die serologischen *Rheumafaktoren* sind dagegen bei der Psoriasis arthropathica fast durchweg *negativ*.

Ätiologie und Pathogenese

Ätiopathogenetisch handelt es sich bei der Schuppenflechte um ein unregelmäßig dominantes bzw. vermutlich multifaktorielles Erbleiden mit Schwelleneffekt, wobei auch im Einzelfall eine deutliche Abhängigkeit entweder von Umweltfaktoren oder endogenen Zustandsänderungen ins Auge springen kann. Neben der provokativen Bedeutsamkeit stärkerer mechanischer Exposition z. B. an Druckstellen (deshalb keine derartigen Psoriasisherde bei Geistesarbeitern) sind als weitere verstärkende Co-Faktoren Alkoholabusus (stärkere ödematöse Durchtränkung der Herde offenbar besonders an den Handinnenflächen), Übergewichtigkeit, Hyperlipämie, Hyperurik-

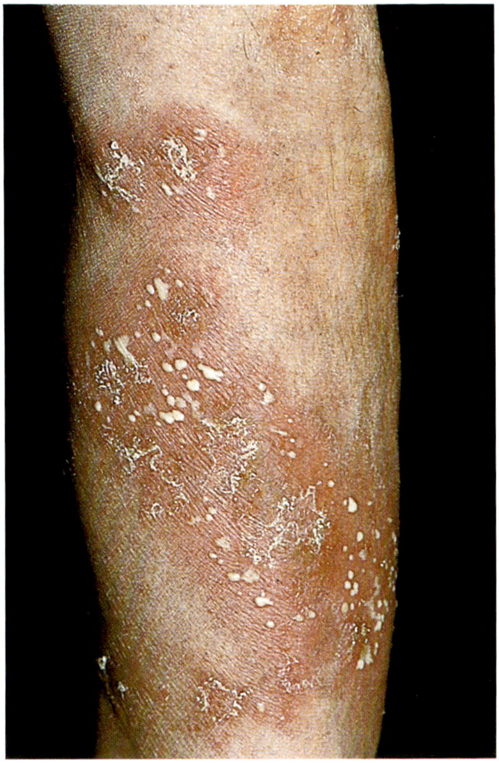

Abb. 76 Psoriasis pustulosa.

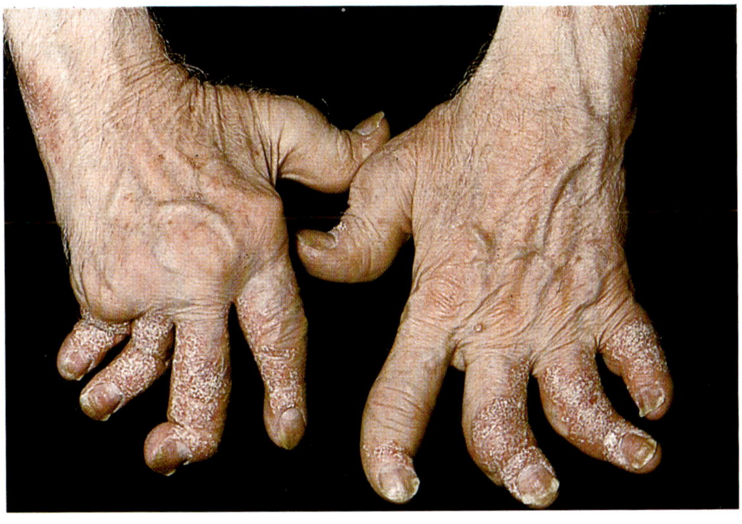

Abb. 77 Psoriasis arthropathica.

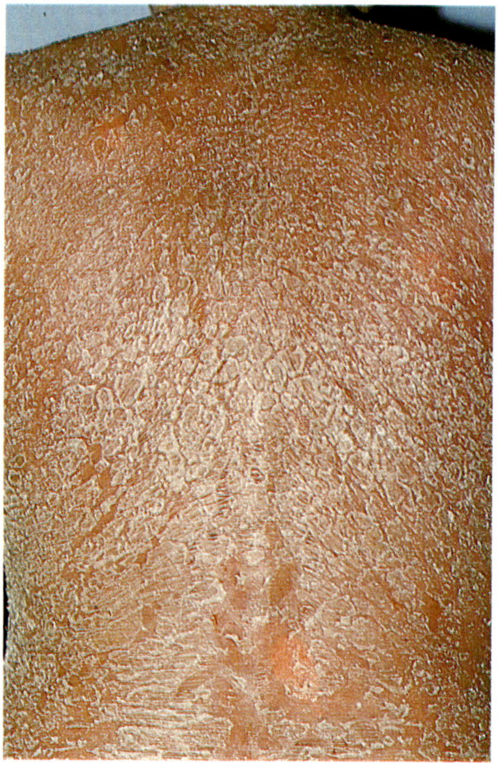

Abb. **78** Psoriasis erythrodermica.

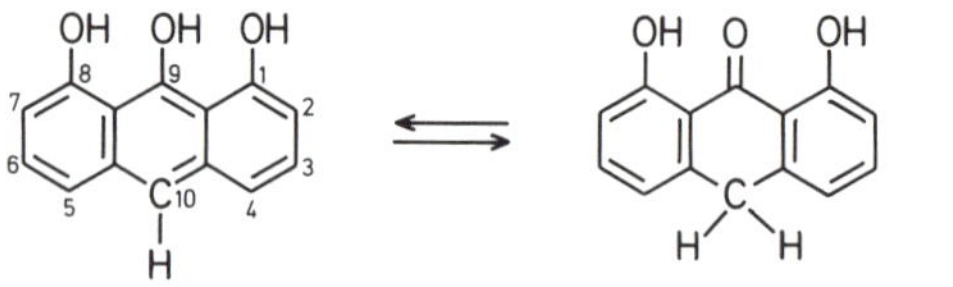

Dithranol, Enol-Form (1,8,9-Trihydroxy-anthracen)

Ditranol, Keto-Form (1,8-Dihydroxy-9-anthron)

Abb. **79** Cignolin-Formel.

ämie (besonders mörtelspritzartig erhabene und mehr weiß-gelbliche Effloreszenzen), larvierte Tetanie (exsudative oder pustulöse Note), Steatorrhoe, gewisse endokrine Wendepunkte (Menarche, Menopause, *Laktation,* kaum die Gravidität selbst), indessen wohl weniger ein Diabetes mellitus von Beachtung. Frische Psoriasisstreuungen, die offensichtlich unter stärkerem Eruptionsdruck stehen und eine besonders milde Lokaltherapie erheischen, treten namentlich nach Infektionskrankheiten, z. B. grippalen Infekten, in Erscheinung, wie auch eine Wiederholung solcher kleinstfleckiger Psoriasisaussaaten nach einer Angina durchaus die Tonsillektomie indiziert.

Therapie

Lediglich bei streuender, exanthematischer Psoriasis Dämpfung des Eruptionsdruckes mittels kortikaler-subkortikaler Sedativa oder mit Hilfe von Triamcinolon (30–50 mg/die). Bei Psoriasis arthropathica kein Chlorochin („Resochin"), sondern z. B. Indometazin („Amuno") oder auch Cortison. Bei der Lokalbehandlung Schuppenlösung durch gehäufte Seifenbäder im Verein mit 3–5%iger Salicyl-Vaseline. Die zweite, reduzierende (oder thioloprive) Phase der schulgerechten Lokaltherapie umfaßt die Anwendung von Quecksilberpräzipitatsalbe (5–10%), Teer und vor allem Dithranol (= Cignolin, 1/16%–3%ig) (Abb. **79**). Ein empfehlenswertes Rezept für die ambulante Praxis wäre das folgende:

Rp. Acid. salicyl. 5,0–1,0
Ol. ricin. qu. s.
Hydrargyri preacipitati alb. 2,5–5,0
Liqu. carb. deterg. 5,0–20,0
Ichtho-Cortin „fett" 30,0–15,0
Ungt. emulsificant. anhydric. ad 100,0

Nur für die schwersten Psoriasisformen, also für die Psoriasis non vulgaris, kommt neuerdings auch Methotrexat (1–2mal 5–20 mg pro Woche i. v.), vor allem unter Kontrolle der Leuko- und Thrombozyten und der Schleimhaut, in Betracht.

In der *physikalischen Behandlung* der Psoriasis hat gegenüber der früher häufig angewandten Höhensonnenbestrahlung (UVB und UVC) in der Gegenwart – neben der Empfehlung von Urlaubsaufenthalten in sonnenreicher Gegend – die Anwendung von UVA, ob ihrer Wirksamkeit große Bedeutung erlangt. Vereinzelt wird diese Anwendung als sog. Photochemotherapie mit Zusatz von 8-Methoxypsoralen durchgeführt. Die seltene Anwendung von Röntgenstrahlen bei der Psoriasis beschränkt sich auf torpide oder dem freien Blick besonders preisgegebene Herdstellung sowie auf durchweg ältere Personen. Zu wirksamer Applikation eignen sich hierbei häufig Grenzstrahlen 9–12 kV, 1–3mal 300 R im Abstand von etwa 8 Tagen.

Die *Psoriasisnägel* sind ein besonders undankbarer Behandlungsgegenstand: Etwaige Effekte hängen hier stark von der konsequenten unausgesetzten Mitarbeit des Patienten ab (Lokaltherapie: 33⅓%iges Anthrasol-Olivenöl oder 10%iger Liqu. carbon. deterg. in Ungt. molle, nach vorangehendem Seifenbad täglich über Monate; zusätzlich reichlich Gelatine in Pudding oder dgl., auch Gelacet sowie Eisenpräparate). Versucht werden können auch Okklusivverbände über Nacht mit hochkonzentrierten Corticosteroidsalben (z. B. Jellin ultra) und schließlich eine Röntgenbestrahlung, z. B. 3mal 100 R, 20 kV (Dermopan, Stufe 2), wobei die Röntgenbelastung dieser Regionen im Laufe des Lebens aber 800–1000 R nicht übersteigen sollte.

Besonders schwierig gestaltet sich die Behandlung der erythrodermisch-pustulösen Formen sowie der Psoriasis an Handflächen und Fußsohlen. Für alle drei genannten Sonderformen sind besonders große Erfahrung und häufig auch klinische Behandlung erforderlich.

Parapsoriasisgruppe

Hierunter faßt man *drei erythematosquamöse Hautkrankheiten* zusammen, die mit der Schuppenflechte kaum zu vergleichen sind und die auch pathogenetisch vermutlich kaum anverwandt sind. Darüber hinaus handelt es sich bei diesen drei Parapsoriasisformen um seltene Erscheinungsbilder, von denen im übrigen der zweite Typ, der Morbus Brocq, wohl noch am häufigsten vorkommt.

Parapsoriasis guttata

Synonyma: Parapsoriasis en gouttes, Pityriasis lichenoides chronica.

Die Diagnose dieses eminent chronischen, also lange in seinem Gesamtverlauf persistierenden, wie auch in seinen Einzelelementen fast stationären Leidens gründet sich auf die Feststellung typischer, graubraunroter, anfänglich mehr kupferrotbräunlicher Papeln, die sich deutlich von den Elementen des Lichen ruber unterscheiden, andererseits in ihren Anfängen u. U. sehr luespapelähnlich imponieren. Die kennzeichnende Note gewinnen derartige Knötchen vor allem durch die sie bei voller Entwicklung bedeckenden Deckel- (Abb. **80**), Oblaten- oder Kollodiumschuppen, die sich als Span abheben lassen. Nach Entfernen dieser Schuppen, die in der Mitte etwas dichter als randwärts sind, bleiben sattrote, nichtinfiltrierte Bezirke zurück.

Charakteristisch sind weiterhin außer der langen Bestandsdauer Therapieresistenz, Fehlen subjektiver Symptome und die gelegentliche Abheilung mit einem Leukoderm. Die Patienten sind nicht selten zu Hyperhidrose neigende „Vasoneurotiker".

Pityriasis lichenoides et varioliformis acuta

In Gegensatz zu der klassischen Form kommt es vorzugsweise bei Jugendlichen innerhalb eines sonst typischen Exanthems zu Untermischung mit *varizelliformen* (Abb. **81**), pustulö-

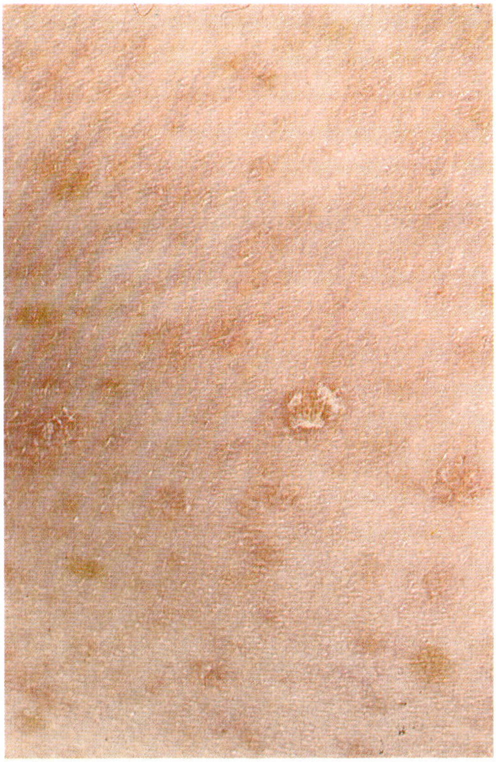

Abb. **80** Parapsoriasis guttata. In der Mitte eine typische Deckelschuppe.

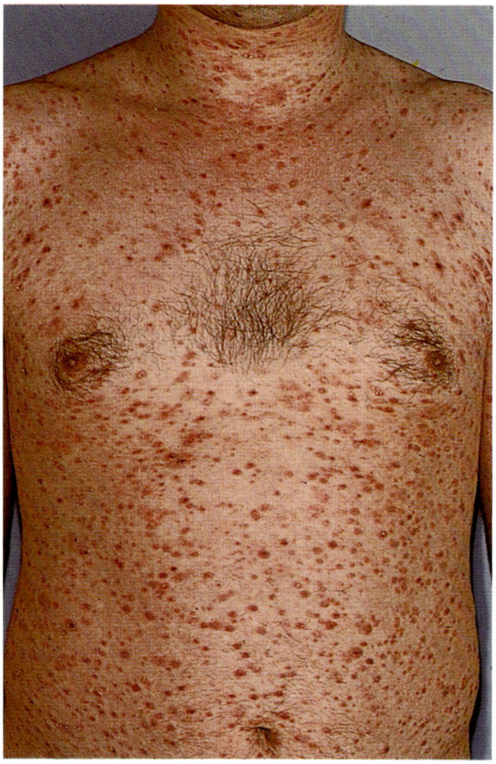

Abb. **81** Pityriasis lichenoides varicelliformis acuta.

sen, vesikulohämorrhagischen oder nekrotischen Elementen. Speziell für letzteren Typ wird auf Veränderungen im Sinne einer *Vasculitis allergica,* also Endothelschwellung, Wandnekrosen, Obliterationen usw., hingewiesen. Diese akuten Formen kommen offenbar besonders im Anschluß an Katarrhe oder Infekte des oberen respiratorischen Trakts zustande und gehen im allgemeinen viel schneller als der chronische Verlaufstyp zurück.
Als besondere Varianten sei neben den akuten varizelliformen Effloreszenzen auch die Möglichkeit der Entwicklung von *papulonekrotischen, seborrhoischen* oder *vesikulösen* Elementen angeführt.
Nicht selten ist bei der varizelliformen Erscheinungsform, die übrigens häufig mit Närbchen oder auch Leukodermen abheilt, eine regionäre Lymphknotenbeteiligung zu beobachten.

Lymphomatoide Papulose

Die lymphomatoide Papulose ist eine mit starker Ausbildung von Gitterfasern einhergehende lymphoretikuläre Reaktion, die sich klinisch gutartig verhält, feingeweblich aber relativ maligne imponiert, wie auch ganz ausnahmsweise – neben dem Ausgang in eine Poikilodermie – ein Übergang zu einem malignen Lymphom möglich sein kann.

Histologie der Parapsoriaris guttata

Der feingewebliche Aufbau einer Parapsoriasispapel ist selten so zwingend, daß aus ihm mikroskopisch allein zuverlässig die Krankheit, sondern lediglich nur die „Vereinbarkeit“ mit ihr festgestellt werden kann: Vorhanden sind eine umschriebene Parakeratose und im Rete Ödematisierung, die sich bis zur Spongiose steigern und eine Akanthose bedingen kann. Das Ödem ist häufig noch im Papillarkörper erkennbar, der außerdem eine mehr oder weniger starke lymphohistiozytäre Infiltration beherbergt. Je nach Akuität findet sich eine Gefäßalteration, die von einer geringen bis starken Endothelschwellung auch bis zu Thrombosierung und Obliteration reichen kann.

Differentialdiagnose

Die Differentialdiagnose wird vor allem sekundäre Syphilide (Serologie!), Tuberkulide oder sonstige Id-Reaktionen zu berücksichtigen haben. Mitunter kann Ähnlichkeit zu einer Urticaria pigmentosa (Mastzellennachweis!) oder einer Psoriasis punctata, weniger wohl zu einer exanthematischen oder zu einer kleinknotigen Erscheinungsform der „Schuppenröschen“ (Pityriasis rosea = Primärplaque!) gegeben sein.

Ätiologie

Ätiopathogenetisch liegt die Ätiologie dieses Leidens völlig im Dunkeln. Speziell bei den akuten, varizelliformen Erscheinungsbildern wird man an eine infektions-allergische Genese im Sinne einer Zweitkrankheit (Virus!, Id-Reaktion) denken dürfen.

Parapsoriasis en plaques

Synonyma: Erythrodermie pityriasique en plaques disséminées, Xanthoerythrodermia perstans, Brocq-Krankheit.

Diese (androtrope) Krankheit setzt sich in monotoner Weise aus überwiegend am Rumpf (Abb. **82**), weniger auch an den Gliedmaßen sich ausbildenden, vorzugsweise länglich-streifigen und nur selten etwas mehr rundlichen oder ovalären, gelblich-rötlichen – im Gegensatz zu Seborrhoiden doch mehr verschwommen abgesetzten – Einzelelementen zusammen, die nicht infiltriert, flach, wohl aber häufig zart atrophisch gerunzelt sind, diskret schilfern und zudem vereinzelt glitzernde Lichen-simplex-Knötchen aufweisen, bei stärkerem Kratzen auch punktförmig-hämorrhagisch durchsetzt sind. Zunehmende Schwellung oder Infiltration eines Einzelherdes, nicht zuletzt auch Juckreiz, kündigen die Entwicklung einer Mycosis fungoides, viel seltener auch einer Lymphogranulomatose, an.

Neuerdings wird einer Differenzierung der Brocq-Krankheit nach der *Größe der Einzelelemente,* auch aus prognostischen Gründen, das Wort geredet: Bei der Parapsoriasis mit klinisch kleinen *Herden* sollen diese ohne Juckreiz und Infiltration sowie nicht selten auch streifenförmig bestehen und vor allem weitaus seltener als bei der großfleckigen Erscheinungsform zu einer Mycosis fungoides oder einer anderen malignen Retikulopathie überführen können. Außerdem sollen die größeren Plaques bei der großfleckigen Parapsoriasis mehr inhomogen rötlich koloriert sein, stärker jucken und auch weniger als die kleinherdige Form auf Sonneneinstrahlung o. dgl. ansprechen.

Histologie

Auch bei der Brocq-Krankheit ist die feingewebliche Aussagekraft beschränkt, da wir für gewöhnlich nur das Bild einer chronischen Dermatitis mit umschriebener Parakeratose vor uns haben. Erst die großfleckige Parapsoriasis gewinnt bei weiteren, u. U. jahrzehntelangem Bestand an histologischer Typie, wie zirkumskripter Atrophie, Endgefäßerweiterungen sowie perivaskulärer Infiltration.

Maligne Umwandlung

Bei etwa jedem 3.–4. Patienten mit einer Brocq-Krankheit kommt es namentlich von der *großfleckigen Form* aus, die durch besonders lange Bestandsdauer, poikilodermische Tendenz, auch regionäre Lymphknotenvergrößerung sowie kleine Herdzahl gekennzeichnet ist, zu der bereits erwähnten malignen Transformation speziell zur Mycosis fungoides hin. Diese maligne Umformung zeichnen auch klinisch vor allem ein Auftreten von Juckreiz, Anschwellung der Herde und u. U. ein zirzinärer

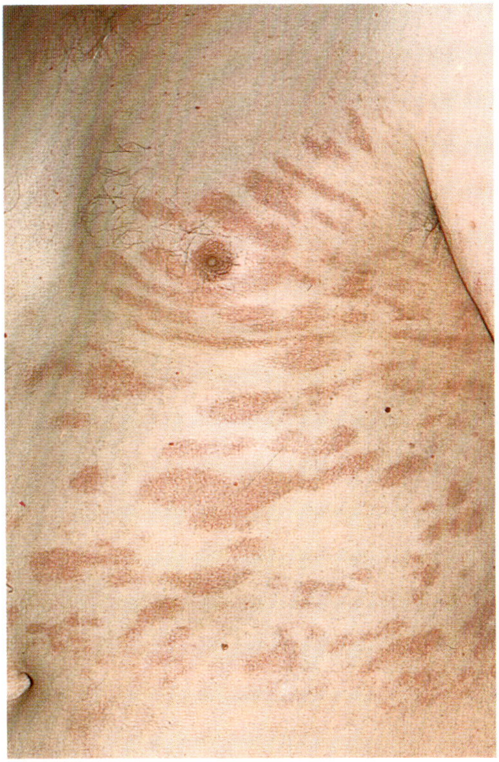

Abb. **82** Parapsoriasis en plaques.

infiltrierter Begrenzungscharakter aus. Im Hinblick auf diese Transformationsmöglichkeit sollte ein solcher Patient über Jahre hindurch unter regelmäßiger, vorsorglicher Kontrolle eines Hautarztes stehen!

Differentialdiagnose

Mehr noch als mit der Möglichkeit von sekundären bis tertiären Syphiliden, Mykiden usw. wird sich die Differentialdiagnose noch mehr als bei der punktförmigen Form bei der Brocq-Krankheit speziell mit der Abgrenzung einer Pityriasis rosea (jedoch baldige spontane Involution) und von seborrhoischen Ekzemen zu befassen haben.

Parapsoriasis lichenoides

Synonyma: Parakeratosis variegata, Lichen variegatus, Paralichen.

Bei diesem Leiden kommt es, vereinzelt vielleicht von der ursprünglichen Erscheinungsform einer Pityriasis lichenoides chronica aus,

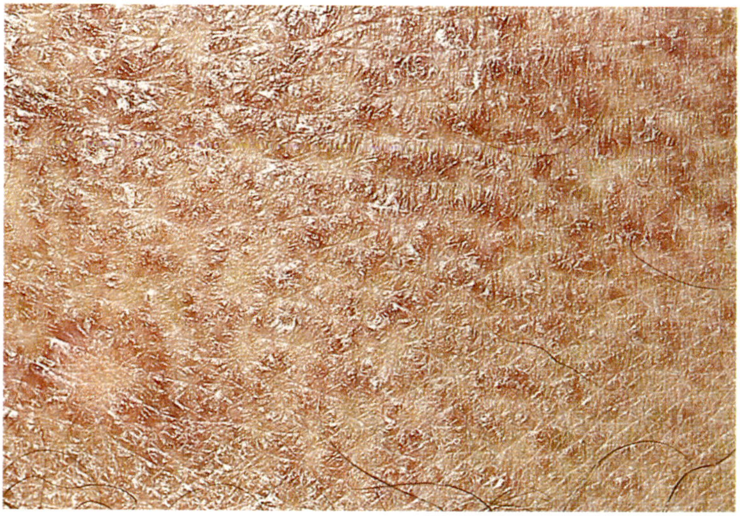

Abb. **83** Parapsoriasis lichenoides.

zu einem reliefartigen Netzwerk, welches von flach-halbkugeligen, meist rundlichen und weniger polygonalen, glänzenden, z.T. auch squamösen Papeln gebildet wird, die am ehesten Lichen-ruber-Knötchen („Paralichen") ähneln (Abb. **83**). Die Abheilung erfolgt nach langer Bestandsdauer unter zarter, seidenpapierartiger Atrophie. Petechiale und/oder teleangiektatische Herddurchsetzung kann vorliegen.

Histologie

Histologisch sehen wir Hyperkeratose im Wechsel mit Parakeratosebezirken, Abflachung der Papillen, an der Basalzellinie degenerative Phänomene. Das Stratum papillare ist außerdem ödematisiert und von Chromatophoren (einschließlich Pigmentinkontinenz) durchsetzt. Ein Übergang zur Mycosis fungoides würde sich für gewöhnlich durch Zunahme des Infiltrats (vorzugsweise Rundzellen, Histiozyten, Mono- und Mastozyten, später auch große Mykosiszellen mit großem dichtem Kern) sowie in der Entwicklung von sog. mononukleären Pautrier-Abszessen ankündigen.

Therapie der Parapsoriasis

Am zuverlässigsten gestaltet sich die Beeinflussung der akuten, varizelliformen Erscheinungsbilder, die vor allem mittels Antibiotika (Tetracycline) und Cortisonsalben gelingt. Bei allen übrigen Formen wird man Versuche mit einer Lichttherapie unternehmen, bei der heute – neben natürlicher Besonnung – die Black-light-Therapie mit Recht im Vordergrund steht. Mit systemischen Corticosteroiden wird man in der Regel weniger erreichen als mit Okklusivverbänden mit modernen Corticosteroidcremes, von denen sich uns besonders das Präparat Diprosone bei der Parapsoriasisgruppe bewährt hat.

Pityriasis rubra pilaris

Diese mitunter familiär zu beobachtende erythematosquamöse Hautkrankheit wird durch eine follikuläre epidermale Papel bzw. follikuläre Keratose repräsentiert (Abb. **84**).

Die Pityriasis rubra pilaris darf nicht mit der Pityriasis rubra Hebra-Jadassohn in einen Topf geworfen werden, zumal letztere Krankheitsbezeichnung heute kaum noch Anwendung findet. Man verstand unter ihr früher eine mehr oder weniger exfolierende Erythrodermie mit ausgeprägten regionären (tuberkulösen?) Lymphknotengruppen.

Alters- und Geschlechtsverteilung

Die Krankheit ist eher wohl beim männlichen als beim weiblichen Geschlecht zu sehen.

Dieses sehr seltene, in der Folge hauptsächlich – aber sicher nicht zu Recht – mit dem Lichen ruber acuminatus oder der Psoriasis identifizierte (in einem Teil der Fälle durch ein autosomales Gen bedingte?) Leiden befällt im allgemeinen Kinder und Jugendliche, allerdings auch Personen etwa um das 5. Lebensjahrzehnt.

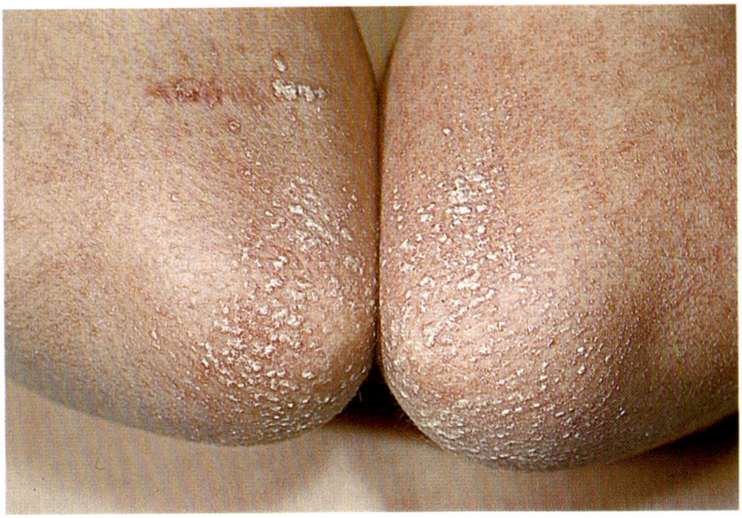

Abb. **84** Pityriasis rubra pilaris.

Diagnose

Die Diagnose basiert in erster Linie auf dem Vorliegen dicht aggregierter, akuminierter und an die Haarbälge gebundener Papeln, vornehmlich an den Fingern. Die Entwicklung psoriasiformer Herde (z. B. an den Ellenbogen) und anderer erythematosquamöser Veränderungen namentlich in Gestalt einer gipsmehlartigen Schuppung über einem indianerfarbenen Erythem im Gesichtsbereich sowie schließlich häufig auch eine diffuse palmoplantare Hyperkeratose setzen die weiteren Akzente. Nicht ungewöhnlich sind fernerhin partielle oder universelle, mehr oder weniger monotone, erythrodermische Verlaufsstadien. Hierbei ist das Allgemeinbefinden nicht selten beeinträchtigt.

Histologie

Feingeweblich wird die Diagnose der Pityriasis rubra pilaris nur sicher, wenn im Schnitt tatsächlich eine follikuläre epidermale Papel erfaßt wurde. Immerhin dürfte aber die Abgrenzung gegenüber einer Psoriasis vulgaris (hochgeführte Papillen, überwiegend Parakeratose) und eines Lichen ruber planus (vermehrtes Keratohyalin, kutanes Infiltratband) für gewöhnlich möglich sein.

Differentialdiagnose

Differentialdiagnostisch kommt an erster Stelle die (schwierige, aber durchaus mögliche) Abgrenzung gegenüber einem Lichen ruber follicularis acuminatus, weniger auch gegenüber einer kleinfleckigen Psoriasis und schließlich auch gegenüber einer Mycosis fungoides in Frage, bei der seltenerweise auch follikuläre Hyperkeratosen bzw. follikuläre Muzinosen einen Teil der Symptomatik ausmachen können.

Therapie

Vitamin A 100 000–300 000 E per os/die, ferner Versuche mit Corticosteroiden evtl. keratolytische Salben und/oder Vitamin-A-Säure (z. B. 0,1% in Alkohol!), Versuche mit UVA-Bestrahlung oder auch mit Aromatischem Retinoid (Tigason).

Pityriasis rosea

Synonym: Schuppenröschen.

Häufig in der Aussaat am Stamm und in der Projektion nach der Achselhöhle betont treten im Anschluß an eine größere Primärplaque (tache mère, Primärmedaillon) (Abb. **85**) zahlreiche, auffällig den Hautlinienzügen folgende, das Gesicht meist verschonende, ausgesprochen zart schuppende, marginal krausenförmig (Collerette) sich scheinbar lösende, graurötliche „Schuppenröschen" auf. Nach ihrer Selbstheilung kann ein Leukoderm vorliegen. Das Vorkommen bei Kindern ist ziemlich häufig, jedoch wohl kaum vor dem 2. Lebensjahre. In manchen Einzugsgebieten, wie dem unseren, hat man den Eindruck eines Spät-

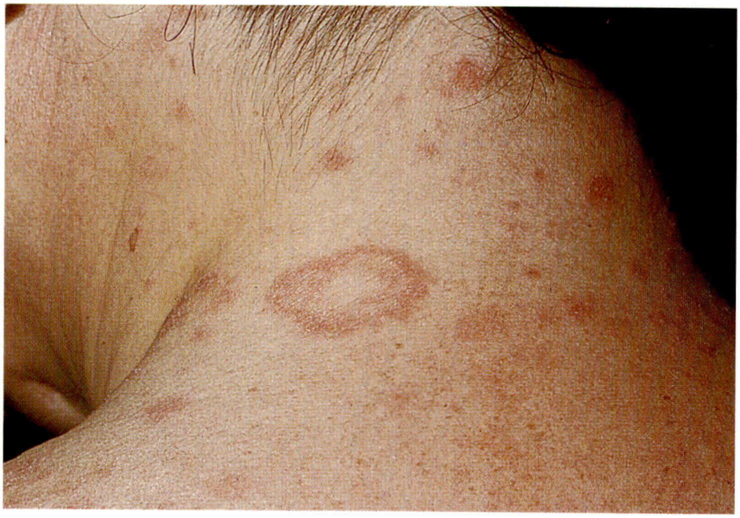

Abb. **85** Pityriasis rosea (mit typischem Primärmedaillon).

herbstgipfels, so daß epidemische Häufung vorliegen kann. Bei sonst ungestörtem Allgemeinzustand sind katarrhalische Erscheinungen der oberen Luftwege relativ häufige Vorboten (Virusinfekt? Streptogene Id-Reaktion?).

Histologie

Histologisch treffen wir auf den Aspekt einer subakuten bis chronischen Dermatitis, der aber manchmal recht stark ausgeprägt sein kann und markante intra- und interzelluläre Ödematisierung in der Epidermis aufweist. Hingegen sind Akanthose und Parakeratose nur geringfügig entwickelt.

Therapie

Die Aussicht auf die spontane Involution dieses von Hause aus diskreten Exanthems kann durch Hinzutreten des Arztes insofern getrübt werden, als eine differente *Therapie* bei dieser Dermatose irritierend wirkt. Man begnüge sich daher mit der Anwendung indifferenter Lokalmaßnahmen (2%ige Ichthyol-Lotio, Fissan-Teeröl o. ä.) und lasse Waschen und Baden einschränken.

Fehlbildungen und Fehlbildungssyndrome der Haut

Fehlbildungen nehmen in der aktuellen Syndromkunde einen relativ großen Raum ein. *Mißbildungen* sind beträchtliche, *Anomalien* unbeträchtliche Abweichungen des Individuums außerhalb der Schwankungsgrenze seiner Art. Sie kommen, bei lebensfähiger Ausprägung, in der Gesamtbevölkerung zu einem Ausmaß von etwa 0,5% vor!

Ektodermale Dysplasien der Haut

Bei den Merkmalskombinationen aus dem Formenkreis der *ektodermalen Dysplasien* bzw. der *„ektodermalen Polydysplasien"* haben wir als Hauptsymptome *Hypohidrose, Hypotrichose* und *Hypodontie* (Abb. **87**) zu erwarten. Der *Typus minor* dieses Anomaliekomplexes ohne Schweißdrüsenabwegigkeiten ist mit Hypoplasien der Haare und Nägel kombiniert. Auf den ersten Blick fühlt man sich an eine Lues congenita (Olympierstirn, Satyrohr) erinnert. *Funktionell* sind die Patienten häufig thermoregulatorisch beeinträchtigt, so daß *unklare Temperaturerhöhungen* schon in den ersten Lebenstagen ohne jede weitere Symptomatik an eine solche *Anhidrosis hypotrichotica* denken lassen sollten. Verzichten wir auf die Aufzählung weiterer Mikrosymptome, wie rudimentäre Follikeltrichter, Korneadystrophien usw., so wird jeder Einzelfall irgendeine Besonderheit aufweisen, wie z. B. eine Trichoklasie, irgendeine Ekzemreaktion, die sich einzelmorphologisch mehr vulgär- oder endogen-ekzematös äußern wird, oder eine *zelluläre Immuninsuffizienz.* Im Serum kann der IgE-Spiegel erhöht sowie die T-Lymphozyten können vermindert erscheinen.

Eine kausale *Therapie* ist nicht möglich.

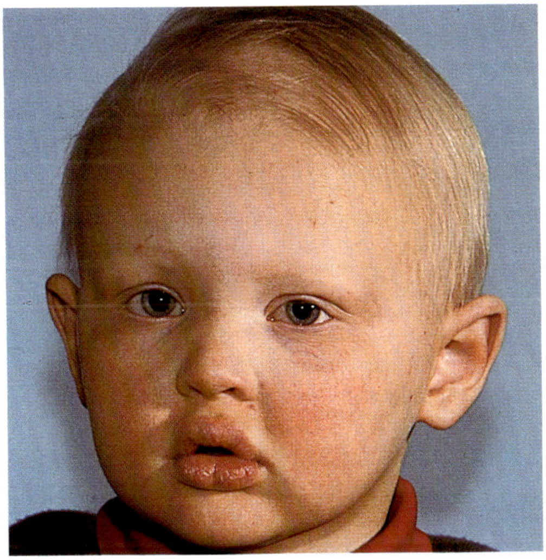

Abb. **86** Ektodermale Dysplasie. Typischer Gesichtsausdruck.

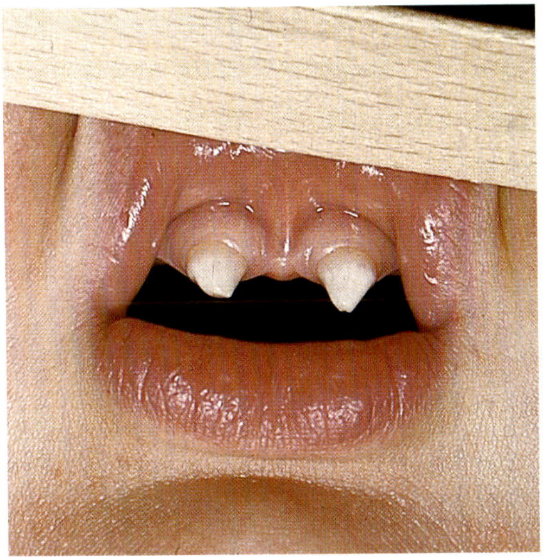

Abb. **87** Ektodermale Dysplasie. Typische Hypodontie.

Aplasia cutis congenita circumscripta

Kongenitale Hautdefekte sind mitunter schon beim Neugeborenen als steilwandige, gestanzt anmutende oder brandwundenartige Geschwürsbildungen, beim Erwachsenen hingegen überwiegend als narbig-alopezische Defekte in Nähe der kleinen Fontanelle oder paramedian am Hinterkopf auffällig (Abb. **88**). Ursächlich kommen für solche, mitunter bis auf die Muskulatur oder auf das Skelett reichende Defekte amniogene Anwachsungen, frühembryonale Dysontogenesen, umschriebene intrauterine Traumatisierungen (z. B. durch geburtshilfliche Vakuumextraktion) und evtl. auch eine intrauterin sich erschöpfende Epidermolysis bullosa in Betracht. Bemerkenswert ist fast immer die gute Selbstheilungsbereitschaft derartiger Defekte.

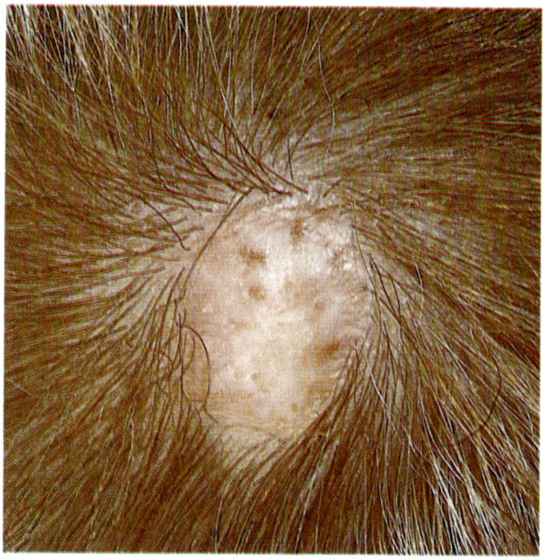

Abb. **88** Aplasia cutis congenita circumscripta.

Kongenitale Dysplasien

Pachyonychia congenita

Bei dieser vorzugsweise kongenitalen *Polykeratose* beobachtet man eine äußerst harte, kompakte, verdickte Nagelsubstanz (= Pachyonychie resp. Onychauxis oder *Skleronychie*), disseminierte *akneiforme Follikelkeratosen* im besonderen über Ellenbogen, Knien, Gesäßbacken und Schulterblättern, weniger häufig auch *Palmoplantarkeratosen* sowie *Leukokeratosen,* die bei Beteiligung der Stimmbänder eine charakteristische Heiserkeit hervorrufen. Am Auge werden Wimpernarmut, Epiphora sowie Hornhautdystrophie angetroffen. Im Urin können bei solchen Patienten erhöhte Hydroxyprolin- und Mukopolysaccharidwerte vorliegen.

Weitere, z. B. primäre und speziell poikilodermische Biotypen

Dyskeratosis congenita, Bloom-Syndrom

Von den *kongenitalen (primären) Poikilodermien* kann nur hier von wenigen Biotypen Erwähnung getan werden: Bei der *Dyskeratosis congenita* (Typus Zinsser resp. Cole-Rauschkolb u. Toomey) trifft man neben poikilodermischen Veränderungen über Gesicht, Hals und Brust und weiter an den Extremitäten in der Hauptsache auf eine Leukoplakisierung der Schleimhäute (mitunter auch rektal oder urethral) und Nageldystrophien („Skleronychie"). Die allgemeine Bedeutung beim erwachsenen Kranken scheint indessen in der präkanzerösen bis voll karzinomatösen Dignität dieser straffen (!) Poikilodermie zu liegen. Bei den bisher über 50 Beobachtungen scheint im übrigen je nach dem verschiedenen starken Grade der Beteiligung des Ektoderms oder des Mesoderms die „Dyskeratose" oder das konstitutionelle, familiäre *perniziosaartige An-*

ämiesyndrom von Fanconi abwechselnd zu dominieren. Eine unabdingbare Verbindung mit der X-chromosomal vererbten „Dyskeratose" Zinssers und Fanconis und der autosomal-rezessiven Myelopathie scheint jedoch nicht vorzuliegen, ebenso wie auch bei dieser Merkmalskombination eine chromosomale Instabilität nicht gegeben sein dürfte.
Ebenfalls besondere Verhältnisse liegen beim *Bloom-Syndrom* vor. Dieses Bloom-Syndrom, gegeben in der Hauptsache in *Minderwuchs, teleangiektatischen Erythemen* im Gesicht und *Empfindlichkeit* gegenüber *Sonnenlicht* weist darüber hinaus gelegentlich, aber keinesfalls immer Immunglobulinmangel, vor allem aber wohl ziemlich regelmäßig strukturelle Chromosomenanomalien, Verklebungen und Chromatinbrüche auf, wie sie in ähnlicher Weise auch bei der Fanconi-Anämie und bei akuten Leukämien gehäuft vorkommen. In der Tat ist denn auch das Bloom-Syndrom eine Krankheit mit relativ hoher Leukämiemorbidität.

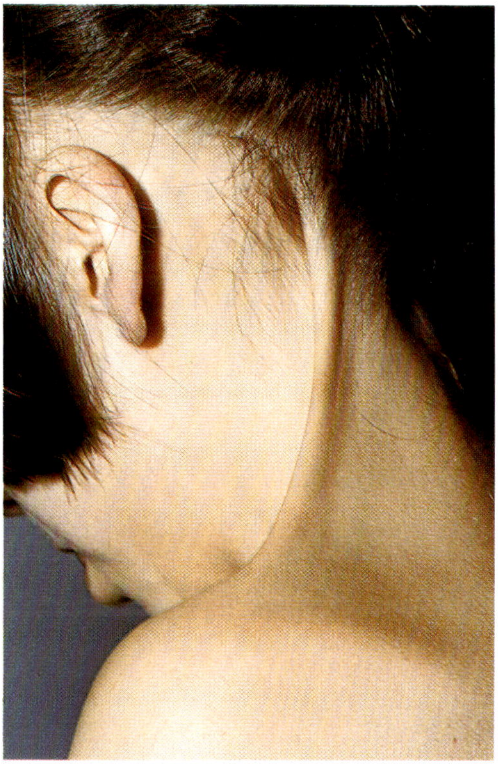

Abb. **89** Flügelfell.

Goldenhaar-Syndrom, fokale-dermale Hypoplasie

Ausgesprochen gelb imponierende, *subkonjunktivale Lipome* sind ferner Teilsymptom des okuloaurikulären Goldenhaar-Syndroms (*Aurikularanhänge, Ohrfisteln,* Ohrmuschelmißbildung, halbseitige Gesichtsdysplasien) sowie des (gynäkotropen) *Wildervanck-Syndroms* (Labyrinthtaubheit, angeborene Abduzenslähmung, halbseitige Gesichtshypoplasie, Aurikularanhänge).
Ein hervorragendes Beispiel für die Verknüpfung von ektodermalen und mesodermalen Anomalien ist das in den letzten Jahren – lange Zeit nach den Erstbeobachtungen – zunehmend mehr beachtete, heute wohl in mehr als 60 Fällen beschriebene und derzeit meist sog. *Goltz-Gorlin-Syndrom,* die *„fokale dermale Hypoplasie"*. Zu dieser „systematisierten, näviformen Atrophodermie", welche als solche am ehesten, vor allem im Gesichtsbereich, dem Rothmund-Syndrom ähnlich scheinen mag, während an den Extremitäten mehr retikuläre und/oder streifenförmige Areale dominieren, gehören absolut auffällige Hypo- und Dysplasien an Fingern und Zehen, Zahn- und Augenanomalien, sowie gelegentlich auch mentale Retardierung. Besonders dermatologisch zu bewerten ist bei diesem (übrigens gynäkotropen) Syndrom, welches in jedem Fall auch einer Chromosomenanalyse zugeführt werden sollte, vor allem die fokale dermale Hypoplasie, die an eine andere Fettgewebsherniation erinnert, nämlich an den Naevus lipomatodes cutaneus superficialis (Hoffmann-Zurhelle). Bei dieser sehen wir meist gruppiert gelbliche, sowie mäßig eindrückbare, weil weiche Protuberanzen.

Turner-Kieser-Syndrom (Nagel-Patella-Syndrom)

Die *hereditäre Arthro-Osteo-Onycho-Dysplasie mit Albuminurie* und *Beckenhörnern,* welche auch als *Turner-Kieser-Syndrom* bezeichnet wird, ist einerseits gegeben in einer Anonychie, noch häufiger wohl in einer Hyponychie. Am konstantesten sind vermutlich die Daumennägel befallen, an zweiter Stelle die Zeigefingernägel, während die Zehennägel fast immer normal ausschauen. Die ergriffenen Nägel selbst erscheinen flach und konkav, spröde und brüchig, so daß u. U. an diesen Bezirken das feine Fingerspitzengefühl leidet.

Pterygiumsyndrom

Da das Nagel-Patella-Syndrom mitunter lediglich „Turner-Syndrom" genannt wird, abschließend noch ein paar Bemerkungen zum eigentlichen Turner-Syndrom bzw. zum *Status Bonnevie-Ullrich-Turner* oder zum *Pterygiumsyndrom:* Hierbei hat das Flügelfell (Abb. **89**) bzw. die Flughaut, das *Pterygium* resp. Patagium, welches als ein rucksackartiges Faltengebilde an dem meist kurzen Nacken vorliegt, die Bedeutung eines Leitsymptoms für das gesamte Merkmalsbild. Zu diesem gehören ferner kongenitale *lymphangiektatische Hand-* und *Fußrückenödeme,* Kleinwuchs, Ptosen, ogivaler Gaumen, Epikanthus, Ohrmuscheldysplasie, Hypoplasien der Mamillenregion, kongenitale Herzvitien u. v. a. m. Endokrinologisch besteht eine ovarielle Gonadendysgenesie bzw. ein X0-Syndrom.

Formenkreis der Progerie, progeroide Veränderungen (präsenile Altersveränderungen als Syndrom)

In diesen Formenkreis gehören alle Krankheitsbilder, die den Eindruck einer *„Senilitas cutis praecox"* vermitteln.

Progerie

Die klassische Hochform eines progeroiden Krankheitsbildes stellt innerhalb des Formenkreises infantiler Gerodermien die Progerie, das *Hutchinson-Gilford-Syndrom* dar. Bei dieser seltenen, hereditär-atrophischen Seneszenz haben wir eine Merkmalskombination von Zwergwuchs und Akromikrie vor uns, bei welcher gleicherweise eine ausgesprochene greisenhaft imponierende Atrophie von Haut und Subkutis in Erscheinung tritt. Die Haare sind bei dieser Greisenhaftigkeit im Kindesalter kümmerlich entwickelt, was auch für die Nägel, die mitunter aber auch gryphotisch deformiert sind, oder den Zahnstatus gilt.
Für den Allgemeinzustand bedeutsamer sind Hypertonien sowie Verkalkungen und Thrombosierungen als Ausdruck frühzeitiger Arteriosklerose, während autoptisch Hypophysenbefunde im Vordergrund stehen. Die Krankheit beginnt im frühen Kindesalter, das Leben endet in der Regel in der frühen Adoleszenz.
Bei der *Akrogerie* (Gottron), die man als den Typus minor der Progerie bezeichnen könnte, bilden eindrucksvolle Hautveränderungen den Hauptbefund. Diese sind analog der „Altershaut" sonnenexponierter Körperanteile vorzugsweise an Handrücken und Unterarmstreckseiten und in geringerem Ausmaß auch im Gesicht, wie z. B. an der Nase, lokalisiert.

Werner-Syndrom

Als *„Progeria adultorum"* schlechthin wird ein Syndrom „Über Katarakt in Verbindung mit Sklerodermie" verstanden. Es handelt sich hierbei um eine *ulzerierende Skleratrophie,* die familiär gehäuft in Erscheinung tritt. Bemerkenswert sind außerdem die hohe perinatale Letalität oder die Anzahl der Totgeburten. Die gehäufte Konsanguinität deutet auf einen rezessiven Erbmodus, die monosymptomatische oder abortive Manifestation auf eine in der Aszendenz heterozygote Verankerung hin. Für den heredodegenerativen Charakter des Leidens spricht die gelegentliche Koppelung mit Retinitis pigmentosa. Erscheinungsbildlich haben wir beim Werner-Syndrom ein andro-tropes, fast ausschließlich nach dem 20. Lebensjahr an den Gliedmaßen beginnendes, später die gesamten Extremitäten bis zur Spindeldürre verwandelndes Schwinden von Fettpolster und Muskulatur vor uns. Im Bereich der Haut sieht man eine straffe Atrophie. So entsteht schließlich auf die Dauer ein gewisser sklerodermischer Aspekt.
Die Patienten mit Werner-Syndrom sehen einander ähnlich: Sie sind *kleinwüchsig* und *vogelgesichtig* (Abb. **90**) und sind ferner durch ihre Canities praematura oder Brüchigkeit ihrer Haare oder eine Alopezie auffällig. Ebenso

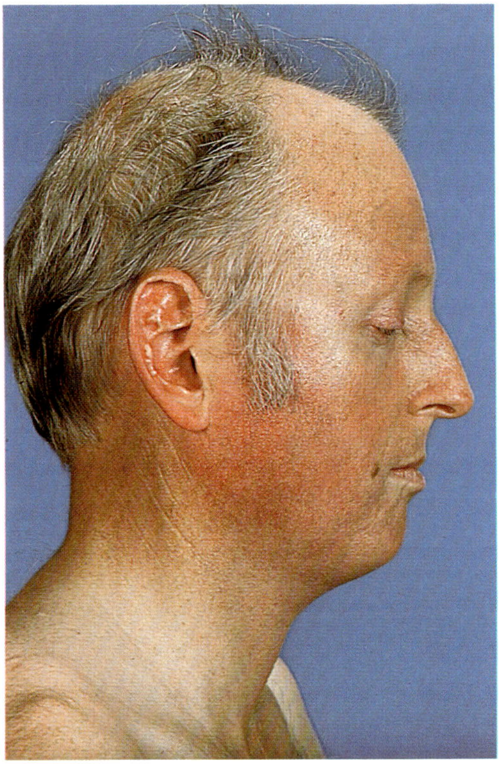

Abb. **90** Werner-Syndrom. Vogelgesicht.

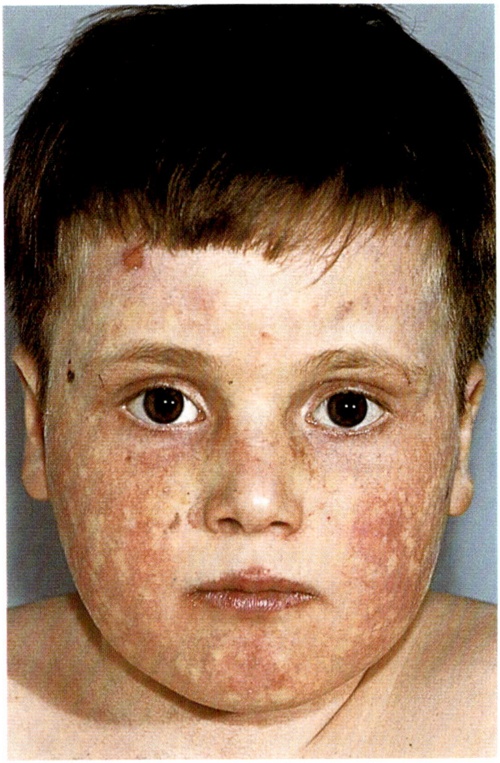

Abb. **91** Rothmund-Thomson-Syndrom.

sind die Nägel oft dystrophisch. Bemerkenswert ist die laute, krächzende Stimme (Stimmbandleukoplakie). Ein besonderes Stigma geben die häufigen torpiden trophischen Geschwürsbildungen (Malleolen, Unterschenkel) ab. Des weiteren tragen solche Merkmalsträger nicht selten warzige Hyperkeratosen.

Die Lebenserwartung der Kranken mit Werner-Syndrom wird durch die Neigung zu juveniler Arteriosklerose und durch die gesteigerte Disposition zu bösartiger Geschwulstentwicklung getrübt. Eigenartigerweise sind Fibroblasten von Werner-Patienten in der Zellkultur nur zu wenigen Zellteilungen befähigt.

Das Syndrom von Thomson und die kongenitale Dystrophie von Rothmund

Sie werden heute überwiegend als *Rothmund-Thomson-Syndrom* zusammengefaßt (Abb. **91**). Die Kinder oft blutverwandter Eltern kommen zunächst mit unveränderter Haut zur Welt. Um das 1. Jahr treten die ersten Erytheme im Gesicht, an den Ohren sowie den Handrücken auf. Aus diesen oft mit einem Sonnenbrand verglichenen *Rötungen* entwickeln sich netz- und streifenförmig angeordnete kleine, gelbweiße *Atrophieherde,* während *retikuläre* braune *Hyperpigmentierungen* dann das *Poikilodermiebild* vervollständigen. Handteller und Fußsohlen bleiben nahezu stets frei. Ein weiteres Krankheitszeichen ist die *Lichtempfindlichkeit,* die zur Blasenbildung führen kann. Bei Erwachsenen mit einem Rothmund-Thomson-Syndrom fällt ferner ein Minderwuchs, verbunden mit einer auffallenden *Akromikrie,* ins Gewicht. Bei annähernd 50% der Fälle bestehen ferner Augenstörungen, da zwischen dem 3. und 6. Lebensjahr stürmisch verlaufende, bilateral synchron fortschreitende *Linsentrübung* einsetzt.

Cutis marmorata teleangiectatica

Unter einer Cutis marmorata teleangiectatica congenita, bei der angeborenerweise Gefäßerweiterungen hauptsächlich großer Kaliber vorliegen, verstehen wir gittermaschenartige bzw. retiforme, auch Livedo-racemosa-ähnliche Aspekte, die sich nach einigen Jahren später wieder zurückbilden, was durch die zunehmende Entwicklung des subkutanen Fettgewebes zustande kommen dürfte.

Ausgeprägte mesenchymale Fehlbildungssyndrome der Haut

Cutis elastica (von Meekeren-Ehlers-Danlos-Syndrom)

Diese Fibrodysplasia elastica generalisata ist durch eine abnorme *Hyperelastizität* der Haut (Abb. **92**), *Hyperflexibilität* der *Gelenke* sowie durch eine eklatante Tendenz zur Entwicklung größerer, sich langsam resorbierbarer *subkutaner Hämatome* oder elliptisch klaffender Platzwunden, also hinsichtlich letzterer Symptome durch eine ungewöhnliche Verletzlichkeit des Integuments ausgezeichnet. Typisch sind auch Hohlraumumbildungen oder schwammige Pseudotumoren bei nur gering ausgebildetem subkutanen Fettlager. Ebenso charakteristisch ist für das Ehlers-Danlos-Syndrom eine ungemeine *Syntropietendenz* mit anderen Fehlbildungen (angeborenen Herzfehlern, Divertikeln, Linsenluxationen usw.), die derartige Merkmalsträger nicht selten in die Nähe des Marfan-Syndroms (Arachnodaktylie, Dolichostenomelie) rücken. Pathogenetisch liegt nahe, daß in den meisten Fällen Erbfaktoren die ordnungsgemäße Kollagentextur beeinträchtigen, wodurch weniger funktionsgerechte Bindegewebsverflechtungen zur Ausbildung gelangen. Neuerdings denkt man auch an eine Störung der Quervernetzung und der extrazellulären Fibrillogenese.

Gegenwärtig werden *sieben Varietäten* des *Ehlers-Danlos-Syndroms* unterschieden, von dem die ersten vier autosomal-dominant, der 5. Typ x-gebunden-rezessiv und die letzten beiden autosomal-rezessiv weitergegeben werden. Beim Typus V besteht ein Mangel an Lysinoxidase, bei Typus VI an Lysinhydroxylase und bei Typus VII an Procollagenpeptidase, also im letzten Fall ein ähnlicher Mangel wie bei der Dermatosparaxie der Kälber.
Von den genannten sieben Einzelformen stellt der *Typus I* des Ehlers-Danlos-Syndroms den schwer-

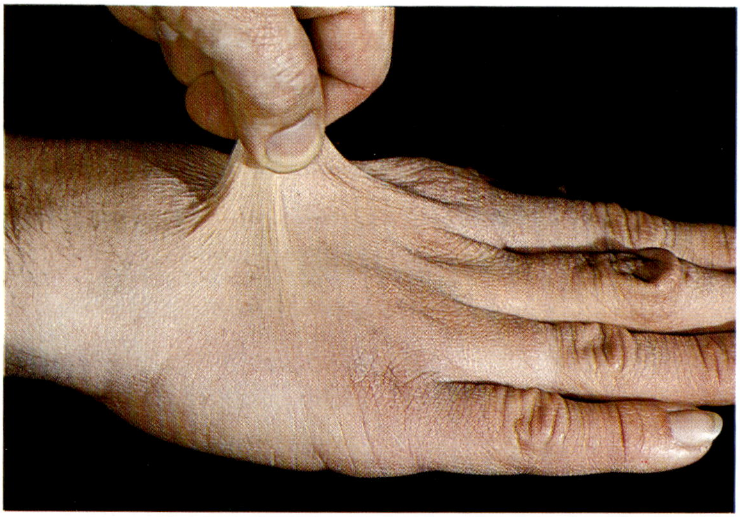

Abb. **92** Cutis elastica. Überdehnbarkeit der Haut.

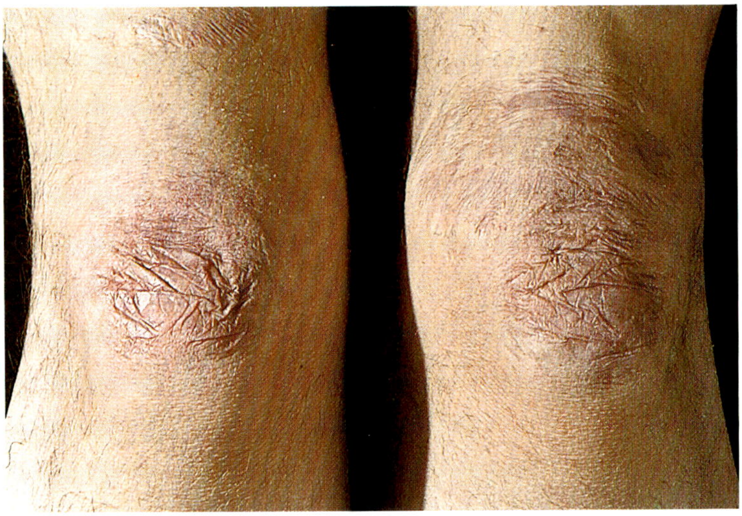

Abb. **93** Cutis elastica. Typische atrophische Narben über den Knien.

sten dar: Das Haut- und Unterhautgewebe ist bei ihm so überelastisch, daß z. B. die Patienten u. U. sogar die Nasenspitze mit der Zunge erreichen können. Außerdem ist auch das Viszeralsystem nicht selten stark mitbeteiligt (Hernien, Divertikel, Gefäß- und Lungenrupturen bzw. Mediastinalemphysem und Pneumothorax). Der *Typus II* stellt eine abgeschwächte, vor allem hinsichtlich der Viszeralveränderungen mitigierte Form dar. Beim *Typus III* steht eine besonders ausgebildete Gelenküberbeweglichkeit mit habituellen Luxationen im Vordergrund, während beim *Typus IV* die gefäßliche Komponente prävaliert, was sich in einer verminderten mechanischen Resistenz und Gefäßwand (arterielle Blutungen) kundtut. Der *Typus V* ist weniger klinisch, sondern vielmehr durch seinen x-gebundenen-rezessiven Erbgang gekennzeichnet. Beim okulären *Typ VI* stehen Netzhautablösungen, Hämorrhagien im Glaskörper oder ähnliches und am Skelett Kyphoskoliosen im Vordergrund. An der Spitze der Symptomatik schließlich kann der *Typus VII* als synonym mit der „Arthrochalasis multiplex congenita" gelten.

Die *Differentialdiagnose* des Ehlers-Danlos-Syndroms wird sich vor allem mit der Abgrenzung der Bluterkrankheit und des Werner-Syndroms zu befassen haben.

Beim *Marfan-Syndrom,* einer ebenfalls erblichen Kollagenkrankheit (gesteigerte Hydroxyprolinausscheidung im Urin, leichtere Kollagenlöslichkeit aus Fibroblastenkulturen) stehen bei asthenischem Habitus (Arachnodaktylie) sowie Thoraxdeformitäten, Gefäßrupturen infolge Medianekrosen und an den Augen Linsenluxation, Katarakte o. ä. voran, während an der Haut Dehnungsstreifen speziell am seitlichen Thorax einigermaßen charakteristisch sind. Wegen der gleichzeitigen Linsenektopie ist an dieser Stelle auch auf die *Homozystinurie* hinzuweisen, der ein erblicher Enzymdeffekt im Stoffwechsel des Methionins zugrunde liegt. Abgesehen von der Homozystinurie als sicherer diagnostischer Hilfe erhält diese seltene und autosomalrezessive Krankheit noch durch Osteoporose, Thrombosetendenz sowie mentale Retardation ihr Gepräge.

Die ebenfalls erbliche Bindegewebskrankheit *Osteogenesis imperfecta,* von der eine Frühform (Typus Vrolik) von einer tardiven und etwas mehr abortiven Manifestation (Typus Lobstein) unterschieden werden, betreffen die klinischen Leitzeichen, die Fragilitas ossium *(Osteopsathyrose) blaue Skleren* sowie *Schwerhörigkeit.* An der Haut stellen allenfalls atrophische Narben bzw. Anetodermien eine gewisse Stigmatisierung dar (Syndrom von Blegvad und Haxthausen).

Lokalisierte Hautdysplasien

Bei der *Dermatochalasis,* die synonym auch als *Chalazodermie,* Pachydermozele, Chalodermie, loose skin oder Dermatomegalie bezeichnet wird, handelt es sich um eine faltig-schlaffe Hautbeschaffenheit, die bereits ohne Zug im *Herabhängen* ungewöhnlich *welker Hautbezirke* sich ausdrückt. Sie kommt primär wie sekundär vor, wobei mitunter, offenbar in Verbindung mit der Turgeszenzreduktion der Haut, auch eine Elastizitätsabnahme, z. B. im Lungenstützgewebe nach Art eines chronisch-substantiellen Lungenemphysems auftreten kann. Selten sind auch Schlaffhautbildungen bei „hypersensitivity angiitis" bzw. bei genera-

lisierter riesenzellhaltiger granulomatöser Arteriitis beobachtet.
Eine besonders regionäre Erscheinungsform der Chalazodermie ist die von dem Ophthalmologen FUCHS beschriebene *Blepharochalasis,* bei der es aus einem initialen Ödem heraus terminal zu lidsackartiger Fältelung und Gefäßtransparenz kommt. Eine solche Blepharochalasis ist weiterhin ein Bestandteil beim *Ascher-Syndrom,* bei welchem außerdem eine später persistierende Lippenschwellung (häufig nach Art einer Doppellippe) sowie eine Struma vorliegt.

Cutis verticis gyrata und Pachydermoperiostose

Bei der (androtropen) „Pachydermie occipitale vorticelle", die abortiv ebenfalls im Gesicht, an Schulter-Hals-Bezirken oder an Handtellern und Fußsohlen gegeben sein kann, hat man um eine, durch Verdickung sowie eine wirbelartige oder zerebriforme Furchung charakterisierte Hautabartung vor sich, die nicht selten mit akromegaloider Konstitution verbunden ist. Des weiteren weisen solche Patienten mit Pachydermie nicht selten hyperplastische Knochenveränderungen (Periostproliferationen) auf.
Eine solche *Pachydermoperiostose* ist differentialdiagnostisch von der Ostéoarthropathie hypertrophiante pneumique, dem Syndrom von Bamberger u. Marie, abzugrenzen, bei der eine derartige osteodermopathische Assoziation vornehmlich im Zusammenhang mit einem pulmonalen Grundleiden steht (Pleuraempyem, Lungenhämatom, Lungenkarzinom).

Kongenitale Hyperplasien der Haut

Als solche gilt die *Vernix caseosa persistens,* die konnatale *Kollodiumhaut* resp. die *Ichthyosis sebacea,* die vergleichend-anatomisch dem beispielsweise beim Faultier vorkommenden Epitrichium analog zu werten ist und bei Säuglingen bis zum 3. und 4. Monat hin nur noch als symmetrischer Kniefleck vorhanden sein kann.

Fehlbildungen der Haut als Zysten, Fisteln, Grübchen o. ä.

Eine hochgradige *Verbreiterung des Augenabstandes,* bei welcher die Lidachse nicht selten wie beim Mongolismus verläuft, kommt besonders bei Ichthyosis vulgaris und beim endogenen Ekzematiker vor. Sie wird als *Hypertelorismus* oder als Euryopie bezeichnet.
Mißbildungen des *äußeren Ohres* sind u. a. angewachsene oder gespaltene Ohrläppchen, als beträchtlichere Fehlbildungen Mikrotie und Anotie. Die Mikrotie tritt u. U. in Kombination mit angiochondroplastischer bzw. angioelephantiatischer Hypertrophie in Erscheinung (= *„Otophym"*). Vor allem sollten aber Ohrmißbildungen (z. B. vom Typ der Jumbo- oder Kapuzenohren) die gleichzeitige Existenz von Nierenmißbildungen erwägen lassen.
Besonders auffällig und auch nicht allzu selten sind die sog. *Aurikularanhänge* (Abb. **94**), die jedoch keine akzessorischen Ohren, sondern chondrokutane Hyperplasien bzw. branchiogene Knorpelnävi (Naevi cartilaginei) sind. Vergleichend-anatomisch sind ihnen bei Ziegen die „Appendices colli" an die Seite zu stellen. Erscheinungsbildlich bieten sich diese Ohrhöcker als mehr oder weniger gestielte und vor allem kugelige Erhabenheiten bis etwa Fingerbeerengröße dar. Häufiger sind sie präaurikulär als hinter der Ohrmuschel lokalisiert. In Kombination mit ihnen finden sich branchiogene oder sonstige Anomalien, wie es z. B. das schon erwähnte *Goldenhaar-Syndrom* aufweist (Aurikularanhänge, epibulbäre Lipodermoide, hemifaziale Hyperplasien und quere Gesichtsspalten). Mitunter findet man anstelle vollentwickelter Ohranhänge nur chamoisfarbene Flecke.
Als dysontogenetische Besonderheit im Ohrmuschelbereich muß gleichfalls infolge branchiogener Fehlbildung oder fehlerhafter Verschmelzung der Ohrhöcker die, ebenfalls erbliche, *kongenitale Ohrfistel* Erwähnung finden. Die typische Lokalisation einer solchen *Fistula auris congenita* ist *vor* der Ohrmuschel (Abb. **95**): Man sieht ein kleines Grübchen oder eine fadenförmige Fistel, die mehrschichtiges Plattenepithel evtl. auch Zylinderepithel als Auskleidung trägt. Seltenerweise sind Verbindungen mit dem Mittelohr oder dem Pharynx erfaßbar. Durch Sekretrückstauung entstehen in solchen Blindgängen resistente Ge-

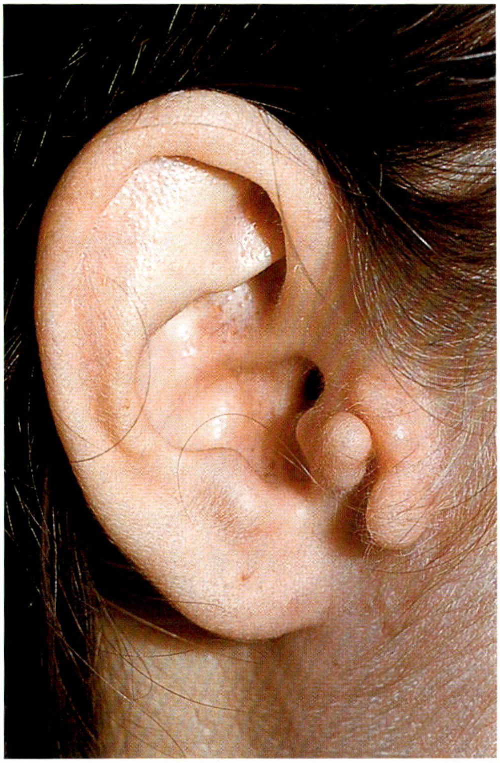

Abb. **94** Aurikularanhänge.

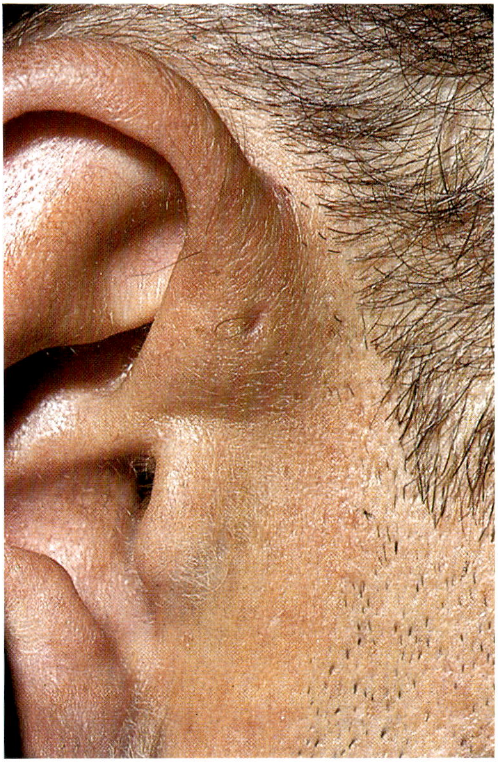

Abb. **95** Kongenitale Ohrfistel.

hörgangsekzeme oder *„Lymphozytome"*. Letzterer Begriff wurde überhaupt an Hand einer solchen Beobachtung um eine Ohrfistel geprägt. Seltener imponieren solche Entzündungsherde lupusähnlich. Entgegen dem klinisch-lupoiden Aspekt liegen aber keine tuberkuloiden Strukturen, sondern Fremdkörpergranulome mit Fremdkörperriesenzellen und Cholesterinkristallen vor.

Im *Nasenbereich* sind dysontogenetisch in erster Linie kongenitale *Zysten* und *Fisteln* hervorzuheben, die zunächst als banaler Furunkel oder Talgzyste, mitunter als Meningo- oder Enzephalozele zu verkennen sind. Je nach Ausdehnung sind solche mediane Zysten oder Fisteln lediglich als Hemmungsmißbildung der Nase oder echte Schädelmißbildung zu bewerten.

An den *Lippen* sind vor allem Fisteln und Grübchen oder Lippenkommissuren zu nennen, wodurch u.U. ein hartnäckiger *Angulus infectiosus* unterhalten wird.

Schließlich ist im Gesicht, neben den anlagemäßig bedingten (thyreoglossalen, bronchiogenen) Fisteln, den Speicheldrüsenfisteln, Fistulationen infolge eingewachsener Follikelmündungen, traumatische Fremdkörperfisteln und neben solchen durch Aktinomykose oder Tuberkulose im besonderen die *odontogene Gesichtsfistel* (= innere und äußere Zahnfisteln) (Abb. **96**) aufzuführen.

Als Anomalie der *Zunge* ist die meist im hinteren Drittel der Zungenkante sitzende *„Tonsilla linguae heterotopica symmetrica"* zu erwähnen. Bei ihr wölben sich grau-rosarötliche und etwa mandelgroße sowie oft zerebriform gestaltete Wulstungen von lymphoepithelialer Zusammensetzung vor. Bei einer Entzündung des Rachenringes kann die Zungenmandel wie eine Rachenmandel bei „Angina tonsillaris" schmerzen. Die sog. *Zungenstruma* befindet sich in der Regel am Zungengrund (Foramen caecum). An dieser Stelle beobachten wir zumeist auch die *„Glossitis rhomboidea mediana"*, die in ihrem Wesen ein fissurales Angiom bzw. ein Hämolymphoangiom infolge Persi-

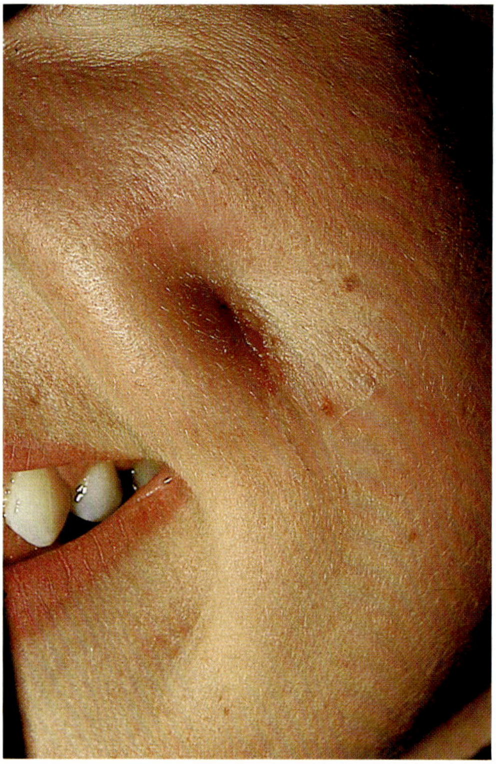

Abb. **96** Äußere Zahnfistel.

stenz des Tuberculum impar darstellt und gelegentlich ebenfalls eine „entzündliche" Note aufweisen kann. Neuerdings wird für ihre Existenz und „Entzündung" auch der Einfluß des Soorerregers diskutiert.

Am *Hals* begegnen wir der mittleren *Halsfistel,* die seltener ist als die *„Fistula colli congenita lateralis",* die am vorderen Sternokleidorand äußerlich mündet und ggf. in den Pharynx reicht (Abb. **97**).

An den *Schultern* sind bei meist etwas üppigen weiblichen Individuen die *Akromiongrübchen* zu beobachten, die bei wechselnder Hüftdrehung bald stärker, bald schwächer einsinken. Auch im *Kreuzbein-Steißbein-Gebiet* trifft man auf sinusartige oder zystische Veränderungen, und zwar hauptsächlich über dem Hiatus canalis sacralis, die bei stärkerer Entzündung auf den ersten Blick als Furunkel oder periproktitischer Abszeß mißdeutet werden können. Bei Kleinkindern beobachtet man für gewöhnlich lediglich erst eine *Foveola coccygica,* die somit erst nach der Pubertät durch Sekundärinfektion als Fistelgang markanter hervortritt. Demgegenüber finden wir in der *Nabelgegend* omphalomesenterische Fisteln oder Zysten ausgeprägt häufig schon bei Kindern.

Von *Einzelmißbildungen der Extremitäten* ist vor allem die *Polydaktylie* mit verschiedenen weiteren dermatologischen Stigmen (Hypotrichose, Syndaktylie, Hypertelorismus) verknüpft. Als *Mißbildungen* der Finger sind außer Verdoppelungen speziell die warzen- oder troddelartigen, u. U. auch wie ein derbes pendulierendes Fibrom anmutenden *überzähligen Finger,* also die *rudimentären Polydaktylien* hervorzuheben, die außer Knorpelgewebe Nervengewebe enthalten können. Übrigens ist die Polydaktylie bei mehr als fünfzehn bekann-

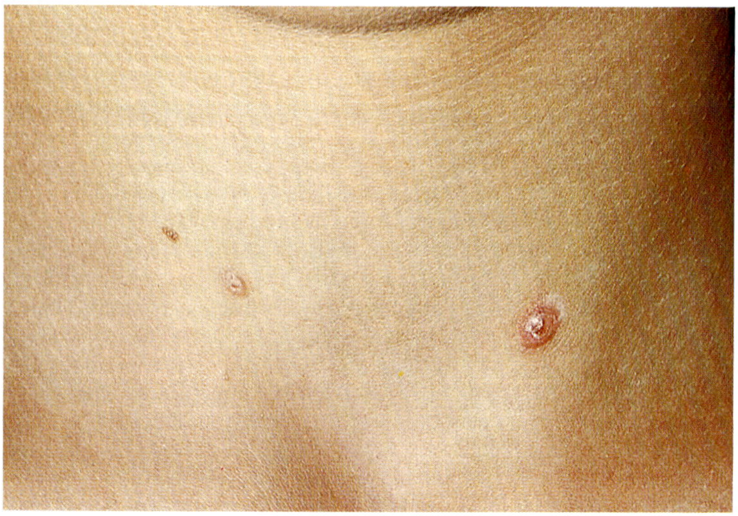

Abb. **97** Laterale Halsfisteln.

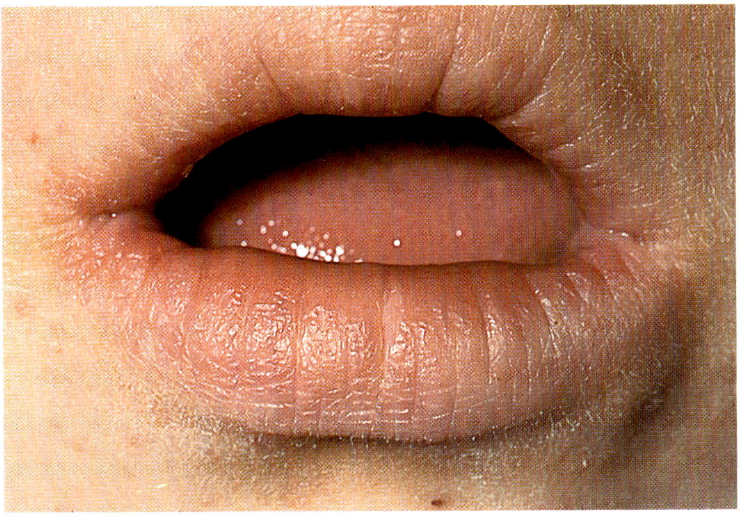

Abb. **98** Mongolismus. Hier typische, der Lingua scrotalis analoge, transversale Streifung des Lippenrots („Cheilitis scrotalis").

teren Syndromen anzutreffen, von denen das Laurence-Moon-Biel-Bardet-Syndrom besonders geläufig sein wird.

Hautveränderungen bei Kretinismus und Mongolismus

Bei *Kretinismus* begegnen wir einer kalten, trockenen oder pastösen weißen Hautbeschaffenheit, beim *Leprachaunismus* überdies u.a., neben Hyperpigmentierungen und Hirsutismus, einer kongenitalen „Gynäkomastie" sowie einer Klitorishypertrophie.

Beim *Mongolismus* (Langdon Down), bei dem chromosomendiagnostisch drei Unterformen (klassische Trisomie 21, Translokationsmongolismus und Mosaikmongolismus) unterschieden werden, sollte man neben dem Epikanthus auf Hypertelorismus, Vierfingerfurche, mongoloide Lidachsenstellung, Hypothelie und isolierten Großzehenwuchs schauen. Sodann sind trockene Hautbeschaffenheit, Akrozyanose bzw. Cutis marmorata sowie eine Cutis laxa (incl. ligamentärer Überstreckbarkeit), bisweilen ferner Synechien oder Flügelfellbildungen namentlich im seitlichen Halsbereich von Beachtung. Sehr oft trifft man alsdann im Gesicht auf chronisch-vasomotorische Dauerrötungen, die derartigen Patienten einen kennzeichnenden puppenartigen Gesichtsausdruck verschaffen. Außerdem finden sich Follikelkeratosen. Beachtlich ist auch die Tendenz zu Pyodermisierung oder vulgärer Ekzematisation. Recht kennzeichnend sind nicht zuletzt locker angeordnete sowie girlandenförmig angeordnete ramöse Teleangiektasien um den Schultergürtel. Im Bereich der Hautanhangsgebilde prävalieren als Abweichung der tiefe Haaransatz im Nacken und gar nicht so selten kleinfleckige, z.T. Alopecia-areata-Herde. Im Schleimhautbereich ist die Lingua scrotalis häufig. In Parallele hierzu ist bei etwa 10% solcher Merkmalsträger eine auffällige transversale Fissurierung der meist auch etwas vorgewölbten Oberlippe beobachtbar (Abb. **98**). Von derartigen Hautstigmen sind beim Einzelpatienten nicht alle vollständig ausgeprägt.

Papulöse Krankheiten der Haut

Lichen ruber planus

Synonyma: Lichen ruber, Lichen planus, juckende rote Knötchenflechte.

Unter „Lichen" verstehen wir in der Dermatologie – in der Botanik die Symbiose von Flechten und Moosen – auf umschriebenem Bereich ausgestreute, also disseminierte kleine Knötchen, die im allgemeinen keine Tendenz zu weiterer Umwandlung zeigen (Ausnahme: Lichen ruber „pemphigoides").

Häufigkeit, Alter, Geschlecht

Der Lichen ruber planus kommt in der Bevölkerung in einer *Häufigkeit* von 1 bis 2 pro Mill. vor, wobei für gewöhnlich *Erwachsene,* und *Frauen* vermutlich etwas häufiger als Männer betroffen sind.

Klinik

Mitunter ganz plötzlich und ohne Prodromi sowie evtl. in exanthematischer Aussaat finden sich typische *Primäreffloreszenzen.* Diese Lichen-ruber-Effloreszenzen sind, wenn noch frisch, rundliche, dann aber bald typisch polygonale, annähernd stecknadelkopfgroße, derbe plane Knötchen von gelblichem (Lichen ruber *„aureus"*) bis schieferbläulichem Kolorit. Sie sind also nur selten, wie ihr Name besagen will, ausgesprochen rötlich. Dagegen sind sie fast durchweg plan, wachsartig matt-glänzend und in ihrer Mitte nicht selten angedeutet eingedellt. Namentlich wenn man diese Papeln etwas anfeuchtet oder einölt (z. B. mit Zedernöl), kann man an ihnen ein spinnengewebsähnliches Netzwerk, das „signe de réseau" bzw. die nach Louis-Frédéric Wickham benannten *Streifen* erkennen. Prädilektion dieser Knötchen sind die Unterarmbeugen, sodann Flanken, Kreuzbein, Genitale und nicht zuletzt die Unterschenkelstreckseiten.
Recht häufig sind subakute Knötcheneruptionen in linearen oder striären Anordnungen vorhanden, welche die isomorphe Antwort, ähnlich wie z. B. bei Psoriasis oder juvenilen planen Warzen, auf etwa 2–3 Wochen zurückliegende Kratzstriche darstellen (Köbner-Phänomen) (Abb. **100**).
Nahezu 10% aller Patienten weisen gleichzeitig *Nagelveränderungen* auf, die aber im Gegensatz zu den Verhältnissen bei den Psoriatikern oder den Darier-Patienten nicht allzu typisch sind (Onychoschisis, subunguale Hornbildung, Dystrophien).
An den *Schleimhäuten* – nur sehr selten sind auch die Geschlechtsschleimhäute, der Ösophagus oder der Enddarm einbezogen – finden sich an der Mundschleimhaut – entweder meta-synchron oder isoliert – keine Papeln, sondern, vermutlich infolge der Schleimhautdurchfeuchtung, analog den Wickhamschen Streifen, Farnkraut- oder spinngewebsartige, netzförmige, weißbläuliche Trübungsfiguren, die zumindest im Anfang also keine flächenhafte Schleimhautschwiele (= Leukoplakie) darstellen (Abb. **101**). Diesen Trübungsfiguren an der Mundschleimhaut liegt gleich den Wickhamschen Streifen auf der Haut die für den Lichen ruber eigentümliche Verbreiterung der Körnerschicht zugrunde. Mitunter kommt es ferner an den Schleimhautveränderungen zu erosiv-ulzeröser Öffnung *(Lichen ruber „pemphigoides")* und äußerst selten auch zur präkanzerösen oder karzinomatösen Weiterentwicklung, so daß mithin ein solcher Patient während der gesamten Bestandsdauer unter regelmäßiger Kontrolle bleiben muß.

Differentialdiagnostisch kommt die Abgrenzung von leukoplakischen, *epithelialen Nävi* („White spongy nevus"), einem *Morbus Bowen,* weniger auch einer *fokalen, epithelialen Hyperplasie der Mundschleimhaut* (Heckscher Krankheit) in Betracht.

Spielarten des Lichen ruber

An den Unterschenkeln finden sich ganz besonders hypertrophische und aggregierte Varietäten des Lichen ruber *(Lichen ruber verrucosus),* die u. U. auf den ersten Blick nicht von ei-

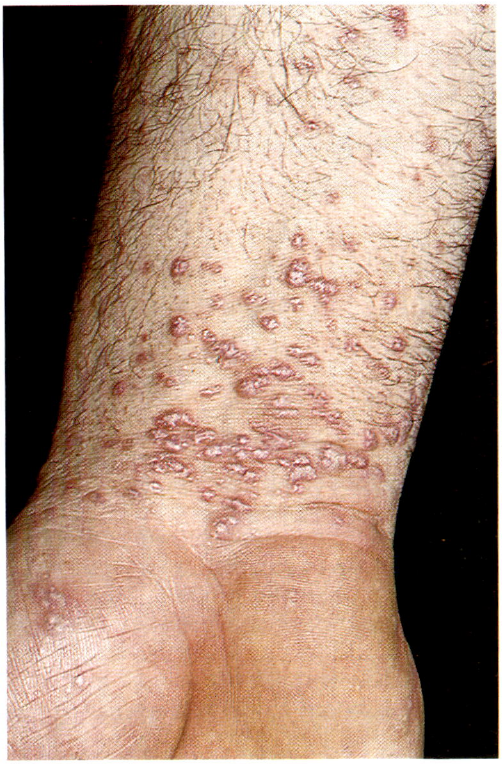

Abb. 99 Lichen ruber planus.

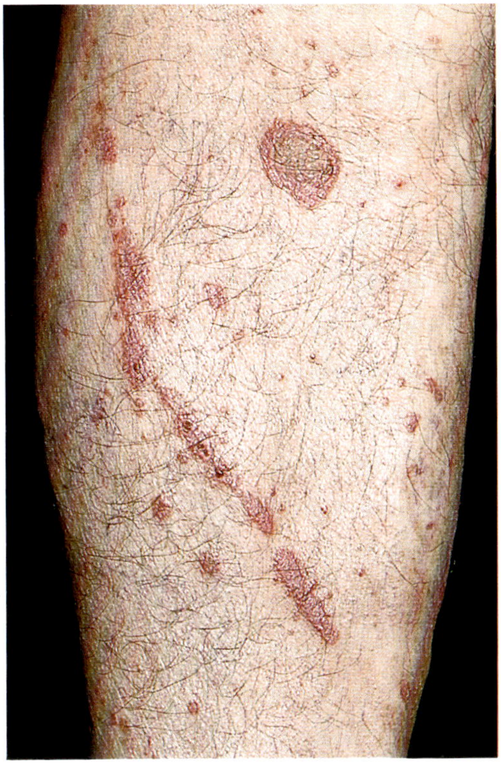

Abb. 100 Lichen ruber planus. Köbner-Phänomen.

nem Lichen simplex verrucosus zu unterscheiden sind. Lumbosakral ist hingegen der Hauptsitz des *follikulären* oder *planopilären Lichen ruber,* der dann zumeist mit einem dekalvierenden Lichen ruber des Haarbodens mit Ausgang in einen pseudopeladischen Zustand verknüpft ist, was zusammen auch als *Graham Little-Lassueur-Syndrom* bezeichnet wird.
Seltener sind *streifige* oder mit überstarker Pigmentierung verbundene Lichen-ruber-Bilder, wie auch bei den medikamentösen Lichen-ruber-Formen in der Regel nur angedeutete Lichen-ruber-Morphen vorliegen.
Am männlichen Genitale neigt der Lichen ruber zur Ausbildung von anulären Ringformen. Von diesem *Lichen ruber anularis* müssen Ringformen auf einer präexistenten Grundform unterschieden werden (z. B. *anulärer* Lichen ruber auf Cutis marmorata).
Im *histologischen* Aufbau handelt es sich beim Lichen ruber um eine epidermokutane, also gemischte Papel, die sich trotz des rebellischen *Pruritus* deshalb auch nicht ohne weiteres aufkratzen läßt. Dies um so mehr, als die epidermale Veränderung durchweg mit einer Orthohyperkeratose ausgestattet ist, wozu dann eine Verbreiterung des Rete einschließlich einer starken Vermehrung des Keratohyalins tritt. Die Basalzellinie weist nicht selten eine gewisse vakuoläre Liquefaktion und manchmal auch eine Pigmentinkontinenz auf, wie überhaupt der kutane Anteil dieser Papel stark von Melanophagen durchsetzt ist, was die in der Regel deutliche residuäre Pigmentierung nach Rückbildung einer solchen Papel erklärt. Das Wesentliche der kutanen Veränderungen ist aber in einem überwiegend lymphzelligen Infiltratband gegeben, welches sich dicht an die Epidermis andrängt, diese zu großen, geschwungenen Bögen abflacht und zudem zu junktionaler Lückenbildung führt, woraus sich die gelegentlich auch im Hautbereich manifestierende bullöse Note *(„Lichen-ruber-Pemphigoid")* ergibt.
Immunologisch gesehen dürfte es sich beim Lichen-ruber-Infiltrat überwiegend um T-

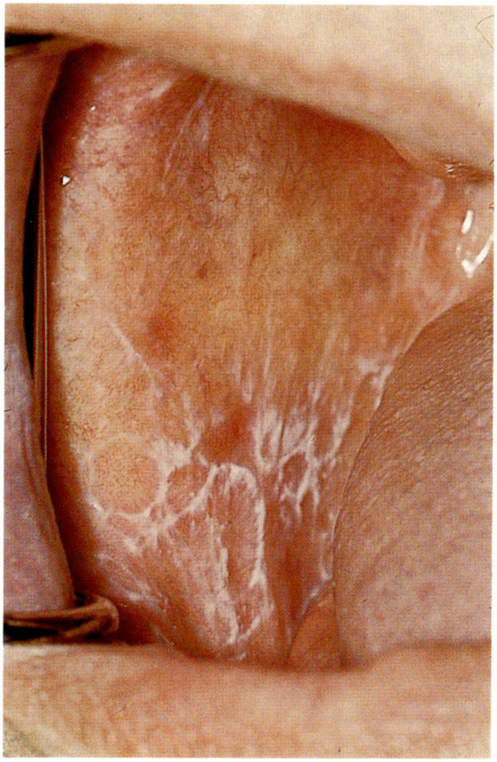

Abb. **101** Lichen ruber planus. Netzförmige Schleimhautveränderungen analog den Wickham-Streifen.

Lymphozyten handeln. Außerdem werden mittels der Immunfluoreszenztechnik vorzugsweise gegen die Junktion orientierte IgG-Antikörper festgestellt.

Ätiologie und Pathogenese

Ätiologisch handelt es sich bei der juckenden, roten Knötchenflechte um eine „réaction cutanée", also um eine Erscheinungsform, bei der das gleiche Bild durch verschiedene Ursachen hervorgerufen und unterhalten wird, mithin um den Tatbestand der Isophänie bei Heterogonie.

Nichtsdestoweniger sind bei dieser stark *pruritüsen* Hautkrankheit neurogene Momente wohl stets mit im Spiel, während (neben sehr seltener Familiarität) vor allem autotoxische, infektiöse, medikamentöse (Gold, As, Farbfilmentwickler) o.ä. Einflüsse zu erörtern sind.

Differentialdiagnose

Die Differentialdiagnose beim Lichen ruber betrifft naturgemäß andere lichenoide Eruptionen, also entsprechende, aber weitaus seltenere Tuberkulide, Syphilide oder Mykide sowie den Lichen ruber nitidus. Der verruköse Lichen ruber des Unterschenkels wird indessen gegen einen Lichen simplex verrucosus, wie schon erwähnt, zu erörtern sein. Andere Knötcheneruptionen sind hier wiederum meist größer und morphologisch grundsätzlich anders (Prurigogruppe, Gianotti-Crosti-Syndrom bei Kindern mit Erhöhung von Transaminasen und positivem Australia-Antigen). Aus dem Formenkreis der Parapsoriasisgruppe kommt die Parakeratosis variegata in Betracht, deren initiale Einzelpapeln durchaus Lichen-ruber-Ähnlichkeit aufweisen können, vorzugsweise aber an den Flanken sitzen, ausgeprägt netzförmig angeordnet sind und bei allem kaum jucken.

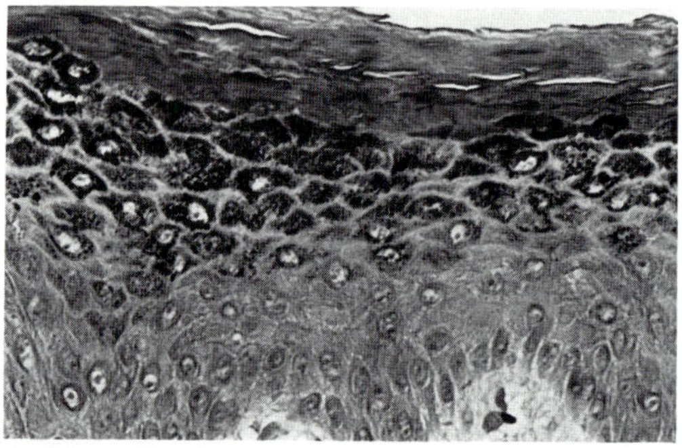

Abb. **102** Lichen ruber planus. Markante Verbreiterung der Körnerschicht („Granulose").

Therapie

Therapeutisch kommt man um die Anwendung wirksamer Symptomatika gegenüber Juckreiz oder nervöser Instabilität, wie z.B. von Bellergal oder Repeltin, bei starkem Streuungsdruck auch von Cortison, bei infiltratreichem Lichen ruber auch von INH oder Chlorochin nicht herum, während örtlich die Applikation von Teer, z.B. in Form einer 10%igen Schüttelmixtur mit Liquor carbonis detergens, im Vordergrund steht.

Lichen nitidus (Granuloma nitidum)

Der Lichen nitidus ist trotz abgewandelter (tuberkuloider) Feinstruktur mehr oder weniger doch wohl nur eine Spielart des Lichen ruber,

auch wenn seine sehr kleine Primäreffloreszenz mehr rundlich, die Prädilektion eine andere ist und für gewöhnlich Pruritus, Wickham-Streifen und isomorphe Reaktionsbereitschaft fehlen.
Gegenwärtig wird aber auch die Möglichkeit erörtert, ob es sich hierbei nicht um eine Art miliare Varietät des Granuloma anulare handeln könnte.

Differentialdiagnose

Differentialdiagnostisch ist vornehmlich auf die gewisse Prädilektion von Penis und Skrotum und auf den exquisit halbkugeligen Charakter der miliaren Primäreffloreszenzen zu achten, so daß allenfalls ein follikulärer Lichen ruber, ein lichenoides Tuberkulid, dagegen kaum z. B. plane Warzen, in Frage kommen dürften.

Therapie

Therapeutisch kommt ein Versuch mit Corticosteroiden entweder lokal, aber auch allgemein in Betracht.

Akute Infektionskrankheiten der Haut

Pyodermien

Als *Pyodermien* versteht man im wesentlichen durch den Streptococcus pyogenes oder den Staphylococcus aureus, also besonders durch grampositive und erst nach deren Unterdrückung auch *durch* gramnegative *Bakterien* (Pseudomonas, Klebsiella, Proteus) *hervorgerufene exogene Krankheitsprodukte.* Pyodermien kommen *epidermal, epidermokutan,* weniger auch *tiefkutan* und *subkutan* vor. Sie können ferner sowohl flächenhaft und nichtfollikulär wie zum anderen peripilär angeordnet sein. Des weiteren vermögen im Säuglings- und Kindesalter die *ekkrinen* Schweißdrüsenausgänge, beim Erwachsenen die *apokrinen Schweißdrüsen* Krankheitssitz zu sein. *Cofaktoren* für Pyodermien sind herabgesetzte Ernährungs- und Immunitätszustände (z.B. Antikörpermangelsyndrom, Cortison, Immundepressiva), mazerative Einflüsse (fäkale Kontaminationen, Desquamativkatarrhe) oder Rhagadenbildungen unter einer Parasitose (Skabies, Pedikulosis). Pyogene Hautfoci können schließlich eine Innenorganbeteiligung verursachen („Impetigonephritis").

Follikuläre Pyodermien

Die oberflächliche *Impetigo „non contagiosa" staphylogenes* (Abb. **103**), die Staphylodermia Wilson-Bockhart, wird durch eine stecknadelkopfgroße Ostiofollikulitis bzw. durch eine rot-halonierte Pustel repräsentiert, die manchmal von einem feinen Lanugohärchen durchbrochen ist, weniger häufig aber auch um den Ausführungsgang von Schweißdrüsen zu beobachten ist. Sie heilt ohne Folgezustände nach einigen Tagen aus, kann aber in der Folge sich zu einem Furunkel und bei Säuglingen, weniger auch bei Greisen, zu einem ekkrinen Schweißdrüsenabszeß weiterentwickeln. Die Impetigo Bockhart, die durch Staphylococcus aureus hervorgerufen wird, ist nicht allzu häufig zu beobachten, sie kommt offensichtlich bei dysergen Personen häufiger vor.

Histologisch handelt es sich um eine hochgelegene Pustel um die Öffnung eines Follikels oder einer Schweißdrüse.

Therapie

Zur Therapie einer solchen follikulären Pyodermie reißt man deren Decke mit einer Pinzette oder einem Skalpell ein, tupft den Sekrettropfen ab und desinfiziert nach. Alsdann können lokal weniger antibiotische Zubereitungen, sondern vor allem Farbstoffe (Rivanol, Chinosol, Vioform z.B. als Schüttelmixturen oder Paste, meist 1%ig) angewendet werden.

Folliculitis barbae

Synonym: Sycosis non parasitaria.

Hierbei handelt es sich um eine in multipler Aussaat und durch Staphylokokken – zum Teil auch durch Aufpfropfung durch Candida-Spezies unterhaltene – papulopustulöse *Bartflechte,* bei der begünstigenden Faktoren (Diabetes, Immundefekte, chronische Rhinitis), aber auch das Rasiergerät (Infektion oder Übergang von der feuchten auf die trockene Rasur) berücksichtigt werden sollten. Auch eingewachsene Haare *(Pili incarnati)* können eine Begünstigung darstellen. Die Folliculitis barbae wird begreiflicherweise beim Rasieren immer wieder aufgeschabt, wodurch es zur Eiterpropagation kommt.

Histologisch handelt es sich um perifollikuläre leukozytäre Infiltrationen.

Differentialdiagnose

Differentialdiagnostisch ist vor allem eine Abgrenzung gegenüber einer Trichophytie (= *Sycosis parasitaria*) erforderlich. Unter einer *Sycosis lupoides* versteht man eine langsam progrediente, weitgehend therapieresistente Erscheinungsform, die als *„Ulerythema sycosiforme"* eine narbige Alopezie hinterläßt. Sie bleibt, im übrigen ohne abszedierende Knotenbildung, auf den Bart- und Augenbrauenbereich geschränkt.

Therapie

Neben desinfizierenden Waschungen (z.B. Satinasept) und regelmäßigen Tupfungen mit antibiotischem Spiritus (z.B. Ichthoseptal) scheint vor allem eine mit Corticoidzusatz ausgerüstete Farbstoffcreme oder Paste (Locacorten-Vioform) besonders wirksam zu sein. Auch die Anwendung einer intrakutan zu applizierenden Autovakzine ist eine wertvolle Ergänzung, vor allem aber Ausschaltung weiterer Prädisposition (Rhinitis, Sinusitis!).

Folliculitis decalvans

Diese ebenfalls durch Staphylococcus aureus hervorgerufene Erkrankung des behaarten Kopfes ist durch gleichfalls langsame Progredienz ausgezeichnet, wonach schließlich eine narbige Alopezie resultiert (sog. *toxische Alopezie*, weitgehende Identität mit der Alopecia parvimaculata).

Differentialdiagnose

Differentialdiagnostisch sind alle ebenfalls auch zu einer kleinfleckigen, narbigen Alopezie führenden Erkrankungen im Kopfbereich zu erörtern (Favus, Skutula!, Lupus erythematodes chronicus, Lichen ruber planus), die sämtlich therapeutisch undankbar sind.

Therapie

Therapeutisch wird man sich vor allem auf eine mit Corticoidzusatz versehene antibiotische Zubereitung stützen.

Acne necroticans

Synonyma: Folliculitis varioliformis, Folliculitis necroticans.

Diese meist an der Kopf-Haar-Grenze auftretende, follikuläre oder parafollikuläre sowie häufig verkrustete und durch Juckreiz sehr belästigende papulopustulöse Pyodermie heilt ebenfalls – unter ausgeprägter Rezidivbereitschaft – kleinnarbig ab (Abb. **104**).

Differentialdiagnose

In der Differentialdiagnose wird man in erster Linie um den Ausschluß eines „eleganten" Syphilids vom Typ der Corona veneris oder einer spezifischen Alopezie d.h. einer (nichtnarbigen) Folge syphilitischer Papeln im Bereich des behaarten Kopfes bemüht sein müssen.

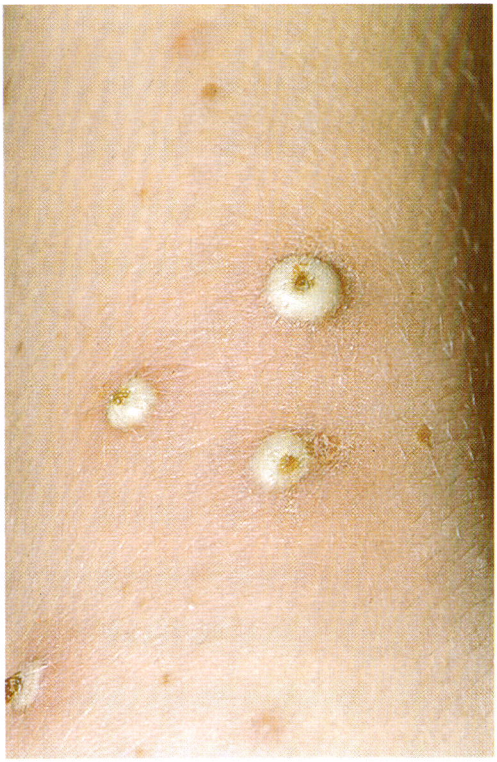

Abb. **103** Ostiofollikulitis simplex (Impetigo „non contagiosa staphylogenes").

Folliculitis sclerotisans nuchae

Synonyma: Aknekeloid, Dermatitis papillaris nuchae.

Wie die Bezeichnung besagt, haben wir hier eine grobknotige, an Keloide erinnernde Follikulitis, vorzugsweise bei jüngeren Männern, vor uns, wobei neben der mikrobischen Grundursache auch mechanische Faktoren (z.B. Nackenleder bei Feuerwehrleuten) eine Rolle spielen mögen. Offensichtlich kann aber auch die anatomische Spielart der Büschelhaare zur Entstehung beitragen. Die Folge ist eine narbige Alopezie.

Differentialdiagnose

Sie wird speziell eine *Acne conglobata* im Nakkenbereich d.h. eine *Folliculitis abscedens et suffodiens* zu berücksichtigen haben. Nach protrahierter Anwendung von desinfizierenden Maßnahmen (Rivanolumschlägen o.ä.) wird man derzeit weniger eine chirurgische

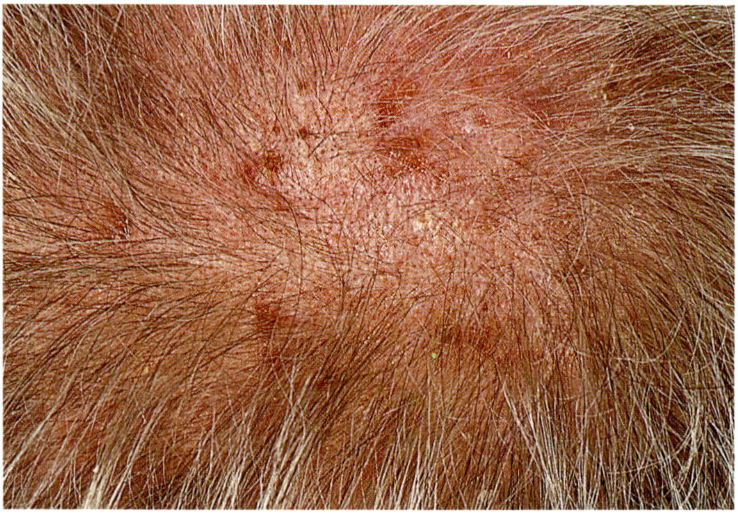

Abb. **104** Acne necroticans (kleinfleckige follikuläre und parafollikuläre Pyodermie).

Entfernung mit der elektrischen Schlinge oder eine Röntgenkontaktbestrahlung, sondern wiederholt eine fächerartig licht verteilte sub- und perifokale Infiltration mit einer Corticoidsuspension durchführen.

Enterokokkengranulome (Korting)

Synonym: Pyodermia fistulans sinifica.

Namentlich im Genito-Anal-Bereich, aber auch axillär auftretende Follikulitiden und Perifollikulitiden von teilweise grobknotigem Charakter mit narbig atrophischer Abheilungsfolge, bei der Enterokokken (Streptococcen faecalis) gezüchtet werden.

Differentialdiagnose

Sie wird je nach Sitz Schweißdrüsenabszesse, eine kolliquierende Tuberkulose oder Pilzgranulome evtl. auch eine Esthiomène zu berücksichtigen haben.

Furunkel-Karbunkel

Subakute, akute bis perakute, in der Mitte meist unter Propfbildung einschmelzende perifollikuläre Infiltration, die im Nasen- oder Überlippenbereich (Abb. **105**) trotz der modernen antibiotischen Therapiemöglichkeit auch heute noch als ernst und dringlich zu betrachten ist. Siebartig eng zusammentretende Furunkelaggregate kommen als besonders zäh sequestrierende Entzündungsherde im Nacken vor („Karbunkel") (Abb. **106**). Besonders der Oberlippenfurunkel ist infolge der anatomischen Gegebenheiten seines Standortes (Beengung durch die Elastica mimica, Reichtum an Lymphgefäßen, stark verzweigtes Venennetz) prognostisch beachtenswert. Eine phlebitische Komplikation zeigt sich durch Schüttelfröste und Fieberanstieg an. Über die V. angularis und V. ophthalmica ist die Entwicklung einer Sinus-cavernosus-Thrombose und über die V. facialis eine Thrombose der V. jugularis möglich.

Erreger ist der Staphylococcus aureus. Der Infektionsgang erfolgt durchweg von außen. Wichtig sind für hartnäckig rezidivierende Furunkelbildung *(Furunkulose)* schleichende Infektionen (Sinussitiden, sonstige Foci) oder eine Zuckerkrankheit.

Differentialdiagnose

Die – theoretisch wichtige – Abgrenzung eines Furunkels gegenüber einem Schweißdrüsenabszeß orientiert sich an der mangelnden zentralen Sequestration letzteren. Die *ekkrinen,* über der gesamten äußeren Decke, disseminierten, halbkugeligen, livid-roten und offensichtlich nichtfollikulär orientierten *Schweißdrüsenabszesse* (Periporitiden) finden sich bei Säuglingen oder Greisen, die Achselhöhlenabszesse dagegen erst nach der Pubertät.

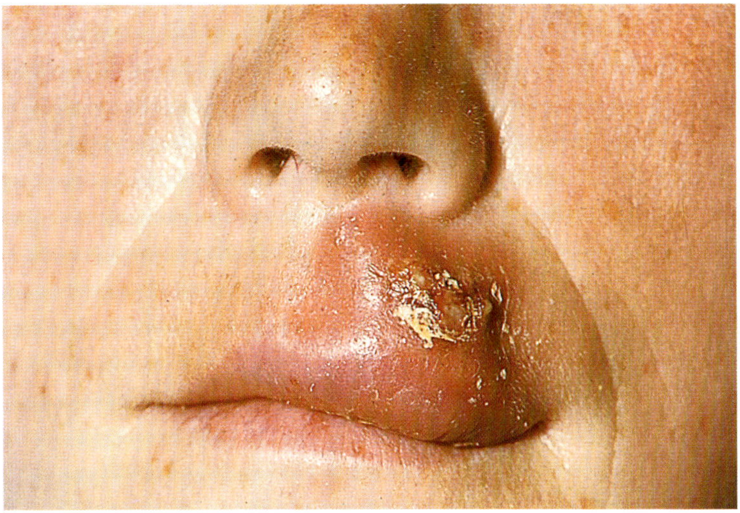

Abb. **105** Oberlippenfurunkel.

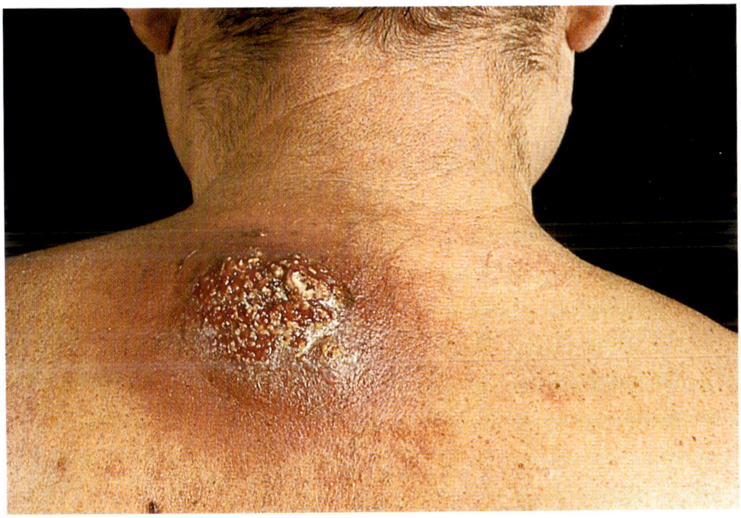

Abb. **106** Karbunkel (Konglomerat- oder Siebfurunkel).

Therapie

Beim Nasen- oder Lippenfurunkel können Bettruhe, Sprech- und Kauverbot (flüssige Nahrung) angezeigt sein. Antibiotisch wirksam ist nach wie vor eine massive Penicillintherapie (z. B. 1–4 Mega Penicillin), ggf. auch als penicillinasefeste Penicillinpräparate (Stapenor, Kryptocillin). Bei bekannter Penicillinunverträglichkeit kommen Tetracycline, z. B. Doxycyclin, zur Anwendung. Keinesfalls überholt ist auch die Anwendung einer *Entzündungsbestrahlung* (z. B. 50–100 R, 90–120 kV, also unter mittelharten Bedingungen) oder zumindest von Rotlicht oder Ichthyol (Ichthyolum purum unter Watteabdekkung) bei ekkrinen Schweißdrüsenabszessen (Periporitiden).

Flächenhafte nichtfollikuläre Pyodermien

Impetigo contagiosa streptogenes (Abb. 107), staphylogenes

Synonyma: Streptodermia superficialis, Staphylodermia superficialis.

Bei den flächenhaften Pyodermien handelt es sich im Spielalter vorzugsweise um eine superfizielle Streptodermie, die man bei Vorliegen honig- oder bernsteingelber, dicker (!) Krusten diagnostizieren sollte, während die mehr bei

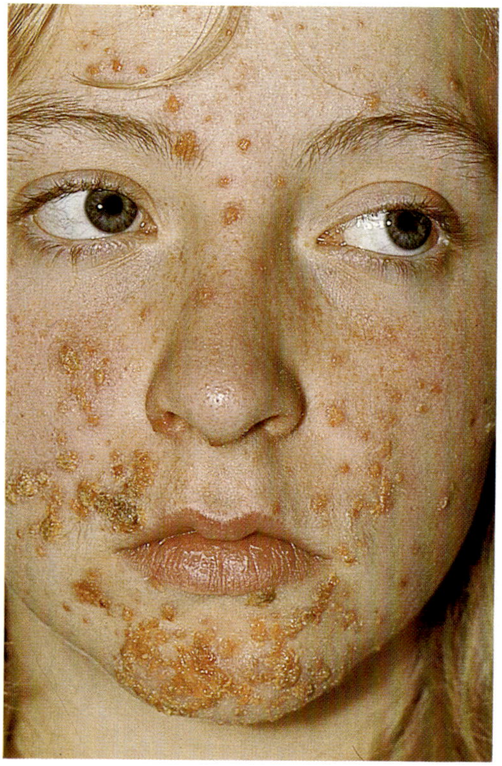

Abb. **107** Impetigo contagiosa streptogenes.

Jugendlichen oder Erwachsenen auftretende superfizielle Staphylodermie zwar ebenfalls durch Krustenbildung charakterisiert wird, die sich aber flach, firnisartig dünn als Reste angekrusteter Blasen darstellen. Die Staphylodermie ist im Gegensatz zur Streptodermie auch eher von Pigmentierungen gefolgt, sie kommt im übrigen häufiger im warmen Sommer, die Streptodermie anscheinend eher im Herbst vor.

Der *Erreger* der Streptodermie ist der Streptococcus pyogenes, für die oberflächliche Staphylodermie der Streptococcus aureus. Jedoch können beide Erreger durchaus an gleicher Stelle ermittelt werden, wie auch die vorgegebene klinische Kennzeichnung der beiden Impetigovarietäten keine unbedingte ist. Eine nicht allzu seltene Sonderform einer streptogenen Pyodermie ist die floride *Paronychie*, die als *Panaritium cutaneum* oder „Umlauf" auch bullös imponieren kann (Tourniole, Bulla rodens) (Abb. **108**) während eine subchronische, torpide Paronychie eher durch Soor bedingt sein wird.

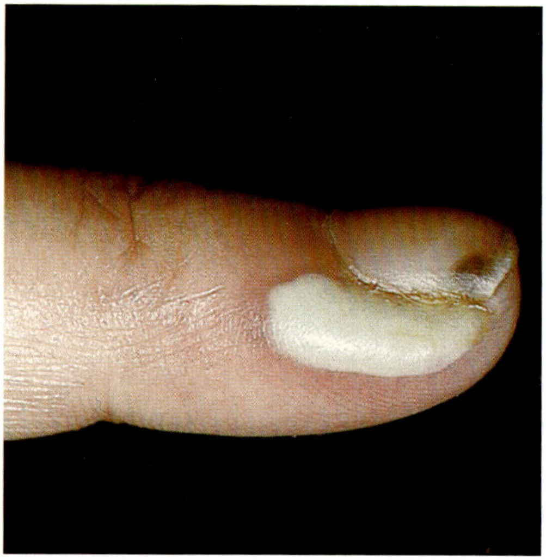

Abb. **108** Bulla rodens (Tourniole, Panaritium cutaneum).

Wichtig ist zur ätiologischen Erfassung solcher reaktionsarmer Paronychien die *Abgrenzung* eines luischen Primäraffekts, einer progressiven Sklerodermie und evtl. auch eines Panaritium melanoticum.

Therapie

Die streptogenen Pyodermien müssen abgekrustet werden, während bei den blasenbildenden Pyodermien die Abtragung der Blasendecke mit einer krummgebogenen Schere sehr wichtig ist, wonach geeignete desinfizierende Maßnahmen angewandt werden.

Dermatitis exfoliativa, Staphylodermia superficialis exfoliativa

Synonyma: Dermatitis exfoliativa (Ritter von Rittershain), Lyell-Syndrom der Kinder.

Wenn auch heute zwar selten, kann die bullöse Staphylodermie im Kleinkindesalter sich zum Erscheinungsbild des *Pemphigus neonatorum („Pemphigoid der Säuglinge")* mit charakteristischem Freibleiben von Handtellern und Fußsohlen, die wiederum vom Pemphigus syphiliticus bevorzugt werden, zur Maximalform der *Dermatitis exfoliativa* steigern.

Bei dieser kommt es zu rascher und ausgedehnter blasiger Abhebung und restierenden, charakteristisch erodierten, roten, nässenden Flächen oder überhaupt zur Epidermolyse mit positivem Nikolski-Phänomen: Die Epidermis läßt sich wie bei einer exfoliierenden Erythrodermie sonst auch wie die Schale bei einem reifen Pfirsich tangential abstreifen. Letztlich handelt es sich bei dieser Form einer Staphylodermia superficialis bullosa um ein Erscheinungsbild, wie es beim Erwachsenen im vorigen Jahrhundert vorzugsweise als Pemphigus acutus febrilis und in den letzten Jahren als Lyell-Syndrom geführt wird.

Therapie

Die Therapie solcher pyodermischer Maximalformen in der Neugeborenenperiode sollte in einer Spezialklinik durchgeführt werden.

Impetigo circinata

Synonym: Staphylodermia superficialis circinata.

Diese sehr seltene Pyodermievarietät ist durch chronisch rezidivierende oder therapieresistente, klinisch durch ihre polyzyklische, girlandenartige Konfiguration gekennzeichnet (Abb. **109**).

Histologisch finden sich subkorneale Vesikulationen oder Pustulationen.

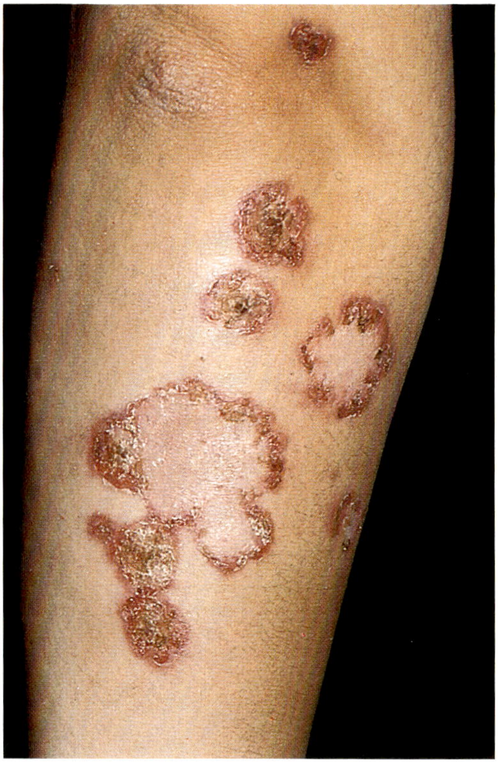

Abb. **109** Impetigo circinata.

Chronisch-vegetierende Pyodermie,

Pyodermia chronica papillaris et exulcerans

Bei dieser Erwachsenen- bzw. Männerkrankheit sehen wir einen verrukösen, papillomatösen, zentral ulzerösen oder siebstrahlartig durchzogenen, manchmal auch schwammig-zundrigen Krankheitsherd, vor allem an den Extremitäten (Handrücken) vor uns, der durchaus an ein spinozelluläres Karzinom, nicht zuletzt auch anamnestisch wegen seiner langen Bestandsdauer, erinnern kann, bei dem sich aber durch seitlichen Druck Eiter und Detritus reichlich auspressen lassen. Akute Begleitzeichen (Lymphangitiden) sind eigentlich selten anzutreffen. Erregermäßig ist mit Staphylokokken odr Streptokokken, meist als Mischflora mit anderen Keimen, zu rechnen, wobei pathogenetisch offenbar besondere Terraineigentümlichkeiten mit eine Rolle spielen.

Histologie

Histologisch begegnen wir einer pseudokarzinomatösen Papillomatose und unterhalb davon einer meist mächtigen, granulozytären Infiltration. Anamnestisch wird die Entwicklung meist nach einer umschriebenen Traumatisierung angegeben.

Differentialdiagnose

Sie hat in erster Linie eine Tuberculosis cutis verrucosa, eine tiefe Pilzkrankheit, eine vegetierendes Bromoderm, aber auch ein verhornendes Plattenepithelkarzinom oder eine papillomatöse Pseudokanzerose auszuschließen, so daß die histologische Überprüfung eigentlich unabdingbar ist.

Therapie

Sie kommt in der Regel um chirurgische Maßnahmen (evtl. Exzision oder Abtragen mit der elektrischen Schlinge) sowie um eine systematische Antibiotikaverabreichung nicht herum.

Pyoderma gangraenosum

Synonyma: Pyoderma ulcerosa serpiginosa, Dermatitis ulcerosa.

Diese chronische Pyodermieform, die keine Geschlechtsbevorzugung aufweist, bietet sich

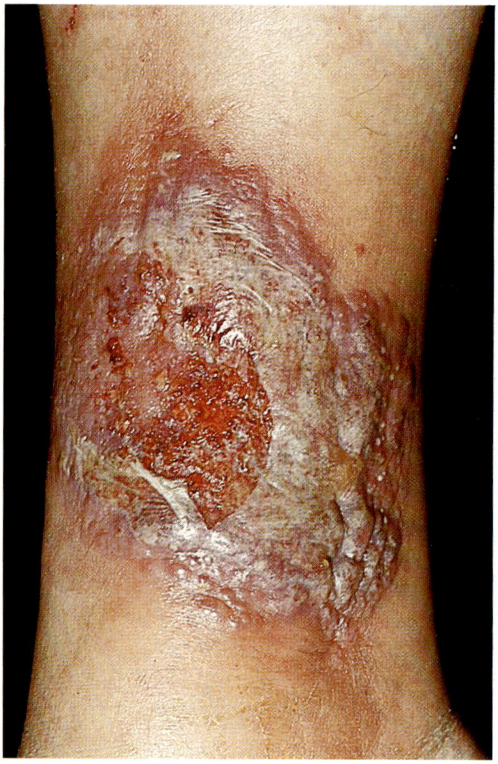

Abb. **110** Pyoderma gangraenosum.

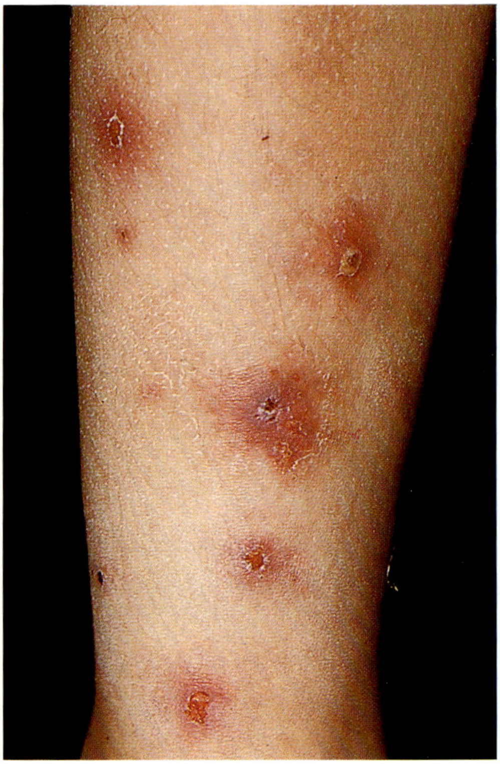

Abb. **111** Ecthyma simplex.

als eine singuläre oder multiple, flache, mehr oder weniger polyzyklisch umschriebene, nach der Peripherie fortschreitende dolente Geschwürsbildung dar, die häufig recht zonal different am Rand von einer blasigen Abhebung und anschließend von einem Erythemring umgeben wird. Das Geschwürgewebe ist schwammig-zundrig und blutungsbereit (Abb. **110**). Eine regionäre Lymphknotenbeteiligung bleibt aus, die Abheilung erfolgt, wie zu erwarten, unter markanter Narbenbildung und residuärer Pigmentation.
Zu Überprüfen ist in jedem Fall auf die Syntropie mit einer *Colitis ulcerosa* oder einer monoklonalen Gammopathie, aber auch zelluläre Immundefekte, waren bei eigenen Beobachtungen nachweisbar. Weniger häufig ist die Kombination mit viszeralen Karzinomen oder abszedierenden Entzündungsherden. Die Keimbesiedlung der Hautherde ist kaum diagnostisch, wichtig ist indessen die Erfassung einer Pseudomonas-aeruginosa-Infektion („Ekthyma" gangraenosum adultorum).

Therapie

Sie ist äußerst mühsam und schwierig. Meist kommt man neben Antibiotika um die Gabe von Zytostatika oder Immunsuppressiva (Azathioprin) nicht herum. Zu versuchen wären immer wieder auch DDS oder Azulfidine. Prompte Ausheilung sahen wir bei zwei Fällen nach Gabe von HLA-typisiertem Frischblut.

Ecthyma simplex

Das *Ecthyma simplex* (seu *vulgare*) ist eine erosiv-ulzeröse Streptodermie oder mit anderen Worten eine meist im Zusammenhang mit ungünstigen hygienischen Verhältnissen und Mikrotraumatisierung („Stoppelkrankheit") in Erscheinung tretende, multiple, bakterielle Ulkusbildung, vorzugsweise an den Unterschenkeln, die sich krustös auffüllt (Abb. **111**).

Unter *Ecthyma gangraenosum* versteht man definitionsgemäß ein vergleichbares Krankheitsbild durch Pseudomonas aeruginosa (Pyozyaneus), unter einem *Ecthyma contagiosum* den Maul- und Fußgrind der Ziegen und Schafe beim Menschen (Orf).

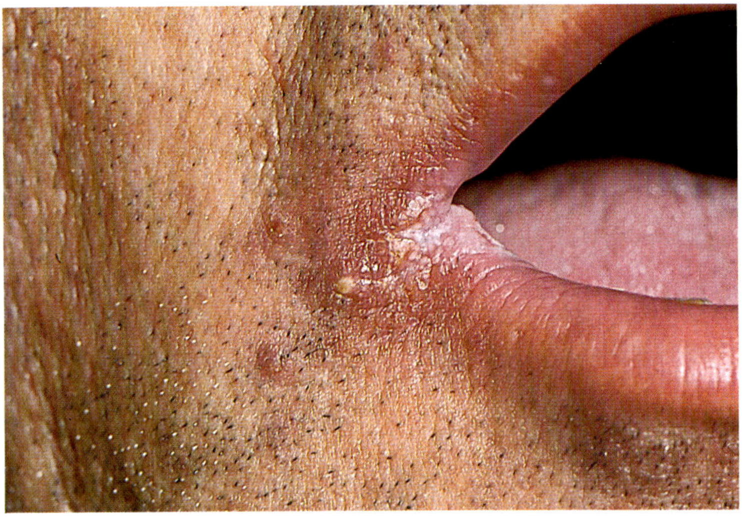

Abb. **112** Perlèche (Angulus infectiosus).

Perlèche

Synonyma: Perlèche, Bridou, Poissonade, böse Mundwinkel, Spatzenecken, Stomatitis angularis.

Diese lästig quälende, meist ohne Kombination mit anderen Pyodermieformen in Erscheinung tretende, mehr oder weniger diskrete Erscheinungsbild an den Lippenkommissuren wird bei Kindern durch Streptokokken in Folge mangelnder Mundhygiene, beim Erwachsenen durch eine Kandidainfektion auf dem Boden bestimmter Basisstörungen (Anazidität, Ariboflavinose, Diabetes mellitus, Sideropenie schlecht sitzendes Kunstgebiß) hervorgerufen (Abb. **112**).

Therapie

Sie besteht außer der Berücksichtigung der Ursachen in der Anwendung einer Farbstoffcreme (z. B. Locacorten-Vioform-Creme).

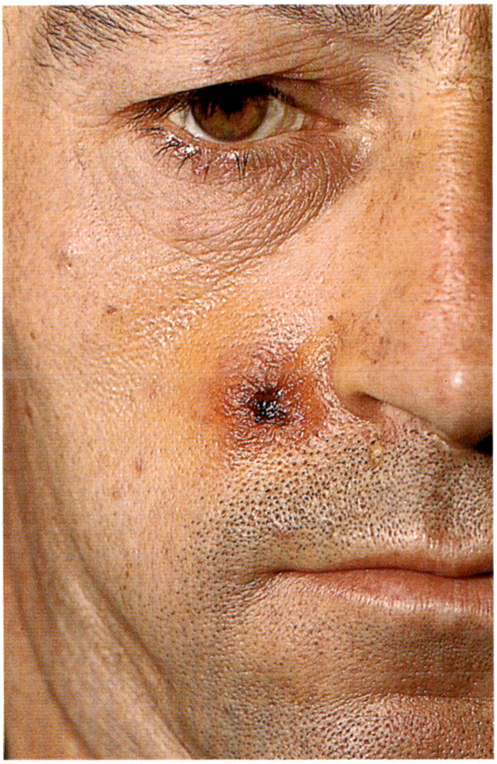

Abb. **113** Pyodermia chancriformis.

Pyodermia chancriformis

Diese äußerst seltene Pyodermie tritt vorzugsweise im Gesicht solitär als rasch sich entwickelndes, wallartig derb umgrenztes Ulkus in Erscheinung (Abb. **113**). Als Erreger fungieren überwiegend Staphylokokken. Wichtig ist deren Nachweis eigentlich nur als Ausschlußdiagnose gegenüber einem Primäreffekt durch Syphilis, Tularämie, aber auch einem Ulcus rodens.

Therapie

Therapeutisch reicht die Anwendung einer Tetracyclin- oder Chloramphenicolsalbe meist aus.

Erysipel

Synonym: Streptodermia cutanea lymphatica.

Bei dieser im Ersterkrankungsfall von heftigen konstitutionellen Symptomen (Schüttelfrost, steiler Fieberanstieg, regionäre Lymphknotenbeteiligung) begleiteten Erkrankung haben wir erscheinungsbildlich ein hochrotes, heiß imponierendes Erythem vor uns (Abb. **114**), das offensichtlich von einer Eintrittspforte (Rhagaden, Fußmykose, Verbrennung o. ä.) seinen Ausgang nimmt und von dem alle Lebensalter ergriffen werden können (Männer eher vor und Frauen eher nach dem 50. Lebensjahr).

Erreger und Klinik

Erreger sind pyogene, β-hämolysierende Streptokokken der Gruppe A, während die Bedeutung anderer Erreger (Staphylokokken, Proteus) zweifelhaft geblieben ist. Die Inkubation beträgt 2–3 Tage, die Krankheitsdauer etwa 5 Tage, wobei in den ersten 3 Tagen das langsam in Tagen wandernde Erythem flammenzungenartig scharf, später verschwommen begrenzt ist. Je nach Resistenz des Wirtsorganismus und vermutlich auch je nach Virulenz des Erregers können vesikulobullöse, gangränöse oder phlegmonöse Variationen auftreten. Ein Schleimhauterysipel ist wohl eine extreme Seltenheit. Häufig begegnet man aber einer nachfolgenden Bindegewebsverschwielung bzw. Fibrosierung bis zum ausgeprägten *Lymphödem (Elephantiasis nostras)* hin, vor allem wenn das Erysipel, wozu es exquisit neigt, wiederholt rezidiviert ist.

Oberhalb einer solchen Elephantiasis nostras begegnet man sozusagen als ektodermalem Randsymptom häufig auch papillomatösen, verrukösen Oberflächenvegetationen.

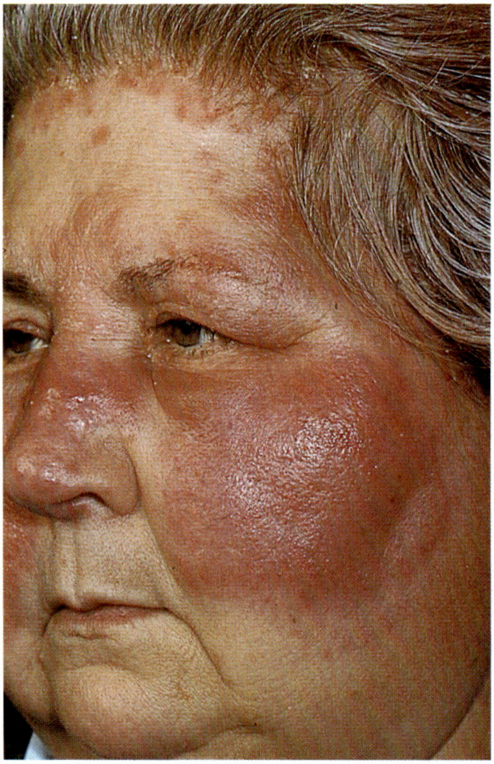

Abb. **114** Erysipel mit kaudal typisch flammenzungenartiger Begrenzung.

Histologie

Histologisch beobachtet man je nach Stadium und vor allem im Rezidivfall lymphangitische Phänomene, später mehr Verödungszustände am Lymphgefäßnetz.

Laborbefunde

Laboratoriumsmäßig sind Erhöhung der BSR, der Leukozyten und des ASTL-Titers sowie nach eigener Beobachtung ein Abfall des Serumeisens zumeist typisch.

Komplikationen

Als Komplikationen außer den genannten Folgen am Lymphgefäßsystem incl. einer Elephantiasis an den Extremitäten können während der akuten Krankheit je nach Sitz septische Folgen (Bronchopneumonie, Nephritis o. ä.) hinzutreten.

Differentialdiagnose

Ganz zu Beginn kann speziell im Gesichtsbereich die Abgrenzung eines *Herpes zoster* noch schwierig sein, da ja vor der Bläscheneruption eine gewisse Zeit ein ödematöses Erythemstadium vorherrschen kann. Im Unterschenkelbereich bereitet vornehmlich die Abgrenzung gegenüber einer *Thrombophlebitis* Schwierigkeiten, sofern noch kein tastbarer Strang zu ermitteln ist. Das Erysipel tritt aber stets akuter und mit beträchtlichen Allgemeinerscheinungen auf. Im Fingerbereich ist vornehmlich an das allerdings weitaus milder ausgeprägte *Erysipeloid* zu denken. Das *Erysipelas carcinomatosum,* z. B. im Brustwandbereich, tritt afebril und protrahiert in Erscheinung. Es ist ferner nicht flächenhaft, sondern häufig unregelmäßig scharf-streifig begrenzt. *Histologisch* entscheiden die karzinomatösen Lymphbahninfarkte die Diagnose.

Therapie

Nach wie vor ist, sofern keine Penicillinintoleranz bekannt ist, Penicillin das erste Mittel der Wahl, beim habituellen Erysipel denke man an die langfristige Gabe von Sulfonamiden (Longum). Auf die Beseitigung etwaiger Eintrittspforten ist zu achten.

Erysipeloid

Synonyma: Schweinerotlauf, Rotlauf, Red Fever.

Dieses, auf der ganzen Erde verbreitete, durch Erysipelothrix rhusiopathiae, welcher *Erreger* mit dem Bacterium erysipelatis suum sowie mit dem Bacterium murisepticum identisch ist, ausgelöste, über Wochen sehr langsam *wandernde,* hellrote und mäßig ödematöse *Erythem* (Abb. **115**) kommt beim Menschen nach Kontakt mit Fleisch oder Knochen von rotlaufkranken Schweinen sowie nach Verletzungen mit Fischflossenstrahlen (z. B. Rotbarsch, Goldbarsch oder Zander) zustande. Mögliche Überträger sind auch Stech- oder Stubenfliegen oder als unbelebte Quelle Großstadtabwässer sowie bereits langfristig „totes" tierisches Material (z. B. Knochenknöpfe). Unbehandelt können derartige akute Erysipeloide über Monate bestehen, wobei sie, unter lymphangiitischer, lymphonodulärer Vervollständigung nicht gar selten hartnäckige Arthropathien der kleinen Fingergelenke nach sich ziehen.

Differentialdiagnose

Differentialdiagnostisch wird man allenfalls ein fixes, weniger aber hellrötliches als schmutzig-graubraunes Arzneimittelexanthem zu berücksichtigen haben.

Therapie

Ähnlich wie beim Erysipel wirkt auch beim Erysipeloid Penicillin (6–8 Tage je 1 Mega/die) prompt, so daß die Anwendung des früher üblichen Schweinerotlaufserums eigentlich überflüssig geworden ist. Lokal kommt man mit feuchten Alkoholverbänden und über Nacht einer 10%igen Ichthyolvaseline aus.

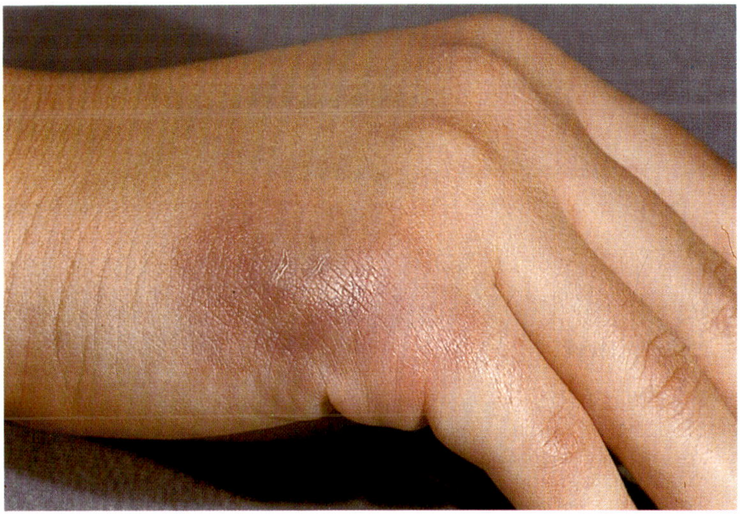

Abb. **115** Erysipeloid.

Anthrax der Haut

Synonym: Hautmilzbrand

Der meldepflichtige Hautmilzbrand verläuft bei pflanzenfressenden Säugetieren vorzugsweise septikämisch, während sich der Mensch zumeist an Tierprodukten (Fellen, Häuten usf.), die von erkrankten Tieren stammen, infiziert. Gegenüber dem Lungen-Darm-Milzbrand ist die Hautform (95% der Krankheitsfälle) die häufigste. Erreger ist das grampositive Bacillus anthracis, welches sich mit den gebräuchlichen Anilinfarben intensiv anfärbt. Gewerbemäßig sind Abdecker, Landwirte, Tierärzte oder Arbeiter in Bürstenfabriken bevorzugt.

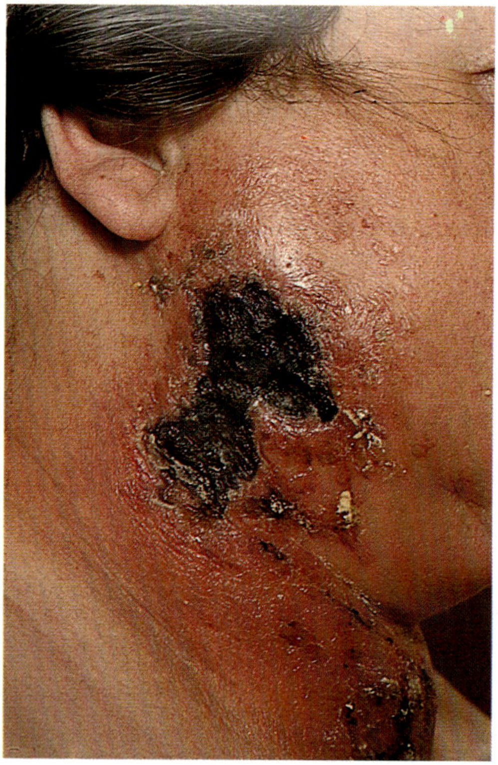

Abb. **116** Anthrax cutis (Milzbrandkarbunkel).

Klinik

Etwa 2–3 Tage nach der Infektion entwickelt sich, meist an der Stelle eines Epitheldefekts, eine kirschkerngroße Blutblase oder Pustel. Der ausgebildete *Milzbrandkarbunkel* bietet sich sodann als blauschwärzlicher Schorf dar, der sich langsam vergrößert und in einem düsteren, ödematösen Infiltrat eingebettet ist (Abb. **116**). Manchmal liegt überhaupt nur das Bild des Milzbrandödems vor. Mitunter bilden sich dann um den Herd weitere neue Bläschen. Im Gegensatz zum banalen Furunkel ist der Milzbrandkarbunkel schmerzlos, wohingegen regionäre Lymphknotenbeteiligungen sich dolent verhalten. Eine besondere Lokalisation der Pustula maligna ist das Augenlid.

Therapie

Die *Allgemeintherapie* erfolgt mittels Penicillin (10 Tage 1 mega/die) oder mit anderen Antibiotika (Tetracycline, Chloramphenicol usw.), wodurch es, allerdings erst nach mehreren Tagen bis Wochen, zur vernarbenden Abheilung der Pustula maligna kommt, die im übrigen nicht lokal different angegangen werden sollte, sondern allenfalls mit feuchten Umschlägen o. ä. reinzuhalten ist.

Listeriose

Die durch Listeria monocytogenes beim Menschen und Tieren hervorgerufene Infektion verläuft in ihren Symptomen sehr vielseitig. Außer der Listeriose bei Neugeborenen und Schwangeren kommen als Organlisteriose um die Eintrittspforte auch lokale Krankheitsmanifestationen, z. B. an den Konjunktiven (sog. okuloglanduläre Form) oder den Schleimhäuten des Nasen-Rachen-Raumes, vor. Die primäre Listeriainfektion an der Haut verläuft als papulöse oder vesikulopustulöse Dermatitis.

Differentialdiagnose

Differentialdiagnostisch erinnert die Listeria pustulosa an staphylogene Ostiofollikulitiden oder an eine Bang-Infektion der Haut.

Tularämie

Diese vornehmlich von Rodentien auf den Menschen kommende, bereits bei Verdacht meldepflichtige, zyklische Infektionskrankheit wird durch die Pasteurella tularensis bzw. das Bacterium tularense (Tulare ist ein Bezirk in Kalifornien) hervorgerufen (Vorkommen in Deutschland: Mecklenburg, Schleswig-Holstein, Süddeutschland). In Abhängigkeit von der Eintrittspforte sind verschiedene ulzero-, okulo- sowie reinglanduläre Formen und ein grippotyphöser Typ möglich. An der Haut kommt es zwischen 3 Tagen und 3 Wochen zu einem Primärkomplex, der unter Allgemeinerscheinungen, einschließlich weiterer Lymphknotenbeteiligung, über Wochen bis Monate anhalten kann.
Der *Primäraffekt der Haut* bei diesem Primärkomplex ist an sich uncharakteristisch klein und transitorisch. Er entspricht einer wenig auffälligen Rhagade, wie sie durch einen Tierbiß oder einen Schnitt hervorgerufen wird. Seltener sind pfennigstückgroße Ulzerationen, die aber im Gegensatz zum luischen Primäraffekt nicht so derb induriert sind. Sie sitzen ferner meist singulär an den Händen, im Gesicht, aber auch am Genitale.
Sekundäre Hauterscheinungen sind als Haut-*Tularämide* in Gestalt von akut aufschießenden, hellroten bis lividen, teilweise auch Erythema-nodosum-artigen Papeln bzw. Knoten bekannt. Die Diagnose wird tierexperimentell mit Abstrichen aus dem Primäraffekt, aus dem Blut, dem Lymphknotenpunktat oder auch durch eine Agglutinationsreaktion in Speziallaboratorien gestellt.

Diphtherie der Haut

Die meldepflichtigen, heute extrem seltenen, durch das grampositive Corynebacterium diphtheriae hervorgerufenen Hautreaktionen verlaufen ähnlich den Verhältnissen bei der Angina diphtherica mit mehr oder minder ausgeprägter allgemeiner Toxämie. Erscheinungsbildlich sind impetiginöse, ekthymatöse, uncharakteristisch intertriginös-ekzematoide, ferner ulzeröse, gangräneszierende, nicht zuletzt grünlich-weiß-gelbliche pseudomembranöse Läsionen neben verschiedenen Atypien beobachtet worden, wenn man von den sekundären Exanthemen bei Rachendiphtherie, den sog. *Diphtheriden*, absehen will. Besonders verdächtig auf eine Diphtherieinfektion sind klassischerweise Nabelwunden oder „chronische“ Panaritien.
Relativ häufiges Vorkommen der Erreger ferner auf Brandwunden wie Wundflächen überhaupt. Beteiligung der regionären Lymphknoten ist möglich, vor allem aber eine u. U. schon recht frühzeitige Herzschädigung auch durch bloße Hautherde. Auch die Hautdiphtherie ist also für den Allgemeinorganismus nicht leicht zu nehmen.

Toxoplasmose der Haut

Hauterscheinungsbildlich werden durch Toxoplasma gondii, ein Protozoon, welches exogen z. B. durch Haustiere (Katzenkot, weniger durch Hundeausscheidung) oder aber diaplazentar übertragen wird, akute fieberhafte oder nodös-gummöse Eruptionen ausgelöst. Wichtig ist auch die Kenntnis der subakuten afebril-subfebrilen, okzipitalen, nuchalen und tiefzervikalen Lymphonodopathie (Lymphadenitis Piringer-Kuchinka). In Verdachtsfällen (Chorioretinitis, Nystagmus, Hydrozephalus, intrazerebrale Verkalkungen, Hepatosplenomegalie) können, abgesehen von dem Versuch des direkten Erregernachweises, vornehmlich Antikörper im Serum (Sabin-Feldman-Test ab 2. Woche oder nach der 3. Woche mittels der Komplimentbindungsreaktion nach Westphal) bestimmt werden. Weitere moderne Nachweismethoden sind ferner: der Fluoreszenz-Antikörper-Test und neuerdings der IgM-Antikörper-Nachweis in der Zerebrospinalflüssigkeit.

Chronische Infektionskrankheiten der Haut

Mykobakteriosen

Tuberculosis cutis (Hauttuberkulose)

Das sporenlose, grampositive *Mycobacterium tuberculosis* erzeugt beim Menschen sowohl lebend wie durch Teile seiner Leibessubstanz eine Anzahl recht unterschiedlicher Haut- und Schleimhauterscheinungsbilder, für deren Ausformung die jeweilige fehlende, wechselnde oder hochgradige Abwehrlage des Organismus wie auch die periphere Durchströmung ohne Zweifel von erheblicher Bedeutung sind. Sichere, typische Hauttuberkulosen werden durch den *Typus humanus* sowie *bovis* hervorgerufen. Durchaus ähnliche Hauterscheinungen werden aber auch durch *atypische Mykobakterien* hervorgerufen. Außerdem werden durch die Antigenität der Tuberkulosebakterien exanthematische *Streuformen*, die *sog. Tuberkulide*, induziert. Letztere, vor allem das Erythema induratum wie der Lupus miliaris disseminatus, können nach derzeitigem Erkenntnisstand nur mit großer Reserve noch zum Formenkreis tuberkulöser Ätiologie gezählt werden. Außer dem Durchströmungsfaktor nimmt man derzeit für die Genese solcher, im übrigen wie ein Strohfeuer in relativ kurzer Zeit verglimmender, Krankheitsprodukte auch immunologische Faktoren, wie etwa in Gestalt einer subendothelialen Anheftung von Immunkomplexen, als bedeutungsvoll an.

Erreger

Im Gegensatz zum *Typus humanus* wie *bovinus* des Mycobacterium tuberculosis wird der *Typus gallinaceus*, von dem die Geflügeltuberkulose hervorgerufen wird, heut den *atypischen Mykobakterien* zugeschlagen, denen gegenüber das Meerschweinchen sich infektionsresistent verhält.

Mikroskopisch sind im Direktabstrich die säurefesten Stäbchen nur von einem aufgebrochenen Primärherd, aus suppurierenden Lymphknoten oder aus Abstrichen von einer Schleimhauttuberkulose, weitaus weniger in einem histologischen Schnitt nachweisbar, wobei die Abgrenzung gegenüber anderen säurefesten Stäbchen saprophytärer Wertigkeit zu berücksichtigen bleibt, so daß der Übertragungsversuch auf das Meerschweinchen die beste Pathogenitätsbestätigung erbringt.

Histologisch beschränkt man sich meist auf die Feststellung der sog. tuberkuloiden Struktur, die eben mit der klinischen Zielansprache zu vereinen ist.

Auch die *Tuberkulinreaktion* durch Alttuberkulin oder gereinigtes Tuberkulin (GT) mittels Pflasterproben oder intrakutan nach Mendel-Mantoux (0,1 ml intrakutan an der Unterarmbeugeseite ergibt eine Papel innerhalb von 48 Std. von einem Durchmesser von 0,5 cm, normaler Rekationsausfall bei Stärke 0,1) ist histologisch nicht spezifisch: Es handelt sich bei diesem, ebenfalls nach 24 Std. beginnend und unter voller Entwicklung nach etwa 14 Tagen, um Epitheloid- und riesenzellige Granulome.

Primärkomplex

Synonym: Tuberculosis mucosae resp. cutis primaria.

Gegenüber den klassischen, heute seltenen „Fütterungstuberkulosen“ an Tonsillen oder sonst in der Mundhöhle oder den klassischen Genitalinfektionen (Zirkumzisionstuberkulose) ist heute u. U. auch an die Möglichkeit einer Infektion z. B. bei der Mund-zu-Mund-Beatmung zu denken.

Phänomenologisch haben wir initial hierbei ein weißes, blaurotes, u. U. an eine Pyodermie erinnerndes Knötchen vor uns, das sich bald in ein Geschwür mit unterminiertem Rand und schmierigem Grund transformiert. Es erfolgt daraufhin die Entwicklung zum charakteristischen Primärkomplex (strangartige Lymphangitis und Lymphadenitis). Derartige Lymphknotenschwellungen sind gut zu umgrenzen, hart und indolent, können später auch fistulös aufbrechen. Noch nach einiger Zeit kann der tuberkulöse Primärherd, der im floriden Stadium den Erregernachweis ermöglicht, an der persistierenden verkalkten Halslymphknotenaffektion erkannt werden.

Differentialdiagnose

Hierfür ist angesichts des kompletten Primärkomplexes an die Lues oder an eine sonstige infektiöse Granulombildung (Tularämie, Katzenkratzkrankheit), beim alten Menschen evtl. auch nach einem regionär absiedelnden Karzinom zu fahnden.

Tuberculosis verrucosa cutis

Sitz einer solchen, z. B. durch Kontamination mit dem eigenen infektiösen Speichel zustande kommenden, exogenen Superinfektion ist der distale Extremitätenbereich, also hauptsächlich ein Finger oder die Tabatière (Abb. **117**). Erscheinungsbildlich tritt ein durchaus warzenähnlicher, derb braunroter, knotiger Herd in Erscheinung, bei dem Sondenphänomen wie Glasspateldruck negative Ergebnisse liefern. Der gesamte, ursprünglich mitunter auch glatte, Krankheitsherd ist alsdann nicht selten rot umwallt und entleert auf tangentialen Druck Pfröpfe oder Eitertropfen. Bei Herdvergrößerung kann zentral auch narbige Abheilung oder ein serpiginöser Charakter aufkommen.

Histologie

Histologisch beherrschen unspezifische entzündliche Charaktere mit Mikroabszessen gegenüber der tuberkuloiden Grundstruktur die Szene. Dem klinischen Charakter entsprechend ferner ausgeprägte Akanthose und Papillomatose.

Differentialdiagnose

Differentialdiagnostisch sind neben einem Keratoakanthom oder einem Morbus Bowen vor allem auch eine Mykose, wie etwa eine atypische Mykobakteriose (Aquariumanamnese), wenig derzeit wohl auch ein Halogenoderm, zu berücksichtigen.

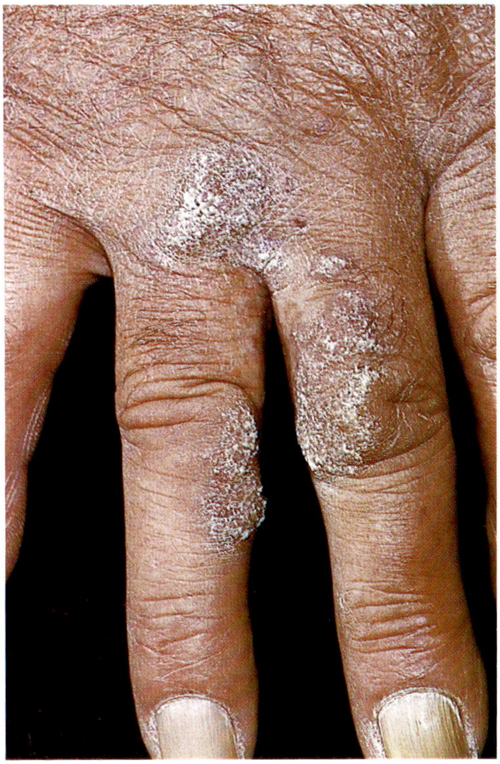

Abb. **117** Tuberculosis verrucosa cutis.

Tuberculosis miliaris ulcerosa cutis et mucosae

Bei dieser, heute ebenfalls sehr selten gewordenen Erscheinungsform begegnen wir einer intrakanalikulären Abseuchungstuberkulose an den Körperöffnungen bei Patienten mit weit fortgeschrittener Organtuberkulose. Über Kehlkopf, Gaumen, Zungenrand werden Wangen und Lippen zum Sitz kleiner Knötchen oder weniger größerer Infiltrate, die sich zu seichten Ulzerationen infolge nekrotischen Zerfalls und Zusammenschlußes kleiner miliarer Tuberkel ausbilden. Aus den Ulzerationen sollte der Tuberkelbakteriennachweis versucht werden (Materialentnahme mit scharfem Löffel!). Seltener als das Cavum oris sind der Anal- oder Urethralbereich bei Urogenital- oder Darmtuberkulose dergestalt ergriffen.

Histologie

Histologisch überwiegen uncharakteristische miliare Abszeßformationen, die eine etwaige tuberkuloide Grundstruktur überdecken.

Differentialdiagnose

Die offene *Schleimhautlupus* der Mundhöhle tritt nicht von innen nach außen auf wie die Tuberculosis miliaris ulcerosa, sondern tendiert in umgekehrter Richtung von außen nach innen. Außerdem ist der bei ihm betont vernarbende Krankheitsvorgang

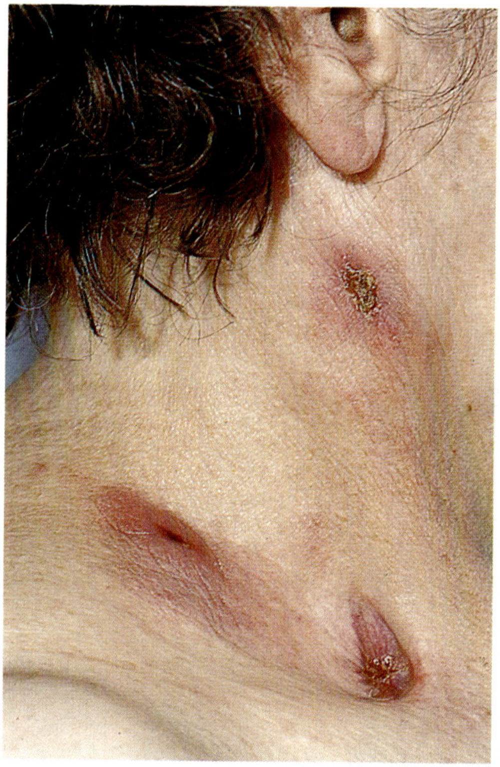

Abb. **118** Tuberculosis colliquativa cutis.

kaum kontagiös und macht auch dem Patienten weniger Beschwerden als das *tuberkulöse Schleimhautgeschwür* d. h. die Tuberculosis miliaris ulcerosa mucosae.

Tuberculosis colliquativa cutis

Synonym: Skrophuloderm.

Das fistelnde Skrophuloderm, für das derzeit auch Mycobacterium bovis in Frage kommt, findet sich in der Gegenwart, und zwar vorzugsweise bei Frauen, häufiger bei Erwachsenen als früher, als es in der Hauptsache im 2. Lebensjahrzehnt zu beobachten war. Diese Tuberkuloseform kommt sekundär-lymphogen oder hämatogen zustande und findet sich charakteristischer Weise zwischen dem Unterkieferwinkel und dem vorderen Rande des Kopfnickers (Abb. **118**). Neben diesem lymphonodulären Skrophuloderm gibt es auch eine *kutane Tuberculosis colliquativa* an Brust und Rücken, namentlich bei ausgemergelten älteren Personen. Außerdem kann man derartigen fistelnden tuberkulösen Einschmelzungsherden in Hautnähe im Damm-Gesäß-Bereich begegnen: *„Tuberculosis subcutanea fistulosa"*. Schließlich hat man früher kolliquierende Tuberkuloseformen im Haut und Unterhautbereich in Beziehung zu Knochen- und Gelenktuberkulose als *Tuberculosis fungosa serpiginosa* bezeichnet.

Differentialdiagnose

Im Halsbereich wird abgrenzend an luische *Gummen*, mykogene oder bakterielle *Granulome* (Aktinomykose, Sporotrichose), weniger auch an die *Katzenkratzkrankheit* oder *Tularämie* zu denken sein. *Kongenitale Halsfisteln* bestehen seit frühester Kindheit, *extraorale Zahnfisteln* kommen speziell an der Nasolabialfalte und in Masseternähe zur Beobachtung. Ihre trichterförmig eingezogenen Narben sind mit dem darunter gelegenen Knochenbezirk fest verbunden.

Lupus vulgaris

Synonym: Tuberculosis luposa

Der mehr bei Frauen als bei Männern, in jedem Lebensalter, wenn auch in den letzten Jahren mehr bei Älteren sich entwickelnde, hämatogen, selten auch exogen zustande kommende „Lupus" beginnt als kleiner, braunrötlicher „Lupus*fleck*", der bei Anämisierung mit dem *Glasspatel* (Abb. **119**) sich als ein hellbraunes, apfelgelee-, reh- oder malzzuckerfarbenes Infiltrat zu erkennen gibt, welch Eigenton durch das Lipopigment Ceroid bedingt sein soll. Der Lupus sitzt, genau wie das Basalzellepitheliom, zu 80% im Gesicht. Das Capillitium ist dagegen primär selten befallen, während demgegenüber Ohrmuschel bzw. Ohrläppchen häufiger Anfangssitz sein können. Die initialen kleinen Lupusknötchen treten im Laufe der Zeit zu polyzyklischen, größeren, zentral dann etwas involutiven Herden zusammen, die in ihrem saftigen Anteil (Lupus vulgaris *tumidus*) die *Sonde* einbrechen lassen (Abb. **120**). Später wird auch die Oberhaut in Mitleidenschaft gezogen, wodurch sich die Schuppen- oder Krustenauflagerung erklärt. An den Extremitäten oder am Gesäß („Kriechlupus") können die Herde sich hyperkeratotisch-papillomatös weiterentwikkeln, wie auch ulzeröse Aufbrüche häufig vorkommen. Bei Einlagerung follikulärer Hyperkeratosen kann Ähnlichkeit zu einer Scheibenflechte entstehen (Lupus erythematoides). In älteren, straff atrophischen Lupusnarben (Abb. **121**) kann dieser lokal rezidivieren, wäh-

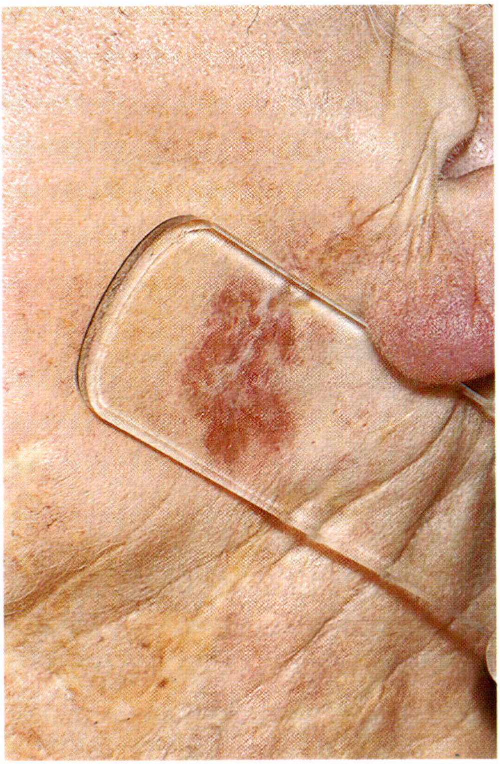

Abb. **119** Lupus vulgaris (unter Glasspatel-Anämisierung).

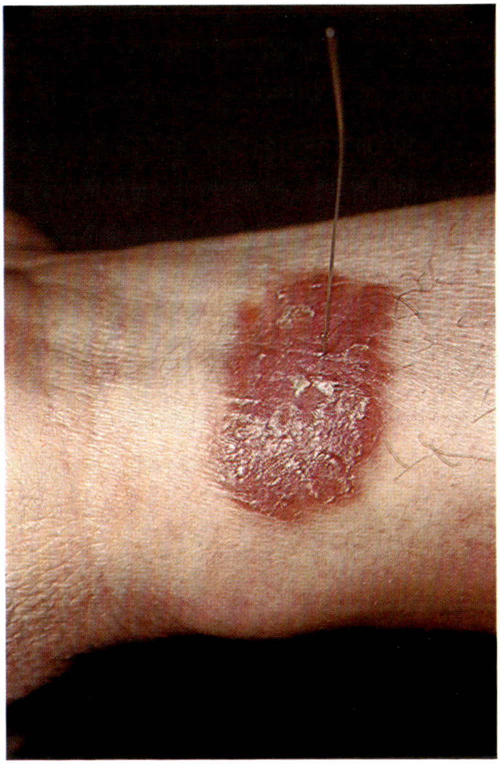

Abb. **120** Sondenbrüchigkeit des Lupus vulgaris.

rend dieser Umstand auf alter Syphilisatrophie zu vermissen ist. Früher röntgenbestrahlte Lupusherde sind als fakultative Präkanzerosen zu betrachten.
An der *Mundschleimhaut* bietet sich der Lupus vulgaris in Gestalt glasiger, weicher Knötchen oder papillomatöser Bezirke dar, die zu flachen Geschwürsaufbrüchen Anlaß geben. Immer ist aber beim Gesichtslupus die Untersuchung von Nasenseptum und Rachenbogen einzubeziehen (Abb. **122**).

Differentialdiagnose

Diese ist dadurch belastet, daß unter dem anämisierenden Glasspatel Pigmentflecke als spezifisch apfelgelbfarbener Herdbezirk mißdeutet werden können. Aber auch die Knopfsonde bricht nicht nur in einem Lupus vulgaris, sondern ebenso in anderen Granulomen mit Schwund des Bindegewebes ein, so daß vor allem gegenüber Sarkoidose oder einem lupoiden Leishmaniaherd dem positiven Tuberkulintest und der Histologie die weitere Entscheidung zufallen muß. Für den Lupus sind ferner Verschlechterung bei trockenem, frostigen Winterwetter kennzeichnend. Der Lupus vulgaris kann sich sodann schließlich über längere Zeiträume stationär verhalten, heilt aber nicht ohne Behandlung aus.

Histologie

Feingeweblich ist das Gewebssubstrat des Lupus vulgaris keinesfalls typisch „tuberkuloid", zumal ausgeprägte Nekrosen bzw. Verkäsungen innerhalb einer unregelmäßigen Ansammlung von Epitheloidzellen, Langhans-Riesenzellen und einem Lymphozytenmantel fehlen. Außerdem ist die Erregerausbeute bei Ziehl-Neelsen-Färbung gering, weswegen der Lupus vulgaris praktisch auch nicht ansteckt.

Tuberkulide

Lichen (et Eccema) scrofulosorum

Synonym: Tuberculosis cutis lichenoides.

Diese, nach einer Infektion, BCG-Impfung oder einer UV-Strahlen-Einwirkung aufflakkernden lichenoiden Eruptionen sind selten, in der Hauptsache aber an den Flanken Jugendlicher völlig symptomarm und mit ausgeprägter

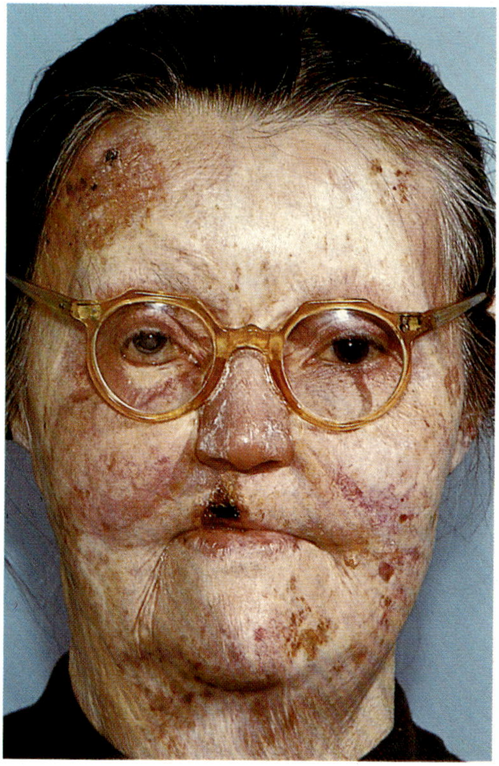

Abb. **121** Lupus vulgaris. Straff-narbiger Endzustand, Nasenepithese.

spontaner Rückbildungsneigung zu beobachten.

Differentialdiagnostisch ist vornehmlich an ein lichenoides Mykid oder einen Lichen nitidus zu denken.

Papulonekrotische Tuberkulide

Synonym: Tuberculosis cutis papulonecrotica.

Das heute vorwiegend als leukozytoklastische „Immunvaskulitis" bewertete Erscheinungsbild tritt am unteren Rumpf und den Gliedmaßen in einer Dissemination von glasstecknadelkopf- bis erbsgroßen blauroten, zentral erweichenden und dann flachnarbig abheilenden Papeln in Erscheinung (Abb. **123**). Im Grunde reicht aber die Symptomatik von zunächst etwas soliden Knötchen bis zu einer pustulösen oder ulzerösen Note („ulzeröse Tuberkulide"). Unter einem gewissen Herbst-Frühjahrs-Gipfel sind chronisch rezidivierende Verläufe bei wechselnder, überwiegend aber hochgradiger Tuberkulinempfindlichkeit die Regel.

Nodöses Tuberkulid

Synonym: Erythema nodosum tuberculosum

Diese Knotenrose, welche die untere Körperhälfte und dort die tiefe Kutis sowie die Septen des subkutanen Fettlagers bevorzugt, wobei es zur Ausbreitung kontusiform, später subkutan gelegener schmerzender Infiltrationen kommt, kann im Kindesalter (!) auch als „Spontan-Pirquet" aufgefaßt werden.

Erythema induratum

Synonym: Tuberculosis indurativa cutanea et subcutanea.

Phänomenologisch handelt es sich hierbei rein klinisch um „entzündliche", mehr plattenartig als knotige Krankheitsprodukte an den Beugeseiten der Unterschenkel (Abb. **124**) überwiegend junger Frauen von pyknischer Konstitution und gesteigerter Kälteempfindlichkeit bzw. Akrozyanose. Heute wird das Erythema induratum praktisch nur als ein klinischer Dachbegriff für eine knotig entzündliche Reaktion mit unbekannter Ätiologie gewertet. Rezidive über Jahre hinaus sind möglich.

Differentialdiagnose

Differentialdiagnostisch ist an das Erythema nodosum chronicum, eine subkutane Lipogranulomatose und u. U. auch an eine Necrobiosis lipoidica, die allerdings an den Streckseiten der Unterschenkel vorkommt, an eine Perniosis oder an eine Livido retikularis „mit Sommerulzeration" zu denken.

Lupus miliaris disseminatus faciei

Auch dieses Erscheinungsbild wird heute nicht mehr zu den Tuberkulosen, ja nicht einmal zu den Tuberkuliden der Haut im engeren Sinne gezählt, obwohl histologisch bei diesem Erscheinungsbild ein eindrucksvolles, durchaus an Tuberkulose erinnerndes Substrat in Gestalt einer zentralen Nekrose eines Granuloms aus Epitheloidzellen mit angrenzendem Lymphozytenwall und sogar mit Langhans-Zellen durchsetzt gegeben ist. Je nach Beobachter wird eine Prävalenz des weiblichen oder des männlichen Geschlechtes angegeben.

Klinik

Bei überwiegend Jugendlichen finden sich unter einem Verlaufsgang von 1–2 Jahren, aber durchaus unter spontaner Rückbildungsnei-

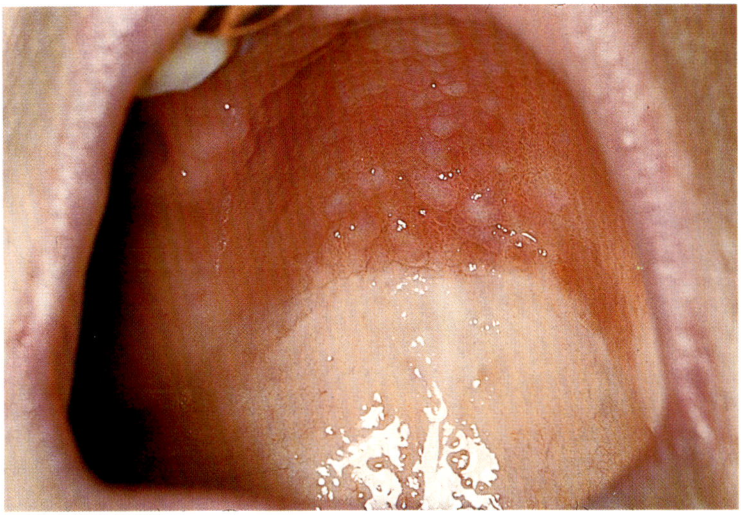

Abb. **122** Lupus vulgaris des Gaumens.

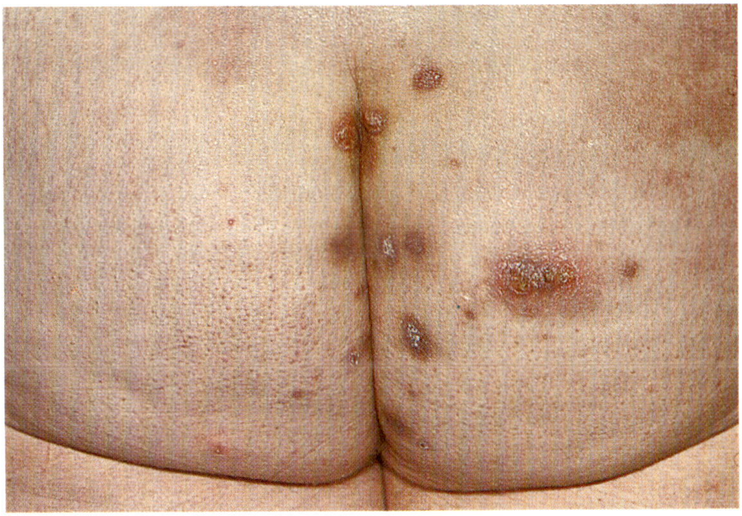

Abb. **123** Papulonekrotische „Tuberkulide".

gung, über der Stirn und vor allem an Ober- und Unterlidern und der Oberlippe, wenn auch sonst im Gesichtsbereich, rundliche, halbkugelige, reiskorngroße und bräunlichrote Papeln (Abb. **125**), die unter Glasspateldruck einen hellbraunen, lupoiden Ton aufweisen, wie auch eine deutliche Sonderbrüchigkeit besteht.

Differentialdiagnose

Differentialdiagnostisch fehlen gegenüber der *Acne vulgaris*, abgesehen von dem Sitz an Oberlidern und Oberlippe, Komedonen, gegenüber der *Rosazea* Teleangiektasien, wie auch histologisch bei der *lupoiden Rosazea* die zentrale Nekrose fehlt. Eine sekundäre, papulöse Lues wird nicht nur am Gesicht, sondern auch anderen Ortes zu finden sein.
Histologisch wird aber auch die Abgrenzung einer kleinknotigen Sarkoidose keine Schwierigkeit bereiten.

Therapie der Hauttuberkulose

Die früher sehr geschätzten Allgemeinmaßnahmen (Diät, Lichtbehandlung) oder auch die örtlichen Behandlungsweisen (z. B. Pyrogallol) sind heute obsolet. Nach wie vor sollten aber kleine Lupusherde exzidiert und chemotherapeutisch nachbehandelt werden. Mittel

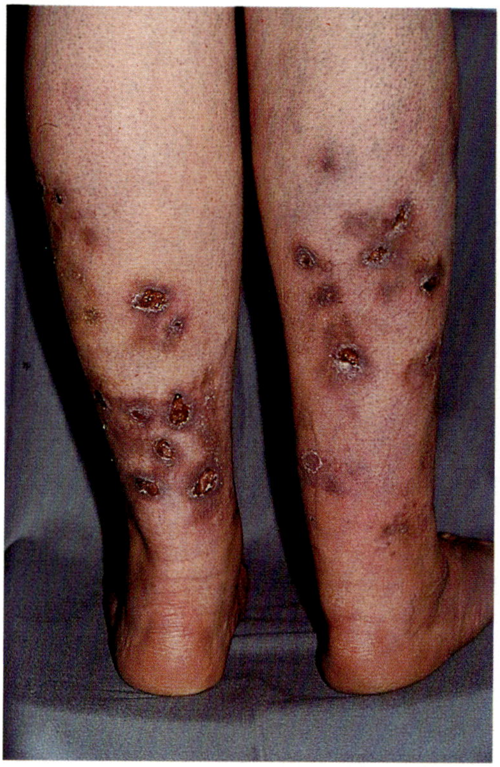

Abb. **124** Erythema induratum.

der Wahl ist endweder monotherapeutisch Isoniazid (INH), welches etwa ½ Jahr über den eingetretenen Effekt, im allgemeinen etwa 1½ Jahre verabfolgt werden sollte (Tagesdosis 7,5 mg/kg pro die). Vorteilhafterweise, so unser derzeitiges Vorgehen, wird INH als Dreiertherapie mit Ethambutol (Myambutol, 15–20 mg/kg) sowie mit Rifampicin (10–12 mg/kg) ergänzt. Letzteres verabfolgen wir aber nur anfänglich über ca. 3 Monate hindurch und behandeln dann mit INH („Neoteben") und Ethambutol weiter. An Nebenwirkungen sind beim INH namentlich die Möglichkeit der Polyneuropathie (Antidot: Vitamin B_6, Benadon), beim Ethambutol Sehstörungen sowie bei Rifampicin die Aufhebung der Wirkung von Ovulationshemmern neben Leber-Blutbild-Störungen von Beachtung.
Die Therapie der „Tuberkulide" ist gemäß der vorangehend hervorgehobenen, heutigen Zurückhaltung hinsichtlich deren veritabler oder maßgeblicher tuberkulöser Ätiologie zurückhaltender und kurzfristig entsprechend dem klinisch eintretenden Effekt zu gestalten.

Atypische Mykobakteriosen

Diese entsprechen erscheinungsbildlich grundsätzlich weitgehend den typischen Mykobakteriosen; sie sind aber von Mensch zu Mensch nicht ansteckend und verhalten sich gegenüber den vorher genannten Tuberkulostatika resistent, wie sie sich auch experimentell nicht sichtbarlich auf das Meerschweinchen übertragen lassen. Atypische Mykobakterien sind in Wasser, Erde und bei Tieren (vornehmlich bei Amphibien und Fischen) festgestellt worden.

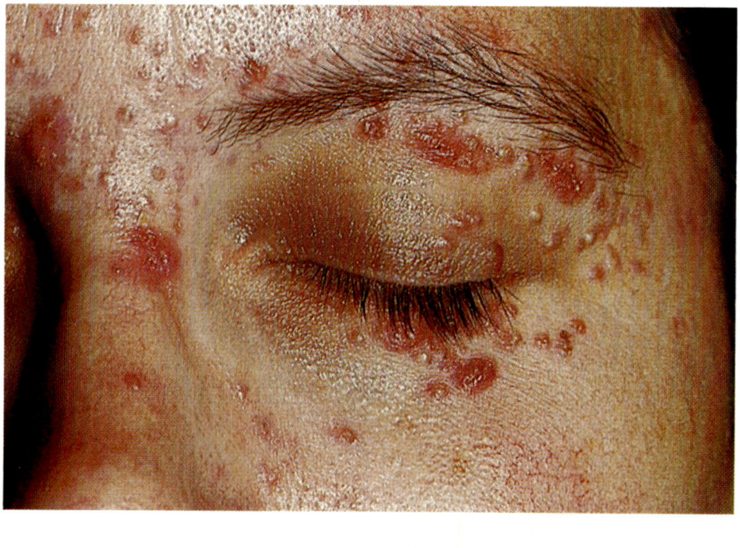

Abb. **125** Lupus miliaris disseminatus.

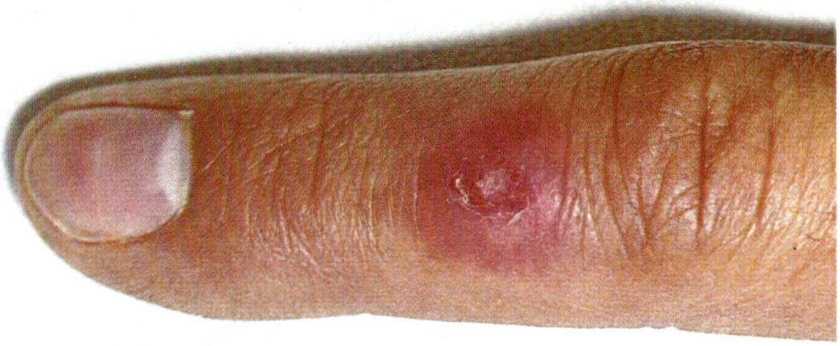

Abb. **126** Nodös-ulzeröser Primärherd einer atypischen Mykobakteriose (Aquariuminfektion).

Klinik

Dermatologisch ist der Befall von Haut und hautnahen Lymphknoten beachtlich, wobei das *Mycobacterium marinum* seu *balnei* in erster Linie als Warmwasseraquarium- oder Schwimmbadinfektion bedeutsam ist. Überträger in diesem Milieu sind Warmwasserfische (u. U. mit sichtbarer Krankheitsmanifestation), Wasserflöhe oder Schnecken. Kennzeichnend für eine derartige Schwimmbadinfektion sind verruköse, zum Teil ulzeröse, multiple Granulome, die an verschiedenen Körperstellen, bei Aquariuminfektionen an den Händen oder Armen etwa bis zum Ellenbogen hoch sitzen (Abb. **126**, **127**). Je nach der Entwicklung tuberkuloider Gewebsstrukturen kann Ähnlichkeit zu einer typischen Tuberkulose oder einer granulomathösen Pilzerkrankung (z. B. Sporotrichose) bestehen.

Differentialdiagnose

Demgemäß hat sich die Differentialdiagnose mit der Abgrenzung eines Lupus vulgaris, einer Tuberculosis verrucosa cutis, weniger auch einem Morbus Boeck oder eine Leishmaniainfektion zu befassen.

Histologisch findet sich das Bild einer leukozytenreichen bis ausgeprägt abszedierenden chronischen Entzündung, die gelegentlich zentral eine „fibrilläre" Nekrose aufweist. Säurefeste Stäbchen lassen sich keineswegs regelmäßig nachweisen.

Therapie

Sie strebt nach Möglichkeit die operative Entfernung an, da von den klassischen Tuberkulostatika nur mit einer Empfindlichkeit gegenüber Rifampicin, weniger auch Ethambutol, eher dagegen auch gegenüber Mischsulfonamiden, wie z. B. Trimethroprim-Sulfamethoxazol (Bactrim, Eusaprim), zu rechnen ist. Zusätzlich kann Cortison versucht werden.

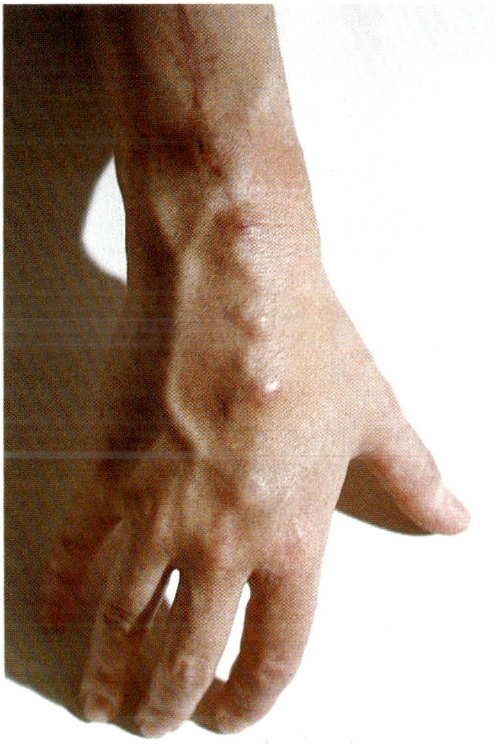

Abb. **127** Atypische, hier: sporotrichoseähnliche resp. wurmförmig lymphangitisch sich fortsetzende

Sarkoidose (Morbus Besnier-Boeck-Schaumann)

Die Voraussetzung für die Annahme einer genuinen Sarkoidose bzw. eines Morbus Besnier-Boeck-Schaumann ist dann erfüllt, wenn eine polytope resp. multisystemische granulomatöse Allgemeinkrankheit mit Manifestation in mehr als einem Organ (Lymphknoten, Leber, Skelett, Herzmuskel usw.) vorliegt. Diese äußert sich anatomisch in Gestalt eines epitheloidzelligen Granuloms, welches sich seinerseits vom typischen Tuberkel durch das weitgehende Fehlen zentraler Verkäsung, einen nur spärlichen Lymphozytenmantel und einen nur geringfügigen Riesenzellgehalt (vom Langhans-Typ) unterscheidet. Als weiteres Kennzeichen für derartige epitheloidzellige Granulome gilt u.a. das Auftreten von „asteroid bodies" oder (chemisch verschiedenartig zusammengesetzten) Schaumann-Körpern im Zytoplasma der genannten Riesenzellen. Diese vorangehende Definition der Boeck-Krankheit erscheint notwendig, da epitheloidzellige Metamorphosen von Histiozyten zum sarkoiden Substrat hin fraglos auch am Orte parenteraler Verarbeitung von grundsätzlich differenten Stoffen, wie vor allem Quarz, Beryllium, Koniferenpollen o.ä. möglich sind (Pseudosarkoidose). Die Boeck-Krankheit ist demgegenüber eine nicht selten deutlich familiär verankerte systemische Reaktionskrankheit, eine Viruskrankheit oder aber eine eigentümlich atypische Form der Tuberkulose.

Häufigkeit und Geschlechtsverteilung

Hinsichtlich der *Häufigkeit* der Sarkoidose rechnet man mit einem großen Anteil an über lange Zeiträume hindurch nicht erkannter Krankheitsfälle. Überwiegend erkranken Personen zwischen dem 3. und 4. Lebensjahrzehnt, wobei zwischen 40.–60. Jahren das weibliche *Geschlecht* überwiegt, während beim 2. bis 3. Dezennium die männlichen Sarkoidosekranken überwiegen. In Nordamerika scheinen Schwarze öfter als Weiße zu erkranken und schließlich sollen Berufe mit stärkerer Staubentwicklung eine gewisse Prädisposition erbringen. Außerdem vermag die Sarkoidose, ähnlich wie die Lepra, nicht allzu selten in eine Tuberkulose abzugleiten, wie überhaupt in letzter Zeit eine Störung der immunologischen Balance als krankheitswesentlich bewertet wird. Es ist schon seit längerem bekannt, daß Personen mit einer Sarkoidose durch eine relative („positive") Anergie charakterisiert sind. So sind sie beispielsweise deutlich weniger tuberkulinsensibel als Tuberkulöse. Ferner scheinen beim Sarkoidosekranken Bronchialkarzinom und maligne Lymphome gehäufter aufzutreten als bei der übrigen Bevölkerung.

Diagnose

Als besonders *diagnostisches*, immunologisches *Kriterium* gilt der *Kveim-Test*, der nach intrakutaner Einbringung des Antigens nach etwa 14 Tagen als rotbräunliches Knötchen von 0,5 cm Durchmesser als positiv bewertet und nach Exzision histologisch 1–1½ Monate nach der Impfung als Epitheloidzellgranulom feingeweblich abgelesen wird.

Verlauf

Die Sarkoidose kann entweder bei ¼ aller Patienten *hyperergisch-akut* mit entsprechenden konstitutionellen Symptomen (Fieber, Anorexie, Arthralgie, hohe BSR, Schwellung der Lymphknoten im Metastinum) oder *chronisch-protrahiert* bzw. schleichend verlaufen. Bei dieser Verlaufsform kommt es ebenfalls zu einer Vergrößerung der Lymphknoten im mediastinalen Hilus, aber auch in der hautnahen Peripherie sowie, was das frei Sichtbare angeht, zu Hautherden.

Klinik

Im Thorax vergrößern sich im Stadium 1 die mediastinalen Lymphknoten, und zwar rechts meist stärker als links, wozu dann später retikuläre oder miliare Verschattungen (Stadium 2) der Lungen kommen. Das 3. Stadium ist durch Infiltrationen und/oder Fibrosierungen gekennzeichnet.

Lymphknoten, Milz. Wie schon erwähnt, gehört eine Anschwellung der peripheren Lymphknoten zu den Regelbefunden, wie auch weiterhin sich die Milz vergrößern kann. Als Knochenmarksymptom kann es zu Blutplättchenmangel (Purpura) kommen.

Augenveränderungen, ZNS. Am Sehorgan stehen die Symptome einer Uveitis, Periphlebitis retinae oder glasige Boeck-Knötchen an der Lid- und Augapfelbindehaut voran. Seltener sind retrobulbäre oder Optikusinfiltrationen. Besonders geläufig ist die subchronische fieberhafte *Uveoparotitis* vom Typ des *Heerfordt-Syndroms*. Hierbei stehen über längere Zeit protrahierte Subfebrilität, chronische Vergrößerung und Verhärtung der Ohrspeicheldrüsen, knötchenförmige Iridozyklitis, ferner gleichzeitig analoge Vorgänge an anderen Speicheldrüsen oder der Brustdrüse sowie spinale, weniger auch Meningismen oder Hirnstammsymptome im Vordergrund. In der Symptomatik *zerebrospinaler Nerven* dominiert die seitenungleiche Fazialislähmung, während die Augensymptome praktisch immer seitengleich auftreten.

Muskulatur. Hier ist vor allem die zwar sehr selten, aber dann höchst bedrohliche Herzmuskelbeteiligung (Arrhythmie, Überleitungsstörungen) von Beachtung.

Knochensystem. Besonders bekannt ist die *Ostitis fibrosa cystoides*, die nicht in jedem Fall äußerlich zu einer Auftreibung im Phalangen führt, so daß wegen der Frage der Knochenbeteiligung eine Röntgenuntersuchung durchzuführen ist.

Niere. Infolge des häufig gestörten Calciumhaushalts (Hyperkalcämie) ist die Entwicklung einer *Nephrokalzinose* verständlich.

Endokrinium. Je nach sarkoidaler Infiltration ist eine Vielzahl von Symptomen möglich, von denen namentlich hypophysäre Krankheitszeichen, wie z. B. ein Diabetes inspidus, geläufig sind.

Im *Serum* kann das Angiotensin konvertierende Enzym (ACE) erhöht sein.

Haut. Die Einleitung einer primär-chronischen Boeckschen Krankheit kann seltenerweise ein *Erythema nodosum* abgeben, welcher Symptomenkomplex als *Löfgren-Syndrom* bezeichnet wird, dessen Prognose im allgemeinen als günstig zu beurteilen ist, zumal sein Übergang in weitere Manifestation selten zu sein scheint.

Die typischen Hautveränderungen bieten sich unter umschriebener oder generalisierender Anordnung in plattenartigen, kleinknotigen, vor allem auch anulären, seltenerweise auch lichenoiden, anfänglich mehr bläulich-roten, in der Folge auch bräunlichen, tiefkutanen oder subkutanen Krankheitsprodukten mit glatter Oberfläche dar. Besonders kennzeichnend ist

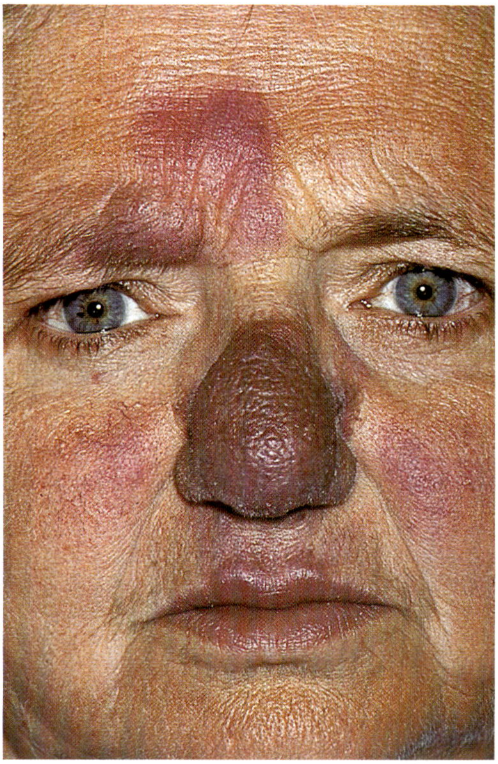

Abb. **128** Sarkoidose. Lupus pernio.

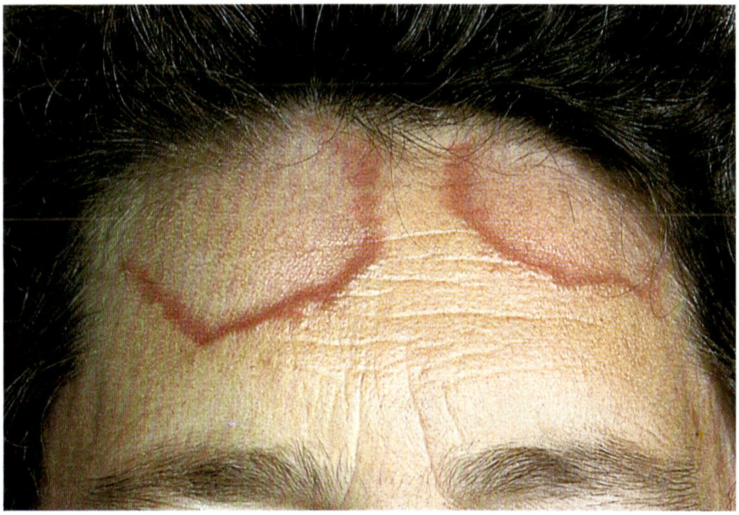

Abb. **129** Sarkoidose. Anuläre Herde.

im Gesichtsbereich das Bild des blauroten *Lupus pernio* (Abb. **128**), seltener auch des sog. *Angiolupoids*. Unter dem anämisierenden Glasspatel muten die hochliegenden Infiltrate staub- bis stippchenförmig ausgestreut an. Als Residuen entstehen weißliche oder peripher etwas pigmentierte vertiefte Narben (Abb. **129**). Als Vorzugssitz merke man sich im Gesicht Nase und Wangen, aber auch Stirn sowie das äußere Ohr, ferner die Knie.

Histologie

Histologisch wurde das epitheloidzellige Sarkoidosegranulom bereits erwähnt. Intrazellulär finden sich in Makrophagen oder Riesenzellen PAS-reaktive gelb-bräunliche Lipopigmente (Ceroid), die vermutlich für den makroskopischen Apfelgeleeton unter Vitropression verantwortlich sind. Kennzeichnend sind ferner Asteroide, also sternförmige Körperchen, sowie die überwiegend verkalkten Schaumann-Körper.

Differentialdiagnose

Hier sind vornehmlich der Lupus vulgaris (mit seinem mehr fleischig-bräunlichen als blauroten Ton), durch Fremdkörpereinlagerung bedingte sarkoidotische Granulome an den Unterschenkeln, bisweilen eine Necrobiosis lipoidica, bei der heutigen Fluktuation der Bevölkerung aber auch eine Leishmaniose und eine sarkoide Lepra auszuschließen.

Therapie

In Anfangsstadien kommen im Hinblick auf die mögliche Spontanrückbildung Klimakuren in Betracht. Die Innenorganveränderungen sollten vom Internisten betreut werden. Gegenüber den Hauterscheinungen sind (Corticosteroide in einer Tagesdosis von etwa 15–20 mg Prednison gut wirksam. Bei Einzelherden kommt auch eine intrafokale Corticoidtherapie in Frage.

Melkersson-Rosenthal-Syndrom

Diese „rezidivierende, ödemgebundene Granulomatose" ist nosologisch vielleicht der Sarkoidose benachbart. Wir begegnen bei meist jüngeren Personen einem mosaikförmigen Symptomenkomplex, der im wesentlichen aus einer anfänglich präludierenden, rezidivierenden, später mehr persistierenden prallen Schwellung der Lippen (Makrocheilie, Vollbild: Cheilitis granulomatosa) (Abb. **130**), zum anderen aus episodischen Fazialislähmungen und schließlich aus dem vermutlich degenerativen Stigma einer Lingua plicata bzw. scrotalis zusammengesetzt ist, welch letztere mit Rigidität und Ermüdbarkeit der Zunge verknüpft

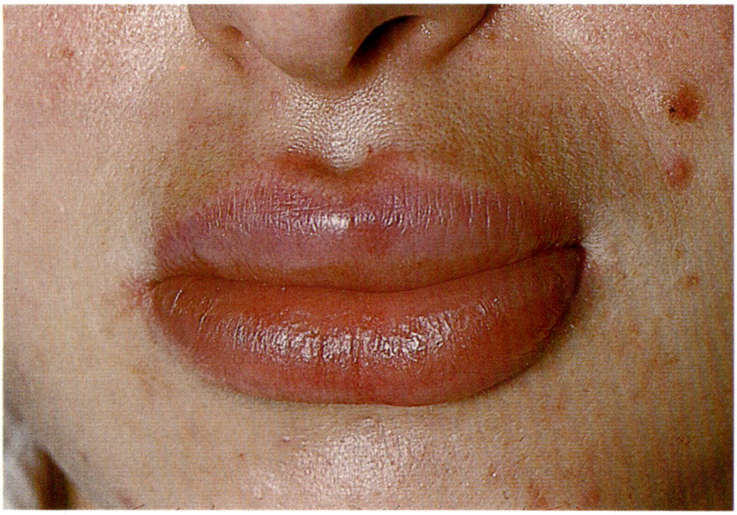

Abb. **130** Melkersson-Rosenthal-Syndrom. Makrocheilie (Cheilitis granulomatosa).

sein kann. Im weiteren Verlauf können periodische Schwellungen mit nachfolgender Gewebsinduration auch an der Wangenschleimhaut (Pareiitis granulomatosa, Bucca lobata), am harten Gaumen (Uranitis granulomatosa) und vor allem auch periorbikulär (Blepharitis, Metopitis granulomatosa) dazutreten. Darüber hinaus wird die nuancenreiche Symptomatologie durch neurologische bzw. neurovegetative Randzeichen, wie beispielsweise Akroparästhesien, Migräneattacken, Flimmerskotom, Hyperkusis o. ä., erweitert.

Was ophthalmologische Störungen beim Melkersson-Rosenthal-Syndrom anbetrifft, so können retrobulbäre Neuritis, einseitige Ptosis, vermehrter Tränenfluß oder umgekehrt auch verminderte Tränensekretion, keratitische Veränderungen oder eine Sensibilitätsstörung im I. Trigeminusast, Anisokorie, unilaterale konnatale Amblyopie oder Kolobom auftreten.

Histologie

Histologisch ist das Grundgewebe ödematös aufgelockert und anfänglich uncharakteristisch herdförmig von Rundzellanhäufungen durchsetzt, die später zu einem tuberkuloiden bzw. sarkoiden Infiltrat überleiten.

Differentialdiagnose

Differentialdiagnostisch wird man hinsichtlich der wulstig vorspringenden Lippenverdickungen eine zeitlang, bis das Vollbild vorliegt, auch an lokale Elephantiasisbilder, z.B. nach Erysipel, rezidivierendem Herpes simplex oder Kontaktallergien, zu denken haben.

Therapie

Therapeutisch wird man bei dieser funktionellen Störung des vegetativen Nervensystems auf z.T. konstitutioneller Basis in ausgeprägterem Fall um eine systemische Verabfolgung von Corticosteroiden nicht herumkommen, während man sich in den Anfängen mit Hydergin oder Saluretika zunächst behelfen kann. Bei ausgeprägter Fazialissymptomatik ist ferner die Möglichkeit einer operativen Enthülsung des Nerven zu erwägen.

Lepra (Morbus Hansen)

Der „Aussatz", an welchem auf der ganzen Welt etwa 15 Millionen Menschen leiden dürften und der in Deutschland an erster Stelle des Seuchengesetzes steht, wird klinisch unter großer Variationsbreite vor allem durch seine enge Verknüpfung von Haut- und peripheren Nervenveränderungen gekennzeichnet. Die durch die chronisch-granulomatöse Infektionskrankheit verursachten Veränderungen setzen erst nach längerer Inkubationszeit (im Durchschnitt etwa 3–5 Jahre) ein, was durch das sehr lange Wachstum des Mycobacterium leprae zustande kommen dürfte. Die Krankheitsprodukte werden heute in polarer Gegenüberstellung in eine *tuberkuloide* und eine *lepromatöse* Form unterteilt, wozu als intermediäre, u. U. instabile Form, die *dimorphe* Lepra (Borderline Type) gerechnet wird.

Erreger

Das *Mycobacterium leprae* (Abb. **131**) verhält sich gegenüber Salzsäure-Alkohol in der Färbung nach Ziehl-Neelsen säurefest, behält also das Fuchsin. Typisch ist die häufchenförmige Anordnung der Erreger (Globi). Neuerdings findet zur Charakterisierung des Erregers eine lepraspezifische Phenoloxydase Beachtung. Zur Inokulation werden u.a. die Mäusepfote, Gürteltiere oder seit kurzem der Igel, herangezogen. Beim Menschen wird der Erreger entweder im Histologieschnitt oder z.B. durch Abstriche von der – kräftig zu reibenden – Nasenschleimhaut nachgewiesen. Die Übertragung von Mensch zu Mensch erfolgt entweder demgemäß von den Nasenschleimhäuten, durch die Ausatmung, aber auch an Säuglinge durch die Muttermilch. Ferner kommen als Zwischenträger blutsaugende Gliederfüßler in Frage.

Die günstige Abwehrlage der tuberkuloiden Granulome ergibt sich aus dem – bei der lepromatösen Form dagegen negativen – *Lepromintest.* Hierbei wird ein bakterienreicher Gewebsextrakt (entsprechend dem Frei-, Mollaret-Debré- oder Kveim-Test) in der Menge von 0,1 ml intrakutan eingebracht, als rötlich-derbe Papel mit einem Durchmesser von 0,5 cm als positiv bewertet, und zwar als (frühe) Fernan-

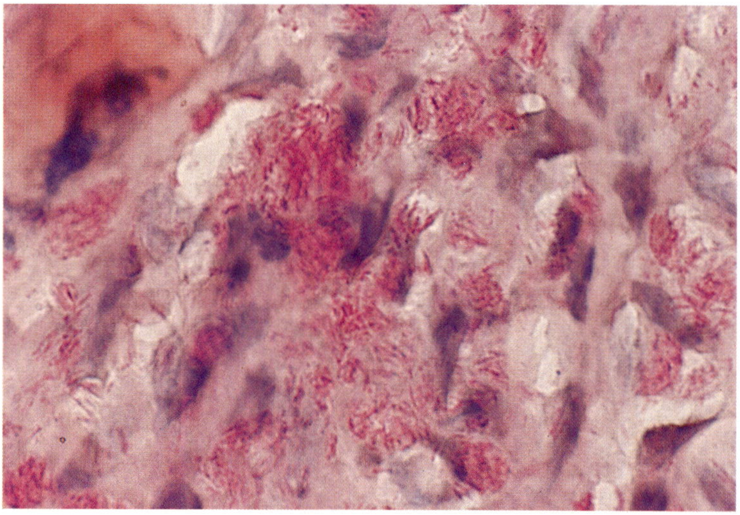

Abb. **131** Leprabakterien (bei lepromatöser Form).

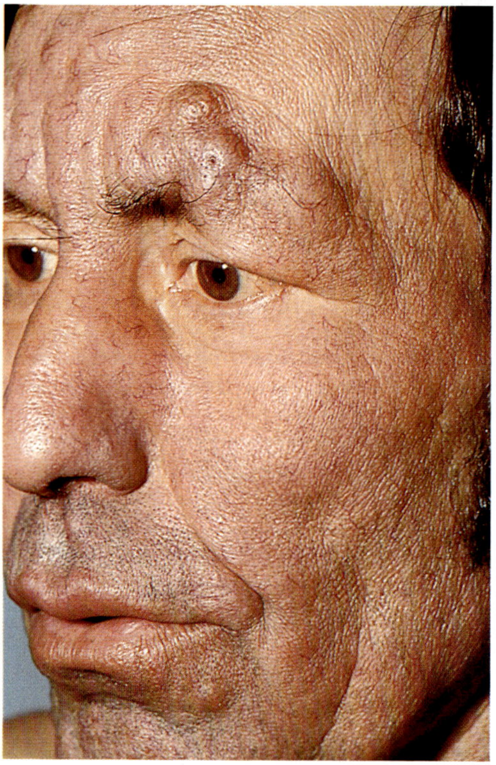

Abb. **132** Lepromatöse Lepra.

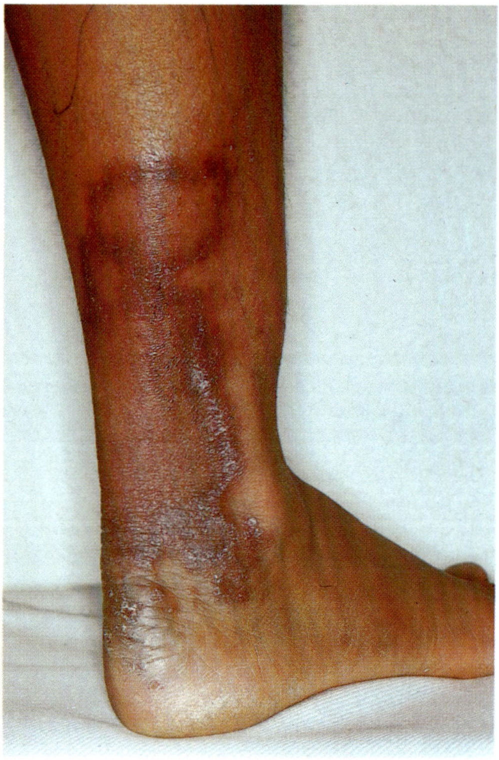

Abb. **133** Tuberkuloide Lepra.

dez-Reaktion (mäßig infiltriertes rundliches Erythem) oder als *Mitsuda*- oder Spätreaktion. Bei infektiös gefährdeten Personen kann der Lepromintest nach einer BCG-Impfung positiv werden.

Klinik

Lepromatöse Lepra. Der leprominreaktionsnegative lepromatöse Leprakranke weist verschieden große noduläre Herde, u. U. recht symmetrisch im Gesicht, am Stamm (Gesäß)

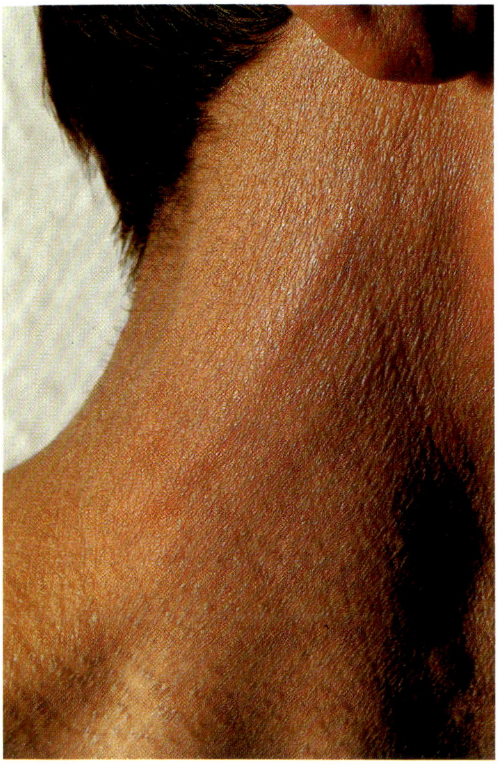

Abb. **134** Nervenveränderung bei Syphilis (Verdikkungen des N. supraclavicularis und des N. auricularis am Hals).

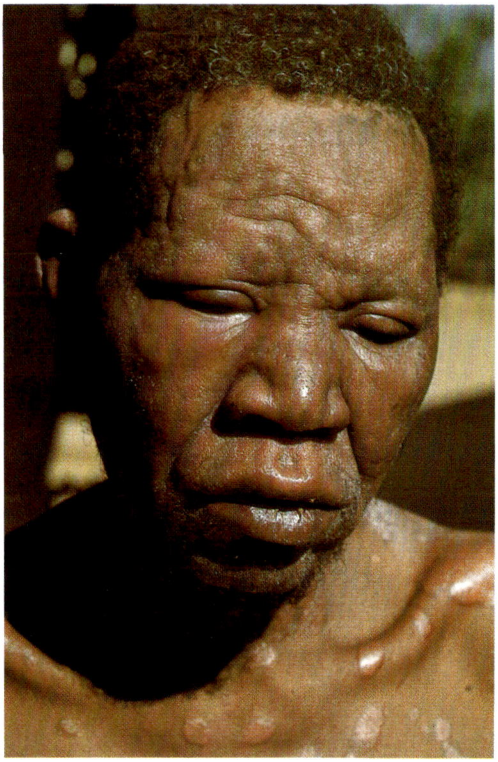

Abb. **135** Dimorphe lepromatöse Lepra (Leprome und erythematöse Infiltrate).

oder Händen und Armen auf. Ausgeprägte Infiltrate führen im Gesichtsbereich zu der bekannten *Facies leonina (Abb.* **132**). Typisch ist auch die starke entzündliche Beteiligung der Nasenschleimhaut, die demgemäß bei solchen Kranken zahlreiche Bakterien enthält. Evtl. Gynäkomastie, Orchitis.

Histologisch ist das Korium von Histiozyten und Makrophagen mit schaumzelliger Transformation durchsetzt, wobei solche Schaumzellen reichlich säurefeste Bakterien enthalten können.

Tuberkuloide Lepra. Bei diesem Krankheitstyp mit günstiger Resistenzlage (Leprominpositivität) begegnen wir einzelnen oder multiplen, fleckförmigen, später auch tuberkuloiden bzw. lupoiden Elementen, denen *histologisch* ein Epitheloidzellgranulom mit Ausbildung von Schaumzellen sowie Riesenzellen zugrunde liegt. Zur tuberkuloiden Lepra gehört quasi als Requisit die Beteiligung der peripheren Nerven. Bei der früher sog. *Lepra maculo-anaesthetica* stehen Sensibilitätsabweichungen sowie neuritische oder neuralgiforme Störungen oder ein hypoästhetisches Syndrom im Vordergrund. Hauptsächlich ist bei der Durchuntersuchung eines Lepraverdächtigen auf etwaige perlschnurartige Verdickungen speziell des N. auricularis magnus oder N. ulnaris zu achten (Abb. **134**). In Spätstadien ist ein Malum perforans nicht selten.

Dimorphe Lepra (Abb. **135**). Bei diesen Übergangsformen sieht man erythematosquamöse Herde, später auch Leprareaktion.

Leprareaktion. Hierunter verstehen wir eine mit konstitutionellen Symptomen (Fieber, Neuralgien) einhergehende akute Exazerbation, wobei phänomenologisch ein Erythema nodosum im Vordergrund steht.

Therapie

Außer sozialen Maßnahmen (Roborierungen) werden immunologisch BCG-Impfungen versucht, um bisher leprominnegative Kranke zum tuberkuloiden Typ umzustimmen. Chemotherapeutisch ist heute das Medikament der Wahl Diamino-diphenyl-sulfon (DDS) (2mal 200–300 mg wöchentlich bzw. 50–100 mg/die bzw. 25–150 mg langsam ansteigend unter Einschaltung von Pausen, und zwar pro Woche 1 Tag und pro Monat 1 Woche, Kinder bis zu 8 Jahren ein Viertel, bis zu 12 Jahren die Hälfte der Erwachsenendosis). Nebenwirkungen sind vornehmlich hämolytische Anämie, Methämoglobinämie (Vitamin C, Methylenblau!), Dermatitiden und Hepatopathien sowie Neuritiden und Psychosen. Weiterhin kommen u.a. INH, Streptomycin, Clofacemin (Lampren) in Frage, auch Rifampicin (600 mg tgl. per os) wirkt rasch und deutlich, vernichtet aber u. U. nicht sämtliche Erreger. Für die sog. Leprareaktion wird neben Corticosteroiden Thalidomid eingesetzt.

Leishmaniosis cutis

Synonyma: Orientbeule, Jahresbeule, Aleppo-Beule, Delhi-Beule, Borovskij-Krankheit, Oriental sore.

Bei diesem durch Leishmania tropica hervorgerufenen und durch Phlebotomen (Sandmükken) übertragenen, im Mittelmeerraum auftretenden infektiösen Granulom entsteht (je nach Anzahl der eingedrungenen Protozoen) Wochen oder Monate, vielleicht sogar Jahre nach der Infektion an der Stelle des Stiches ein schmutzigbräunliches, häufig auch zentral aufbrechendes, blaurotes Infiltrat (Abb. **136**). In der Folge kann dieses erste Krankheitsprodukt sich kleinknotig, großknotig, papillomatös oder ulserös-serpiginös und nicht zuletzt scheibenförmig Lupus-vulgaris- oder Lupus-erythematodes-artig entwickeln. Die Abheilung des Primärherdes erfolgt nach etwa 1 Jahr unter Hinterlassung einer Narbe („Jahresbeule"). Der Nachweis des Erregers ist im Ausstrich oder im Schnitt innerhalb von Makrophagen möglich. Hunde, Katzen oder Nagetiere sind oft Zwischenträger.

Neuerdings unterscheidet man auch zwischen einer Minor- und Majorform bzw. einer trockenen und feuchten Orientbeule.

Histologisch sieht man ein buntes Infiltrat, aufgebaut aus Histiozyten resp. Makrophagen, innerhalb derer die Parasiten nachweisbar sind. Diese sind sowohl bei HE- wie bei Giemsa-Färbung gut sichtbar (Abb. **137**).

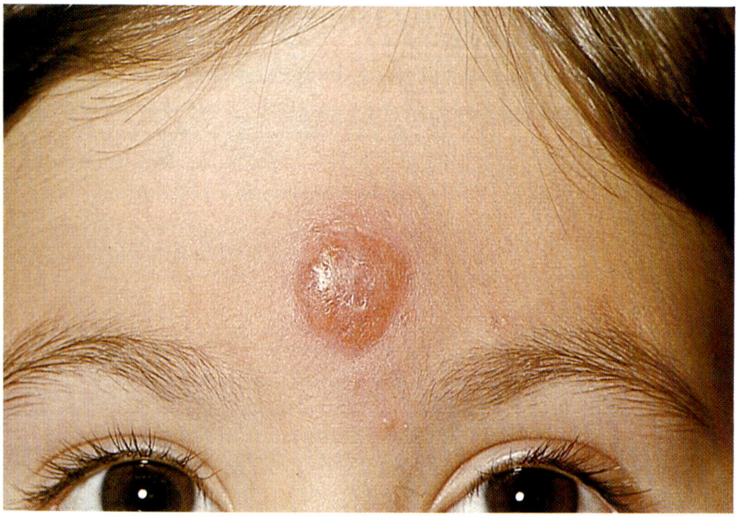

Abb. **136** Leishmaniosis cutis (Orientbeule).

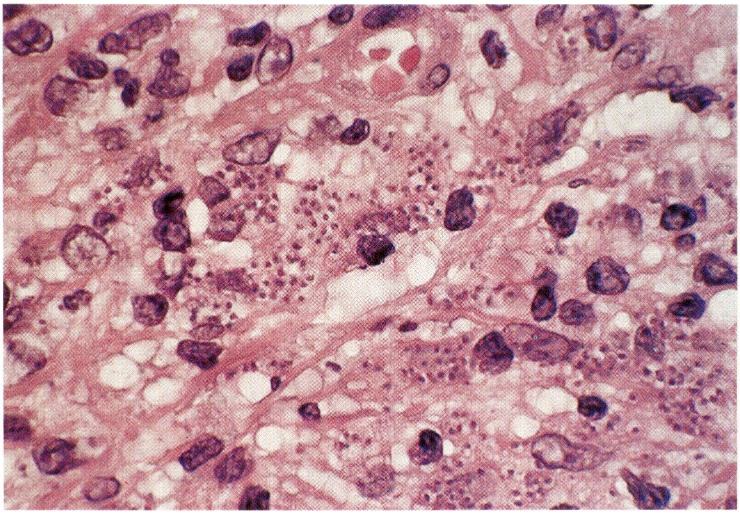

Abb. **137** Leishmaniosis cutis. Erregernachweis im histologischen Schnitt.

Therapie

Die solitäre Leishmaniosis cutanea, die vulgo häufig mit einer brennenden Zigarette ausgebrannt wurde, kann man exzidieren. Medikamentös spielen seit längerem Antimonverbindungen (Fuadin, Neostibosan), aber auch Metronidazol (Clont) oder Rifampicin eine Rolle, während das vereinzelt auch hierfür angegebene Streptomycin ineffektiv zu sein scheint.

Virusdermatosen

Formenkreis der Hauterkrankungen durch Herpesviren

Hierunter werden vornehmlich die Krankheitsbilder durch vier humanpathogene Viren verstanden: 1. das Herpes-simplex-Virus, 2. das Varizellen-Zoster-Virus, 3. das Epstein-Barr-Virus und 4. das Zytomegalie-Virus.

Charakteristisch für die Herpes-Viren ist neben der Latenz ihre in letzter Zeit mehr vermerkte Onkogenität bei drei von ihnen.

Hautkrankheiten durch Herpes-simplex-Virus

Durch das Herpes-simplex-Virus Typ I wird in der Regel zunächst bei Kindern eine Gingivostomatitis hervorgerufen, wonach das Virus latent bleibt. Durch diesen Typus I werden Herpesausschläge im Gesicht, durch Typus II solche vorzugsweise im Genitalbereich induziert, wodurch sich für diesen Typ – über sexuellen Kontakt – die spätere Durchseuchung in der Pubertät abzeichnet. Doppelinfektionen sind möglich. Die Manifestationsbreite der herpetischen Erkrankungen reicht von der Latenz bis zur großflächigen und schwer verlaufenden Manifestation. Typisch ist der Sitz an dem Übergang von Haut zu Schleimhaut, jedoch können auch Auge und ZNS betroffen werden.

Gingivostomatitis herpetica

Synonym: Stomatitis aphthosa.

Diese verläuft zu 70% bei Säuglingen oder Kleinkindern unter dem Bild einer starken Gingivitis und siallorrhoischen Stomatitis mit markanter Begleitadenopathie, wohingegen die Tonsillen ausgespart werden. Die initialen Bläschen platzen bald auf, ihr Grund ist dann grau-weißlich belegt, wobei sie außerdem von einem roten Hof umgeben werden (Abb. **138**).

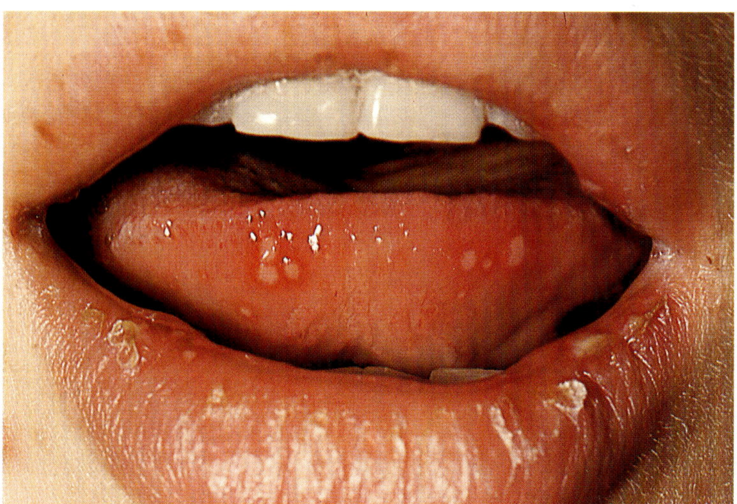

Abb. **138** Gingivostomatitis et Glossitis herpetica.

Aphthoid Pospischill-Feyrter

Dergestalt wird eine schwere flächenhafte Erscheinungsform der Gingivostomatitis herpetica bei anergenen Individuen (z. B. nach Masern und Keuchhusten) verstanden.

Eccema herpeticatum

Hierunter verstehen wir die rasche Schmierverbreitung des Herpes-simplex-Virus auf dem Boden eines manifesten, speziell endogenen Ekzems (Abb. **139**). Rezidive sind möglich, wobei gleichzeitig auch aphthoide Mundschleimhautveränderungen und/oder eine Stomatitis herpetica – auch unter Wiederholung – dazutreten können. Die Inkubation des Eccema herpeticatum beläuft sich, im übrigen zu 75% bei Kindern, auf etwa 2 bis 5 Tage. Die Letalität wurde noch vor kurzem auf 10–20% geschätzt. Ursächlich achte man neuerdings auch auf den Begünstigungseffekt von Cortison, Immunsuppressiva o. ä. für diese Manifestationsform.

Erythema exsudativum multiforme postherpeticatum

Metaherpetische polymorphe Erytheme der genannten Art verraten sich klinisch häufig an dem vorangehenden Herpes simplex labialis und der Kleinheit der Kokardenerytheme.

Herpes simplex (recidivans)

Synonyma: Herpes febrilis, Fieberbläschen, „cold sore".

Dieser gruppierte Bläschenausschlag ist durch seine Rezidivneigung sowie durch seinen Vorzugssitz im Gesicht (Abb. **140**) und im Genitalbereich ausgezeichnet, während Lokalisationen am Finger (Abb. **143**) oder an der Glutäalregion weitaus seltener sind. Deutliche Fieberbildung und begleitende Lymphknotenschwellungen sind für gewöhnlich auf die ersten Manifestationen beschränkt. Diagnostisch ist zu betonen, daß die Bläscheneruptionen nicht selten auf einer vorangehenden ödematösen Erythemscheibe stehen (Abb. **141**). Pustulöse oder hämorrhagische Transformationen eines Herpes simplex sind selten, ebenso länger persistierende Schwellungen nach häufigen Rezidiven in loco (Elephantiasis herpetica). Subjektiv erkennt der erfahrene Herpes-Patient die erneute Eruption an eigenartigen Reizempfindungen oder einem Spannungsgefühl. Frauen

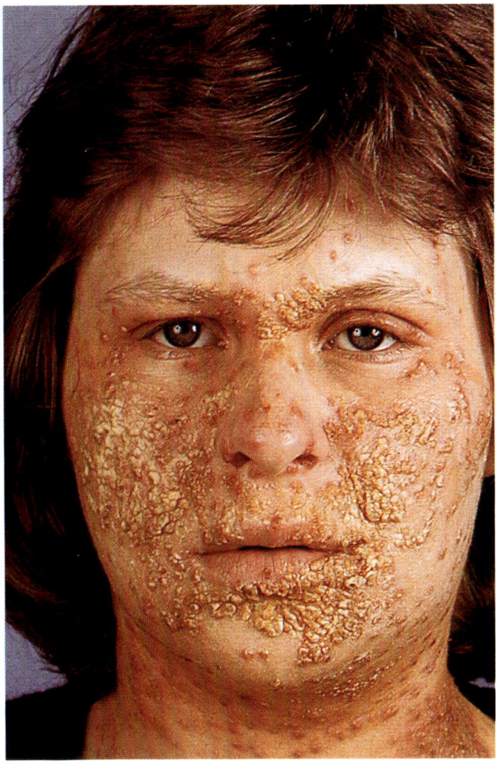

Abb. **139** Eccema herpeticatum.

werden häufiger im Gesicht, Männer öfter im Genitalbereich betroffen (Abb. **142**)

Histologie

Histologisch treffen wir in der Epidermis auf eine einkammerige Vesikulation, die durch Einschlußkörperchen oder Riesenzellen auffällig sein kann.

Therapie

Lokal versucht man die Sekundärinfektion z. B. mittels einer antibiotischen Salbe zu beschränken. Schnellere Abtrocknungen sind mittels einer Phenolzinkpaste oder durch Betupfung mit wässriger Farbstofflösung (0,5%) möglich. Präeruptiv kommt auch für den erfahrenen Herpes-Patienten die unverzügliche Anwendung von Tromantadin (Viru-Merz) in Betracht. Allgemein kann eine Immunstimulation durch Zufuhr von Herpesantigen („Lupidon") versucht werden. Bei Rezidivbereitschaft gegenüber brüsker Besonnung (Herpes solaris) vergesse man nicht die Prophylaxe mittels Lichtschutzes (z. B. Ilrido-Lippenschutz). Andererseits können an geeigneten Stellen (z. B. Glutäalregion) eine UV-Bestrahlung mit der Kromayer-Lampe oder eine Röntgenbestrahlung im erscheinungsfreien Intervall (100 R, 20 kV) nützlich sein.

Th: Sulmycin Creme (= Gentamicin sulfat)

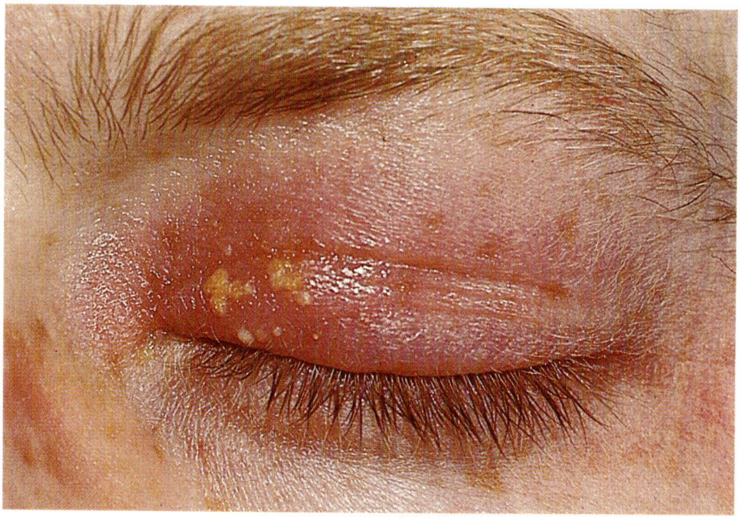

Abb. **140** Herpes simplex.

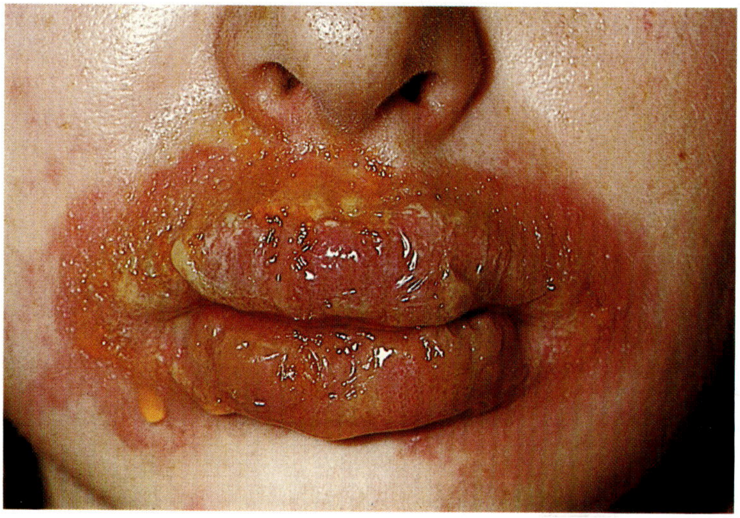

Abb. **141** Massiv ödematöser Herpes simplex labialis.

Herpes zoster

Synonyma: Gürtelrose, Zoster, Zona, Shingles.

Im allgemeinen ist anzunehmen, daß nach Durchmachen einer Varizelleninfektion in der Jugend deren Virus sich in Nervenzellen latent aufhält und bei reduzierter Resistenz (Tumoren, Immunsuppressiva o.ä.) einen Zosterausschlag hervorruft, der im übrigen ohne Geschlechtsunterschied meist ältere Personen zwischen 50 und 70 bevorzugt. Ebenso sind auch die gefürchteten *postzosterischen Neuralgien* überwiegend bei älteren Patienten anzutreffen.

Klinik

Nach etwa 3–4 Tagen andauernden, uncharakteristischen Prodromalerscheinungen haben wir auf der Höhe der Entwicklung einen disseminierten, vor allem auffällig segmentbeschränkten Bläschenausschlag vor uns, der sich aus zunächst kleinen roten Knötchen auf einem segmentgebundenen, u. U. erythematösen Bereich entwickelt (Abb. **145a** u. **b**). In seinem weiteren Verlauf sind alsdann hämorrhagische (Abb. **146**), nekrotisierende bzw. gangränisierende Transformationen möglich. Gleichzeitig geben vornehmlich ältere Patienten irradiierende, neuralgiforme Beschwerden

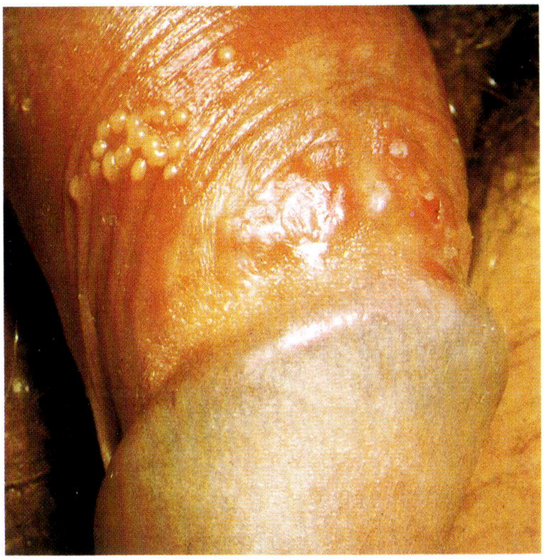

Abb. **142** Herpes simplex genitalis.

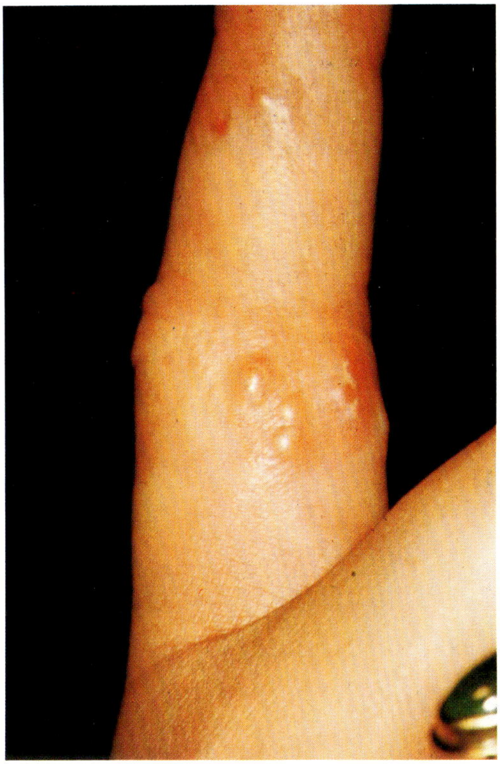

Abb. **143** Herpes simplex am Finger.

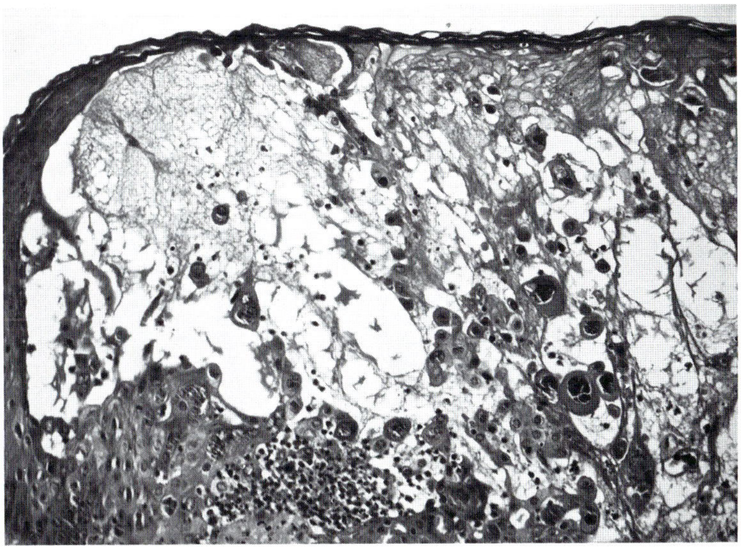

Abb. **144** Virusbläschen.

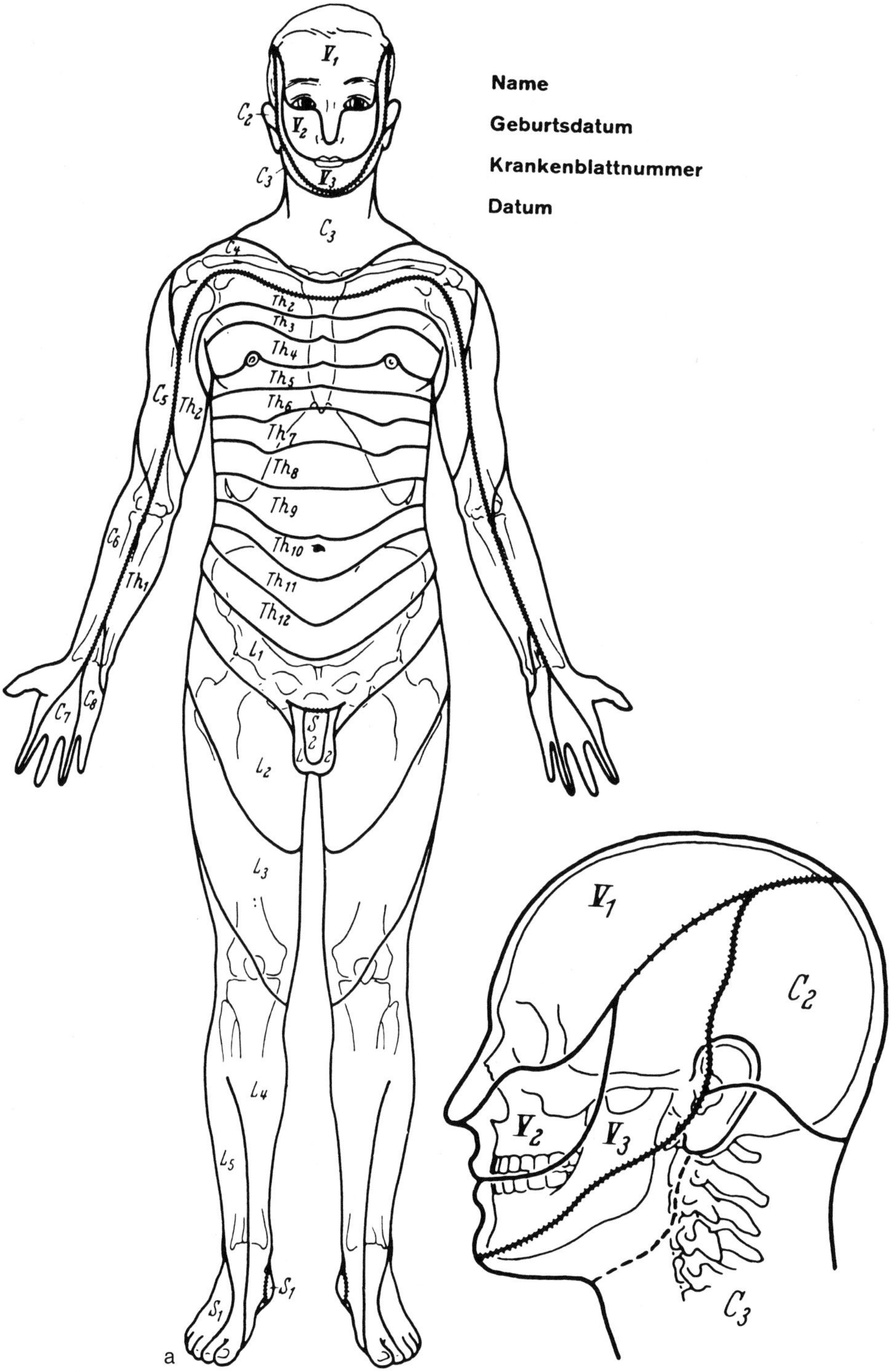

Abb. **145 a** u. **b** Schema der segmentären Hautinnervation (nach *Hansen* und *Schliack*).

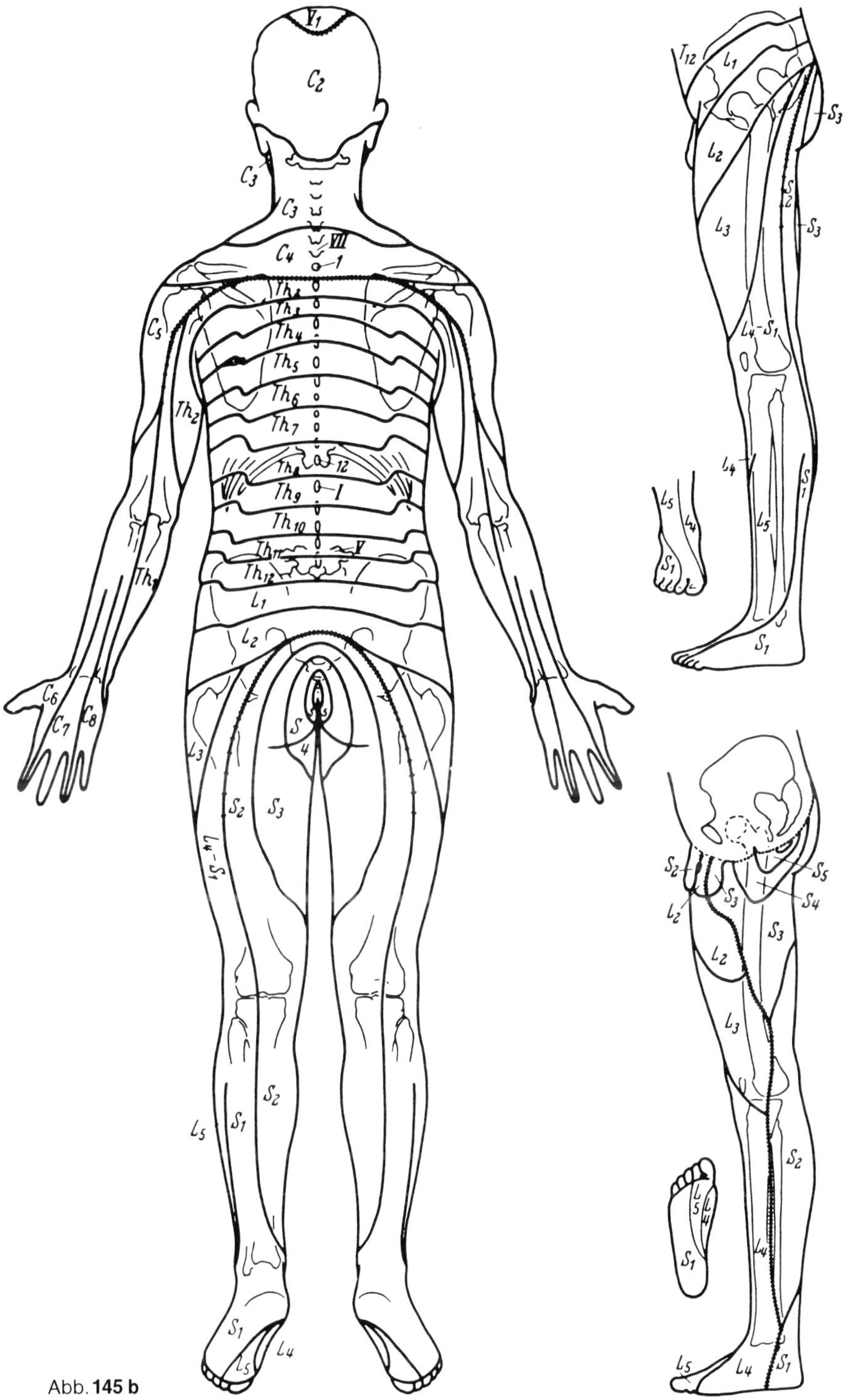
V1
C2
C3
C3
C4
VII
1
Th2
Th3
Th4
Th5
Th6
Th7
Th8
12
Th9
I
Th10
Th11
V
Th12
L1
L2
C5
Th2
Th1
C6
C7
C8
S5
S
S4
L3
S2
S3
L4-S1
S2
S1
L5
S1
L4
L5
T12
L1
S3
L2
S2
S3
L3
L4-S1
L4
S1
L5
S1
L5
L4
S1
S2
S5
S3
S4
L2
S3
L2
L3
S2
L4
L5
S1
L5
L4
S1

Abb. **145 b**

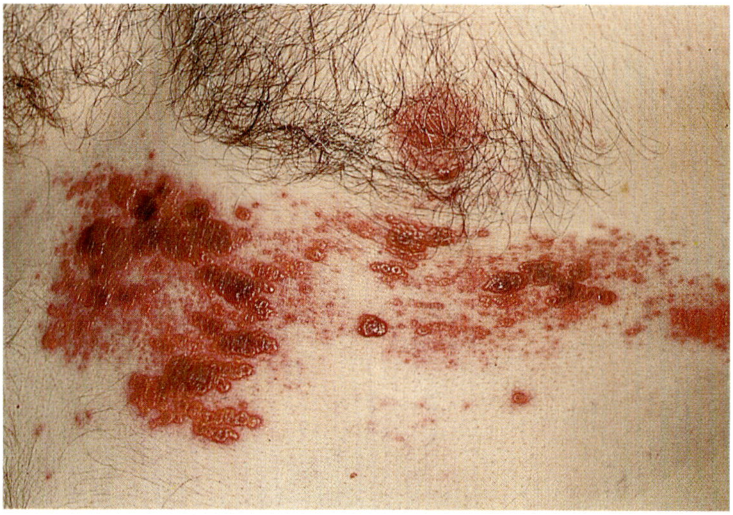

Abb. **146** Hämorrhagischer Herpes zoster.

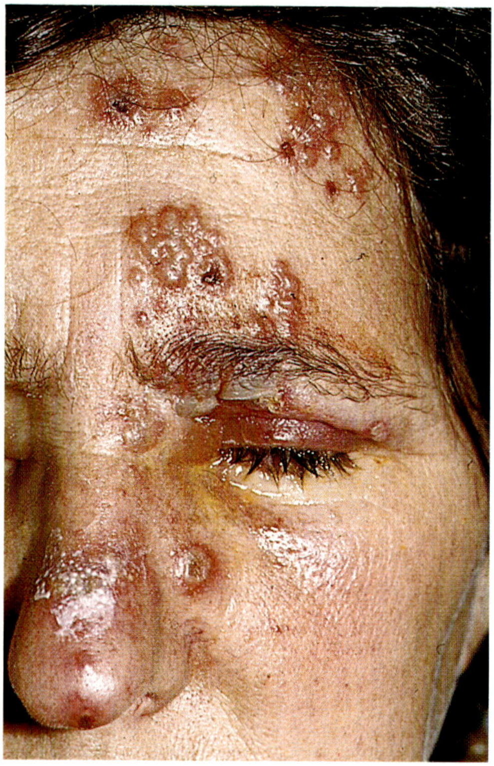

Abb. **147** Herpes zoster ophthalmicus.

an, wohingegen ein regionärer Lymphknotenbefall – ganz im Gegensatz zu einem Herpes simplex – fehlt oder zurücktritt. Zugehöriger Schleimhautbefall ist hingegen möglich. Ebenso achte man beim Herpes zoster des 5. Hirnnerven auf den Mitbefall des nasoziliaren Trigeminusastes, weil dieser die Entwicklung einer Keratitis zosterica anzeigen kann *(Herpes zoster ophthalmicus)* (Abb. **147**).

Der *Herpes zoster oticus*, das *Körner-Ramsay Hunt-Syndrom* sitzt am Ganglion geniculi und kann mit einer Fazialisparese, Hör- und Labyrinthstörungen gekoppelt sein. Vom Herpes zoster oticus geht offensichtlich *keine Generalisation* aus. Ein solcher *Herpes zoster generalisatus seu varicellosus* (Abb. **148**) sollte indessen immer nach einem malignen Grundleiden, einer Immundepression oder einer Dysproteinämie suchen lassen, wie überhaupt der Zoster beim älteren Menschen ein *fakultatives paraneoplastisches Symptom* darstellt.

Differentialdiagnose

Anfänglich d. h. noch vor der vollen Blüte des Bläschenausschlags kommen eine Wundrose, im Glutäalbereich auch ein *zosteriformer Herpes simplex* zur Abgrenzung in Frage.

Histologie

Ähnlich wie beim Herpes simplex liegt eine intraepidermale Vesikulation bzw. eine ballonierende Degeneration mit Kerneinschlüssen oder Ausbildung von Riesenzellen vor.

Therapie

Während eine spätere, bakterielle Superinfektion durch Breitbandantibiotika eingeschränkt werden kann, kommt man im allgemeinen mit Analgetika verschiedener Dignität, u. U. auch mit Antiphlogistika therapeutisch aus, während lokal eine desinfizierende oder antibakterielle Pinselung, evtl. auch eine schmerzeinschränkende Salbe („Panacain") anzu-

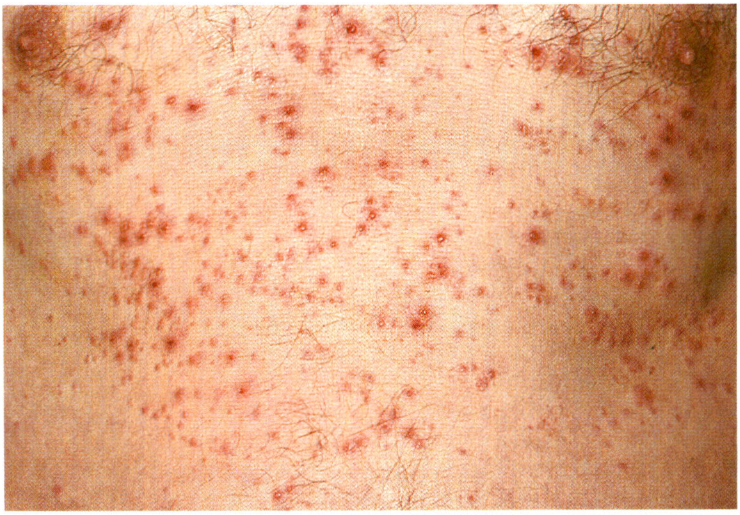

Abb. **148** Herpes zoster generalisatus seu varicellosus.

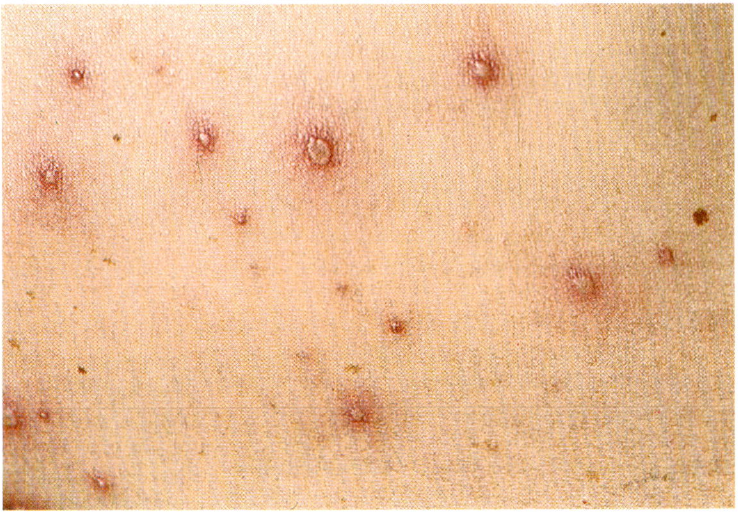

Abb. **149** Varizellen.

bringen ist. Neuere systemische Virustatika sollten der Klinik vorbehalten bleiben, ebenso die Durchführung von Ganglionblockaden. Das Hauptgewicht der Therapie kommt indessen der *viscerocutanen* Segmentanalyse zu! (s. Abb. **145 a** u. **b**).

Varizellen

Synonyma: Windpocken, Chicken pox.

2–3 Wochen nach der Infektion kommt es bei dieser ebenso typischen wie kontagiösen Kinderkrankheit in mehreren Schüben zum Aufschießen von speziell an den Flanken zart umschriebenen Rötungen, in deren Bereich sich innerhalb von wenigen Stunden Knötchen und bald auch dünnwandige, wasserklare, sich später auch eindellende oder sich eintrübende Bläschen entwickeln (Abb. **149**). Schließlich liegt ein verhältnismäßig vielgestaltiger Anblick vor, so daß man manchmal eine Sternenkarte vor sich zu haben meint. Etwa 3 Tage später heilt dieses Bild mitunter auch narbig oder depigmentiert ab. Bis zum Verlust der Krusten ist Ansteckungsgefahr gegeben.

Komplikationen

Als Komplikationen sind Superinfektionen, Thrombozytopenien oder meist gutartige Enzephalitiden bekannt.

Therapie

Therapeutisch ist eine austrocknende Lokalbehandlung (Zinktrockenpinselung) ausreichend, bei Risikokindern, z. B. unter immunsuppressiver Behandlung, Varizellen-Immunglobulin (Gammaprotect).

Gruppe der Pockenkrankheiten, Variola vera (major) humana

Synonyma: Pocken, Blattern.

Da die schon im Verdachtsfall *meldepflichtige Krankheit* heute als ausgerottet gilt (in der Bundesrepublik erstimpfpflichtig ausgesetzt, Wiederimpfung dennoch weiterhin vorgesehen), wird in diesem Lehrbuch hierzu nurmehr eine geraffte Darstellung vermittelt:
Die Pocken sind eine zyklisch ablaufende, vor der Pockenimpfung zu 30% tödliche, akute Infektionskrankheit. Ihre Inkubationszeit beträgt 8–14 Tage (Isolierungsdauer 18 Tage), bei Schutzgeimpften, deren echte Pockeninfektion Variolois genannt wird, dagegen 8 Tage.

Die Infektion mit dem abgeschwächten *Alastrimvirus* heißt Variola minor oder weiße Pocken. Die durch das Alastrimvirus verursachte Pockeninfektion verläuft leichter (1% Letalität bei Ungeimpften).

Die *Übertragung der Pocken* geschieht durch Tröpfcheninfektion, Staub, ggf. durch Fliegen. Nach der Inkubation vermehrt sich der Erreger unter steilem Fieberanstieg und schweren Allgemeinerscheinungen (Kreuz-, Glieder-, Hodenschmerzen) und mit einem „Rush" vor roseoliformen oder skarlatiniform-petechialen Aspekt am Unterbauch bzw. der Leistengegend, mitunter auch zusammen mit einer (hämorrhagischen) Pharyngitis oder anderen katarrhalischen Symptomen. 3–5 Tage darauf kommt es unter kritischem Fieberabfall zur Entwicklung des eigentlichen Pockenausschlages an Stirn, Nase, Oberlippe, Haarboden, Rumpf, Gliedmaßen incl. Handinnenflächen und Fußsohlen, während Leisten und Schamgegend sowie die Achselhöhlen relativ freibleiben. Die Schleimhäute nehmen jedoch in diesem Eruptionsstadium deutlich Anteil. Die ursprünglich elastisch festen Papeln werden etwa um den 6. Tag bläschenförmig, nabeln sich ungefähr um den 8. Tag und vereitern am 9.–10. Tage. Dieses Suppurationsstadium ist durch besonderen Temperaturanstieg, hämorrhagische Umwandlung und bakterielle Mischinfektion (Nephritis, Myelitis usw.) besonders gefährdet. Nach dem 11.–12. Krankheitstage trocknen die Pockeneffloreszenzen ein und hinterlassen nach Abfall der nachfolgenden Krusten, etwa 2–3 Wochen später, entstellende Narben. Bezeichnend für das Pockenexanthem ist überdies die deutliche uniforme Entwicklung der Einzelelemente von etwa dem 5.–6. Tage an.

Differentialdiagnose

Die Bläschen bei den Windpocken, die viel kürzer, nämlich über 4–7 Tage, des weiteren in der Regel ohne Vorfieber und nach 8tägiger Inkubation in Erscheinung treten, sind weich, wassertropfenähnlich und häufig rötlicher haloniert als Variolaelemente, welch letztere ferner mehrkammerig sind und infolge ihrer dickeren Blasendecke länger persistieren. Besonders ominös sind die hämorrhagischen Variolaformen, die „schwarzen Blattern", sowie stärker ödematös konfluierende Einzeleffloreszenzen.

Histologisch werden die Pockenelemente durch die sog. retikulierende Degeneration charakterisiert.

Diagnose

Zur Sicherung der Diagnose, die auf keinen Fall nur klinisch erfolgen kann, gehören die Erörterung der Infektionsmöglichkeit (Aufenthalt in früher endemischen Pockengebieten innerhalb der Inkubationszeit [z. B. Äthiopien], Möglichkeit der Berührung mit Kontaktpersonen) sowie Laboratoriumsuntersuchungen: Einsendung von 5–10 ml citratfreien Venenblutes zur Komplementbindungsreaktion oder einem Antikörperneutralisationstest, z. B. an die Bayerische Landes-Impfanstalt in München oder an das Bernhard-Nocht-Institut, Hamburg, am besten nach telefonischer Voranmeldung an die betreffende Untersuchungsstelle, ferner 5–10 dünne Ausstriche des Bläscheninhalts auf fettfreien sterilen Objektträgern (Elektronenmikroskopie, Gewebekultur, evtl. Inokulation auf der Kaninchenkornea).

Auch schon der *Pockenverdächtige* muß samt seiner Kontaktpersonen an seinem Standort (Wohnung) verbleiben, wo er durch den zuständigen Arzt des Gesundheitsamtes (Schutzanzug!) evtl. im Verein mit weiteren Konsiliarärzten untersucht wird. Das Gesundheitsamt leitet alle Untersuchungs- und Isolierungsmaßnahmen.

Therapie

Beschränkte symptomatische Möglichkeiten zur Eindämmung der bakteriellen Sekundärinfektion, ferner γ-Globulin, versuchsweise nur in der Inkubationsphase Methisazon (Marboran).

Pockenschutzimpfung. Am 3.–4. Tage nach der Impfung kleine Papel, die sich zum 7. Tage hin zu einem dunkelrot umgebenen Bläschen transformiert. Rückbildungserscheinungen d. h. Abtrocknung der Pustel, Borkenbildung, Verdämmern der Hofreaktion („Area", „Aula") nach dem 11.–12. Tage. Wiederholungsimpfungen zeigen leichteren und gerafften Verlaufsgang. Besondere Vorsicht bei überalterten Erstimpflingen und bei Ungeimpften mit endogenem Ekzem (Vorbedingungen bei letzteren: Zuerst Abheilung des Ekzems, Vorimpfung mit Vakzineantigen, nach 1 Woche Vakzination unter sorgfältiger Abdeckung der Impfstellen, bei etwaigem Aufflackern der Ekzemreaktion Vakzinehyperimmunserum; empfehlenswert, die Impfreaktion unter Höhen- oder Seeklima abklingen zu lassen, auf jeden Fall keine Impfung, sofern noch einige Wochen zuvor systemisch Cortison oder lokal Cortisonsalben verwendet wurden).

Das *Eccema vaccinatum* bevorzugt wie die echten Pocken lichtausgesetzte Hautanteile, Inkubation 5–12 Tage, Inkubation des *Eccema herpeticatum* (= rasche Schmierverbreitung des Herpes-simplex-Virus auf manifestem endogenem Ekzem) 2–5 Tage.

Kutane Nebenerscheinungen bei der Pockenschutzimpfung. *Vakzinolae:* Nebenpocken in Areanähe, *Vaccinia secundaria*: infolge Schmierinfektion wenige gruppierte Pusteln an Mund, Genitale, After oder Augennähe, Übergreifen auf die Hornhaut möglich. *Vaccinia generalisata*: Prognostisch ernste, dichte Ausstreuung von Impfpusteln um den 8.–10. Tag bei unzureichender Antikörperbildung, postvakzinale Exantheme. Schließlich bei anderen Personen ohne hinreichenden Impfschutz infolge Abklatschinfektion von einem floriden Impfling: *Vaccinia inoculata* aut *translata* (Abb. **150**) sowie das bereits erwähnte *Eccema vaccinatum.*

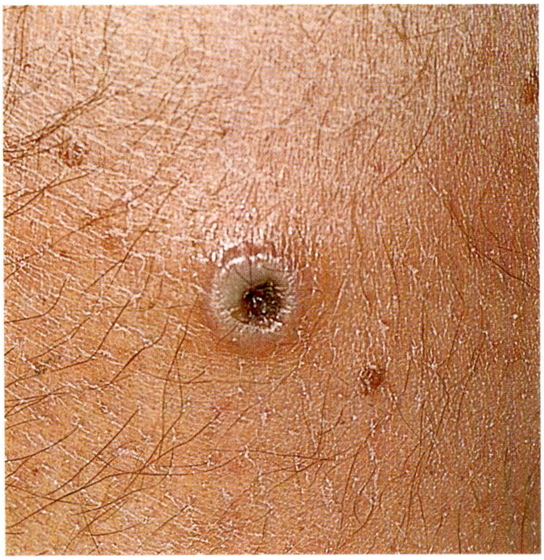

Abb. **150** Vaccinia translata.

Echte Kuhpocken beim Menschen. Durch Kontakt mit Pockenpusteln am Euter Entwicklung von typischen *Vakzineeffloreszenzen*, vorzugsweise an der (rechten) Arbeitshand, mitunter auch unter dem Bild einer düsteren Paronychie. Der von allein abheilende, größere *„Melkerknoten"* im eigentlichen Sinne ähnelt ebenfalls dem Bild einer durch Inokulation erworbenen Vakzinia („Paravakzinevirus"). *Melkerschwielen* sind je nach Melktechnik lokalisierte Arbeitshyperkeratosen, *Melkergranulationsknoten* entstehen nach Eindringen von Kuhhaaren in den Handteller des Melkers.

Molluscum contagiosum

Diese vorzugsweise im kindlichen Alter entstehende infektiöse Epitheliose wird durch ein epidermotropes Quadervirus hervorgerufen. Nach einer Inkubation von etwa 14 Tagen bis Monaten entwickeln sich in bald multipler Aussaat im Bereich der äußeren Decke, unter palmoplantarer Aussparung, 1–10 mm im Durchmesser betragende hautfarbene oder etwas rötliche halbkugelige Tumoren (Abb. **151 a**), die von einer gewissen Entwicklungsgröße ab zu *„Dellwarzen"* werden. Auch die Mollusca contagiosa werden durch immunsuppressive Maßnahmen, wie z. B. durch Cortisonsalben bei endogenen Ekzematikern, entscheidend propagiert. Ein Lieblingssitz ist im übrigen das jugendliche männliche Genitale.

Histologie

Histologisch bietet sich die Epidermis plumpzapfig akanthotisch und im Herdbereich mehrlappig bzw. supseptiert dar, wobei die Epidermiszellen in solchem Bezirk sich in kranialer Richtung eosinophil transformieren (Abb. **151 b**).

Therapie

Gegenüber dem früher geübten Herausritzen oder Abkratzen mit dem scharfen Löffel mit

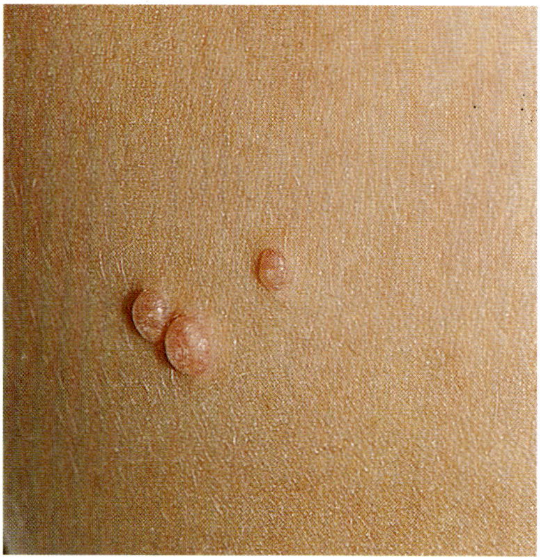

a

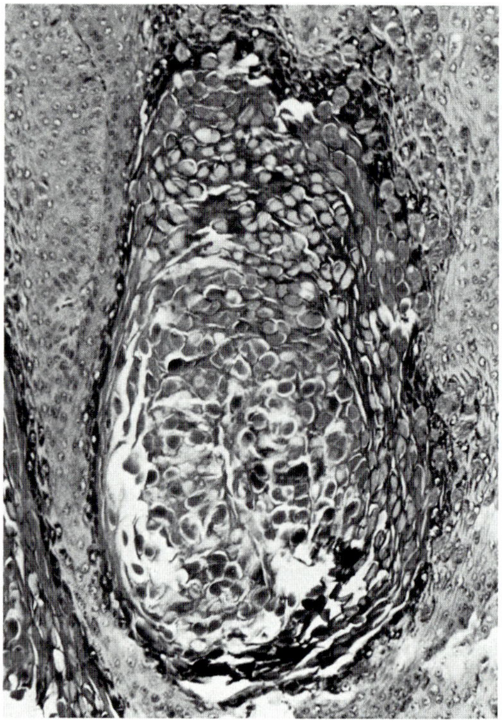

b

Abb. **151 a** u. **b** **a** Mollusca contagiosa. **b** Histologischer Aspekt des Molluscum contagiosum.

nachfolgender desinfizierender Betupfung steht in der Vitamin-A-Säure (in 0,1%iger Salbe oder Lösung) eine überlegene Therapie zur Verfügung. Bei Dellwarzen kommt ferner auch Verrumal, also ein fluoruracilhaltiger Lack in Frage.

Virusakanthome (infektiöse Warzen)

Papovagruppe

Die wichtigsten Virusakanthome mit bald hinzukommender Hyperkeratose werden beim Menschen wie Tier durch DNA-Viren der sog. *Papovagruppe* induziert, wobei jedoch neuerdings wieder die Möglichkeit einer gewissen Heterogenität dieser Virussorten diskutiert und darüber hinaus die Möglichkeit der malignen Entartung der spitzen Kondylome und der Larynxpapillome aus diesem Formenkreis bejaht wird. So werden neuerdings vier verschiedene humane Papillomvirustypen (HPV) isoliert: HPV1 induziert zumeist Plantarwarzen, HPV2 vulgäre Warzen, HPV3 Verrucae planae juveniles sowie die gutartige Varietät der Epidermodysplasia verruciformis, während HPV4 für die fleckförmige hyperdepigmentierte und zur malignen Weiterentwicklung befähigte Form der Epidermodysplasia verruciformis verantwortlich sein soll.

Klinik

Die *Verrucae vulgares* (Abb. **152**) sind banale, harte Warzen d.h. runde oder ovale, dunkelbräunliche bis mehr schwärzliche Gebilde, deren Oberflächen zu Beginn noch glatt ist, bald aber eine kennzeichnende höckrige Zerklüftung aufweist. Ihre Lebensdauer beträgt in der Regel bis zur Spontaninvolution bis zu 4 Jahren. Oft finden sich Warzen auch, und zwar dann als multiple, kleine, kaum das Niveau der Umgebung überragende, oft isomorph ausgestreute, sog. *plane, juvenile Warzen* (Abb. **153**) bei Kindern und Jugendlichen, in solchem Fall fast ausnahmslos an freigetragenen Hautbezirken und immer wieder auf etwas kühler, feuchter Haut. Plane Warzen kommen also nie solitär vor. Auch scheinen sie in ihrer Entwicklung von der Frühjahrssonne begünstigt. Sie lassen sich als epidermale Papeln ferner leicht abkratzen, worauf eine geringe punktförmige Blu-

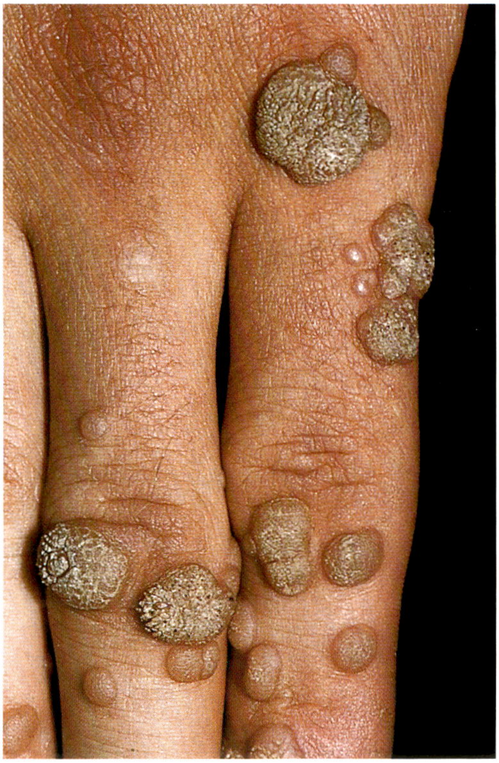

Abb. **152** Verrucae vulgares.

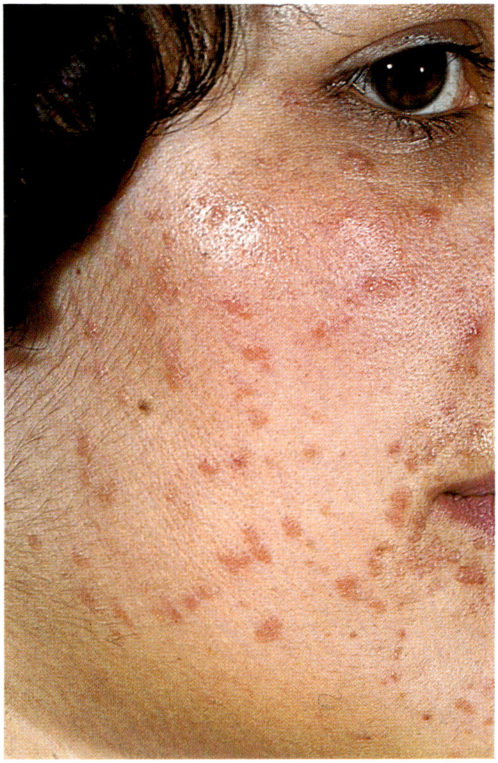

Abb. **153** Verrucae planae juveniles.

tung zutage treten kann. Klinische Sonderbilder der vulgären Warzen sind sodann die gestielten, *filiformen Warzen*, die (manchmal schmerzhaften) *Mosaikwarzen* der Hohlhand (wallartiger Rand und feinkonturierte Mittel) sowie die hartnäckigen sub- und periungualen Warzen und schließlich die schmerzhaften *plantaren* oder *Dornwarzen*, die infolge Druckbelastung nicht protuberieren. Sie werden nicht selten als reine Hyperkeratose, als *Klavus*, verkannt.

Die *genital* besonders bedeutsame Spielart der Warzen sind die *Condylomata acuminata (Feig- oder Feuchtwarzen)*, die auf dem Boden stärkerer und chronischer Reizdurchfeuchtung (Fluor, Gravidität) hauptsächlich um die *Genital-* (Abb. **154**) und *Analöffnungen* (Abb. **155**) als besonders papillomatöse Fibroepitheliome auftreten. Ihr Wucherungsbild wird treffend als maulbeer- oder blumenkohlförmig bzw. hahnenkammartig gekennzeichnet.

Diese in der Antike als Ficus oder Thymus bekannten Papillomtypen wurden von Martin Luther als *Feigwarzen* in der Kranzfurche eingedeutscht.

Beim *Mann* sind *Feigwarzen* vorzugsweise in der Kranzfurche und am inneren Vorhautblatt lokalisiert, aber auch perianale, anale und in den Analtrichter hineinreichende spitze Kondylome sind keineswegs selten. Bei der *Frau* sitzen die Condylomata acuminata an den großen und kleinen Schamlippen, intravaginal, perianal, anal, von wo aus sie in die Mastdarmschleimhaut hineinragen können.

Eine besondere Aufmerksamkeit hat alsdann in letzter Zeit der sog. *Buschke-Loewenstein-Tumor* erregt. Es handelt sich hierbei keineswegs nur um Riesenkondylome, wie sie am weiblichen Genitale ein Geburtshindernis ausmachen können, sondern um vorzugsweise im Bereich des männlichen, nichtzirkumzidierten Genitale auftretende, u. U. perforierende oder penetrierende, manchmal sich destruierend ausbreitende Kondylome (Abb. **156**). Da in den letzten Jahren wiederholt *maligne Umwandlungen* solcher Condylomata acuminata, namentlich bei langfristiger „reizender" Behandlung solcher Feigwarzen, mitgeteilt wurden, sollten derartige destruierende Kondy-

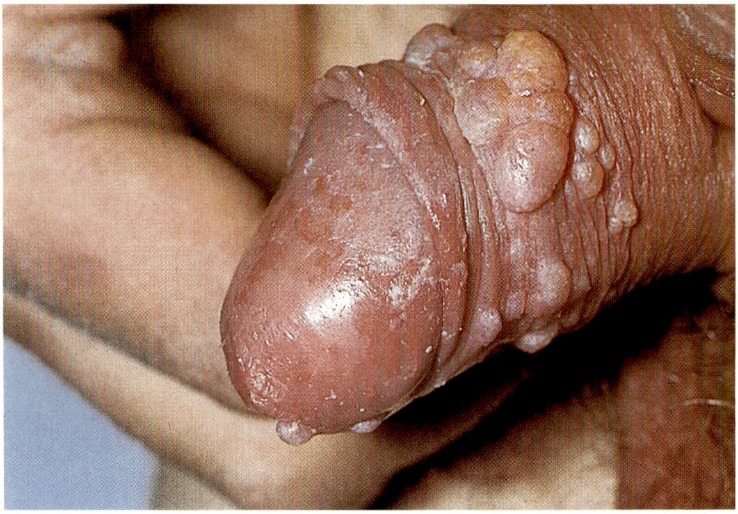

Abb. **154** Spitze Kondylome am männlichen Genitale.

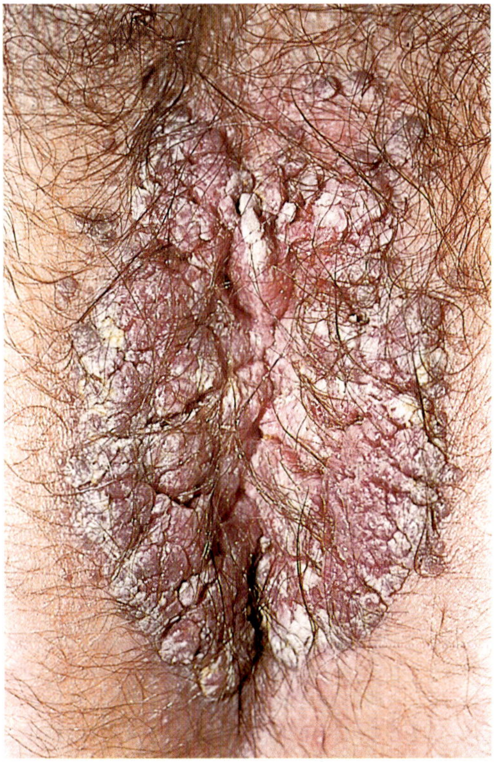

Abb. **155** Spitze Kondylome um den After.

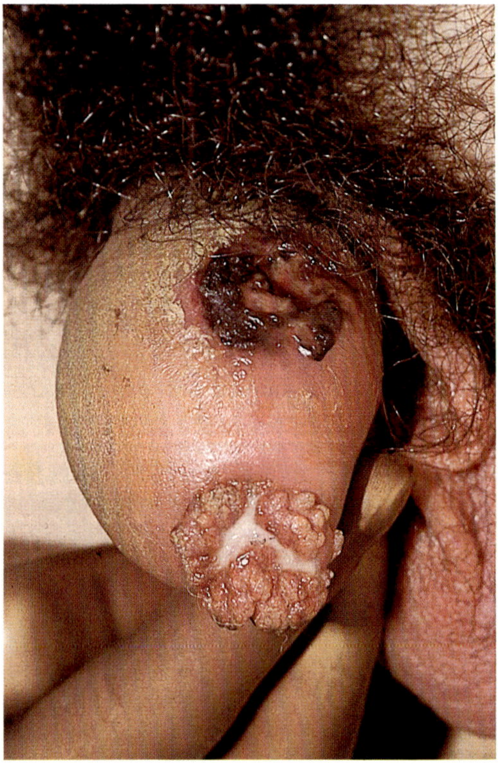

Abb. **156** Destruierende bzw. fenestrierende spitze Kondylome.

lomtypen nicht nur auf lange Sicht als Pseudo-, sondern durchaus als lange Zeit zwar hochdifferenziert bleibende, indes durchaus zum veritablen Karzinom entwicklungsfähige Präkanzerosen bewertet und unbedingt beseitigt werden. Schließlich sollten sie als Hinweis auf ein mögliches immunologisches Defizit gelten. Ferner ist mit subklinischen Infektionsträgern sowie mit der gesteigerten Syntropie mit anderen Genitalinfektionen zu rechnen.

Histologie

Bei der Histologie der Warzengruppe fällt neben einer gebuchteten Verbreiterung des Rete und ausgezogene Papillomatose vor allem das Vorkommen großer irregulärer Keratohyalinkörner ins Auge.

Differentialdiagnose

Hier kommen bei den vulgären Warzen u. U. die seborrhoischen oder *Alterswarzen* (die Basalzellpapillome), noch nicht gedellte oder oberflächlich indessen glatte, also nicht warzig zerklüftete *Mollusca contagiosa*, bei Solitärwarzen u. U. auch eine *senile Keratose* oder ein *Dyskeratom* in Frage. Zu beachten ist sodann das Vorzugsvorkommen der Verrucae vulgares bei Jugendlichen mit peripherer Gefäßdysregulation (Akrozyanose) und eben vor allem in der Peripherie. Bei der Fußsohlenwarze, die ja nicht als exophytischer Tumor wachsen kann, geht im Gegensatz zur glatten und offensichtlich druckexponierten *Schwiele (Hühnerauge, Klavus)* die Entwicklung zur Tiefe (Dornwarze). Manchmal zeigen die Fußsohlenwarzen einzelne stippchenförmige, blauschwarze Hämorrhagien *(Pseudochromhidrosis plantaris)* (Abb. **157**). *„Arsenwarzen“* finden sich in ungefähr gleicher Zahl palmar wie plantar.

Therapie

Die Warzen haben, falls sie nicht fortlaufend an ihrer Spontaninvolution behindert werden, was namentlich an der Fußsohle der Fall ist, im allgemeinen nur eine Bestandsdauer von lediglich wenigen Jahren. Das „Besprechen“ von Warzen ist ineffektiv. Einer Röntgenbestrahlung ist von vornherein wegen der Behandlungsendzustände zu widerraten. Bei den planen juvenilen Warzen wird man derzeit vor allem zu Vitamin-A-Säure oder zu einer 5–10%igen Resorcinzinkpaste greifen. Die vulgären Warzen können mit dem scharfen Löffel oder kryotherapeutisch (flüssiger Stickstoff, CO_2-Schnee) angegangen werden, wobei eine

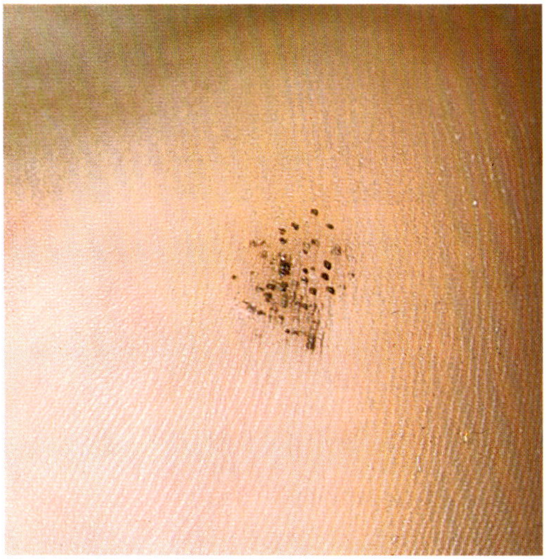

Abb. **157** Pseudochromhidrosis.

keratolytische Vorbehandlung z. B. von 60%igem Salicyl-Guttaplast oder bei den plantaren Dornwarzen eine mechanische Entlastung mittels Filzringen von Vorteil sein kann. Schließlich sind auch Betupfungen mit 30%iger (!) H_2O_2-Lösung oder neuerdings mit einem handelsüblichen fluorouracilhaltigen Lack (Verrumal) angebracht.

Die Methode der Wahl bei der *Therapie der spitzen Kondylome*, die infolge ihrer Abhängigkeit vom feuchten Standort kaum spontan abheilen, ist heute anstelle des Sabina-Puders weitgehend in der Tupfbehandlung mit Podophyllin (20%ig in absolutem Alkohol) oder z. B. nach folgendem Rezept gegeben: Podophyllin gepulvert (Merck 7431) 5,0 Paraff. subliquid. ad 50,0.

Epidermodysplasia verruciformis

Bei dieser *Verrucosis generalisata* (resp. *Verrucae disseminatae*), die nicht selten als Genodermatose familiär verankert auftritt, handelt es sich um die im übrigen äußerst selten in Erscheinung tretende Aussaat von überwiegend planen, weniger auch vulgären Warzen entsprechenden Elementen. Im Gegensatz zu den üblichen vulgären Warzen fehlt die Tendenz zu Spontanrückbildung. Die Prädilektion sind Handrücken, die Streckseiten der Unterarme und der Nacken.

Histologie

Histologisch entspricht das Feingewebssubstrat überwiegend dem der flachen Warzen.

Bedeutsam ist bei diesem schon in früher Jugend anzutreffenden Leiden die Möglichkeit der *malignen Entartung* speziell an lichtexponierten Bezirken.

Therapie

Derzeit wird man in erster Linie lokal Vitamin-A-Säure oder eine 5-Fluorouracil-Salbe (Efudix) anwenden.

Ecthyma contagiosum

Synonyma: Orf, Lämmer- oder Lippengrind.

Bei dieser Berufskrankheit der Schäfer entwickeln sich nach einer Inkubation von 3–11 Tagen durch Abimpfung meist von Maul oder Euter eines infektiösen Tieres sowie vorzugsweise im Frühjahr-Sommer oder infolge eines Bisses an Fingern und Händen, also an Bezirken, an denen man zumeist auch den paravakzinalen Melkerknoten begegnet, semisolide, vesikulopustulöse Knoten, die zentral schließlich nekrotisch werden.

Differentialdiagnose

Die Differentialdiagnose hat sich mit der Möglichkeit einer banalen chronischen Pyodermie, einer Vaccinia translata, einem luischen Primäraffekt, einer Tularämie, mit einem pyogenen Granulom, ja selbst einem amelanotischen Melanom vom Erscheinungsbild her zu befassen, so daß der Anamnese hierbei besondere Bedeutung zufällt.

Maul- und Klauenseuche

Synonym: Stomatitis epidemica.

Diese weltweite Tierseuche, deren viraler Erreger in Sputum, Fäzes, Urin oder Milch von Tieren vorkommt, die primär bläschenförmig virämisch und hoch fieberhaft erkranken, tritt beim Menschen nur sehr selten in Erscheinung. Vermutlich verläuft sie u. U. auch ohne klinische Symptome bei diesen ab. Für die Übertragung kommt weniger die Infektion von Mensch zu Mensch, sondern die durch nicht abgekochte Milchprodukte (Schlagsahne) in Frage. Nach einer Inkubation von 3–8 Tagen treten für gewöhnlich Fieber, Kreuz- und Kopfschmerzen sowie im Mundbereich aphthoide Veränderungen auf, die allerdings auch mehr vesikulopustulös im Hand- und Fußbereich sowie an den Brüsten und Genitale lokalisiert sein können.

Differentialdiagnose und Therapie

Sie entspricht der bei der Stomatitis aphthosa, therapeutisch bei stärkerer Manifestation evtl. auch Gammaglobin sowie antibiotische Abschirmung.

Katzenkratzkrankheit

Synonyma: Viruskratzlymphadenitis, Maladie des griffes de chat, Non bacterial regional lymphadenitis.

Die Übertragung dieses Krankheitsbildes erfolgt durch – daran selbst nicht erkrankende – Hauskatzen, die auch sonst für die Übertragung mancher Infektionskrankheiten in Frage kommen können (z. B. Toxoplasmose, Leptospiren, Pasteurellosen, Lyssa). Daneben werden aber auch Verletzungen durch Pflanzendornen für diese Inokulationslymphoretikulose verantwortlich gemacht. Der *Erreger* gehört der *Ornithose – Psittakose – Lymphogranuloma-inguinale-Gruppe* an.

Klinik

An der Stelle der Inokulation infolge eines Kratzers oder Bisses entwickelt sich innerhalb von etwa 3 Wochen primär ein unauffälliger papulopustulöser Primärherd, der sich nach weiteren 2–3 Wochen im zugehörigen Lymphgebiet zum Primärkomplex ergänzt. Im Blutbild können sich Leukopenie und Eosinophilie einstellen. Diagnostisch wichtig ist ein papulös abzulesender *Antigentest* aus dem Lymphknoteneiter *(Mollaret-Debré-Antigen)*, der letztlich dem Wesen der Frei-Mitsuda-Kveim-Reaktion entspricht.

Histologie

Histologisch finden wir eine recht typische, herdförmig abszedierende granulomatöse Lymphadenitis, während sich der kutane Primäraffekt als exulzerierende, mit tuberkuloiden Formationen verknüpfte Hautreaktion ausweist.

Therapie

Als Mittel der Wahl gelten Tetracycline und Chloramphenicol.

Hautbegleiterscheinungen bei weiteren Virusinfektionen

Zytomegalie

Dieses dritte Herpesvirus wächst in menschlichen Fibroblasten, weniger auch in menschlichen Lymphozyten. Bei der schwangeren Mutter verläuft die Erkrankung überwiegend symptomarm, während beim Säugling Hypakusie, Mikrozephalie, Hepatosplenomegalie, mentale Verzögerung und vor allem Entzündungen der Parotis zur Entwicklung kommen können. Hautphänomenologisch sind Petechien möglich.

Epstein-Barr-Virus

Dieses vierte Herpesvirus wird mit dem Burkitt-Lymphom, dem Nasopharynxkarzinom und der *infektiösen Mononukleose* zusammengebracht. Bei letzterer kommt es nach einer Inkubation von etwas über einem Monat zu flüchtiger Pharyngitis, ebenfalls passagerer, fieberhafter, häufig auch diphtheroider oder Plaut-Vincent-ähnlicher Angina zu Fieber und vor allem zu Lymphknotenschwellungen. Hautphänomenologisch sind Exantheme, im übrigen hauptsächlich im Gesicht- und Stammbereich, seltener, vor allem aber von rubeolärem Gepräge geläufig. Neuerdings wurde eine Steigerung bzw. Provokation der Exantheme durch vorangehende Ampicillingaben beobachtet, wobei dann dergestalt provozierte Mononukleoseausschläge mehr makulopapulös als rötelnartig imponieren. Schließlich können Leber und Milzstörungen hinzutreten. Von besonderem diagnostischen Wert ist, entsprechend der Krankheitsbezeichnung, im Blutbild eine ausgeprägte Leukozytose mit bis zu 80%, von z.T. atypischen, mononukleären Zellen. Die *Diagnose* wird durch die heterophile Antikörperreaktion (Hanganutziu-Deicher- resp. Paul-Bunnel-Test) bestätigt.

Enteroviren

Diese, in der ganzen Welt vorkommenden und – wie der Name besagt – über den Darm eintretenden, RNA-enthaltenden Enteroviren umfassen u.a. die *Echo-* und *Coxsackieviren.* Sie rufen neben Fieber und sonstigen konstitutionellen Symptomen Hepatitiden und, was von dermatologischer Bedeutung ist, Myositiden hervor. Auch mit geringer Lymphknotenvergrößerung verknüpfte Röteln oder masernförmige Ausschläge können hervorgerufen werden. Der Erregernachweis ist im Stuhl und in der Rachenspülflüssigkeit zu versuchen.
Als besondere Krankheitsbilder sind vor allem die beiden folgenden zu erwähnen:

Herpangina. Gelegentlich auch symptomatisch im Rahmen anderer Infektionskrankheiten des Kindesalters, meist aber selbständig unter stark ausgeprägten Krankheitszeichen (Brechreiz, Abgeschlagenheit, hohes Fieber, Bauchbeschwerden, Meningitis o.ä.) bilden sich meist beidseitig im hinteren Mundhöhlenraum tonsillen- oder zäpfchennah gruppierte Bläschen auf erythematöser Basis, die zunächst froschlaichartig oder sagoähnlich imponieren, nach ihrem Aufplatzen sich aber als superfizielle, grauweiß fibrinoide, kleine Ulzera darbieten, so daß dann das Bild einer ulzerösen Pharyngitis dominiert. Am meisten befallen werden Kinder zwischen 1 und 7 Jahren, hauptsächlich zum Spätsommer oder Frühherbst hin. Die Prognose dieser Manifestation einer Infektion mit Coxsackieviren ist gut. Krankheitsdauer 3–5 Tage.

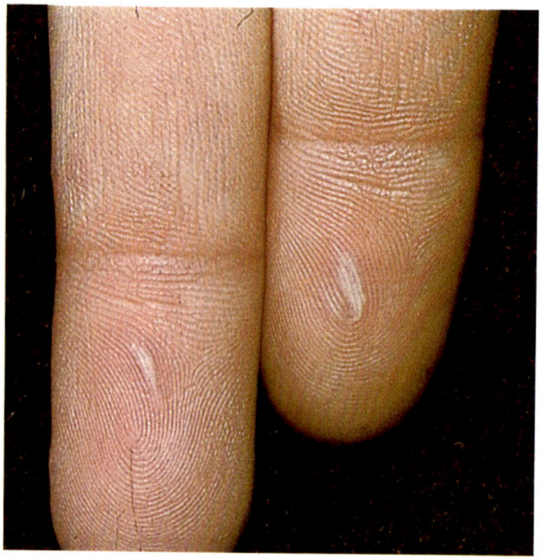

Abb. **158** Hand-, Fuß- und Mundkrankheit.

Hand-foot-and mouth-disease (Abb. **158**). Von dieser Viruskrankheit (Coxsackie, Typ A XVI sowie V und X), die zunächst hauptsächlich in Großbritannien beschrieben wurde, inzwischen aber auch auf dem europäischen Kontinent nachbeobachtet ist, werden vorzugsweise kleine Kinder, seltener aber auch Erwachsene nach einer Inkubation von bis zu einer Woche und nach uncharakteristischen Prodromi (Fieber, Kreuzschmerzen, Durchfall) für die Dauer von etwa 2 Wochen manifest exanthematisch palmoplantar sowie im Bereich der Mundschleimhaut ergriffen. An der Haut beobachtet man schubweise entstehende hellrote Makulae, die sich mikrovesikulär unter auffallend eckiger Begrenzung transformieren. Weniger häufig sieht man auch angedeutet papulöse Fleckformen an den Flanken. An der Mundschleimhaut begegnet man zunächst bis allenfalls 1 cm im Durchmesser betragenden Erythemen, die sich ebenfalls bläschenförmig umgestalten und schließlich aphthoid-ulzerös darbieten.

Adenoviren

Bei diesen katarrhalisch verlaufenden Infektionen sind masernartige, aber auch bläschenförmige Exantheme, teilweise entsprechend den Ringelröteln, beobachtet worden.

Myxoviren

Diese rufen z. B. im Rahmen einer Mumpserkrankung oder einer „Virusgrippe“ diskrete, mitunter auch vesikulöse oder petechial durchsetzte Exantheme sowie am weichen Gaumen eher scharf umschriebene Enantheme hervor.

Hepatitisvirus

Als Hautveränderungen bei der infektiösen (Typus A) wie bei der Serumhepatitis (Typus B) sind im Rahmen sonstiger Prodromi, wie namentlich gastrointestinalen sowie rheumatoiden Beschwerden oder auch Myalgien, gelegentlich Juckreiz und/oder morbilloide petechiale oder urtikarielle Ausschläge zu sehen, die überwiegend hauterscheinungsbildlich uncharakteristisch imponieren oder aber auch an ein toxisch-allergisches Exanthem mit dessen Vielfalt erinnern.

Dermatomykosen

Unter dieser von VIRCHOW geschaffenen Bezeichnung faßt man die durch Pilze hervorgerufenen Erscheinungsbilder zusammen, wobei im einzelnen die *Myzeten* nach botanischen, die *Mykosen* mehr nach klinischen Gesichtspunkten unterschieden werden. Aus praktischen Gründen nimmt man im allgemeinen eine Einteilung der pathogenen Pilze in *Faden-, Schimmel-* und *Hefepilze* sowie *Systemmykosen* vor, wozu früher auch noch – die heute als Bakterien erkannten – Strahlenpilze und nosologisch auch das Erythrasma gezählt wurden.

Dermatophytosen

Hierbei handelt es sich um infektiöse mykogene Erkrankungen durch die *Hauptgattungen Trichophyton, Mikrosporum, Epidermophyton floccosum.*

Obwohl der Begriff der *„Epidermophytie"* klinisch sehr eingebürgert war, werden nach heutiger Auffassung dergestalt lediglich Erreger angesprochen, die in vivo – unter Verschonung des Haares – das Keratin der Epidermis angreifen. Dies trifft ausschließlich auf das Epidermophyton floccosum zu. Aus diesem Grunde bevorzugt man derzeit für klinische Belange den klinisch unverbindlichen Dachbegriff *Tinea,* da vom klinischen Bild her nicht schon dezidiert die vorliegende Erregerspezies festzulegen ist.

Die namentlich palmar oder an den Flanken zu beobachtenden, in Anlehnung an den Tuberkulidbegriff so genannten, *Mykide* werden auch als *„Id-Reaktion"* bezeichnet und als pilztoxische, weniger durch hämatogene Aussaat von Pilzelementen selbst zustande gekommene Sekundäreruptionen betrachtet. Solche Mykide treten als skarlatiniforme, mikronodöse oder ähnliche Eruptionen auf. In der Praxis wurden früher speziell die ekzematiformen Mykide häufig auch als *„mykotische"* oder mykogene *Ekzeme* bezeichnet, was nicht ganz zutreffend ist. *Dyshidrosiforme Exantheme* stellen eine „Hautreaktion" dar, d.h. sie sind polyätiologisch bedingt, wenn auch in mehr als der Hälfte mykogener Genese. Ist eine solche ausgeschlossen, wozu neben dem Versuch eines Pilznachweises der Blick in die Interdigitalräume vornehmlich der Füße zu richten ist, so sind bei einer *„essentiellen Dyshidrose"* feuchtwarme Witterungslagen, Dyspepsien, Inhalationsallergene oder vegetative Stigmatisationen zu erwägen.

Mykologische Untersuchung

Zu 80 bis 90% werden von den pilzbefallenen Hautbezirken in unseren Einzugsgebieten speziell sechs *Dermatophyten* isoliert. Es sind dies *Trichophyton mentagrophytes* (früher: Epidermonython Kaufmann-Wolf), *Trichophyton rubrum* sowie Quinckeanum, ferner *Epidermopython floccosum* sowie *Microsporum* canis oder gypseum (Abb. **159**) Zur Erstellung eines *Nativpräparates* werden Hautschuppen, Nagelstückchen oder Haare im 20–40%igem Kalilaugenpräparat untersucht. Hierdurch ist nur der Pilznachweis als solcher, jedoch keine Unterscheidung in Dermatophyten, Hefe- oder Schimmelpilze möglich, was allein schon für die Anwendung von Griseofulvin entscheidend ist.
Für das *Kulturverfahren* eignen sich der klassische Sabouraud-Glucose-Agar oder der Kimmig-Agar, die meist Zusätze von Antibiotika o.ä. enthalten, um einer Bakterienüberwucherung zu steuern, und handelsüblich für den Gebrauch in der Praxis bezogen werden können.

Abb. **159** Häufige hautpathogene Pilze.
1–3 Dermatophyten (a Kulturwachstum, b mikroskopisches Präparat)

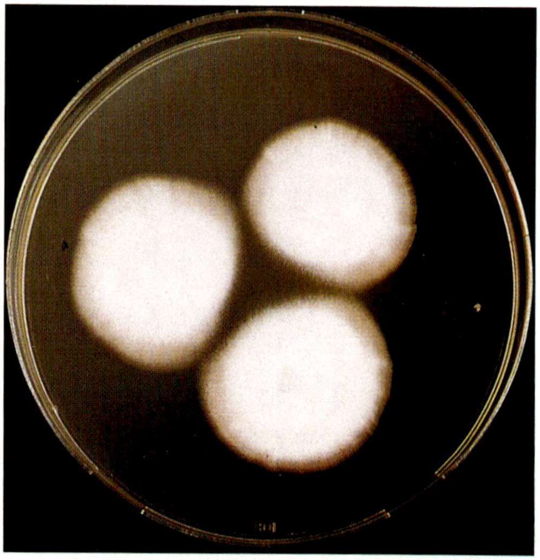

a

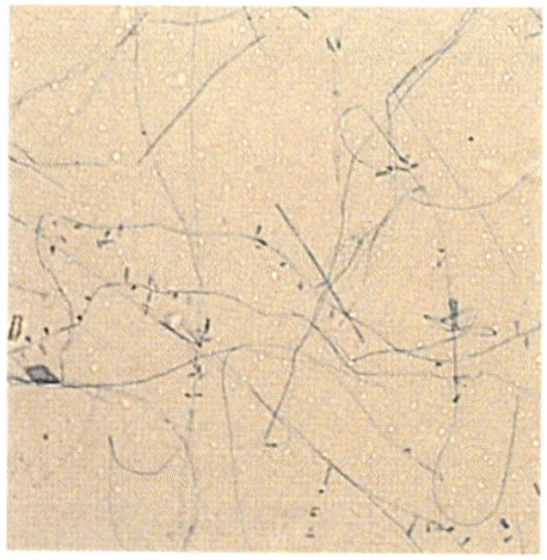

b

1 Trichophyton rubrum

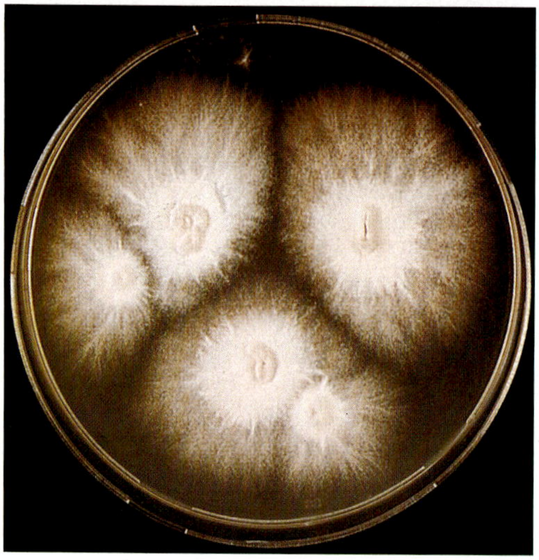

a

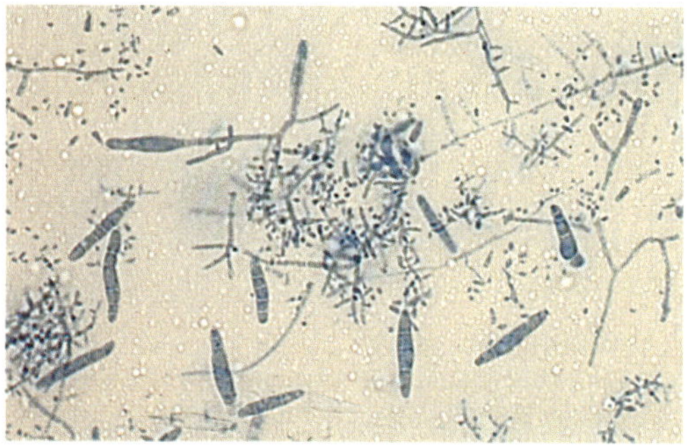

b

2 Trichophyton mentagrophytes

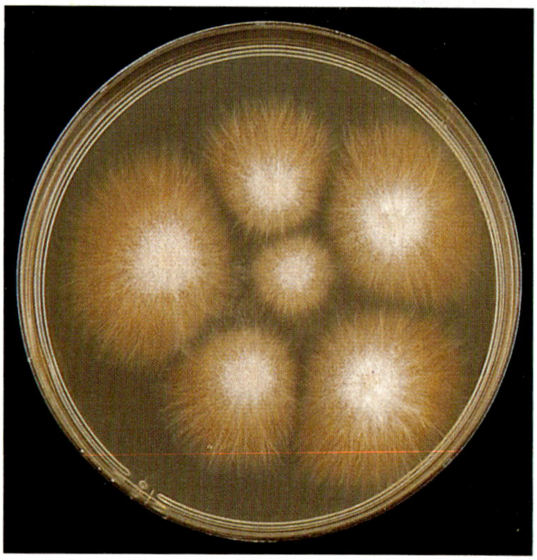

a

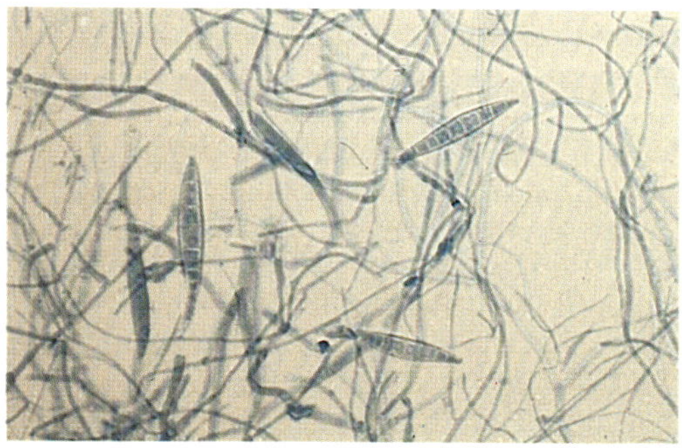

b

3 Microsporum canis

Abb. **159** Häufige hautpathogene Pilze. (1. Fortsetzung)
4–5 Dermatophyten (a Kulturwachstum, b mikroskopisches Präparat)

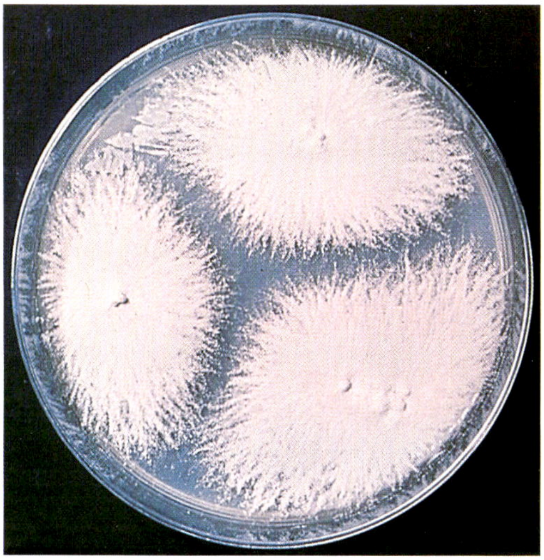

a

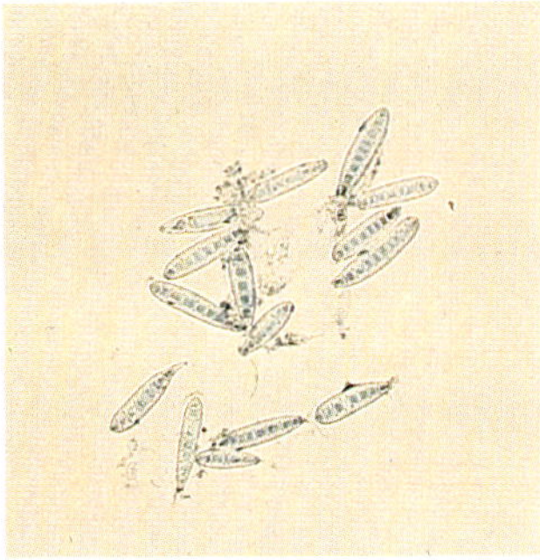

b

4 Microsporum gypseum

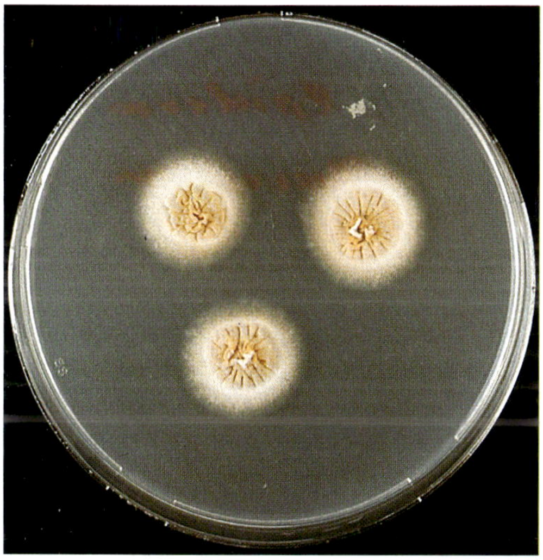

a

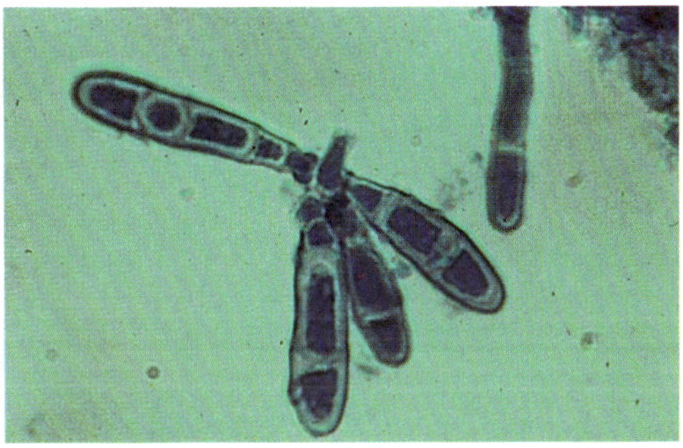

b

5 Epidermophyton floccosum

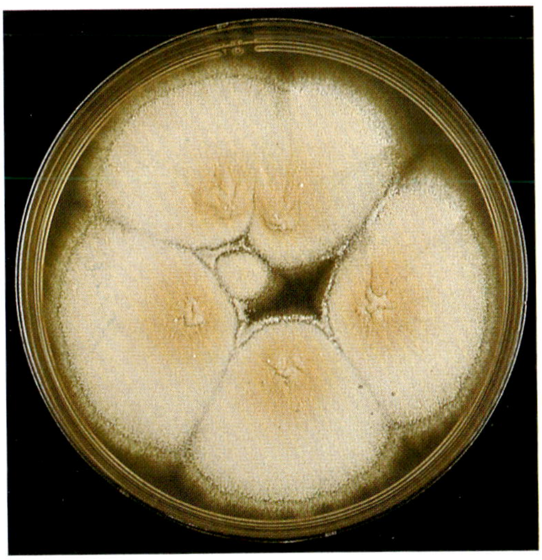

a

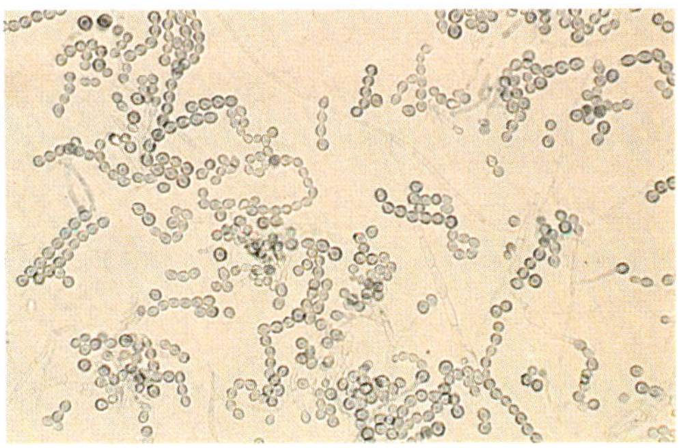

b

6 Schimmel (a Kulturwachstum, b mikroskopisches Präparat) Scopulariopsis brevicaulis

Abb. **159** Häufige hautpathogene Pilze. (2. Fortsetzung)

a

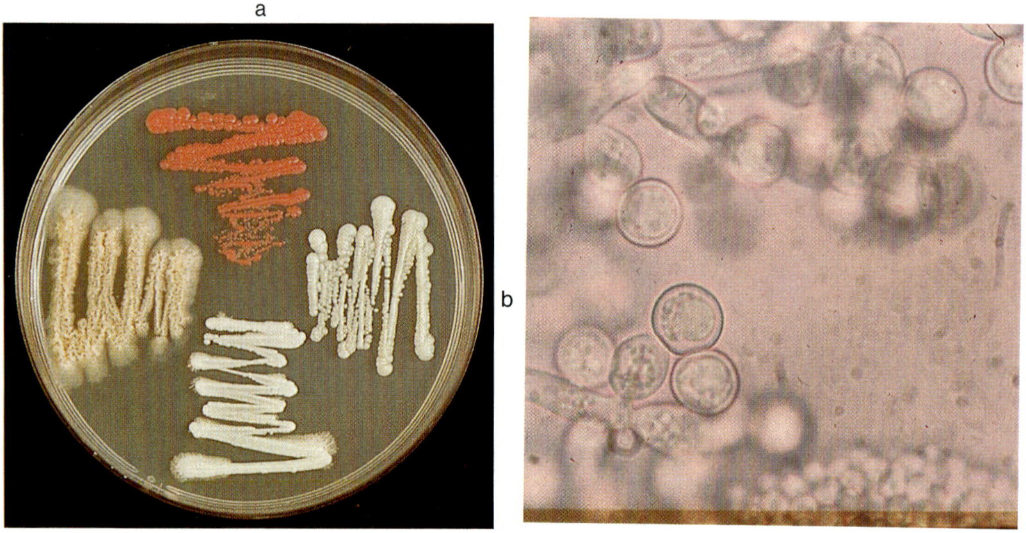

d b e

c

7 a–e Hefen: a Rhodotorula, b Trichosporon, c Candida, d Torulopsis, e Chlamydosporen v. Candida albicans.

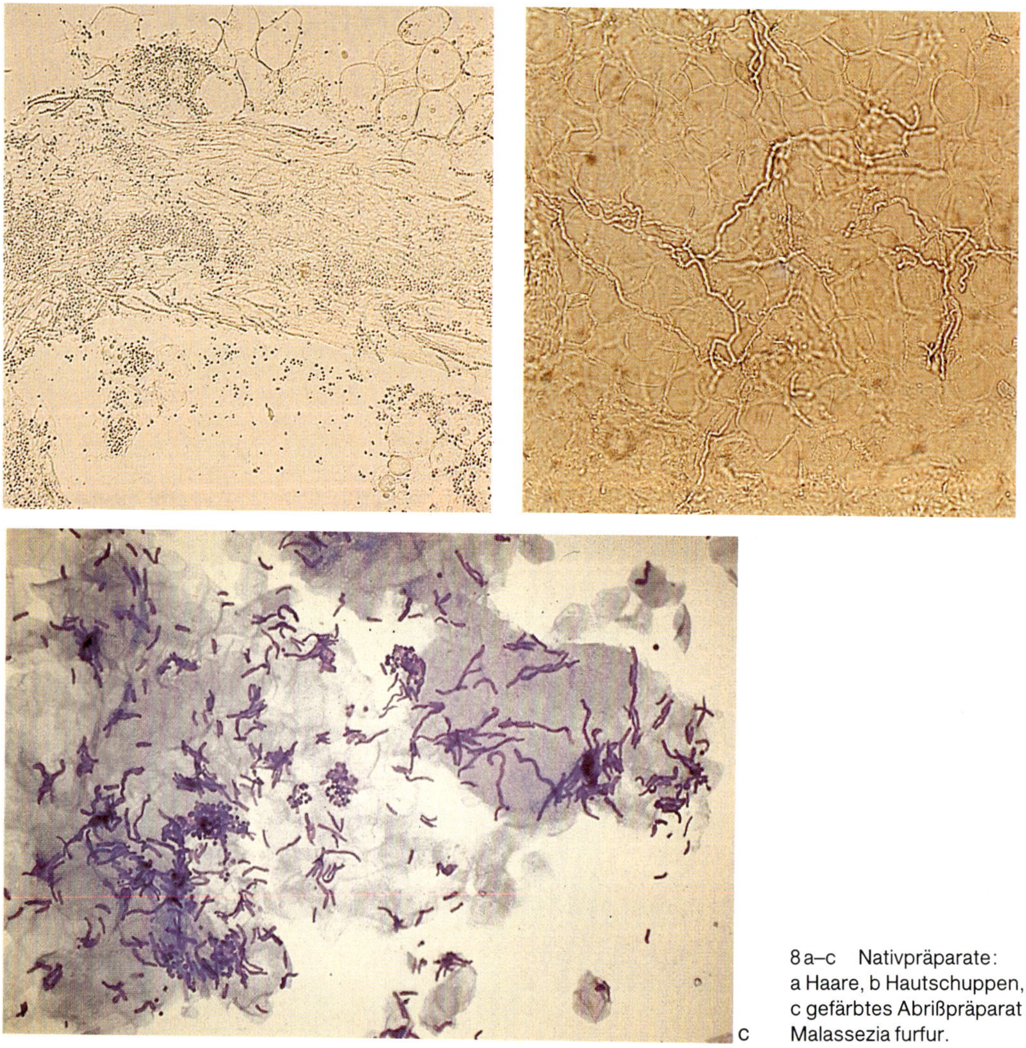

a b c

8 a–c Nativpräparate: a Haare, b Hautschuppen, c gefärbtes Abrißpräparat Malassezia furfur.

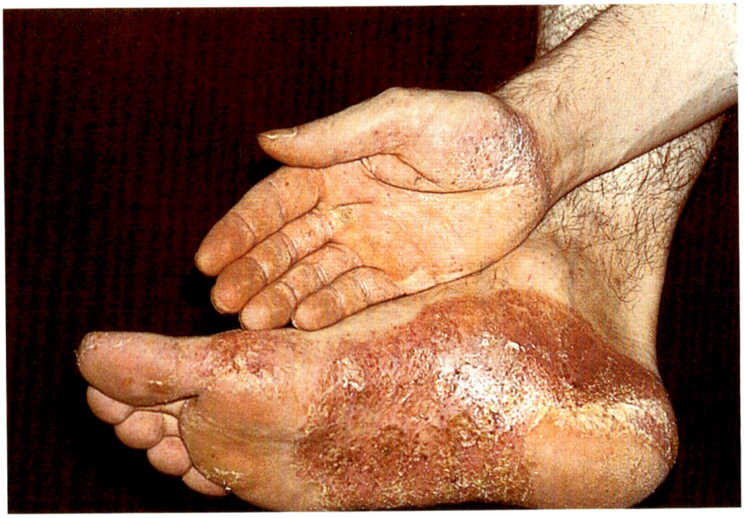

Abb. **160** Tinea pedum et manuum.

Die Ablesung der angesetzten Pilzkultur erfolgt nach 1–3 Wochen, während das Kalilaugenpräparat etwa eine halbe Stunde weichen soll, was durch vorsichtiges Erwärmen über der Flamme beschleunigt werden kann. Der *Histologe* erkennt Pilzelemente namentlich mit Hilfe der *PAS-Reaktion.*

Die 1902 von PLATO angegebene intrakutane *Trichophytinreaktion* ist m. E. keinesfalls obsolet: Sie ist in der Hand des Kundigen durchaus geeignet, anamnestisch oder aktuell eine Trichophytininfektion zu verifizieren und vermag zudem bei den tiefen Formen den Erfolg einer systemischen Therapie zu beschleunigen.

Tinea pedis

Bei dieser häufigsten Pilzkrankheit in Europa, die vorzugsweise im feuchtwarmen Milieu acquiriert wird (Bergbau, Sauna, Holzbretter in Badeanstalten usw.), sind als Erreger *Trichophyton mentagrophytes, Trichophyton rubrum* sowie *Epidermophyton floccosum* feststellbar. Interdigital finden sich hierbei an den Füßen mehr oder weniger ausgeprägte Desquamationen, Mazerationen oder dyshidrosiforme Vesikulationen, wozu in den letzten Jahrzehnten zunehmend squamös-hyperkeratotische und vor allem durch ihre Einrisse weniger juckende als schmerzhafte Erscheinungsbilder getreten sind (Abb. **160**).

Differentialdiagnose

Bei Transgredienz nach dem *Fußrücken* zu ist an das Hinzutreten einer Ekzematisation, z. B. in Form einer *Kontaktdermatitis,* durch die bisher durchgeführte Therapie oder feuchtwarme Fußbekleidung (Gummistiefel!) zu denken. Merke: Die Pilzkrankheit sitzt plantar, das „Ekzem“ dorsal. Polyzyklische Herde an den Fußsohlen wie Fehlen von Interdigitalmazerationen sollten speziell nach Herden an Ellenbogen wie Knien bezüglich einer *Psoriasis* Umschau halten lassen. Medioplantar sitzt das *pustulöse Bakterid,* während das *Reiter-Syndrom,* mehr psoriasiform, aufliegende Bezirke, also Ferse oder Thenar, bevorzugt. Am einfachsten wird die Abgrenzung einer flächenhaft geschlossenen, striären oder kleinherdförmigen hereditären *Keratodermie* sein (Anamnese, bei der diffusen Form roter Randsaum).

Tinea manus

Schon durch das gehäufte Waschen dieser Region tritt die früher sog. Epidermophytie seltener als die Tinea pedis auf. Demgemäß sollte beim Bild einer *Dyshidrosis lamellosa sicca* oder squamös-hyperkeratotischen Handtellerveränderungen nie die Inspektion der Fußsohlen und der Interdigitalräume der Füße unterlassen werden.

Onychomykose, Tinea unguis

Diese gibt sich entweder als Leukopathie d. h. durch eine zunächst bezirksweise, später diffuse, weißliche oder gelbliche Trübung der Nagelplatte zu erkennen. Ausgeprägte Bilder bestehen in einer gelblich bis gelbbraunen, bei Symbiose mit Bakterien auch schwärzlichen Koloritänderung der Nagelsubstanz

(Abb. **161**), die sich am freien Rand im übrigen verdickt oder holundermarkartig porös aufgelockert erweist. Das Ende einer Verpilzung der Nägel ist häufig das Bild des Krümelnagels, wie er auch bei der Psoriasis vorliegen kann,

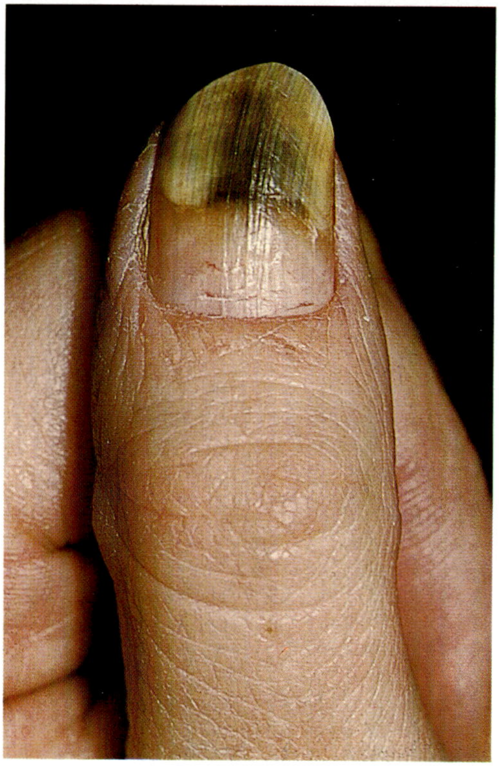

Abb. **161** Onychomykose (partim nigricans).

aber auch bei dieser oft genug zusätzlich mykotisch überwuchert ist.

Liegt gleichzeitig eine *subakute Paronychie* vor, so wird erregermäßig weniger an ein Trichophyton, sondern vornehmlich an eine Hefemykose zu denken und auf diese Erregerfeststellung besonderer Wert im Hinblick auf die Therapie zu setzen sein. Wichtig ist bei den Nagelmykosen sodann die Therapieberücksichtigung einer *peripheren Minderdurchblutung*.

Tinea corporis

Am Rumpf, Hals, auch am Gesicht tritt diese Dermatophytose überwiegend als „Herpes circinatus" oder „Folliculitis agminata", auf jeden Fall im Frühstadium wenig kennzeichnend, später aber in scharf begrenzter Form mit peripherem Exsudationsmaximum, während zentral Ausfall des Vellushaares erfolgen kann, in Erscheinung, wobei übertragungsmäßig in erster Linie nach dem Kontakt mit Jungtieren (Ferien auf dem Bauernhof!) oder sonstigen Haustieren Umschau zu halten ist. Bei exzessivem Befall muß, ähnlich wie bei den Levurinosen, nach zehrenden Grundkrankheiten oder immunsuppressiver Therapie Umschau gehalten werden (Abb. **162**, **163** u. **164**).

Differentialdiagnose

Differentialdiagnostisch erscheint bemerkenswert, daß am Rumpf Tinea-corporis-Bezirke klinisch nicht „Trichophytie" oder „Mikrosporie" unterscheiden lassen *(Mikrosporie ist meldepflichtig!)*.

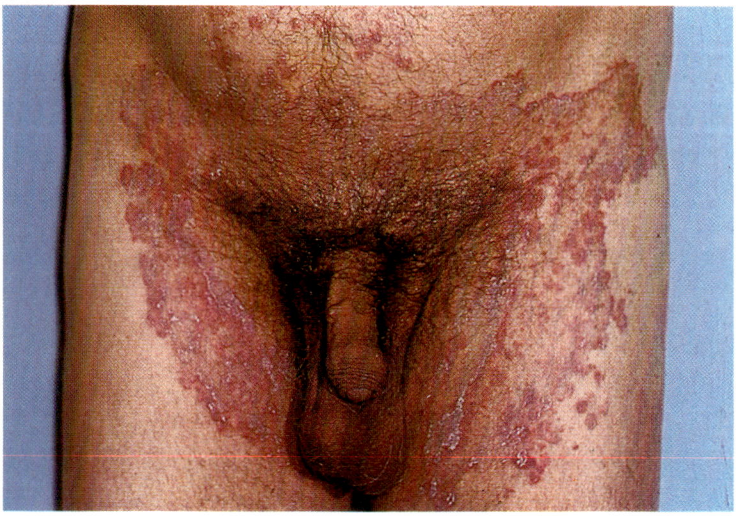

Abb. **162** Tinea corporis (praecipue inguinalis).

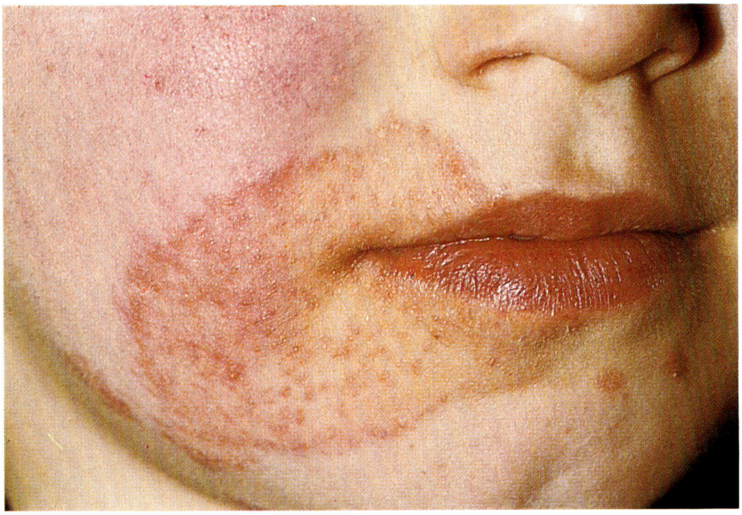

Abb. **163** Tinea corporis.

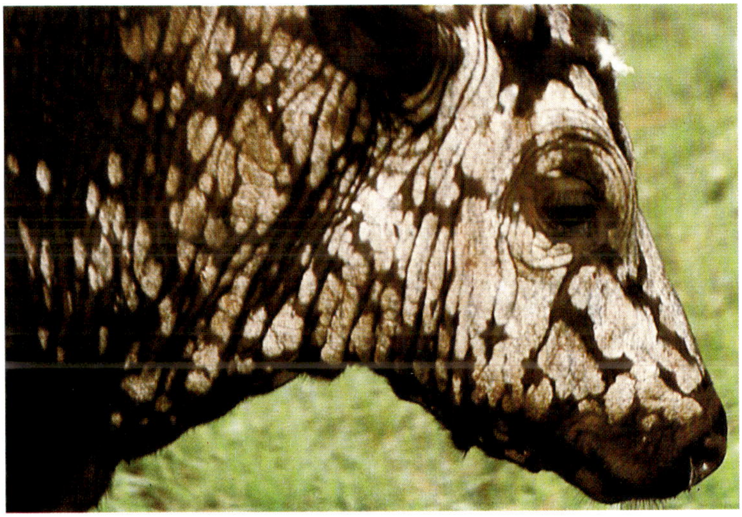

Abb. **164** „Kälberflechte“.

Mikrosporie. Die wegen der raschen Verseuchung von Schulklassen gefürchtete Mikrosporie (Erreger: u.a. Microsporum audouinii, canis, gypseum) ist eine Kinderkrankheit, die infolge Milieuwandels mit der Pubertät spontan ausheilt, wohingegen der Haarboden des Erwachsenen der Mikrosporuminfektion trotzt. Die scharf abgegrenzten Krankheitsherde im Kopfbereich zeigen sich als münzgroße, rundliche oder ovale, grauweiße Bezirke, innerhalb derer die glanzlosen Haarstümpfe abbrechen, so daß diese Areale wie mit Asche oder Mehl eingestäubt anmuten oder einer schlecht gemähten Wiese gleichen (Abb. **165**). Erregernachweis: neben Nativ- und Kulturnachweis das *Fluoreszenzphänomen,* vor allem zur schnelleren Durchführung von größeren Umgebungsuntersuchungen. Die Mikrosporiehaare leuchten im Wood-Licht (UV mit Nickeloxydfilter, Wellenlänge 3650 Å) in der Regel blaugrün auf (Abb. **166**) (Pityriasis versicolor dagegen goldgelb, ferner korallenrote Fluoreszenz bei Corynebakterien!).

Therapie: Griseofulvin systemisch, lokal Antimyzetika.

Demgegenüber wird das Bild der *Tinea glutaealis* und mehr noch der *Tinea inguinalis,* welches auch bei Frauen in den letzten Jahren durch die Strumpfhosenmode häufiger geworden ist, derzeit vorzugsweise durch *Epidermophyton floccosum,* aber auch *rubrum* hervorgerufen.

Früher wurden die scharf begrenzten und randbe-

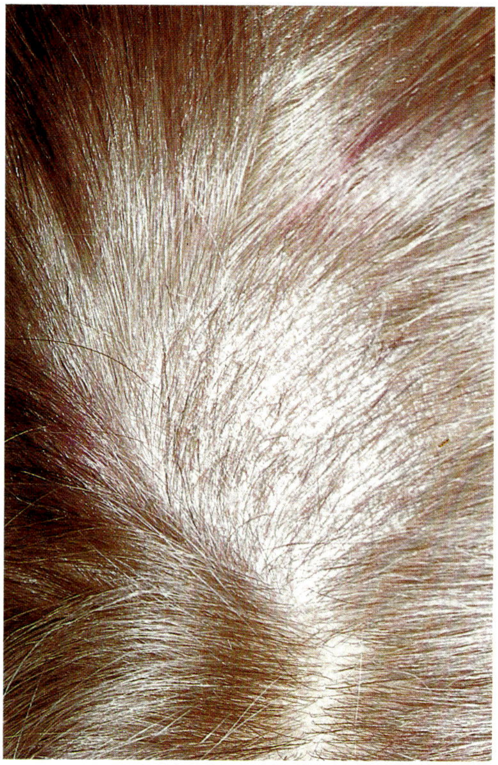

Abb. **165** Tinea capitis microsporica (Mikrosporie).

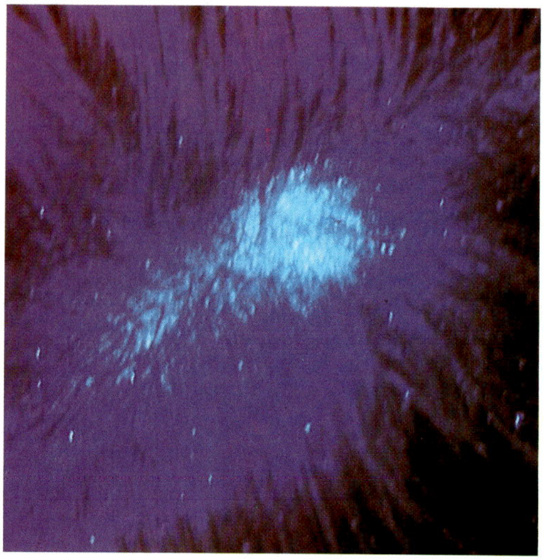

Abb. **166** Charakteristische Fluoreszenz eines Mikrosporieherdes im Wood-Licht.

tonten Inguinalherde, die sich am Bauch kranial und zum Damm zu weiter ausdehnen können, als *„Eccema marginatum"* bezeichnet. Gegenüber der Tinea inguinalis ist das *Erythrasma* differentialdiagnostisch durch fehlende Randbetonung und flächenhaft geschlossene Herdigkeit sowie durch korallenrote Fluoreszenz im Wood-Licht ausgezeichnet. Im übrigen spricht eine follikulär-pustulöse oder furunkelähnliche Durchsetzung solcher schuppender Erytheme im Genitofemoralbereich keineswegs gegen die Diagnose einer Tinea inguinalis.

Tinea faciei praecipue barbae, Tinea capillitii, Tinea cruris

Die Variabilität der Trichophytieinfektion kommt im besonderen in diesen Bereichen zum Ausdruck; stellen doch erscheinungsbildlich die *oberflächliche „Bartflechte"* mit ihren siebstrahlförmigen follikulären Eiterungen *(Sycosis parasitaria;* die bakterielle Folliculitis barbae heißt hingegen historisch: Sycosis *non* parasitaria) und das furunkuloide Bild der *tiefen Bartflechte* eindrucksvolle Sondermorphen dar. Auch im Kopfbereich kennt man solche durch starke Entzündungszeichen geprägte knotige Tineabilder als *Kerion Celsi* (Abb. **167**), welche überwiegend durch Dermatophyten vom Tier her hervorgerufen werden (z. B. Trichophyton verrucosum, welches im Nativpräparat meist am Haar *(„ektotrich")* wächst. Überhaupt kann man davon ausgehen, daß bei der tiefen Haarpilzflechte, die also ausgeprägt entzündlich *(„phlegmasisch")* sich entwickelt, die Sporen und Hefen bevorzugt außen am Haarschaft wachsen, so daß durch den engen Kontakt der Erreger die starke Entzündung der Umgebung verständlich erscheint.

Eine weitere Sonderform der Trichophytie ist die *follikulär-granulomatöse Tinea* an den *Unterschenkeln junger Frauen* mit ausgeprägten Akrozyanosen o. ä. Außerdem ist vielleicht die starke Abdeckung durch die modernen Kunstfaserstrümpfe („feuchte Kammer") ein weiteres pathogenetisches Hilfsmoment. Als Erreger kommt praktisch derzeit nur Trichophyton rubrum in Betracht.

Tinea capitis favosa

Der in unserem Einzugsgebiet heute seltene *Favus,* der beim Volke *„Erbgrind"* hieß und durch *Trichophyton schoenleinii* („Achorion Schoenlein") hervorgerufen wird, ist klinisch durch die Ausbildung von schwefelgelben, klassisch nach Mäuseharn (Acetamid) riechen-

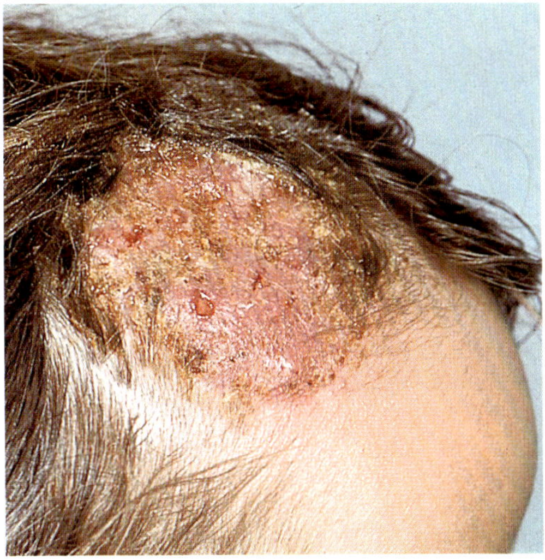

Abb. **167** Tinea capitis profunda (Kerion Celsi).

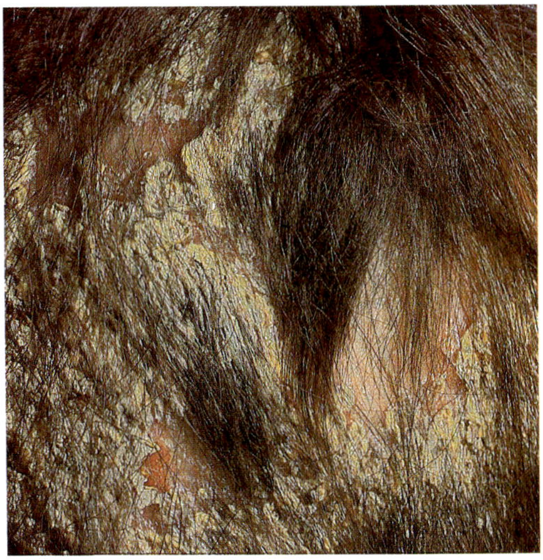

Abb. **168** Tinea capitis favosa.

den Skutula d.h. Anhäufungen von Sporen und Myzelien des Erregers repräsentiert (Abb. **168**). Solche Pilzmyzelien sind aus den napfförmigen Schildchen mithin massenhaft feststellbar. Der Favus ist eine zur narbigen, also zur bleibenden Kahlheit führende Pilzinfektion. Neben dem *Befall des behaarten Kopfes* ist auch eine Favusinfektion der *Nägel* beachtlich.

Von dem geschilderten Favusbild weichen Infektionen durch Trichophyton quinckeanum *(Mäusefavus)* ab, die sich stark entzündlich darbieten und so eher einer Trichophytie ähneln.

Granuloma trichophyticum

Diese äußerst seltene Varietät einer Pilzinfektion beim Menschen (makroskopisch: derbe oder weiche, entzündliche Knoten oder Platten) sollte erst diagnostiziert werden, wenn *histologisch* bei entsprechendem Erregernachweis in den Schnitten ein Granulombild mit Epitheloid- und Riesenzellen vorliegt.

Saprophytäre Mykosen

Trichomycosis palmellina

Synonym: Lepothrix.

Vorwiegend an Achseln und im Schamhaarbereich sind die Haare gelb, weniger häufig auch schwarz oder rot verfärbt und glanzarm. Außerdem sind die Haare von perlschnurartig hintereinander folgenden Verklebungen umscheidet (Abb. **169**). Eine begleitende Einfärbung der Wäsche (Chromhidrosis) ist häufig. Erregermäßig handelt es sich um eine Doppelinfektion von Mikrokokken und Nocardia tenuis. Eine Lokal*behandlung* z. B. mit einem Salicyl(2%ig)-Hexachlorophen(0,5%ig) - Isoprophylalkohol(70%ig) ist ausreichend.

Erythrasma

Erreger: Im Gegensatz zu der früheren Annahme eines Microsporum minutissimum resp. einer Nocardia minutissima werden heute erythromyzinsensible Corynebakterien *(Corynebacterium minutissimum)* als ursächlich angenommen.

Klinik

Prädilektionen sind Leistenbeugen, Oberschenkelinnenseiten (Abb. **170**), weniger auch die Achseln, die Hautbezirke unter den Brüsten oder die Zehenzwischenräume. Vorhanden sind scharf begrenzte gelbrötliche bis bräunlich-rote, flächenhafte, inerte, feinlamellös kleieartig schuppende Herde, denen im Gegensatz zur Tinea inguinalis die zentrale Involution sowie die Prominenz des Herdrandes abgehen. Unter Wood-Licht leuchten Erythrasmaherde korallenrot auf (Produktion von Coproporphyrin?). Neuerdings findet man im übrigen Erythrasmaherde öfters auch bei Frauen, die Strumpfhosen tragen.

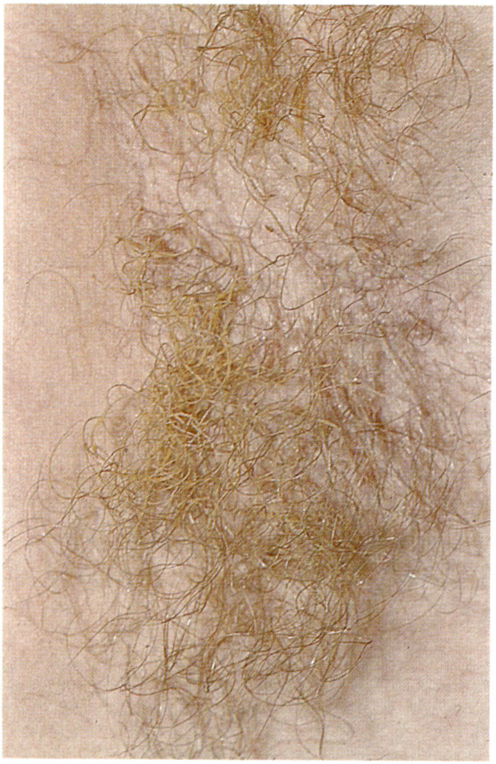

Abb. **169** Trichomycosis palmellina flava.

Pityriasis versicolor

Synonym: Tinea versicolor
Erreger: Microsporon furfur resp. Malassezia furfur.

Klinik

Bei der *Kleieflechte* mit ihrem charakteristischen Vorzugssitz im oberen Rumpfbereich finden sich gelbliche bis rotbräunliche, mit dem schabenden Spatel hobelspanartig abkratzbare, glatte, irregulär zirzinäre, nach Besonnung auch negativbildartig untingierte Veränderungen *(Pityriasis versicolor „alba")* (Abb. **171**). Typisch ist die Prädisposition durch starke Schweißdurchfeuchtung (Phthisiker, Heizer, Saunabesucher, Unterlassung gründlicher Abtrocknung).

Therapie

Demgemäß empfehlen sich innerliche Antihidrotika, wie etwa Salbei, lokal spirituöse Anwendungen, Breitspektrumantimykotika, wie etwa Clotrimazol (Canesten), Miconazol (Epimonistat, Daktar), Econazol (Epi-Pevaryl), zur Reinigung Detergentien (Rei, Sebamed o.ä.).

Therapie der Dermatophytosen

Allgemeintherapie. Hier ist es durch Einführung von *Griseofulvin* (Stoffwechselprodukt von Penicillium griseofulvum) zu einer ent-

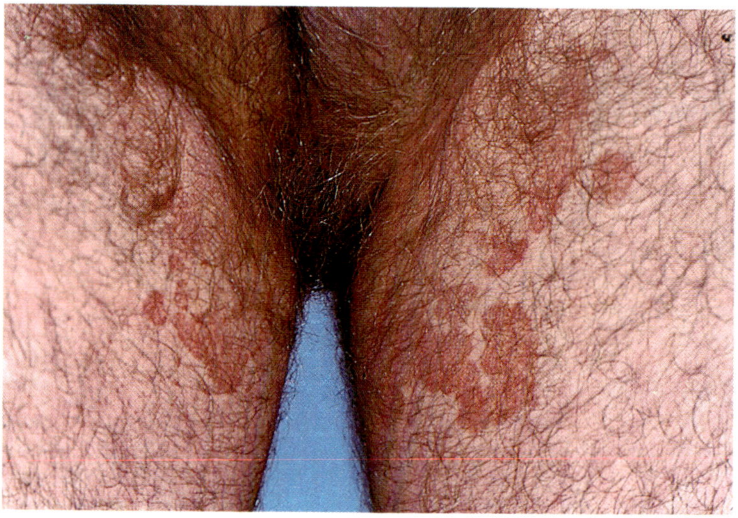

Abb. **170** Erythrasma.

scheidenden Erleichterung namentlich für die Behandlung kindlicher Pilzköpfe (tiefe Trichophytie, Favus, Mikrosporie) gekommen. Griseofulvin wird in der Dosis von 4 × 125 mg tgl., bei Kindern entsprechend dem Gewicht weniger, zugeführt. Die Behandlungsdauer beträgt nach dem klinischen Effekt wenige Wochen bis Monate. Die Wirkung richtet sich im Keratin der Epidermis der Haare und Nägel vor allem gegen Dermatophyten, hingegen nicht gegen Hefen, Schimmelpilze, den Erreger der Pityriasis versicolor und des Erythrasma, so daß in Zweifelsfällen immer erst kulturelle Identifizierung des Erregers vorangehen sollte. Als Gegenindikation sind Hepatonephropathien sowie eine Gravidität zu beachten. Anfänglich kann vorübergehend Kopfschmerz und Magendruck auftreten. Selten sind Granulozytopenien oder toxische Exantheme. Je fettreicher die Kost, um so besser wird Griseofulvin (Likuden, Fulcin) (z. B. Zufuhr in einem Glas Milch) aufgenommen. Bei stärkeren Nebenwirkungen kann 1 Tag in der Woche mit der Einnahme pausiert werden. Wirkungsmäßig führt Griseofulvin zu einer Kräuselung der Pilzfäden bzw. zu einer Fehlsteuerung des Pilzwachstums. Gegenanzeigen für eine Verabfolgung von Griseofulvin sind ferner eine Porphyrie oder eine sonstige Hepatopathie. Außerdem wird Griseofulvin durch Barbiturate in seiner Wirkung herabgesetzt.

Als eben neues Breitspektrum-Antimykotikum (Faden- *und* Hefepilze!) ist Ketoconazol (Nizoral) zu nennen.

Lokaltherapie. Lokal sind in letzter Zeit namentlich fungistatische und fungizide *Imidazolabkömmlinge* in den Vordergrund gerückt. Von diesen sind u. a. *Clotrimazol* (Canesten), welches gegen Dermatophyten, Hefen und Schimmel wirksam ist, *Miconazol* (Epimonistat, Daktar), welches darüber hinaus auch bei Systemmykosen wirkt, sowie *Econazol* (Epi-Pevaryl) herauszustellen, welche durchweg als Breitspektrumantimykotikum angesichts ihrer prompten und zuverlässigen Wirkung für die externe Therapie von Haut- und Schleimhautmykosen sehr geeignet sind. Weiterhin zu erwähnen sind als Dermatophytenmittel *Tolnaftat* (Tonoftal) und die große Gruppe der *Anilinfarbstoffe*, der *Oxychinolinderivate* (vor allem: Vioform) und der Abkömmlinge von Fettsäuren und Phenolen, weniger der Invertseifen: Aber auch altbewährte Rezepturen, wie die Castellani-Lösung, die Arning-Tinktur und

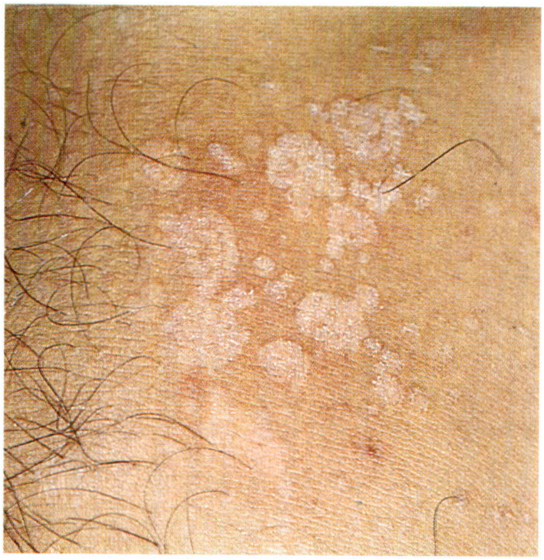

Abb. **171** Pityriasis versicolor.

nicht zuletzt eine 1–2%ige Jodtinktur können nach wie vor vorteilhafte Verwendung finden, wobei aber nicht auf ökologische Prinzipien (Trockenhaltung, offene, lockere Lederschuhe ohne Gummisohlen, poröse Baumwollstrümpfe, Waschungen vornehmlich mit handelsüblichen, zum Teil selbst fungistatischen Detergentien [Netzmitteln]) zu vergessen ist. Neben der Anwendung fungizider Tenside ist die Desinfektion von Strümpfen und Schuhen nicht außer acht zu lassen.

Rp. Formaldehydlösung 10%ig 200,0
Die zu desinfizierenden Gegenstände werden zusammen mit formalingetränkter Watte für etwa 48 Stunden in einen Plastikbeutel gebracht. Für Bädematten und Holzroste gebrauche man Kresolseifenlösung. Wichtigste Anweisung für den Fußpilzkranken bleibt aber, seine Hautoberfläche intakt und vor allem so trocken wie möglich zu halten (sorgfältiges Abtrocknen auch der Zehenzwischenräume nach einem Bad o. ä.). Behandlung und Nachbehandlung des Pilzbefalls sind ohne Rücksicht auf die (trockene, feuchte) Jahreszeit erforderlich. Deformierte Füße sind speziell pilzanfällig!

Ein besonderes Problem stellen *Onychomykosen*, bei deren Behandlung die genannten lokalen Antimyzetika entweder nach Anfeilen der Nagelplatten zwecks erhöhter Saugfähigkeit oder unter Zusatz von DMSO (z. B. Onychofissan) über lange Zeiträume (6–8 Monate) zu therapieren sind.

Hefemykosen

Synonyma: Levurose, Kandidose, Moniliasis, Oidiomykose, Thrush, Muguet, Soormykose – „Hefe“ ist etymologisch mit „heben“ verwandt. Ähnlich hängt „levure“ mit „lever“ zusammen.

Unter dem in der Überschrift benannten Dachbegriff werden Krankheitsprodukte hautsächlich durch die Gattungen *Candida, Torulopsis* und *Trichosporon* zusammengefaßt, von denen in der Praxis des Alltags die Erkrankungen durch den Soorpilz Candida albicans die wichtigsten sind.

Alters- und Geschlechtsverteilung

Im allgemeinen sind Männer häufiger Träger einer saprophytären Hefebesiedlung als Frauen, wobei außerdem die polaren Altersklassen, also Säuglinge und Greise, besondere Akzente aufweisen.

Pathogenese

Im Zeitalter der Breitbandantibiotika, des Cortisons, der Trichomonadenmittel und vor allem der Immunsuppressiva sowie der oralen Kontrazeptiva ist derzeit häufig mit einem symptomlosen Befall des Menschen (Magen-Darm, Mundhöhle, Genitalien, Gehörgänge) zu rechnen, wobei neben ausgesprochen feuchtem Milieu (z. B. Waschlappen) selbst die Luft einen relevanten Keimvermittler („Anflugkeime“) darstellt.

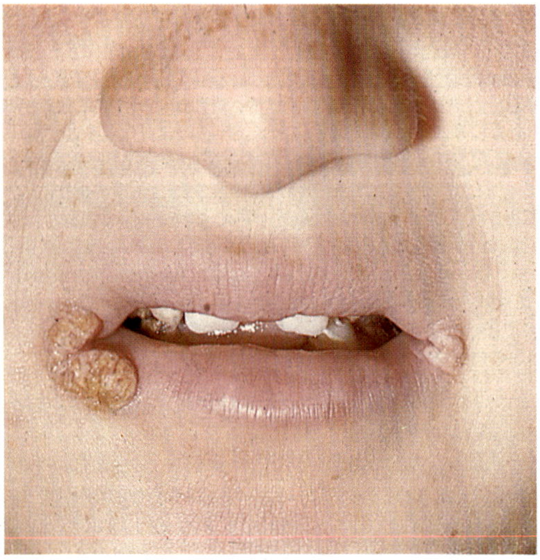

Abb. **172** (Granulomatöse) Soorperléche.

Heute weiß man ferner, daß Candidamykosen durch *humorale* und *zelluläre Immundefekte* begünstigt werden, während früher die Häufigkeit der Candidaspezieserkrankungen beim Diabetes mellitus auf den gesteigerten Glucosegehalt der Gewebe zurückgeführt wurde. Pathogenetisch besonders wichtig, speziell bei Candida-„granulomen“ (histologisch keine Granulome!), werden Thymusagenesie und Hypoparathyreoidismus bewertet (Di-George-Syndrom). Daneben scheinen aber auch Hyposiderämie und Hypadrenie dahingehende Bedeutung zu besitzen. In der Regel treten systemische Candidamykosen infolge einer Beeinträchtigung der Infektabwehr des Wirtsorganismus in den ersten Lebensjahren in Erscheinung (familiär-chronische mukokutane und diffus-chronische mukokutane Kandidamykose, Candida-Endokrinopathie-Syndrom), so daß mithin nichtgenetisch bedingte Spätmanifestationen, z. B. vom Typ der Thymom-Myopathie-Kandidose, seltener sind.

Klinik

Das zunächst bekannt gewordene Bild des Soors betrifft an der Mundschleimhaut epimuköse Beläge, die nach ihrer Abschiebung, z. B. mit einem Spatel, eine düsterrote geschwollene sowie leicht blutende Fläche freigeben. Der Zungenrücken kann wie von Zuckerplätzchen belegt imponieren.

Derzeit besonders häufig zu sehen sind perianale, bald interkrural sich fortsetzende, lackartig glänzende Erytheme, die randwärts von flottierenden Schuppenfransen mit anschließender satellitenförmiger Ausstreuung umgeben sind. Bei exanthematischer Ausbreitung kann man im Bereich der gesamten äußeren Decke erythematöse, pustulöse, erosive, seltener auch „granulomatöse“ (Abb. **172**), immer wieder aber intertriginös verstärkte Erscheinungsbilder sehen, die als *Perlèche* („böser Mundwinkel“) oder *Paronychie* mit gleichzeitiger *Onychomykose* (Abb. **173**) ihren Akzent finden.

Besonders häufig kommen dabei aber auch isolierte *genitale Manifestationen* als *Kolpitis* und Vulvitis sowie als *Balanoposthitis* (Abb. **176**) und Urethritis zur Beobachtung. Seltener sind umschriebene Candidagranulome, Follikulitiden oder sekundäre Aufpfropfungen

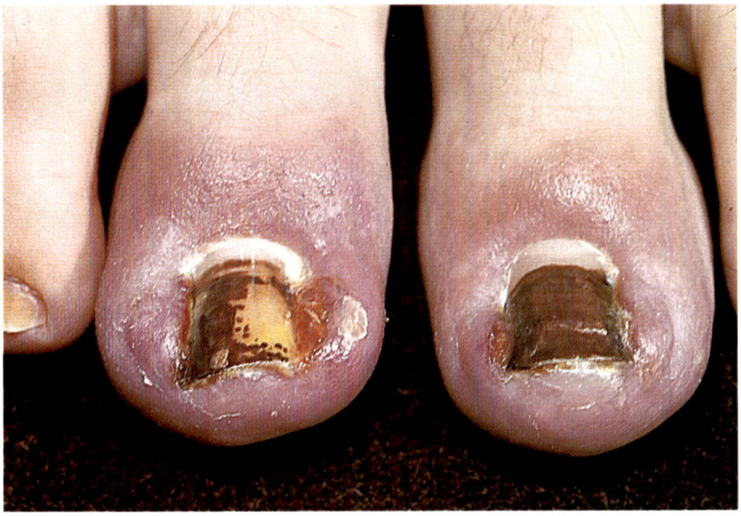

Abb. **173** Soorparonychie und Sooronychomykose.

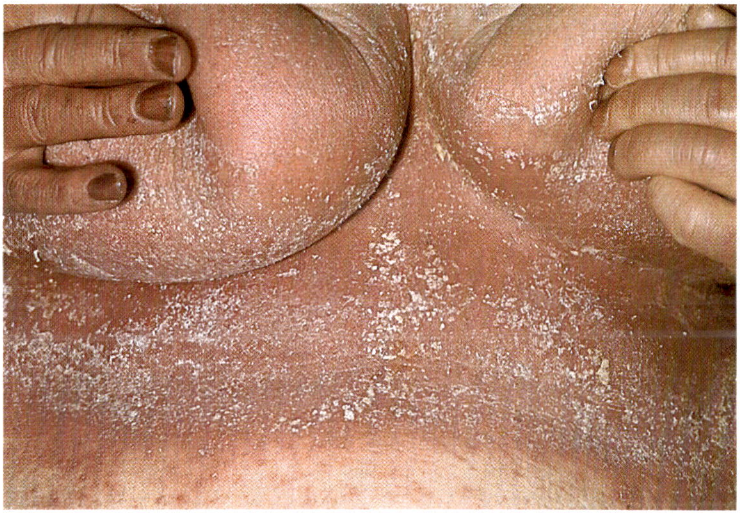

Abb. **174** Universell ausgebreiteter Soor.

(z. B. auf Ulcera crurum, beim Zinkmangelsyndrom oder bei sonstigen schweren Hauterscheinungsbildern, wie einem Lyell-Syndrom, einer Verbrennung, oder beim chronischen Pemphigus). Bei solcher chronisch konsumierenden Hautkrankheit kann der Soor auch Kehlkopf, Speiseröhre oder die Lungen weiterbesiedeln.

Neuerdings wird auch die Möglichkeit einer Urticaria chronica infolge einer Sproßpilzbesiedlung im Darm beachtet.

Erreger

Die etwa 80 Kandidaarten können entweder im *Kalilaugenpräparat* an den Myzelien (Pilzfäden) oder im *Methylenblaupräparat* aus Hautschuppen oder sonstigem Abstrichmaterial dargestellt werden. *Kulturell* wächst Kandidaspezies, z. B. auf Kimmig-Agar bzw. der Reisagarplatte, in etwa 2–4 Tagen, also weitaus schneller als Dermatophyten, heran. In Hautschnitten erlaubt die PAS-Reaktion eine schnelle Auffindung.

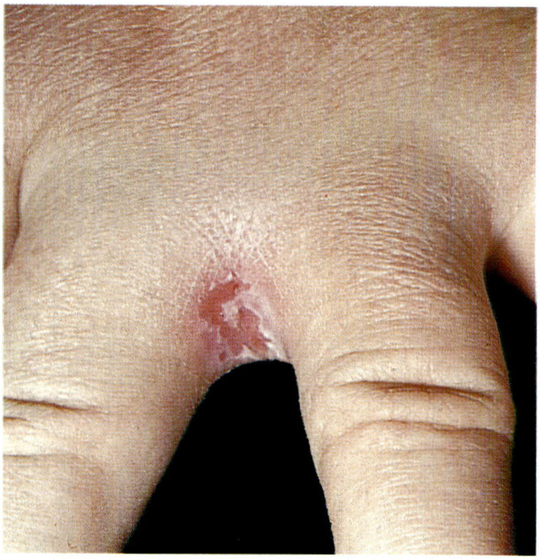

Abb. **175** Erosio interdigitalis „blastomycetica".

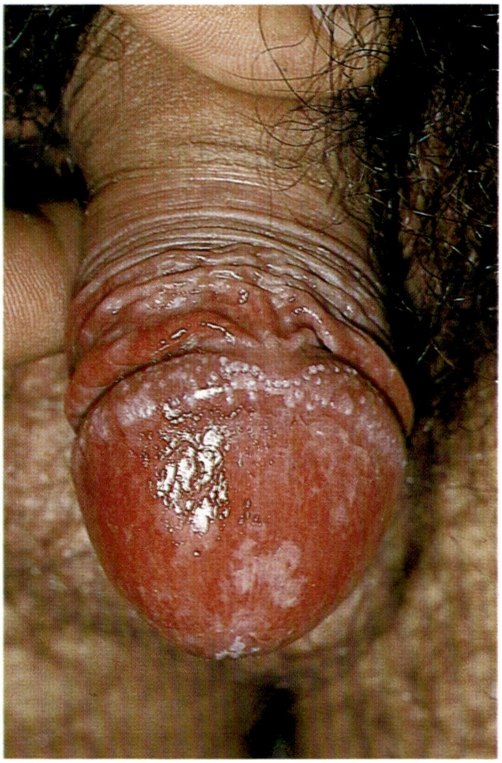

Abb. **176** Erosiv zirzinäre Soorbalanitis.

Differentialdiagnose

Bei ausgedehnten Kandidahautmanifestationen kommen vornehmlich Bilder aus dem Formenkreis der Ekzeme, im Genitoanalbereich die Dermatitis ammoniacalis, bei Perlèche, Erosio interdigitalis, „Bartflechte" auch Infektionen durch andere Pilzerreger in Betracht.

Therapie

Das Mittel der Wahl gegenüber pathogenen Hefen, aber auch hefeähnlichen Schimmelpilzen ist das aus dem „Strahlenpilz" *Streptomyces noursei* isolierte *Nystatin* (z. B. Moronal, Candio-Hermal), welches je nach klinischem Bild in verschiedenen handelsüblichen Zubereitungen (Salbe, Suspension, Ovula) angewandt werden kann. Ein weiteres, aus *Streptomyces natalensis* isoliertes Hefespezifikum ist *Pimaricin (Natamycin)* sowie *Amphotericin B* (aus *Streptomyces nodosus*). Amphotericin B kann durch Tetracyclin oder Rifampicin verstärkt werden. Lokal kommen aber neben den bei der Therapie der Dermatophyten angeführten antimyzetischen Imidazolabkömmlingen (Clotrimazol, Miconazol, Econazol) Farbstoffe (Sol. Castellani, 0,5%ige wäßrige Pyoktaninlösung) in Betracht. Für systemische, „granulomatöse" Kandidosen stehen in der Klinik interne Behandlungsweisen mit Miconazol, Daktar i.v. oder mit 5-Fluorcytosin, evtl. in Kombination mit Anphotericin B, zur Verfügung.

Kryptokokkose und andere tiefe, sekundäre Mykosen

Kryptokokkose

Synonyma: „Europäische" Blastomykose, Torulose.

Bei diesem erstmalig von Pfirsichen isolierten Erreger, dem Cryptococcus (resp. Torulopsis) neoformans, finden sich entweder gelatinösschleimige oder knotenförmig-granulomatöse Herde u. a. in den Lungen, dem ZNS oder am Skelettsystem. Für die Manifestation sind offenbar immunschwächende Grundkrankheiten (z. B. Hämoblastosen) von Belang. Die mukokutanen Manifestationen der Kryptokokkose sind uncharakteristisch warzenähnlich, pyodermisch, ulzerös, so daß die Diagnose nur beim Gedanken hieran, z.B. in einem PAS-Schnitt, gestellt werden kann.

Therapie

Hierfür sind derzeit hauptsächlich 5-Fluorcytosin, Amphotericin B und die neueren Antimyzetika vom Imidazoltyp zu nennen.

Andere tiefe, sekundäre Mykosen

Nordamerikanische Blastomykose

Die androtrope Erkrankung durch Blastomyces dermatitidis führt makroskopisch nicht zu typischen Krankheitsprodukten. Man beobachtet vor allem herdförmige Pneumonien.

Südamerikanische Blastomykose

Synonym: Parakokzidioidomykose.
Die meist chronisch verlaufende Krankheit durch Paracoccidioides brasiliensis bevorzugt die Haut im Gesicht und die Schleimhaut des Mundes in Gestalt ausgedehnter, an Krebswucherungen erinnernder Rachengeschwüre. Evtl. Makroglossie, an den Lungen fibrotische Veränderungen, u. U. mit Höhlenbildung.

Keloidblastomykose

Synonym: Lobomykose.
Die gleichfalls im nördlichen Brasilien und Zentralamerika mehrherdig in Erscheinung tretende Erkrankung zeigt an ein typisches Keloid erinnernde protuberierende Krankheitsherde, die aber auch verrukös oder ulzerös sich umformen können.

Histoplasmose

Dieser wichtigen, weil auch häufigen tiefen Mykose liegt eine Infektion mit Histoplasma capsulatum zugrunde. Sie tritt auch bei kleinen Nagetieren und Hunden auf, beim Menschen verläuft sie überwiegend symptomarm und führt nur selten zum tödlichen Ende, was speziell bei Kindern und Älteren vorkommt. Der primäre Krankheitssitz sind die Lungen, während primäre Hautinfektionen (Ulzerationen, Schleimhautulzera in Mund und Nase) die Ausnahme stellen.

Chromoblastomykose

Die Chromoblastomykose, die durch verschiedene Pilze aus der Gruppe der schwarzen oder braunen Hefen bzw. Pilze hervorgerufen wird, ist zumeist in warmen Ländern zu beobachten. Da die Infektion oft als Folge von Hautverletzungen entsteht, beobachtet man die blumenkohlartig warzigen Krankheitsveränderungen vornehmlich an den Gliedmaßen. In der Folge können sich auf den papillomatösen Herden Geschwulstbildungen und Sekundärinfektionen dazugesellen. Innenorganbeteiligung fehlt in der Regel.

Sporotrichose

Auch diese tiefe Mykose, die durch Sporothrix schenckii ausgelöst wird, beteiligt praktisch lediglich Haut und Unterhautgewebe, wobei wiederum Berufe mit häufigen Bagatellverletzungen (Landwirte, Gärtner, Grubenarbeiter) offensichtlich bevorzugt werden. Der Krankheitssitz bietet sich als eine oft *ulzerös aufgebrochene Papel* dar, die sich in charakteristisch *wurm- oder rotzförmiger Aussaat retrograd-lymphogen* fortsetzt. Der Pilzerreger wächst zwar in Kulturen schnell heran, ist aber histologisch schwer auszumachen, so daß man im Verdachtsfall auf den Tierversuch (Ratten, Mäuse) zurückgreift. Die Sporotrichose ist eine der wenigen Hautkrankheiten, bei der noch die Verabfolgung von Jodkali, etwa wie früher bei der Lues III, vornan steht.

Myzetome

Synonym: Madurafuß.
Die nach einer indischen Provinz benannte Maduramykose, die aber auch in Bulgarien, Rumänien oder im Sudan vorkommt, steht nosologisch in der Nähe von Aktinomykose und Nokardiose. Umschriebene tumorartige Protuberanzen enthalten wie bei der Aktinomykose Drusen und können sich von oben nach unten in die Tiefe ausdehnen, so daß unter häufig multipler Fistulation auch Muskel und Knochen beteiligt werden können.
Histologisch trifft man auf das Bild einer abszedierenden, randwärts auch granulomatösen Entzündung. Die Drusen sind makroskopisch gelblich bis bräunlich. Mikroskopisch erweisen sie sich als Haufen von Hyphen oder Aktinomyzeten. Letztlich bleibt die Diagnose Spezialkulturen vorbehalten, wie auch als Erreger zwei Gruppen von Aktinomyzeten und Bakterien unterschieden werden (Einzelh. z. B. Salfelder: „Farbatlas tiefer Mykosen beim Menschen“, Schattauer Verlag, 1979).

Aktinomykose

Erreger

Die Zuordnung dieser Erkrankung im Zusammenhang mit den übrigen Pilzkrankheiten folgt bisheriger traditioneller Übung, obwohl die Erreger (Actinomyces israeli und verwandte anaerobe Erreger) heute der Klasse der Bakterien zugeordnet werden. Allerdings war schon immer auffällig, daß die „Strahlenpilze" stets von einer reichen bakteriellen Trabantenflora begleitet werden (Bacterium actinomycem comitans). Ferner kommen Actinomyces israeli wie bovis (letzterer vorzugsweise bei Rindern und Schweinen) vermutlich als Kommensalen im Magen-Darm-Raum einschließlich der Mundhöhle vor, wo sie bei anaeroben oder mikroaeroben Bedingungen pathogen werden können.

Klinik

Dermatologisch erinnert – neben den Hauptformen der Lungen- und Bauchaktinomykose – die *zervikofaziale Aktinomykose* (Abb. **177**), die übrigens auch die häufigste Form darstellt, am ehesten an ein Skrofuloderm, wobei Traumatisierung (z. B. Zahnextraktion) als klassische Anamnese gilt. Typisch ist also die Entwicklung einer dunkel- oder blauroten, knotigen, brettharten und später polyfistulös perforierenden Induration im Kieferwinkel. Mitunter kann eine gewisse Entwicklungszeit hindurch aber nur ein derber, entzündlicher Knoten oder das Bild einer äußeren Zahnfistel die Diagnose verzögern. Jedoch läßt sich die Verdachtsdiagnose durch den Nachweis der sog. Drusen sichern, die sich im Nativpräparat bei Bedeckung mit einem Deckglas auf dem Objektträger wie knirschender Sand darstellen. Sicherstes Beweisstück ist jedoch das Kulturverfahren (Fortner-Platte).

Histologie

Histologisch trifft man auf das Bild einer fibrosierenden, mitunter auch epitheloid- oder schaumzellig durchsetzten, granulierenden Entzündung (Abb. **178**).

Differentialdiagnose

Gegenüber einer Aktinomykose sind in erster Linie das Skrofuloderm oder sonstige bakterielle, aber auch mykogene Abszeßbildungen zu erwägen.

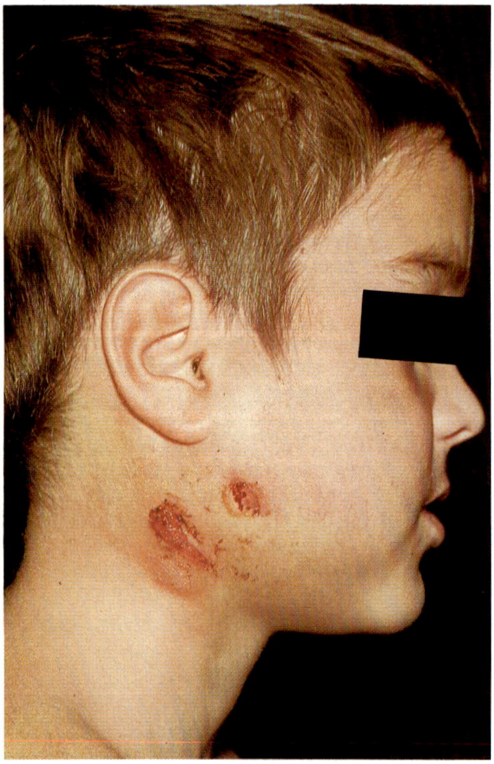

Abb. **177** Zervikofaziale Aktinomykose.

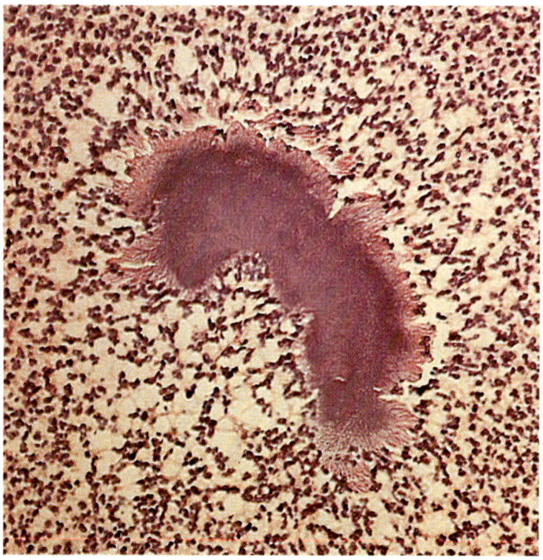

Abb. **178** Aktinomyzesgranulom („Druse").

Therapie

Abgesehen von der etwaigen Notwendigkeit, die bei der zervikofazialen Erscheinungsform vorhandenen Abszesse chirurgisch zu eröffnen, ist die heutige Therapie über längere Zeit chemotherapeutisch (Sulfonamide) oder antibiotisch (Penicilline, Tetracycline, Chloramphenicol) durchzuführen, während die früheren Röntgenentzündungsbestrahlungen oder die Verabfolgung von Jod, ähnlich wie früher bei der Lues III, nur in zweiter Linie in Frage kommen.

Schimmelpilzmykosen

Schimmelpilze sind fakultativ pathogen und in vielen Fällen trotz ihrer Identifizierung nicht ohne weiteres als Erreger eigenständiger Hauterkrankungen anzuerkennen.

Aspergillose

Durch verschiedene Aspergillusarten (fumigatus, flavus, niger o. ä.), die weltweit vorzugsweise auf Gräsern, Getreide, im Hausstaub o. ä. vorkommen, entstehen auf der Haut mehr oder weniger ekzemförmige, manchmal aber auch knotige Veränderungen, so daß ein typisches klinisches Erkennungsbild mithin fehlt. Mitunter kann sich eine Vergrößerung der Hiluslymphknoten oder eine Vernarbung im Lungenparenchym durch ein Aspergillom entwikkeln.

Therapie

Für sonst einer lokalen Therapie nicht zugängliche Herde kommt Amphotericin B, u. U. in Kombination mit 5-Fluorcytosin, in Betracht.

Weitere Schimmelpilzmykosen

Auch diese differieren nur wenig von der Aspergillose. Die hier in Frage kommenden, in ihrer Pathogenität noch mehr umstrittenen Erreger, wie *Penizillium-*, *Geotrichum-*, *Vertizillium-*, *Mukor-*, *Kladosporium-* oder ähnliche Arten, sind klinisch in unseren Breiten vor allem als Ursache einer *Otookulo-* oder *Onychomykose* von Beachtung, wenn auch derartige Bilder durchaus durch Dermatophyten oder Hefen gleichfalls hervorgerufen werden können. Als häufiger Erreger für eine *Onychomykose* ist vornehmlich noch *Scopulariopsis brevicaulis* anzuführen, welcher sich zudem mit anderen Mikroorganismen (Bakterien) kombinieren kann, wodurch speziell schwärzliche Verfärbungen der Nagelplatte entstehen können.

Therapie

Da sämtliche einschlägigen Schimmelpilze resistent gegenüber Griseofulvin sind, werden im besonderen Lokalanwendungen mit Farbstoff (Sol. Castellani oder Pyoktanin [0,5%ig] neben den modernen Imidazolderivaten [Clotrimazol, Miconazol und Econazol]), wie bereits vorangehend besprochen, zu bevorzugen sein, wozu als weitere lokale Antimyzetika neben 2%iger Jodtinktur Phenolderivate, 8-Hydroxychinoline und weiter Thiocarbamal kommen. Häufig werden speziell die Imidazolderivate zus. mit Glucocorticoiden, ohne daß man aber hierdurch vor lokalen Irritationen durch das Antimykotikum gefeit wäre, angewandt. Außerdem empfiehlt es sich bei „gereizten" Mykosen anfänglich möglichst wenig aggressiv, sondern mehr antiphlogistisch und erst in der Folge dezidiert antimyzetisch zu therapieren. Bei Onychomykosen kommt die schon erwähnte Kombination mit DMSO zwecks besserer Permeation des Antimykotikums in Frage (z. B. „Onychofissan").

Epizoonosen

Milbenkrankheiten

Skabies

Der *Erreger,* die Krätzemilbe, Sarcoptes scabiei seu Acarus siro, führt beim Menschen auch ohne sonderliche hygienische Mißstände offensichtlich eigenartiger Weise in größeren Intervallen von 15 bis 30 Jahren zu weltweiten Epidemien („Häufigkeitswellen").

Erreger

Die weibliche Milbe (Abb. **179**) mißt etwa 0,4 mm – das Männchen 0,2 mm – und legt grabend (!) eine Tagesstrecke von etwa einem ½ cm zurück, wobei pro Tag 2–3 Eier gelegt werden können. Aus diesen entstehen 3–4 Tage später Larven, die sich nach weiteren 3 Tagen zur Nymphe umwandeln. Nach insgesamt 10 Tagen ist aus dem Ei eine männliche Milbe geworden, die sich in der Hornschicht kopuliert und bald darauf abstirbt, während die weiblichen Milben eine Lebensdauer von 1 Monat aufweisen, wobei jedoch Schwankungen in Abhängigkeit von der Höhe der Temperatur beachtlich sind.

Klinik

Typisch für die Existenz einer Skabies sind die braunrot auffälligen, mäßig erhabenen, strichförmigen *Milbengänge* (Abb. **180**), die am vorderen Ende häufig durch das dort grabende Milbenweibchen *hügelartig* aufgeworfen werden. Nicht immer sind derartige typische Gänge (mit dem Gehalt von Eiern und Kotballen) vorhanden, sondern lediglich wenig kennzeichnende „entzündliche" Knötchen-Excoriationen, wozu im Laufe der *Bestandsdauer Ekzematisation* und *Pyodermisierung* überdeckend treten können (Abb. **181**). Neben diesem Befunde sind für die diagnostische Erfassung, außer dem 4–6 Wochen nach dem Befall namentlich in der Bettwärme nächtlich sich steigernden *Pruritus,* die Prädilektionen der Vermilbung zu beachten, die überwiegend wohl durch Zusammenliegen im Bett, aber auch allein durch Bettwäsche, in der vorangehend ein

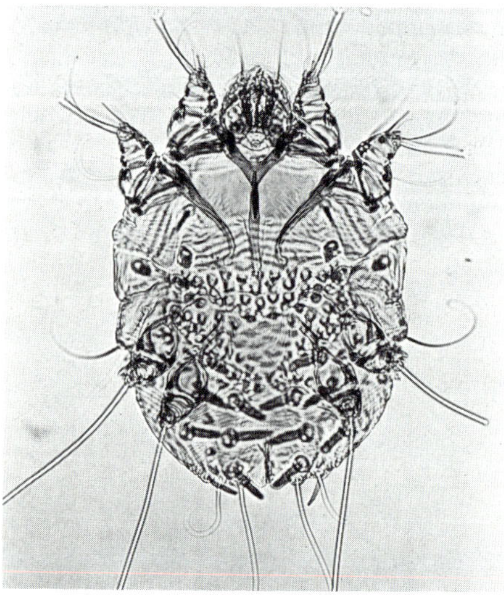

Abb. **179** Skabiesmilbe.

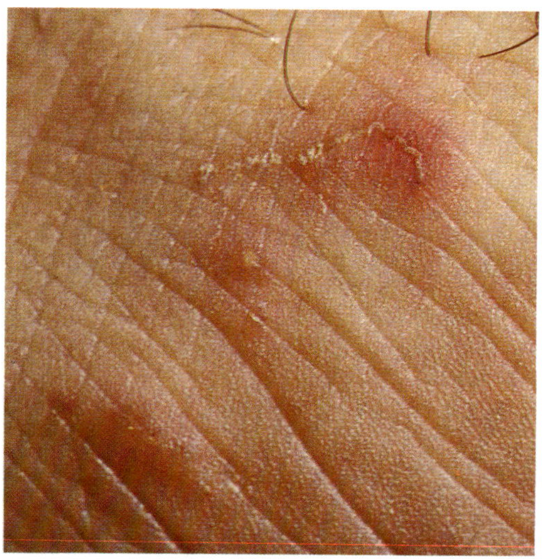

Abb. **180** Skabies. Milbengang.

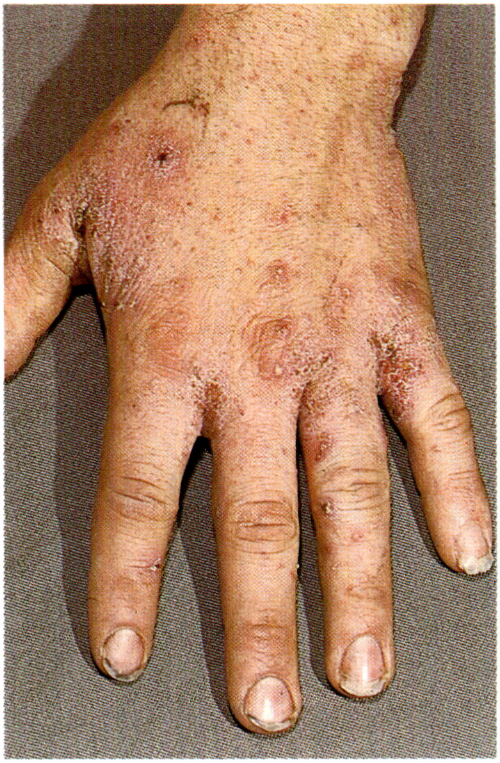

Abb. **181** Ekzematisierte bzw. pyogenisierte Skabies mit charakteristischem Sitz an den Interdigitalräumen.

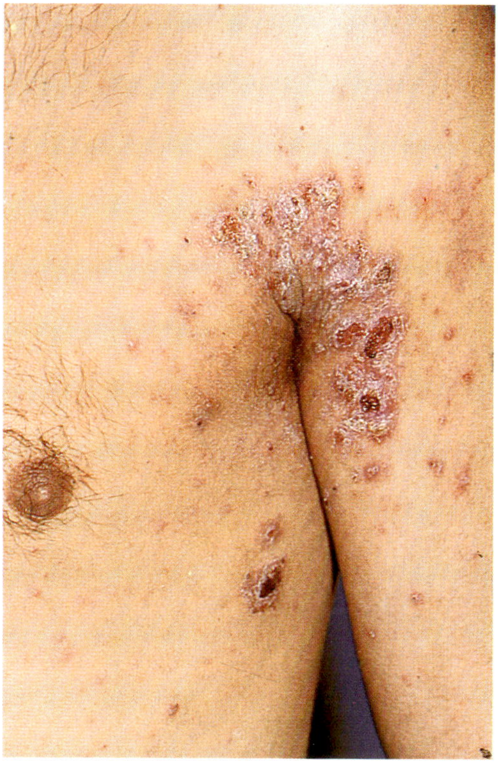

Abb. **182** Pyodermisierte Skabies mit charakteristischem Sitz an der vorderen Achselfalte.

Skabiöser gelegen ist, sich entwickeln. Von Bedeutung für einen Skabies-Verdächtigen ist die typische oder diskrete Beteiligung der Interdigitalräume (s. Abb. **181**), der vorderen Achselfalte (Abb. **182**), von Brustwarzen, Penis (Abb. **183**) und Nabel, während Gesicht und Nacken, in der Regel auch der Rücken, freibleiben und auch bei manuellen Berufen, bei denen häufig die Hände gewaschen werden (beispielsweise bei Tankwarten oder Selbsttankern), die Hände unbeteiligt sind. Ein Kind, das sich im Bett die Fußsohlen aneinander reibt, ist auf Skabies verdächtig (Abb. **184**), wie auch bei den Kindern ein Strophulus-artiger bzw. impetiginöser Befall der Gesäßbacken an eine Skabies denken lassen sollte. Eine Gesichtsbeteiligung ist praktisch nur bei Säuglingen durch Anlage an der skabiösen Mutterbrust (Abb. **185**) zu beobachten.

Abzusehen von der bereits erwähnten *Ekzematisation* und *Pyodermisierung*, die durch eine Sekundärinfektion zustande kommt, beobachtet man auch mitunter infolge der beträchtlichen immunologischen Auseinandersetzung zwischen dem parasitären Antigen und dem Wirt auch – sicherlich milbenfreie – *Id-Reaktionen*. Ebenso milbenfrei sind aber auch noduläre Skabiesprodukte, die sogar nach durchgeführter Krätzekur über Monate als *„Nodi postscabiosi“* (Abb. **186**) bestehen und Arzt wie Patienten zu immer neueren „Kuren“ veranlassen können. Ebenso bleibt spez. der Juckreiz mitunter nach der Behandlung noch längere Zeit bestehen, was einerseits durch den noch nicht erfolgten parenteralen Abbau der abgestorbenen Milben, Skybala usw., und zum anderen durch die Gewohnheit an das Juckgefühl, das Gedächtnis der Haut (Mnemodermie) bedingt sein kann.

Unter einer *Skabies norvegica seu crustosa* verstehen wir eine *Borkenkrätze* (Abb. **187**), die bei meist Retardierten entweder durch eine immunologische Auseinandersetzung (Eosinophilie) oder allgemeine Indolenz (auch unter immunsuppressiver Therapie!) zustande kommt. An den Nägeln kann sich hierdurch das Bild der Onychogryphose entwickeln. Da

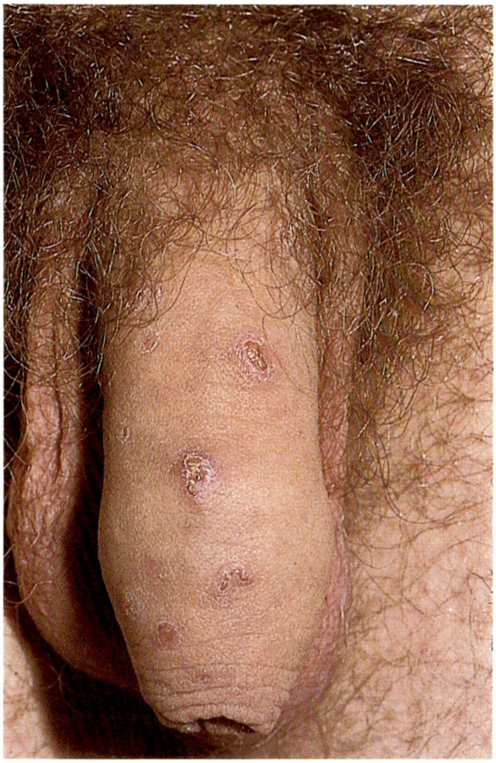

Abb. **183** Skabies mit charakteristischer Lokalisation am männlichen Genitale.

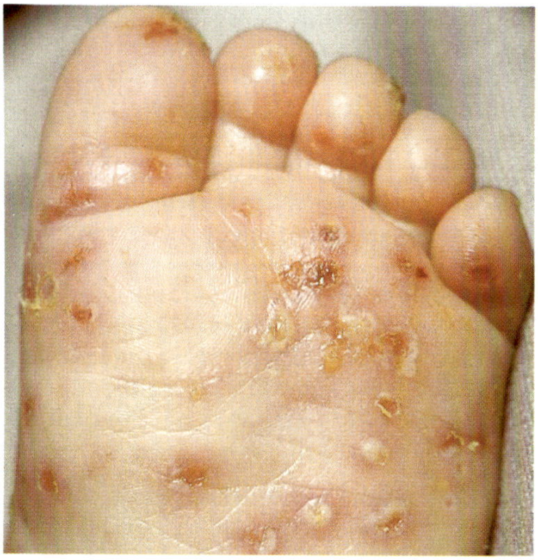

Abb. **184** Impetiginisierte Skabies an der Fußsohle.

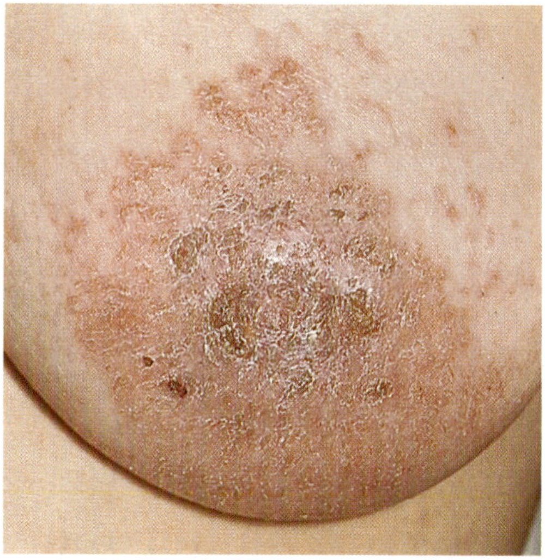

Abb. **185** Skabiöse Mamma.

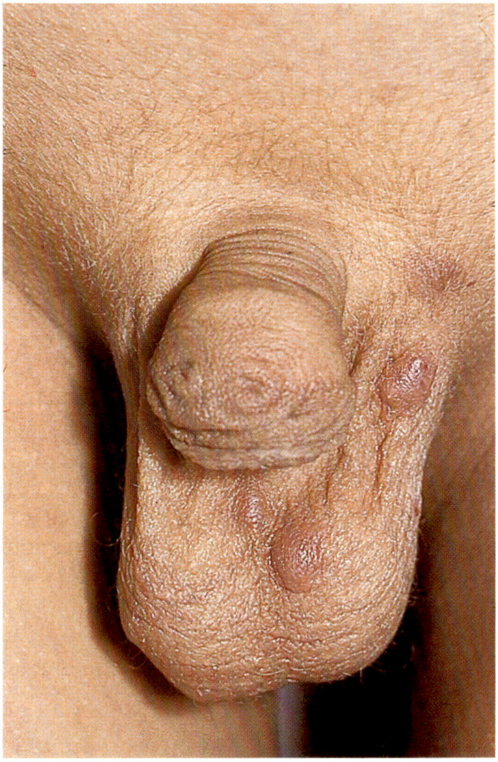

Abb. **186** Nodi postscabiosi d. h. die Skabiesabheilung unter Umständen langüberdauernde, weil weitgehend therapieresistente postskabiöse juckende Knoten.

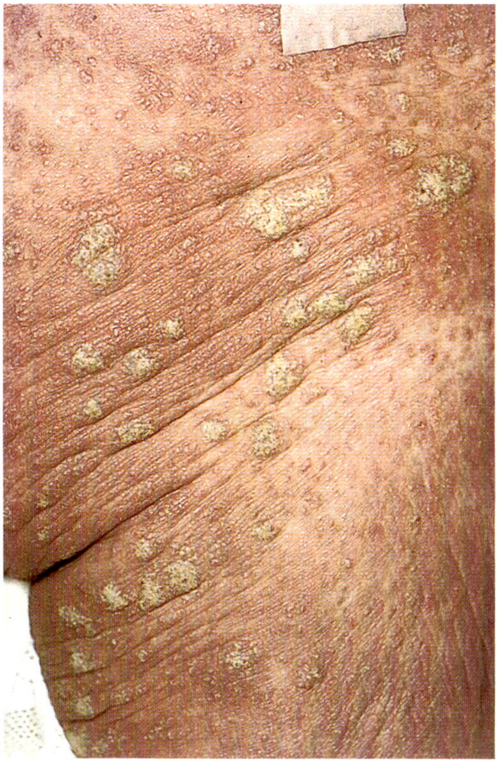

Abb. **187** Scabies norwegica (Borkenkrätze).

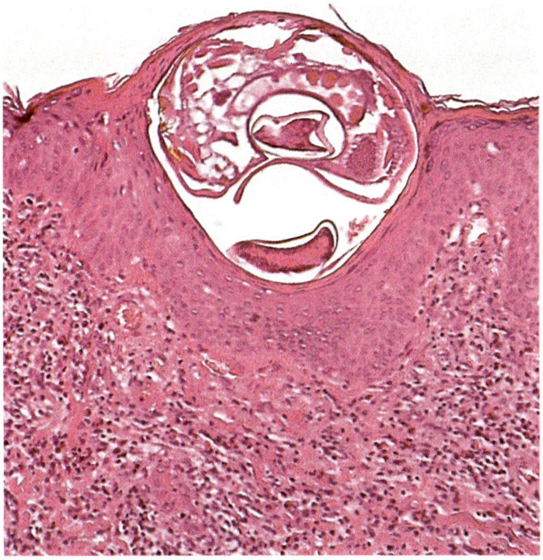

Abb. **188** Milbe im histologischen Schnitt. Vornehmlicher Sitz in der oberen Epidermis.

derartige Patienten in der Regel keinen Juckreiz verspüren, wird die Natur der Erkrankung erst durch deren Vorkommen bei Zimmergenossen aufgedeckt.

Histologie

Histologisch (Abb. **188**) finden sich beeindruckende Zellanhäufungen aus Lymphzellen, Histiozyten und Eosinophilen neben den bekannten Phänomenen einer epidermalen Hyperplasie, daneben aber auch Veränderungen an den Gefäßen oder dem benachbarten Fettgewebe, wohingegen Milbengänge mit entsprechendem Inhalt keineswegs in jedem Schnitt auszumachen sind.

Therapie

Die Therapie der Krätze beginnt mit einem warmen Bad unter Anwendung von reichlich Seife, vor allem aber Kern- oder Schmierseife, und schließt nach Abschluß der Lokalbehandlung wiederum mit einem Bad und dem Wechsel von Leib- und Bettwäsche ab. Nicht auskochbare Textilien sollten 3–5 Tage an frischer Luft auslüften. Von den früheren Antiskabiosa ist eine Schwefelsalbe, etwa wie folgt, nicht völlig obsolet.

Rp. Sulfur-praecipitat 25,0, Kali carbonic. 5,0, Vaselin. fl. 125,0.

Dagegen steht heute neben 10%igem Benzylbenzoat („Antiskabiosum") oder Mitigal (Dimethyldiphenylendisulfid) Hexachlorcyclohexan (= Lindan, Jacutin) im Vordergrund. Diese werden bei Erwachsenen an drei aufeinanderfolgenden Tagen angewandt, bei Kindern appliziert man das Präparat nur 12 Stunden an zwei aufeinanderfolgenden Tagen, bei Säuglingen und Kleinkindern – am besten stationär – nur eine Körperhälfte pro Tag. Eine Anwendung von Lindan in der Gravidität und während der Laktation ist besser zu vermeiden. Anzuführen ist auch noch als Antiskabiosum eine 5%ige Thiabendazolcreme. Die WHO empfiehlt folgende Rezeptur: 68% Benzylbenzoat, 6% DDT, 12% Benzocain, 14% Polysorbat 80. Diese Rezeptur ist vor der Anwendung im Verhältnis 1 : 15 mit Wasser zu verdünnen.

Tierräuden

Von *Räudemilben,* die vor allem von Hund (Abb. **189**), Pferd und Katze, aber auch von verschiedenen Wildtieren, wie Hase, Reh, Gemse usf. auf den Menschen übertragen werden können, werden in der menschlichen Haut *keine Gänge* gegraben. Eine echte Ansiedlung erfolgt lediglich von der Affenkrätze.

Klinisch begegnet man 1–2 Tage nach der Milbenübertragung häufig follikulär orientierten, papulösen oder papulovesikulösen Effloreszenzen, die in der Regel auch stark jucken.

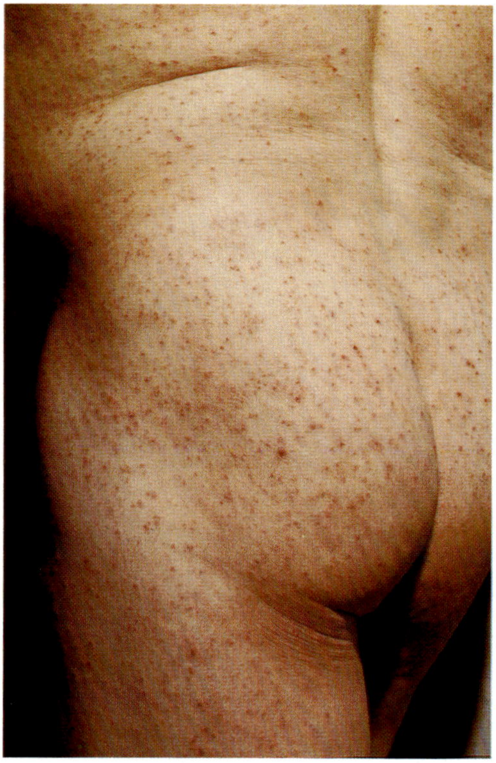

Abb. **189** Hunderäude.

Therapie

Therapeutisch genügt in solchem Fall die Anwendung einer Zinklotio oder von Corticoidcremes, da für gewöhnlich die Milben zum Zeitpunkt der Untersuchung abgefallen sind.

Gamasidae und Tyroglyphidae

Auch die juckenden Hautausschläge durch Hühner- oder Vogelmilben (Dermanyssus gallinae) oder durch Nahrungsmittelmilben (von getrockneten Früchten, Mehl, Käse usw.) stellen sich klein-papulös oder papulovesikulös sowie juckend dar. So fehlen also auch in solchen Fällen beim Menschen Gänge und Milbenhügel, wie auch vor allem die Hände freibleiben. Besonders zu erwähnen sind ferner Hautausschläge durch vermilbtes Heu, respiratorische asthmoide Beschwerden durch milbenhaltigen *Hausstaub* oder Fäzes der Milbe *Dermatophagoides pteronyssinus.* Schließlich kann – auch in der Bundesrepublik – Hautbefall durch eine Milbenart „Cheylitiella parasitivorax", speziell von Schnauzerhunden, erfolgen.

Die Anwendung von Antiskabiosa erübrigt sich, so daß eine antipruritische bzw. antiekzematöse Therapie ausreicht.

Trombidiose

Synonyma: Heu- oder Erntekrätze, Gaadener oder Sendlinger Beiß, „aoutat", „harvest bug".

Diese *Grasmilbenkrankheit* ist grundsätzlich weltweit verbreitet, hat aber in Mitteleuropa durchaus ihre bekannten geographischen Vorzugsgebiete (Württemberg, Rheinpfalz, Münchener-Salzburger Raum, Graubünden usw.). Erscheinungsbildlich treffen wir etwa *zwischen Juli und September* und bei warmen trockenem Wetter sowie entsprechender Exposition (Ernte oder Forstarbeit, Beerenpflücken) auf das Bild einer heftig juckenden „Urticaria papulosa chronica", die durch die Laubmilbe *Trombicula* seu *Leptus autumnalis* vornehmlich an die Kniekehlen oder an Stellen mit eng anliegender Kleidung hervorgerufen wird. Im allgemeinen meldet sich der Juckreiz erst einige Stunden nach dem Befall, während die sich dann entwickelnden, mitunter auch hämorrhagischen oder vesikulösen Papelchen bis zu 2 Wochen bestehen können, wiewohl der Pruritus schon meist nach einer Woche nach Befall zurückgeht. Ein Parasitennachweis ist nur unmittelbar nach Entwicklung der Effloreszenzen durch Abschaben möglich. Als Folge des durchgemachten Befalls können Pigmentierungen oder, ähnlich wie bei der Menschenkrätze, tiefkutane Knoten länger restieren.

Therapie

Therapeutisch genügen auch bei dieser Milbenkrankheit Antihistamin- oder Corticoidexterna, da der Patient in der Regel erst den Arzt nach Abfall der Erreger aufsucht, obwohl die Trombidiose ganz im Gegensatz zur Skabies sehr plötzlich durch den allgemeinen Juckreiz und das Aufschießen der Effloreszenzen den Befallenen beeindruckt.

Getreide- oder Gerstenkrätze

Auch bei den durch die Kornkäfermilbe (Pediculoides ventricosus) hervorgerufenen Hautveränderungen kommt es wenige Stunden nach der Exposition (Stroh- oder Getreidesäk-

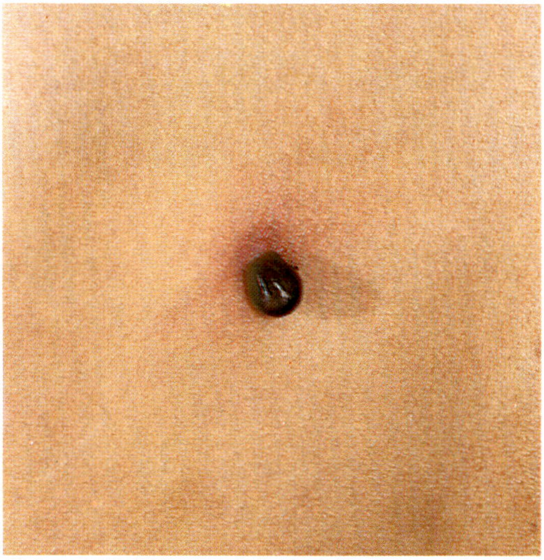

Abb. **190** Ixodes ricinus (Holzbock).

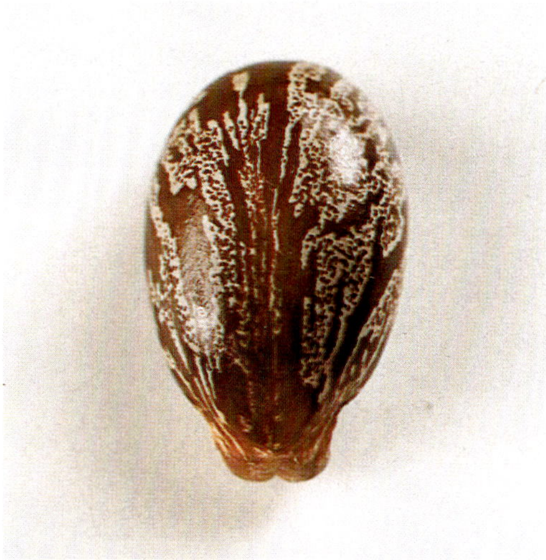

Abb. **191** Der zum Vergleich für die Holzbockzecke herangezogene Ricinussamen.

ke!) zu einem papulovesikulösen, evtl. auch purpurischen Exanthem, welches etwa 14 Tage anhält und von geringen Allgemeinerscheinungen (Eosinophilie, Lymphknotenschwellung, Asthma, Albuminurie) begleitet sein kann.

Zeckenkrankheiten

Bei den in Europa vorkommenden *Zecken,* die zu den Milben gehören, handelt es sich vorzugsweise um die Zeckenart *Ixodes ricinus* seu reduvius (ἰξός = Vogelleim, ricinus wegen der Ähnlichkeit der vollgesogenen Zecke mit Ricinussamen, deutscher Ausdruck: *Holzbock*) (Abb. **190, 191**) oder weniger auch um *Argasiden* (Leder- oder Taubenzecken), die als Stichfolge schmerzhafte lymphangitisch komplizierte Erytheme verursachen *(Taubenzeckendermatitis)* (Abb. **192**).

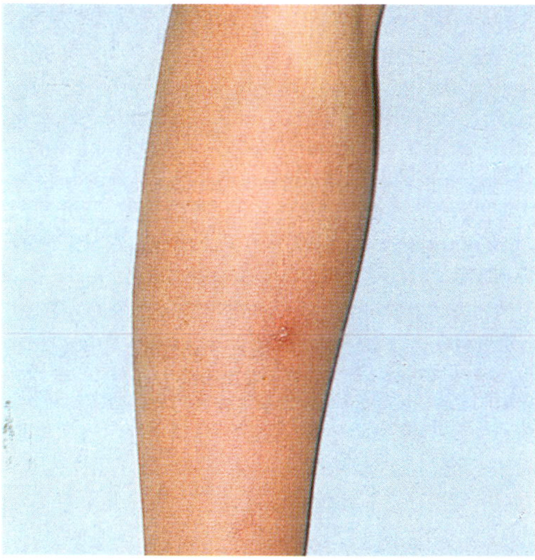

Abb. **192** Taubenzeckendermatitis.

Während allgemein als *Zeckenkrankheit* die Frühsommer-Meningoenzephalitis von Nordeuropa bis nach Griechenland sowie das mediterrane Fieber bedeutungsvoll sind und ferner auch Tularämie und Q-Fieber diesbezüglich erörtert werden, werden dermatologisch ursächlich *drei Hautkrankheiten* in Beziehung gesetzt: Das *Erythema chronicum migrans,* die *Lymphadenosis benigna cutis* und die *Acrodermatitis chronica atrophicans.*

Die *Zecken* werden durch Hunde oder auch durch den Gang des Menschen durch niederes Buschwerk, vielleicht in Folge Schweißgeruchs (Oxybuttersäure!) angelockt, abgestreift. Die Holzböcke setzen sich sodann an weichen, faltenreichen Hautbezirken fest, wo sie zunächst subjektiv dem Wirt unauffällig bleiben, bis etwa 1–2 Wochen nach dem Saugen, bei übrigens Anschwellung des Hinterleibes bis zu Kirschkerngröße, ein zunehmender Juckreiz eintritt. Außerdem entwickelt sich noch zuvor um die Zeckenstichstelle ein papulöses Ery-

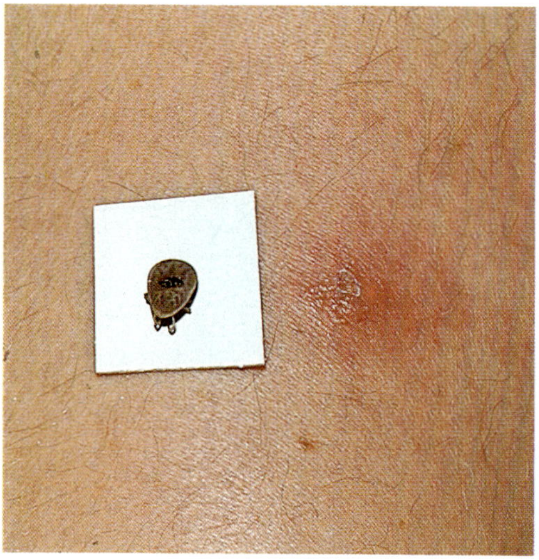

Abb. **193** Taubenzecke (Stichreaktion).

them und u. U. im Anschluß daran ein kreisförmiges, in Wochen wanderndes und zentral dabei abblassendes Rötungsbild, das *Erythema chronicum migrans*. Auch kann sich an der Stichstelle die entzündliche Anfangsreaktion weiter infiltrieren und persistieren, so daß man in solchem Fall von einem *Zeckenbißgranulom* sprechen kann. Vorzugssitz für ein solches *„Lymphozytom"* sind Ohrläppchen (Abb. **194**), Brustwarzen oder der Hodensack.

Therapie

Diese setzt mit der Entfernung der u. U. noch in der Haut haftenden Zecke ein, was durch vorsichtiges Herausdrehen im oder gegen den Uhrzeigersinn oder auch nach vorangehendem Ersticken mit einer Salbe oder einem Gel erfolgen kann. Die weiteren Folgekrankheiten, die mit einem Zeckenbiß heute, wie erwähnt, in Beziehung gesetzt werden, also das Erythema chronicum migrans und die Acrodermatitis chronica atrophicans, weniger auch das Lymphozytom, sind penicillinsensibel.

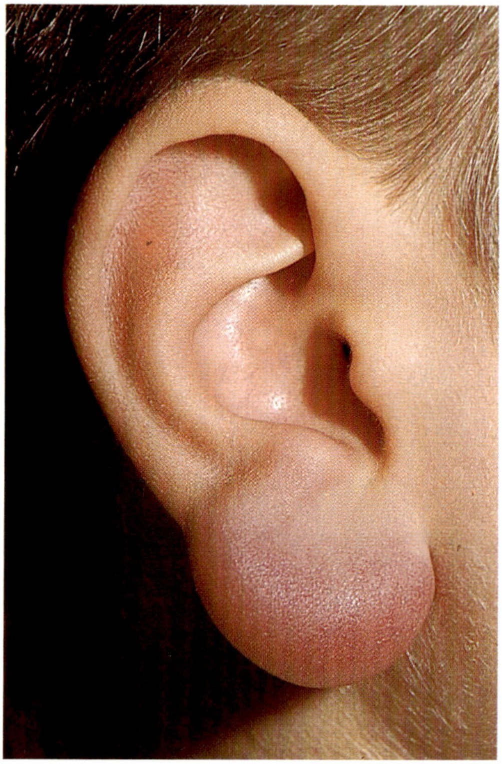

Abb. **194** Lymphozytom des Ohrläppchens.

Pedikulosis

Pediculosis capitis

Diese gegenwärtig wieder mehr zunehmende Erkrankung („Wohlstandsverlausung") ist überwiegend eine Kinderkrankheit und meist bei längerem Haar anzutreffen. Der *Erreger*, die Kopflaus (Pediculus capitis) (Abb. **195**), ist um einen Ring kleiner als die Kleiderlaus. Die mit fester Chitinscheide von den Weibchen an die Pili gekitteten Eier heißen Nissen (Abb. **196**). Der Biß der Kopflaus erzeugt mäßigen Juckreiz, wodurch sich die in der Folge zunächst schleichend entwickelnden, impetiginisierten Läuseekzeme verstehen. Die Maximalform ist der sog. Weichselzopf (Plica polonica), seltener ist eine Beteiligung der regionären Lymphknoten oder eine Entwicklung von Bindehautkatarrhen oder gar Hornhautgeschwüren.

Therapie

Die Therapie erfolgt derzeit mittels HCH (Jacutin, Lindan) z. B. als Emulsion oder Gel. Die Läuse sterben nach einigen Stunden langsam ab. Zur Ablö-

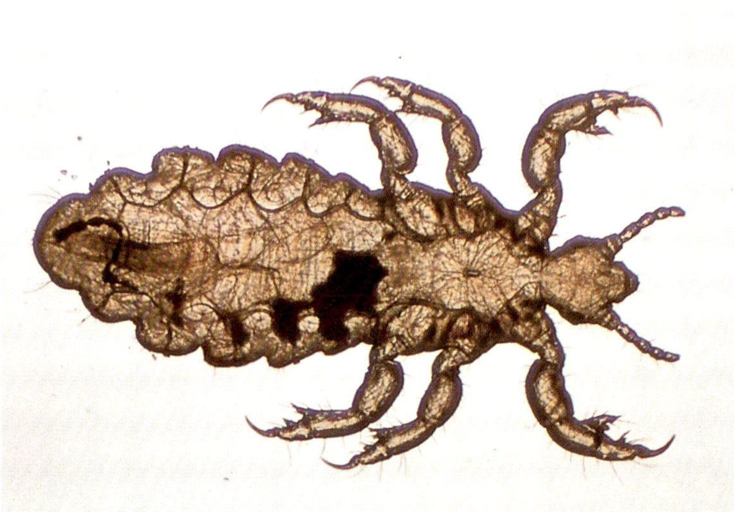

Abb. **195** Kopflaus.

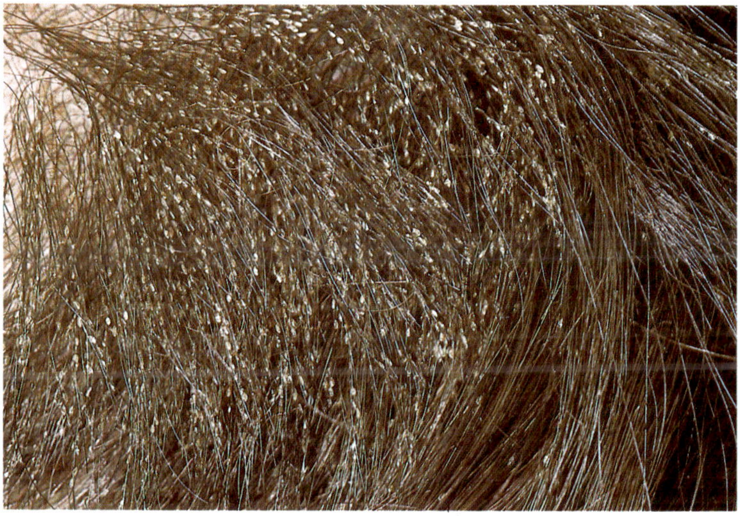

Abb. **196** Nissen (angekittete Läuseeier).

sung der Nissen wäscht man die Haare mit warmem Essig, Zitronen- oder Sodawasser aus und kämmt sie mit einem feinzinkigen Kamm („Staubkamm") durch.

Pediculosis vestimentorum

Die als Überträger von europäischem Rückfall-, humanem wie murinem Fleck- sowie wolhynischem Fieber bedeutsamen Kleiderläuse sind u. U. perlschnurartig hintereinander, hauptsächlich in Nähe der Kleidernähte, zu entdecken, sofern sie nicht bei starker Verbreitung auch auf der Haut selbst sichtbar sind. Auch hier kann der Gesamtaspekt wie bei einem Pruritus senilis, einer Lymphogranulomatose oder einer Dermatitis herpetiformis Duhring von einer mißfarbenen *„Cutis vagantium"* beherrscht werden (Abb. **197**).

Therapie

Nach einem Seifenbad behandelt man die gesamte äußere Decke einschließlich der Kopfhaut, aber nicht des Gesichtes, mit einem Gel oder einer Emulsion, die handelsüblich HCH enthält. Darüber hin-

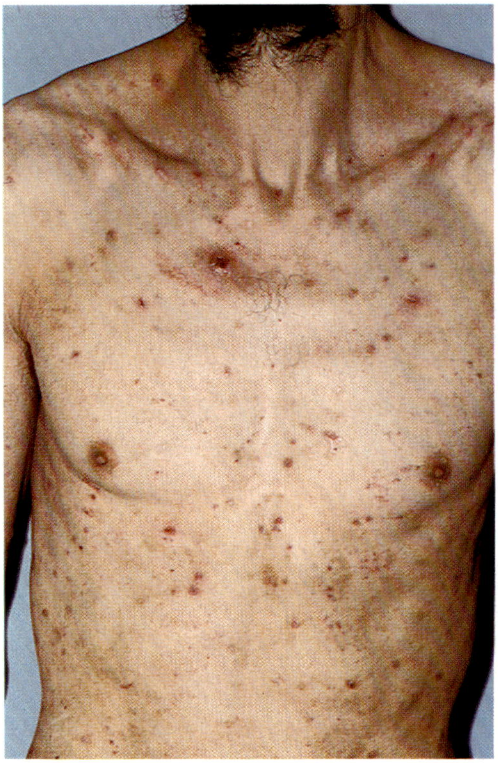

Abb. **197** Cutis vagantium durch Pediculosis vestimentorum.

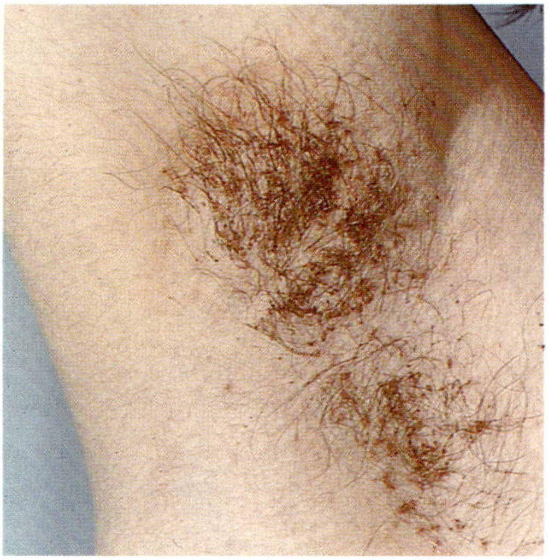

Abb. **199** Filzläuse in der Achselregion.

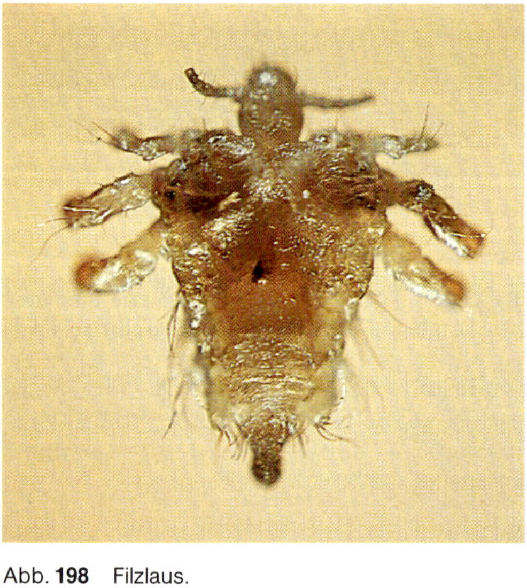

Abb. **198** Filzlaus.

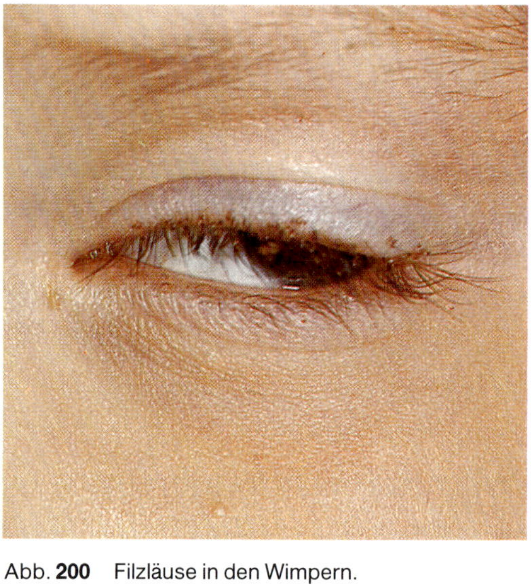

Abb. **200** Filzläuse in den Wimpern.

aus sind Solitärerkrankungen hinsichtlich ihrer Kachexie (Lungenphthise) abzuklären. Die Kleidungsstücke werden nach Möglichkeit in strömendem heißem Dampf sterilisiert. Falls dies nicht möglich ist, wird die Bekleidung speziell an den Nähten heiß durchgeplättet oder mit einer Kresolseifenlösung durchgewaschen.

Pediculosis pubis

Synonyma: Morpionosis, Phthiriasis.

Die fahlbraunen *Filzläuse* (Abb. **198**) bevorzugen die Gegend der apokrinen Drüsen und liegen regungslos (!) der Haut schildartig flach an, wobei sie auf der einen Seite mit der Haut, auf der anderen Seite mit einem Haar verankert sind (Abb. **199**). Nur bei Kindern gelegentlich auf dem behaarten Kopf, auch beim Erwachsenen nicht selten an Wimpern (Abb. **200**) und Augenbrauen. Infolge meist fehlenden Juckreizes praktisch keine Kratzeffekte, hingegen charakteristische, nicht anämisierbare, an der Leiche bestehenbleibende Hämoglobinabbauprodukte (*Maculae coeruleae,* (Abb. **201**), „taches bleues, cyaniques, grisâtres" usw.), in deren Bereich keine Piloarrektion zustande kommt.

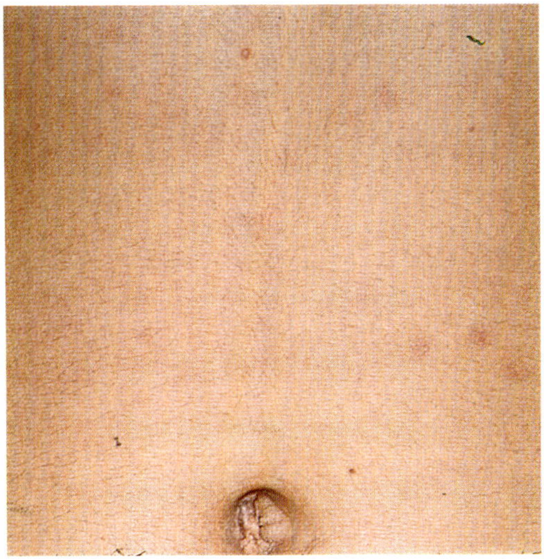

Abb. **201** Maculae coeruleae.

Therapie

Auch hier bevorzugt man derzeit die Anwendung von HCH-Gel oder -Emulsion. Die an den Augen evtl. haftenden Parasiten oder deren angekittete Eier werden mit feiner Pinzette entfernt. Ferner kann man Ung. hydrarg. flavi 3%ig anwenden.

Wanzen

Die kosmopolitische Wanze *(Cimex lectularius)* (Abb. **202**) kommt nicht nur im Bett, wie ihr lateinischer Zuname besagt, sondern entsprechend ihrer altdeutschen Bezeichnung „Wandlaus" vornehmlich hinter Tapeten („Tapetenflunder"), Bildern, elektrischen Sicherungen, Bettstellenfugen usw. vor. Durch den Stich bzw. den Saugakt der Bettwanze entsteht die *Urticaria e cimicibus*. Mitunter kann auf diese Weise im Gesicht bei entsprechend empfänglichen Patienten eine starke Ödematisierung und/oder Vesikulation erfolgen. Bei länger dauernder Verwanzung kann sich aber auch infolge steigender Gewöhnung die Stichreaktion deutlich abschwächen. Außerdem sind Wanzenstichquaddeln nicht selten fußstapfenartig angeordnet (Abb. **203**).

Therapie

Gründliche Zimmerentwesung evtl. durch einen Desinfektor, einschließlich evtl. Malen oder Neutapezieren. Auch kann die Erhöhung der Raumtemperatur die wärmeliebenden Quälgeister aus dem kühlen Bett vertreiben. Lokaltherapeutisch kommen Antihistamingelees oder Schüttelmixturen mit 0,5%igem Phenol oder 5%igem Thesit in Frage.

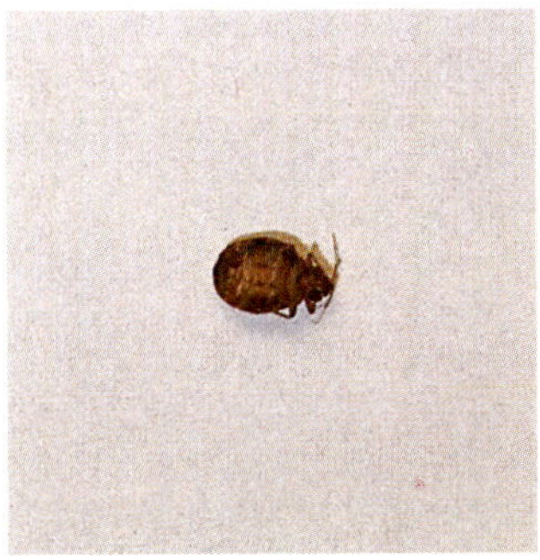

Abb. **202** Bettwanze.

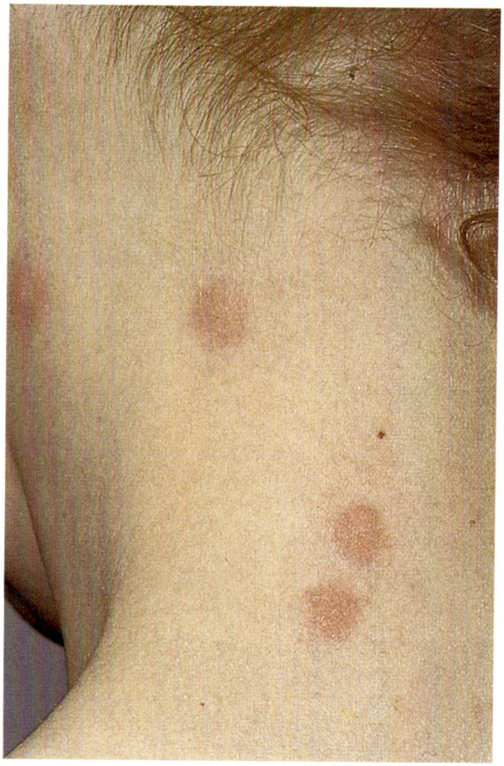

Abb. **203** Stapfenförmig angeordnete Wanzenstiche.

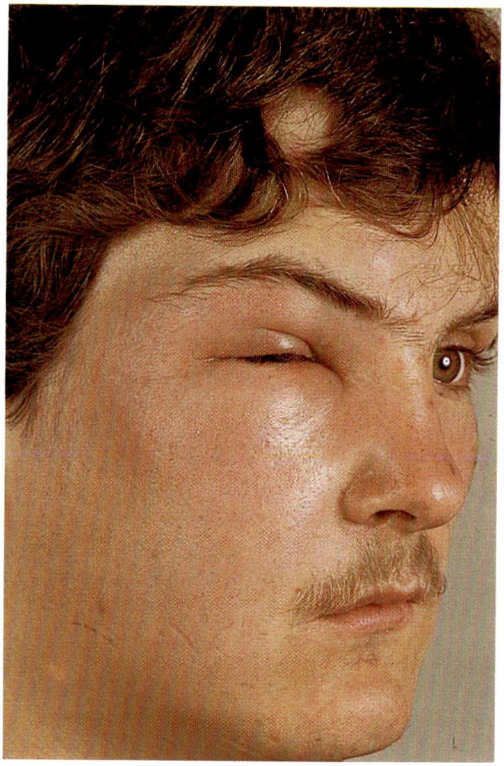

Abb. **204** Bienenstichreaktion.

Hymenoptera

Zu den Hautflüglern gehören vor allem *Honigbienen, Hummeln, Hornissen* und *Wespen*. Für diese ist der Mensch bekannterweise different attraktiv, was u.a. mit der Ausscheidung von Aminosäuren, Milch- und Benztraubensäure, aber auch von Östrogenen zusammenhängen soll. Von den *Insektengiften* sind als Bestandteile neuerdings neben Histamin, Serotonin, Bradykinin und Acetylcholin ferner Phospholipase A, Hyaluronidase und die sog. Allergene B und C erörtert worden. Das Gift der Bienen – eben ausgeschlüpfte oder pollenfrei aufgezogene sowie ältere Bienen sind praktisch ohne Gift –, welches mit dem haftenden Bienenstachel eindringt, der deshalb samt der Giftblase baldmöglichst mittels des Fingernagels oder noch besser mit einer Pinzette zu entfernen ist, wirkt direkt toxisch, kann aber auch seltener Weise Reaktionen von Schocktyp auslösen (generalisierte Urtikaria, Juckreiz an Zunge und Nase, Übelkeit, Kopfschmerzen, Bewußtseinsstörungen usw.).

Wie praktisch wichtig dieser Fragenkomplex ist, erhellt u.a. aus der Tatsache, daß in den USA über 30 Personen jährlich durch Hymenopterenstiche getötet werden sollen. In Einzelfällen kann es über eine akut allergische Herz-Kreislauf-Reaktion hinaus auch zur Bronchialobstruktion kommen. Im Gegensatz zum sterilen Bienenstich können dem Stiche der Wespen und Stechhummeln nicht selten ausgedehnte Lokalinfektionen nachfolgen. Bei Imkern sind zudem, unabhängig vom Bienenstich, auch Kontaktintoleranzen durch den sog. Bienenleim möglich.

Als Verhaltensmaßregeln, namentlich bei der an sich selten vorhandenen Bienen-Wespenstich-Allergie, wird man tunlichst blühende Blumen und Bäume, Barfußgehen, Pflücken von Fallobst, an sich selbst starke Perfüms sowie farbig-blumig gemusterte Kleidung meiden, während auf die Lockstoffe im Schweiß

(Schweißausbrüche bei sportlicher Betätigung!) bereits aufmerksam gemacht wurde. Bienen lieben Klee, während Wespen oft an alten Baumstrünken ihre Nester haben! In der Wohnung empfiehlt es sich, im Schlafzimmer bei Tage geschlossene Fenster zu halten oder „Fliegenfenster" zu verwenden. Bei Bienenstich-Allergie kann in einer Hautklinik eine Hyposensibilisierung versucht werden.

Pulikosis (Flöhe)

Neben dem *Menschenfloh* (Pulex irritans) (Abb. **205**) kann für den Menschen auch der Befall mit Flöhen von Hund, Katze, Ratte und Huhn bedeutsam werden. Außerdem ist der tropische Rattenfloh als Erreger der Pest, des Rattenfleckfiebers und auch mancher Bandwurmarten von Beachtung. Das dermatologische Leitsymptom des Bisses des Menschenflohs, bei dem bekanntlich individuale Unterschiede des Wirtes dessen Wahl stark beeinflussen, ist die *„Purpura pulicosa"*, also die zentrale Petechie in der Mitte einer urtikariellen Effloreszenz (Abb. **206**). Sutton und Sutton empfahlen des Nachts das plötzliche Anschalten einer hellen Lichtquelle, worauf der Floh häufig nach einer weißen Unterfläche springt und dort ergriffen werden kann. An flohreichen Orten empfehlen sich das Einrollen von Fußbodenbelägen und evtl. Abreiben des Fußbodens mit Zedernöl, außerdem DDT. Zur Betäubung des schier unerträglich starken Juckreizes kommen Betupfungen mit Mentholspiritus, Thesit-Gel o.ä. in Frage.

Angesichts des modernen Reiseverkehrs kann schließlich auch in unseren Breiten der *Sandflohbefall,* die *Tungiasis* (Abb. **207**) dem hiesigen Arzt zu Gesicht kommen: Während die Männchen des Parasiten an der Hautoberfläche saugen, dringt das Sandflohweibchen in die zarteren Hautanteile des Kontaktorgans im Sand d.h. in den Fuß ein und

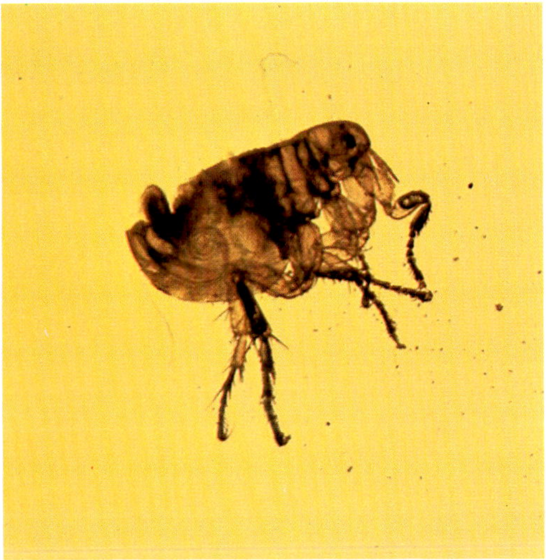

Abb. **205** Menschenfloh.

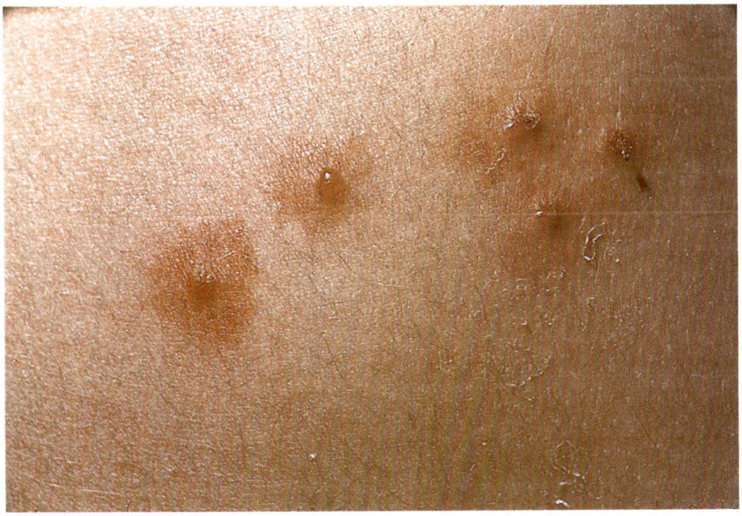

Abb. **206** Flohbißreaktion.

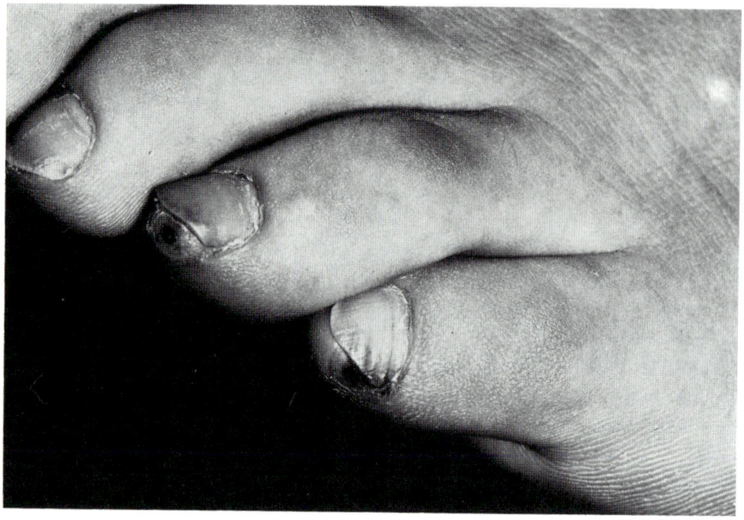

Abb. **207** Sandflöhe (Tungiasis).

führt zu monströsen bis erbsgroßen Knötchenbildungen, aus denen sich auf Druck die weißlichen Eier entleeren können. Nicht selten ist dieses kennzeichnende Bild aber durch uncharakteristische purulente Entzündungszeichen überdeckt. Am Beginn der *Behandlung* steht die Abtötung der Sandflohweibchen z. B. mittels Äther oder Salbenabdeckung, worauf dann die Parasiten ausgeschält werden müssen. Die Behandlung der lokalen Entzündungszeichen ist die auch sonst übliche.

Kulikosis, Raupendermatitis, Quallendermatitis

Die grundsätzlich prurituösen Hautreaktionen auf Mückenstiche erzeugen beim Kleinkind nicht selten das eindrucksvolle Bild eines Strophulus infantum, bei Jugendlichen die pemphigoid imponierende Reaktion der *Culicosis bullosa* (Abb. **208**).

Zweifellos geringer ist die praktische medizinische Bedeutung des Giftes von Ameisen, Käfern und Schmetterlingen *(„Lepidopteriasis“)*, wobei dem Dermatologen allerdings durch die (mechanisch irritierenden) Raupenhaare und Raupengifte neben allgemeinen Symptomen

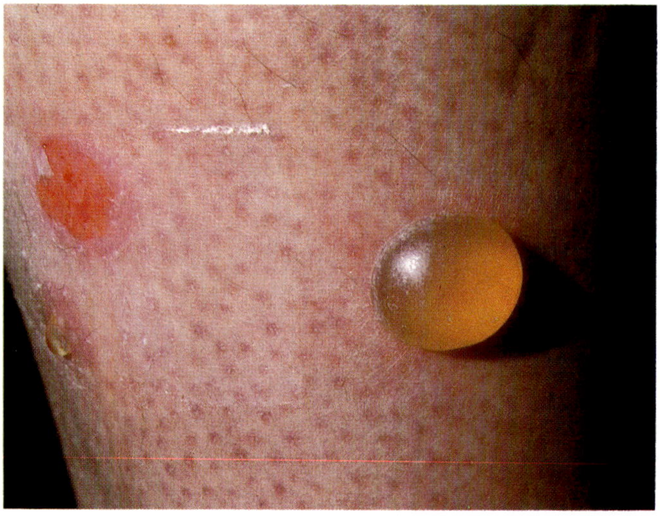

Abb. **208** Culicosis bullosa.

(einschließlich Albuminurie) wiederum die meist strichförmig angeordneten Vesikulationen besonders geläufig sind (vor allem: Liguster- oder Prozessionsspinner).
Von den Stachelhäutern (Seegurken, Seesterne, Seeigel usw.) wie von den Quallen vom Stamme der Nesseltiere (Cnidaria) gibt es als charakteristisches Bild einer sulzig-ödematösen Hautreaktion das der *„Dermatitis medusica“*, bei der stärkere Allgemeinsymptome wie Kopfweh, Erbrechen, Durchfall keineswegs immer fehlen und denen später eine sarkoide Granulombildung nachfolgen kann.

Mittels verschiedener Quallenfraktionen hat übrigens 1901 CHARLES RICHET zusammen mit dem Zoologen PAUL PORTIER auf der Jacht des Fürsten Albert I. von Monaco, „Princesse Alice II“ das Phänomen der von ihm sog. Anaphylaxie studiert.

Fliegen (Bremsen, Schmeißfliegen usw.)

Einnistung von *Fliegenlarven (Maden)* in Hautwunden (Abb. **209, 210**) unter dem Bild einer *Myiasis externa* ist unter normalen Bedingungen wohl selten anzutreffen, während hingegen das charakteristische Bild der *„Creeping eruption“* (Abb. **211**) in den letzten Jahren bei heimkehrenden Urlaubern wiederholt beobachtet werden konnte. Als Erreger für diesen „Hautmaulwurf“, der sich in 24 Stunden durchaus mehrere Zentimeter fortbewegen kann, kommen entweder Larven einer Fliegenart (z. B. Pferdemagenbremse: Gastrophilus oder Hyponoderma equi) oder Nematoden, speziell nach Ruhen auf *feuchtem Sand* an Badeständen, in Betracht.

Zum therapeutischen Zweck friert man das Gangende mit Chloraethyl ein oder wendet Thiabendazole (2%ig in DMSO [90%ig]) an.

Hingegen erzeugen die Larven der in Afrika vorkommenden *Tumbufliegen* (Cordylobia anthrophaga) furunkelartige Schwellungen, die sog. *Dasselbeulen* (Abb. **212**).

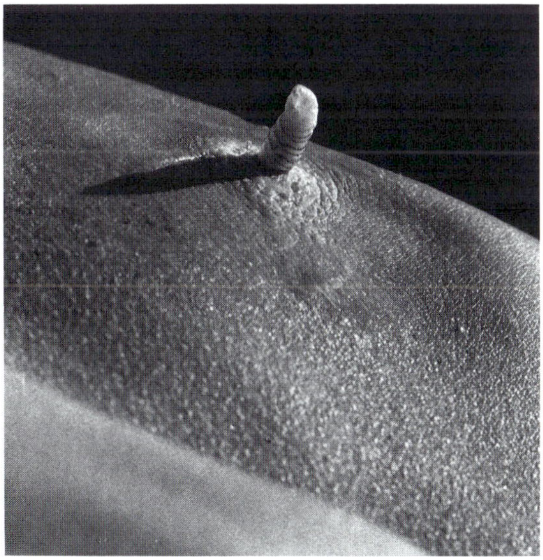

Abb. **209** In die Haut eingedrungene Fliegenmade.

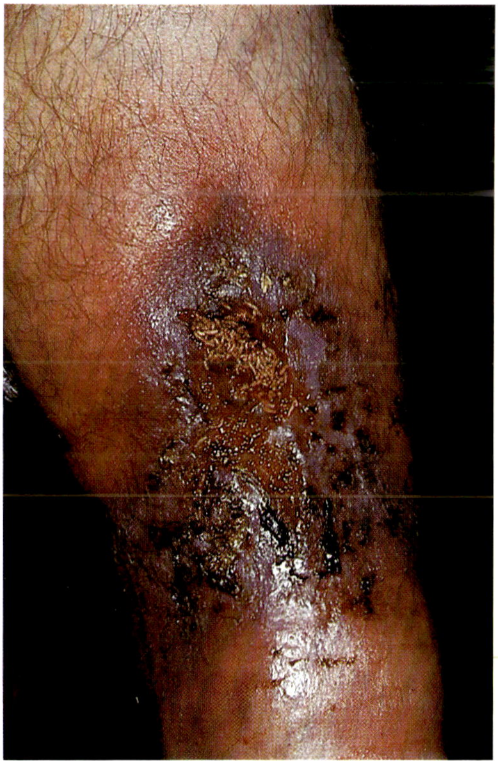

Abb. **210** Wundmyiasis.

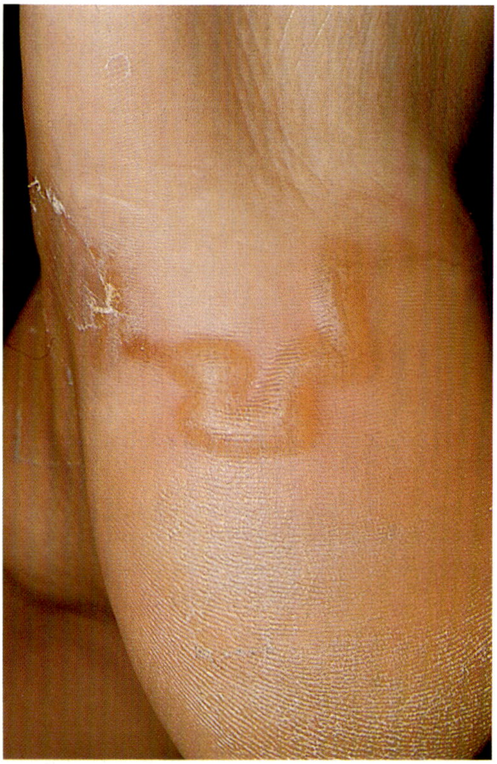

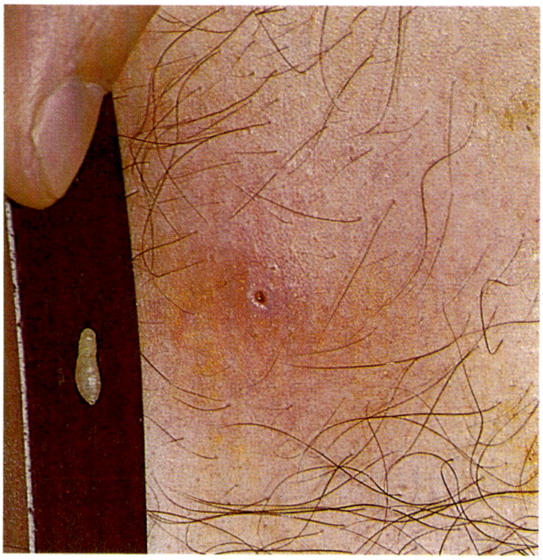

Abb. **212** Dasselbeule.

Abb. **211** Creeping eruption.

Hauterscheinungen bei Verwurmung

Askaridiasis

Die verschiedenartigen Wurmbestandteile, einschließlich Eier und Fäzes stellen ein potentes Allergen dar, das neben einer Bluteosinophilie und eosinophilen Lungeninfiltraten auch Urtikaria bzw. eine Urticaria papulosa chronica erzeugen kann.

Oxyuriasis

Da die Weibchen der Madenwürmer zwecks Eiablage den Analtrichter oder die weiblichen Genitalregion aufsuchen, sind Juckreiz an der Aftergegend und in Zusammenhang damit Aufkratzungen und Ekzematisation an solcher Stelle die typische Folge.

Ankylostomiasis („Ground itch")

Neben einer Bluteosinophilie, Anämie und Eisenmangel führt eine derartige Verwurmung zu stark prurituösen, papulösen Exanthemen an Hautfalten, Fußsohlen sowie an Armen und Beinen.

Filariosis bancrofti

Neben konstitutionellen Symptomen (Fieber, Lymphknotenschwellungen usw.) führen die Filarien, deren Nachweis im Blut klassischerweise zur Nachtzeit erfolgt, zu einer Obstruktion der Lymphwege, wodurch es bei längerem Bestand oder bei Reinfektion zur Elephantiasis im Genitalbereich beider Geschlechter kommen kann.

Loa-loa-Infektion

Die Loiasis, die erst nach 10–12 Monaten nach der Infektion manifest wird, führt durch Herumwandern der Würmer zu derbfesten hautfarbenen Infiltraten, die als *Kalabarbeule* bekannt sind und die spontan zurückgehen können. Auch Juckreiz und konjunktivale Beschwerden gehören zum typischen Bild.

Auf weitere Filariosen, wie solche durch *Onchocerca volvulus* oder durch den *Medinawurm,* kann hier nicht näher eingegangen werden. Zu merken ist aber, daß man bei entsprechender geographischer Anamnese (tropisches Afrika, Mittel- und Südamerika, Naher Osten usw.) in ihrer Entstehung unklare, z. T. furunkelähnliche, von Juckreiz begleitete, aber auch ohne einen solchen bestehende Knoten probeweise exzidieren und histologisch zum Wurmnachweis überprüfen sollte.

Trichinose

Bekanntlich stellt diese schwere Krankheit, die mit Durchfall, Fieber und Myalgien einsetzt und zu Gesichtsschwellungen wie zur Bluteosinophilie führen kann, vom Hauterscheinungsbild her die klassische Differentialdiagnose zur Dermatomyositis dar. Als pathognostisch für eine Trichinose wird auch Nasenjuckreiz hervorgehoben.

Zerkariendermatitis

Bei Schwimmbadbesuchern wird infolge des Kontakts mit Gabelschwanzlarven (Zerkarien) die Bade-, Schwimmer- oder Zerkariendermatitis (swimmer's itch, „gale de nageurs" o. ä.) beobachtet (Abb. **213**). Diese Schistosomatiden gelangen über Schlammschnecken (hauptsächlich Limnaea) als Zwischenwirt mit dem Fehlwirt Mensch in Berührung, bei dem sich innerhalb der ersten 24 Stunden nach dem Bad ein makulopapulöses, seltenerweise auch hämorrhagisch durchsetztes, Exanthem entwikkelt. Dieses tritt bezeichnenderweise im besonderen an den Körperteilen, die im Wasser die meiste Kontaktgelegenheit hatten, also an Stamm und Gliedmaßen, auf. Während Abspülen und Duschen für gewöhnlich ohne Einfluß auf die weitere Dynamik der Hautreaktionen bleiben, soll intensives Abfrottieren bei den ersten Symptomen eines Zerkarienkontakts den weiteren Reaktionsablauf verhindern können. Diese Zerkariendermatitis läuft im allgemeinen ohne sonderliche Bluteosinophilie ab und klingt auch ohne Therapie innerhalb weniger Tage ab.

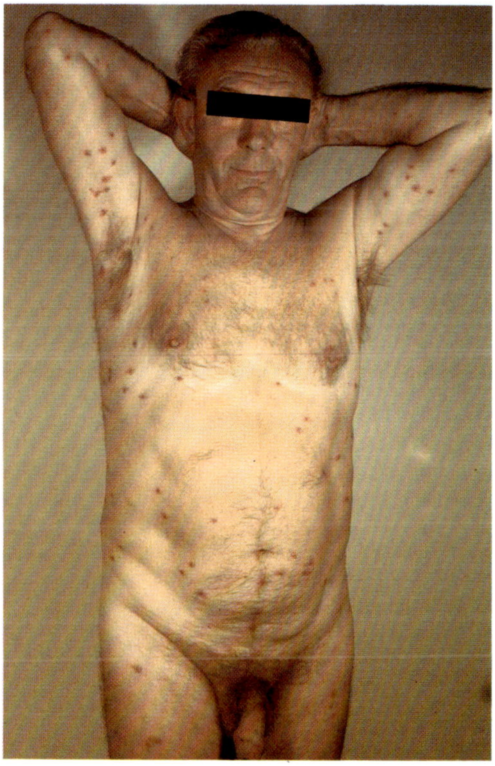

Abb. **213** Zerkariendermatitis.

Krankheiten des Gefäß-Bindegewebs-Systems

Synonyma: Kollagenosen, diffuse Bindegewebskrankheiten, Connective tissue diseases.
Beim „Mesenchym" handelt es sich um ein für den Menschen hochbedeutsames, dennoch keineswegs exakt definierbares Organsystem. Es umfaßt sowohl zelluläre Elemente als auch extrazelluläre, geformte sowie amorphe Anteile. Letztere sind vor allem die *Glykosaminoglykane,* früher *saure Mucopolysaccharide* genannt. Die Faservorstufen bilden sich in den Fibroblasten, deren Produkte an die Umgebung abgegeben werden. Dort entstehen der Reihe nach *Protokollagen, Tropokollagen* und endlich die *Kollagenfaser* mit ihrer kennzeichnenden ultramikroskopischen Struktur. Als wichtige Einbaubestandteile in die Tripelhelix des Kollagens gelten vor allem *Prolin* und *Hydroxyprolin.* Ein wichtiger Schritt in der Entwicklung des Kollagens ist die der Verfestigung dienende *intramolekulare Quervernetzung.* In diesen Vorgang greift z. B. vermutlich das heute in der Therapie der Bindegewebskrankheiten vieldiskutierte D-Penicillamin ein. In genetischer Hinsicht werden heute 4 homologe Kollagentypen angenommen.
Der Begriff der *„Kollagenosen",* der *Kollagenkrankheiten* wird zwar vom Kliniker im allgemeinen immer noch entsprechend der ursprünglichen Konzeption von Klemperer, Pollack und Baehr aus dem Jahre 1942 synonym für die *„Krankheiten des Gefäß- und Bindegewebssystems"* gebraucht. Indessen kann allein schon von einer phänomenologischen Entsprechung dieser Leiden makro- wie mikroskopisch kaum die Rede sein. Auch war man in den letzten Jahrzehnten wiederholt zu Revisionen gezwungen. Das zeigt allein schon die schwankende Haltung hinsichtlich eines *Unitarismus* oder *Dualismus* bezüglich *zirkumskripter* und/oder *progressiver Sklerodermie* (bzw. „Morphaea" und progressiver Sklerodermie), Meinungsschwankungen, welche an die inzwischen überwundenen Differenzen bezüglich der Zusammengehörigkeit von Lupus erythematodes discoides und/oder Lupus erythematodes acutus erinnern.
Unter einer *Kollagenose* im engeren und eigentlichen Sinn werden heute streng genommen eigentlich nur einige *erbliche Bindegewebskrankheiten* verstanden (die *Dermatosparaxie* genannte Bindegewebskrankheit der Kälber und Schafe, beim Menschen das *Marfan-Syndrom,* die *Osteogenesis imperfecta* und die *Homozystinurie* sowie an erster Stelle die *Cutis elastica* bzw. das *Ehlers-Danlos-Syndrom* mit seinen *sieben Unterformen,* die in diesem Buch (noch) in herkömmlicher Weise unter den „Fehlbildungen" klinisch abgehandelt werden.
Beim *Ehlers-Danlos-Syndrom* ist also *erstmalig* sensu strictiori die Existenz einer veritablen *Kollagenkrankheit beim Menschen* – an Hand des weitgehenden Mangels am Kollagenbestandteil Hydroxylysin – erfaßt worden.
Das Wesen der *Sklerodermie* ist dagegen, vom Kollagen her betrachtet, vornehmlich in einer anfänglich *gesteigerten Neofibrillogenese* gegeben.
Will man aber zu den Wesensunterschieden von *Sklerodermie, Dermatomyositis* und *Lupus erythematodes acutus* Stellung nehmen, so wären für den Lupus erythematodes acutus nach Art einer Diathese Autoimmunitätsvorgänge in den Vordergrund zu stellen. Bei der *progressiven Sklerodermie* haben wir hingegen einen neurovaskulär induzierten Krankheitsvorgang mit pathogenetisch entscheidender Auswirkung auf das Verhältnis der einzelnen Kollagenfraktionen vor uns. Bei der *Dermatomyositis* scheint indessen ein – vermutlich durch dysorische Störungen – zustandegekommener enzymologischer Pathomechanismus führend zu sein.

Sklerodermie

Zirkumskripte Sklerodermie

Synonym: Morphaea.

Die *zirkumskripte Sklerodermie* („Morphaea") stellt eine spontan-involutive Episode dar, während die diffuse, besser als *„progressive"* zu benennende *Sklerodermie*varietät als Systemkrankheit des Gefäß-Bindegewebes eine deletäre Allgemeinkrankheit ist. Jedoch sind Grenz- und Übergangsfälle nicht ausgeschlossen.
Ein zirkumskripter Sklerodermieherd entwik-

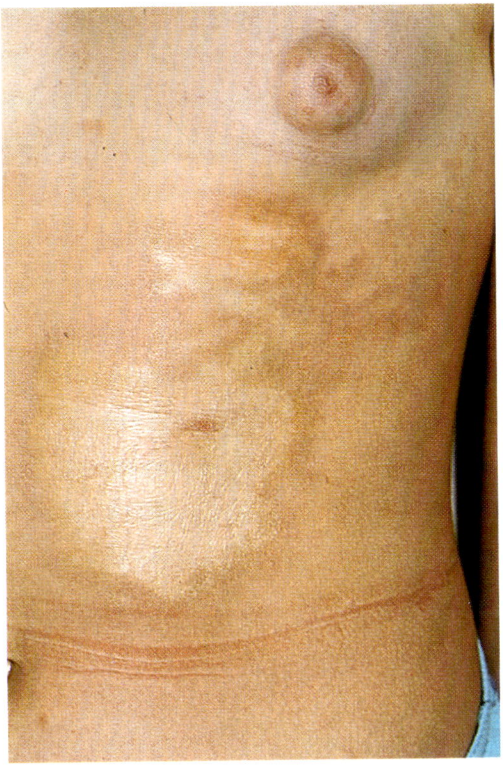

Abb. **214** Sclerodermia circumscripta (en plaque).

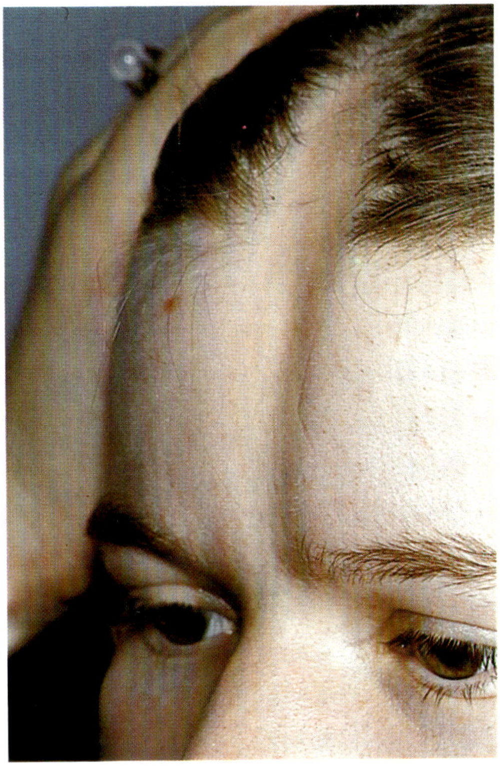

Abb. **215** Streifenförmige zirkumskripte Sklerodermie. Hier unter dem Bild einer säbelhiebförmigen Sklerodermie.

kelt sich von einem subkutanen Erythem aus, das in der Mitte abblaßt und dann lediglich noch peripher als Fliedersaum („lilac ring") erkenntlich ist, zu einer wachs- bis brettartigen Induration zu, der eine Atrophie (mit Pigmentation) folgt oder nachfolgen kann. Der Ausbreitung nach unterscheiden wir eine *Sclérodermie en plaque* (Abb. **214**), einen *linearen* oder bandförmigen Typ (en bande, en coup de sabre) (Abb. **215**), sowie eine *kleinherdförmige Variante* (Abb. **216**).

Morphaeafälle machen etwa 1,5% des Krankengutes an den dermatologischen Kliniken aus. Hierbei überwiegt deutlich das *weibliche Geschlecht*. Lebensaltersmäßig besteht einerseits eine Prävalenz des jugendlichen Alters, aber auch der Jahre zwischen 40 und 60.

Ätiologie und Pathogenese

Ursächlich werden eine umschrieben mukoide Durchsaftung oder aber eine Entmischung der Grundsubstanz als Konsequenz einer serösen Entzündung vermutet. Diesen Vorgängen geht offensichtlich eine neurovegetativ induzierte Durchblutungsstörung im Endstrombereich, morphologisch auch an einer Kapillararmut erkennbar, voraus. Ultramorphologisch erscheint das vermehrte Vorkommen dünner Fibrillen beachtlich.

Syntropien

Kombinatorisch ist vor allen Dingen eine gewisse Kopplungshäufigkeit der zirkumskripten Sklerodermie mit Vitiligo, Lichen ruber, auch Lichen sclerosus et atrophicus sowie einer Alopecia areata nicht allzu selten, während ein Raynaud-Syndrom nur ganz ausnahmsweise bei Morphaea-Kranken vorkommt. Die bandförmige umschriebene Sklerodermie schließlich weist öfter gleichzeitig eine lineare Hyperostose (Melorheostose) auf.

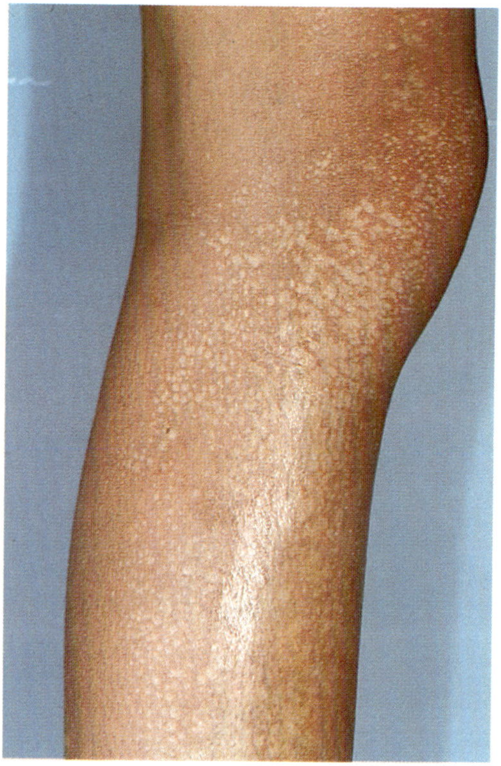

Abb. **216** Teils streifige, teils multipel kleinherdförmige zirkumskripte Sklerodermie.

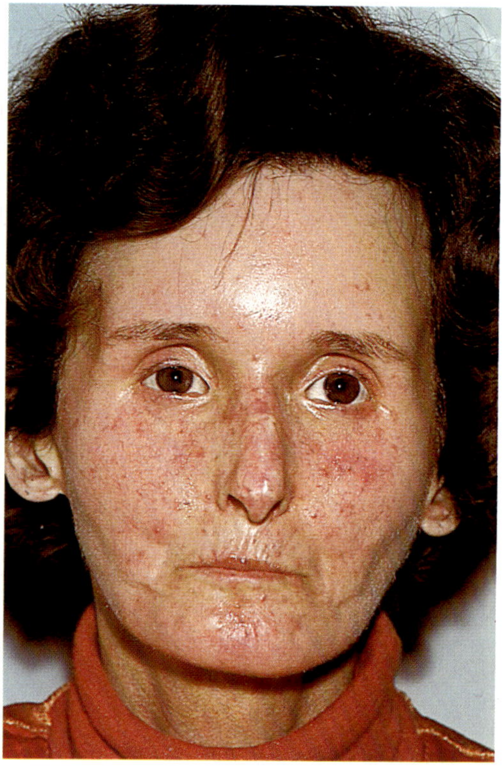

Abb. **217** Maskengesicht bei progressiver Sklerodermie (Akrosklerose).

Progressive Sklerodermie

Synonyma: Skleroderma, diffuse Sklerodermie, progressive Systemsklerose, Akrosklerose.

Häufigkeit, Alters- und Geschlechtsverteilung

Die progressive Sklerodermie kommt sicher nicht mehr als 0,1% innerhalb eines üblichen dermatologischen Krankengutes in einer Klinik vor. Das weibliche Geschlecht ist etwa in einem Verhältnis von 3 : 1 bevorzugt. Lebensaltersmäßig prävalieren die Lebensabschnitte um den Rückgang der endokrinen Funktionen, also etwa das 4.–6. Lebensjahrzehnt.

Klinik

Die progressive (diffuse) Sklerodermie beginnt präludierend mit einem Wechsel von Synkope und Akroasphyxie, also mit einer *Raynaud-Symptomatik.* Im *Stadium indurativum* entwickeln sich unter wachs- bis bretthartter Konsistenzzunahme der oberen Hautschichten, die sich der knöchernen Unterlage immer fester anweben, Akrosklerose (Abb. **217**), *Sklerodaktylie* (Abb. **218**), *Mikrostomie* o. ä.

Histologie und Elektronenmikroskopie

Histologisch beginnt die Sklerodermie mit einem gering „entzündlichen" Infiltrat und einem Ödem um die Gefäße, dem eine homogene Bindegewebssklerose nachfolgt. Als regelmäßiges Substrat kann sodann die größtenteils normale morphologische Struktur der kollagenen Fibrille bei allerdings gehäuftem Vorkommen dünnerer Fibrillen nicht übersehen werden. Elektronenmikroskopisch ist vielleicht auch Endothelverdickungen der Kapillaren mit numerischer Zunahme der Endothelzellen sowie darin vorkommenden vermehrten leiomyofilamentähnlichen Einlagerungen sowie der Verdickung der Basalmembran der Nerven Augenmerk zuzuwenden.

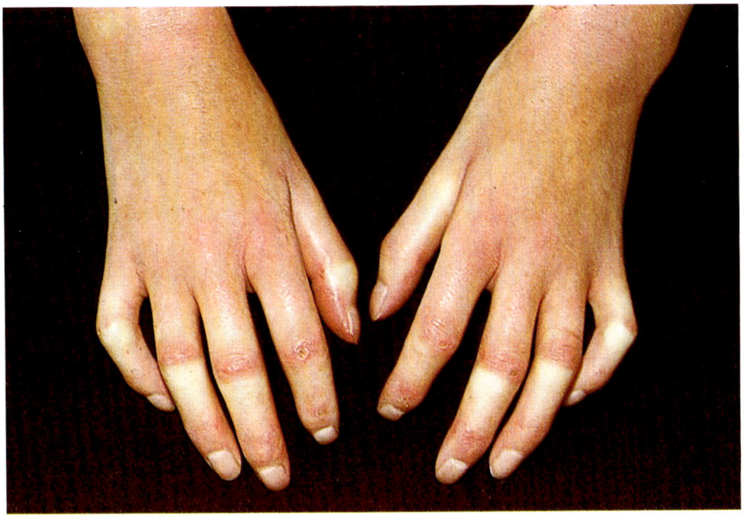

Abb. **218** Sklerodaktylie.

Elektronenmikroskopisch drückt sich auch die für das Leiden eigentümliche Steigerung der Fibrillenproduktion in einem Überwiegen dünner, unreifer Kollagenfibrillen aus, ohne daß aber weitere strukturelle Abänderungen in der Faser selbst zu erfassen wären.

Innenorganbeteiligung

Die meist gleichzeitige Innenorganbeteiligung zeigt, daß die progressive Sklerodermie eine Systemerkrankung des Gefäß-Bindegewebsapparates von der Dignität eines deletären Allgemeinleidens ist (Myokardfibrose, Pulmosklerose, gastrointestinale Passageverlangsamung mit Obstipation bis zum terminalen Bild des paralytischen Ileus oder des renalen Versagens kurz ante finem).

Innerhalb solcher Symptomatik des *Verdauungstraktes* im Rahmen der Sklerodermie-Kranken kommt der Mitbeteiligung der *Speiseröhre* die größte Bedeutung zu (Abb. **219**). Hierbei stehen als subjektive Hinweiszeichen Dysphagien, namentlich beim Schlucken fester Bissen, sowie verschiedenartige epigastrische, retrosternale, im Jugulum oder entlang der Speiseröhre lokalisierte Beschwerden im Vordergrund. Sie werden bei etwa 60% der Patienten mit progressiver Sklerodermie beschrieben. Typischerweise finden sich solche Motalitäts- oder Passagestörungen in der Nähe der Kardia. Charakteristisch sind weiterhin neben einer Passageverlangsamung Dilatationen vor allem oberhalb der verengten Abschnitte sowie eine auf die Wandkonsistenzvermehrung hinweisende fehlende Peristaltik. Gelegentlich bestehen auch die Symptome einer Refluxösophagitis oder einer peptischen Ösophagitis, während endoskopisch eine weißlich-atrophische Schleimhaut sowie – bei weit fortgeschrittenen Fällen – ein klaffender Kardiaring zu beobachten sind.

Pathologisch-anatomisch wird die Speiseröhrensklerodermie schließlich durch Epithelverdickung – Defekte sowie eine Fibrose –, seltener auch durch Degenerationen der Submukosa oder der Muskularis charakterisiert.

Manometrische Messungen zeigen, daß mit einer Beteiligung der Speiseröhre im ödematös-indurativen Stadium der Sklerodermie in einem wesentlichen höheren Prozentsatz gerechnet werden muß, als üblicherweise aufgrund von Röntgenuntersuchungen allein angenommen wurde.

Aufgrund weiterer Eigenuntersuchungen kann eine primär-myogene Genese der Funktionsstörung durch Atrophie und Sklerose der glatten Ösophagusmuskulatur angenommen werden.

Sodann kommt der Frage der *Malabsorption* bei der progressiven Sklerodermie offenbar eine größere Bedeutung zu, als früher bekannt war. Im allgemeinen überwiegt bei der progressiven Sklerodermie gastrointestinal zwar eine Beteiligung der Dünndarmabschnitte. Bei der „Sclerodermia malabsorptiva", die sich morphologisch als eine „Enteropathia lymphangiectatica" und funktionell als eine „Kollagensprue" erweist, kann man durch Bestimmung der D-Xylose und der Digoxinresorption o.ä. nachweisen, daß selbst bei klinisch unauffälliger Darmsymptomatik bei mindestens zwei Drittel aller Sklerodermie-Patienten mit mehr oder weniger Malabsorptionsstörungen zu rechnen ist.

Ansonsten führen der Verlust an Parenchym und die Herabsetzung der Elastizität der Alveolen zu einer den Patienten häufig besonders fühlbar belästigenden Erstarrung und Diffusionsstörung seiner *Lungenfunktion*.

Eine *Beteiligung der Nieren* tritt besonders typisch kurz ante finem in Gestalt von Oligurie, Proteinurie und Azotämie im Gefolge vorangehend länger

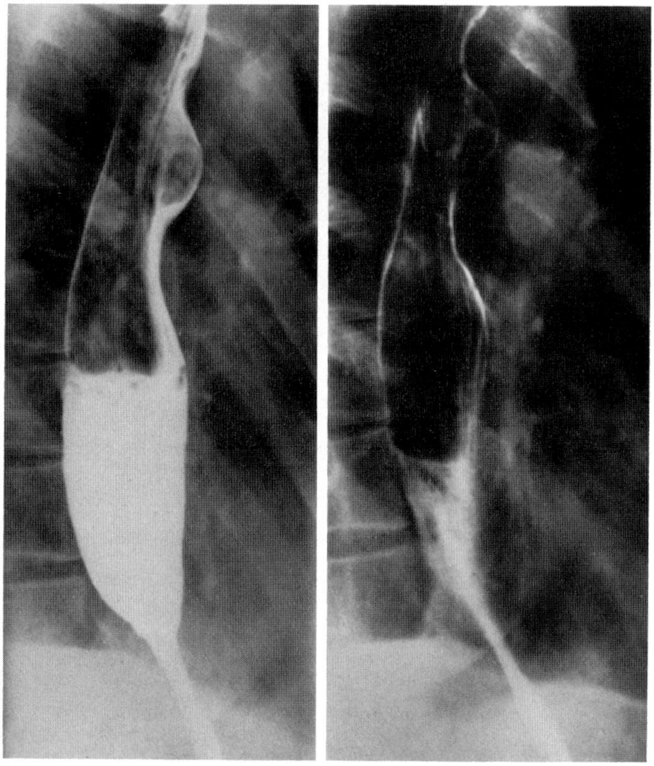

Abb. **219** Für progressive Sklerodermie typische Ösophagusstenose.

schwelender Pyelonephritiden, mitunter überraschend plötzlich auf. Geradezu eklamptiforme Bilder mit ungemein hohen Blutdruckanstiegen und akuten Sehverlusten stehen dann im Vordergrund, während eine Ödematisierung infolge der meist vorhandenen Indurationen zurücktritt.

Außerdem muß bei der progressiven Sklerodermie stets intensiv nach *malignen Tumoren* gefahndet werden (Magen-, Bronchialkarzinom), auch wenn ganz im Gegensatz zu den Verhältnissen bei der Dermatomyositis, eine paraneoplastische Syntropie nicht zu sichern ist.

Pathophysiologie und Pathogenese

Pathologisch-physiologisch verhalten sich die muskelcharakteristischen Enzyme meist stumm.

Entscheidend wichtig für die weitere Enträtselung der Sklerodermie erscheint nicht zuletzt die phasendifferente Verschiebung der Kollagenfraktionen, die indes im Einzelfalle jeweils, ähnlich wie die korrelierten Gefäßveränderungen auch, von lebensaltersgerechten Änderungen abzugrenzen sind. Trotz solcher offenkundiger Verschiebung der Kollagenfraktionen bleibt bei den Kranken mit progressiver Sklerodermie die *Hydroxyprolin*ausscheidung im Urin im wesentlichen normal.

Demgegenüber ist aber offenbar als Ausdruck einer erhöhten Kollagenbiosynthese das *Collagen-like-protein* im Serum erhöht.

Was die HLA-Antigenfrequenz bei Patienten mit progressiver Sklerodermie angeht, so scheint am ausgeprägtesten die Häufigkeit von *HLA-B 8* zu sein.

Möglicherweise hängt auch das eigentümliche Verteilungsschema der „Akrosklerose" von der thermischen Abhängigkeit der Löslichkeit der einzelnen Kollagenvorstufen ab. Dem klinischen Eindruck nach sind nun derartige Kollagenfraktionsverschiebungen, wie sie unseres Erachtens das Wesen der Krankheit ausmachen, neurovaskulär induziert. Dabei dürften solche peripher beschränkte oder zentral übergeordnet geltend werdende Erregungszustände des vegetativen Nervensystems vermutlich über periphere Kreislaufabwegigkeiten, wie sie ja die Raynaud-artige Krankheitseinleitung bei der progressiven Sklerodermie exemplarisch anzeigt, vermittelt werden und im einzelnen dann verschiedene dysorische Stö-

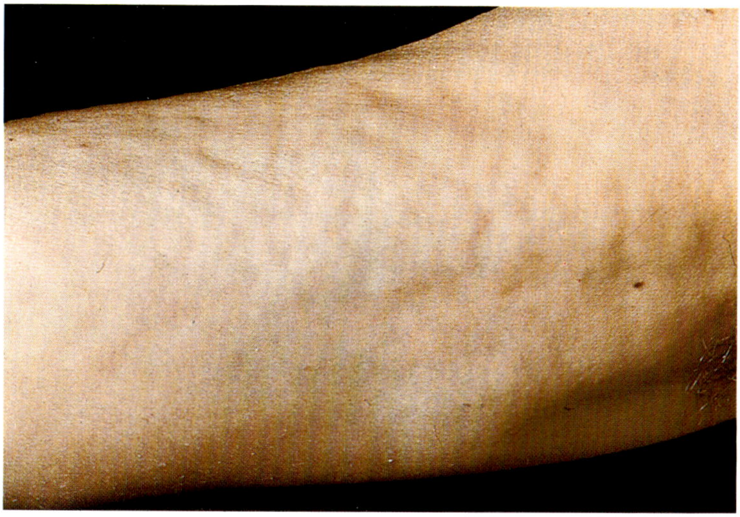

Abb. **220** Scleroedema adultorum. Hier mit trabekulärer Wellung der Oberhaut, ansonsten meist unauffällige Oberhautfläche trotz palpatorisch deutlicher Induration.

rungen (Insudationsphänomene o.ä.) zur Folge haben. Aufgrund eigener Untersuchungen wurde ferner angenommen, daß bei der progressiven Sklerodermie eine Neofibrillogenese mit einer mangelnden Reifung und einem verlangsamten Abbau des Kollagens statthat. Das hierbei vermehrt anfallende neutralsalzlösliche Kollagen wird also weder durch einen gesteigerten Abbau noch durch weitere Reifung reguliert.

Atypien und Sonderbilder der progressiven Sklerodermie

Als *Skleropoikilodermie* wird ein besonders buntscheckiges Erscheinungsbild gekennzeichnet, welches neben ausgeprägt sklerodermischen Zügen bei Zurücktreten von atrophischen Aspekten vorzugsweise in gesättigten Hyperpigmentierungen und streifigen oder kleinfleckigen, gelegentlich auch flächenhaften depigmentierten Hautbezirken gegeben ist, dem aber Linsentrübungen fehlen.
Besonders durch subkutane oder viszerale interstitielle Kalkablagerungen ausgezeichnete Verlaufformen werden auch als *Thibierge-Weissenbach-Syndrom* (1911) bezeichnet, wobei allerdings die nosologische Sonderstellung dieser Variation zu bestreiten ist. Der gleiche Einwand gilt gegenüber dem *CRST-Syndrom*, welches *C*alcinosis cutis, *R*aynaud-Symptomatik, *S*klerodaktylie und *T*eleangiektasien umfassen soll, da z.B. letztere ohnehin in jedem Stadium einer typischen progressiven Sklerodermie vorkommen können.

Scleroedema adultorum

Das der „ödematösen Sklerodermie“ relativ analoge Krankheitsbild stellt seinem Wesen nach wohl eine Mucopolysaccharidthesaurismose dar. Über die Hälfte der bisher beobachteten Kranken waren unter geringer Bevorzugung des weiblichen Geschlechts unter 20 Jahre alt. Kennzeichnend sind in vielen Fällen die prodromalen Zusammenhänge mit einer (vor allem fieberhaften) Infektionskrankheit (Zweitkrankheit!), das Freibleiben der distalen Extremitätenanteile, so vor allem der Hände, und die für gewöhnlich deutliche spontane Involutionstendenz, letzteres vor allem bei Jugendlichen. Gegeben sind bei voller Ausprägung wachs- oder paraffinharte, im allgemeinen mehr tast- als optisch wahrnehmbare Konsistenzzunahmen, die in ihrer Oberhautbeschaffenheit überdies mitunter nodulär bzw. trabekulär gewellt oder gefurcht anmuten (Abb. **220**).

Sharp-Syndrom

Synonym: „mixed connective tissue disease“.

Das Sharp-Syndrom („mixed connective tissue disease“) umfaßt die Merkmale von Lupus erythematodes acutus, Polymyositis und progressive Sklerodermie, deren einzelne Symptome typischerweise mehr oder weniger auch klinisch erkennbar sind. Sehr charakteristisch sind hochtitrige antinukleäre Faktoren, die ein fleckförmiges Bindungsmuster aufweisen. Diagnostische Sicherheit vermittelt der mittels Hämagglutinationsreaktion nachweisbare Antikörper gegen extrahierbares nukleäres Antigen (Anti-ENA). Dieser sowie der fleckförmige antinukleäre Antikörper ergeben nur dann einen hochtitrigen Wert, wenn das Testsubstrat nicht mit Ribonuklease behandelt wurde. Weiter zeichnen eine relativ gute Prognose und gutes Ansprechen auf Corticosteroidmedikation diese Erkrankung aus.

Skleromyxödem

Beim Skleromyxödem (Arndt-Gottron) handelt es sich um eine sowohl papulöse wie diffuse Myxodermie, welch letztere zu dickhäuterartigen wulstigen Faltungen führt. Pathogenetisch ist im Gegensatz zur progressiven Sklerodermie beim Skleromyxödem Arndt-Gottron in der muzinösen Ablagerung der primäre Krankheitsvorgang zu erblicken, der deuteropathisch zur Sklerofibrose führt. Im Gegensatz zu der viszeralen Vitalbedrohung des Kranken mit einer klassischen progressiven Sklerodermie wird die Lebenserwartung des Skleromyxödem-Patienten u.a. durch eine mögliche zerebrale Mucininfiltration bedroht. Darüber hinaus scheinen die meisten Skleromyxödemfälle paraproteinämisch kompliziert zu sein (Plasmozytom!).

Sklerodermieartige Erkrankungen des Kindesalters

Sclerema neonatorum

Diesen früher nicht allzu selten wohl als „Sklerodermie der Säuglinge“ untergetauchten, eigentümlich flächenhaften Verhärtungszustand von Haut und Unterhautzellgewebe differenzierte man früher in das Sclerema oedematosum und das Fettsklerem, das Sclerema adiposum, bei dem im Gegensatz zu der ersten Varietät der untersuchende Fingerdruck auf der so veränderten Haut nicht stehenbliebe. Abgesehen von diesem angeblichen Unterschied bezüglich des Ödemverhaltens sind beide Krankheitszustände durch ein alabaster- bis weißgelbliches, bezirksweise auch marmoriertes, nach der Peripherie ferner mitunter zyanotisch getöntes Kolorit charakterisiert. Die Oberfläche der Krankheitsherde ist glatt, mitunter auch uneben oder von nach der Tiefe zu tastbaren Knötchen oder zystischen Gebilden durchsetzt. Bedeutsam ist die Abgrenzung von anderen im Neugeborenenalter vorkommenden Hydropsformen (Rh-Inkompabilität, Hypoproteinämie bei Pankreasfibrose o.ä.).

Adiponecrosis subcutanea neonatorum

Diese früher ebenfalls wohl als „Säuglingssklerodermie“ verkannte, häufig symmetrische Fettsklerose zeichnet sich durch plattenartige subkutane Infiltrate aus, die bei augenscheinlich in gutem Allgemeinzustand befindlichen, aber meist überaus kräftigen und deshalb unter schwerer Geburtsarbeit zur Welt gekommenen Säuglingen vorzugsweise über Rücken, Gesäßbacken, Wangen oder Extremitäten lokalisiert sind. Über den Infiltraten, die gegenüber ihrer Unterlage nur wenig verschieblich, aber doch etwas epaulettenartig umgreifbar sind, erscheint die Oberhaut oft bräunlich oder bläulich rot getönt. Manchmal kommt es ferner zu septischen Erweichungen, ansonsten aber nach Monaten zur Rückbildung ohne wesentliche residuäre Lipatrophie. Wesensmäßig handelt es sich bei dieser essentiellen Krankheit des kindlichen subkutanen Fettorgans um eine Fettdekompensation zu anisotropen Fetten hin, wodurch sich eine granulomatöse Proliferation entwickelt.

Therapie der Sklerodermie

Zirkumskripte Sklerodermie. Angesichts der grundsätzlich guten *Prognose,* wenn man von der Wachstumsbeeinträchtigung einer Extremität mit linearer Sklerodermie beim Jugendlichen absieht, ist eine besondere Behandlung nicht erforderlich. In Frage kommt – bei geeigneter Lokalisation des Krankheitsherdes – die Anwendung von Ultraschall oder eine Massage mit erweichenden Salben.

Progressive Sklerodermie. Bei der progressiven Sklerodermie, aber auch bei der generalisierten zirkumskripten Sklerodermie, geben wir Gestagene (z.B. Primolut-Nor 3×5 mg/die). Während die Gestagentherapie der progressiven Sklerodermie in der Hauptsache von uns bei den indurativen und skleratrophischen Stadien angewandt wird, kommen für die Initialstadien neben der naheliegenden Anwendung von Warmwasser- oder Sandbädern vor allem auch Moorbadkuren und im besonderen für die präludierenden, angiospastischen Zustände die Infusion eines Plasmaexpanders in Frage, evtl. auch sog. durchblutungsfördernde Medikamente wie Trental, Dusodril, Sibelium oder Dibenzyran.

Scleroedema adultorum. Im Anfang ist die hauptsächlich therapeutische Chance beim Sklerödem in der Anwendung antiinfektiöser Prinzipien (Penicillin) zu erblicken. Für spätere Stadien kommen in erster Linie Vitamin E, Schilddrüsenpräparate, Hyaluronidase in Betracht.

Skleromyxödem. Bei diesem sehr seltenen Leiden kommen namentlich bei paraproteinämischer Komplizierung Zytostatika oder Immunsuppressiva (Endoxan, Alkeran o. ä.) in Frage.

Dermatomyositis

Synonyma: Polymyositis, Neuromyositis, für einen Teil der Fälle auch: karzinomatöse Neuromyopathie.

Häufigkeit, Alters- und Geschlechtsverteilung

Die *Häufigkeit* einer Dermatomyositis ist etwa auf 1 : 10000 Hautkranke anzunehmen. *Altersmäßig* kommen vorzugsweise die Zeiträume zwischen dem 5.–15. Lebensjahr (häufigste Kollagenose im Kindesalter) sowie das 5. Lebensjahrzehnt in Betracht. Die *Geschlechtsverteilung* ist ungefähr gleich, aus mancher Zusammenstellung ergibt sich ein leichtes Überwiegen des weiblichen Geschlechts.

Klinik

Das Krankheitsbild bietet bei akuter Verlaufsweise *„heliotrope"* (Abb. **221**), zart gesättigt weinrote bis violettrote, später auch teleangiektatische oder buntgescheckte, seltenerweise auch porzellanfarbene *Tönungen*, die vor allem im Nackenbereich *lichenoide Erhabenheiten* aufweisen können. Auch die primär-chronische Polymyositis weist passager dermatitische Begleitphänomene auf, so daß man je nach Etagenhöhe oder Prävalenz von Dermatomyositis, Polymyositis oder Neuromyositis sprechen kann.

Hauptphänomenologisch kann man ferner außer dem Nebeneinander dieser *„Weißflekken-Lila-Krankheit"* (Abb. **222**) im besonderen die Erytheme, Teleangiektasien, Extravasate oder Verhärtungen an der *Nagelfalz* als pathognomonisch ansehen.

Nach Abheilung liegt nicht selten ein buntscheckiges Hautzustandsbild vor, welches sich aus den Komponenten Atrophie, Pigmentierung und Teleangieektasie zusammensetzt *(Poikilodermie)*. Diese Erscheinungsdreiheit ist, falls nicht ein angeborener poikilodermischer Biotyp vorliegt, also zumeist der Endzustand einer Dermatomyositis.

Erscheinungsbildlich ist außerdem der eigentümliche, traurig-dulderische *Gesichtsausdruck* („Facies myopathica") (Abb. **223**) solcher Kranker hervorzuheben, wie auch die *Herabsetzung* der *groben Kraft* (Armhochheben, Kniebeugen, Bewegung des Schürze-

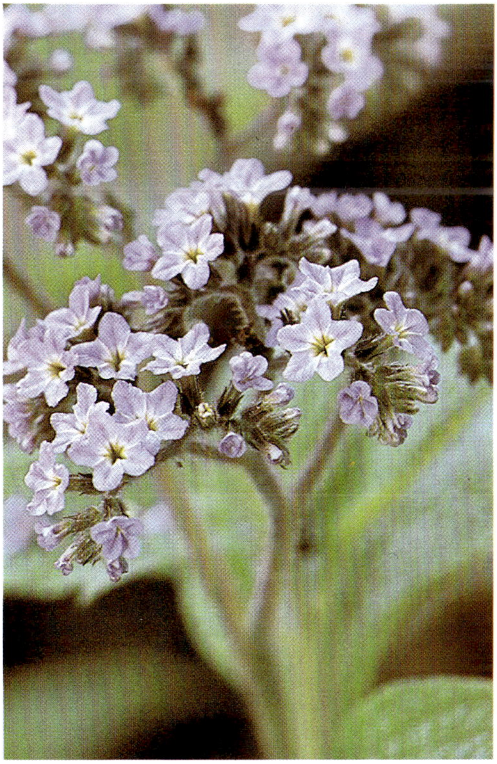

Abb. **221** Heliotrop.

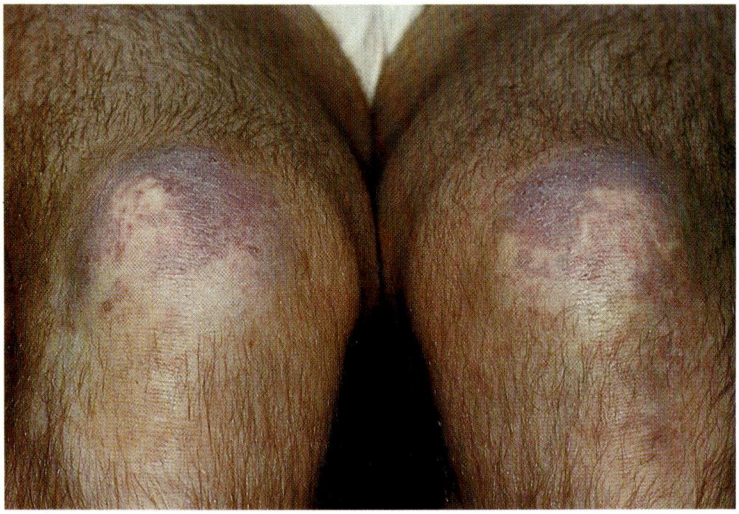

Abb. **222** Dermatomyositis („Weißflecken-lila-Krankheit").

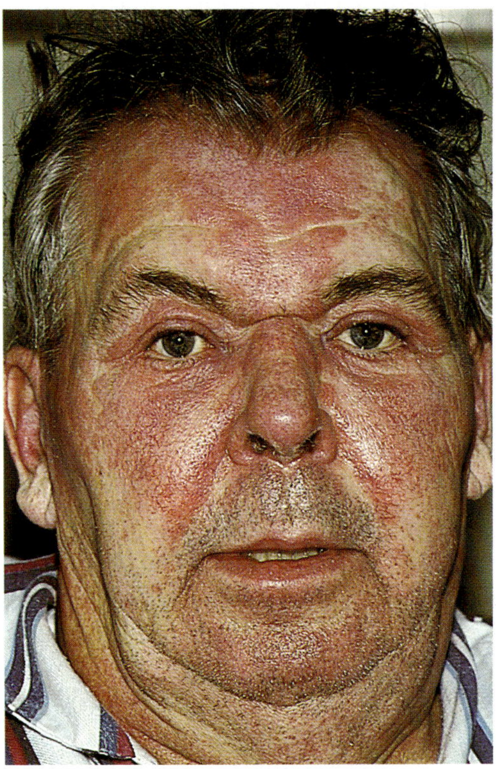

Abb. **223** Facies dermatomyositica.

zubindens, oder des Greifens nach der Gesäßtasche) diagnostische Hilfen bietet.

Ansonsten können neben der Adynamie Arthralgien, Parästhesien, Dysphagie und Aphonie, globale Herzinsuffizienz (mit Tachykardien und Rhythmusstörungen) sowie Nephropathien das Gesamtbild abrunden.

Pathologisch-anatomisch findet man, namentlich wenn die *Haut-Muskel-Biopsie* gezielt nach dem Ausfall des *Elektromyogramms* erfolgt, zirkumskript-diskontinuierlich Muskelfaserödematisierung bis Myolysen sowie je nach Phase auch interstitielle Zellproliferationen bzw. Phänomene der Entzündung oder Degeneration. Auch Abweichungen der Mucopolysaccharide sind histochemisch erfaßbar (Steigerung der Proteoglykansynthese).

Diagnose

Die *Laboratoriumsdiagnostik* der Dermatomyositis ist heute, abgesehen von der *Haut-Muskel-Biopsie* und der Bestimmung der hierbei gesteigerten *Kreatin*ausscheidung im *Urin* (normal: 0,1–0,4 g/die), durch die Möglichkeit des *Elektromyogramms* und vor allem *enzymdiagnostisch* bereichert. Im *Elektromyogramm* erscheinen speziell die Potentialverkürzung der Einzelpotentiale und die Vermehrung der polyphasischen Spitzenpotentiale von niederer Amplitude beachtenswert. Bei der Bestimmung der *„Muskelfermente"* sind neben den Enzymen SGOT, SGPT, Aldolase die glutathionaktivierte *Kreatinphosphokinase (CK)* bedeutsam. Starken Muskelfaserzerfall zeigt eine *Myoglobinurie* an.

Wichtig bleibt die Suche nach einem *malignen Grundleiden* („karzinomatöse Neuromyopathie") einschließlich einem Thymom, obzwar auch manche andere ätiologische Möglichkei-

ten, namentlich bei Erwachsenen, (Rheuma, Tuberkulose, Licht- und Temperatureinflüsse, ja selbst externe Schädigungen) diskutabel sind.
Ist ferner die *Tumormorbidität* bei der Dermatomyositis etwa 8mal höher als bei der Durchschnittsbevölkerung anzunehmen, so kommen für eine solche *Krebssyntropie* mit Dermatomyositis an erster Stelle Tumoren der Mamma, der Lungen, der Eierstöcke, des Magens und des Uterus in Betracht, während die Assoziation mit Melanomen sowie myelolymphoproliferativen Krankheiten demgegenüber im Hintergrund steht.

Differentialdiagnose

Die Differentialdiagnose sollte in erster Linie die Erwägung einer Trichinose (die Dermatomyositis wurde früher auch *Pseudotrichinose* genannt!) anderer Muskelsystemerkrankungen (Rheuma-Polymyalgie, Myasthenia gravis), aber auch einer systemischen Ablagerungskrankheit und vor allem die einer anderen Kollagenose umfassen.

Therapie

Die Therapie der Wahl besteht – bei gleichzeitiger intensiver Tumorsuche beim Erwachsenen – in der je nach Aktivität zu dosierenden Darreichung von Corticosteroiden sowie Immunsuppressiva (Azathioprin). Zurückhaltend sei man in der Anwendung von medikomechanischen Maßnahmen (Massagen o.ä.), da es hierdurch zu Schubaktivierung kommen kann. Zu fürchten sind als *Komplikationen* vornehmlich akute Myokarditis, Schluckpneumonien oder die Ausheilung in Form einer residuären universellen Kalzinose.

Lupus erythematodes (Erythematodes)

Obwohl zusammengehörig, spricht man im Einzelfall entweder von einem *Lupus erythematodes chronicus seu discoides,* einem *akuten* oder subakuten *Lupus erythematodes visceralis* oder, falls eine ursprünglich diskoide Scheibenflechte lokalisatorisch ausufert, auch von einem *Lupus erythematodes cum exacerbatione acuta*.

Häufigkeit, Alters- und Geschlechtsverteilung

Im Krankengut einer Hautklinik macht dieses Leiden etwa 1–2% aus, ferner überwiegt bei der chronischen wie bei der akuten Erscheinungsform das *weibliche Geschlecht* um geradezu das Doppelte, während *altersmäßig* das 2.–3. Lebensjahrzehnt bevorzugt sind, so daß also diese Krankheit vor der Pubertät und in höherem Alter nur ausgesprochen selten anzutreffen sein dürfte.

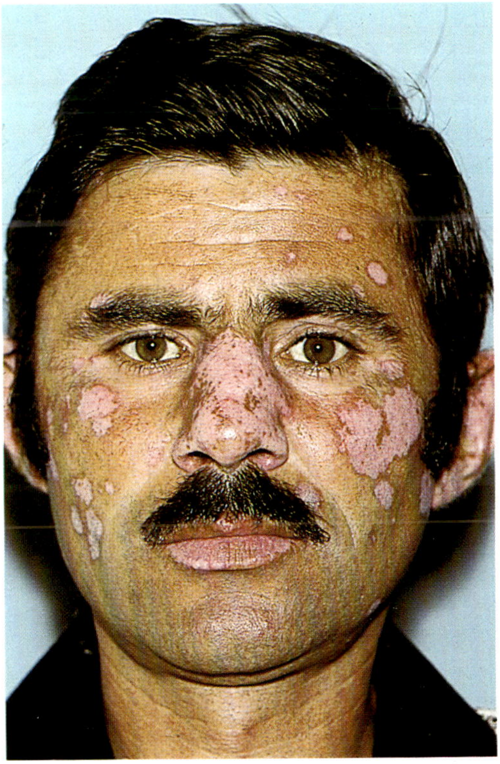

Abb. **224** Lupus erythematodes chronicus seu discoides.

Lupus erythematodes chronicus

Klinik

Der *chronisch-diskoide* bzw. *integumentale Lupus erythematodes* (Abb. **224**) stellt sich im Gesicht hauptsächlich als eine Schmetterlingsprojektion *berührungsempfindlicher* und zunächst *follikulärer Erytheme,* sodann *follikulärer* und schließlich *flächenhafter Atrophien* dar.

Sonderformen

Bisweilen sind ferner Ohrmuscheln und Extremitätenanteile unter dem Bild des frostbeulenartigen, sog. *„Chilblain-Lupus"* ergriffen.
Als weitere Sonderformen sind *akneartige* oder nach Art der früher sog. papulösen Tuberkulide am Knie oder Ellenbogen gruppierte *Knoteneruptionen* sowie als tiefe und kennzeichnender Weise mit mulden- oder kahnförmigen Atrophien abheilende Form der *Lupus erythematodes profundus* anzuführen. Dagegen wird unter einer *„Lymphocytic infiltration"* eine infiltratreiche, durchaus lichtempfindliche Varietät des Lupus erythematodes verstanden, bei der Hyperkeratose und Atrophie weitgehend fehlen, während ja sonst die atrophierende Tendenz der Scheibenflechte vornehmlich an den Ohrmuscheln, auch an der Nase im Verein mit Pigmentverschiebungen zu u.U. beträchtlichen, diese Konturen sozusagen abgreifenden Verstümmelungen führen kann.
Von den *Schleimhäuten* wird im allgemeinen nur die Mundschleimhaut ergriffen, an der sich Erytheme mit eingetrübtem Epithel oder erosivem Aufbruch, im weiteren Verlauf auch unter Einstreuung von Teleangiektasien vorfinden. Schließlich finden sich bei fast 10% solcher Kranker, und zwar meist zervikal sitzende, indolente, nur selten auch erweichende *Lymphknotenvergrößerungen*.

Laborbefunde

Laboratoriumsbefunde sind hinsichtlich Blutbild *(Leukopenie,* mäßige *Anämie)* oder bezüglich BSR und Elektrophorese für gewöhnlich nur wenig anhaltsreich.

Histologie

Histologisch wird der integumentale Lupus erythematodes meist durch um die Mitte der Follikel gruppierte Lymphzellanhäufungen, auch Erweiterungen der Koriumgefäße und epidermal durch eine zur Aufbauchung führende follikuläre Hyperkeratose *(Tapeziernagelphänomenen)* charakterisiert, wohingegen exsudative Aspekte im Gegensatz zum akuten Lupus erythematodes zurücktreten.

Differentialdiagnose

Die Differentialdiagnose wird sich beim Lupus erythematodes chronicus im besonderen mit dem Ausschluß eines *Lupus vulgaris* (Lupus vulgaris *erythematoides*!), wobei als Kriterien die Glasspatelanämisierung und die Sondenbrüchigkeit hervorzuheben sind, sowie einer – ebenfalls häufig sehr lichtprovozierbaren – *Rosazea* zu befassen haben, bei welch letzterer allerdings die Follikelkeratosen fehlen. Markierung und Auseinanderrücken der Follikel kennzeichnen dagegen das Granuloma faciale eosinophilicum. Der (seltene) Lupus erythematodes profundus wird vornehmlich die Abgrenzung gegenüber einer subkutanen Sarkoidose (Typ des Sarkoids Darier-Roussy) oder auch gegenüber einer chronischen lymphatischen Leukämie oder einer Lymphadenosis benigna cutis erfordern.

Lupus erythematodes acutus

Diagnose

Beim polytopen viszeralen *Lupus erythematodes acutus* (subacutus) (Abb. **225**) begegnen wir im allgemeinen nur diskreten Hautveränderungen, wenn auch intrafokale Punktblutungen vornehmlich an den Schleimhäuten im Verein mit häufig heftigen Allgemeinsymptomen an die Diagnose denken lassen: Hierbei ist vor allen Dingen auf das Vorliegen von Hyperpyrexie, starker Abgeschlagenheit oder überhaupt zentralnervösen Phänomenen zum Teil apoplektiformen oder epileptiformen Charakters, schließlich auch auf Myalgien, Polyarthralgien oder Raynaud-Symptome zu achten.
Von den serösen Häuten gehört zu den großen, schweren Erscheinungsformen die Beteiligung von Rippenfell, Herzbeutel und Bauchfell, also u.U. in Gestalt einer *Polyserositis.* Eine ausgesprochene, abakterielle und verruköse *Klappen-* und *Wandendokarditis (Kaposi-Libman-Sacks-Syndrom)* mit besonderer Beteiligung der Klappen des rechten Herzens und der Mitralklappen ist eher seltener. Hingegen finden sich relativ früh Sinustachykardien. Vaskulär sind neben Synkope und Akroasphyxie acquirierte, also nicht von Jugend an bestehende Akrozyanosen oder eine Livido reticularis zu erwähnen, wie auch im Gesichtsbereich unter Zurücktreten von Hyperkeratose und Atrophietendenz vasomotorische Phänomene *(„Erythema perstans")* ebenso wie an der Mundschleimhaut die Szene beherrschen können. Schließlich zeigt sich am Lupus-erythe-

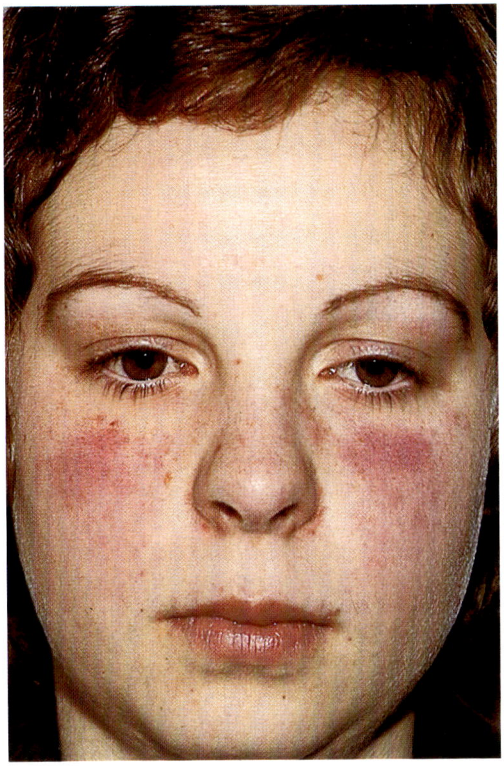

Abb. **225** Lupus erythematodes acutus.

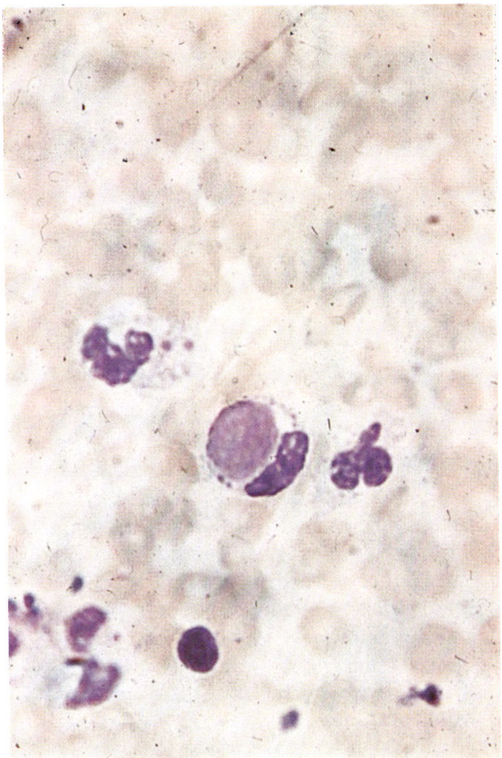

Abb. **226** LE-Zell-Phänomen.

matodes-Patienten häufig eine generalisierte Lymphknotenschwellung. Schließlich gehört zu der Untersuchung eines solchen Patienten die Frage nach der *Nierenmanifestation* (Proteinurie, Leukozyturie, Zylindrurie, Hypertonie, Azotämie bis zur finalen Urämie) und nach *Augenveränderungen:* Als letztere dominieren kleine umschriebene weißliche Herde im *Augenhintergrund* („Zytoid-bodies"), Blutungen, Papillenödem, Gefäßveränderungen, Hämorrhagien und vor allem wattebauschartige Exsudate (Cotton-wool-Herde) vorzugsweise in Makulanähe.

Laborbefunde

Anders als beim chronischen Lupus erythematodes weisen bei der akuten Verlaufsform die Erhöhung der *BSR, Leukopenie* und *Lymphozytose* sowie u.U. auch eine *Thrombozytopenie* (ggf. klinisch Symptome eines Morbus Werlhof!) auf die Schwere des Allgemeinzustandes hin. Neben einem ferner häufig positiven Coombs-Test spielt in der Praxis die Hauptrolle der Nachweis des *LE-Zell-Phänomens* (Abb. **226**): Schon bei üblicher Blutbildfärbung können sich in der Leukozytenschicht u.U. derartige neutrophile Leukozyten feststellen lassen, die homogen rauchig-wolkige Einschlußkörper phagozytiert haben. Phagozytiert dergestalt werden depolymerisierte Kernbestandteile. Daneben achte man in einem solchen Blutbild auf eine rosettenartige Gruppierung von Neutrophilen *(Rosettenphänomene)* durch den LE-Faktor, der mit den γ-Globulinen verbunden ist. Durch diesen LE-Faktor kann man vor allem auch in den weißen Blutkörperchen von Normalpersonen das vorangehend erwähnte LE-Phänomen induzieren, was nachweismäßig eine größere Ausbeute an LE-Zellen erbringt.

Histologie

Hauthistologisch finden sich – ähnlich wie makroskopisch an der Haut – mehr oder weniger charakteristische Sero- und Erythrodiapedesen, die von einer Homogenisierung des Bindegewebes sowie evtl. von einer Ablagerung fibrinoider Massen im interstitiellen Kollagen be-

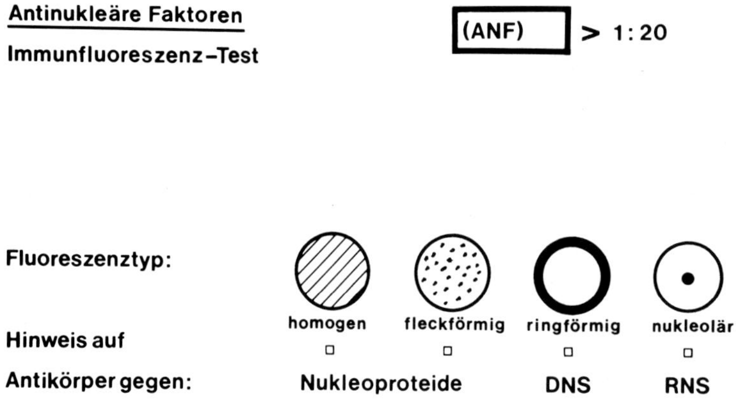

Abb. **227** Antinukleäre Faktoren.

gleitet werden. Mittels der PAS-Reaktion bzw. der PAS-Alcianblau-Reaktion gelingt im ausgeprägten Fall an der Junktion sowie an Gefäßen der Nachweis von neutralen Polysacchariden bzw. sauren Mucopolysacchariden.
Seltener glückt auch in der Haut, wie sonst leichter in den Nieren oder dem Endokard, ein Nachweis von sog. Hämatoxylinkörperchen.

Immunologie

Immundiagnostisch hat in erster Linie ein beim Lupus erythematodes acutus vorkommender *antinukleärer Antikörper* (7 S-Immunglobuline) praktische Bedeutung erhalten, der mit dem Nukleoprotein humaner Leukozytenkerne reagiert, wodurch die vorher diskutierte LE-Zelle induziert wird. *Fluoreszenzserologisch* sind ferner gebundene Immunglobuline und Komplement an der dermoepidermalen Junktion veränderter, weniger aber auch unveränderter Haut bei solchen Kranken nachzuweisen.
Immunologisch ist hier nur noch zu ergänzen, daß man unter einem *Pseudo-Le-Phänomen* solche LE-Zellen versteht, die noch eine Kernstruktur, ferner aber eine inhomogene Strukturierung des phagozytierten Materials aufweisen. Bei den Immunglobulin-Komplementablagerungen an der Junktion sowie an den Immunkomplexen und an Gefäßwänden, handelt es sich in der Hauptsache um IgG, IgM und C 3. Schließlich bestimmt man heute bei den verschiedenen diffusen Bindegewebskrankheiten, auch bei manchen malignen Tumoren, ganz besonders aber bei Verdacht auf einen Lupus erythematodes acutus mittels der indirekten Immunfluoreszenz auch *antinukleäre Antikörper* (Abb. **227**), bei denen verschiedene, homogene, gesprenkelte, periphere und nukleoläre Muster differenziert werden. Das gesprenkelte Muster („Specled type") gilt beispielsweise als kennzeichnend für das Sharp-Syndrom, während das nukleoläre Muster (Fluoreszenz allein der Nukleolen) für eine Sklerodermiekrankheit kennzeichnend sein soll.
Verschiedentlich sind *Lupus-erythematodes-Masken,* z. B. als drogenallergische Aufpfropfung nach initialer Sensibilisierung hauptsächlich durch Streptokokken u. a. nach Hydralazin, Hydantoin, Procainamid, Griseofulvin, aber auch nach Splenektomie bekannt geworden.

Ätiologie und Pathogenese

Der Lupus erythematodes wird derzeit als eine genetisch vorbereitete autoimmunitäre Erkrankung angesehen, bei der manche Vorkrankheiten (wiederholte Streptokokkeninfekte, Hepatopathien oder Tuberkulose) offenbar einen Bahnungsdienst leisten. Ein solcher immunitärer Charakter läßt sich bei etwa 80% der Patienten mit systemischem Erkrankungstyp in Gestalt der schon erwähnten Phänomene (z. B. LE-Zelle) nachweisen.

Therapie

Bei der Behandlung des *Lupus erythematodes chronicus* ist außer der Vermeidung von Sonnenlicht oder UV (Lichtschutzsalben!) die CO_2-Schnee-Behandlung nicht überholt, wenn man auch heute zunächst wohl zu einer Corticosteroidsalbe in fettigem Vehikel greift. Lokal kommen ferner intrafokale Unterspritzungen mit Cortisonkristallsuspensionen oder (noch besser) Cortisonsalben mit Plastikfolienokklu-

sion in Betracht. Die Anwendung von Chlorochin („Resochin") sollte nur bei ausgesprochener Bedarfszeit, also z. B. zu Beginn der Lichtsaison (Februar/März), erfolgen. (Cave bleibende Kerato- oder Retinopathien!). Nach Absetzen sind Rezidive durchaus möglich. Schließlich bedarf die Chlorochinwirkung einer bestimmten Anlaufzeit von 10–12 Tagen, so daß sich die initiale Kombination mit Glucocorticosteroiden in mittlerer Dosierung (z. B. Prednison 15 mg/die) empfiehlt.
Die Behandlung des *Lupus erythematodes acutus* geht von der Notwendigkeit der Sanierung eines etwa ersichtlichen Herdgeschehens, z. B. einer chronisch rezidivierenden Tonsillitis, Sepsis oder disseminierten Tuberkulose, aus. Andererseits ist ein möglichst frühzeitiges nosostatisches Zugreifen wichtig (Lupus-erythematodes-Niere meist cortisonrefraktär!). Heute steht die Steroidtherapie an erster Stelle, wobei initial größere Dosen (z. B. 100–200 mg Prednison oder entsprechende Isodosen anderer Cortisonverbindungen) eingesetzt werden, die dann im Laufe der Monate nach und nach bis auf die sog. Erhaltungsdosis (5–15 mg Prednison/die) abzubauen sind. Bei steroidrefraktären Situationen erscheint die Anwendung von bestimmten Immundepressiva (wie z. B. Azathioprin) erwägenswert. Bei hämorrhagischer Note führe man reichlich Flavonoide zu.

Atrophien

Pathologisch-anatomisch führt die als *Atrophie* bezeichnete Regression resp. Katabiose ihrem Wesen nach zu einem Schwund von Epidermis *und* Kutis, weniger auch der Subkutis. Aus nicht zuletzt praktisch wichtigen Gründen sollte man bei ihr zwischen einer *schlaffen* und *straffen* Form differenzieren: Während erstere durch eine Dünne der Oberhaut (meist mit russischem Zigarettenpapier oder einer Bratapfelhaut verglichen) und durch Einbuße von Elastizität sowie Fältelung charakterisiert ist und *nicht* zur malignen Weiterentwicklung neigt (Abb. **228**), haben wir bei der straffen, u. U. nur schwer von einer Sklerodermie oder Dermatosklerose unterscheidbaren Atrophie zunächst oft eine Volumenvermehrung des Kollagens und nachher eine indurative Transformation des Koriums vor uns.
Histologisch beobachten wir entsprechend dem makroskopischen Befund eine Verdünnung der Oberhaut – nicht selten im kompensatorischen Zusammenhang mit umschriebenen Hyperkeratosen – sowie eine schmalbandige Ausziehung des Reteprofils, erst in späte-

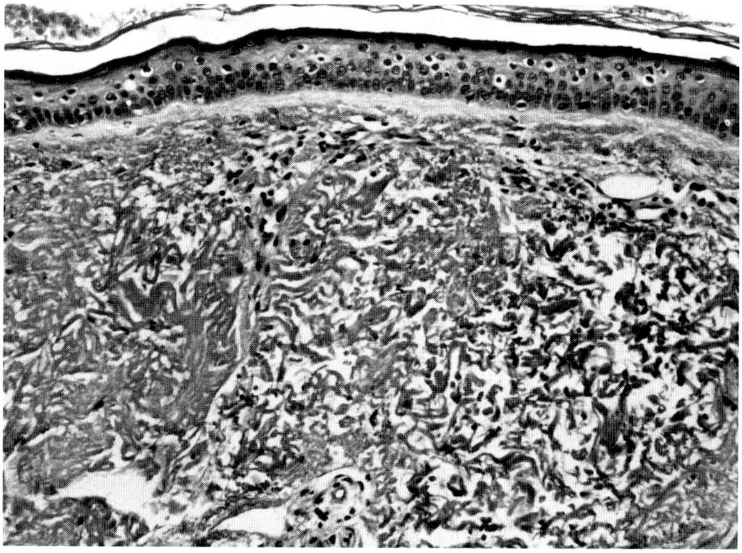

Abb. **228** Atrophie der Haut (Verdünnung und Profilarmut des Epithelbandes, ausgeprägte Elastose im Korium).

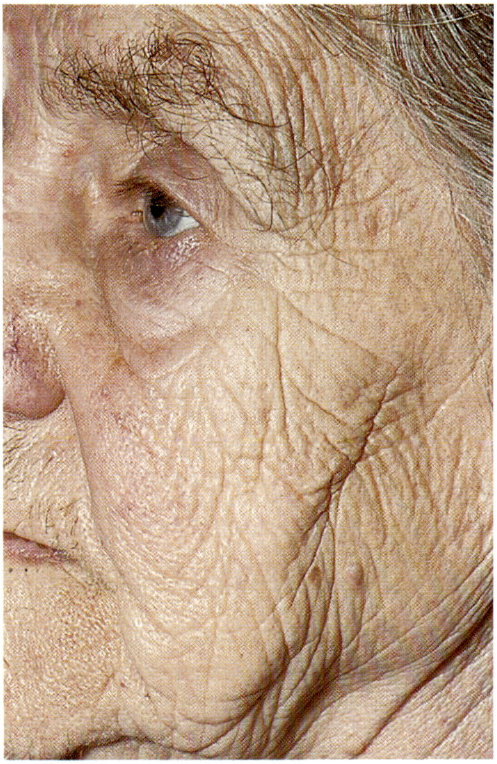

Abb. **229** Altershaut.

ren Stadien auch eine Reduktion und größere Abnahme der Hautanhangsgebilde und vor allem insgesamt eine Reduktion von Kollagen und Elastika, also eine Abnahme der Strukturen in verschiedener Art und Weise.

Primäre und sekundäre Atrophien

Physiologische oder senile Atrophie der Haut

Makroskopisch sind die Hauptakzente dieser Altershaut (Abb. **229**) in einer etwas derb verdickenden, gelbweißlichen bis gelbbräunlichen Strukturumwandlung gegeben, wobei derartige Hautareale infolge Rückgangs der Talg- und Schweißdrüsenfunktion nicht nur pityriasiform schilfern können, sondern zumeist auch nur noch von wenigen Terminalhaaren bestanden sind. Im Vergleich zu dieser sog. einfachen *senilen Atrophie* tritt bei der sog. *degenerativen Atrophie* der Haut, der stärkeren Ausprägungsform also, vor allem der Elastizitätsschwund in Erscheinung. Feingeweblich handelt es sich bei dieser *senilen oder aktinischen Elastose* um eine sog. basophile Degeneration.

Heute neigt man mehr und mehr wieder zu der Ansicht, daß es sich bei der senilen Elastose um einen bevorzugt die elastischen Fasern betreffenden Vorgang und nicht um degeneriertes Kollagen handelt. Indessen imponiert lichtmikroskopisch bei der senilen Elastose die Umwandlung der physikalischen und chemischen Eigenschaften des Kollagens so beträchtlich, daß histochemisch eine völlig andere Stoffklasse vorzuliegen scheint, während elektronenmikroskopisch die Ähnlichkeit zu elastischem Material nicht zu verkennen ist.

Letztlich ist auch die sog. *Seemannshaut, Landmannshaut* bzw. *Farmerhaut* eine senile und aktinische Elastose mit allerdings meist entzündlichen Vorphasen und später klinischen Ähnlichkeiten zu einem tardiven Xeroderma pigmentosum, weniger auch zu einem Pellagroderm, welches meist bald an flächenhafter Rauhigkeit gewinnt, oder zu einer Strahlenpoikilodermie.

Erfolgt nun im Rahmen der senilen Atrophie deren Unterteilung in grobe rhombische Felder, wie das namentlich im Nackenbereich und fast ausnahmslos bei Männern mit Freiluftberufen sowie unter Einfluß von Teer, Acridin o.ä. einzutreten pflegt, so spricht man von einer *„Cutis rhomboidalis nuchae"* (Abb. **230**). Manchmal können bei dieser auf den ersten Blick durchaus Anklänge zu einem Pseudoxanthoma vorliegen. Ansonsten haben wir auch bei der Cutis rhomboidalis nur mehr oder weniger das geschilderte Substrat der degenerativen Alters- und Wetteratrophie vor uns.

Größere Falten- oder Runzelbildungen können als *Dermatochalasis* d.h. als faltig-schlaffe Hautbeschaffenheit bezeichnet werden, die sich bereits im Ruhestand als ungewöhnlich welker Aspekt zu erkennen gibt. Dieser Hautzustand der Dermatochalasis, der synonym auch als Chalazodermie, Pachydermozele, Chalodermie, „loose skin" oder Dermatomegalie bezeichnet wird, kann primär wie sekundär in Erscheinung treten.

Fernerhin begegnen wir meist periorbital und temporal, auf dem Boden der eben bereits charakterisierten Hautaltersveränderungen der *„Elastoidosis cutanea nodularis cystica et comedonica"* (Abb. **231**). Bei tieferem Sitz haben wir hierbei weiße bis gelbliche Knötchen vor uns,

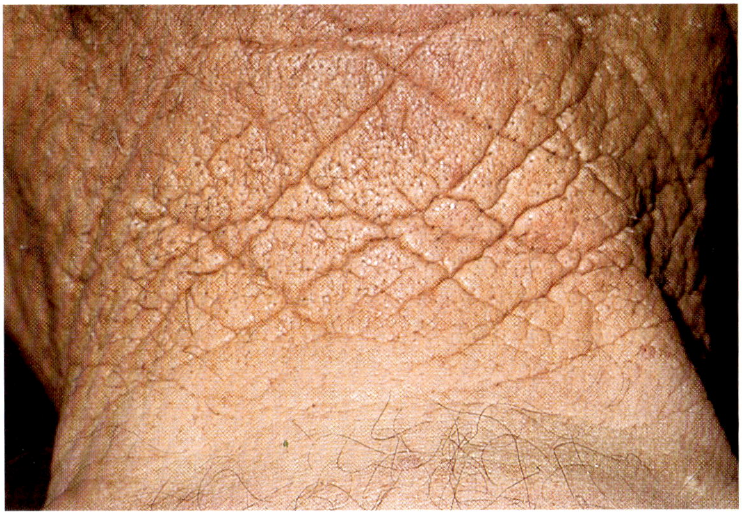

Abb. **230** Cutis rhomboidalis nuchae.

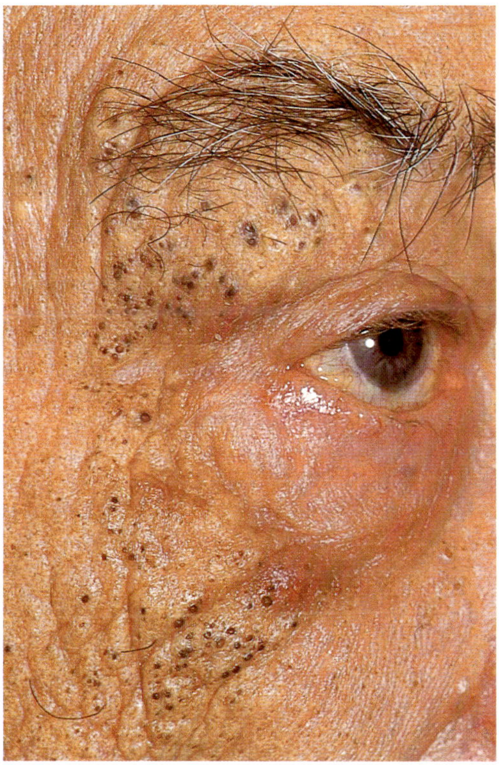

Abb. **231** Elastoidosis cutanea nodularis cystica et comedonica.

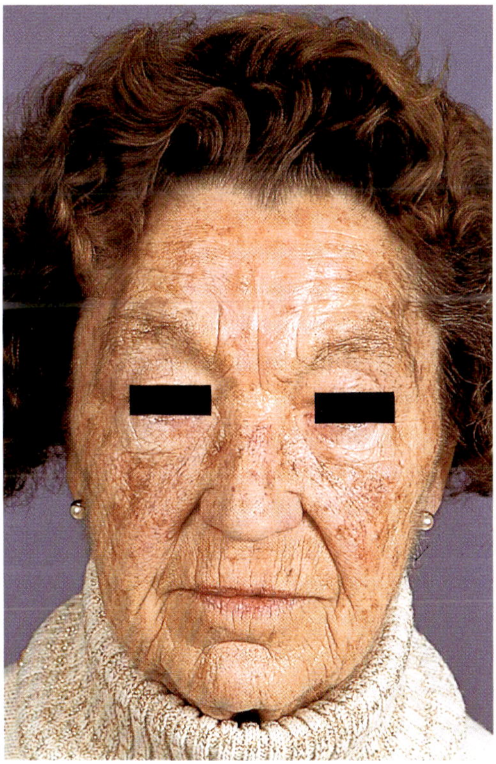

Abb. **232** Leukomelanodermie.

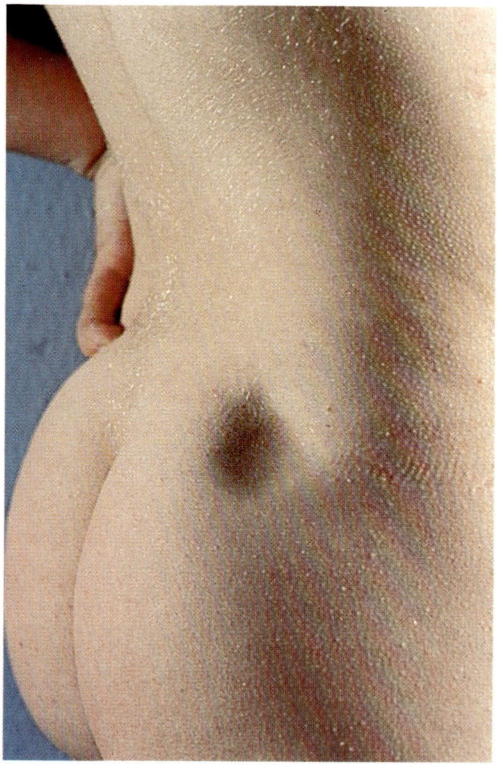

Abb. **233** Panatrophia cutis localisata, hier nach intramuskulärer Triamcinoloninjektion.

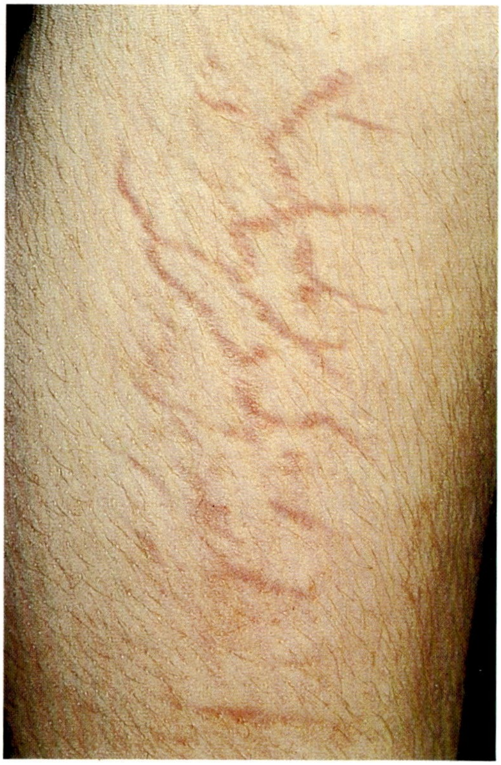

Abb. **234** Striae cutis atrophicae.

die bei höherer Etage häufig zentral auch Komedonen, also schwarze Follikelkeratosen tragen.
Schließlich wird die Altershaut noch durch weitere Stigmen komplettiert, wobei als Beispiel hier neben der Purpura senilis, den senilen Angiomen und Talgdrüsenhyperplasien, vor allem die *fleckförmigen Alterspigmentierungen* vom Typ der *Altersepheliden* und der *Leukomelanodermie* (Abb. **232**) anzuführen wären.

Panatrophia cutis localisata

Bei der Panatrophia cutis localisata (Abb. **233**), bei der wir einen flächenhaften umschriebenen, etagemäßig tiefreichenden, farblich an der Oberfläche kaum auffälligen, sondern mehr durch eine mulden- oder kahnförmige Einsenkung beachtlichen Gewebsschwund vor uns haben, dürfte es sich kaum um ein selbständiges Krankheitsgeschehen handeln, wie analoge Beobachtungen früher durch Insulin- und neuerdings auch Cortisondepoteinspritzungen lehren.
Ähnlich dürfte das ganz zarte, fliederfarbene Bild der *„Atrophodermia Pasini-Pierini"* weitgehend der „Sclerodermia plana atrophicans" – jedoch ohne Gefäßveränderungen – entsprechen. Ein vergleichbares Erscheinungsbild kann auch nach oberflächlicher (!) Injektion von Corticoidkristallsuspension zustande kommen.

Striae cutis atrophicae

Die initial mehr blau-rötlichen und dann zunehmend weißlich erscheinenden „Hautdehnungsstreifen" sind oberflächlich zunächst glatt, bald jedoch deutlich gefältelt und schließlich gegenüber der Umgebung eingesunken (Abb. **234**). Geläufig sind die Striae gravidarum und die Striae adipositatis adolescentium. Seltener wird man bei manchen Infektionskrankheiten entsprechenden Dehnungsstreifen begegnen, während gegenwärtig Striae

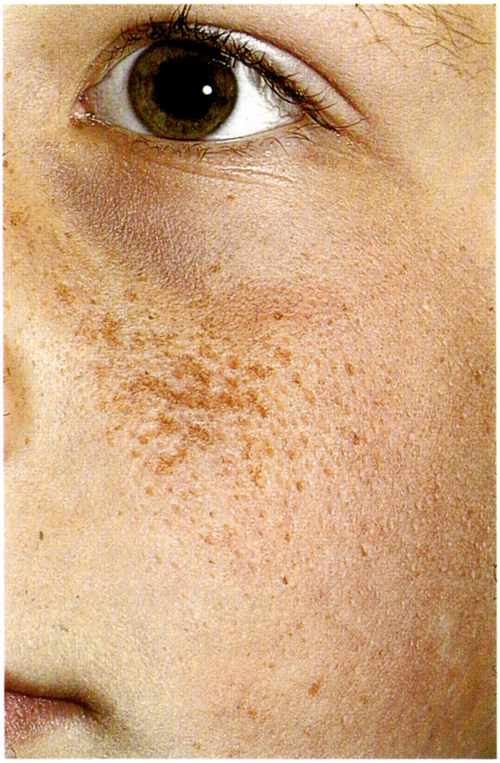

Abb. **235** Atrophodermia vermiculata.

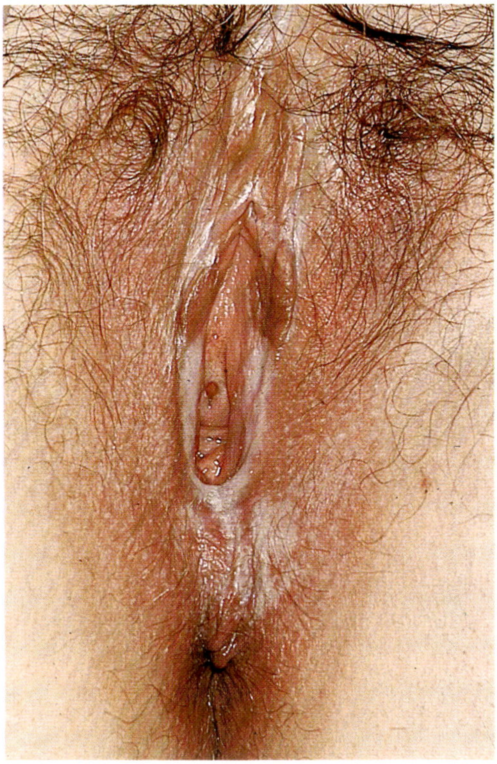

Abb. **236** Craurosis vulvae.

infolge Cortisonzufuhr keine Seltenheit darstellen.

Atrophodermia vermiculata

Bei dieser „nävoiden" Hautatrophie handelt es sich um ein nahezu ausschließlich über der Jochbeingegend lokalisiertes, netzartig-wurmstichiges Erscheinungsbild (Abb. **235**), das u.a. durch Follikelerweiterung bedingt wird. Manche Einzelfälle zeigen ein mehr akneiformes Gepräge, so daß ihre Benennung als „acné vermoulante" gerechtfertigt erscheint.

Atrophia alba

Diese „spontane" Atrophie kommt auf umschriebenem Bezirk infolge venöser Insuffizienz oder infolge gekoppelter arterieller und venöser Durchblutungsstörung zustande. Phänomenologisch imponieren kleinere rundliche oder etwas bizarre, gegenüber der Umgebung meist eingesunkene, narbige Bezirke, speziell im perimalleolären Bereich des Unterschenkels. Perifokal ist die „Atrophie blanche" oft verwaschen-braun pigmentiert und zentral ulzerös aufgebrochen („exulzerierte Capillaritis alba").

Craurosis (vulvae seu penis)

Der Begriff der „Kraurosis" bezeichnet ein sklerosierend-atrophisierendes und auf die Dauer neben einer Einebnung des Genitalprofils auch eine Schrumpfung und Stenosierung des Genitaleingangs nach sich ziehendes Erscheinungsbild (Abb. **236, 237**). Heute greift die Erkenntnis mehr und mehr Platz, daß wir in der Kraurosis einen zwar hochcharakteristischen genitalen Schrumpfungszustand vor uns haben, der aber von verschiedenen Grundkrankheiten aus erreicht wird (wie z. B. vom Lichen sclerosus et atrophicus).

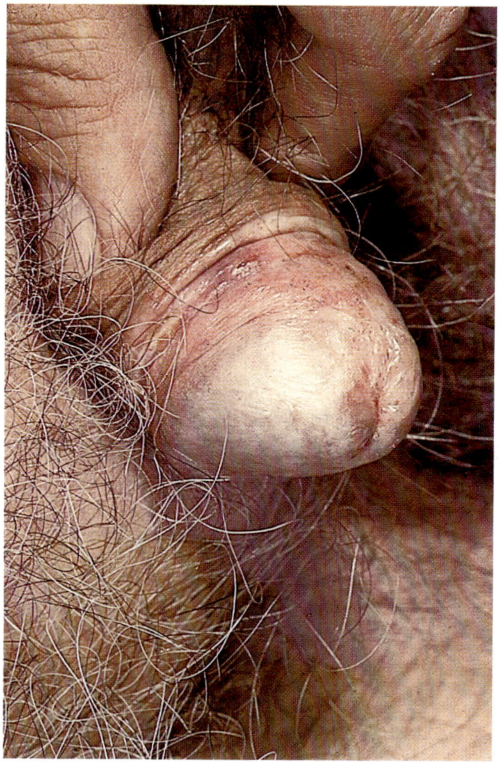

Abb. **237** Craurosis penis.

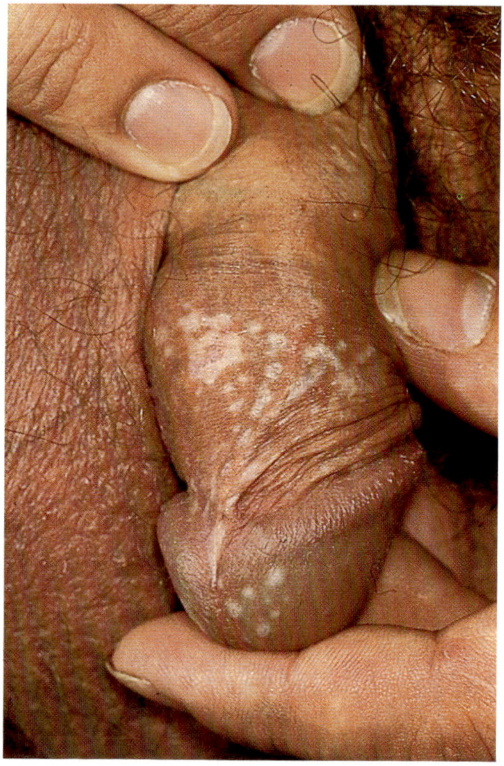

Abb. **238** Lichen sclerosus et atrophicus.

Lichen sclerosus et atrophicus

Der sich aus kleinen Einzelherden zusammensetzende Lichen sclerosus et atrophicus (Abb. **238**) steht nosologisch zwischen der kleinfleckigen zirkumskripten „kartenblattähnlichen" Sklerodermie und dem Lichen ruber planus. Bei der kleinfleckigen Variante der zirkumskripten Sklerodermie sehen wir gruppierte, weniger porzellanweiße als ins Milchweiße spielende Verhärtungen, die gelegentlich von einem Lilacring en miniature umgeben sein können, denen aber, was diagnostisch sehr entscheidend ist, im Gegensatz zum Lichen sclerosus et atrophicus die für diesen eigentümlichen oberflächlichen Felderungen, punktförmige Eindellungen und vor allem die fokalen Follikelkeratosen fehlen.

Histologisch finden sich beim Lichen sclerosus von kleinen Hornzapfen durchsetzte subepidermale kernarme Bezirke einer homogenen Bindegewebssklerose, innerhalb derer es zu einem Schwund der Elastika kommen kann. Anfänglich sehen wir auch bandförmige Infiltrate.

Der Lichen sclerosus et atrophicus findet sich beim weiblichen Geschlecht 6mal häufiger als beim männlichen, eine seiner Prädilektionen ist die Genitalregion.

Lipoatrophien

Speziell im Bereich der Extremitäten kann man, seltenerweise in komplett oder inkomplett bandförmiger – zirkulärer – Ausbreitung, muldenförmige Einsenkungen beobachten, bei denen die darüberliegende Haut strukturmäßig und farblich unverändert ist, wie auch die unter der Lipoatrophie gelegenen Muskel- und Knochenbezirke nicht betroffen sind. Derartige Beobachtungsgegenstände werden überwiegend als *Lipoatrophia anularis* oder *semicircularis* bezeichnet.

Bei der *progressiven Lipodystrophie* kommt es häufig schon antepubertär, und zwar vorzugsweise beim weiblichen Geschlecht, und zephalothorakal zu einem höchst auffälligen Schwund des subkutanen Fettlagers, während andererseits im Gegensatz hierzu an der Hüft-

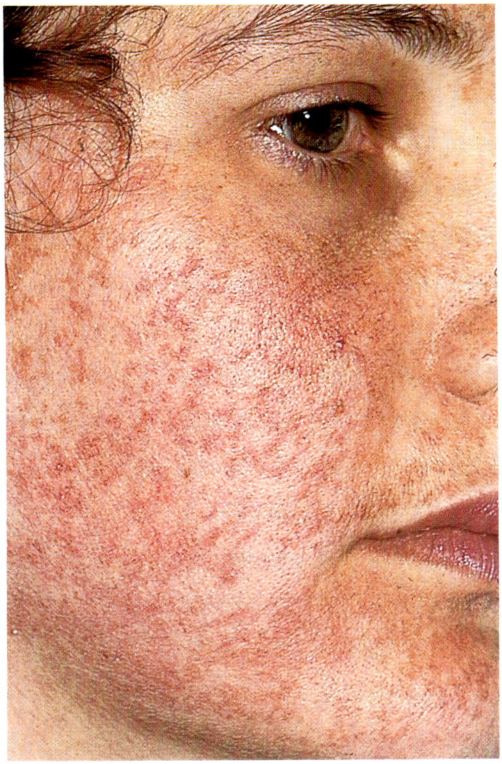

Abb. **239** Röntgenpoikilodermie.

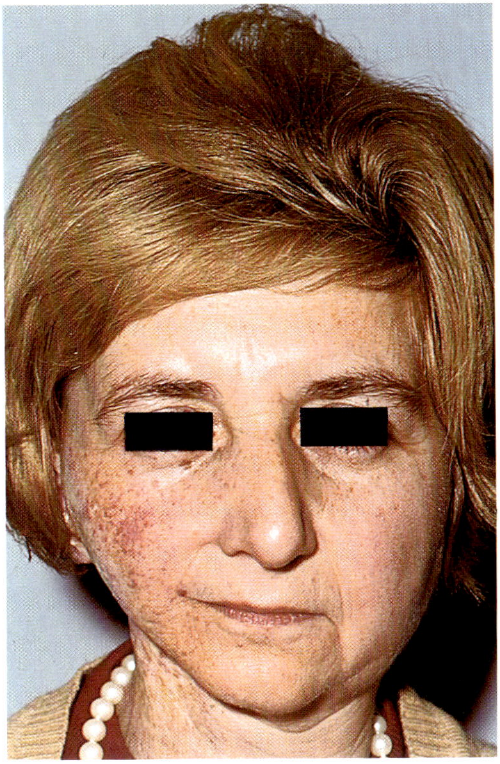

Abb. **240** Hemiatrophia facialis progressiva.

und Oberschenkelregion sich auch die Fettpolster vermehren. Beachtlich sind bei solchen Merkmalsträgern die Möglichkeit eines (lipoatrophischen) Diabetes mellitus sowie einer Hepatomegalie und Hyperlipämie. Auch Kombination mit Otosklerose, Knochenzysten und Debilität wurde beobachtet.

Druckatrophien der Haut

Druckatrophien der Haut sind selten und kommen überwiegend durch *Druck von außen,* z. B. durch kräftige Komedonen etwa bei der Acne conglobata in Form von flachen, grübchenförmigen Einsenkungen, weniger auch durch *Druck von unten,* also von der Kutis her durch Tumoren oder Ablagerungen zustande.

Röntgenatrophie der Haut

Behandlungsendzustände nach Anwendung von Röntgenstrahlen bieten sich in der Regel, auch ohne daß eine ausgesprochene exsudative oder erosive Röntgenreaktion vorangegangen wäre, überwiegend durch einen Eingriff in den Bindegewebsstoffwechsel (Koriumfibrose) nicht nur als Atrophie, sondern durch Kombination von Hautverdünnung, Pigmentverschiebung und Endgefäßerweiterungen als *Poikilodermie* (Abb. **239**) dar, deren Ausmaß meist völlig dem früheren Tubusansatz entspricht. Bedeutungsvoll ist die Entwicklung von präkanzerösen Bestrahlungskeratosen.

Atrophien durch lokale Anwendung von Corticosteroiden

Neben den bereits erwähnten evtl. atrophisierenden Effekten nach Einspritzung von Corticoidkristallsuspensionen sind unter langdauernder Applikation von Glucocorticoiden speziell solcher der 2. und 3. Generation, d. h. fluorierten Steroidsalben und im speziellen bei Durchführung einer Okklusionsbehandlung derzeit verschiedene Bilder der Cortisonhaut keinesfalls selten (Rubeosis stereoidica, Cutis praesenilis medicamentosa). Auf diese Weise begegnet man heute an den Wangen und dem

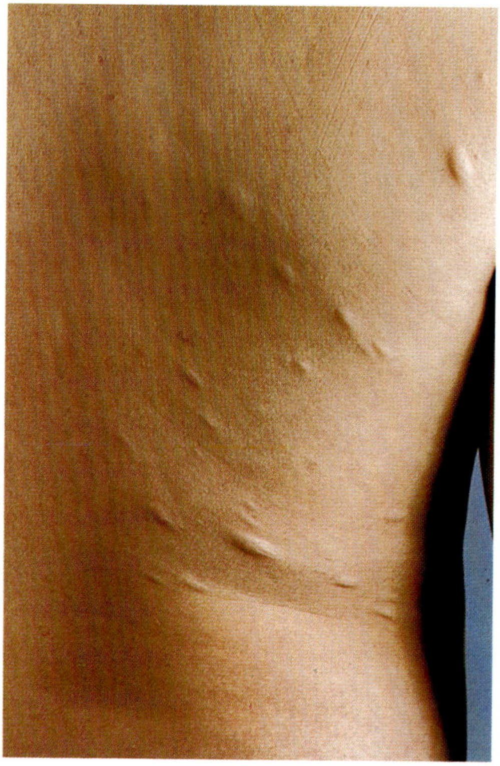

Abb. **241** Anetodermie.

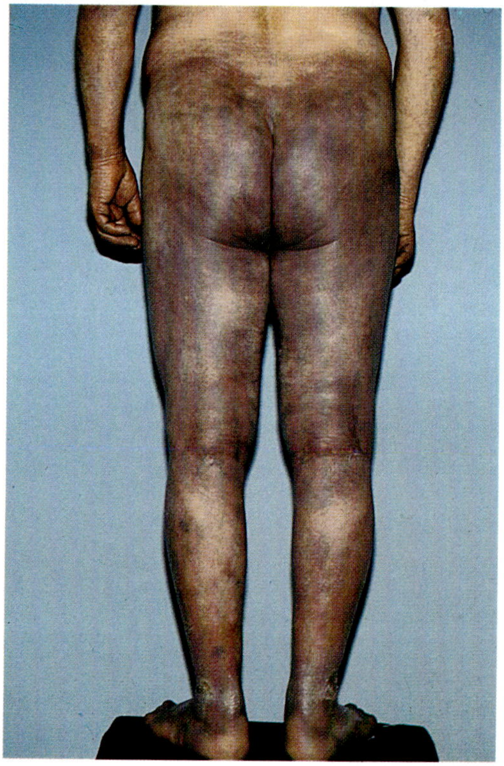

Abb. **242** Acrodermatitis chronica atrophicans (ödematös-infiltratives Stadium).

Halsbereich Erscheinungsbildern, die früher originär als „Parakératose brillante" oder „Pseudoatrophoderma colli" beschrieben waren.

Hemiatrophia facialis progressiva

Im Einzelfall ist am besten wohl davon auszugehen, daß die Rombergsche *Hemiatrophia faciei progressiva* (Abb. **240**) keine nosologische Einheit darstellt, wobei nicht zuletzt auch Enzephalitis oder entsprechende Traumatisierung, die am sympathischen Nervensystem angreift, Effektcharakter gewinnen können. Doch dürfte praktisch gesehen die Rombergsche Halbseitenatrophie des Gesichts überwiegend der Ausdruck einer *bandförmigen Sklerodermie* sein, speziell wenn das atrophische Erscheinungsbild sich erst nach einer Ödem- und Indurationsphase entwickelt hat. Blickmäßig kommt der Betrachter, namentlich bei Entwicklung eines Enophthalmus, evtl. sogar durch Vorliegen eines kompletten Horner-Syndroms und einer Gesichtsasymmetrie, die etwas an eine Fazialislähmung erinnern kann, zur Diagnose.

Anetodermie (Dermatitis atrophicans maculosa)

Bei der fleckförmigen „Anetodermie" haben wir singulär oder multipel eine rundliche, scharf umgrenzte, etwas knitterig gefältelte, zigarettenpapierartige Verdünnung der Haut vor uns. Häufig findet sich eine das Hautniveau säckchen- oder hernienförmig überragende Varietät dieser Atrophie *(Typ Schweninger-Buzzi)* (Abb. **241**).

Beim *Typus Jadassohn* gibt es ein erythematöses Initialstadium und beim *Typus Pelliazari* eine urtikarielle sowie schließlich beim *Typus Alexander* eine blasige Anfangsform.

Acrodermatitis chronica atrophicans

Von dieser atrophisierenden Hautkrankheit werden überwiegend Frauen um das 5. oder 6. Dezennium ergriffen. Initial entwickeln sich ziemlich unbemerkt zunächst nur an einer Extremität, später aber auch an anderen, unter gewisser Symmetrie und ohne jedwede Allgemeinerscheinungen zarte, flächenhafte, später an teigiger Infiltration *(„Erythromelie")* gewinnende und schließlich in eine meist schlaffe Atrophie übergehende Erytheme (Abb. **242**). Kennzeichnend sind längs der Ulna (Abb. **243**) und entlang der Tibia streifige, straffe Krankheitsentwicklungen, wie auch unter der schlaff-atrophischen Haut charakteristisch durchscheinende Venenstämme die Diagnose ebenso erleichtern. Weiterhin begegnet man manchmal *„fibroiden", juxtaartikulären Knoten.*

Histologisch treten bei der Acrodermatitis chronica atrophicans nach einer „entzündlich"-zelligen Infiltration weitgehende Rarefizierung bis herdweise völliger Schwund der Elastika ins Bild. Veränderungen in den regionären Lymphknoten, im Knochenmark, erhöhte BSR o.ä. deuten auf eine Allgemeinkrankheit (?) hin, die durch ein *infektiöses Agens (Zeckenübertragung?,* identisches Verbreitungsgebiet der Krankheit und der Zecke Ixodes ricinus seu reduvius) verursacht sein könnte, was auch durch Transplantationsversuche gestützt zu sein scheint. Derzeit faßt man ätiologisch die Acrodermatitis chronica atrophicans, das Erythema chronicum migrans sowie die Lymphadenosis benigna cutis (= Lymphozytom), bei welch letzteren ebenfalls die Übertragung durch Zecken diskutiert wird, als „wahrscheinliche Infektionskrankheiten der Haut" zusammen.

Therapeutisch ist die Acrodermatitis chronica atrophicans in ihrem ödematös infiltrativen Stadium durch Penicillin sicher beeinflußbar (8 Mega Penicillin, ein oder zwei Wiederholungen nach etwa 3–6 Monaten), weniger effizient auch durch Tetracycline (insgesamt 15–20 g).

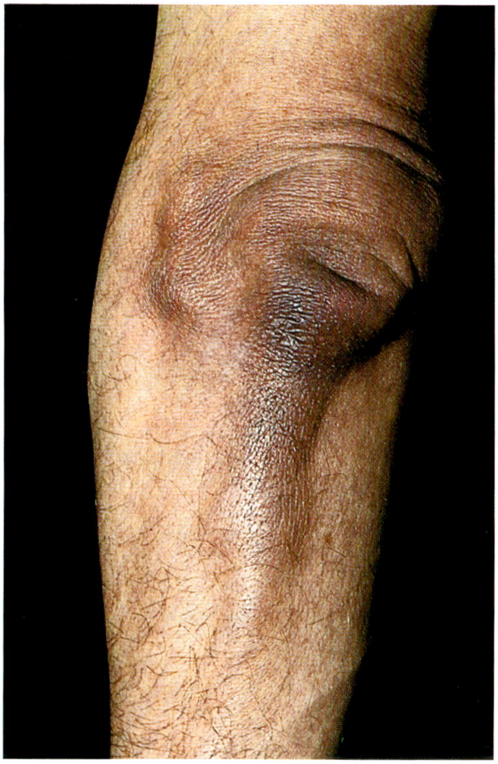

Abb. **243** Fibroider Ulnarstreifen.

Poikilodermie

Es handelt sich bei einer „universellen Poikilodermie" um keine Krankheit eigener Art, sondern hauptsächlich um Folgezustände einer Dermatomyositis. Schließlich gehören zu den Poikilodermien noch einige primäre kongenitale Biotypen, wie z.B. das Syndrom von Thomson und die kongenitale Dystrophie von Rothmund.

Krankheiten des Panniculus adiposus

Das subkutane Fettgewebe dient als Druckschutz sowie als Fettspeicherungsorgan, jedoch sind die weißen Lipozyten auch zum Fettaufbau befähigt. Fettzellengruppen bauen sich zum Fettläppchen zusammen, welches seinerseits von Bindegewebe umgeben wird und welches feingeweblich als sog. Septum in Erscheinung tritt. Typisch für das Fettgewebe, welches grundsätzlich zum retikuloendothelialen System zu zählen ist, ist seine ausgeprägte Reagibilität gegenüber verschiedenen Reizen oder Entzündungsvorgängen, wodurch u. U. zunächst Nekrosen, später Granulome entstehen können, die durch Phagozytosetätigkeit der Histiozyten sich zu den kennzeichnenden schaumzelligen Lipophagen-Granulomen umwandeln. Als Residuen entwickeln sich Fibrosierungen, die u. U. makroskopisch als kahn- oder muldenförmige Einsenkung imponieren.

Adiponecrosis subcutanea neonatorum

Diese meist bei größeren, fettleibigen Kindern in den ersten Lebenswochen auftretende, weitgehend symmetrische Fettsklerose ist erscheinungsbildlich durch plattenartige, subkutane Infiltrate ausgewiesen. Solche Kinder, die offensichtlich bei schwerer Geburtsarbeit zur Welt gekommen sind, weisen die betreffenden, hautfarbenen oder etwas rötlichen Infiltrate über Rücken, Gesäß, Wangen oder Gliedmaßen auf (Abb. **244**). Fieber fehlt, wie auch der Allgemeinzustand offensichtlich ungestört verbleibt.
Feingeweblich finden sich Steatonekrosen mit „entzündlichen" Zellanhäufungen, bei denen auch Riesenzellen vom Fremdkörpertyp und Calciumdeposite bemerkenswert sind.
Seltener kommt es auch zu septischen Kolliquationen, jedoch erfolgt überwiegend eine makroskopische Reconstitutio ad integrum, so daß eine differente *Therapie* meist angesichts der günstigen Prognose sich erübrigt.

Sclerema neonatorum

Bei dieser weiteren sklerodermieartigen Erkrankung des Kindesalters haben wir in der Regel unreif geborene, lebensschwache Säuglinge der ersten Lebenswochen mit einer mehr oder weniger diffusen Induration des Unterhautgewebes vor uns, wodurch sich

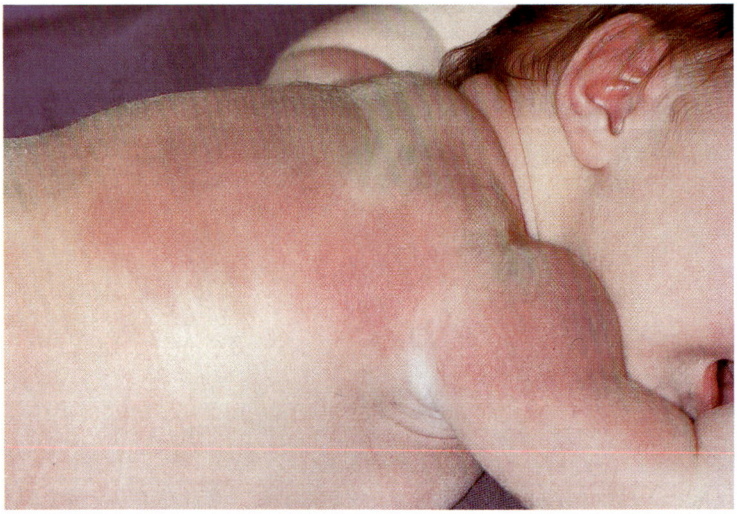

Abb. **244** Adiponecrosis subcutanea neonatorum.

erscheinungsbildlich ein alabaster- bis weißgelbliches, u. U. etwas marmoriertes Hautkolorit der oberflächlich glatten, nach der Tiefe sich knotig untersetzten Krankheitsherde ergibt. Beim sog. Scleroderma oedematosum neonatorum sollen sich bei Palpation Dellen eindrücken lassen. Die Letalität bei dieser seltenen Krankheit ist hoch, zumal auch moderne *Therapeutika* (Corticosteroide) im Verein mit Bemühungen um eine Hebung der Hypothermie weitgehend ineffektiv bleiben.
Differentialdiagnostisch wird weniger an eine Säuglingssklerodermie oder die vorangehend erwähnte Adiponecrosis neonatorum, sondern auch an andere perinatale Hydropsformen, bei RH-Unzulänglichkeit oder an einen Eiweißmangel z. B. bei Pankreasfibrose zu denken sein.

Pannikulitiden besonderer Ätiologie

Hierunter kann man mehr oder weniger knotige, ebenfalls vermehrt bei Kindern oder Jugendlichen in Erscheinung tretende, herdförmige Fettgewebsinfiltrationen bzw. Lipogranulome vom Typ der *Kältepannikulitis* oder *traumatische Fettgewebsnekrosen* (vorzugsweise an den Brüsten fettleibiger Frauen) zusammenfassen.
Auch im Zusammenhang mit einem *profunden Lupus erythematodes acutus* können verlaufsweise dolente, noduläre Pannikulitiden auftreten.
Als *Lipogranulomatosis subcutanea Rothman-Makai,* einem ätiologisch sehr dunklen Erscheinungsbild, das deshalb heute nur mit Zurückhaltung diagnostiziert werden sollte, sollen sehr plötzlich erbsgroße Lipogranulome auftreten, die sich histologisch in stadienmäßiger Reihenfolge als Nekrose-, Lipophagie- und Atrophiereaktion ähnlich der Pfeifer-Weber-Christian-Krankheit ausweisen.

Ebenso umstritten ist heute der Begriff des *Sarkoids Darier-Roussy,* bei dem es sich für gewöhnlich eher um eine subkutane Sarkoidose als um einen tiefen Lupus erythematodes handeln wird.

Die sog. *Oleogranulome* oder *Paraffinome* spielten früher eine Rolle als unerwünschte Folge kosmetischer Korrekturversuche, die durch subkutane Einspritzung öliger Zubereitungen Eindellungen ausgleichen sollten.

Histologisch wies das heute nahezu ausgestorbene Paraffinom das Bild eines Lochkäses auf. Vereinzelt wurde auch mal Entartung beobachtet. Gegenwärtig wird man hinsichtlich der Ursache allenfalls auf *Silikonome* zu achten haben.

Steatonekrosen bei Pankreatopathien

Symptomatologisch begegnet man bei manchen Fällen von Pankreatitis oder Pankreaskarzinom, unter schubweiser Entwicklung und u. U. fistulöser Erweichung, subkutanen Knoten im Verein mit Polyarthralgien und einer Vermehrung der Eosinophilen im Blutbild. Ein Anstieg der Amylase und Lipase im Harn wie im Serum wird für gewöhnlich nur während der Schubaktivität zu erfassen sein.

Panniculitis nodularis non suppurativa febrilis

Synonym: Pfeifer-Weber-Christian-Syndrom.

Bei diesem ätiologisch wohl uneinheitlichen Krankheitsbild erkrankt nicht selten auch das viszerale Fettlager systemisch mit, was die gelegentliche allgemeine Schwere der Krankheit bedingt. An der Haut entwickeln sich afebril oder unter Fieberanstieg knotig abgesetzte oder plattenartig größere, in der Regel nicht vereiternde oder aufbrechende Pannikulitiden von weicher Beschaffenheit sowie ohne suprafokale Rötung der Haut.
Die Rückbildung erfolgt unter ausgeprägter kahn- oder muldenförmiger Lipatrophie sowie auch unter residuärer Melaninpigmentierung.

Histologisch herrscht initial eine „entzündliche", neutrophile Gewebsleukozytose vor, die in eine chronische Entzündungsphase mit Histiozyten bzw. Makrophagen, aber auch Lymph- und Plasmazellen überleitet, während am Ende des Ablaufs sog. Wucheratrophien des Fettgewebes und Läppchenfibrosierungen stehen.

Von *Laboratoriumsuntersuchungen* sind, je nach floridem Stadium ausgeprägt, Erhöhung der BSR resp. Dysproteinämien, Steigerungen verschiedener Fermentaktivitäten im Serum (z. B. Aldolase), nach eigener Beobachtung auch Erniedrigung des Serumeisens zu erwähnen. Im zellulären Blutbild können starke Erhöhungen oder Abfälle der weißen Blutkörperchen oder Blutplättchen auffällig sein.

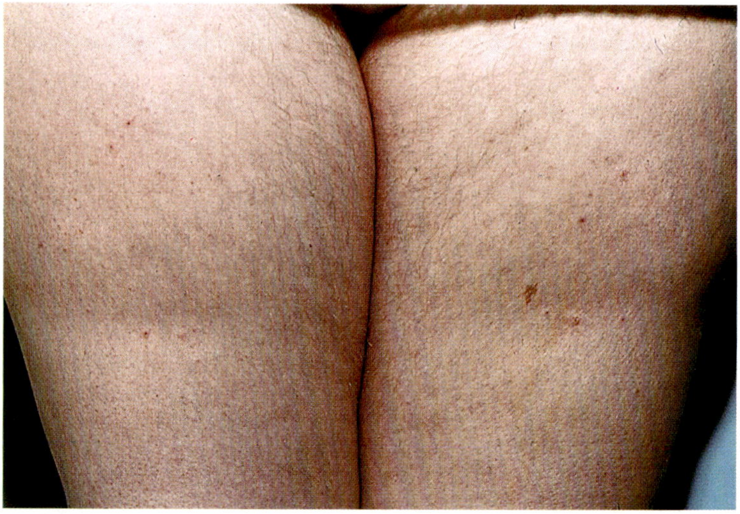

Abb. **245** Lipoatrophia semicircularis.

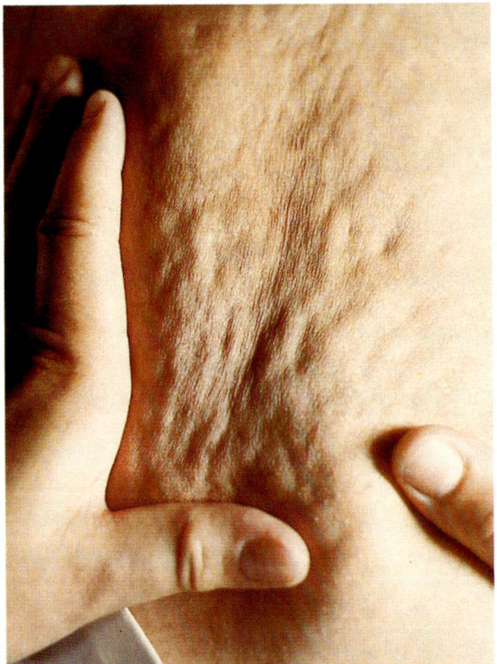

Abb. **246** Sog. Zellulitis (Matratzenphänomen).

Auch immunelektrophoretisch können verschiedene Abweichungen zu beobachten sein, wie überhaupt *ätiopathogenetisch* derzeit autoimmunitäre Einflüsse als vorrangig diskutiert werden.

Dementsprechend stehen bei der *Therapie* dieses Syndroms Corticosteroide und/oder Immunsuppressiva, je nach Erfordernis auch zusammen mit Antibiotika im Vordergrund. Hinsichtlich einer lokalen Provokation ist auf die Vermeidung von Traumatisierungen und auf etwaige Medikamentenallergien (z.B. Jod-Kali) zu achten.

Lipatrophien

Umschriebene Lipatrophien, weitgehend unter dem Bild der sog. *Panatrophia localisata,* waren früher vorzugsweise nach Injektionen von *Insulin* oder verschiedenen Schutzimpfungen und sind heute hauptsächlich nach subkutaner oder oberflächlich intramuskulärer Einspritzung von meist grobkristallinen *Corticoidsuspensionen* geläufig. Mit einer spontanen Gewebsauffüllung ist im allgemeinen innerhalb von 2 Jahren zu rechnen.

Als *Lipatrophia anularis* resp. semicircularis (Abb. **245**), versteht man sehr seltene, bandförmige oder halbbandförmige Hautrinnen, die ätiologisch meist nicht näher aufzuklären sind, wie es sich auch überwiegend um eine ungewöhnlich zirkumskripte Sklerodermie handeln könnte.

Ebenso selten und überwiegend gleichfalls wohl eine Form der zirkumskripten Sklerodermie – es sind aber auch derartige Folgezustände nach entsprechenden Hirnnervenlähmungen möglich – stellt die Rombergsche *Hemiatrophia faciei progressiva* dar.

Bei totalen oder ausgedehnten, angeborenen

oder im späteren Leben, und dann häufig postinfektiös, sich entwickelnden *totalen Lipatrophien* (Synonym: Lawrence-Seip-Syndrom) haben wir häufig auch Lebervergrößerungen, Beschleunigung der genitalen Entwicklung und eine insulinresistente Zuckerkrankheit vor uns.

Symptomatologisch gruppieren sich zu dem ausgedehnten Fettgewebsschwund ferner oft universelle Hypertrichosen und Makrogenitalismen. Auch sind polyzystische Ovarien, also Assoziationen im Sinne des Stein-Leventhal-Syndroms, sowie Knochenzysten möglich.

Sog. Zellulitis

Dieser, in Laienkreisen häufig auch als sog. Matratzenphänomen (Abb. **246**) bezeichneten, Phänomenologie kommt absolut kein Krankheitswert zu. Es handelt sich vielmehr bei solchen Zuständen, die neuerdings in Fachkreisen (Nürnberger) auch als *Dermopanniculosis deformans* oder als *Status protrusus cutis* behandelt werden, um namentlich am weiblichen Oberschenkel oder Gesäßbezirken in Erscheinung tretende, gruppierte Eindellungen oder Protuberanzen mit u. U. Follikelmarkierungen (Orangenschalenhaut), denen histologisch offensichtlich Alterungen des kollagenen und/oder elastischen Fetthalteapparates zugrunde liegen. Eine solche Katabiose des subkutanen Fettgewebes ist beim weiblichen Geschlecht als weitgehend altersphysiologisch, beim Manne u. U. als evtl. Androgenmangel zu betrachten. *Therapeutisch* kommen allenfalls demgemäß eine Gewichtsreduktion und gewebstonisierende sportliche Betätigung in Betracht.

Keratosen, benigne Dyskeratosen

Diffuse Keratosen (Ichthyosen)

Die „diffusen Keratinisierungsanomalien" sind (vorwiegend) Genodermatosen diffuser resp. flächenhafter Ausbreitung. Sie werden unter den phänomenologischen Aspekten der Beugenaussparung, der Verschlechterung im Winter und ihrer Erstmanifestation um das 1. Lebensjahr und später in die *Hauptgruppen* der *Ichthyosis vulgaris* und demgegenüber – mit Rücksicht auf ihre Beugenbeteiligung und ihre kongenitale Manifestation sowie die Verknüpfung mit weiteren Anomalien – in die Gruppe der *Ichthyosis congenita* (gravis s. fetalis, mitis sowie tarda = „Erythrodermia ichthyosiformis congenita") unterteilt.

Ichthyosis-vulgaris-Gruppe

Sonderbezeichnungen für einzelne Varietäten: Ichthyosis vulgaris simplex, nitida, serpentina, nigricans, hystrix (Stachelschwein), Sauriasis, porcupine man.

X-chromosomal-rezessive Ichthyose. Bei der zu 80% unregelmäßig dominanten, seltener auch X-chromosal-rezessiv vererbbaren Ichthyosis vulgaris wird die Haut speziell durch eine im Winter deutliche Hidrosebostase trocken, wobei unter deutlicher Aussparung der Beugen incl. der Achselhöhlen eine schildchen- oder rautenförmige Aufsplitterung bzw. Abschuppung der Oberhaut zu beobachten ist (Abb. **247**). Pathomechanisch handelt es sich um eine *Retentionshyperkeratose* mit reduzierter Epidermispoese.

Das *„Eccema in ichthyotico"* ist – ähnlich dem Eccema flexurarum des endogenen Ekzematikers – durch eine Beugenlokalisation ausgezeichnet.
Refsum-Syndrom. Autosomal-rezessive Ichthyosis vulgaris mit zerebellarer Heredoataxie, ferner atypischer Retinitis pigmentosa (Nachtblindheit!), Pupillenanomalien, Polyneuritiden, Muskelatrophien. Dem Wesen nach handelt es sich bei dieser *ichthyosiformen Heredopathia atactica polyneuritiformis* um eine *Lipidspeicherkrankheit,* bei welcher infolge einer diesbezüglichen Hydroxylasemangels Phytansäure gespeichert wird bzw. die α-Hydroxylierung der Phytansäure unterbleibt. Als histologischer Ausdruck dieser Phytansäureanreicherung wurden in der Basalzellinie der Oberhaut „Liposomen" festgestellt.
Conradi-Syndrom. Follikulär-atrophisierende ichthyosiforme Syntropie einer Erythrodermie u. a. mit Katarakten, narbiger Alopezie und einer kongenitalen kalzifizierenden Chondrodystrophie.
Morbus Netherton. Gynäkotrope Assoziation mit „endogener Ekzemdiathese", Bambushaaren (= knotige Auftreibungen durch Stauchung oder Invagination) und geistigen Defekten.

Diese *häufigste, mildeste hereditäre Ichthyose* manifestiert sich um das 2. Lebensjahr herum, um in späteren Lebensabschnitten sich wieder abzuschwächen. *Pathophysiologisch* bedeutsam ist bei solchen Merkmalsträgern ferner die Funktion der Schweiß- und Talgdrüsen herabgesetzt, so daß sie, ähnlich den endogenen Ekzematikern, bei heißem, feuchten Wetter („Hundstagen") thermoregulatorisch eingeschränkt sind. Dagegen sind bei ihnen im Gegensatz zur Ichthyosis congenita etwaige Assoziationen in Form von Anomalien an Augen, Ohren oder Bezahnung, sowie im wesentlichen Gegensatz zu der (häufig) gleichfalls ichthyosiformen Hautbeschaffenheit des endogenen Ekzematikers, auch mit asthmoiden Zuständen lediglich akzidentell.

Histologisch ist eine follikelbetonte Hyperkeratose bei Reduktion der Körnerschicht zu vermerken.

Ichthyosis-congenita-Gruppe

Bei dieser Fischhautgruppe mit ihrer exquisiten Variationsbreite kommen sowohl *bullöse* wie *trockene,* kongenitale, ichthyosiforme „Erythrodermie"-Typen vor.

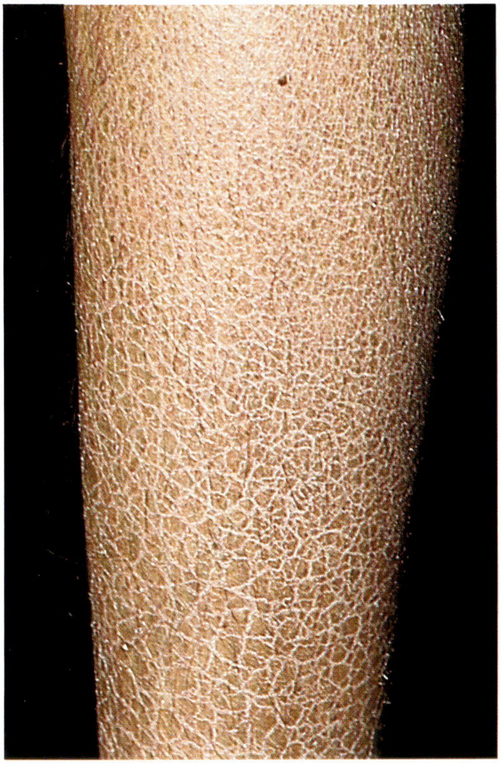

Abb. **247** Ichthyosis vulgaris mit typisch schildchenförmiger Schuppung.

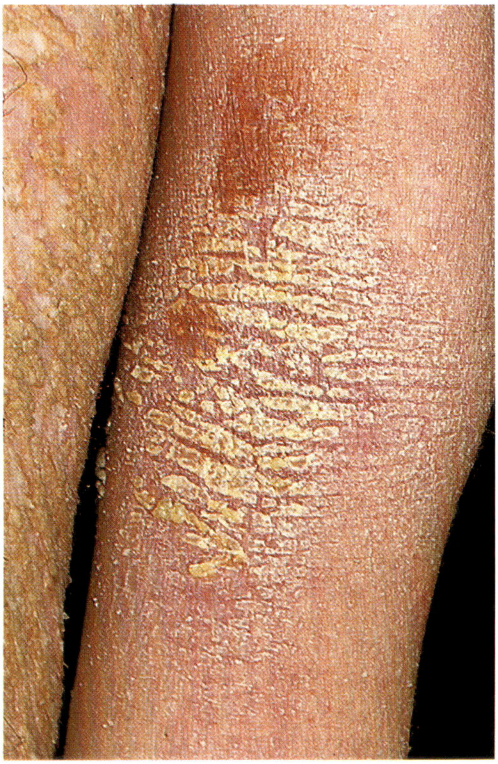

Abb. **248** Ichthyosis congenita. Starke Mitbeteiligung der Beugen.

Ichthyosis congenita gravis. Bei der Ichthyosis congenita gravis, die vermutlich autosomal-rezessiv vererbt wird, fallen außer dem schmutzigroten, eingerissenen, krokodilartigen Schuppenpanzer (incl. Beugen) (Abb. **248**) als weitere Merkmale eine plattgedrückte Nase, Ektropien wie Eklabien oder Anomalien der Ohrkonturen o. ä. auf.

Kollodiumbabys. Sie zeigen manchmal bis etwa zum 3. oder 4. Monat hin lediglich *symmetrische Knieflekke.* Die Tatsache, daß sich auch bei dieser *„Ichthyosis sebacea“* fischmaulartige Mundöffnungen, Eklabia oder eingerollte Ohrmuscheln finden, spricht für ihre Zuordnung zur Ichthyosis congenita mitis. Im allgemeinen handelt es sich aber bei solcher Kollodiumhaut um ein weitgehend passageres Hautphänomen der Perinatalperiode.

Ichthyosiforme „Erythrodermie“-Typen. Vor allem gehören aber auch die *Erythrodermia congenitalis ichthyosiformis (sicca)* von rezessivem und die *Erythrodermia congenitalis (bullosa)* von dominantem Erbgang zum Formenkreis der *Ichthyosis congenita* und gelten im übrigen gleichfalls als autosomal-rezessiv vererbte Erkrankungen. Weitere diagnostische Hinweise: rote Haut bei Geburt, gesteigertes Nagelwachstum, Salzhunger.

Pathomechanisch liegt der Ichthyosis congenita eine *Proliferationshyperkeratose* zugrunde, bei der bullösen Erythrodermia ichthyosiformis zeigt sich zudem eine granulöse Degeneration, wie übrigens beim Naevus ichthyosiformis hystrix auch.

Weitere Sonderformen. Beim *Sjögren-Larsson-Syndrom,* welches in Nordschweden autosomal-rezessiv endemisch vorkommt, handelt es sich um eine typische Ichthyosis congenita, die überdies neurologisch durch Pyramidenbahnzeichen bzw. eine spastische Diplegie nach Art des Morbus Little, Mikrozephalie, Wuchsstörungen, perniziosaähnliche Anämie und Augenhintergrundveränderungen ausgezeichnet ist.
Beim *Rud-Syndrom* liegt das Bild einer Ichthyosis congenita mit Oligophrenie, Epilepsie, partiellem Riesenwuchs und Polyneuritis vor. Darüber hinaus kann, wie bei sonstigen hereditären Ichthyosen auch, ein gewisser Hypogonadismus hinzutreten.

Ichthyosis linearis circumflexa

Dieser hier eigentlich nur wegen des Hauptnamens untergebrachte Hautkrankheitszustand bietet sich weniger stationär, sondern – wie die Erythrokeratodermien auch – mehr zirzinär-migratorisch, also wechselvoll dar, wobei die jeweilig peripher progredienten Erytheme typischerweise von einem *doppelten* kantenartigen *Schuppensaum* bestanden sein sollen und die gelegentliche Lichenifikation in den Beugen die Nähe zum Formenkreis des endogenen Ekzems andeutet (s. auch das bereits erwähnte Netherton-Syndrom).

Ichthyosis hystrix

Hierunter werden besonders stark ausgeprägte, mitunter geradezu monströse, schwarzbraune Stachelhyperkeratosen aus dem Formenkreis der hereditären Ichthyosen verstanden, die als *Stachelschweinmenschen* (Familie Lambert) bereits im 18. Jahrhundert wissenschaftlich beachtet wurden und auch in der Gegenwart sehr seltener Weise zu beobachten sind (z. B. Fall Bäfverstedt).

Symptomatische Ichthyosen

Neben der ichthyosiformen Hautbeschaffenheit älterer Menschen, der *Pityriasis senilis*, sind als diesbezügliche Ursachen Enterokarenzen an *Vitamin A* oder *Kachexien* überhaupt sowie *Hypothyreosen* zu nennen. Rasch auftretende symptomatische Ichthyosen sollten nicht zuletzt aber auch als kutane Alarmsymptome für ein etwaiges viszerales Karzinom d. h. als *Ichthyosis paraneoplastica* erwogen werden.

Therapie der Ichthyosen

Wenn auch eine ursächliche Therapie der hereditären Ichthyosis-Krankheiten fehlt, gibt es doch eine Reihe wirksamer keratolytischer und hydratisierender Möglichkeiten. So sind bereits Bäder in Meerwasser oder 3% Kochsalzlösung im Wechsel evtl. mit Kleie- oder Sojaölbädern bzw. mit Zusätzen von einer Tasse roher Milch und 2 Eßlöffel Olivenöl auf ein Vollbad empfehlenswert.

Beispiele für Kochsalzsalben wären:

Rp. Natr. chlorat.		10,0
Aqu. dest. q. s. ad solut.		
Ol. oliv.		30,0
Lanolin	ad	100,0

oder

Rp. Natr. chlorat.		10,0
Aqu. dest. q. s. ad solut.		
Lanolin		30,0
Ol. arachid. hydrog.	ad	100,0

Führen solche Kochsalzsalben zu Erythemen, so kommen passager Corticosteroide enthaltende Salben in Betracht, die vor allem bei den Ichthyosen vom Typ der Proliferationshyperkeratose angebracht sind.

Als Beispiel für eine *Harnstoffsalbe* sei sodann angeführt:

Rp. Urea		10,0
Tween 80		2,5
Cetanol		15,0
Adip. lan.		15,0
Methylparoxybenz.		0,2
Aqu. dest.	ad	100,0

Allgemein wird man ferner neben dem früher verwandten Vitamin A vorübergehend Darreichungen von Vitamin-A-Säure (Tretinoin) verantworten können, als deren Nebenwirkungen aber Trockenheit der Schleimhäute, sowie Alopezien zu nennen wären. Schließlich kann die kritische Perinatalphase von Ichthyosis-congenita-Kindern entscheidend mittels systemischer Cortisongaben verbessert werden.

Anhang: Erythrokeratodermien

Dieser von Atypien geradezu strotzende Formenkreis von vornehmlich partiellen, also nicht völlig diffusen und durch besondere hyperkeratotische Note ausgezeichneten Ichthyosen umfaßt im wesentlichen 2 Hauptformen:

Erythrokeratodermia figurata variabilis

Synonym: Keratosis rubra figurata.

Dieses vermutlich dominant weitergegebene und in der Regel schon von Geburt an deutliche Erscheinungsbild stellt sich in einem Nebeneinander von (eher variablen) Teilerythrodermien und (mehr stationären) *Keratosen* dar, während palmoplantar meist Erscheinungsfreiheit vorliegt. In der Hauptsache handelt es sich an den klassischen, überwiegend symmetrisch ergriffenen Herdbezirken, z. B. an Stamm und Hals (Abb. **249**), um kreisbogenförmige oder landkartenartig umschriebene Orthohyperkeratosen mit deutlicher Akanthose und Papillomatose.

Differentialdiagnose

Differentialdiagnostisch unterscheidet sich diese Genodermatose allein schon durch den meist deutlichen Wechsel ihrer Ausbreitung und Intensität von einer sonstigen „Erythrodermie“, speziell einer solchen auf dem Boden einer Pityriasis rubra pilaris.

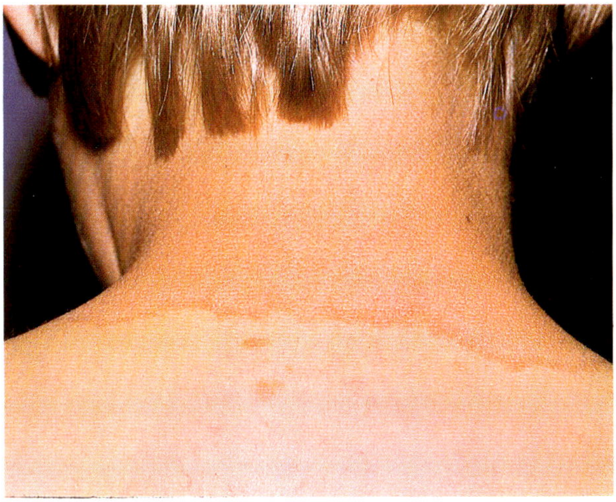

Abb. **249** Erythrokeratodermie.

Erythrokeratodermia congenita progressiva symmetrica

Dieser Biotyp ist im Gegensatz zum vorangehenden durch die spätere Manifestation an der Schwelle des Erwachsenenalters und der Bevorzugung der distalen Extremitätenbezirke gekennzeichnet. Auch sind Handteller und Fußsohlen häufig mitbeteiligt und die Erythemfiguren nicht so migratorisch auffällig.

Therapie

Symptomatische Effekte sind mit Hilfe von keratolytischen sowie Corticosteroidsalben, u. U. gleichzeitig (Typ: „Locasalen"-Salbe), anzustreben. Auch ein Versuch mit „aromatischem Retinoid" scheint bei starker Ausprägung gerechtfertigt.

Palmoplantare Keratosen

Synonyma: Palmoplantare Keratome, palmoplantare Keratodermien.

Sie treten in 3 verschiedenen Hauptformen auf, und zwar *diffus, streifig* oder *inselförmig* sowie *multipel-kleinherdförmig*. Sie stellen ferner meist Genodermatosen dar und sind oft durch das gleichzeitige Vorliegen von Randsymptomen ausgezeichnet.

Keratosis palmaris et plantaris hereditaria

Dieses häufigste Erscheinungsbild unter den hereditären Palmoplantarkeratosen wird autosomal-dominant vererbt und macht keinen Unterschied zwischen weiblichen und männlichen Geschlecht.

Klinik

Klinisch entwickeln sich um das 1. bis 3. Lustrum, nur selten bereits kurz nach der Geburt, an Handtellern und Fußsohlen scharf begrenzte sowie randwärts von einem deutlichen, später etwas abblassenden Randerythem umgebene, flächenhaft geschlossene (= diffuse), manchmal auch etwas gebuckelte, stets aber mehr oder weniger auch aufgerissene Hyperkeratosen, die von der ursprünglichen Begrenzung aus gering aberrieren können. Typisch ist für die Herdbereiche ferner eine verstärkte (keratoplastische?) Schweißsekretion.

Histologie

Histologisch finden sich bei dieser persistierenden Verhornungsstörung Orthohyperkeratose und Akanthose.

Differentialdiagnose

Sie ist nicht immer ganz einfach, da ähnliche Bilder auch durch tylotische (= kallöse) Ekzeme, eine Psoriasis in dieser Region, weniger wohl auch durch eine „späte“ Lues II („Psoriasis“ palmaris et plantaris“) hervorgerufen werden, wobei allerdings die Entwicklung seit früher Jugend und die dominante Vererbung eine wesentliche Entscheidungshilfe für das diffuse hereditäre Keratom bedeuten werden.

Keratosis palmoplantaris mutilans

Diese Keratodermie ist vornehmlich durch strangulierende Schnürfurchen und eventuell sogar Selbstamputation einzelner Phalangen ausgezeichnet („Pseudo-Ainhum“).

Keratosis palmoplantaris mit Ösophaguskarzinom

Bei solchen Merkmalsträgern setzt bei vermutlich autosomal-dominantem Erbtyp die Manifestation in der Mitte des 2. Lebensjahrzehntes ein, wozu später die Entwicklung eines tiefsitzenden Speiseröhrenkrebses treten kann.

Keratosis extremitatum hereditaria transgrediens et progrediens

Synonym: Mal de Meleda

Dieses zuerst auf der adriatischen Insel Mljet vor gut 200 Jahren beobachtete Erbleiden mit Frühmanifestationsbeginn wird autosomal-*rezessiv* ohne Geschlechtsbevorzugung weitergetragen. Meist sind die Handinnenflächen stärker als die Fußsohlen beteiligt, wobei ferner die graubraunen Hyperkeratosen sich marginal weiter ausdehnen und so u.a. auch die Rückseiten der distalen Extremitätenanteile erfassen können. Nicht selten kommt es zu dermatogenen Kontrakturen bis Mutilationen.

Ein entsprechendes Erscheinungsbild kann seltenerweise auch in unseren Einzugsgebieten *dominant* auftreten.

Keratosis palmoplantaris mit Periodontopathie

Synonym: Papillon-Lefèvre-Syndrom

Bei diesem autosomal-rezessiven Erbleiden ohne Geschlechtsbevorzugung, aber häufiger Blutsverwandschaft der Eltern, kommt es in früher Jugend zu entzündlichen Veränderungen am Zahnhalteapparat, die schließlich zu einem totalen Zahnausfall führen. Auch werden die Alveolarfortsätze total resorbiert. Nach eingetretenem Zahnverlust geht die entzündliche Note zurück. Im Gegensatz zu diesen beträchtlichen Veränderungen am Zahnhalteapparat bleiben die Palmoplantarkeratosen relativ diskret.

Keratosis palmoplantaris striata seu dissipata (papulosa)

Neben weiteren sehr seltenen Sonderformen, z. B. einer solchen mit Akanthokeratolyse oder mit Uhrglasnägeln und Knochenveränderungen, ist vor allem noch die im Vergleich zu den diffusen Palmoplantarkeratosen weitaus seltenere Form der *insel-* oder *streifenförmigen* (Abb. **250**) und die der *papulösen* (dissipierten) (Abb. **251**) *Palmoplantarkeratosen* zu erwähnen. Der Erstbeginn verläuft bei diesen Keratosen im allgemeinen weitaus später.

Differentialdiagnose

Sehr wichtig ist speziell bei der multipel-kleinherdförmigen Erscheinungsform die differentialdiagnostische Auseinandersetzung mit den *„Arsenwarzen“*, die nicht selten mit Rumpfhautepitheliomen oder diffusen Melanosen kombiniert sind, sowie ferner auch dem Morbus Darier (Gesamtinspektion des Integuments!) oder den „Clavi syphilitici“. Inselförmige, palmare Hyperkeratosen kommen sodann bei der Syringomyelie vor. Schließlich finden sich vergleichbare Verhornungsanomalien auch bei der *Pachyonychia congenita* (Jadassohn-Lewandowsky-Syndrom: außer den inselförmigen Hyperkeratosen an Handteller und Fußsohlen follikuläre Keratosen an Ellenbogen und Knien, Leukoplakien, Skleronychie, Hypotrichie, Korneadystrophie o.ä.). Endlich hat neuerdings innerhalb der Gruppe der kleinherdförmigen Palmoplantarkeratosen deren Syntropie beim Basalzellnävussyndrom Aufmerksamkeit gefunden.

Akrokeratoelastoidosis

Hierbei haben wir verhältnismäßig unauffällige, flache, rundliche, an plane Warzen erinnernde, aber im Gegensatz zu ihnen kaum abkratzbare, gelbgraue so-

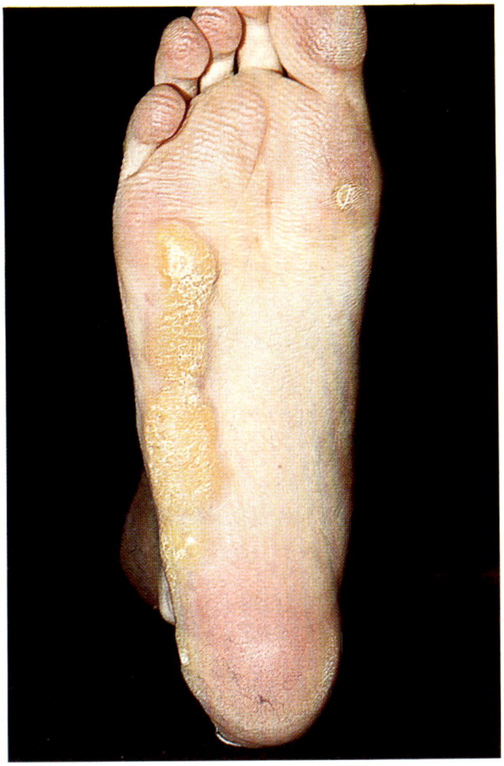

Abb. **250** Keratosis palmoplantaris striata.

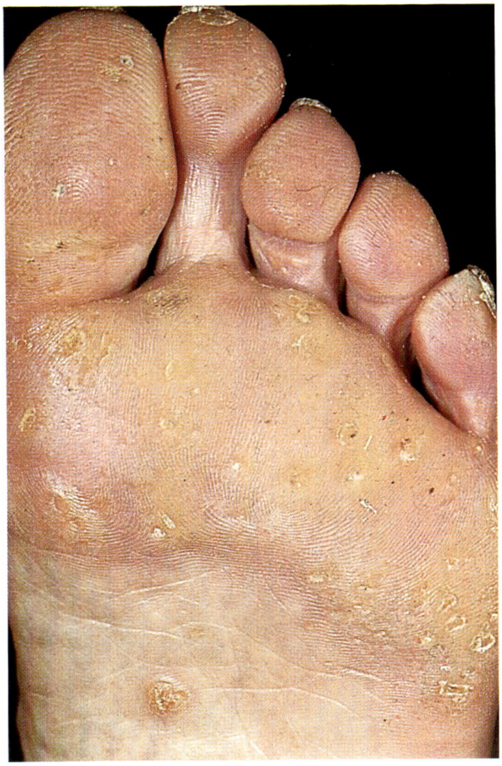

Abb. **251** Keratosis palmoplantaris dissipata (papulosa).

wie etwas glänzende Papeln hauptsächlich an Finger- und Fußrändern vor uns, die *histologisch* außer einer Hyperkeratose durch eine körnige Elastikadesaggregation in der Dermis ausgewiesen sind.

Therapie der Palmoplantarkeratosen

Vitamin A intern führt auch bei massiver Zufuhr – im Gegensatz zum passageren Erfolg bei den diffusen Keratosen –, ganz abgesehen von den Nebenwirkungen, kaum zu merklichen Effekten, so daß eine einigermaßen wirksame Erleichterung für den Patienten nur in der Durchführung erweichender Maßnahmen mittels Schmierseifen- oder Kochsalzbädern, einer 10–20%igen Salicyl-Diachylon-Salbe oder 60% Salicyl-Guttaplast besteht. An den Füßen kann sodann orthopädisches Schuhwerk versucht werden, welches eine Umlagerung der Hauptbelastungsstellen erreichen soll. Schließlich sind die Hornbildung fördernde Einwirkungen, wie etwa durch manche Gummiinhaltsstoffe, zu meiden.

Follikularkeratosen

Bei diesem Formenkreis unterscheiden wir, abgesehen von selteneren Spielarten, hauptsächlich *lichenoide, spinulöse* und *akneiforme* Unterarten.

Keratosis suprafollicularis lichenoides

Synonym: Lichen pilaris (albus et ruber).

Diese entwickelt sich gynäkotrop in der Pubertät, um im späten Alter meist wieder zurückzugehen. Vermutlich wird die Anlage zu dieser Verhornungsanomalie autosomal-dominant weitergegeben.

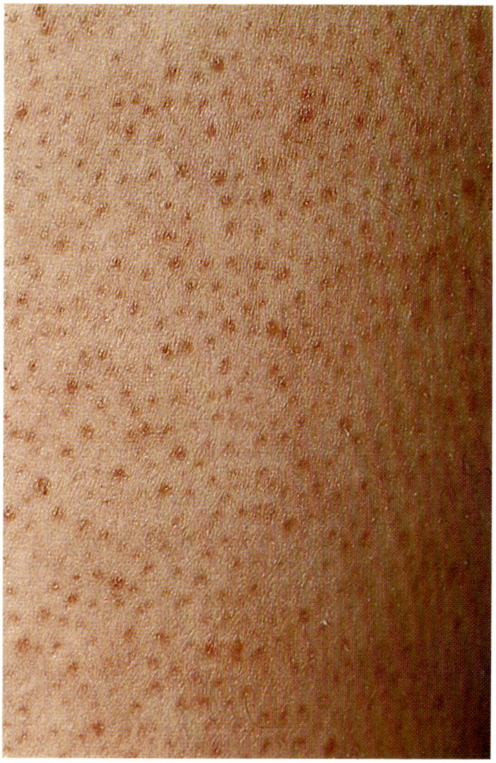

Abb. **252** Lichen pilaris.

Klinik

Klinisch entstehen, häufig auf dem Boden einer Akro- oder Erythrozyanose („Perniosis follicularis"), multipel-schachbrettartig regelmäßig angeordnete d.h. follikulär gebundene, an eine Gänsehaut oder ein Reibeisen in ihrer Gesamtheit erinnernde, stecknadelkopfgroße, zentral etwas akuminierte bzw. kegelartige, hornige Knötchen, in denen Haarreste nachweisbar sein können. Typisch ist ferner der Vorzugssitz an den Streckseiten der Oberarme und Oberschenkel (Abb. **252**).

Eine *Sonderform* im Gesicht ist das *„Ulerythema ophryogenes"* (laterale *Augenbrauen*anteile!), welches mitunter prima vista komedonenartig imponieren und schließlich zu dem mehr an den *Jochbeinen* lokalisierten Bild einer *Atrophodermia vermiculata* überleiten kann. Tritt letzteres Bild vorzugsweise an den *Wangen* in Erscheinung, so spricht man im Hinblick auf die nachfolgende, wurmstichige Atrophie von einer *Keratosis pilaris rubra atrophicans*.

Histologie

Histologisch begegnet man bei der Keratosis follicularis lichenoides einer Orthohyperkeratose speziell in den oft tulpenkelchartig aufgebauchten Follikelostien und deren Umgebung. Randwärts kann eine geringe entzündliche Fremdkörperreaktion vorliegen.

Differentialdiagnose

Differentialdiagnostisch gibt es bei Beachtung der typischen Prädilektion eigentlich keine Schwierigkeiten, da eine akuminierter Lichen ruber, ein Lichen syphiliticus, mycoticus, scrophulosorum usw. von vornherein die Flanken bevorzugt und viel milder d.h. diskreter in Erscheinung tritt.

Keratosis follicularis spinulosa

Synonym: Spinulosismus.

Diese seltene Varietät hebt sich von der vorigen allein schon durch die obligate Dissemination in Gruppen und durch die Exkreszenz von follikulär-*spinulösen* Keratosen ab, welch letztere Eigenschaft aber nicht immer deutlich ausgeprägt ist. *Ätiologische* Möglichkeiten betreffen eine Lues II, eine Dermatophytose, weniger wohl heute einen Lichen scrophulosorum. Zirkumskripte Spinulosismus-Areale finden sich außerdem bei Follikelverschleimung (Mukophanerose, *follikuläre Muzinose,* Alopecia mucinosa), die man aber makroskopisch nicht sicher, sonder nur histologisch an der Degeneration des Follikelepithels und einer Muzinanhäufung im Follikel zweifelsfrei diagnostizieren kann. Außerdem finden sich hierbei für gewöhnlich noch perifollikuläre Zellanhäufungen. Die follikuläre Muzinose ist schließlich meist eine symptomatische, so speziell bei Lymphomen, namentlich vom Typ der Mycosis fungoides.

Keratosis follicularis acneiformis

Diese sich der „Akne" annähernde Follikelkeratose ist nicht selten Bestandteil einer Polykeratose, so daß bei solchem Befund auch nach anderen Verhornungsanomalien (Onychogryphose, Pachyonychie, Leukoplakie), seltener auch nach einer kongenitalen Poikilodermie zu fahnden ist.

Symptomatische Follikularkeratosen

Diese sind vornehmlich als kutanes Hauptsymptom des *Vitamin-A-Defizits* beachtlich, wobei sie als „Phrynoderm" vornehmlich an der Jochbeingegend anfangen können. Gleichzeitig bestehen aschgraues Hautkolorit und Einschränkung der Schweiß- und Talgdrüsentätigkeit.

Pathogenetisch tritt hierbei wohl der Einfluß des Vitamin A auf die Epithelverhornung und auf die Zelldifferenzierung, vermutlich durch eine Einflußnahme auf die „DNA-RNA-Transcriptase" zu Tage.

Allerdings kommen auch bei der *C-Avitaminose* follikuläre Keratosen („Lichen scorbuticus") vor, wozu allerdings bald eine akneiforme, pustulöse und hämorrhagische Note treten kann. Ferner sind, namentlich zu Mangelzeiten, sog. *toxische Follikelkeratosen* bekannt geworden. Die hierbei die Follikel reizenden und komedonenbildenden Schadstoffe sind überwiegend auf „schlechte" Salbengrundlagen oder solche Nahrungsfette zurückgeführt worden.

Naevus comedonicus

Ein solcher follikulärer, keratotischer und in der Regel schon bei der Geburt ausgeprägter Herdbezirk stellt eine Fehlbildung des Akroinfundibulums dar, als dessen Rückbildung wieder das Bild der Pseudoatrophodermia vermiculata entstehen kann. Assoziation mit anderen Fehlbildungen scheint möglich zu sein (Abb. 253).

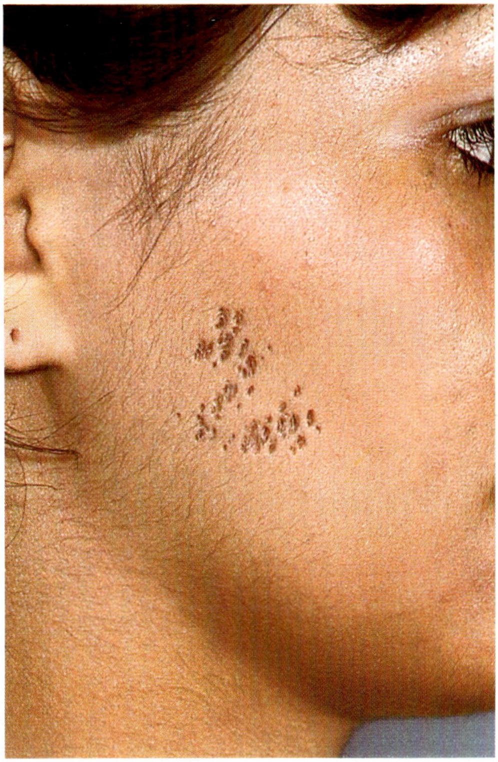

Abb. **253** Naevus comedonicus.

Differentialdiagnose

Differentialdiagnostisch kommen andere kleinherdförmige Keratosen, auch beispielsweise multiple, flache, seborrhoische Warzen („Stuccokeratosen"), ein Morbus Darier oder Morbus Kyrle in Betracht. Eine *Therapie* erübrigt sich meist.

Hyperkeratosis lenticularis perstans

Klinik

Bei dieser seltenen sowie offensichtlichen Genodermatose von später Ausprägung finden sich innerhalb unveränderter Hautbereiche squamöse, manchmal auch etwas warzige, rotbräunliche, feste und scheibenförmige Keratosen bis zu einem Durchmesser von ½ cm, und zwar vorzugsweise an Fußrücken und Unterschenkeln.

Histologie

Histologisch sieht man unmittelbar unterhalb einer vermehrten Hornbildung und einer Akanthose in der oberen Kutis ein ausgeprägtes, bandförmiges Infiltrat.

Dyskeratosis follicularis vegetans

Synonym: Morbus Darier.

Klinik

Bei dieser androtropen Dermatose treffen wir auf eine Erstmanifestation um das 1. bis 2. Dezennium mit *klinisch* einer Tendenz zur Gruppierung und fötiden Vegetation an den seborrhoischen Vorzugsstellen bzw. an den sog. intertriginösen Hautarealen von graurötlichen, fettig-krümeligen, squamösen oder krustösen, follikulär angeordneten Knötchen (Abb. **254**). Hebt man einen solchen Hornkegel ab, so hat man die reißnagelartige Form der aufsitzenden

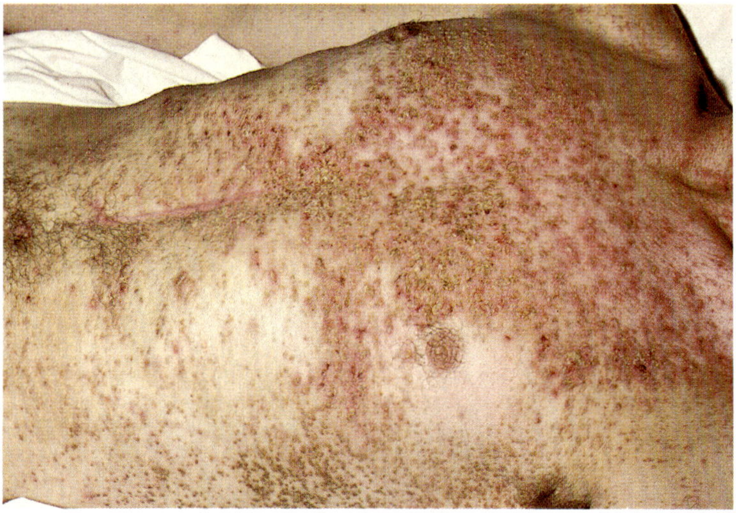

Abb. **254** Morbus Darier.

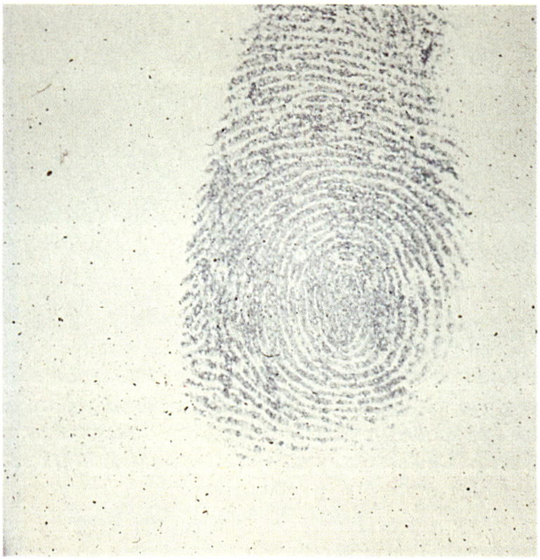

Abb. **255** Dermatogramm eines Morbus-Darier-Patienten mit typischer Unterbrechung des Papillarleistenmusters.

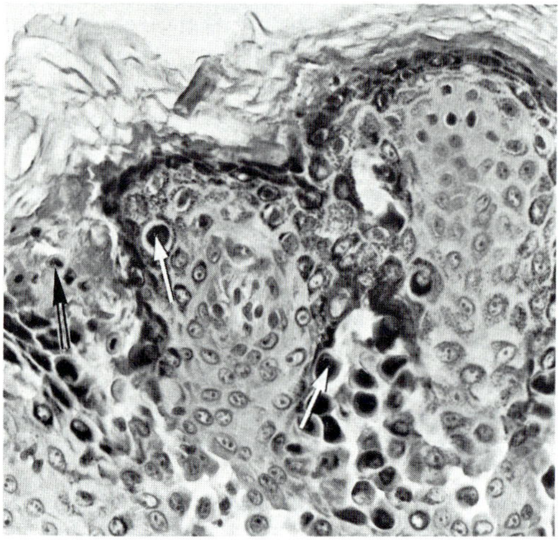

Abb. **256** Histologie von Morbus Darier mit Corps ronds (→) und Grains (→).

Hornlamelle vor sich. An den Handrücken bestehen meist große, warzenförmige Papelformen. Im unteren Rückenbereich finden sich nicht selten weiße Fleckchen (Initialveränderungen?). Fast immer existieren ferner Schleimhaut- und Nagelveränderungen, letztere in Form von longitudinalen Rillungen und Bröckelungen sowie einer angedeutet sägezahnartigen Gestaltung der Margo libera. Als noch kennzeichnender werden die Unterbrechungen des Papillarleistenmusters im Dermatogramm gehalten (Abb. **255**). Als provozierender Faktor gelten hauptsächlich Lichteinflüsse (im Sommer demgemäß oft Verschlimmerung).

Histologie

Feingeweblich tritt beim Morbus Darier die *Akantholyse* gegenüber einer *„benignen"*, milden *Dyskeratose* (corps ronds, grains) zurück.

Die *„corps ronds"* sind große, runde Zellelemente, die von einer Art Doppelmembran umgeben sind, während die kleineren *„grains"* einen gestreckten Kernrest darstellen, der von einem angedeuteten homogenen Rand umgeben ist (Abb. **256**). Diagnostisch wichtig sind sodann als Folge der Dyskeratose die schon erwähnten *Spaltbildungen*, die meist etwas oberhalb der Basalzelllinie anzutreffen sind.
Die wichtigste *feingewebliche Unterscheidung* – es gibt im übrigen auch isolierte Darier-Gebilde *(= isoliertes, warziges Dyskeratom)* – betrifft den *Pemphigus familiaris chronicus benignus Hailey-Hailey*, der zwar gleichfalls eine Akantholyse aufweist, aber keine isolierten Dyskeratosen, so daß im allgemeinen die Akantholysezellen – auch im Gegensatz zum Pemphigus vulgaris – noch locker mit ihren Interzellularbrücken verbunden bleiben.

Ätiopathogenese

Meist handelt es sich um ein Erbleiden bei allerdings stark wechselvoller Expressivität auch hinsichtlich des Krankheitsbeginns. Jedoch kommen offensichtlich auch sporadische Ausbrüche vor (Neumutationen?).
Pathomechanisch wird auf das Fehlen von Desmosomen an einzelnen Zellen abgestellt, während pathophysiologisch ein gesenkter Vitamin-A-Spiegel offenbar nur im Verhältnis mit der Ausdehnung des Leidens zusammenzuhängen scheint.

Differentialdiagnose

Diese hat beim Morbus Darier die Abtrennung hauptsächlich gegenüber anderen *follikulären Dermatosen* an den sog. *seborrhoischen Prädilektionen*, bei *intertriginösem Sitz* auch eine *Akanthosis nigricans* oder einen *Pemphigus familiaris chronicus benignus* zu berücksichtigen, während die *Acrokeratosis verruciformis* im Bereich der Handrücken überwiegend nicht mehr als selbständige Krankheit, sondern als warzenförmige Darier-Papulose daselbst aufgefaßt wird.

Therapie

Die Behandlung bedient sich, wie bei den anderen Keratosen auch, keratolytischer und/oder hydratisierender Zubereitungen, wozu antiproliferative Maßnahmen (Vitamin-A-Säure wie z. B. als „Airol", „Epi-Aberel", „VAS" oder „Eudyna") sowie zytostatische Salben (wie z. B. „Efudix") getreten sind. Innerlich hat sich anstelle des früher oft massiv dosierten Vitamin A offenbar das „aromatische Retinoid" als zuverlässiger eingeführt. Darüber hinaus sollte ein speziell zur Exsudation und Vegetation neigender Darier-Patient vor allem gegen Besonnung und Superinfektionen geschützt werden.

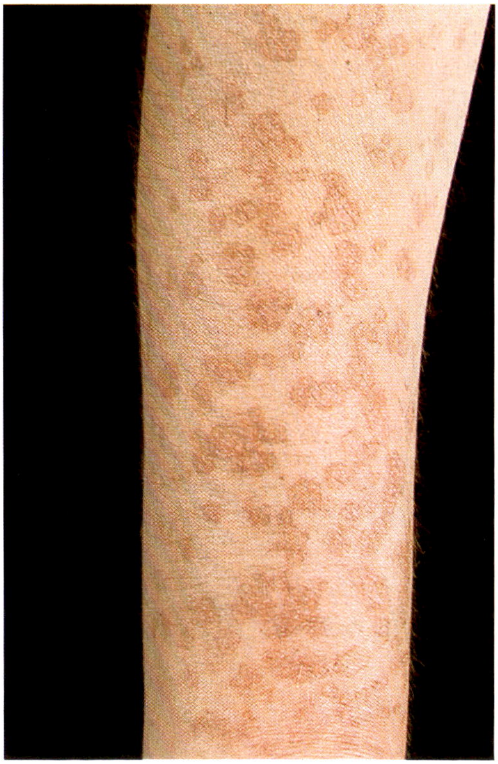

Abb. **257** Porokeratosis disseminata.

Gruppe der Porokeratosis

Dieser Formenkreis umfaßt in der Hauptsache die *Porokeratosis Mibelli*, ferner die sog. anuläre Porokeratosis sowie aktinische superfizielle Porokeratosis.

Klinik

Bei einer *Porokeratosis* („Parakeratosis") handelt es sich bei voller Ausprägung weniger um isolierte, als *disseminierte* (Abb. **257**), offensichtlich *lichtexponierte* Hautbereiche bevorzugende, mitunter aber auch am Stamm sich ausbreitende sowie das männliche Geschlecht bevorzugende *polyzyklische* resp. *zirzinäre Ringformen*. Diese überragen in Gestalt einer kantigen, hornigen Randleiste die normale Umgebung, während die Herdmitte eher eingesunken und überhaupt etwas atrophisch-pigmentiert anmuten kann. Solcher Entwicklung vorangehend fungiert als eine Art *Primäreffloreszenz* eine warzenförmige, zentrale etwas komedonige und unscheinbare Papel.

Bei der disseminierten superfiziellen, *aktinischen Porokeratose,* die sich meist bilateral gestreut darbietet, tritt nicht nur die obligate Bevorzugung lichtzugänglicher Hautbezirke, sondern auch die deutliche Provokation in der Lichtsaison markant in Erscheinung.

Histologie

Bei einer Exzision aus der Randkante eines Herdes trifft man auf eine scharf abgesetzte isolierte Parakeratose („kornoide Lamelle"), die sich etwas von der Mitte des Rete durch die Körner- bis zur Hornschicht säulenartig erstreckt und von einer nachbarschaftlichen Akanthose und Hyperkeratose begleitet wird.

Therapie

Sie wird sich, neben ggf. Lichtschutzmaßnahmen, auf die lokale Anwendung von Zubereitungen mit Vitamin-A-Säure oder 5-Fluorouracilsalbe stützen; abwechselnd kommen auch Okklusionsverbände mit Corticosteroidsalben in Betracht.

Hyperkeratosis follicularis et parafollicularis in cutem penetrans

Synonym: Morbus Kyrle.

Diese sehr seltene und vielleicht häufiger bei Frauen auftretende, vermutliche Genodermatose äußert sich in Darier-ähnlichen graubraunen follikulären oder parafollikulären Papeln, aus denen sich in der Mitte ein horniger Bezirk herauslösen läßt, worauf ein Substanzdefekt verbleibt. Das Wesen dieser Verhornungsstörung liegt in einer Herabsenkung der Keratinisierungslage zu tieferen Epidermisebenen hin, die sich auf diese Weise verdünnen und perforieren können („in cutem penetrans").

Elastosis perforans serpiginosa und andere Keratinisierungsanomalien

Hier liegen meist relativ grobe, etwas bogenförmig angeordnete hyperkeratotische Papeln in wenigen Herden vor, die durch eine gesteigerte Elastikavermehrung im oberen Korium zustandekommen, worauf dann in der Folge diese Elastikadegenerate transepithelial eliminiert werden.

In Analogie für solche transepidermale Eliminationen wäre eine Reihe weiterer seltener, erst in den letzten Jahren erfaßter Hautkrankheitszustände zu nennen, wie etwa das *perforierende Kollagenom* oder die *perforierende Follikulitis,* die aber für gewöhnlich nur histologisch sicher zu diagnostizieren sein werden.

Unter einer *Keratosis follicularis inversa* versteht man eine gleichfalls benigne und überwiegend singulär in Erscheinung tretende sowie am ehesten auch makroskopisch mit einer seborrhoischen Warze vergleichbare Bildung, die feingeweblich auf den ersten Blick infiltrierend imponieren kann. Mitunter ist der Eintritt von Haarfollikeln in dieses „Epitheliom" nachweisbar.

Pseudoxanthoma elasticum

Synonyma: Grönblad-Strandberg-Syndrom, Elastorrhexis systematisata.

Das Pseudoxanthoma elasticum ist eine sich vorzugsweise an Haut und Schleimhaut, ophthalmologisch und kardiovaskulär ausprägende „Systemelastose". Ihre Bezeichnung wurde angesichts des xanthomähnlichen Kolorits der Veränderungen gewählt.

Vorkommen

Das gering gynäkotrope Leiden ist autosomal-rezessiv vererblich und kommt in der Bevölkerung in einer Häufigkeit von etwa 1 : 200000 bis 1 : 1000000 vor. Die Manifestation beginnt um das 1. bis 2. Lebensjahrzehnt

Klinik

Am seitlichen Hals, den Achseln, den Beugefalten der großen Gelenke, geringer auch in der Leistenbeuge, am Membrum oder in der Vagina entwickeln sich elfenbeinweiße bis zitronengelbe strichförmige oder netzförmig angeordnete Knötchengruppen, die mitunter von zarten Endgefäßerweiterungen, noch seltener von kleinen Blutpunkten durchsetzt sind (Abb. **258**). Auch an der Oberlippe und am weichen Gaumen können weniger erhabene als mehr flächenhaft im Niveau der Umgebung gelegene prononcierte teleangiektatische Herde bestehen. Darüber hinaus existiert im Bereich der Herde eine etwas Cutis-laxa-artige Hautbeschaffenheit. Klinisch bedeutsam bei der systemischen Elastorrhexis ist die Kalzifikationstendenz, die vermutlich hierbei noch zusätzlich genetisch fixiert ist.

Sozusagen als Randsymptom finden sich auch Störungen des *Kollagens,* die entweder als synchrone oder nur sekundäre Phänomene den pathischen Vorgang an der Elastika begleiten.

Histologie

Histologisch sehen wir Calciumablagerungen in der Elastika in der Mitte oder Tiefe des Koriums (v. Kossa-Färbung). Kennzeichnend sind jedoch Vermehrungen, Frakturierungen sowie Verklumpungen des elastischen Gewebes, wohingegen entzündliche Zellbegleitreaktionen praktisch fehlen.

Innenorganveränderungen

Die große klinische Bedeutung des Leidens liegt in einer maßgeblichen Beeinträchtigung des Herz-Kreislauf-Apparates, die durch eine Elastizitätseinbuße der großen und kleinen Arterien zustande kommt, wodurch peripher eine Minderung der arteriellen Durchblutungsgröße eintritt (z. B. Pulsdefizite der A. radialis und

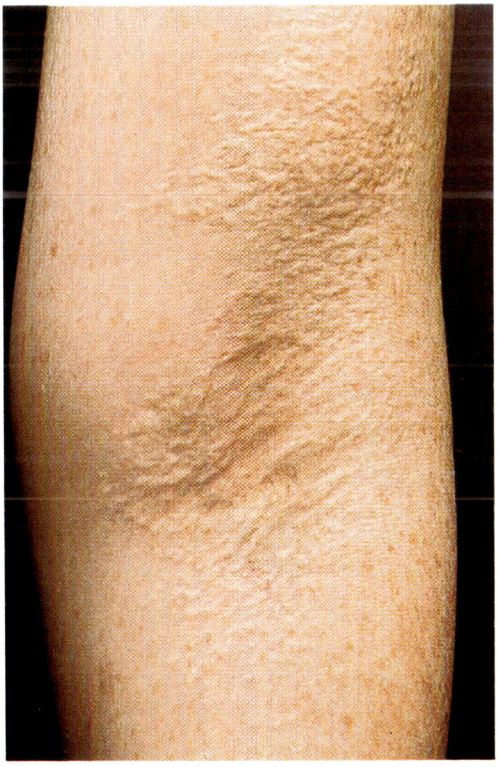

Abb. **258** Pseudoxanthoma elasticum.

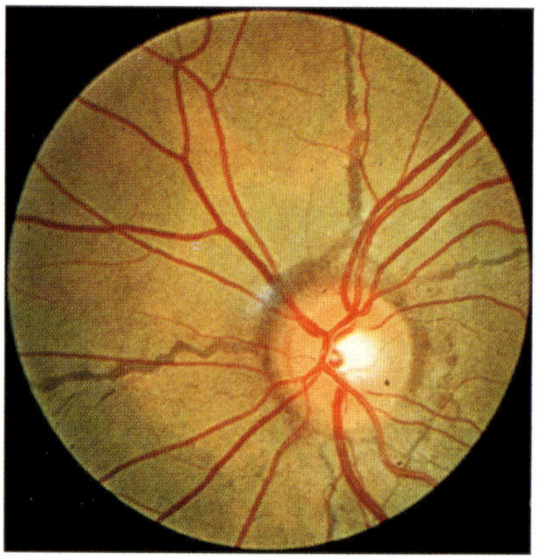

Abb. **259** Striae angioideae bei Pseudoxanthoma elasticum.

ulnaris). Später tritt die Symptomatik einer Hypertonie und/oder Koronarinsuffizienz (Herzinfarkte, Rupturen) hinzu. Auch sind u. U. vital bedeutsame Blutungen namentlich gastrointestinal oder im Subarachnoidalraum keinesfalls selten. Bei der Durchuntersuchung eines solchen Patienten sollte mithin auf die Magen-Darm-Passage und die Bestimmung der Pulswellengeschwindigkeit oder die Plethysmographie nicht verzichtet werden.

Sehorgan

Ophthalmologisch sind beim Pseudoxanthoma elasticum bestimmte Pigmentstreifenveränderungen der Netzhaut bekannt und als *„angioid streaks"* bezeichnet worden (Abb. **259**). Durch die Ophthalmologin GRÖNBLAD (1929) und den Dermatologen STRANDBERG (1929) wurden sie schließlich dem Pseudoxanthoma elasticum zugeordnet, weswegen diese Kombination auch als *Grönblad-Strandberg-Syndrom* zusammengefaßt wird. Diesen gefäßähnlichen Streifen der Netzhaut liegen Rißbildungen und Verkalkungen der Bruch-Membran zugrunde, wobei sich in späten Verlaufsstadien auch Blutungen in verschiedener Netzhautschicht vornehmlich um die Makula sowie weißliche Exsudationen hinzugesellen können. Die Anordnung dieser Pigmentstreifen um die Papillenregion wird offenbar durch Spannungsverhältnisse an der Eintrittsstelle des Sehnerven in den Augapfel bedingt, was zunächst noch ohne Funktionsbeeinträchtigung möglich ist, später aber mit einer Atrophie des N. opticus verknüpft sein kann. Darüber hinaus können im weiteren Verlauf auch sonstige chorioretinale Veränderungen das Sehvermögen bis zur Amaurose herabsetzen. Als weitere seltene Augensymptomatik bei Pseudoxanthoma elasticum seien Optikusatrophie, Exophthalmus bei rezidivierendem Orbitalhämatom, Subluxatio lentis, Keratokonus sowie Katarakt und schließlich wolkenförmige Hornhauttrübungen bei Pseudoxanthoma elasticum angeführt.

Weitere Syntropien

Seltener Weise ist das gemeinsame Auftreten eines Pseudoxanthoma elasticum mit einer Elastosis perforans serpiginosa, Hyperphosphatämie sowie einer Ostitis deformans Paget beobachtet worden.

Differentialdiagnose

In Betracht zu ziehen sind als Kopien des Pseudoxanthoma elasticum am Hals eine Kortisonhaut, im Nacken eine Cutis rhomboidalis nuchae, wie auch sonst eine hochgradige senile Elastose der Haut, zumal wenn gleichzeitig eine umschriebene Schlaffhaut vorliegt. Jedoch fehlt der gelbweißlichen Strukturumwandlung der Altersatrophie der Haut in der Regel ein Knötchencharakter, wohingegen – trotz des etwas vergleichbaren Kolorits – die Abgrenzung von Xanthelasmen nicht schwerfallen dürfte.

Therapie

Der Träger eines Pseudoxanthoma elasticum, also einer systematisierten Elastikadegeneration bleibt sein Leben lang ein gefährdeter Mensch, der einer laufenden gastrointestinalen, kardiographischen und ophthalmologischen Kontrolle bedarf, obwohl die Therapie letztlich ohnmächtig ist. Versucht werden kann die langfristige, rein palliative Darreichung von Vitamin E zusammen mit Flavonoiden. Vor allem sind diese Risikopatienten vor akuten stärkeren körperlichen Belastungen zu schützen, so daß beispielsweise bei einer hochschwangeren Patientin vor Eintritt der Preßwehen die Schnittentbindung vorgenommen werden sollte.

Blasenbildende (bullöse) Hautkrankheiten

Pemphigus chronicus und Pemphigoide

Unter Pemphigus im eigentlichen Sinne faßt man heute eine Hauterscheinungsgruppe mit *spontaner, akantholytischer Blasenbildung*, und zwar sowohl an Haut sowie an Schleimhäuten, zusammen.
Der *Pemphigus chronicus* weist klinisch *drei Varietäten* auf, von denen der Pemphigus vulgaris die häufigste abgibt.

Pemphigus vulgaris

Bei ihm entwickeln sich, und zwar ohne Unterschied der Geschlechter und namentlich bei Kranken im mittleren Lebensabschnitt sowie evtl. unter gewisser Bevorzugung der jüdischen Rasse, ziemlich wahllos, also ohne Gruppierungstendenz, zunächst pralle, dann aber bald schlaffe und sich eintrübende Blasen. Diese sind einkammerig, fallen also bei Anstich völlig zusammen, wie sie überhaupt sehr leicht zerstörbar sind. Sie sitzen ferner auf unveränderter Haut oder Schleimhaut (Nodetsches Kriterium), lassen sich durch Fingerdruck tangential verschieben *(Nikolski-Phänomen)* und heilen infolge ihres intraepithelialen Blasensitzes narbenlos, aber in der Regel mit deutlicher residualer Pigmentierung ab.

Klinik

Hinsichtlich der *Blasentopographie* sind zumindest für den Anfang der behaarte Kopf, die Brustregion und die Extremitäten herauszustellen. An den Schleimhäuten (Abb. **260**) (Mund, Nase, Bindehäute, Enddarm) sind die Blasen entweder als sog. speckige Durchfeuchtung nur angedeutet ausgebildet oder sie zerplatzen infolge ihrer Vulnerabilität sehr bald, so daß man für gewöhnlich in den Schleimhäuten nur Epithelfragmente antrifft. Weiterhin wird die Pemphiguskrankheit gelegentlich von mäßigem Juckreiz, Temperaturanstieg, terminal auch von septischem Fieber, sowie von z. T. diarrhoischen Darmbeschwerden begleitet. *Autoptisch* sind die Veränderungen an Innenorganen (Leber, Nieren usw.), z. B. als „trübe Schwellung" im allgemeinen nicht sehr beeindruckend, wie auch klinisch humorale Veränderungen nur wie sonst bei einem anderen chronisch konsumierenden Leiden auch mehr oder weniger unauffällig vorhanden sind (Absinken der Elektrolytwerte, Hypalbuminämie).
Um so mehr kommt diagnostisch deshalb der *Blasenzytologie* Bedeutung zu, bei welcher in den Abstrichen vom Blasenboden und bei der üblichen panchromatischen Blutbildfärbung als Folge der Zellveränderungen große, runde, basophile Elemente nachweisbar, sind (Tzanck-Zellen).
Histologisch finden wir beim Pemphigus vulgaris in der Tiefe der Epidermis d. h. *suprabasal*

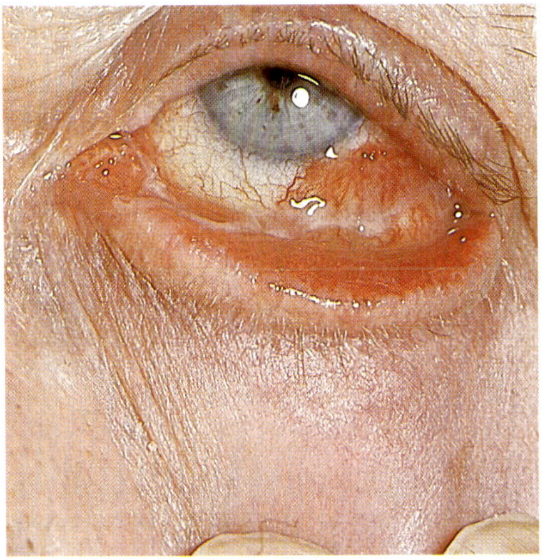

Abb. **260** Pemphigus vulgaris an der Schleimhaut.

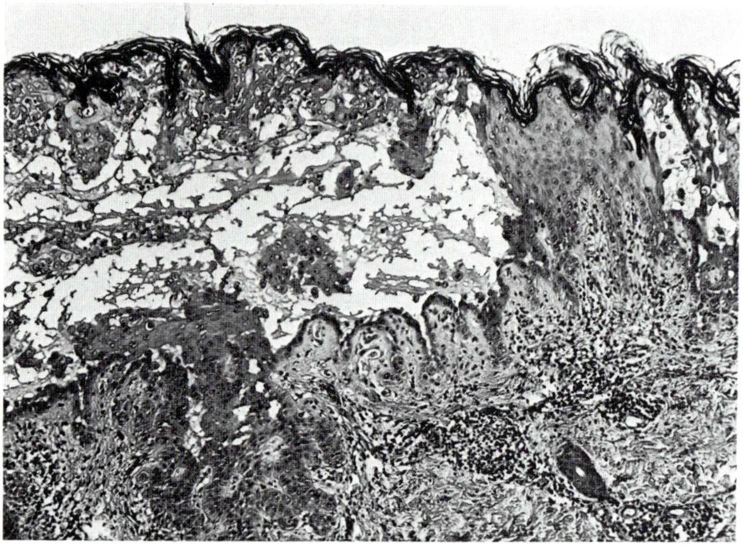

Abb. **261** Akantholytische Blasenbildung.

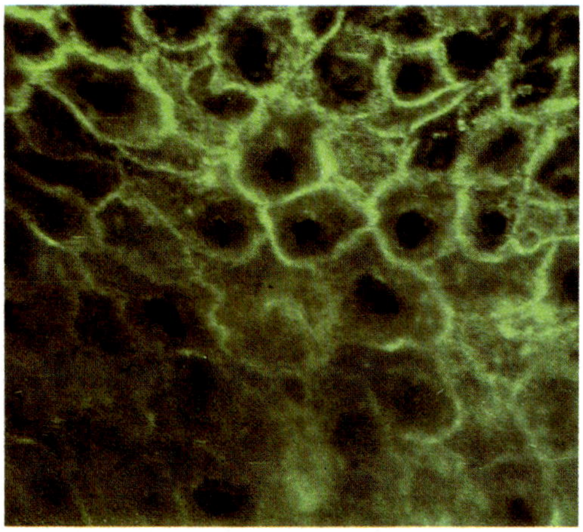

Abb. **262** Pemphigusantikörper (bei Pemphigus vulgaris) fixiert entlang der Interzellularräume in der Stachelzellschicht.

eine *Spaltbildung* (Clivage!), die durch Verschwinden der Interzellularverbindungen zustande kommt (Abb. **261**). Mit einer solchen Akantholyse kann gelegentlich, allerdings mehr noch beim Pemphigus foliaceus, eine eosinophile Spongiose verbunden sein oder ihr vorangehen.

Ultramikroskopisch ist im gleichen Sinne eine primäre Alteration der Interzellularsubstanz zu konstatieren, wie auch mittels der direkten *Immunfluoreszenz* die Interzellularsubstanz der Epidermis als primärer Angriffspunkt des Krankheitsvorgangs hervortritt. Die hierfür verantwortlichen Pemphigusantikörper sind Immunglobuline hauptsächlich vom Typ des IgG, während ferner in der Interzellularsubstanz selbst noch C3 nachgewiesen wurde (Abb. **262**).

Pathogenese

Aufgrund der angeführten elektronenmikroskopischen und fluoreszenzserologischen Befunde herrscht nach derzeitigem Wissen kein Zweifel mehr darüber, daß bei der Genese des Pemphigus chronicus *Antikörper gegenüber der Interzellularsubstanz* in der Stachelzellschicht der Epidermis zu der das Wesen der Krankheit ausmachenden Akantholyse führen.

Verlauf

Während heute der *„Pemphigus acutus febrilis gravis“*, der früher auch als Metzger-Pemphigus bezeichnet wurde, überwiegend wohl dem heute sog. Lyell-Syndrom (Epidermolysis acuta toxica) von teils bakterieller, teils toxisch-allergischer Genese, zuzurechnen sein dürfte, handelt es sich beim Pemphigus vulgaris um ein eminent chronisch verlaufendes, unbehandelt in wenigen Jahren infolge Erschöpfung (Kachexie, Infektionen) zum Tode führendes Leiden, dessen Verlauf allerdings auch durch Remissionen oder Rezidive Abwechslung erfahren kann.

Differentialdiagnose

Infolge der modernen histologischen und immunfluoreszenz-serologischen Untersuchungsmöglichkeiten sind abgesehen von den klinischen Unterschieden (Nikolski-, Nodet-Kriterium, Gruppierung usw.) die *Dermatitis herpetiformis* wohl ebenso leicht wie auch der *Alterspemphigus* (7.–8. Lebensjahrzehnt!) abzutrennen. Das *Erythema exsudativum multiforme* ist nicht nur mehr polymorph und zeigt häufig typische Kokardenerytheme, sondern ist zudem ausschließlich an den oberen Gliedmaßen sowie evtl. pluriorifiziell lokalisiert, wie auch seine bald der Nekrose verfallenden Blasen im Gegensatz zum echten Pemphigus subepidermal entstehen.

Therapie

In der Therapie der Pemphigusgruppe steht die morbostatische Behandlung mit Corticosteroiden (massive Initialdosis etwa 200–100 mg Prednison pro die oder entsprechende Isodosis eines anderen Corticosteroids, dann Einstellung auf eine Erhaltungsdosis) im Vordergrund. Im weiteren Verlauf zwecks Abmilderung der Steroidnebenwirkungen (Diabetes, Magen-Darm-Veränderungen, Thrombosen, Osteoporose usw.) zusätzliche oder abwechselnde Behandlung mit immunsuppressiven Substanzen (z. B. Azathiaprin = Imurek oder Methotrexat). Lokalbehandlung: häufige Bäder mit desinfizierenden Wirkstoffen, Schüttelmixturen mit Zusätzen z. B. von Rivanol oder Vioform (1%ig) oder Liq. carb. deterg. (10%ig). Bei starkem Befall der Mundschleimhaut können vorteilhafterweise auch Corticoidtabletten gelutscht werden (z. B. Betnesol-Pastillen).

Pemphigus foliaceus

Diese Pemphigusvarietät, die ebenfalls Menschen mittleren Alters bevorzugt, ist durch eine hochsitzende, subkorneale Akantholyse charakterisiert, so daß bei dieser Spielart das Nikolski-Phänomen sich besonders leicht auslösen läßt. Der Pemphigus foliaceus (Abb. **263**) beginnt für gewöhnlich als Pemphigus vulgaris, also bullös, und entwickelt sich dann zu einer blätterteigartigen, schuppenkrustösen, feuchten Erythrodermie. Diese Entwicklung kann aber ggf. viele Jahre, wie etwa 10–15 Jahre, in Anspruch nehmen, bis, falls keine Behandlung erfolgt, durch die zunehmende Erschöpfung infolge extra- und transkutaner Eiweißverluste, Nierenstörungen, Thrombosen, Fieberschübe u. a. m. das Ende eintritt.

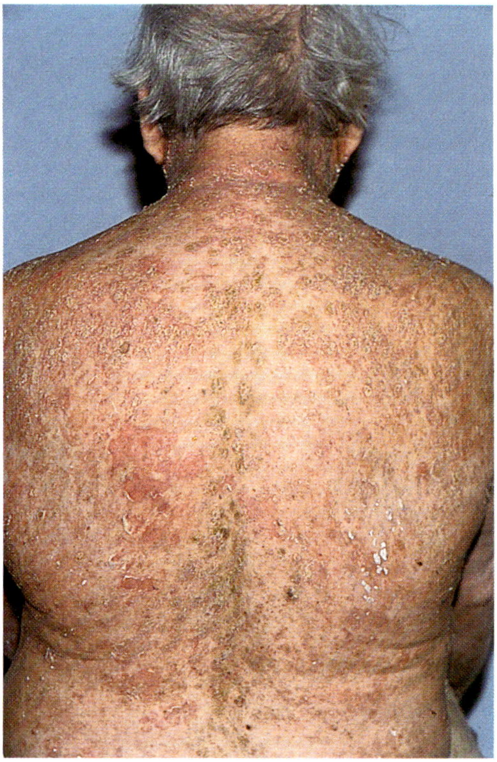

Abb. **263** Pemphigus foliaceus.

Lokalisatorisch setzt der Pemphigus foliaceus häufig im Gesicht, im Bereich des Kapillitium, am Hals oder oberen Rumpf ein. Oft kommt es auch zu entzündlichen paronychieartigen Veränderungen der Finger und Zehenendglieder.

Pemphigus brasiliensis

Synonym: Fogo selvagem.

Bei dieser, erscheinungsbildlich dem Pemphigus foliaceus nahestehenden, ebenfalls eminent chronisch verlaufenden Erkrankung stehen neben Blasenschüben und Erythrodermie mit einer z. T. verrukös-papillomatösen Nota auch endokrine Störungen (Amenorrhoe und Knochenschäden) im Vordergrund. Auch bei diesem endemischen Pemphigus wurden Autoantikörper gegenüber der epidermalen Interzellularsubstanz erfaßt. *Ätiologisch* wird eine Infektion, die evtl. über Arthropoden zustande kommt, diskutiert.

Pemphigus erythematosus

Synonyma: Senear-Usher-Syndrom, Pemphigus seborrhoicus.

Bei diesem Krankheitsbild handelt es sich um eine Intermediärform zwischen Pemphigus foliaceus und Lupus erythematodes. Die entsprechenden Effloreszenzen bei diesem Krankheitsbild, welches ebenfalls ohne geschlechtsmäßige Prävalenz Menschen mittleren Alters bevorzugt, finden sich entsprechend dem Lupus erythematodes chronicus schmetterlingsartig im Gesicht, jedoch ohne follikuläre Markierung und Atrophisierung, wie entsprechend dem seborrhoischen Ekzem an den Stellen der großen Schweiß- und Talgstraßen, also zwischen den Schulterblättern und in der Brustmitte. An meist deutlich juckenden erythematosquamösen Herden kann das Nikolski-Phänomen ausgelöst werden.
Histologisch trifft man neben den Zeichen der Hyper- und Parakeratose sowie einer Akanthose auf eine subkorneale Akantholyse sowie schließlich auf Zellanhäufungen im Rete Malphigi und im Stratum papillare.

Bemerkenswerterweise wurden beim Pemphigus erythematosus *Antikörper* sowohl in der Interzellularsubstanz wie an der Basalmembran nachgewiesen.

Pemphigus vegetans

Der Pemphigus vegetans beginnt häufig als ulzeroerosive Mundschleimhauterkrankung oder unter dem Bilde des Pemphigus chronicus und bildet erst im weiteren Krankheitsverlauf bevorzugt in den großen Gelenkbeugen und den intertriginösen Räumen flächenhafte Vegetationen aus. Die übelriechenden, von Krusten bedeckten, relativ scharf abgesetzten Granulationen lassen nur in ihren Randbereichen noch Blasen und Pusteln erkennen. Die Abheilung erfolgt wie beim Pemphigus vulgaris ohne Narbenbildung. Eine solche Lokalisationsbevorzugung fehlen der *differential-diagnostisch* auszuschließenden hypertrophischen Lues III, entsprechend auch den Tuberkuliden oder dem Iodo- resp. Bromoderma vegetans. Beide lassen im Gegensatz zum Pemphigus vegetans auch am Rande ihrer gleichfalls beetartigen Wucherungen Blasenreste vermissen.
Histologisch herrschen nur neben einer – meist initial nicht immer sofort nachweisbaren – Akantholyse Retehypertrophie und Papillomatose vor, wie auch in der Kutis in der Regel vor allem eosinophil durchsetzte Zellanhäufungen vorherrschen. Bei der *Immunfluoreszenz* lassen Autoantikörper sich gegenüber der Epidermis nachweisen.

Parapemphigus

Synonyma: Alterspemphigus, bullöses Pemphigoid.

Bei dieser erst in diesem Jahrhundert in seiner Sonderstellung erkannten Pemphigusvarietät der 60–70jährigen finden wir, ohne Geschlechtsunterschied, wie beim Pemphigus chronicus auf unveränderter Haut, aber auch auf erythematöser Basis helle, klare, später auch hämorrhagische und meist zunächst sehr prall stehende, blasige Abhebungen, die nach ihrem Einreißen Erosionen oder oberflächliche Vernarbungen hinterlassen (Abb. **264**).
In manchen Fällen scheint eine gewisse Bevorzugung an lichtexponierten Arealen, bei anderen an den Schienbeinen vorzuliegen.

Histologisch handelt es sich um eine subepidermale Blasenbildung, die von mehr oder weniger Zellinfiltrationen in den oberen Kutisanteilen begleitet werden kann.
Immunologisch lassen sich zirkulierende Antikörper (IgG in *linearer* Anordnung) gegen die *Basalmembran* nachweisen (Abb. **265**), die komplementbindend sind, so daß bei diesem Leiden immunologisch und histologisch der Sedes morbi zusammenfällt.

Nosologisch wird der Frage einer *paraneoplastischen Assoziation* mit viszeralen Malignomen Aufmerksamkeit gewidmet. Auch bei dieser Pemphigusform muß im unbehandelten Falle, infolge Hypoproteinämie, Hypokalzämie und Konsumption, auf die Dauer mit 30% Letalität gerechnet werden.

Differentialdiagnose

Differentialdiagnostisch sollten das Fehlen von peribullösen Mikroabszessen, von Akantholyse eine Abgrenzung gegenüber dem echten Pemphigus, dem Pemphigus vulgaris, und das Fehlen von *linear* angeordneten Immunglobulin G eine Abgrenzung gegenüber der *Dermatitis herpetiformis* ermöglichen, während ein *Erythema exsudativum multiforme* im Hinblick auf Kokarden, Sitz an Armen und evtl. Mundöffnung, histologisch die baldige Nekrose von Dach und Boden der Blase sowie die korialen lymphohistiozytären Infiltrate zu erkennen sein sollte.

Dermatitis herpetiformis (Duhring)

Die Dermatitis herpetiformis ist vor allem durch ihre Neigung zur Polymorphie gekennzeichnet. Subjektiv wird von den meisten Patienten über heftigen Juckreiz und bei Fähigkeit zur genaueren Beschreibung über Brennen geklagt. Derartige Mißempfindungen sind für gewöhnlich mit dem Auftreten neuer Hautveränderungen verbunden. Wenn auch Bläschen- und Blasenbildung weit im Vordergrund stehen, so gehören Rötungen, Quaddeln und Prurigoeffloreszenzen keineswegs zu den Ausnahmen. Die Blasen entstehen im Gegensatz zu denen des Pemphigus chronicus nicht auf unveränderter Haut und sind infolge ihres subepidermalen Sitzes auch nicht tangential verschieblich. Wichtige Hinweise auf das Vorliegen einer Dermatitis herpetiformis ergeben sich aus der symmetrischen Anordnung, der Bevorzugung der vorderen Achselfalte und der Gruppierungstendenz der Einzeleffloreszenzen (Abb. **266**). Eine Schleimhautbeteiligung ist ebenso selten wie beim bullösen Pemphigoid. Für eine Dermatitis herpetiformis spricht eine deutliche *Bluteosinophilie*. Auch das Stigma der *Jodidiosynkrasie* ist, falls überhaupt vorhanden, bei den primär blasenbildenden Dermatosen für die Dermatitis herpetiformis charakteristisch. Hinweise dazu ergeben sich aus den anamnestischen Angaben der Zunahme der Hautveränderungen z.B. nach See-

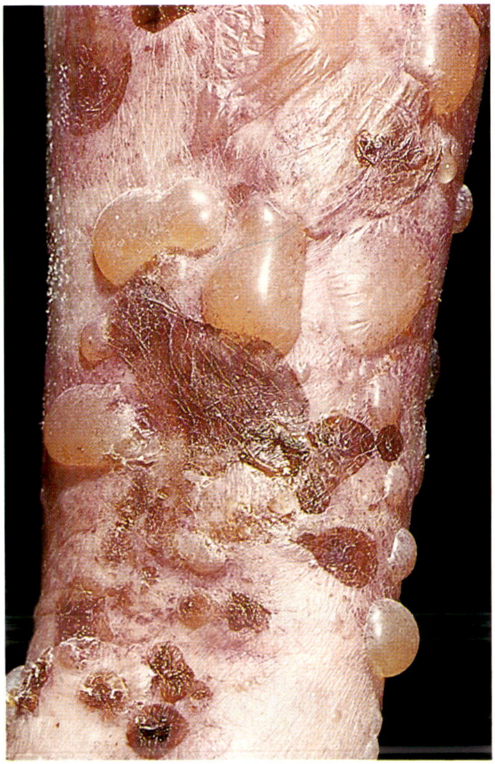

Abb. **264** Bullöses Pemphigoid.

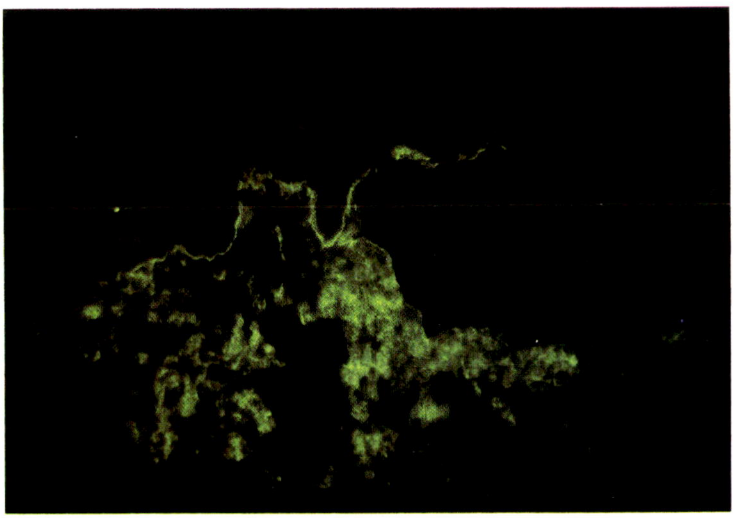

Abb. **265** Typische lineare Fluoreszenz der Basalmembran bei bullösem Pemphigoid.

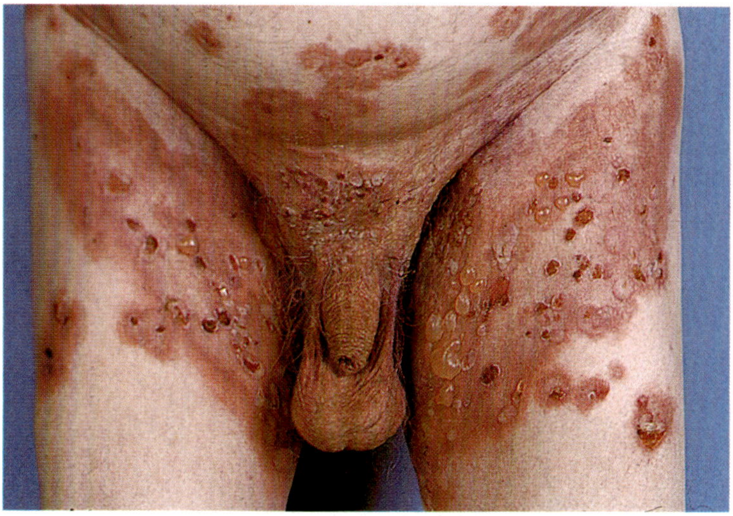

Abb. **266** Dermatitis herpetiformis mit typischer Symmetrie und Polymorphie.

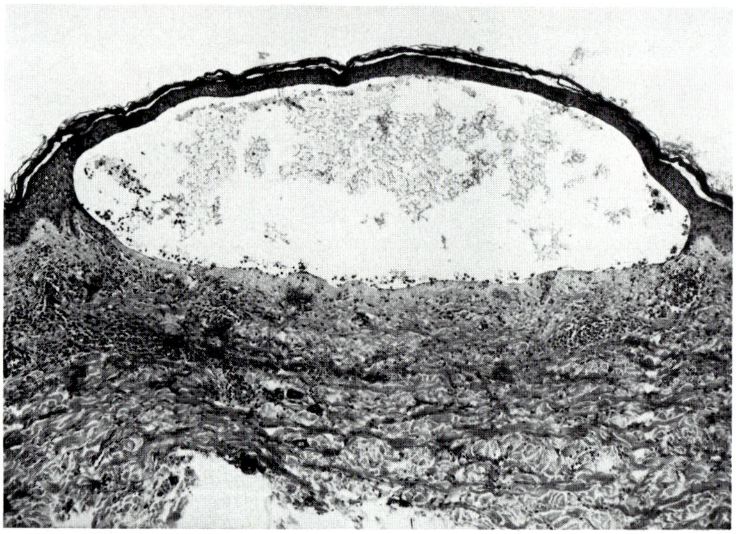

Abb. **267** Subepidermale Blasenbildung bei Dermatitis herpetiformis.

fischgenuß, nach Gebrauch von jodhaltigen Röntgenkontrastmitteln und Jodapplikation zur Schilddrüsendiagnostik. Objektivierbar ist eine derartige Jodunverträglichkeit durch Epikutantestung mit 30%iger Jodkalivaseline oder die perorale Verabreichung von 10–20 Tropfen Sol. Lugol.

Histologisch treffen wir auf eine kleine *subepidermale Blasenbildung,* die vor allem neben Neutrophilen- und Mononukleären reichlich Eosinophile enthält (Abb. **267**). Besonders typisch sind darüber hinaus meist vorangehende, peribullöse oder in den Papillen lokalisierte Mikroabszesse oder Ödematisierungen an gleicher Stelle. Auch *elektronenmikroskopisch* erweist sich die dermoepidermale Junktion als primärer Sitz, wie auch bei direkter *Immunfluoreszenzanwendung IgA,* und zwar nicht bandförmig, sondern in *granulärer* Verteilung in den Papillen feststellbar ist (Abb. **268**). Außerdem findet sich zusammen mit dem IgA Komplement vor, wie auch vereinzelt IgD dazu festgestellt wurde, während zirkulierende Antikörper gegenüber der Basalmembran und Epidermis offenbar nicht vorkommen.

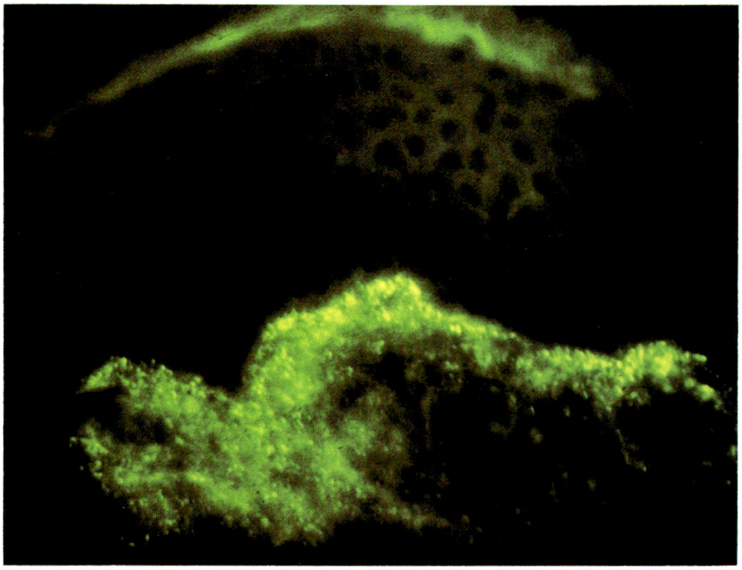

Abb. **268** Granuläre Immunfluoreszenz in Junktionsnähe bei Dermatitis herpetiformis Duhring.

Syntropien bzw. interne Abweichungen

Neben gelegentlicher Kopplung mit perniziöser Anämie, Schilddrüsenüberfunktion, Magensaftmangel und atrophischer Gastritis wurde man in letzter Zeit speziell auf eine *dermatogene Enteropathie* bei diesem Leiden aufmerksam. Demnach soll bei 75–95% der Kranken mit ausgedehnter Dermatitis herpetiformis eine Mitbeteiligung des Dünndarms gegeben sein, die sich allerdings nur bei geringem Teil dieser Patienten auch klinisch bereits ausdrückt. Gastrointestinal haben wir weitgehend das Bild einer idiopathischen *Steatorrhoe* bzw. einer *Zöliakie* vor uns, wobei histologisch im Dünndarm lymphozytäre Infiltrate und Zottenatrophien, all dies von meist fleckförmiger Anordnung, und funktionell die Zeichen der *Malabsorption* prävalieren. Ganz besonders kennzeichnend ist für diese Patienten die *Unverträglichkeit von Gluten,* wie auch bei vielen solcher Kranker das hautklinische Bild ebenso wie die Dünndarmveränderungen unter glutenfreier Diät deutlich zurückgehen, wobei sich im besonderen die Immunglobulin-A-führenden Zellen der Lamina propria zurückbilden. Hand in Hand mit der klinischen Besserung von Haut und Darm im Rahmen der glutenfreien Ernährung läßt sich ferner die Erhaltungsdosis von DDS, dem klassischen Symptomatikum, bei diesem Leiden, reduzieren. Jedoch konnten wir keineswegs bei jedem Duhring-Kranken einen deutlichen Effekt der glutenfreien Diät erkennen. Am Rande erwähnt sie schließlich, daß sich sowohl bei der Dermatitis herpetiformis, wie bei der Zöliakie sonst auch, ein gehäuftes Vorkommen von *HLA 8* findet.

Verlauf

Die Dermatitis herpetiformis kann über Jahre hindurch schieben, nimmt jedoch meist nach etwa 10 Jahren mehr oder weniger von allein an Stärke ab, so daß die *Prognose quvad vitam* grundsätzlich *gut* zu stellen ist.

Differentialdiagnose

Differentialdiagnostisch finden sich die Blasen beim Pemphigus auf unveränderter Haut, sie sind ferner bald schlaff und nicht prall. Zytologisch findet man Zellen der Akantholyse, wie histologisch andererseits die intraepidermale Blasenbildung und der Nachweis von Antikörpern gegenüber der Interzellularsubstanz die Diagnose ermöglichen wird. Auch fehlen beim Pemphigus starke subjektive Beschwerden, wie Jucken und Schmerzhaftigkeit oder Brennen. Beim *bullösen Pemphigoid* mit seinem subepidermalen Blasensitz fehlen die Mikroabszesse. An der Basalmembran liegt ein IgG-Band vor, während sich beim Duhring IgA granulär darstellt. Schwieriger ist u. U. die Erfassung der *Prurigo*form des Duhring, die mit Vorliebe die Streckseiten um Knie und Ellenbogen ergreift. Projektionsmäßig erscheint das Verhalten an der Achsel bedeutsam: die *Skabies* tendiert nach der vorderen Achsel, die *Pityriasis rosea* tendiert nach dem Achselinneren und die *Dermatitis herpetiformis* nach der hinteren Achselfalte.

Therapie

Da die Dermatitis herpetiformis ein polyätiologisches Syndrom ist, ist jeder Kranke mit diesem Leiden ein individuelles therapeutisches Problem. Symptomatisch: Sulfonamide (z. B. Madribon, Lederkyn), ferner das Sulfon DDS bzw. DADPS (50–100 mg/die per os; Methämoglobinbildung, hämolytische Anämien möglich), bei starken subjektiven Beschwerden: Antihistaminika („Soventol") oder Phenothiazine („Repeltin). Sachgemäße Lokalbehandlung wie bei Pemphigus. Versuch mit glutenfreier Diät.

Pemphigus conjunctivae

Synonyma: Benignes Schleimhautpemphigoid.

Diese Pemhigusvarietät beschränkt sich vornehmlich auf die Schleimhäute und bevorzugt das weibliche Geschlecht, wobei in der Regel ältere Patienten, etwa über 50 Jahren, betroffen sind. Sitz der Erkrankung sind neben der Konjunktiva auch andere Körperöffnungen (Genitale, After). Es handelt sich bei dieser sich lokalisatorisch beschränkenden Pemphigussonderform insofern um eine deletäre Erkrankung, als durch Entwicklung von Hornhauttrübung (Pannus) und Symblepharon oder Ektropium Ober- und Unterlid mehr oder weniger miteinander verhaften können, so daß Sehverlust eintreten kann. Infolge dieser *essentiell vernarbenden Bindehautschrumpfung,* bei der man ausgesprochene Blasen verlaufsweise nur selten vor Augen bekommt, entsteht also schließlich angesichts der hornig-membranös überzogenen Kornea der Aspekt des „blinden" Auges einer antiken Statue. An der Mund- wie Afteröffnung, weniger auch an der Nase, wird vornehmlich neben den Verwachsungen die Öffnungsverengung den Patienten belästigen. *Histologisch* handelt es sich um eine subepidermale Blasenbildung, wie sie es dem klinischen Eindruck eines in seiner Ausbreitung beschränkten bullösen Pemphigoids entspricht. Dazu kommen häufig eine hyperplastische Epithelverdickung und im Kutisbereich eine dichte Zellanhäufung, wie sie zu einer wenig spezifischen, chronischen Entzündung paßt. Bei der *Immunfluoreszenz* spielen die Ablagerung von IgG, aber mehr noch von IgA die Hauptrolle, wie auch zirkulierende Antikörper nahe der Basallinie festgestellt wurden.

Differentialdiagnose

Differentialdiagnostisch kommen hinsichtlich der Konjunktivalvernarbungen weniger eine hereditäre Epidermolyse als ein schwer verlaufendes *Erythema exsudativum multiforme* in Betracht. Da auch beim typischen *Pemphigus vulgaris* offene Schleimhautbezirke zu beobachten sind, sei angemerkt, daß beim benignen Schleimhautpemphigoid die erosiven Veränderungen im Mund im Gegensatz zum Pemphigus vulgaris *nur wenig schmerzhaft* sind. Bei Verdacht auf eine erosiven pemphigoiden *Lichen ruber* wird man nicht versäumen, vor allem die übrige Hautdecke zu untersuchen.

Herpes gestationis

Bei dieser, von DUHRING selbst und von ganzen Dermatologengenerationen mit der Dermatitis herpetiformis identifizierten, Gestose der Haut (Abb. **269**) handelt es sich um eine äußerst seltene, in abortiver Ausprägung aber etwas häufiger zu beobachtende Dermatose, die bei etwa 1-3-10 000 Graviditäten oder in deren nachfolgenden Puerperien auftritt. Rezidivauftreten bei erneuter Schwangerschaft ist also durchaus üblich. Wenn man heute den Herpes gestationis, bei dem ätiologisch vermutlich ein Einfluß des Progesterons, zumal auch Exazerbationen nach Einnahme *oraler Kontrazeptiva* beobachtet wurden, bedeutsam ist, von den übrigen Pemphigusvarietäten trennt, dann aufgrund neuerer direkter oder indirekter Immunfluoreszenzbefunde: Es gilt derzeit der Nachweis von Komplement (C 3 und C 4), u. U. zusammen mit IgG, als pathognomisch.

Klinik

Nach uncharakteristischen Prodromi (Fieber, Kopfschmerzen, Übelkeit, Hitzegefühl) und sich steigerndem Juckgefühl beginnen die stets stark juckend bleibenden Hautveränderungen kennzeichnenderweise *um den Nabel* herum, von welcher Stelle aus aber dann in der Folge auch die weitere Bauchregion und mehr oder weniger die gesamte äußere Decke beteiligt wird, bis schließlich – mitunter unter Duhring-artiger Symmetrie – nach urtikariellen vesikulobullösen Manifestationsschüben, seltener auch Quincke-artigen Schwellungen, ein durchaus polymorphes Gesamtbild entstanden ist. Sehr selten sind pityriasiforme Nuancen, wie auch eine Beteiligung der zur Welt gekommenen Kinder in Gestalt von gruppierten Bläschen und Papeln eher eine Ausnahme darstellt. Im zellulären Blutbild können eine *hohe Eosinophilie* (bis 50%) sowie eine *Vermehrung* von *IgA* bestehen.

Histologie

Histologisch liegt eine subepidermale Entstehung von Blasen vor, deren Flüssigkeit wiederum u. U. reichlich Eosinophile enthält, die weiterhin auch in einem gemischten Zellinfiltrat des Koriums meist unübersehbar sind. Um die Blasen besteht für gewöhnlich Ödematisierung.

Elektronenmikroskopie

Elektronenmikroskopisch finden sich eine lakunäre Degeneration der Basalzelllinie mit oder ohne Beschädigung der Basalmembran und ein erhebliches subepidermales Ödem.

Differentialdiagnose

Differentialdiagnostisch kommt, wenn man von der vorrangigen Ähnlichkeit zur *Dermatitis herpetiformis* oder einem *bullösen Pemphigoid* absieht, vor allen Dingen auch ein *Erythema exsudativum multiforme* in Frage, dessen evtl. Exazerbation in Abhängigkeit vom Menstrualzyklus ja auch sonst bekannt ist.
Histologisch wird man bei der Erfassung einer etwaigen typischen Dermatitis herpetiformis auf das Vorliegen peribullöser Mikroabszesse und in der Basalmembran auf IgA in granulärer Beteiligung achten. Bei der *Impetigo herpetiformis,* die eine *Psoriasis in graviditate* darstellt, beherrschen Pustulationen, Hyperpyrexie und Hypokalzämie die Szene.

Therapie

Aus gutem Grund wird man namentlich noch bei früher Schwangerschaft – der Herpes gestationis setzt im allgemeinen aber um den 4.–6. Monat ein – mit einer systemischen Corticoidtherapie Zurückhaltung üben und sich neben einer schulgerechten Lokaltherapie auf die massive Zufuhr von Calcium oder versuchsweise auch Pyridoxin beschränken.

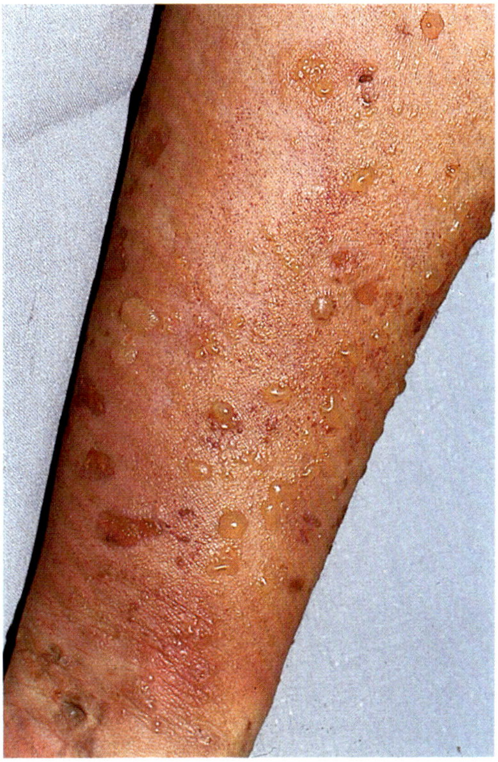

Abb. **269** Herpes gestationis.

Pemphigus chronicus benignus familiaris

Synonyma: Morbus Hailey-Hailey, Dyskeratosis bullosa hereditaria.

Bei dieser von zwei Brüdern 1939 in ihrer Sonderstellung herausgehobenen Pemphigusvarietät handelt es sich keineswegs, wie eine zeitlang vermutet, um eine ausgesprochene vesikulobullöse Sonderform des ohnehin häufig familiär verankerten Morbus Darier.

Klinik

Bei meist deutlicher Familiarität, die aber gelegentlich auch nicht nachweisbar sein kann, entwickeln sich erstmalig postpubertär an mehr oder weniger intertriginösen Hautarealen, wie Hals, Achseln, der Leistenregion oder

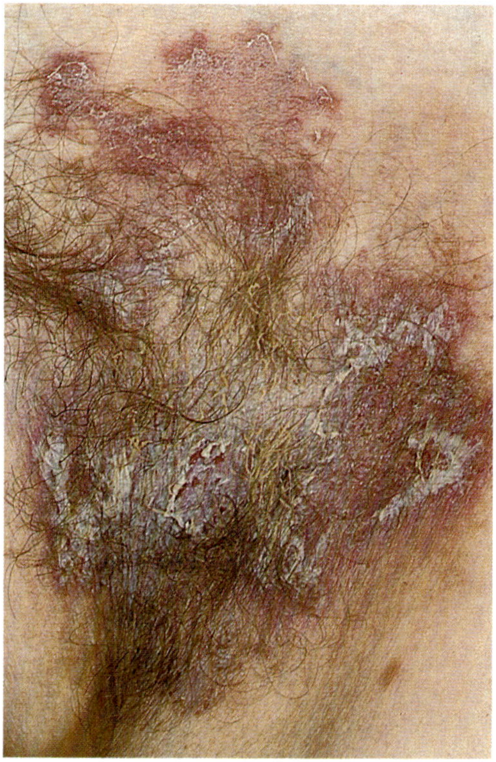

Abb. **270** Pemphigus chronicus benignus familiaris (Morbus Hailey-Hailey).

periumbilikal, kleine gruppierte, blasige Eruptionen, die sich bald eintrüben und, entweder auf unveränderter oder aber überwiegend doch auf gerötetem Grunde sitzend, ferner bald platzen, so daß man vorzugsweise an den genannten Lokalisationen rotbraunrötliche, exsudative und fissurierte, dünnschuppenkrustöse Herdstellen vor Augen bekommt. Im besonderen bei Wärme und Feuchtigkeit, aber auch bei Superinfektion oder starker mechanischer Irritation existiert Pruritus, während nach Rückbildung die früheren Herdstellen sich noch als schmutzig-braune Pigmentzonen zu erkennen geben.

Histologie

Entsprechend dem Wesen einer *benignen Dyskeratose* finden wir eine mehr oder weniger inkomplette Akantholyse, während die Immunfluoreszenzuntersuchung nach bisherigem Wissen negativ ausfällt.

Verlauf

Der Krankheitsverlauf zeigt mit zunehmenden Alter und speziell nach der Menopause eine regressive Tendenz.

Differentialdiagnose

Differentialdiagnostisch wird bei gegebener Familiarität die Differenzierung gegenüber einem *Pemphigus vegetans* meist ohne weiteres möglich sein, der zwar dieselbe Lokalisation okkupiert, aber nicht erblich ist. Bei Manifestation lediglich im Schritt kommt auch eine banale *Intertrigo* in Betracht. Hinsichtlich der *Darier-Krankheit,* die ja verlaufsweise speziell unter bestimmten Medikationen sich vesikulös transformieren kann, herrscht als Primäreffloreszenz eine follikuläre oder parafollikuläre, schuppenkrustös bedeckte Papel vor. Vor allem bevorzugt aber der Morbus Darier die Gegend der sog. seborrhoischen Prädilektionen, also etwa die Körpermitte.

Therapie

Die Therapie des Morbus Hailey-Hailey ist häufig sehr unbefriedigend, wobei man nicht zuletzt auf die Einschränkung von äußeren Reizfaktoren achten sollte. Verlaufsweise kommen lokal oder allgemein Corticoide, Interpolation von Antibiotika sowie UVA oder Grenzstrahlen zur Anwendung.

Benigne papulöse akantholytische Dermatose

Synonyma: Morbus Grover, Transient acantholytic dermatosis, Persistent acantholytic dermatosis.

Bei dieser erst seit 1970 diskutierten, benignen, papulösen und durch Akantholyse zustande kommenden Hautkrankheit, die offenbar durch äußere Reizung, wie z. B. starke Sonneneinstrahlung, überwiegend bei Männern der 2. Lebenshälfte ausgelöst wird, begegnen wir an Rumpf (Schlüsselbein und Gesäßregion), aber auch an den Extremitäten hyperkeratotischen, juckenden Papeln, vereinzelt auch im Verein mit kleinen, angedeuteten blasigen Abhebungen oder Erosionen, also einem Bild, das – abgesehen von der anderen Lokalisation – zunächst an eine *Darier-Krankheit* oder an einen kleinherdigen *Pemphigus foliaceus* denken lassen wird. Im allgemeinen handelt es sich bei einer solchen juckenden, papulovesikulösen

Eruption, bei der für gewöhnlich keine Immunglobuline im Herdbezirk feststellbar sind, um einen kurzfristigen Manifestationsdurchgang, wenn auch inzwischen mehrfach auch länger bestehender Verlauf mitgeteilt wurde.

Differentialdiagnose

Die schwierige Differentialdiagnose wird in erster Linie Prurigoschübe, eine etwas borkige Skabies, einen kleinherdigen Pemphigus foliaceus oder aber einen Morbus Darier auszusondern haben.

Epidermolysis hereditaria

Diese seltenen, *kongenitalen Blasenbildungskrankheiten*, deren Wesen am besten als *Bullosis mechanica* bzw. als *„Stoßblasensucht"* zu charakterisieren wäre, wurden früher in eine „Simplex" – und eine „Dystrophica"-Untergruppe geschieden, wobei für letztere das Vorliegen von Nagelstörungen, Narben und Milien als Kriterium galt. Schnyder hat neuerdings eine Gliederung in *nichtvernarbende* und *vernarbende Epidermolysen* vorgeschlagen.

Außerdem ist als neues Forschungsergebnis für das Verständnis des Pathomechanismus dieser „mechanobullösen" Hautkrankheitszustände der Nachweis einer gesteigerten Aktivität der *Hautkollagenase* bei einigen Formen hinzugekommen.

Nichtvernarbende Epidermolysis hereditaria

Epidermolysis bullosa hereditaria simplex

Hierbei besteht ein autosomal-dominanter Erbgang mit deutlicher Bevorzugung des männlichen Geschlechtes. Im Gegensatz zu den anderen Spielarten fehlen meist Nagel- und Schleimhautveränderungen. Je nach Lebensalter kann auf den ersten Blick eine gewisse Ähnlichkeit zu einem Pemphigus syphiliticus, einer Dermatitis exfoliativa v. Rittershain, einer Acrodermatitis enteropathica oder einer Porphyrieform vorliegen. Der Manifestationsbeginn dieser *häufigsten hereditären Epidermolysis* ist für gewöhnlich schon in frühester Kindheit zu konstatieren, da schon die ersten Bewegungs- und Gehversuche eine Blasenbildung vorzugsweise an Händen und Füßen und den Gelenkgegenden sowie – entsprechend dem Nikolski-Phänomen – speziell infolge *seitlicher* und nicht gerader *Druckanwendung* und darüber hinaus bei *Wärmeeinwirkung* induzieren (Abb. **271**, **272**). Die dergestalt zu beobachtenden blasigen Abhebungen sind von vornherein eher schlaff als prall und sie sind einkammerig. Bei Sonderformen können sich auch mehr oder weniger ausgeprägte Keratodermien an Handtellern und Fußsohlen oder über Knochenvorsprüngen entwickeln.

Histologisch begegnen wir einer tiefgelegenen, intraepidermalen Blasenbildung und einer vakuolären Auflockerung der Basalzellinie. Die PAS-Junktion bleibt ebenso gut erhalten wie die Elastika. Elektronenmikroskopisch finden sich die Zeichen einer Zytolyse, die zunächst um den Kern einsetzt und sich dann weiter nach der Peripherie ausbreitet.

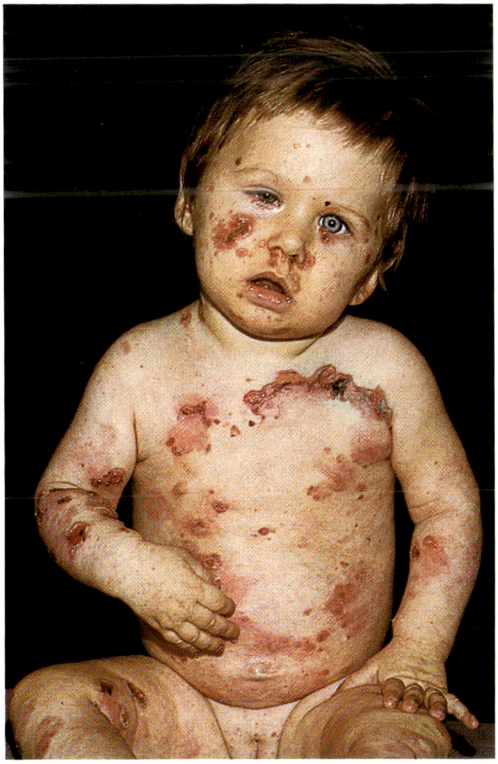

Abb. **271** Epidermolysis bullosa hereditaria simplex.

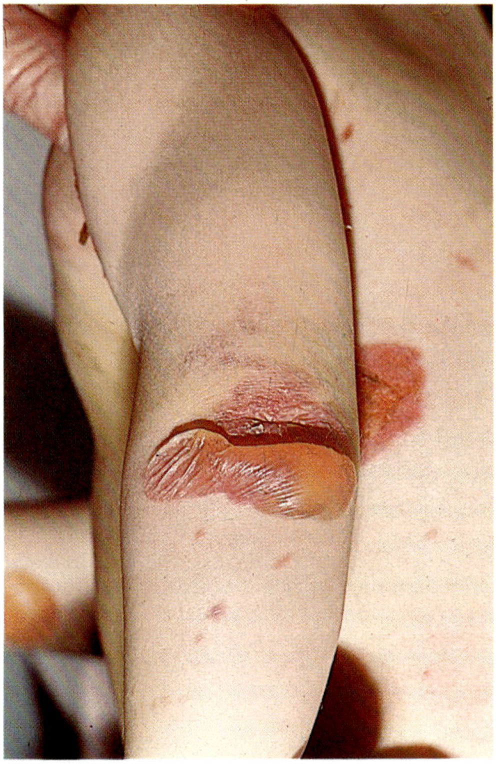

Abb. **272** Epidermolysis bullosa hereditaria simplex.

Differentialdiagnose

Die Abgrenzung gegenüber der Epidermolysis dystrophica bringt das Fehlen von Nagelveränderungen, Narben und Milien.

Therapie

An sich ist die Therapie ohnmächtig. Symptomatisch wirksam sind die Vermeidung von Hitze (warme Fußbäder!) und Traumatisierung (Fußmärsche!), deswegen evtl. protrahierte Umlagerung der Belastungsstellen der Fußsohlen durch den Wechsel verschieden ansetzender Einlagen. Corticosteroide haben nur eine Indikation im narbenerweichenden oder ödemverringernden Sinne. Der Wert von Chlorochin (Resochin) ist unsicher. Mitunter scheint die Bereitschaft zur mechanischen Blasenbildung durch Aufsättigung mit Vitamin E eingeschränkt zu werden.

Rekurrierende Blaseneruptionen an den Füßen bei heißem Wetter

Bei dieser tardiven und abortiven hereditären Epidermolyse finden sich, wie in der Benennung ausgesprochen, angedeutete Blasenbildungen praktisch nur sommers und an hyperhidrotischen Fußsohlen, so daß auf den ersten Blick Verwechselung vor allem mit einer dyshidrosiformen oder bullösen Fußmykose möglich sein könnte.

Vernarbende Epidermolysis hereditaria

Epidermolysis bullosa hereditaria dystrophica dominans (Cockayne-Touraine)

Zufolge des subepidermalen Sitzes der Blasen hierbei und gewisser Veränderungen des elastischen Gewebes finden sich als postbullöse Residuen charakteristische Vernarbungen bzw. Hornzysten (= Milien). Auch kann eine Beteiligung der Schleimhaut des Mundes und der Konjunktiven bei dieser dystrophischen Epidermolysisform (Cockayne-Touraine) vorrangig sein. Recht häufig sieht man sodann klauenartige Sklerodaktylien, Onychodystrophien sowie palmoplantare Hyperhidrosen.

Epidermolysis bullosa dystrophica (Hallopeau-Siemens)

Bei diesem autosoma-rezessiv vererbten (25% Manifestationsquote für Kinder heterozygoter Eltern) wie äußerst polydysplastischen Biotyp haben wir über die Blasenschübe hinaus, die im späten Leben sich überwiegend als livide Hautatrophien darbieten, ferner zirkumskripte Keratodermien, Nageldystrophien und im Bereich des behaarten Kopfes auch kleinfleckige narbige Alopezien vor uns. Durch Schleimhautbefall sind weiterhin Stenosierungen, z. B. des Ösophagus, möglich. Auch muß bei den regelmäßigen Nachuntersuchungen an die Entartungsmöglichkeit von chronisch ulzerierenden oder leukoplaktisch-vegetierenden Herdstellen gedacht werden. Schwere Verlaufsform zeigen schließlich Skelettbeeinträchtigungen und Mutilationen.

Sehr seltene Sonderformen

Speziell aus pädiatrischer Sicht wurde schließlich als evtl. nosologisch selbständige Verlaufsform eine autosomal-rezessive *Epidermolysis bullosa letalis* herausgehoben, bei welcher die Haut- und Schleimhautblasen zwar ohne Folgezustände abheilen, also eine nichtvernarbende Form, aber eine angeborene Nagelstörung vorliegt, sich Skelettatrophien einstellen und bei der – offenbar unter autosomal-rezessiver Vererbung und „dichter" Familiarität – eine besonders ernste Lebensprognse gegeben ist. Bei dieser „Epidermolysis bullosa atrophicans generalisata gravis *(Herlitz)* liegt die Blasenbildung über der PAS-positiven Junktion.

Differentialdiagnostisch wird man in erster Linie an eine Acrodermatitis enteropathica oder an eine Dermatitis exfoliativa v. Rittershain d.h. an eine großblasige Impetigo zu denken haben.

Auf dem Boden eines epidermolytischen Erscheinungsbildes, welches die Extremitäten bevorzugt, kann es sodann im Stammbereich, vor allem aber lumbosakral, zu der von Pasini herausgestellten dominantdystrophischen *Epidermolysis bullosa albopapuloidea* kommen (Abb. **273**). Bei dieser entwikkeln sich pflastersteinförmig oder plattenartig die Umgebung überragende, multipel-kleinherdförmige, torpide, elfenbeinfarbene Plaques, meist ab 2. Lebensjahrzehnt und, wie betont, vorzugsweise an der Lumbosakralregion. *Histologisch* kommen die albopapuloiden Papeln durch eine Vermehrung des Kollagens und einen Schwund der Elastika zustande.

Abb. **273** Epidermolysis bullosa albo-papuloidea.

Von weiteren, selteneren Varianten der hereditären Epidermolysen, wie sie überwiegend in Norwegen oder Schweden festgestellt wurden und die sich aufgrund von Zahnschmelzdefekten oder Innenohrschwerhörigkeit, humoral auch durch erythrozytäre Fermentdefekte als eigenständig identifizieren lassen, sei hier nur noch der *Typus maculatus* der *Dystrophia bullosa hereditaria* (Mendes de Costa und van der Valck) erwähnt. Auch dieser ist bisher nur sippenmäßig beschränkt (Holland) beobachtet worden und zeichnet sich durch die Entwicklung kleinherdiger, hyper- und depigmentierter, atrophischer Bezirke aus, so daß bei solcher X-chromosomal-rezessiven Varietät differentialdiagnostisch in erster Linie noch an eine Pigmentanomalie, wie etwa vom Typ der Incontinentia pigmenti, zu denken wäre.

Physikalische und chemische Hautschädigungen

Verbrennungen und Verbrühungen

Synonyma: Combustiones, Ambustiones.

Die *Verbrennungen* (Abb. **274**) wie die *Verbrühungen* werden seit alters in *drei Stadien* (*Erythem – Blase – Nekrose* bzw. Verkohlung = Karbonisation) eingeteilt. Darüber hinaus trägt man heute dem in Zusammenhang mit einem thermischen Trauma ablaufenden pathophysiologischen Vorgang im Organismus mit der Bezeichnung *„Verbrennungskrankheit"* Rechnung. Anteilmäßig überwiegen unter Friedensverhältnissen die Verbrennungen bei Frauen (Haushalt) und vor allem bei Kindern. Zu berücksichtigen sind als Einzelursache das Rauchen im Bett (eine brennende Zigarette entwickelt bis zu 260 °C) und, daß verschiedene Textilien, falls sie entflammen, besondere Eigenschaften entwickeln. So erreicht Baumwolle eine sehr hohe Verbrennungstemperatur, während die modernen Kunststoffe z. T. bei Kontakt mit einer entzündeten Flamme unter hoher Temperaturentwicklung umgehend schmelzen oder in sich schrumpfen. Durch die Einwirkung des *elektrischen Stroms* kommt es an den Ein- und Austrittsstellen zu kleinen, z. T. nur punktförmigen, aber sehr tiefen Einwirkungen, die als *Strommarke* bezeichnet werden, während durch den *Blitzschlag* arborisierte Figuren hervorgerufen werden. Außerdem werden insonderheit durch elektrothermische Effekte Myo- und Hämoglobinurie ausgelöst.

Grundsätzlich hat man bei Übernahme einer Verbrennung die Verpflichtung, sich über *Ausmaß* und *Prognose* durch prozentuale Abschätzung der betroffenen Hautfläche. z. B. nach der Neunerregel (Abb. **275**), zu orientieren, was aber u. U. nach mehreren Stunden bis Tagen zu korrigieren ist. Kurz nach dem thermischen Trauma entwickeln sich an der Einwirkungsstelle eine Steigerung der Membrandurchlässigkeit und eine Störung der Mikrozirkulation mit Erythrozyten- und Thrombozytenaggregation, woran sich je nach Tiefe und Ausdehnung unter nervaler Steuerung der Verbrennungsschock mit Neigung zu sympathikotoner Kreislaufzentralisation anschließt. Sodann kommt es unter Entwicklung starker Schmerzhaftigkeit zur Aktivierung gewebseigener Proteasen, Peptidasen und biogener Amine. Auch wurde im Verbrennungsareal ein erhöhter Prostaglandinspiegel festgestellt. Darüber hinaus charakterisiert sich die Verbrennungskrankheit in den ersten Tagen durch eine Anhydrämie bzw. Konzentration der zellulären Blutbestände (Hämotokritwert!). Ferner entwickelt sich eine bemerkenswerte Störung der Natrium-Kalium-Relation. Vor allem treten Kalium sowie Zink und Magnesium vermehrt aus den Zellen aus. Außer einem Lactatanstieg entwickelt sich ferner eine negative Stickstoffbilanz. Weitere Konsequenzen einer erlittenen Verbrennung sind Hypoproteinämie und vor allem Hypalbuminämie, während der kolloidosmotische Druck gesenkt wird. Klinisch sind außerdem der Anstieg der Transaminasen und akute Nierensperren (myorenale Syndrome) zu beachten.

Klinisch herrscht im übrigen mitunter Unsicherheit bei der Erfassung drittgradig verbrannter Hautstrukturen: eine drittgradige Schädigung der Haut muß nicht immer verkohlt (karbonisiert) imponieren, solche Areale können auch alabasterweiß oder hellbräunlich erscheinen.

Abschließend ist auch herauszustellen, daß *Kleinstkinder* und *ältere Personen,* etwa über 60 Jahren, *prognostisch* unabhängig von der Flächenausdehnung der Verbrennungen eingeschränkt zu beurteilen sind, was in *topographischer Hinsicht* analog für Verbrennungen auch der Kopf- sowie der Damm-Genitalregion zu betonen ist.

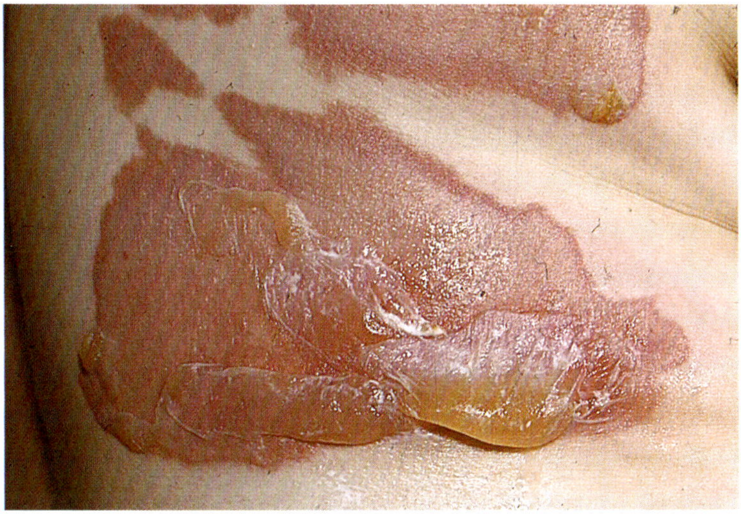

Abb. 274 Verbrennung II. Grades.

Pathophysiologisch bedeutsam sind schließlich Nebennierenblutungen und die Entwicklung eines Hirnödems, meist später ferner auch eine Blutarmut vom Typ einer hämolytischen oder Eisenmangelanämie. Oberbauchbeschwerden sollten auch an die Möglichkeit des gastrointestinalen Verbrennungsulkus (Curling-Ulkus) denken lassen und schließlich ist zu bedenken, daß sehr bald nach der schockförmigen und toxämischen Anfangssituation auf der Verbrennungsfläche aus der eigenen oder fremden Umgebung derselben Bakterien (Tetanus, Pseudomonas aeruginosa!), weniger auch Pilze und Viren zur Entwicklung gelangen.

Therapie

Bei der *Soforttherapie* großer Verbrennungen (über 10%) Volumenauffüllung, falls möglich oral Elektrolytgemische (z. B. „Liquisorb"), parenteral 5%ige Glucoselösung oder Plasmaexpander („Macrodex"). An die Stelle der Elektrolytüberflutung der ersten Tage treten vom 3.–4. Tage an eiweißhaltige Flüssigkeiten (Plasmainfusionen, Aminosäuregemische). Schmerzbekämpfung, gleichzeitig auch zur Dämpfung der Schockphänomene (z. B. mittels Dolantin, Atosil, Hydergin). Zur *Lokalbehandlung*, die bei kleinen Brandverletzungen natürlich ausreicht, Gemische antibiotischer und corticosteroidhaltiger Salben, zur Versorgung größerer Flächen einen nicht anklebenden, z. B. aluminiumhaltigen Verbandsstoff. Eingeführt in die Lokalbehandlung hat sich in letzter Zeit auch bei kleinen Brandverletzungen die Lokaltherapie mit Mercurochrom (2%ig) oder mit Jod-Polyvinyl-Pyrrolidon (Betaisodona).

Bei drittgradiger Verbrennung von einer Ausdehnung von etwa 15% an Frage der primären Wundexzision. Beträchtliche Verbrennungen gehören ohnehin nach Möglichkeit in entsprechende Spezialversorgungszentren.

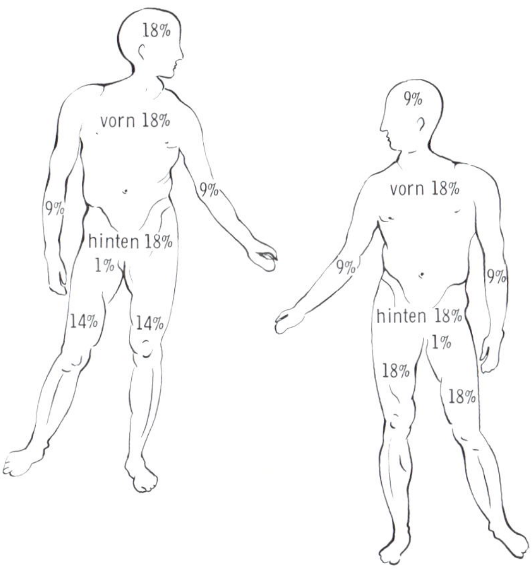

Abb. 275 Neunerregel zur Schätzung der verbrannten Körperoberfläche.

Schließlich wird man bei Verdacht auf Magen-Darm-Ulzerationen an die rechtzeitige Verabfolgung von Antazida und Tagamet denken, bei Oligurie Diuretika, wie vor allem Furosemid (Lasix), verabfolgen und nur bei ausgesprochenen septischen Schockzuständen auch Cortison anwenden, während etwa ab 3–5 Tagen nach der Verbrennung und bei offener bakteriell bestimmtem Fieber von Antibiotika, derzeit namentlich Gentamycin (evtl. zusammen mit einem Cephalosporin), anzuwenden sein wird.

Erfrierungen

Synonym: Congelationes.

Im Gegensatz zu der allgemeinen *Hypothermie* verstehen wir unter einer Erfrierung eine lokale Kälteschädigung (Abb. **276**). Diese ist anders als die Verbrennung häufig symmetrisch ausgeprägt und erscheint darüber hinaus von dispositionellen Faktoren, wie z. B. der peripheren Durchblutungsgröße, oft deutlich abhängig. Neben solchen Vorgängen der venösen Zirkulationsstörung und auch von Thrombosierungen im arteriellen System in der Peripherie vermag der mechanische Kälteeffekt nicht selten auch durch Eiskristallbildung gewebsdestruktiv zu wirken. Von außen her sind als verstärkende Faktoren Wind und Feuchtigkeit zu berücksichtigen. Schließlich ist bei den Erfrierungen im Unterschied zu den Verbrennungen, wenn man von der anfangs erwähnten allgemeinen Unterkühlung absieht, in der Regel keine toxische Gesamtreaktion des Organismus vorhanden. Eine „Erfrierungskrankheit" findet also nicht statt, wiewohl auch Schwankungen des Kohlenhydratstoffwechsels oder der Kaliumkonzentration im Serum sowie auch Hämatokritanstiege zu beachten sein können. Späte Erfrierungsfolgen sind vor allem die Kältespätangiitis und die Kältespätneuritis. Unter *Frostbeulen (Pernionen)* verstehen wir – bei meist hypotonen und adipösen Jugendlichen – die Entwicklung subakutentzündlicher Infiltrate an Händen und Füßen, bisweilen auch an den gipfelnden Anteilen des Gesicht bei sog. Übergangswetter d. h. naßkalter Witterung.

Therapie

Stufenweise behutsames „Auftauen", da rasche Wiedererwärmung bei tiefer Rektaltemperatur nicht ohne Gefahr, auch keine rasche Auffüllung des Blutvolumens, um das u. U. hypotherme Herz nicht zu überanstrengen. Lokalversorgung: ähnlich wie bei Verbrennungen (antibiotische Puder, Farbstoffanstriche [Mercurochom, Sulfonamid- oder Antihistamin-Gelées]), Tetanusprophylaxe speziell bei Fußerfrierungen.

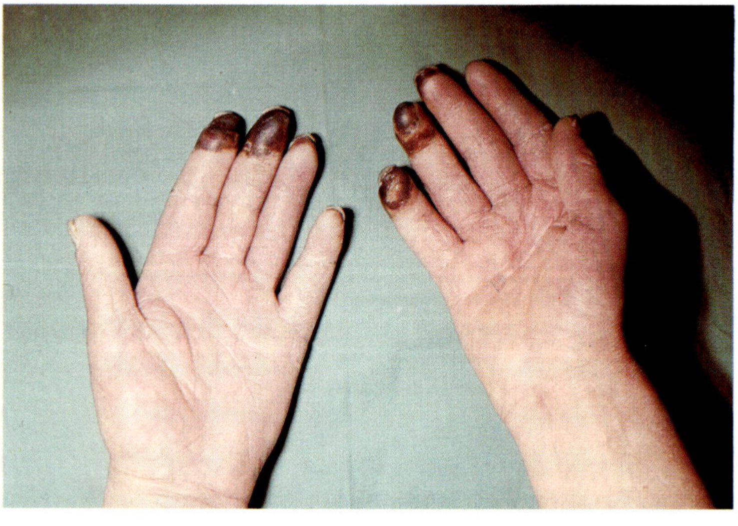

Abb. **276** Erfrierung III. Grades an den Fingerspitzen.

Mechanische Schädigungen

Solche kommen in verschiedener Weise, z.B. in Form eines traumatischen Hämatoms oder Ödems (Othämatom bei Boxern), oder als Ablederung der Haut zur Beobachtung. *Bißwunden*, bei denen außer der Kontinuitätsstörung auch die Quetschung erschwerend hinzutritt, sind speziell durch Infektionen bedroht. Die Bißverletzungen nehmen unter den sonstigen analogen Weichteilwunden schon insofern eine Sonderstellung ein, als bei ihnen spezielle Wundverhältnisse mit tiefen Kanälen und Taschen und dementsprechender besonderer Begünstigung für die eingedrungenen *Bakterien vorliegen*.

Während Herbivoren, wie etwa Rind oder Pferd mit ihrem „bunodonten" Gebiß, hauptsächlich quetschen, verursachen die „sekodonten" Gebisse von Hund, Katze oder Ratte Verletzungen mehr nach Art einer Stich- und Rißwunde, die nicht selten bis zur Faszie oder Muskulatur reicht, wobei sich die elastische Haut darüber oft schließt, so daß auf diese Weise verhängnisvolle Infektionen weiter begünstigt werden. Weitaus seltener kommt es im Rahmen einer Bißwunde, die in solchem Fall dann als drittgradig bezeichnet wird, auch zur Zerreißung größerer Gefäße, weswegen gefäßreiche Körperbezirke, aber auch Hand- und Fingerverletzungen generell als ungünstig anzusehen sind. Bißverletzungen sind um so gefährlicher, je mehr sich die betreffende verletzende Spezies dem Menschen phylogenetisch nähert.
Die Grundzüge der Behandlung einer Bißverletzung (Berücksichtigung der Möglichkeit einer Tetanusinfektion, die Prinzipien der Friederichschen Wundausschneidung, Primärnaht nur in Ausnahmefällen, die anschließend hochdosierte [!] Versorgung mit Antibiotika und beim Biß durch Giftschlangen und Insekten entsprechende Serumbehandlung) sind hier nur anzudeuten, da derartige Fälle nach Möglichkeit der chirurgischen Versorgung oder ggf. einer Intensivpflegestation zuzuführen sein werden.

Hautveränderungen durch Fremdkörper

Als Hautveränderungen durch Fremdkörper kommen Granulome, Phlegmonen oder Abszedierungen zur Entwicklung. *Tätowierungen* (Tatauierungen) sind Einsprengungen von Schwarzpulver, Tusche, Zinnober oder ähnlichem, die häufig in dekorativer Absicht gesetzt und dann schwer zu entfernen sind, aber auch traumatisch als *Schmutztätowierung* in Frage kommen. Im Handbereich, und so vornehmlich an den Interdigitalbezirken, können Pinselhaare, Pflanzendornen, Kakteenstacheln oder ähnliches haften bleiben und zu lupoider Granulombildung Anlaß geben. *Tintenstiftgewebsnekrosen* (Methylviolett) sind heute selten.

Dekubitalulzera

Diese exquisit schwierig zu beeinflussenden Geschwürsformen entstehen trophoneurotisch bei entsprechend reduzierter nervaler Versorgung (Querschnittslähmung, Syringomelie), wie sie sich auch dementsprechend an aufliegenden Körperteilen (Kreuzbein, Ferse) entwickeln.
Die *Therapie* eines Dekubitus bemüht sich in erster Linie um eine möglichst häufige Lageveränderung (z.B. mittels der Antidekubitor-Matratze der „Dräger-Werke") oder um geeignete Lagerung überhaupt (Lammfell, Paraffinbett).

Verätzungen

Durch verschiedene chemische Noxen können am Ort der Einwirkung Erytheme, Blasenbildung und komplette Nekrose eintreten. Seit alters unterscheidet man infolge von Laugeneinwirkung den gallertigen milchig-trüben Typ der *Kolliquationsnekrose* gegenüber der scharf begrenzten *Koagulationsnekrose* durch Säuren. Mitunter sind aber auch Übergänge wie beispielsweise durch Flußsäure zu beobachten.

Therapeutisch halte man sich nicht allzu lange mit der Ermittlung eines sog. Antidots auf, sondern bringt zunächst einmal, und das langfristig, reichlich fließendes Wasser zur Anwendung, wozu später antibiotische Salben mit Corticosteroidzusatz, auch systemische Antibiotikazufuhr mit Tetanusvorsorge kommen. Von dem umfangreichen Katalog der einzelnen Ätzcharakteristika seien hier der gelbe bis schwärzliche Xanthoproteinschorf durch Sal-

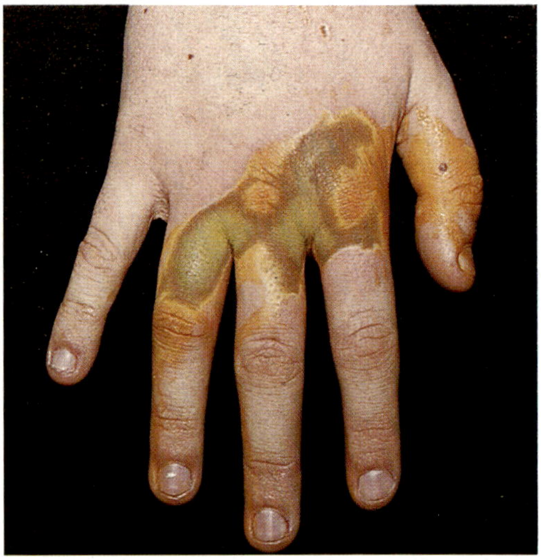

Abb. **277** Salpetersäureverätzung.

petersäure (Abb. **277**) oder der grauweiße oder schwärzliche Ätzschorf durch Salzsäure in Erinnerung gebracht, welch Schorfart aber auch durch Schwefelsäure erzeugt wird. Mit Recht besonders gefürchtet wird wegen der schlechten Heilungstendenz die Verätzung durch *Flußsäure* (HF), zumal bei ihr allgemein Resorptionsfolgen mit ihren nephro- und hepatotoxischen Spätakzenten möglich sind. Ähnliches gilt für die systemische Folgewirkung durch Phenol (Carbolsäure) und ihre weiteren Verbindungen.

Therapeutisch ist besonders bezüglich der Flußsäureverätzung hervorzukehren, daß gegenüber der früher als Methode der Wahl geltenden Umspritzung mit Calciumgluconat heute die – auch systemische – Applikation von Corticosteroiden vorzuziehen ist.

Artefakte

Synonym: Pathomimie.

Unter Artefakten der Haut verstehen wir die durch sich selbst zugefügten Beschädigungen (Abb. **278**), die für gewöhnlich aus Gründen eines beabsichtigten Vorteils ausgeführt werden und vom Arzt nicht immer befriedigend aufzuklären sind, wie man auch von einem Artefakt letztlich nur sprechen sollte, wenn der Selbsttäter überführt ist. Seltener sind Automutilationen infolge einer Stoffwechselstörung, wie typischerweise beim *Lesh-Nyhan-Syndrom* (Hyperurikämie, Choreoathetosis, geistiges Zurückbleiben, und selbstzerstörerisches Zerbeißen der Lippen, Wangen oder der Finger). Geläufige Selbstbeschädigungen sind die Haarrupfsucht, die *Trichotillomanie* (Abb. **279**), oder neurotische Exkoriationen, denen eine Zeitlang sogar nosologische Eigenständigkeit als „Dermatitis dysmenorrhoica“ eingeräumt wurde. Der Dermatozoen- oder *Parasitenwahn,* dem nicht selten eine Polyneuropathie zugrunde liegt, ist mitunter als psychische „Infektion“ in der Umgebung zu beobachten (Folie à deux, trois usw.). Bekannt sind auch die Entstehungen traumatischer Ödeme durch protrahiertes Klopfen oder Abschnüren, sub-

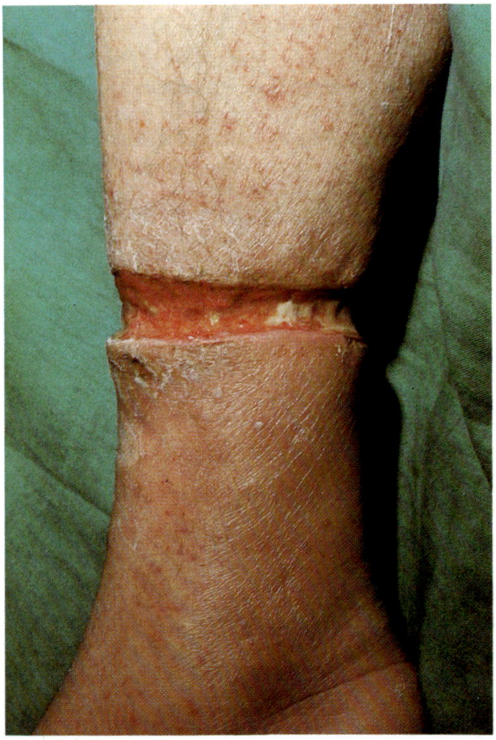

Abb. **278** Schnürartefakt durch Körperband.

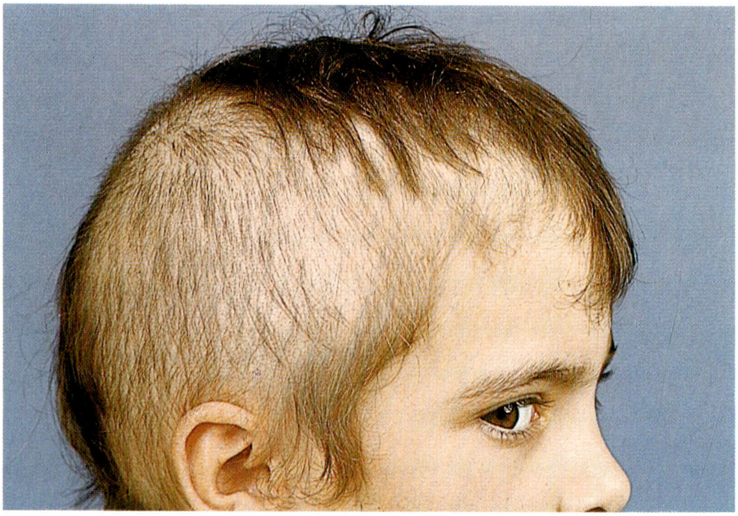

Abb. **279** Trichotillomanie.

kutane Terpentininjektionen zur Erzeugung von Phlegmonen, Brennen mit glühenden Zigaretten, die Induktion blasiger Hautabhebungen durch bestimmte Pflanzen (Pastinak), oder von Pustulosen mittels einer Weinsteinsäuresalbe und vieles andere mehr. Harmlose Artefakthandlungen, ohne daß ein Vorteil angestrebt wurde, sind beispielsweise Nägelkauen oder Beißen der Wangenschleimhaut (Onychocheilophagie). Ein besonderes Kapitel bilden sodann im Verhältnis zwischen Patient und Arzt passive Operationsmanien, etwa im Sinne des Münchhausen-Syndroms. Ein bekanntes Hilfsmittel bei der dahingehenden Aufklärung eigenartiger „geometrischer" und in die übliche dermatologische Phänomenologie nicht einzuordnender Läsionen ist schließlich der Kunstgriff des Okklusionsverbandes, unter dem dann endlich die bisher so rezidivfreudige „Dermatose" zur Abheilung kommt.

Photodermatosen (Lichtkrankheiten der Haut)

Dermatitis solaris acuta (Sonnenbrand)

Auf die Einstrahlung von *UVB-Licht* (280–320 nm) reagiert die äußere Decke normalerweise mit einer Dimerisierung, die Zusammenlagerung zweier stimulierter Moleküle, wie etwa der Urokaninsäure oder von Pyrimidinbasen in der Epidermis. Im wesentlichen Fall kann es dabei zu Defekten an der DNS kommen, worauf *Reparaturvorgänge* nahezu unmittelbar in Gang kommen, indem z. B. eine DNS-Polymerase mit einem Neuaufbau des beschädigten Stückes einsetzt. Fällt dieser Reparaturmechanismus unvollständig aus, so kommt es zu einer *Lichtentzündung* d. h. einer *Dermatitis solaris*. Durch den Lichtreiz wird aber auch die Epidermopoese in Form einer Akanthose und vor allem einer *Hyperkeratose* aktiviert, wodurch nach und nach sich die Hornschicht verdickt. Die Bedeutung einer solchen *Lichtverschwielung* ergibt sich in Analogie aus der Tatsache, daß es an den hornstarken Hohlhänden und Fußsohlen zu keinem Sonnenbrand kommt. Allerdings vermag eine *feuchte Hornschicht,* also etwa eine badenasse Haut, im Freien das eingestrahlte UV nicht mehr so abzufiltern wie ein optisch mehr inhomogenes Stratum corneum. Die *Lichtschwiele* (GUILLAUME, MIESCHER) dient also neben dem *„roten Sonnenschirm"* der Erythrozyten und dem *„braunen Sonnenschirm"* des Pigments als dritter, sog. *„trüber Sonnenschirm"*. Durch die Entfaltung dieser protektiven Mechanismen wird das kurzwellige UV mehr und mehr abgeschirmt, während das langwelligere *UVA* (320–400 nm) mit seiner Bräunungskraft praktisch ungehindert in den subepidermalen Raum hineinzugelangen vermag. Nach LISCHKA und JUNG erscheint ein *UVC-Erythem* (200–280 nm) ca. 3–4 Stunden nach der Insolation und prägt sich maximal in 8–12 Stunden aus, um nach 2 Tagen wieder abgeklungen zu sein. Das UVA-Erythem verläuft zweiphasig, nämlich in Form eines unmittelbaren, nach der Einstrahlung entstehenden und bald verschwindenen Erythems, dem eine zweite retardierte Rötung 1–2 Tage nach der Bestrahlung folgt. Auch das UVB-Erythem weist zwei Phasen auf: nämlich ein schwaches Soforterythem, welches schnell zurückgeht und ein Späterythem mit einem Gipfel nach einem Tag und einer Rückbildung nach 2 Tagen. Als maßgebende Vermittler speziell für das UVB-Erythem gelten heute nicht mehr das Histamin, sondern Prostaglandine.

Somit ist insgesamt praktisch zu beachten, daß die *Dermatitis solaris acuta* infolge einer Latenz eigentlich immer zu spät bemerkt, durch Nässe (Schweißperlen, Schwimmbad) verstärkt und verschlimmert wird, wozu ferner Reflektionsverstärkungen des Lichtes durch Sand, mehr noch aber Wasser und Schnee hinzukommen. Klinisch imponiert der *Sonnenbrand* (Abb. **280**), dem histologisch zunächst nur eine Erweiterung der Oberflächengefäße in der Kutis zugrunde liegt, wozu später Ödematisierung und Rundzellanhäufungen hinzutreten, als kleinfleckige oder follikulär orientierte Erythemraster, während das bald weniger rote als vielmehr mahagonibraune Pellagroderm, welches ja auch zumeist partiell photogen induziert wird, a priori flächenhaft in Erscheinung tritt.

Therapie

Zur Therapie des manifesten Sonnenbrandes kommen an erster Stelle Corticosteroidcremes (Volon-A-Creme, Nerisona-Creme o. ä.) und allgemein auch Indometacin (Amuno) oder Oxyphenyl-Butazon (Tanderil) in Betracht. Für die Prophylaxe gibt es im Handel zahlreiche kosmetische Lichtschutzmittel, die zum Zwecke der Lichtfilterung z. B. Gruppen der Para-Aminobenzoesäureester oder Zimtsäureabkömmlinge enthalten. Als bewährte Lichtschutzsalben seien u. a. genannt: Ilrido, Ultra-

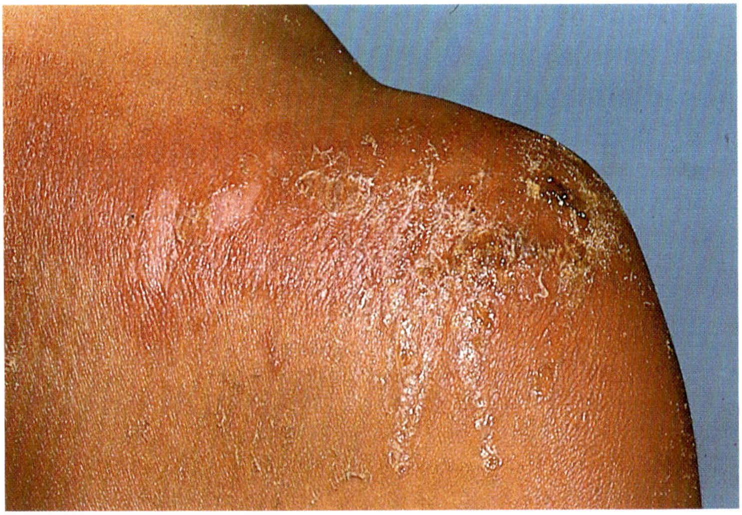

Abb. **280** Sonnenbrand.

Zeozon, PeKaPe-totale sowie Contralum. Selbstverständlich lassen sich ausreichende Lichtschutzeffekte auch durch Abdeckung mittels Schüttelmixturen oder Pasten (mit Zinkoxid oder Titandioxid) oder mittels aufgetragener gelber Vaseline erreichen, kommen aber unter üblichen kosmetischen Bedürfnissen nicht in Betracht. Hinzu kommt, daß Sonnenschutzmittel praktisch resistent gegen Wasser (Schwimmen) und Abrieb (Sand) sein müssen. Neuerdings spielt auch in der Laienpresse der Begriff des Lichtschutzfaktors eine gewisse Rolle: Dieser Lichtschutzfaktor eines Präparates wird von Lischka und Jung definiert als der Quotient aus der Erythemschwellendois für die durch das Mittel geschützte Haut und der Erythemschwellendosis für die ungeschützte Haut. Ferner ist die Schutzwirkung eines solchen Präparates natürlich stärker, je höher der Lichtschutzfaktor ist.

Chronische Lichtschädigung

Bei der chronischen Lichtschädigung läuft der Grundvorgang in der Kutis ab. Sein Endzustand, die *senile aktinische Elastose* ist der Hauptakzent der etwas derb verdickten, gelbweißlichen oder bereits gelb-bräunlichen Strukturumwandlung, die man als *„Altershaut"* kennt. Infolge gleichzeitigen Rückgangs der Talg- und Schweißdrüsenfunktion ist diese vermehrt trocken und kann pityriasiform schilfern. Schließlich tritt bei der stärkeren Form der sog. degenerativen Atrophie der Haut ein Elastizitätsschwund hinzu. Derzeit neigt man mehr und mehr zu der Meinung, daß es sich bei der senilen Elastose um einen bevorzugt die elastischen Fasern der Haut betreffenden Mechanismus und nicht um degeneriertes Kollagen handelt. Auch die sog. *Seemanns-, Landmanns-* oder *Farmerhaut* ist eine solche *senile* d. h. *aktinische Elastose* mit u. U. entzündlichen Vorphasen. Verfolgt man im Rahmen der aktinischen Atrophie der Haut deren Unterteilung in grobe rhombische Felder, wie das im besonderen bei Männern mit Freiluftberufen aufzutreten pflegt, so spricht man im Nackenbereich von einer *„Cutis rhomboidalis nuchae"*. Gleichzeitig mit den gelblich imponierenden Kutisveränderungen kommt es zu einer Verdünnung des Epidermisbandes, auf dem sich dann sozusagen geradezu kompensatorisch umschrieben Hornverdickungen (senile Keratosen) und überhaupt die Alterskrebse der Haut entwikkeln.

Photo-Auto-Reaktionen

Xeroderma pigmentosum

Bei dieser vorzugsweise autosomal-rezessiven, selten autosomal-dominant auftretenden *Lichtschrumpfhaut* stehen zunächst mikromakulöse und durchaus sommersprossenähnliche Pigmentvermehrungen im Vordergrund, so daß man in diesen Fällen zutreffend von einer „Ephelidosis maligna" sprechen darf, da es sich hieran, nachdem weiterhin bei Sonnenbelichtung Erytheme, Ödeme, blasige Abhebungen mit nachfolgender auffällig langhaftender Pigmentierung aufgeschossen sind, zunehmend mehr „multiple senile" Keratosen und sonstige präkanzeröse, also maligne epitheliale, aber auch mesodermale Tumoren hinzuentwickeln können. Zwar beginnt das Xeroderma pigmentosum überwiegend schon um das erste Lebensjahr, jedoch kommt es meist erst beim Erwachsenen zu den eben erwähnten malignen Transformationen. Besonders spät sich entwickelnde Verlaufsformen wurden von Jung als „pigmentiertes Xerodermoid" mitgeteilt.

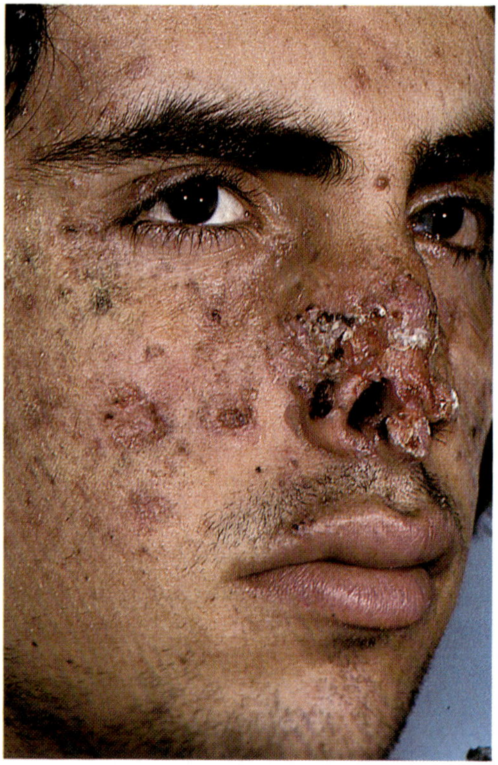

Abb. **281** Xeroderma pigmentosum.

An Innenorganbeteiligung sind bei dem Leiden vornehmlich *neurologisch-psychiatrische Störungen* beachtenswert. Ein solches *De Sanctis-Cacchione-Syndrom* ist durch geistige Defekte, extrapyramidale Ataxie, Nanismus und Hypogonadismus charakterisiert.

Ätiologie und Pathogenese

Molekularbiologisch erblickt man heute das Wesen des Xeroderma pigmentosum in einer reduzierten DNS-Reparaturaktivität von Bindegewebe, Epidermis und Lymphzellen. Auch gibt es Anhaltspunkte für eine Minderung und/ oder Änderung der DNS-Polymerasen d.h. der für diese Reparatur verantwortliche Fermente. Im übrigen wird das klinisch so profilscharf anmutende Syndrom offenbar nicht genetisch einheitlich verursacht, so daß man gegenwärtig fünf Varietäten unterscheidet.

Therapie

Trotz der im Laufe der Entwicklungszeit sich einstellenden, manchmal auch etwas poikilodermisch bunt imponierenden Pigmentierungszunahme bleiben die apodiktische Vermeidung von Sonnenbestrahlung („Nachtwächterberuf") und die regelmäßig konsequente Frühentfernung der Tumoren (Basaliome, spinozelluläre Karzinome, Keratoakanthome, Sarkome, ja selbst Melanome) unabdingbar. Hierfür kommt heute nicht zuletzt, speziell zur Entfernung der aktinischen Keratosen eine Fluoruracilsalbe (Efudix) in Frage.

Extern verursachte phototoxische Reaktionen

Für diese liegen die auslösenden Wellenlängen vornehmlich im UVA (320–400 nm) und im sichtbaren Licht-(400–780 nm)bereich. Als phototoxische Substanzen sind klassischerweise zunächst der *Steinkohlenteer* (kaum der Holzteer) und *Akridin*derivate, wie etwa Rivanol oder Trypaflavin, ferner auch Fluoreszin, so vor allem sein Abkömmling Eosin (z. B. in Lippenstiften) in Betracht. Nicht zu vergessen ist auch heute noch in praktischer Hinsicht die Carbolineumdermatitis (Zaunanstreichen!), während von neueren *Medikamenten* namentlich gewisse Phenothiazine, Tetracycline, die Nalidixinsäure (Nogram) und vor allem das 8-Methoxypsoralen zu nennen sind. Letzteres gehört zu den Furocumarinen, die als Inhaltsstoff zahlreicher Pflanzen dermatologisch seit langem mit Recht berüchtigt sind, weil sie die Ursache – entgegen dem früher zum Teil verdächtigten Chlorophyll – für die hochbullösen *phytogenen Dermatosen* abgeben. Exemplarisch bekannt sind vor allem Pastinak- und

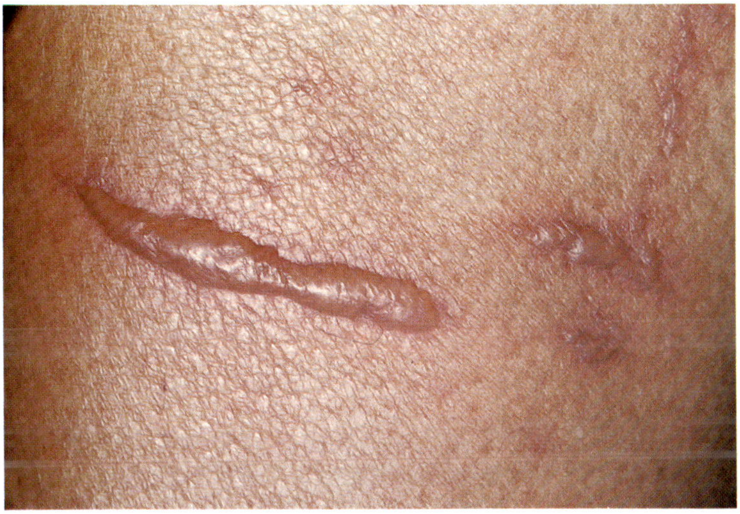

Abb. **282** Dermatitis bullosa striata.

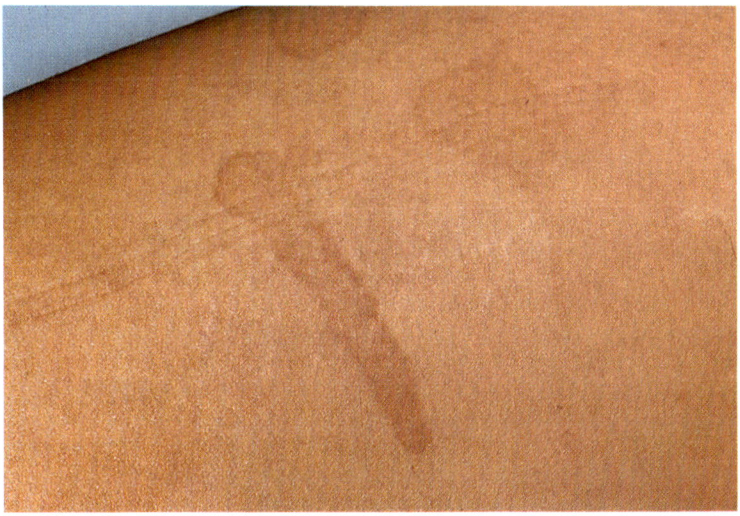

Abb. **283** Berloque-Dermatitis.

Herakleumarten sowie Bergamotte. Solche Substanzen werden u. U. auch larviert aus Aromagründen (Kräuterliköre) aufgenommen oder als Gemüsesorte (Sellerie) zugeführt.
Während man die *Wiesengräserdermatitis,* die Dermatitis bullosa striata pratensis (Abb. **282**), an den meist an strichförmigen Gräserabdruck erinnernden Konturen erkennt, verrät sich die *Berloque-Dermatitis* (Abb. **283**) zunächst als Dermatitis, in der Hauptsache aber später an charakteristischen streifigen Hyperpigmentierungen, bei Personen, die sich vor oder während einer Sonneneinstrahlung und zudem oft ungeschützt mit dem Bergamotteöl enthaltenden Kölnisch Wasser erfrischt haben.
Bemerkenswerterweise entsteht eine solche *Photodermatitis pigmentaria* kaum durch Zubereitungen, die Inhaltsstoffe in salbigen Vehikel enthalten haben. Zur Ergänzung der phototoxischen Reaktionen seien hier noch als Ursache von photoallergischen Reaktionen (Auslösung durch Emission im UVA- und auch im UVB-Bereich) Sulfanilamid, auch orale Antidiabetika und Salicylanilid, auch manche Antimykotika von diesem Charakter, Hydrochlorothiazid, Isatinderivate (Laxantien), optische Aufheller in manchen Waschmitteln (Blancophore) und evttl. auch Hexachlorophen sowie Süßstoff (Cyclamat) ergänzend angeführt.
Eine *photoallergische Dermatose,* bei der infolge des Lichteinflusses durch Umwandlung in der Haut aus einer Vorstufe erst das eigentliche Ekzematogen gebildet wird, ist im übrigen nur durch eine nachfolgende Belichtung des angelegten Läppchentestes nachzuweisen.

Klinische Bilder einer gesteigerten Lichtempfindlichkeit

Lichturtikaria

Bei dieser kommt es unmittelbar nach der Lichtexposition und vereinzelt auch unter konstitutionellen Symptomen zu einer physikalischen Allergie, die durch bestimmte, individuell offenbar verschiedene Wellenbereiche ausgelöst werden kann. Die Lichturtikaria ist ferner in ihrem Bestand sehr kurzfristig. Die ätiologische Basis bleibt meist unbekannt, doch sollten nach eigener Erfahrung nach gastrointestinalen Abwegigkeiten Umschau gehalten und IgE bestimmt werden.

Eccema solare, aktinische retikuläre Hyperplasie

Das Eccema solare tritt sofort hinweisend durch seine Lokalisation an Gesicht – und Dekollete-Bereich, Nacken und an Radialkanten der Hände papulosquamös vielherdig in Erscheinung, um durch seine exquisite Neigung zur Lichenifikation bzw. zur Entwicklung von zur Wulstbildung führenden Infiltraten schließlich eine Blickdiagnose zu ermöglichen. Unseres Erachtens sind Übergänge zum sog. *aktinischen Retikuloid* fließend. Unter dieser *aktinischen retikulären Hyperplasie,* bei der häufig auch eine deutlich herabgesetzte Erythemschwelle sowie manchmal auch eine vermehrte Coproporphyrinausscheidung im Urin erfaßbar sind, finden sich histologisch u. U. mächtige „hämatodermische“ Infiltrate. Wir erblicken in dieser Lichtreaktion eine schwere Abart des chronischen Lichtekzems mit einer gewissen Neigung zur Selbsterhaltung. Nicht selten besteht wie auch bei anderen Ekzemen quälender Juckreiz.

Polymorphe Lichtdermatosen

Bei der *Hydroa vacciniformia* (Abb. **284**) treten überwiegend bei Knaben u. U. etwas genabelte, also vakziniforme oder varioliforme Bläschenschübe zu Beginn der Lichtsaison auf. Die Abheilung erfolgt narbig, die Abheilungstendenz nimmt grundsätzlich etwas nach der Pubertät ab. Als *chronisch-polymorphen Lichtausschlag* (Abb. **285**) faßt man einige, erscheinungsbildlich durchaus differente, meist bei Frauen zur Frühjahrszeit, sich ausbildende und sich dann im Jahresverlauf etwas abmildernde, z. T. mehr urtikarielle, pruriginöse oder auch Lupus-erythematodes-artige Erscheinungsbilder (Hydroa aestivalia, Sommerprurigo usw.) im Bereich freigetragener Körperbe-

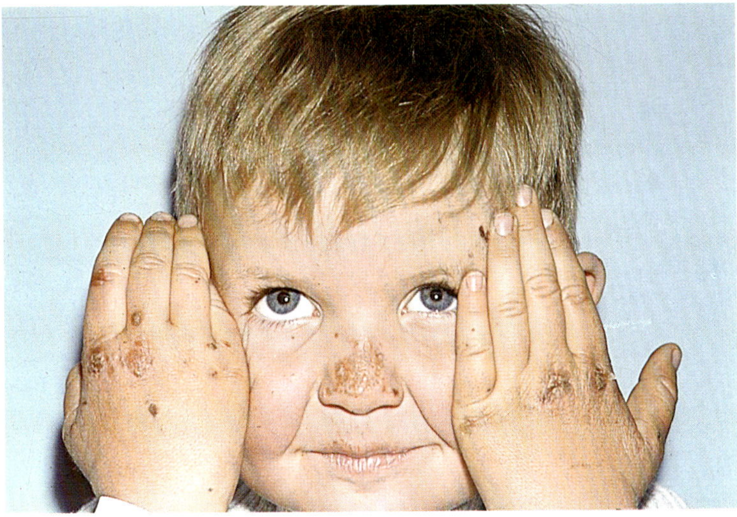

Abb. **284** Hydroa vacciniformia.

zirke zusammen. In der Regel führen Histologie oder sonstige Laboruntersuchungen zur Aufklärung der individualen Faktoren kaum weiter, so daß man auf Anamnese und klinischen Befund angewiesen bleibt. In der Regel fehlt Vermehrung der Porphyrinausscheidung, hingegen sind Spaltprodukte aus dem Tryptophanstoffwechsel (Kimmig-Lichtband, Indolylakrylsäure) noch eher feststellbar.

Therapie

Therapeutisch kommen hauptsächlich lokale Lichtschutzsalben, weniger auch interne Lichtdämpfung, z. B. mittels Chlorochin (Resochin) oder Tripolidine (= Pro-Actidil) in Frage. Sodann kommen bei der Hydroa vacciniformia auch Versuche (!) mit β-Carotin (ca. 75–100 mg/die) in Betracht, wobei allerdings eine Gelbfärbung der Haut in Kauf genommen werden muß.

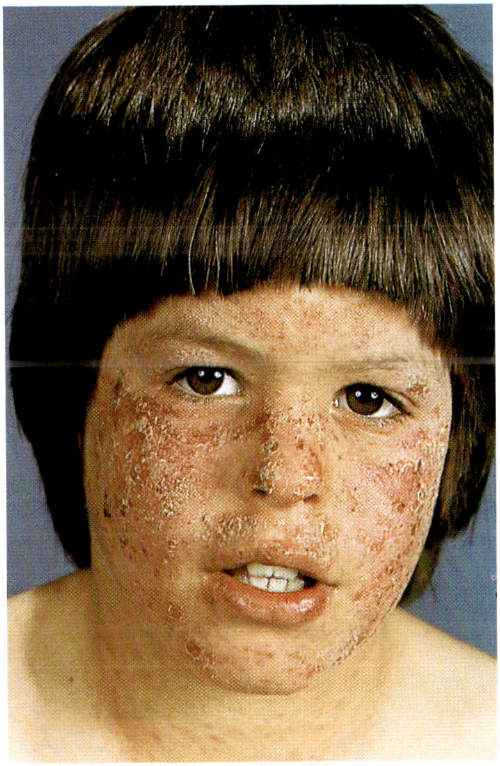

Abb. **285** Chronisch-polymorphe Lichtdermatose.

Fakultativ lichtprovozierte Hautkrankheitszustände

Hierzu sind klassischerweise und in erster Linie der *Lupus erythematodes chronicus* s. discoides, die *Rosazea* und das *seborrhoische Ekzem,* nahezu paradoxerweise auch manche Einzelfälle der Psoriasis („Licht-Köbner"?) zu zählen, was bei der langjährigen Führung solcher Patienten nicht zuletzt therapeutisch von Bedeutung ist.

Von selteneren lichtprovozierbaren Syndromen sind sodann die *Pellagra* und ferner das *Hartnup-Syndrom* aufzuzählen. Bei letzterem handelt es sich um eine Poikilodermieentwicklung bereits im Kleinkindesalter an lichtexponierten Hautbezirken. Da ferner sich zu den Poikilodermiebildern auch Vesikulationen, Erosionen und Verkrustungen gesellen können, kann ein gewisser pellagroider Aspekt in Erscheinung treten.

Klinisch stehen ferner zerebrale Ataxie, Intentionstremor, Doppelbilder, Muskelhypotonie oder Pyramidenzeichen im Vordergrund, zumal sie auch den ersten Hautveränderungen vorangehen können. *Laboratoriumsmäßig* sind eine Aminosäurenausscheidung im Urin, ohne Vermehrung von Prolin und Oxyprolin, sowie eine gesteigerte Bildung von Indikan oder anderer Indolabkömmlinge vorhanden.

Dyschromien (Leukopathien, Melanopathien)

Leukopathien

Okulokutaner Albinismus

An dem unzulänglichen Melaningehalt von Haut und Auge ist das Wesen eines *okulokutanen Albinismus* zu erkennen, dessen biochemisches Merkmal in einem Mangel oder Fehlen der Tyrosinase erblickt wird. Demgemäß fällt beim Träger eines autosomal-rezessiven, *Tyrosinase-negativen Albinismus* schon bei der Geburt ein hellrosafarbenes Hautkolorit mit weißen Härchen und transparenten Hautgefäßen auf. Auch fehlen selbst im Laufe der weiteren Entwicklung meist Nävuszellnävi, während ophthalmologisch Lichtscheu, Nystagmus und Amblyopie hinzutreten. Als weitere Abwegigkeiten können Taubheit vorhanden sein. Beim *tyrosinasepositiven* okulokutanen *Albinismus*, der autosomal-rezessiv übertragen wird (Abb. **286**), ist noch eine gewisse Fermentaktivität vorhanden, ohne daß man aber schon in den frühen Lebenstagen die beiden Albinismusvarietäten unterscheiden könnte. In der weiteren Adoleszenz ist beim tyrosinasepositiven Albinismus die vorher erwähnte Gesamtsymptomatik weniger ausgeprägt bzw. tritt beispielsweise an der Regenbogenhaut eine stärkere Pigmentierung in Erscheinung.

Hermansky-Pudlack-Syndrom

Hierbei handelt es sich um die Kombination eines universellen oder auch zirkumskripten Albinismus mit einer Angiohämophilie bzw. Pseudohämophilie und Ceroid-Pigmentspeicherungen im Knochenmark. Phänomenologisch tritt also zu der Leukopathie eine hämorrhagische Diathese mit verlängerter Blutungszeit ohne Störungen im Blutgerinnungssystem auf.

Phenylketonurie (Morbus Fölling)

Dieser Typ einer hellen Komplexion der Haut mit Tendenz zu ekzematösen Reaktionen und Follikelverhornungen ist neurologisch mit Krampfsucht, spastischem Verhalten und Oligophrenie gepaart. Auch sklerodermiforme Hautveränderungen können vorkommen. Das Wesen dieser Stoffwechselstörung ist in einem Mangel an L-Phenylalaninhydroxylase zu erblicken, wodurch es zu einem erhöhten Phenylalaningehalt im Blut kommt, weshalb auch über eine Hemmung der Tyrosinase der Pigmentmangel bedingt sein dürfte. Die Früherfassung solcher Merkmalsträger erfolgt durch den Nachweis einer Grünfärbung des angesäuerten Urins nach Zusetzung einer 10%igen Eisen-Chlorid-Lösung oder mittels des Gu-

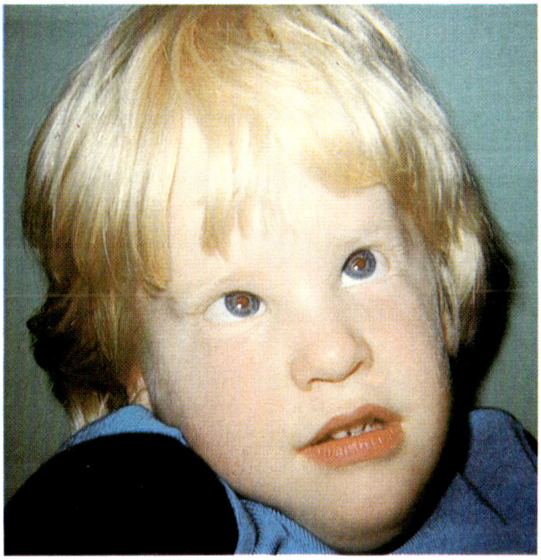

Abb. **286** Dominant vererbte, okulokutane Hypopigmentierung.

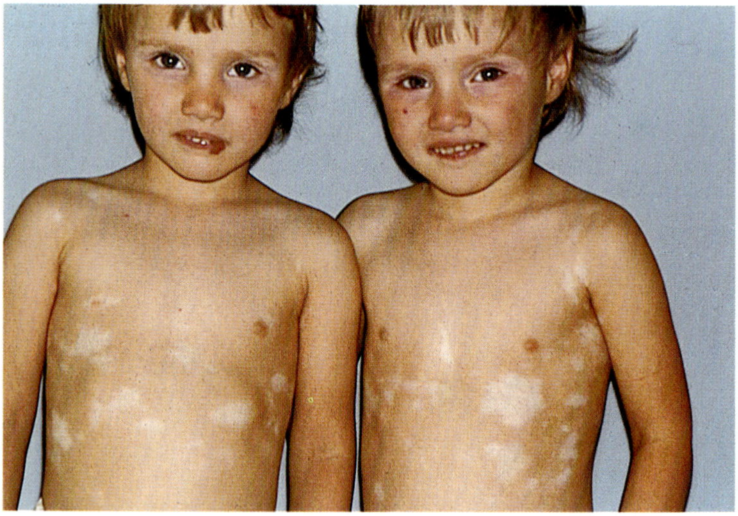

Abb. **287** Familiäre Vitiligo.

thrie-Test (Hemmung des Wachstums von Bacillus subtilis durch β-2-Thienylalanin, welche Blockade durch Phenylalanin und seine Metaboliten beseitigt wird). Handelsüblich ist ferner der Phenistixtest.

Chediak-Higashi-Syndrom

Diese autosomal-rezessive Merkmalskombination umfaßt neben einer okulokutanen Pigmentarmut, die sich an entsprechenden Symptomen (helle Haare, Lichtdurchlässigkeit der Iris, Lichtscheu und Nystagmus) erkennen läßt, eine Leber-Milz-Vergrößerung. An der Haut ist der Pigmentmangel durch eine irreguläre Verteilung von größeren Melaningrana charakterisiert. Schließlich weisen die Leukozyten eine kennzeichnende Granulierung auf. Infolge allgemeiner Subvitalität kommen solche Merkmalsträger häufig schon vor dem 10. Lebensjahr an Infektschwäche oder infolge einer malignen Lymphomentwicklung zu Tode.

Vitiligo

Die Bezeichnung weist etymologisch entweder auf die Scheckung des Kälbchens hin (vitulus bzw. vitellus, welch letzteres allerdings auch Eidotter bedeutet), andererseits ist als Urwort auch lat. vitium (Fehler) zu berücksichtigen.

Klinik

Die *Vitiligo* ist eine meist *perianogenital,* weniger oft auch perioral einsetzende, erworbene, primäre, also nicht auf dem Boden einer Vorveränderung sich entwickelnde Leukopathie, die in der meist folgenden fleckförmigen bis konfluierenden, vor allem auch *symmetrischen* Ausbreitung häufig zur Akroleukopathie wird. Kennzeichnenderweise sind ferner die *Randbezirke hyperpigmentiert,* so daß der Eindruck einer Hyperpigmentierung der Randbezirke entsteht (man sagt nichtzutreffenderweise: „das Pigment flieht in die Randzone").
Der sofort ins Auge stechende Aspekt der Vitiligo wird durch die Kontrastierung zwischen normaler und vitiliginöser, also depigmentierter Haut bedingt, wobei sich dieser Kontrast nach Sonnenexposition bzw. Bräunung noch verstärkt. Die Herde können also sich ausbreiten, stationär verbleiben oder sich aber auch spontan, evtl. z. B. in retikulierter Anordnung, repigmentieren.

Von Seiten der *Innenorgane* – von Hautkrankheiten scheinen Alopecia areata und weniger auch eine kleinfleckige Sklerodermie gehäufter vorzukommen – werden vornehmlich Beziehungen zur Funktion der Schilddrüse, der Nebenniere, auch zum Diabetes mellitus und perniziöser Anämie verfolgt, wobei insgesamt namentlich *autoimmunitäre Beziehungen* erwogen werden. Im Hinblick auf die nicht allzu seltene *Familiarität* (Abb. **287**) sind wohl aber auch erbliche Veranlagungen zu berücksichtigen.

Histopathologie

Im vitiliginösen Areal fehlen Melanin, aber auch Melanozyten in der Basalzellreihe.

Differentialdiagnose

Vitiligoartige Depigmentierungen kommen beim malignen Melanom und bei anderen Tumoren neuroektodermaler Genese vor. Chemisch werden annähernd vergleichbare Depigmentierungen durch *Hydrochinon*derivate sowie *Buthylphenol*abkömmlinge hervorgerufen. Mitunter stellen sich solche chemisch bedingte Depigmentierungen konfettiartig kleinherdig dar, aber auch selbst unter Heftpflasterabdekkung können sich Depigmentierungen, allerdings meist im Anschluß an eine Ekzemreaktion, ausbilden.

Beim *Sutton-Nävus* (Abb. **288**), der auch Halonävus oder Leucoderma acquisitum centrifugum genannt wird, handelt es sich entweder um einen Nävus pigmentosus et depigmentosus oder um eine Vitiligo um einen Nävuszellnävus herum. Feingeweblich wird ein solcher Compound-Nävus von einem auffällig stark ausgebildeten Rundzellinfiltrat durchsetzt.

Als Vitiligosyndrom ist ferner auch das *Vogt-Koyanagi-Harada-Syndrom* aufzuführen, das sich aus einer Uveitis, Dysakusis und Alopecia-areata-artigen Haarveränderungen zusammensetzt. Der mehr in den Hintergrund tretende Vitiligocharakter kommt nicht selten in Gestalt einer weißen Haarlocke (*Poliosis* circumscripta) zur Ausprägung.

Die gelegentlichen weißen Areale bei einer Porphyria cutanea tarda sind im allgemeinen deutlich sklerodermiform induriert, stellen also eine „Skleroporphyrie" dar.

Therapie

Die Behandlungsergebnisse z. B. mit Meladinine, also Psoralenen aus der Nildeltapflanze Ammi majus L., haben im allgemeinen enttäuscht. Deswegen sind derzeit wieder Pigmentierungsversuche mit Schminken (z. B. Covermark) oder Anfärbungen der Haut mit Dihydrooxyazeton, z. B. Viticolor, in den Vordergrund gerückt. Zur Verhütung der im Frühjahr einsetzenden stärkeren Kontrastierung vergesse man nicht die Verordnung von Sonnenschutzmitteln, zumal die vitiliginösen Flecke auf Sonnenexposition besonders stark reagieren.

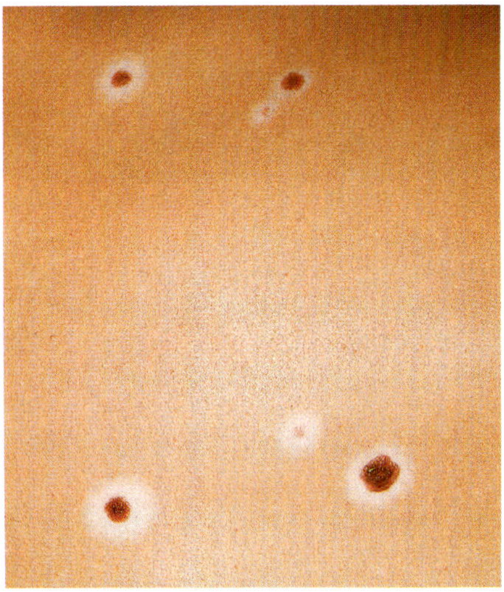

Abb. **288** Sutton-Nävi.

Albinismus circumscriptus

Synonyma: partieller Albinismus, Naevus depigmentosus, Piebaldismus.

Als besonders auffälliges Stigma dieses autosomal-dominant vererbten partiellen Albinismus sind weiße Haarstränen *(Poliosis circumscripta)* oder dreieckige, aber auch streifige Depigmentierungen der Stirn und der angrenzenden Kopfhaut sowie Depigmentierung der Augenbrauen bekannt.

Andere *syndromatologische Hypopigmentierungen*, hypomelanotische Flecken oder Nävi finden sich ferner beim *Klein-Waardenburg-Syndrom* (partieller Albinismus, Taubstummheit, Dystopie der Tränenpunkte, Hypoplasie der Iris mit und ohne Heterochromie). Beim Tietz-Syndrom findet sich eine ähnliche Merkmalskonstellation, aber kein Augenbefall bis auf das Fehlen von Augenbrauen.

Die *Incontinentia pigmenti achromians* äußert sich gynäkotrop sowie im Kindesalter in Gestalt retikulärer De- oder Hypopigmentierungen an Extremitäten oder seitlichem Rumpf. Diese werden von kleinflekkigen Alopezien und verschiedenen anderen Anomalien begleitet. Die Krankheitsausprägung nimmt mit zunehmendem Lebensalter ab. Hypomelanotische Flecke finden sich schließlich bei Patienten mit *Morbus Pringle-Bourneville*, und zwar in Gestalt ovaler, eschenblattartiger Hypopigmentierungen, ferner sehr kleinfleckig lumbosakral manchmal bei der *Darierschen Krankheit*.

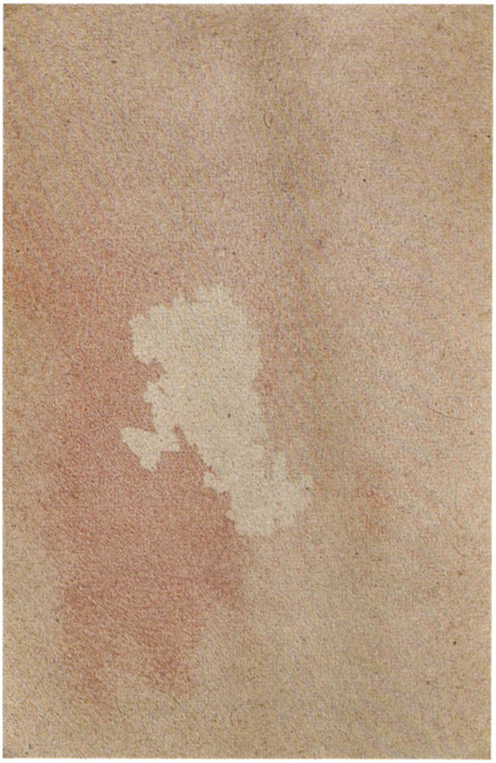

Abb. **289** Naevus anaemicus. Stärkere Kontrastierung nach Friktion.

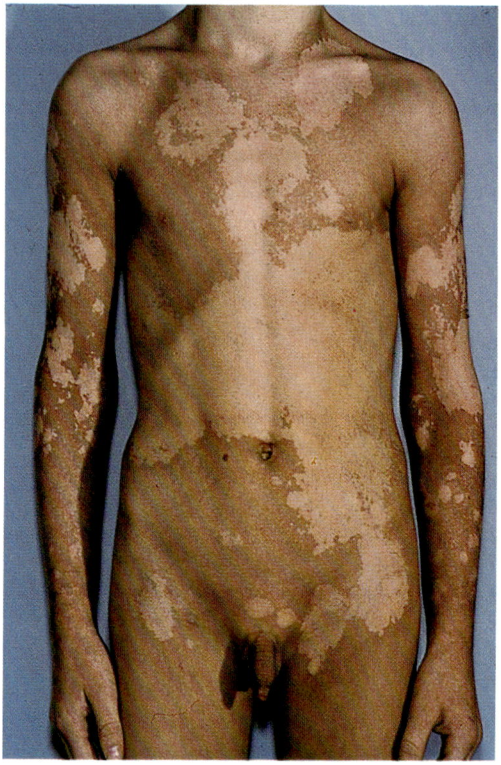

Abb. **290** Pseudoleukoderm nach „Cignolin"-Behandlung eines Psoriatikers.

Naevus anaemicus

Dieser stellt sich im Thoraxbereich vorn oder hinten als gezackter, randwärts nicht pigmentverstärkter, weißer Fleck dar, der auf Reiben infolge Hyperämisierung seiner Umgebung deutlicher hervortritt (Abb. **289**). Er tritt wohl gehäuft bei Recklinghausen-Patienten in Erscheinung und stellt keine Hypomelanosis dar, sondern wird durch eine nerval bedingte Blutgefäßstörung bedingt.

Leukodermien

So bezeichnet werden vorwiegend fleckförmige Leukopathien, also Weißfärbungen, die sich sekundär d.i. auf dem Boden einer vorangegangenen Hautveränderung entwickeln. Besonders geläufig sind das Leucoderma syphiliticum, das Venus-Collier, speziell im seitlichen und hinteren Halsbereich, und vitiligoähnliche Entpigmentierungen bei einer anderen Treponematose, dem Mal de pinto, sowie bei der Lepra.

Bei der Psoriasis findet sich häufiger als das Leucoderma psoriaticum verum das Pseudoleukoderm infolge einer durchgeführten Cignolinbehandlung (Abb. **290**). Weitaus seltener sind schließlich Leukodermien nach Parapsoriasis, nach Pityriasis rosaea und als Pityriasis versicolor alba.

Melanopathien (Melanosen, Melanodermien)

Von *Stoffwechselstörungen* entwickeln sich mehr oder weniger diffuse Melanosen beim Morbus Wilson, bei der biliären Zirrhose, beim Morbus Addison und bei der Porphyria cutanea tarda. Seltenerweise weisen auch terminale Melanom-Patienten eine blauschwärzliche diffuse Melanose auf. Auch länger bestehende Alterserythrodermien können sich auf die Dauer zusammen mit Kachexie und dermatopathischer Lymphadenitis zum Bild der *Melanoerythrodermie* umformen.
Beim Bronzediabetes, der *Hämochromatose,* wird das braune Hautkolorit gleichzeitig durch verstärkte Ablagerung von Melanin und Hämosiderin hervorgerufen.
Medikamentöse Melanosen sind klassischerweise als *Arsen*melanosen sowie als Argyrie oder *Argyrose* bekannt (Abb. **291**). Bei der letzteren handelt es sich um eine weitgehend irreparable Silberimbibition der Haut, die entweder professionell (früher in Spiegelfabriken) oder medikamentös (silberhaltige Rollkuren oder Augentropfen) auffallend plötzlich nach Sonneneinstrahlung sich „entwickeln“. In der Folge wird durch die Silberimprägnation, ähnlich wie bei der vorher erwähnten Hämochromatose durch das Eisen, darüber hinaus die Melanogenese verstärkt. Neuerdings ist man schließlich auf graublaue bis blauschwarze Melaninpigmentierungen durch *Chlorpromazin* und *Chlorochin* aufmerksam geworden. Auch bei der Anwendung des Zytostatikum Bleomycin können dunkelbraune Melanodermien auftreten, und schließlich vermag auch die Anwendung einer ursprünglich zur Bleichung angesetzten lokalen *Quecksilber*verbindung zu schieferbraunen und schwarzbraunen langfristigen Pigmentierungen zu führen.

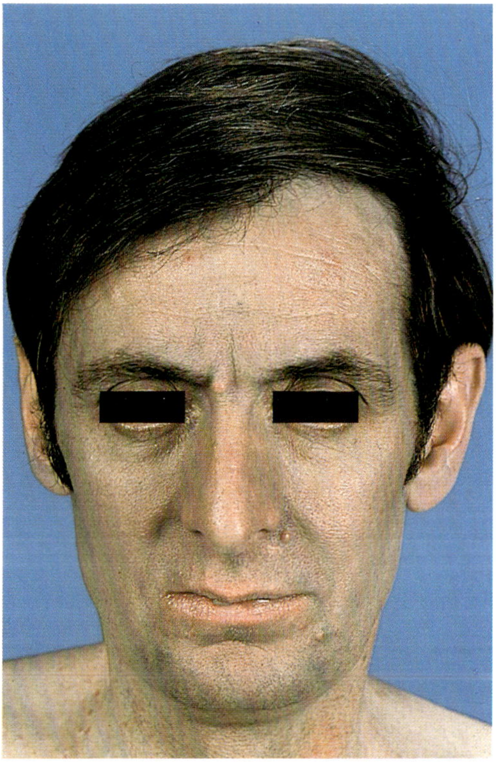

Abb. **291** Argyrose.

Kleinfleckige Hyperpigmentierungen

Epheliden

Synonyma: Sommersprossen, Freckles.

Hierunter versteht auch der Laie unregelmäßig-dominant auftretende und ganz deutlich von der Sonne abhängige kleinfleckige, sowie scharf begrenzte, im Laufe der Saison noch nachdunkelnde, gelbbräunliche Pigmentierungen, die man für gewöhnlich vorzugsweise bei pigmentarmen (Blonden, Rothaarigen) Menschen findet. Ihr Vorzugssitz sind Gesicht, Unterarme, Handrücken und Schultern. Bei geringer Ausprägung sind im besonderen Nase und Wangen betroffen.

Histologisch handelt es sich um eine kleinfleckig beschränkte Melaninvermehrung der Basalzellen.

Naevi spili

Diese sind meist von vornherein gegenüber den Sommersprossen dunklere, spritzerartige Pigmentflecken, die zudem mit kleinen, noch dunkleren punktförmigen Fleckchen durch-

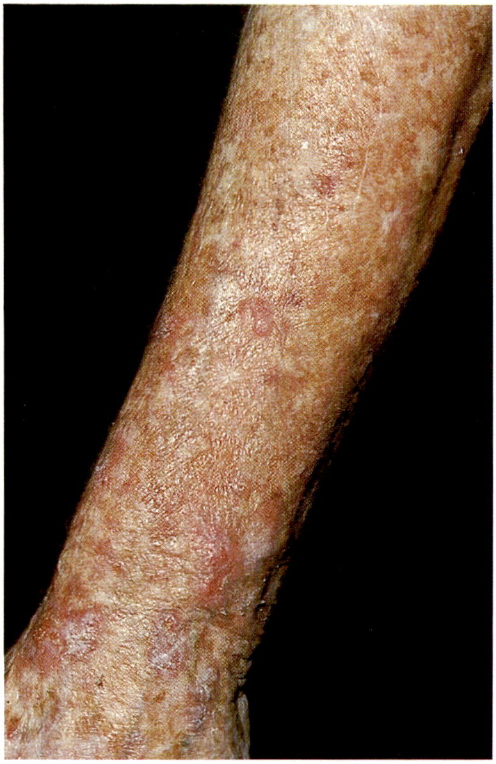

Abb. **292** Alters-Leukomelanodermie.

setzt sein können. Ihr Vorzugssitz ist die Perioralregion; im weiteren Gegensatz zu den Epheliden bestehen diese nävoiden Gebilde häufig schon von früher Jugend an und sind in ihrem Bestand unabhängig von der Besonnung, was sie mit den sog. *Altersepheliden* gemeinsam haben.

Histologisch handelt es sich im Wesen um eine umschriebene, fleckförmige Vermehrung von Melanin an der Basalzellinie. Jedoch können bereits – in Entwicklungsrichtung auf die Lentigo hin – die Reteleisten mäßig verlängert und eine Nesterbildung von Nävuszellen angedeutet sein.

Lentigo simplex

Als solche bezeichnet man nicht nur linsengroße, sondern auch durchaus größere, hell-bis dunkelbraune Hyperpigmentierungen, die auf keinen Körperteil und in ihrer Entstehung weder auf ein Lebensalter, noch auf Lichteinfluß beschränkt sind.

Klinisch kann die Unterscheidung gegenüber planen, pigmentierten Nävuszellnävi schwierig sein.

Fleckförmige Alterpigmentierungen

Hier sind *drei verschiedene Typen* zu unterscheiden, die indessen nicht immer scharf voneinander zu trennen sind. Der erste Typ entspricht den Epheliden, wobei aber diese Altersepheliden viel weniger als die juvenilen eine jahreszeitliche Abhängigkeit aufweisen und daher auch im Winter sich meist sehr deutlich ausgeprägt darbieten. Beim großflächigen Typus, der kaum multipel anzutreffen ist, dürfte es sich weitgehend um die Dubreuilhsche Melanosis praeblastomatosa handeln. Bei dem sehr häufig zu beobachtenden dritten Typ, dem Leukomelanoderm (Abb. **292**), finden sich „Pigmentveränderungen nach beiden Seiten". Die hellen Streifen an den Armen entsprechen dabei häufig oder erinnern zumindest an streifige kolloide Degenerationen, also an die „pseudo-cicatrices stellaires spontanées". Statistisch beginnen auch diese Alterspigmentierungen um das 4. Lebensjahrzehnt und sind im 8.–10. Dezennium bei fast allen Menschen zu beobachten.
Bei der kleinfleckigen Leukomelanodermie kann nicht selten Untermischung mit rudimentär entwickelten, kräftig pigmentierten seborrhoischen Warzen vorliegen.

Besondere Formen von generalisierten Lentiginosen

Lentiginosis profusa

Solche Erscheinungsbilder können entweder als *Lentiginosis profusa,* aber dann häufig in Kombination mit Gefäß-, Herz- und Genitalanomalien sowie Dysakusis, also als Syndrom in Erscheinung treten. Bei besonderer Beschränkung auf bestimmte Regionen kann man beispielsweise von einer *Lentiginosis perigenito-axillaris* oder *centrofacialis* sprechen.

Leopard-Syndrom

Unter einem *Leopard-Syndrom* verstehen wir ein Lentigosyndrom, welches außerdem EKG-

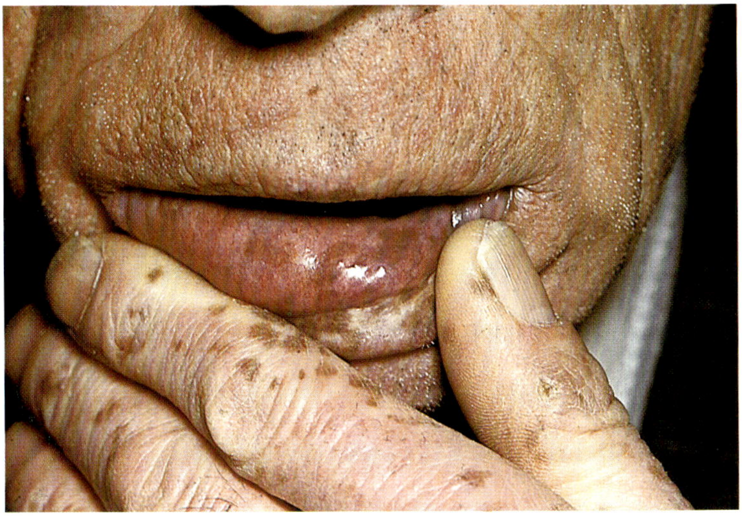

Abb. **293** Naevi spili bei Peutz-Syndrom.

Veränderungen, Pulmonalstenose, Hypertelorismus, Taubheit, Genitalanomalien und verzögerten Körperwuchs umfaßt.

Pigmentfleckenpolypose (Peutz-Jeghers-Klostermann-Syndrom)

Diese autosomal-dominant vererbte Phakomatose zeigt außer einer perioralen Lentiginose vornehmlich auch Naevi spili an der Lippen- und Wangenschleimhaut (Abb. **293**). Hiermit gekoppelt ist eine das Jejunum bevorzugende Dünndarmpolypose, die zu Darmverschlüssen, Darmblutungen mit konsekutiver Eisenmangelanämie und (seltener) malignen Entartung der polypösen Hamartome führen kann.

Eine intestinale Polypose kennzeichnet auch das *Gardner-Syndrom,* welches darüber hinaus vornehmlich subkutane Fibrome, Sebozystadenome, Atherome sowie Osteome umfaßt.

Lentigines kennzeichnen nicht zuletzt aber die *Neurofibromatose,* bei der solche epidermalen Hyperpigmentierungen Riesenmelanosomen bei erhöhter Melanozytenzahl aufweisen. Hinweisend für die Krankheitsdiagnose gelten *mehr als 7 Lentigines in der Achselregion* („axillary freckling“).

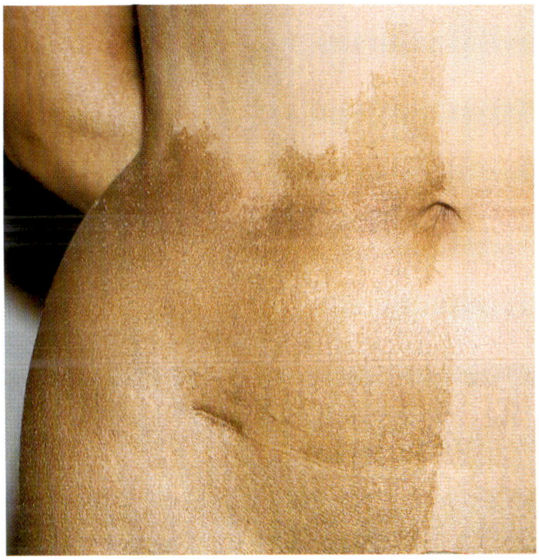

Abb. **294** Albright-Syndrom (scharf abschneidender brauner Pigmentfleck).

Albright-Syndrom

Diese Assoziation betrifft melanotische Flekken (Abb. **294**) (normale Melanozytenzahl, keine Riesenmelanosomen) und eine polyostotische fibröse Dysplasie *(Jaffé-Lichtenstein-Syndrom).* Die landkartenförmigen Hautpigmentierungen sind milchkaffeefarben und vorzugsweise entsprechend den Segmenten befallener Knochenpartien angeordnet. Bei Mäd-

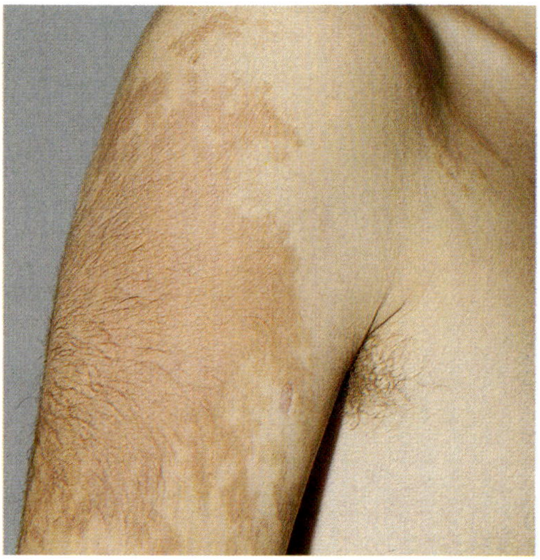

Abb. **295** Becker-Melanose.

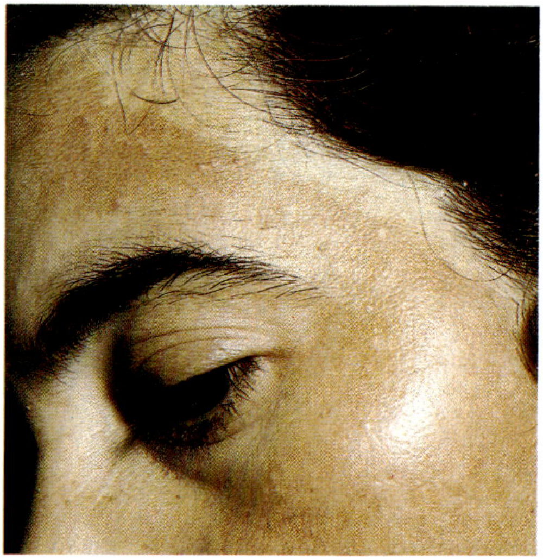

Abb. **296** Chloasma.

chen ist ferner die Möglichkeit der Pubertas praecox und beiden Geschlechtern die Kombination mit Hyperthyreose und Exophthalmus erwähnenswert.

Beckersche Melanose

Der *Becker-Nävus* ist ein haarbestandener Pigmentnävus mit erhöhter Melanozytenzahl. Eigenartigerweise entwickelt sich u. U. im Anschluß an eine stärkere Besonnung zunächst ein mehr als handflächengroßer, archipelartig ausgezogener Pigmentfleck über der Schulter oder den Nachbarbezirken (Abb. **295**), dem eine Hypertrichose später nachfolgt. Assoziation mit anderen Krankheitszuständen (Komedonennävus, Morphaea) sind wohl die Ausnahme.

Umschriebene Hyperpigmentierungen im Gesichts- und Halsbereich

Chloasma uterinum

Von dieser maskenartigen, großflächigen Pigmentierung (Abb. **296**) werden vorzugsweise Frauen in der Gravidität befallen, ohne daß weitere Kontaktnoxen Einfluß nehmen. Die Halsregion wird ausgespart, wohingegen gleichzeitig Pigmentvermehrungen an den Brustwarzen, an den Achselhöhlen und um die Perigenitalregion, auch in der Linea alba hinzutreten können. Das Chloasma contraceptivum ist nach eigener Beobachtung nicht so sehr flächenhaft geschlossen als mehr kleinfleckig gesprenkelt. Das Chloasma climaktericum entspricht dem üblichen Bild des Chloasma uterinum, während bei dem Chloasma virginum die Perioralregion bzw. die Oberlippe (evtl. in Gemeinschaft mit einer Hypertrichose) beteiligt wird. Übergänge zur perioralen rosazeaförmigen Dermatitis sind hierbei möglich.

Chloasma hepaticum bzw. „Gallenmaske"

Bevorzugt wird hiervon die Periokularregion bei brünetten, pyknischen Frauen. Ist eine solche Melanodermie im besonderen um die inneren Augenwinkel erkennbar, so denke man an eine Hyperthyreose *(Jellinek-Zeichen)*, während das (abortive) Chloasma des *braunen Stirnringes* vorzugsweise postenzephalitär auftreten soll, aber insgesamt eine große Seltenheit ist.

Erythromelanosis interfollicularis colli

Hierbei sehen wir an den seitlichen Halsanteilen verwaschene Erytheme, welche netzförmig von stecknadelkopfgroßen Flecken, weniger auch feinen Teleangiektasien durchsetzt sind. Derartige Dyschromien, speziell im seitlichen Halsbereich, sind in der Regel ohne Krankheitswert für den Betroffenen, können aber gelegentlich auf endokrine Wendepunkte hinweisen (Abb. **297**).

Mongolenfleck, Ota-Naevus

Mongolenfleck

Bei der klassischerweise sakro-lumbal lokalisierten flächenhaften mesodermalen Pigmentierung, die keineswegs in ihrem Auftreten an die mongolische Rasse gebunden ist, bei der aber nahezu obligat auftritt, haben wir eine graublau oder dunkelgraue Pigmentierung vor uns, die durch lange fusiforme oder sternförmig gezackte und stark Melaninbeladene Pigmentzellen im Corium hervorgerufen wird.

Ota-Nävus

Der Ota-Nävus, der Naevus fuscocaeruleus ophthalmomaxillaris, ist eine okulodermale Melanozytose, die am häufigsten in Japan vorkommt.
Makroskopisch erscheint beim Ota-Nävus die Sklera kräftig bläulich, ähnlich wie die homolaterale Augennachbarschaft an Lid, Stirn und Wangen (Abb. **298**).
Histologisch finden sich in der Sklera ektopische Melanozyten. Ebenso wie beim blauen Nävus bzw. Mongolenfleck wurde beim Ota-Nävus als sehr seltenes (!) Vorkommnis eine maligne melanomatöse Degeneration mit Metastasenbildung beschrieben.

Erythema dyschromicum perstans

Bei dieser erworbenen *„Ashy-Dermatosis"* beobachten wir länglich-ovale, sukzessiv auch peripher etwas erhabene oder eine geringgradige Follikelmarkierung aufweisende Pigmentierung, die hauptsächlich am Rumpf oder den oberen Extremitäten lokalisiert sind.

Histologisch steht offensichtlich eine hydropische Degeneration der Basalzellen und eine Pigmentinkontinenz im Vordergrund.
Differentialdiagnostisch denke man an rheumatoide Affektionen (Felty-Syndrom), schmutzig-fixe Arzneimittelexantheme oder evtl. auch an eine Verursachung durch Darmparasiten.

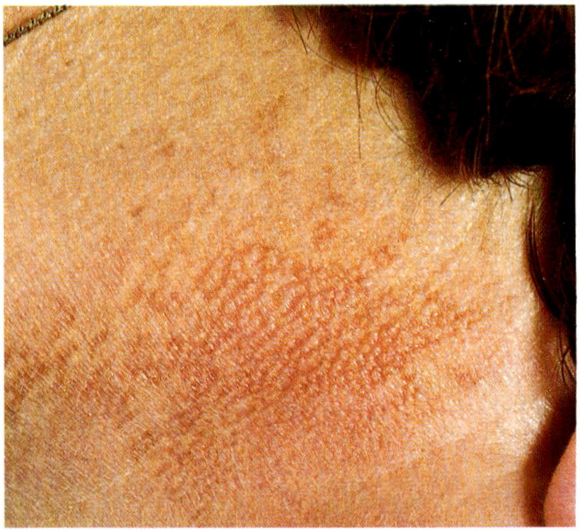

Abb. **297** Erythrosis interfollicularis colli.

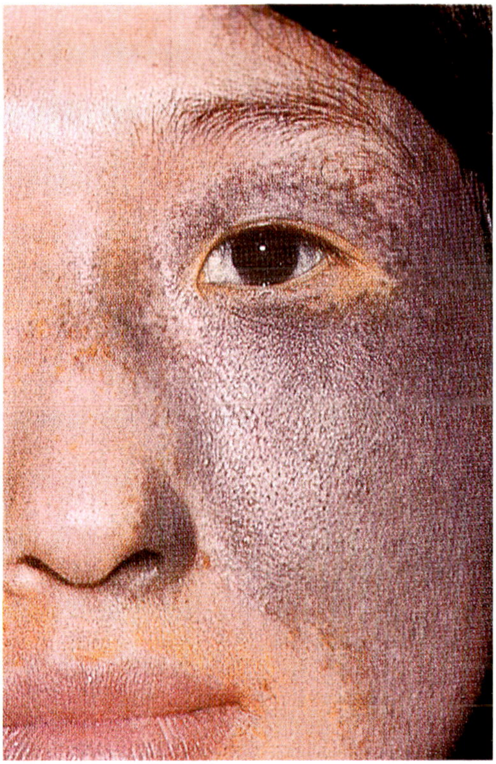

Abb. **298** Naevus Ota.

Prätibiale Melanodermien

Pigmentflecken über den Schienbeinen stehen offenbar am ehesten mit einer Angiopathie und im Regelfall mit einem Diabetes mellitus in Beziehung.

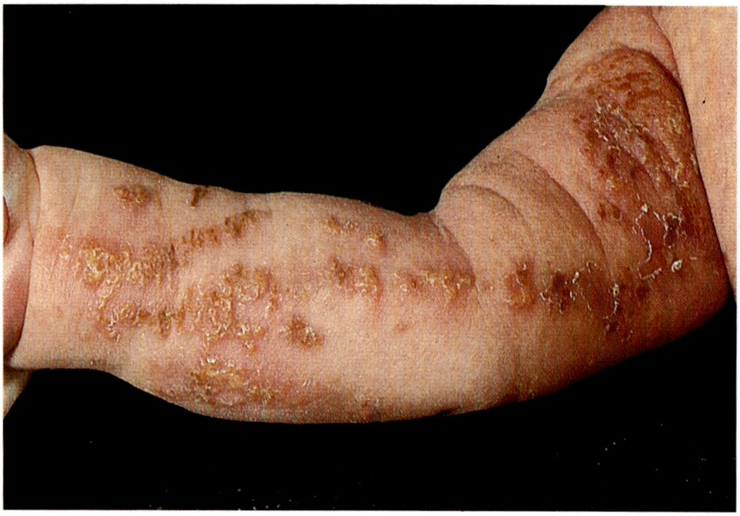

Abb. **299** Incontinentia pigmenti (beginnend spritzerartig oder streifig beginnendes, überwiegend noch vesikulöses Stadium).

Melanodermitis toxica

Derartige überwiegend auch als *Riehlsche Melanose* bezeichnete Hyperpigmentierungen an Stirn, Gesicht und Halsseiten, weniger auch an den Armen, wurden hauptsächlich in Kriegs- bzw. Mangelzeiten beobachtet, so daß eine ätiologische Erörterung von Enterokarenz oder minderwertigen Kosmetika naheliegt. Nicht selten treten auf derartigen Melanodermien auch follikuläre Hyperkeratosen in Erscheinung, während feingeweblich es sich um eine tief-subepidermal angeordnete grobschollige Melaninablagerung bzw. Melanophagenanhäufung handelt.

Incontinentia pigmenti

Diese wohl genetisch bedingte charakteristische Pigmentdermatose des Kindesalters kommt überwiegend beim weiblichen Geschlecht und evtl. bereits bei Geburt vor. Heute weiß man, daß dieses Leiden nicht nur in einer Pigmentanomalie in Gestalt ungemein „diagnostischer" hirschgeweihähnlicher, spritzerartig aufgerissener bzw. netzförmiger, schiefergrauer oder schokoladeneisbräunlicher Pigmentierungen gegeben ist; sondern es ist vielmehr zu betonen, daß im *Frühstadium,* im Verein mit einer hohen Blut- und Gewebs*eosinophilie,* bei wenig gestörtem Allgemeinbefinden, schubweise stecknadelkopf- bis linsengroße, entzündliche d.h. urtikarielle, papulopustulöse oder linear gruppierte bullöse Effloreszenzen, insgesamt also sehr *Duhring-ähnliche Erscheinungsbilder* vorliegen können. Diese klingen allerdings im Gegensatz zu einer typischen Dermatitis herpetiformis nach längstens 1 Jahr ab, woran sich noch vor Entwicklung charakteristischer Pigmentationen die Aussaat wiederum streifig angeordneter lichenoider, hyperkeratotischer oder verrukoider Effloreszenzen anschließen kann. Korrelationspathologisch bemerkenswert sind bei diesem Leiden zerebrale (z.B. Krämpfe), ophthalmologische (Gliom, Katarakt o.ä.), odontologische, osteologische, aber auch kardiologische (kongenitales Vitium) Störungen.

Kreislaufstörungen und Gefäßkrankheiten der Haut

Arterielle Krankheiten

In arterieller Hinsicht werden heute *Angioorgano-, Angioneuro-* und *Angiolopathien* unterschieden. Die arteriellen Verschlußkrankheiten (einschließlich Endangiitis bzw. Arteriosclerosis obliterans je nach Verlaufsschnelle) erfahren durch Nikotinkonsum und Diabetes mellitus, Hyperlipidämie, Hypercholesterinämie, Hypertonie bedeutsame pathogenetische Förderung. Darüber hinaus ist die Bedeutung von Kälte und Nässe nicht zu übersehen, obwohl diese Krankheitsbilder keineswegs als Kälteschäden bewertet werden dürfen.

Arterielle Verschlußkrankheit (Endangiitis obliterans, Endangiosis arteriosclerotica)

Die pathologisch-anatomischen Veränderungen bei diesem Formenkreis sind teils entzündlicher, teils degenerativer Natur, wobei die Endangiitis obliterans in Monaten und die Endangiosis arteriosclerotica, auch *Altersbrand* genannt, innerhalb von Jahren ihre Ausprägung erfährt. Bei der arteriellen Verschlußkrankheit kommt es auf dem Boden von Intimaläsionen zur Entstehung von Thromben und in der Folge zu subtotalen bis totalen Verschlüssen.

Bei der *Endangiitis obliterans,* der Winiwater-Buergerschen Erkrankung, finden wir bei meist noch recht jugendlichen Männern *(„Jugendbrand")* Thrombophlebitiden nicht selten vom Typ der Phlebitis saltans, Par- und Kryästhesien, Bewegungsschmerz und Schwinden der Arterienpulse, noch davor umschriebene Schwitzstörungen, ferner Onychogryposen, interdigitale Verpilzung (auch im ersten Zehenzwischenraum), Nekrosen und schließlich Gangrän der Zehen. Arteriell bedingte Ulzerationen sind – anders als die venösen Ulzera – im Ulkusbereich durch starke Schmerzhaftigkeit ausgezeichnet, was weiterhin auch bei stark bakteriell kontaminierten Geschwürsbildungen der Fall sein kann. Häufig kommt es im weiteren Verlauf zu der Freilegung von Sehnen oder Knochenbezirken. Zu beachten sind sodann gleichsinnige Veränderungen an Darm, Niere und Zentralnervensystem. Bei den Verschlußtypen unterscheidet man im einzelnen ihrer Bedeutung nach den Becken- und Oberschenkeltyp sowie den peripheren und digitalen Verteilungstyp an den Fingern.

Diagnose

Bei der weiteren *diagnostischen Erfassung* sind die *Familienanamnese* (Schlaganfall!), beim Patienten *Belastungsschmerz* (intermittierende Dysbasien entsprechend der *„Schaufensterkrankheit"*), die *Gehstrecke* und erscheinungsbildlich *Veränderungen des Hautkolorits,* und zwar sowohl in Gestalt blauroter wie blasser Tönung, und umschriebene Haarausfälle an den Unterschenkeln, speziell bei Männern, von Beachtung, die aber ohnehin etwa viermal häufiger als Frauen an arteriellen Veränderungen manifest erkranken. Die *Untersuchung* selbst umfaßt das *Tasten der Arterienpulse,* die Feststellung etwaigen Gefäßschwirrens während der Systolendauer, welches z. B. auch durch Entwicklung eines Aneurysma oder einer a. v. Anastomose bedingt sein kann. Zur weiteren Erfassung dienen die *Blutdruckmessung* sowie die *Oszillographie* (Vergleich mit der anderen Extremitätenseite), die Anstellung von *Lagerungsproben* oder Rollübungen mit den Füßen. Gegenüber der früher sehr beachteten Hautthermometrie hat hingegen die *Doppler-Ultraschallsonographie* vermehrte Bedeutung erlangt, woran dann schließlich, sofern eine gefäßrekonstruktive Therapie in Frage kommt, eine *Angiographie* angeschlossen werden kann.

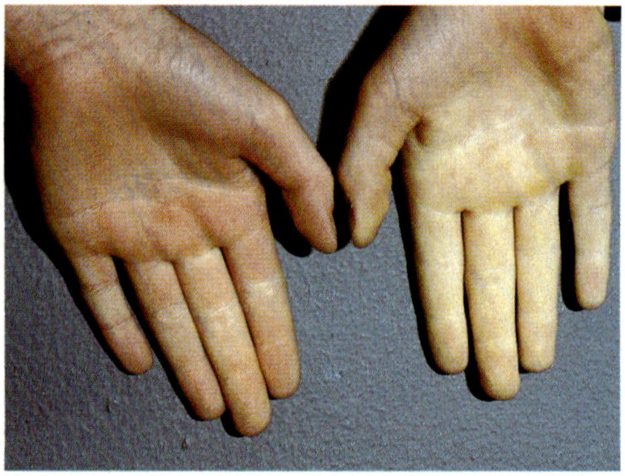

Abb. **300** Raynaud-Syndrom.

Therapie

Die Therapie beginnt bei der Beseitigung der genannten Cofaktoren (Diabetes, absolutes Rauchverbot usw.). Weiterhin sind die lebensaltersgerechten gefäßchirurgischen Möglichkeiten zu überlegen (Desobliteration, Bypass, Sympathikus). Fernerhin werden neben der Anwendung von Antikoagulantien, zu deren Gebrauch aber eine praktisch erworbene Erfahrung Voraussetzung sein sollte, auch sog. gefäßerweiternde Maßnahmen, z.B. mittels Nikotinsäureverbindungen oder den zahlreichen neustrukturierten Präparaten (Trental, Fludilat, Dusodril), einzusetzen sein.

Angioneuropathien

Raynaud-Syndrom

Hierbei treffen wir auf eine *akrale Wechselrhythmik,* die vorzugsweise bei jungen Frauen an den Fingern (meist mit Ausnahme der Daumen) in Gestalt synkopaler oder akroasphyktischer Attacken in Erscheinung tritt (Abb. **300**). So wird also ein Gefäßspasmus *(Digitus mortuus)* von einer konsekutiven Dilatation abgelöst, bis sich wieder unauffällige Durchblutungsverhältnisse einpendeln. Einseitige Gefäßattacken dieser Art sollten an eine Halsrippe oder ein Skalenussyndrom denken lassen. Ausnahmsweise können entsprechende Vasospasmen auch im Gesicht (Zunge) dazutreten.

Wesensmäßig handelt es sich im allgemeinen um die Einleitung einer arteriellen, digital lokalisierten Verschlußkrankheit, wie man auch nach Jahren immer wieder schließlich beim Raynaud-Kranken die Entwicklung einer systemischen Grundkrankheit (speziell einer *progressiven Sklerodermie,* weniger auch anderer Kollagenosen oder Gefäßkrankheiten) feststellen wird. Weitere Grundleiden beim Raynaud-Syndrom sind Ergotismus („Antoniusfeuer"), Polyglobulie, Kälteagglutinin- oder Kryoglobulinerhöhungen und professionell die Schuhanklopferkrankheit, das langjährige Arbeiten mit Preßlufthämmern sowie neuerdings die PVC-Exposition bei Arbeitern, die dieses Material herstellen, sowie schließlich iatrogen Raynaud-Symptome bei Dialyse-Patienten.

Angiolopathien

Akrozyanose

Hierunter versteht man eine hell- oder dunkelbläuliche Färbung der Haut an den Akren einschließlich von Ohren oder Gesäß. Phänomenologisch typisch sind die Anämisierbarkeit (Irisblendenphänomen) (Abb. **301**) und die häufige Einstreuung zinnoberroter Bezirke, während darüber hinaus die akrozyanotische Haut zur Kühle und zur Hyperhidrose neigt. Außerdem besteht an den Unterschenkeln häufig eine verstärkte Follikelmarkierung (Perniosis follicularis). Typisch ist das Vorkommen bei vago- und hypotonen jungen Frauen mit langen Menstrualperioden, das Verschwinden in mittleren Lebensabschnitten, aber doch eine gewisse Wiederkehr in der Menopause.

Therapie

Die Therapie dieser weitgehend konstitutionell bestimmten Angiolopathie ist wenig sicher: Einschränken von Radfahren mit sehr abkühlender Wirkung auf die Beine im Fahrtwind, dagegen vermehrtes Tragen von Wollstrümpfen oder Hosen, nikotinsäureamidhaltige Externa, Ichthophen oder ähnliches.

Pernionen

Dergestalt wird eine Gefäßdysfunktion bezeichnet, die gynäkotrop bei pastösen oder adipösen Personen an den gipfelnden Körperabschnitten als blaurote, angedeutet, kalottenförmig protuberierende, teigige Schwellung multipel zur Entwicklung kommt und zentral in besonders gesteigerten Fällen außerdem ein kleines Bläschen oder einen Blutpunkt aufweisen kann.

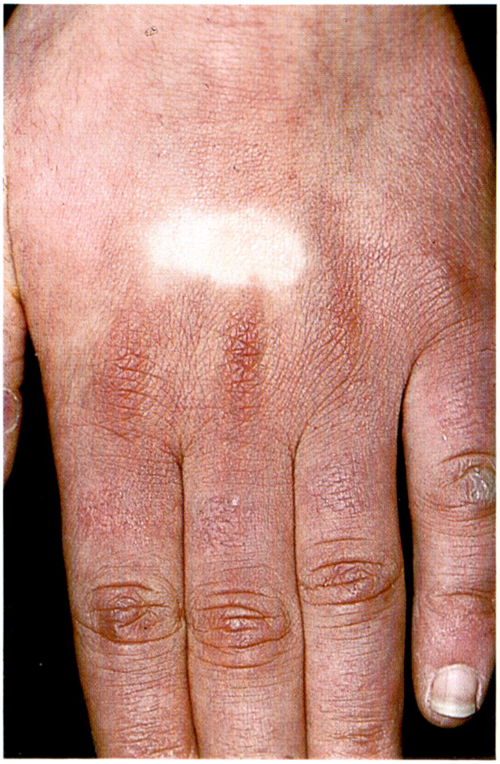

Abb. **301** Irisblendenphänomen bei Akrozyanose.

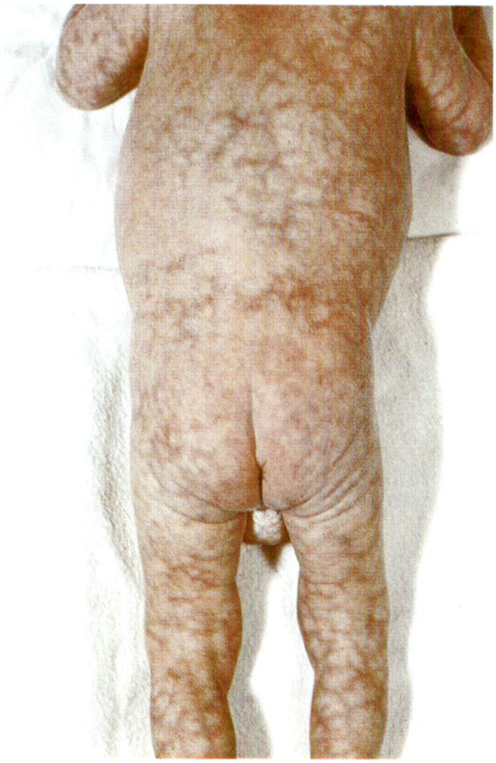

Abb. **303** Cutis marmorata teleangiectatica congenita.

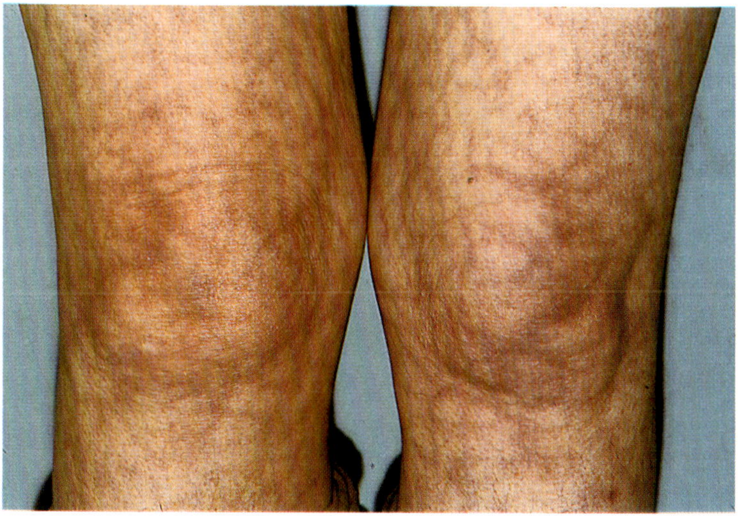

Abb. **302** Livedo.

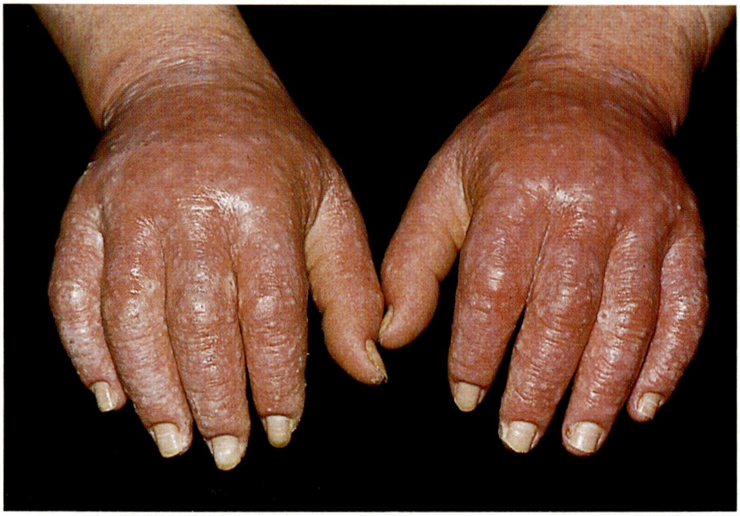

Abb. **304** Erythromelalgie.

Differentialdiagnose

Differentialdiagnostisch wird vornehmlich an eine gleichfalls blaurote, knotige oder infiltratförmige Sarkoidose, speziell im Gesichtsbereich unter dem Bild eines Lupus pernio, zu denken sein. Im Gegensatz zum Morbus Boeck ist aber bei der Perniosis, der *Frostbeulenkrankheit,* die Abhängigkeit von einer feucht-kalten Witterung ebenso unverkennbar wie ihr hauptsächliches Vorkommen zur Zeit eines sog. Übergangswetters *(Frühlings-* und *Herbstperniosis).*

Livedo

Hierbei unterscheidet man seit alters, wenn auch klinisch wenig sicher, die *Livedo racemosa* als Erscheinungsbild mit organischen Substraten von der mehr funktionellen *Livedo reticularis,* die auch Cutis marmorata genannt wird. Bei letzterer herrschen feinnetzige Erythemfiguren vor, während bei der Livedo (Vasculitis) racemosa mehr dendritische, grobadrige Blitzfigurzeichnungen vorliegen. Das Wesen der Livedo reticularis (Cutis marmorata) wird in einem spastisch-atonischen Nebeneinander in den Endstrombahnverhältnissen bei gleichzeitig existenter Kälteüberempfindlichkeit erblickt, während bei der Vasculitis racemosa früher mehr auf das Vorliegen von Lues und Tuberkulose sowie Arteriosklerose abgestellt wurde, derzeit dagegen vorwiegend von einer Endangiitis obliterans oder einer Periarteritis nodosa geachtet wird.

Cutis marmorata teleangiectatica congenita

Bei dieser seltenen, angeborenen Hautanomalie werden von den hier vorliegenden Gefäßerweiterungen in der Hauptsache größere Kaliber betroffen. Die netzförmigen, gittermaschenartigen oder streifigen Livedo-racemosa-ähnlichen Zeichnungen (Abb. **303**) pflegen sich um das 10. Lebensjahr bereits wieder zurückzubilden, was mit der zunehmenden Mehrentwicklung des subkutanen Fettgewebes zusammenhängen dürfte.

Erythromelalgie

Synonyma: Erythralgie, Erythermalgie.

Bei diesem zwar seltenen, aber dann doch meist sehr typisch imponierenden Erscheinungsbild haben wir eine überwiegend kontinuierliche Erhöhung der Hauttemperatur in den Krankheitsbezirken infolge überstarker Erweiterung der Gefäßperipherie vor Augen, die zudem durch starke Schmerzhaftigkeit ausgezeichnet ist. Als Basis hierfür ist in erster Linie nach einer Systemgefäß- oder Nervenkrankheit zu fahnden (Abb. **304**).

Vaskulitiden

Diese finden in fleckförmigen, urtikariellen oder nodulären Elementen auf der Haut ihren Ausdruck, der zudem durch evtl. Zutritt von Hämorrhagien, Nekrosen oder Ulzerationen eine Steigerung seiner Polymorphie erfahren kann.

Oberflächlich-allergische Vaskulitiden

Diese wurden früher sehr verschiedentlich, z. B. als *leukozytoklastisches* oder *hämorrhagisches Mikrobid,* als Trisyndrom, Dermatitis nodularis necroticans oder anaphylaktoide Purpura bezeichnet. Sie kommen ferner überwiegend bei Jugendlichen bzw. Kindern vor und stehen nachfolgend meist bei diesen mit einer Infektion des Pharynx oder der Atemwege (bei Erwachsenen Bronchiektasien!) in Beziehung, können aber auch drogenallergisch durch Zufuhr von Sulfonamiden, Antibiotika, Chinin o.ä. in Gang gebracht werden. Seltener sind demgegenüber Assoziationen mit bestimmten Grundleiden, wie z. B. einer „Kollagenose", einem viszeralen Tumor oder einer Dysproteinämie. Ihre Pathogenese ist demgemäß nicht einheitlich anzugeben, wiewohl der Typ der Immunkomplexvaskulitis ein beachtliches Kontingent von ihnen ausmachen dürfte.

Klinik

Kennzeichnend für den Krankheitssitz sind eine überwiegend seitengleiche Anordnung sowie eine orthostatische Note, also der Befall der unteren Extremitäten. Hier begegnen wir in den Anfängen dem typischen Bild der klinisch früher sog. *Schönlein-Purpura* d. h. zunächst urtikariellen Erythemen, nach deren Anämisierung oder Rückbildung fokale Petechien, aber auch nekrotisierende Umwandlungen am 3. bis 6. Tage der Krankheit hinzutreten, die sich übrigens im allgemeinen auch deutlich konstitutionell in einer allgemeinen Beeinträchtigung (incl. Fieber, Magen-Darm-Erscheinungen, rheumatoiden Beschwerden) äußern. Typisch sind überdies – speziell bei Kindern – diarrhoische oder kolikartige Bauchbeschwerden bis zur Melaena und eine prognostisch mit Recht gefürchtete Glomerulonephritis.

Histologie

Histologisch beobachtet man in der kranialen Kutishälfte reichliche Anhäufungen von Granulozyten, die überdies oft leukozytoklastisch d. h. durch Zellzerfall unter Ausbildung von hantelförmigen Figuren charakterisiert sind und innerhalb derer die kleinen Gefäße ferner vorzugsweise in ihrem Endothelbelag verquollen imponieren. Dagegen tritt bei den Frühformen das Purpuraelement, die Erythrozytodiapedese, eher zurück. Fluoreszenzserologisch sind in den Gefäßwänden Immunglobuline und Komplementablagerungen sowie auch Fibrin nachweisbar.

Laborbefunde

Diese führen üblicherweise ätiopathogenetisch kaum weiter, obschon erwartungsgemäß im Zusammenhang mit dem häufigen Fieber die BSR beschleunigt ist, im zellulären Blutbild eine neutrophile Kampfphase vorliegt und entsprechend der Vorkrankheit oder einer Beherdung der Antistreptoly-

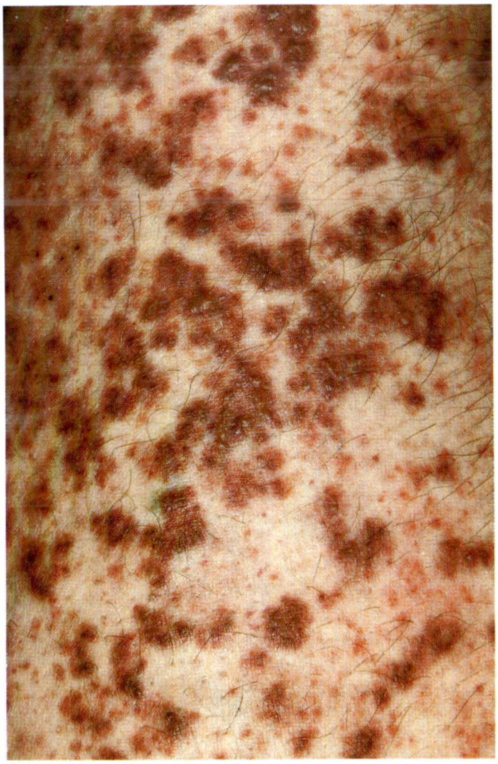

Abb. **305** Vasculitis allergica superficialis.

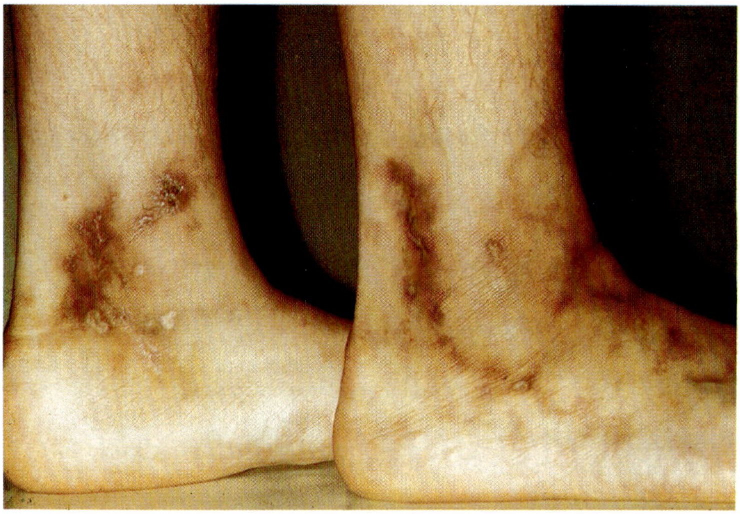

Abb. **306** Livedoartige Periarteriitis nodosa cutanea.

sintiter erhöht sein kann. Wichtiger ist hingegen die labormäßige Absicherung einer renalen oder gastrointestinalen Begleitkomponente.

Differentialdiagnose

Diese ist im Hinblick auf das geschilderte, recht charakteristische Erscheinungsbild nicht schwierig: einige ebenfalls orthostatische Purpuratypen scheiden schon infolge ihrer Rostbräune (progressive Pigmentpurpura) oder mangels einer Polymorphie aus, während manche früher als eigenständig behandelte Phänomene, wie etwa die papulonekrotischen „Tuberkulide" oder die *akute varioliforme* Erkrankungsform der *Pityriasis lichenoides* heute ohnehin in die Nähe des Formenkreises der hyperergischen Vaskulitiden gestellt werden. Nicht übersehen werden sollten dagegen ebenfalls durchaus bunte Hautreaktionen durch Parasitenbefall (Ekthymata!) oder kleinherdig papulonekrotische Angiopathien im Rahmen von Hypertonie oder Diabetes.

Therapie

Die überragende Behandlungsmaßnahme besteht in Wärme und Bettruhe über mehrere Tage und absoluter Vermeidung von Alkohol, selbst in der geringsten oder verdünntesten Menge, zumal allgemein zugeführte Corticosteroide bei der Vasculitis hyperergica eigentlich doch immer enttäuschen, wohingegen bei entsprechender, febriler Krankheitseinleitung oder fokalem Hintergrund speziell des respiratorischen Trakts, eine Antibiotikaverabfolgung unter Berücksichtigung der bisherigen Medikamentenanamnese durchaus von Vorteil sein kann.

Tiefe Vaskulitiden

Periarteriitis nodosa (cutanea)

Synonyma: Pan- oder Polyarteriitis nodosa, Apoplexia cutanea, multiple Hautgangrän.

Bei dieser multipel-diskontinuierlichen, hyperergischen Gefäßkrankheit liegt im Hautbereich ein vielgestaltiges Gesamtbild vor, welches von einer Livedo racemosa (Abb. **306**), urtikariellen oder noch stärker exsudativen bis nekrotisierenden oder purpurischen Phänomenen bis zu der Entwicklung von kleinknotigen, auch schmerzhaften Elementen reicht, welch letztere indes keineswegs in jedem Fall erfaßbar sein müssen. Außerdem klagen derartige Kranke häufig noch über Gelenk- oder Muskelbeschwerden.

Histologie

Histologisch liegt im frischen Fall eine neutrophile, manchmal auch eosinophil untermischte Panvaskulitis gelegentlich im Verein mit einer fibrinoiden Medianekrose vor, während demgegenüber die Gefäßlichtung unverändert anmutet. Die Rückbildung erfolgt in Form einer chronisch granulierenden Entzündung mit fortschreitender Fibrosierung.

Ätiopathogenese

Diesbezüglich werden neben endogenen, endokrinologischen Faktoren vornehmlich bakteriell bedingte Id-Reaktionen oder Drogenintoleranzen abzuwägen sein. In jedem Fall sollte aber wohl das Bild einer „Vasculitis allergica profunda“ versuchsweise stets auch bioptisch weiter analysiert werden.

Laborbefunde

Das zelluläre Blutbild ist durch eine meist heftige Leukozytose mit Eosinophilie ausgezeichnet, ebenso ist die BSR stark erhöht und in über 50% der Fälle das Australia-Antigen positiv. In der Immunelektrophorese eine leichte Vermehrung von IgM und IgA, im Gegensatz zu den Systemkollagenosen ferner keine Thrombozytopenien und Hämolysen, desgleichen keine antinukleäre Faktoren und LE-Zell-Bildung. Nierenbeteiligung zeigt sich in Hämaturie, Albuminurie und Reduktion des Glomerulumfiltrats, u. U. zusammen mit Azotämie, an; aber auch der Hoden ist zu etwa 80% mitbeteiligt, was zur Sicherung der Gesamtdiagnose durch eine Hodenbiopsie verwertet werden kann.

Differentialdiagnose

Die Differentialdiagnose wird speziell bei Herden im Unterschenkelbereich – und sonst fehlender Polymorphie – eine *Vasculitis nodularis* zu berücksichtigen haben, also ein Bild, was früher häufig auch als Erythema induratum bezeichnet wurde, sowie Lipogranulome bzw. die verschiedenen Pannikulitiden, weniger auch ein Erythema nodosum, ein Boeck-Sarkoid, während die Tinea granulomatosa der Unterschenkel in der Regel sehr kleinknotig abläuft, wohingegen die Thrombophlebitis saltans sich diskontinuierlich darbietet.

Therapie

Sie kommt um die protrahierte Gabe von Coticosteroiden und Immunsuppressiva nicht herum, ohne daß hierdurch spektakuläre Soforteffekte erreichbar wären. Die Therapie wird alsdann vorangehend vorzugsweise pharyngeale Infekte und deren etwaige Sanierung sowie die Arzneimittelanamnese im Verein mit internen Grundstörungen (Hypertonie, Nierenbefunde) bei Einhaltung körperlicher Schonung zu berücksichtigen haben. Versuch mit gefäßabdichtenden Verordnungen (z. B. Styptobion, Reparil, Venoruton).

Sonderformen der Periarteriitis nodosa

Allergische granulomatöse Angiitis. Dieses symptomenreiche Bild einer nekrotisierenden Angiitis geht unter Bevorzugung der Haut (Knötchen, Kokardenerytheme, Urtikaria), aber auch von Herz, Lungen und Nieren mit einer Erhöhung der Eosinophilen im Blut einher. *Feingeweblich* sind die Entwicklung von riesenzellhaltigen Granulomen sowie die sonstigen Substrate einer Periarteriitis nodosa kennzeichnend.

Hypersensitivitätsangiitis. Unter perakutem fulminantem Krankheitsverlauf entwickeln sich Polyneuritis, Bauchsymptome, Fieber und Bluteosinophilie, ferner können Nieren und Herz beteiligt werden. Auf der Haut herrschen Ulzerationen an den Extremitäten vor. Ätiopathologisch spielt speziell die Arzneimittelanamnese eine vorrangige Rolle.

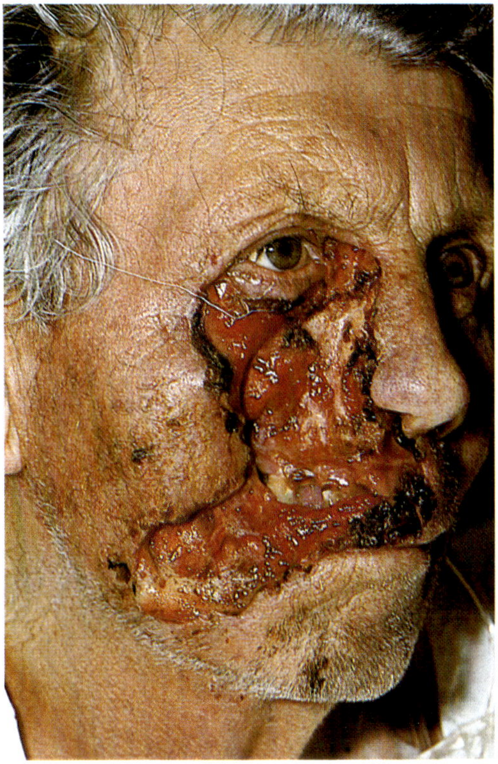

Abb. **307** Granuloma gangraenescens.

Wegener-Granulomatose. Unter allgemeinem Verfall entwickeln sich nekrotisierende Granulome im Mund, in der Nase sowie im respiratorischen Trakt. Kennzeichnend für diese rhinogene Granulomatose sind ferner Nierenbeteiligung und Koronariitis. Neben einer Beschleunigung der BSG und einer Leukämie tritt eine Eosinophilie meist erst bei Lungenbeteiligung ein.

Differentialdiagnostisch ist neben einer Agranulozytose vornehmlich das sog. *Granuloma gangraenescens (Midline lethal granuloma)* abzugrenzen (Abb. **307**).

Arteriitis temporalis (*Synonyma:* Riesenzellarteriitis, Morbus Horton). Bei Personen höheren Alters und öfter bei Männern als bei Frauen kommt es vorzugsweise im Bereich der A. temporalis zu knotigen Verdickungen, die sich nicht selten auch blasig, nekrotisch bzw. ulzerös umformen, wobei subjektiv Augensymptome (Skotome, Amaurose) und Migränebeschwerden sich hinzugesellen. Auch eine Hypertonie oder eine Koronarbeteiligung sowie intrakranielle Blutungen sind im weiteren Verlauf bei dieser endangiitisch-thrombosierenden, von Fremdkörperriesenzellen durchsetzten Gefäßwandveränderung bekannt geworden.

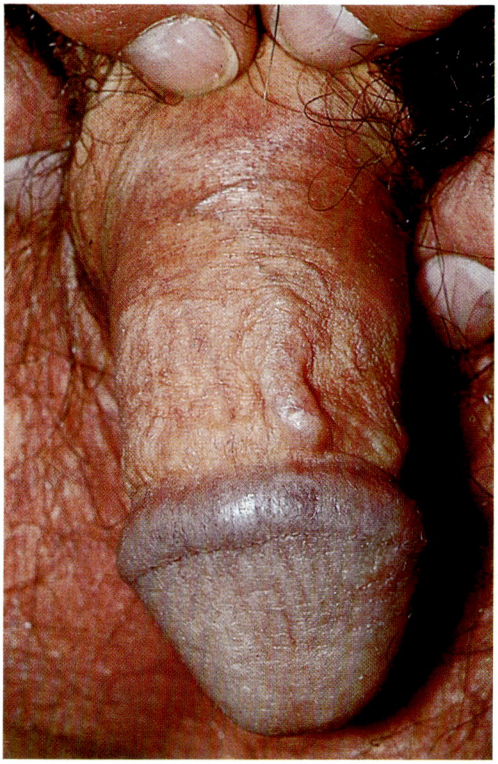

Abb. **308** Kranzfurchenphlebitis.

Thrombophlebitis

Ohne Geschlechtsbevorzugung verstehen wir darunter meist zwischen dem 2. und 5. Dezennium auf bakterieller Basis oder als Nachbarschaftsreaktion speziell im Bereich der Unterschenkel sich entwickelnde, in der Regel schmerzhafte, aber kaum deutlich fieberhaft ablaufende sowie mehr oder weniger strangförmig auffällige Infiltrate, die sich *histologisch* von Fall zu Fall wechselnd mehr als Endo- oder als Periphlebitis darstellen.
Nosologisch wie prognostisch gesondert zu bewerten ist die *Thrombophlebitis saltans* (migrans), da sie zum einen das venöse Korrelat zu einer gleichzeitigen Endangiitis obliterans und zum anderen ein viszerales Alarmsymptom (Trousseau: Pankreaskarzinom!) darstellen kann. Auch andere bedeutsame Syntropien z. B. mit einer Leukose oder mit einem Morbus Hodgkin wurden bekannt.
Diagnostisch wichtig ist der ausgesprochen diskontinuierliche, also abschnittweise mit freiem Intervall sich strangförmig äußernde, chronisch und rezidivierende Verlaufscharakter, der auch mit Fieber und BSR-Erhöhung gekoppelt sein kann.

Histologisch erweisen sich die Lichtungen mittelgroßer Hautgefäße von einem riesenzellhaltigen Granulationsgewebe eindrucksvoll verschlossen. Auch die Adventitia kann von einer, eher allerdings meist riesenzellfreien, u. U. eosinophil untermischten Granulombildung eingenommen werden.

Strangförmige Phlebitiden

Synonym: Mondor-Phlebitis.

Diese androtrope Affektion ist am häufigsten an der seitlichen Thoraxwand, aber auch im Sulcus coronarius als eine ebenfalls zur Obliteration und periadventitiellen Infiltration tendierende zimmermansbleistiftdicke Strangbildung bekannt. Ätiologisch kommen vor allem direkte Traumatisierung oder aber für die *Kranzfurchenphlebitis* (Abb. **308**), die u. U. schwer gegenüber einer *Kranzfurchenlymphangiitis* abzugrenzen ist, auch eine protrahierte Kohabitationsdauer als Staumoment in Betracht.

Therapeutisch kann mittels Heparinsalben und allgemeiner Verabfolgung von Antiphlogistika (Butazolidin, Tanderil) meist rasche Beseitigung erzielt werden.

Papulosis atrophicans maligna

Bei dieser androtropen *Thrombangiitis cutanea intestinalis disseminata* stehen bei Personen mittleren Alters Bauchsymptome (Koliken, Melaena, Malabsorption), weniger auch Beteiligung anderer Organe (Herz, Nieren), hauterscheinungsbildlich zunächst rosarote, dann prozellanweiße Papeln mit zentral atrophisierender oder papulonekrotischer Umwandlung im Vordergrund.

Histologisch trifft man vor allem auf Endothelwucherungen oder -nekrosen an kleinen Arterien, weniger auch an Venen, wozu später sekundär Thrombosierungen treten. Vereinzelt wurden an den Gefäßwänden auch Ablagerungen von Fibrinogen und Immunkomplexen festgestellt.
Die *Prognose* des Leidens ist sehr ernst.

Chronisch-venöse Insuffizienz und andere Krankheiten vorzugsweise des Venensystems

Zur Bewerkstelligung einer regelrechten Blutrückförderung und damit auch zur Entwässerung der orthostatischen Körperanteile sind Bewegungs- und Muskelarbeit („Muskelpumpe") wesentliche Faktoren. Durch lang anhaltende Stase kann es zu Stauungsödemen und im Verein mit einer Hypodermitis zur bindegewebigen Verschwielung der Unterschenkel oder zur straffen Atrophie kommen.

Als *Varizen* oder *Krampfadern* bezeichnet man Aussackungen und Schlängelungen des Venensystems, wobei man je nach Sitz und Gefäßgröße Stamm-, Ast-, Zweig- oder schließlich Besenreiservarizen unterscheiden kann. Die *Varikosis* (Abb. **310**) ist ein Phänomen des späteren Lebensalters, jedoch ohne sichere Geschlechtsbevorzugung. Darüber hinaus spielen im Einzelfall Familiarität, stehende Berufe, Übergewichtigkeit, Stuhlverstopfung bei meist großwüchsigen Personen eine unverkennbare Rolle. Ein in letzter Zeit mehr beachteter Schadensfaktor ist vermutlich auch der Gebrauch von hormonellen Kontrazeptiva. Als *sekundäre Varizen* bezeichnet man Venektasien des geschilderten Charakters im Gefolge von *Phlebothrombosen,* also beim *postthrombotischen Syndrom* (Abb. **311**). Eine wichtige *Komplikation* der Varikosis sind schon deshalb mithin thrombophlebitische Episoden, sodann kön-

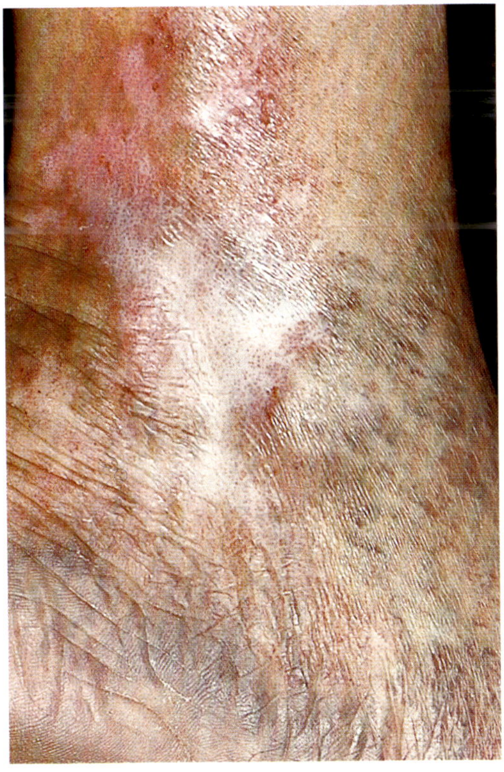

Abb. **309** Straffe zentral weißliche Atrophie. Sog. Atrophia alba.

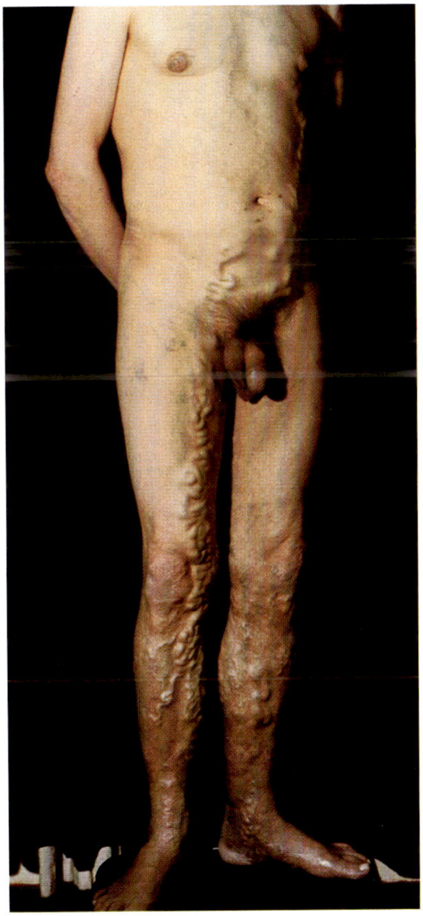

Abb. **310** Ausgeprägte Varikosis bei pelvinem Stenosesyndrom.

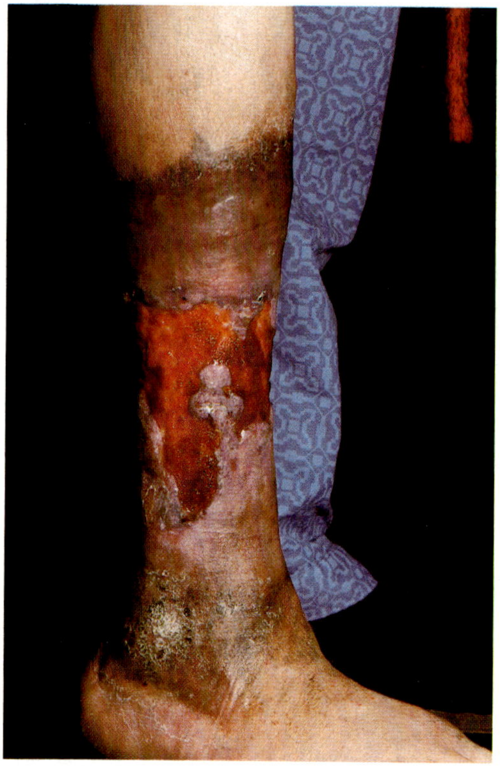

Abb. **311** Postthrombotisches Syndrom.

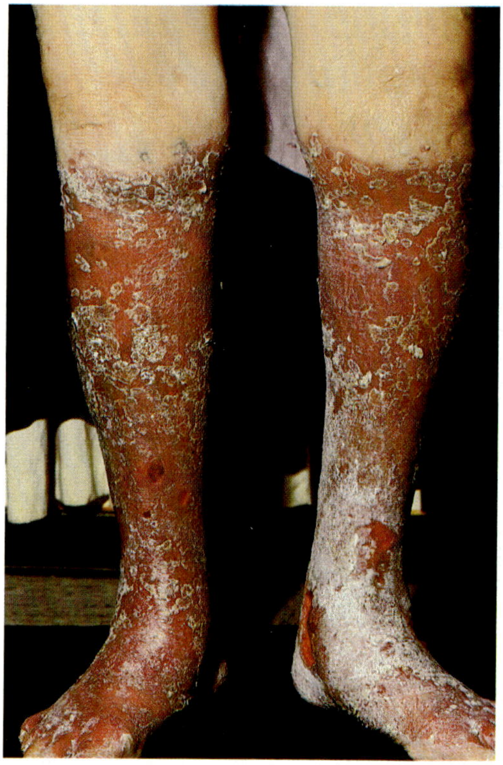

Abb. **312** Stauungsdermatitis bei chronisch venöser Insuffizienz.

nen außer der bereits erwähnten straffen Atrophie, speziell durch Blutungen in Varixnähe *umschriebene Hämosiderosen* entstehen. Die wichtigste Entwicklung ist sodann das *„Ulcus cruris"*. Unter diesem Dachbegriff wurden früher sehr vereinfachend alle Geschwürsbildungen am Unterschenkel unabhängig ihrer Genese zusammengefaßt, während man hierunter heute in jedem Fall eine diagnostische Unterteilung in *venöse, arterielle, hämatologische* oder *infektiöse Ulzerationen* im *Unterschenkelbereich* anzustreben hat. Hierbei ist ferner zu unterscheiden, daß die häufigste Ursache für eine Ulkusbildung im Rahmen einer chronisch-venösen Insuffizienz das *postthrombotische Syndrom,* gegeben in Ödem bzw. *Dermatosklerose,* sekundären Varizen, Corona phlebectatica, Siderosklerose evtl. auch einer Papillomatose darstellt. Wird der gesamte Unterschenkel flächenhaft vom Ulkus umfaßt, so spricht man von einem *Gamaschenulkus.* Durch Insuffizienz der Klappen der Vv. perforantes und der tiefen Venen kann es zur ovalen, längsgerichteten Ulkusbildung kommen, die häufig auch als *Blow-out-Ulkus* bezeichnet wird. Ist dagegen eine totale oder subtotale Obliteration der hochgelegenen Beckenvenenstämme (V. iliaca communis oder externa) vorhanden, kommt es zum Pelvinenstenosesyndrom (Schneider-Fischer), welches auch durch die Entwicklung subrapubischer Krampfadern gekennzeichnet ist. Des weiteren führt die chronische Stasis eines Hautbezirkes neben den schon erwähnten Ulzerationen im übrigen meist vorangehend (*„variköser Symptomenkomplex":* Zyanose, Ekzem, Atrophie, Ulkus) zu Ekzemreaktionen, die z.T. durch Kontaktintoleranz gegenüber den inzwischen angewandten Externa zustande kommen, sowie zu gesteigerter bakterieller Infektion, von denen im besonderen das Erysipel zu betonen ist.

Zur diagnostischen Abrundung der varikösen Gesamtsituation vergesse man nicht auf das Vorliegen von *Vulvavarizen* (z.B. in der Gravidität) und beim Manne von *Varikozelen* und *Hämorrhoiden,* Plattfußbildung oder dergleichen zu achten, was früher gern als Ausdruck einer generellen „Bindegewebsschwäche" gedeutet wurde.

Untersuchungsmethoden

Hier prüft man die Suffizienz der tiefen Beinvenen und ihrer Kommunikation einerseits mit dem *Perthes-Versuch* (normal: Entleerung der Varizen nach Umhergehen mit einem in Knienähe angebrachten Stauschlauch) oder mit Hilfe des *Versuches nach Trendelenburg*, der die Klappenfunktion der großen und kleinen Saphenavene bei vorhandenen Varizen prüft (normal: ausbleibende Wiederauffüllung nach hoher Anlage eines Stauschlauches im Liegen und anschließendem Aufstehen). Der *Mahorner-Howard-Ochsner-Test* stellt die Kommunikationssuffizienz an der Schmerzhaftigkeit fest, die der herumgehende Patient nach Wicklung seines Unterschenkels mit 2 Staubinden angibt. Schließlich ist der *Lowenberg-Test* bedeutsam zur Aufspürung einer klinisch symptomarmen akuten *Phlebothrombose* im Beinbereich: heftige Schmerzhaftigkeit bei einer Druckkompression bereits von 80–120 mm Hg mittels der üblichen Recklinghausen-Blutdruckmanschette (empfindlicher als die Prüfung des Hohlfußschmerzes nach Payr).
Zur präzisen Feststellung von Sitz und Ausmaß einer frischen *Thrombose* gehört heute weiterhin die *Phlebographie* zum Kreis der gängigen Untersuchungsweisen.

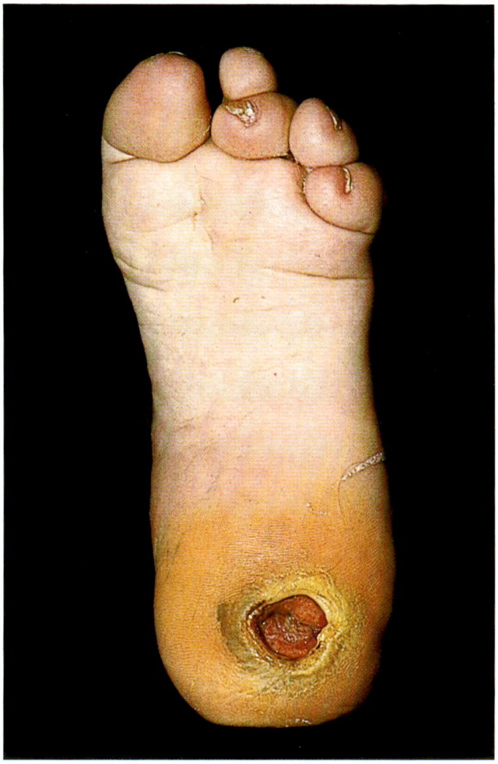

Abb. **313** Malum perforans pedis.

Differentialdiagnose

Das *Ulcus cruris hypertonicum* (Martorell) ist äußerst selten und wird vermutlich zu oft diagnostiziert. Es kommt vorzugsweise bei Frauen mit sehr ausgeprägter arterieller Hypertonie symmetrisch an beiden Unterschenkeln an der Grenze zwischen unterem und mittlerem Drittel in sehr kurzer Zeit aus einem initialen, sich plötzlich einstellenden bläulichen Erythem zur Entwicklung.
Neben der bereits besprochenen (notwendigen) Abgrenzung zwischen einem *Ulcus cruris arteriosum, varicosum* und *postthromboticum* werden *Unterschenkelulzerationen* bei einem Lupus erythematodes visceralis, einem Werner-Syndrom, einem Felty-Syndrom, einer Periarteriitis nodosa oder als Zustand nach Polymyelitis bei Berücksichtigung der Gesamtsymptomatik erkennbar werden. Ferner können *Ecthymata* nach ihrem vesikulopustulösen Anfangsstadium durchaus den Charakter des typischen Ulcus cruris gewinnen. Sie sind – ähnlich den zerfallenden Gummen bei der Lues III – eigenartig scharf begrenzt, aber randwärts livide umgeben. Das *Pyoderma gangraenosum*, die Dermatitis ulcerosa, kann nicht nur am Unterschenkel auftreten, es besteht im ausgeprägten Fall aus torpidem Granulationsgewebe. Sein Rand ist wallartig aufgeworfen, schwammig-zundrig oder pustulös durchsetzt sowie düster-bläulich. Unterschenkelgeschwürsbildungen im Zusammenhang mit einem *hämatologischen Grundleiden* sind vornehmlich bei hämolytischer oder perniziöser Anämie in der Schienbeinmitte zu erwarten. Zugenommen hat in letzter Zeit jedoch im Unterschenkel- und Fußbereich das Kontingent an *trophoneurotischen Geschwüren (Malum perforans)* (Abb. **313**), was angesichts der Häufung der durch Diabetes oder äthanolinduzierten Polyneuropathien nicht zu verwundern ist. Ätiologisch hinzugekommen ist in letzter Zeit das Wissen um – neben solcher Kasuistik bei Lepra, Syringomyelie, Tabes dorsalis – solche Geschwürsbilder bei familiärer Akroosteolyse und neuerdings auch bei der PVC-Krankheit.

Therapie

Eine primäre Stammvarikose mit Klappeninsuffizienz kann *operativ* (Saphenektomie,

„stripping") oder durch Unterbindung insuffizienter Perforansvenen beseitigt werden. Aber auch die Sklerosierungs- resp. *Verödungstherapie,* die zur Behandlung von Ast- und Stammvenen dienlich ist, wird am besten von einem Erfahrenen praktisch erlernt werden müssen. Kontraindikation bilden zu großkalibrige Varizen, m. E. auch die Schwangerschaft oder eine sonstig gegebene Thromboseneigung. Ergänzend zu beiden Behandlungsweisen (Operation, Sklerosierung) sind *Kompressionsverbände* namentlich bei Ödembereitschaft geeignet, die auf die Dauer dann von *Kompressionsstrümpfen* abgelöst werden können. Eine *Thrombophlebitis* kann, falls erforderlich, mit Heparin initial behandelt und darauf ggf. mit einem Dicumarolpräparat (z. B. Marcumar) zur Rezidivprophylaxe einige Monate lang fortgesetzt therapiert werden. Bei sichtbaren Thrombophlebitiden im Unterschenkelbereich wird heute speziell von Phenylbutazon oder Acetysaliciylsäure (Colfarit) Gebrauch gemacht. Zur Beeinflussung einer *Dermatosklerose* beim postthrombotischen Syndrom kommt neben Ultrabeschallung Vitamin E in Betracht. Für die Endstufe im Rahmen der chronisch venösen Insuffizienz, das *Ulcus cruris,* gibt es keine Generalregel. Viele klassische Dermatika wie Perubalsam, Mineralöle, Pellidol usf. sind leider gleichzeitig potente Allergene, so daß man zur Vermeidung von Kontaktintoleranzen oder Sensibilisierungen Geschwüre und Stauungserytheme möglichst indifferent (z. B. mit weicher Zinkpaste) behandeln sollte. Kräftige Granulationsförderung ist auch nach radiärer Inzision eines etwaigen Schnürrings am Rande und durch briefmarkengroße Läppchentransplantation zu erwarten. Schließlich ist bei länger bestehenden Unterschenkelgeschwüren nicht die Gefahr der speziell marginalen *Entartung* zu vergessen, so daß weiße, warzige Wucherungen immer wieder auch bioptisch überprüft werden sollten.

Analer Symptomenkomplex

Hämorrhoiden wurden bislang als eine Art Varizen des Enddarms, mithin als Aussackungen von Venen, angesehen. Gegenwärtig werden sie aber auch als eine Hyperplasie des Corpus cavernosum recti d. h. als ein arterieller Füllkörper diskutiert. Ihre exakte Diagnostik ist vor allem mit einem kurzen Proktoskop vorzunehmen. Im 1. Stadium der Hämorrhoidenentstehung beobachtet man hellrote Blutflüsse nach dem Stuhlgang (Krebssickerblutungen erfolgen dagegen meist unabhängig von der Defäkation). Im 2. Stadium resultiert ein Herausdrücken von Hämorrhoidalknoten bei der Pressung, wobei Pruritus und Schmerz empfunden werden. Blutungen treten dabei indessen seltener auf, da die Knoten sich in der Folge z. T. fibrotisch umwandeln. Endlich kommt es im 3. Stadium unter weiter progredienter Fibrosierung des hyperplastischen rektalen Schwellkörpers zum *Knotenprolaps* bei jedem Druckanstieg (Pressen, Heben, Husten). Außerdem reißt oft die von solchen Knoten lädierte Analhaut ein, wodurch überaus dolente, ggf. mit spastischen Sphinkterempfindungen verknüpfte *Fissuren* entstehen, worauf dann eintretende Thrombose und Nekrose zur spontanen Verödung und Abheilung führen können. Somit ist die Analfissur hauptsächlich durch die Trias Schmerz-Schließmuskel-Geschwürsbildung gekennzeichnet. Derartige Ulzerationen liegen meist radiär zur Analöffnung sowie vornehmlich im Bereich der hinteren Kommissur. Unter Umständen sind sie gegenüber den perianalen Fistulationen bei der Crohn-Krankheit abzugrenzen. Differentialdiagnostisch gegenüber eigentlichen Hämorrhoiden sind ferner noch schlaffweiche Faltenbildungen um den After abzugrenzen, die auch beim Pressen keine Volumenvergrößerung erfahren und im allgemeinen derzeit als *Marisken* bezeichnet werden.

Therapie

Größere Thromben können unter Lokalanästhesie durch Stichinzision und Ausdrücken entfernt werden. Die konservative Behandlung der Hämorrhoiden umfaßt eine ebenso regelmäßige wie sorgfältige Stuhlgangsregelung (Kleie!), entsprechende Analtoilette (Sitzbäder, Abwischungen mit feuchten Tüchern mit oder ohne Paraffinöl), ferner die Anwendung von Zäpfchen (Ichthyol-Belladonna-Zäpfchen, Ichthobellol, cortisonhaltige Suppositorien) o. ä., bei phlebitischer Komponente auch

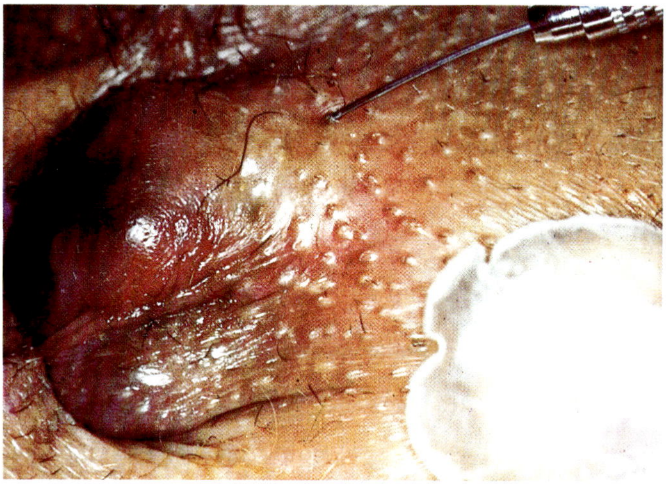

Abb. **314** Perianale Thrombose.

Butazolidin- oder Voltaren-Zäpfchen. Die Sklerosierungs- resp. *Verödungsbehandlung der Hämorrhoiden,* wobei die Injektion nicht in den Knoten, sondern submukös erfolgt, verwendet – bei Fehlen von „Entzündungen" oder äußerer Thrombose im Enddarm – 5%iges Phenolmandelöl oder eine 5%ige Chinin-Urethan-Lösung mit einer Einzeldosis von 0,1–0,2 ml. Bewährt ist auch Proctocuran (eine Chinin-Urethan-Lösung mit einem Anästhetikum).

Die Analfissur wird entweder durch vorsichtige Sphinkterdehnung in Narkose, Unterspritzung mit sklerosierenden Lösungen (Proctocuran, an der distalen Basis 2–3 Tropfen subkutan, keinesfall intrakutan, mittels einer Tuberkulinspritze, insgesamt 2–3 Injektionen in Intervallen von 2–3 Tagen) oder durch Durchtrennung des M. sphincter ani internus, Ausschneidung eines Schleimhautstückchens und Naht versorgt.

Hämorrhagische Diathesen

Bei diesen so bezeichneten Krankheitszuständen handelt es sich um Blutungsübel, die, entweder isoliert oder kombiniert, durch *Störungen* des *humoralen Gerinnungsmechanismus,* der *Blutplättchen* oder der *Gefäße* zustande kommen.

Koagulopathien

Kongenitale Koagulopathien

Fibrinogenmangel

Aufgrund eines genotypisch fixierten *Faktor-I-Mangels* dominieren klinisch beim Neugeborenen Nabelschnurblutungen, später Epistaxis und Zahnfleischblutungen nach zahnärztlichen Eingriffen: Da das Blut bei diesem Gendeffekt nicht gerinnt, sollen Blutplasma oder Fibrinogenkonzentrate, vor allem auch präventiv vor Eingriffen, substituiert werden.
Neben schweren Formen gibt es ferner geringer ausgeprägte Manifestationen, die man als *„kongenitale Hypofibrinogenämie"* bezeichnet. Geringere Störungen der Hämostase kennzeichnen auch die an sich symptomfreien Träger einer *Dysfibrinogenämie.*

Kongenitaler Prothrombinmangel

Der Faktor-II-Mangel kann bei männlichem wie weiblichem Geschlecht eintreten, wobei er autosomal-dominant vererbt wird. Klinisch beobachtet man anfangs mit Nabelschnurblutungen sodann Hämorrhagien in der Schleimhaut, den Gelenken und der Muskulatur. Auch hier gilt die gehäufte Gabe von Frischblut oder Frischplasma als Symptomatikum der Wahl.

Parahämophilie

Hier fehlt der *Faktor V,* der Erbgang ist autosomal-rezessiv, der Krankheitsbeginn in der Regel schon sehr frühzeitig: Blutungen aus Nase und Mund, an der Haut flächenhafte und punktförmige Blutungen, Hämatome und Blutungen sowie Darm- oder Hirnhämorrhagien beherrschen das klinische Bild.

Hypoprokonvertinämie

Bei diesem Mangel an *Faktor VII* treffen wir auf eine ausgeprägte hämorrhagische Diathese, bei der auch Gelenk- und Hirnblutungen neben den üblichen Hämorrhoen und Petechien vorkommen können. Die Thromboplastinzeit ist verlängert, kann aber durch Zusatz von Normalserum ausgeglichen werden.

Hämophilie A

Bei diesem schon seit dem Anfang des vorigen Jahrhunderts bekannten erblichen Blutungsübel, dem ein Mangel an *Faktor VIII,* dem antihämophilen Globulin zugrunde liegt, handelt es sich um ein äußerst schweres Blutungsübel. Man nimmt an, daß der hierfür verantwortliche Gerinnungsdefekt durch einen Synthesemangel, die Synthese eines biologisch inaktiven Globulins oder durch eine Blockierung dieses antihämophilen Faktors zustande kommt. Die rezidivierenden und meist schweren Blutungen sind vornehmlich nach Traumen (Operationen) gefürchtet, verursachen nicht zuletzt äußerst schwere destruktive *Hämarthrosen* (Abb. **315**) und ferner Schädigungen durch Hineinblutung in die Muskulatur bis in das subkutane Fettlager hinein. Neben Blutungen im Schleimhautbereich des Kopfes werden Blutungen aus dem Magen, den Nieren oder der Harnblase beobachtet. Erwartungsgemäß

stellen sich infolge von, wenn evtl. auch im Augenblick geringfügig erscheinenden, aber monatelang andauernden Sickerblutungen, Anämien ein.
Laboratoriumsmäßig steht die Verlängerung der Gerinnungszeit und der Thromboplastin- sowie Rekalzifizierungszeit im Vordergrund, wie auch das Thromboelastogramm pathologisch verändert ist.

Therapie

Die Therapie besteht neben der Vermeidung unnötiger Traumatisierung (Schnepperstiche, Zahnextraktion, Sport), die auch bei der Reinigung blutender Stellen unbedingt beachtenswert ist, in der Aufbringung von Thrombinlösung auf die Blutungsstelle mit anschließender Kompression oder im Zahnbereich durch Tamponade. Am wichtigsten ist aber sofortige Zufuhr von Plasma, welches möglichst frisch sein muß, da das fehlende antihämophile Globulin, welches an der Verzögerung der Blutgerinnung Schuld trägt, in Konserven, und zwar mehr in Oxalat- als in Zitratblutkonserven, schnell schwindet. Zur Bekämpfung der Blutung ist von vornherein mit Mengen von 300–500 ml Plasma zu rechnen. Derartige Plasmainfusionen sind aber auch zur Vorbereitung einer unvermeidlichen Operation sowie postoperativ u. U. über einige Tage hinaus zur Vermeidung von Nachblutungen erforderlich, ferner bei Hämophilie A Plasmafraktion Cohn I.
Frische Blutergelenke, die sippenunterschiedlich gehäuft auftreten, sind anfänglich mit Ruhe und Anämisieren (Eisbeutel), später mit vorsichtiger Wärmebehandlung und Bewegung hinsichtlich ihrer Resorption zu beeinflussen. Besonders bei Kindern sind größere Blutungen in Gelenken oder der Muskulatur möglichst frühzeitig zu behandeln, damit Verkrüppelungen vermieden werden. Cave Salicylate bei Hämophilen!

Hämophilie B

Synonym: Christmas disease.

Bei diesem Faktor-IX-Mangel (PTC = Plasma thromboplastin component), der sich wie die klassische Bluterkrankheit ebenfalls X-chromosomal weitervererbt, werden ebenso für den vorliegenden Faktor Defizite, Synthese- oder Hemmstörungen vermutet. Klinisch besteht beim männlichen Geschlecht – das weibliche

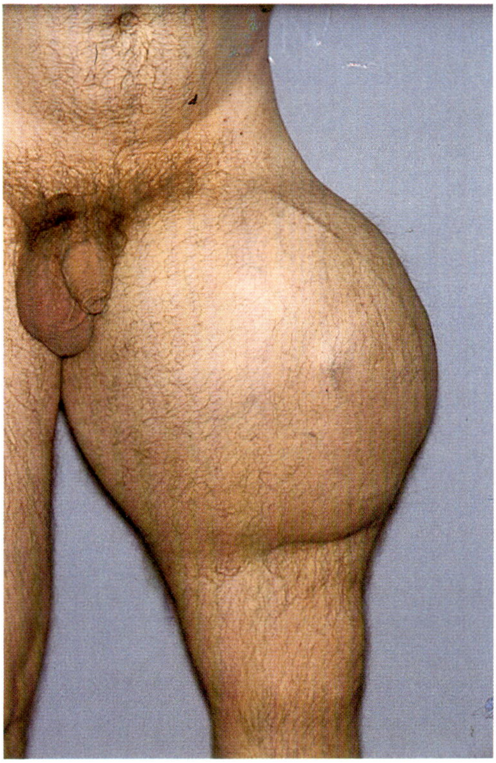

Abb. **315** Hämarthrose bei Hämophilie.

Geschlecht ist nur Konduktor – etwa dasselbe Erscheinungsbild wie bei der Hämophilie A.
Laboratoriumsmäßig finden sich analoge Daten. *Therapeutisch* macht man von Faktor-IX-Konzentraten neben Plasmainfusionen Gebrauch.

Angiohämophilie

Bei diesem auch als *Pseudohämophilie* bezeichneten *Willebrand-Jürgens-Syndrom,* welches zuerst auf den Åland-Inseln festgestellt wurde, geben neben einer Verlängerung der Blutgerinnungszeit ein Faktor-VIII-Defizit sowie eine herabgesetzte Fähigkeit zur Blutplättchenadhäsion die entscheidenden Daten ab. Die Vererbung dieses bei beiden Geschlechtern in früher Jugend auftretenden Syndroms ist entweder autosomal-dominant oder X-chromosomal-rezessiv.
Klinisch kommt es meist nach Bagatelltraumatisierung, also weniger spontan, namentlich zu Blutungen auf Haut und Schleimhäuten.
Laboratoriumsmäßig ist die Blutungszeit ver-

längert, die Gerinnungszeit indes im Normbereich, die Werte der Thrombozyten sind normal, aber ihre Adhäsionsfähigkeit ist reduziert. Der häufig positive Rumpel-Leede-Phänomen weist auf die pathogenetische Komplexität d. h. auf die Kombination mit einem Gefäßfaktor bei der Åland-Thrombopathie hin.

Weitere Faktorenmängel

Bezüglich der weiteren kongenitalen Faktorenmängel (X = Stuart-Power-Faktor-Mangel, XI = Hämophilie oder PTA-Mangel, XII = Hageman-Faktor-Mangel, XIII = Laki-Lorand-Faktor-Mangel) sei auf die entsprechenden Monographien oder die „Dermatologie in Praxis und Klinik" hinsichtlich weiterer Einzelheiten hingewiesen.

Verbrauchskoagulopathien

Hierunter versteht man *hämorrhagische Phänomene bei intravaskulärer Gerinnung.*

Pupura fulminans (Glanzmann)

Diese seltene Purpuraform tritt nach Infektionskrankheiten, wie beispielsweise Windpocken, Angina oder Scharlach, also als Zweitkrankheit, und wie der Name besagt, äußerst stürmisch mit ausgeprägten konstitutionellen Symptomen, wie Schüttelfrost, zerebralem Erbrechen, Kreislaufzusammenbruch in Erscheinung. Auf der äußeren Decke entwickeln sich punktförmige wie flächenhafte Hämorrhagien, die sich auch blasig abheben können. Der Grund hierfür sind thrombosierende Veränderungen an den Gefäßwänden, so daß es zum Mechanismus einer Verbrauchskoagulopathie kommt. Besonders kennzeichnend für die Petechien und Suffusionen ist deren Seitengleichheit.

Therapie

Therapeutisch wird man bei diesem sehr ernsten Krankheitsbild eine Fibrinolyse mit Streptokinase, ferner Heparin sowie Frischplasma neben Corticosteroiden versuchen.

Waterhouse-Friderichsen-Syndrom

Hier haben wir ein der Purpura fulminans ähnliches Krankheitsgeschehen vor Augen, also ein perakut hereinstürzendes, hochfebriles und letal gefährdendes, weil mit schwerstem Kollaps verknüpftes Krankheitsbild, bei dem außer den Hautblutungen auch solche an den Nebennieren entstehen. Insgesamt kann man den Krankheitsvorgang als Shwartzman-Sanarelli-Phänomen deuten, das mit den Symptomen der Verbrauchskoagulopathie verknüpft ist. Bei einer Meningokokkenmeningitis sind im allgemeinen nur Punktblutungen vorhanden, während beim Waterhouse-Fridrichsen-Syndrom die Sugillate und auch die Nekroseneigung in den Vordergrund treten. Im Gegensatz zur Purpura fulminans fehlt anamnestisch ein längere Zeit vorangehender Infekt. Ein solcher scheint vielmehr unmittelbar im Zusammenhang mit der hämorrhagischen Diathese vorzuliegen.

Therapie

Die Therapie wird neben einleitender Fibrinolyse (Streptokinase) und intravenöser Heparintherapie auch den Versuch einer Bakteriostase mit Hilfe von Antibiotika einzubeziehen haben. Eine Stimulation der krankheitsbedingt stark beteiligten Nebennieren mittels ACTH muß unterbleiben.

Thrombotisch-thrombozytopenische Purpura

Von diesem *Moszkowitz-Syndrom* wird überwiegend das weibliche Geschlecht mittleren Alters, weniger auch im Kindesalter ergriffen. Der akute Krankheitsbeginn, der mit wenig kennzeichnenden Prodromi (Zephalea, Vertigo, Vomitus, Diarrhoe oder hämorrhagischen Symptomen) einsetzt, umfaßt bald die Entwicklung einer hämolytischen Anämie (geringer Ikterus!) und vor allem ein petechiales Exanthem sowie Blutungen aus den Körperöffnungen. In den mitbeteiligten Organen finden sich Obturationen der Gefäße kleineren und mittleren Kalibers mit einer kennzeichnenden aneurysmaförmigen Aussackung der arteriolären-kapillären Gefäßstrecke. Die genannten subendothelialen Gefäßveränderungen kommen durch ein azidophiles Material bzw. Fibrin zustande. Insgesamt sind foudroyante, aber auch chronisch-intermittierende Verläufe bekannt.

Therapie

Die Therapie stützt sich auf eine antibiotisch abgeschirmte Corticoidzufuhr und evtl. die Entmilzung.

Kasabach-Merritt-Syndrom

Hierbei handelt es sich um die Syntropie von *Riesenhämangiomen, Blutplättchenschwund* (infolge einer Verbrauchsthrombozytopenie durch das Hämangiom, evtl. auch eine Verbrauchskoagulopathie) und eine ggf. sehr stark manifestierte Purpura. Als typischer Befund kann ferner die satellitenförmig-petechiale Umrandung der Hämangiome gelten. Die diagnostische Erfassung des Wesens dieser hämorrhagischen Diathese ist angesichts der Coinzidenz eines sehr großen Hämangioms in der Regel nicht zu verfehlen.

Therapie

Therapeutisch sprechen solche Riesenhämangiome erfahrungsgemäß befriedigend auf eine systemische Prednisonzufuhr (jüngere Säuglinge 20, ältere 30 mg/die oral über mehrere Wochen bis Monate unter langsamer Dosisreduktion) an. Ansonsten kommen die üblichen Maßnahmen bei Hämangiomen (Exzision, weniger auch Röntgenbestrahlung) in Betracht. Liegt eine deutliche Verbrauchskoagulopathie vor, ist auf Heparin zurückzugreifen.

Seltenere Verbrauchskoagulopathien

Hier sei nur noch das *hämolytisch-urämische Syndrom* (renale Insuffizienz, hämolytische Anämie, gesteigerter, zur Thrombozytopenie führender Verbrauch der Blutplättchen, Mikroangiopathien) der Kleinkinder im Anschluß an vorangehende Infekte oder Impfungen erwähnt, deren Haut in solchem Zustand entweder blaß oder gelbstichig imponiert. Schließlich sind die Erythrozytenextravasate bei *Fettembolie* herauszustellen, wie sie nach Trümmerfrakturen einzelner Röhrenknochen oder Bluttransfusionen in das Mark entstehen können. Bei dieser Verbrauchskoagulopathie finden sich Punktblutungen namentlich im Bereich der oberen Körperhälfte, wie etwa an den Bindehäuten, am Hals oder den Schultern.

Vaskulär bedingte hämorrhagische Diathesen

Morbus Osler

Synonym: Teleangiectasia hereditaria haemorrhagica.

Von dieser autosomal-dominant vererbten, hereditären Vasopathie sind bisher etwa 250 Familien bekannt geworden. Krankheitsträger sind sowohl Männer wie Frauen.

Klinik

Erscheinungsbildlich sehen wir an der Haut wie an den Schleimhäuten bis etwa stecknadelkopfgroße, völlig ausdrückbare, blaurote Gefäßerweiterungen im Verein mit meist etwas heller imponierenden papuloramösen Endgefäßerweiterungen. Diese *angiomartigen Gebilde* finden sich bevorzugt an den Mund- und Nasenschleimhäuten (gehäuftes Nasenbluten!), in der Gesichtsmitte und an den Finger- und Zehenenden. Weiterhin kommen als führendes Symptom Blutungen auch aus Magen, Darm, Blase sowie Lungenbereich („arteriovenöse Lungenfistel") hinzu. Auf die Dauer entwickeln sich Leberfunktionsstörungen, wiewohl nicht mit Sicherheit Leberzirrhosen. Weitaus seltener sind wohl zerebrovaskuläre Beteiligungen.

Histologie

Während noch früher als Wesen der Erkrankung eine starke Erweiterung der Gefäße in den genannten Lokalisationen mit gelegentlich thrombotischem Aspekt bei gleichzeitigen Alterationen von Elastika und Kollagen betont wurde, kehrt man gegenwärtig mehr eine quantitativ wie qualitativ übersteigerte Entfaltung von Sperrarterien und arteriovenösen Anastomosen, also von an sich orthologischen Sondereinrichtungen der peripheren Strombahn hervor.

Laborbefunde

Laboratoriumsmäßig kann es – bei normalem Koagulogramm – zu Entwicklung hyperchromer Blutungsanämien kommen.

Differentialdiagnose

Differentialdiagnostisch wird man keine Schwierigkeit mit der Abgrenzung gegenüber den Naevi aranei (Spider naevi) haben. Beim Morbus Fabry, dem Angiokeratoma corporis diffusum, dem eine Speicherung von Ceramidhexosiden zugrunde liegt, beobachten wir annähernd Osler-artige Angiokeratome bei den Patienten mit häufig etwas akromegaloidem Gesicht am Unterbauch und am Gesäß, spe-

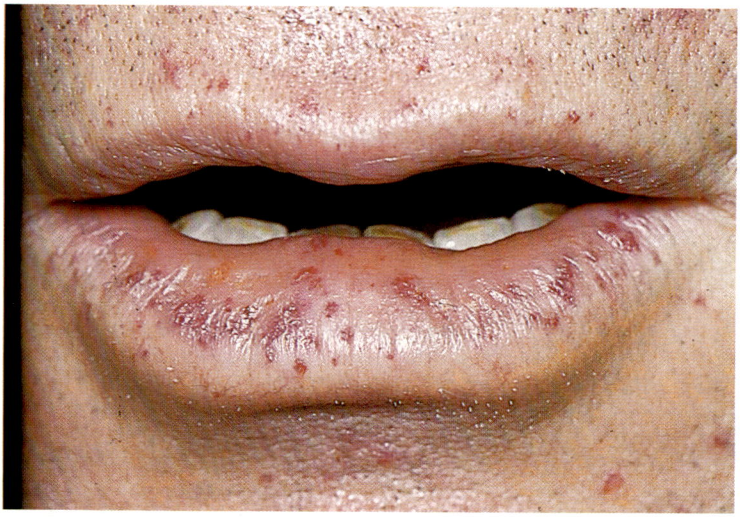

Abb. **316** Morbus Osler.

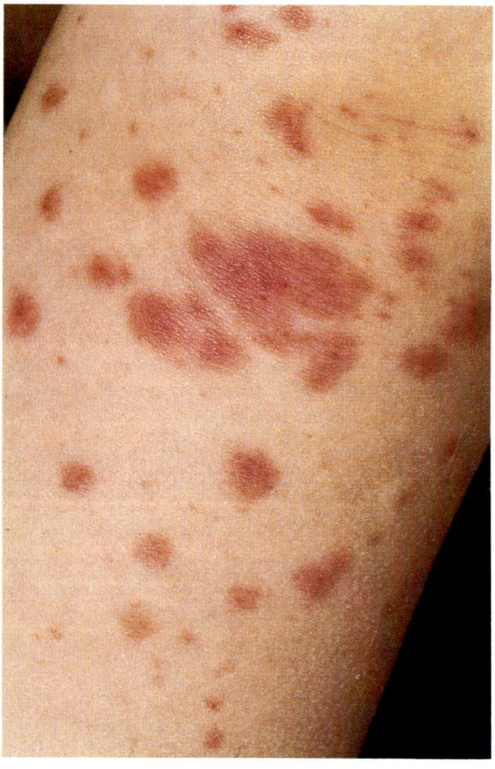

Abb. **317** Purpura Schönlein.

ziell auch periumbilikal. Ferner gehören bei der Fabry-Krankheit Nierenveränderungen, Linksherzhypertrophie, Augenveränderungen (Cornea verticillata) sowie laboratoriumsmäßig das Vorkommen von Proteinurie und Lipoidzylindern (Malteserkreuze!) zum klinischen Gesamtbild.

Therapie

Da eine kausale Behandlung bisher nicht bekannt ist, vermeide man zur Einengung von Blutungsepisoden hyperämisierende Einflüsse (Spirituosen, Heißgetränke).

Purpura Schönlein-Henoch

Synonyma: Anaphylaktoide Purpura, Peliosis rheumatica.

Klinik

Vorhanden sind ggf. begleitet von ziehenden, rheumatoiden Beschwerden, im Gegensatz zu der Originalbeschreibung von SCHÖNLEIN, unter Betonung der abhängenden Körperanteile *(„Purpura orthostatica")* keinesfalls bloß isolierte petechiale Exantheme, sondern vielmehr meist, wenn auch nur transitorisch, auch etwas urtikariell elevierte, hellrote rundliche bis ovaläre Erythemelemente, innerhalb derer, also intrafokal, bei künstlicher Anämisierung durch den Glasspatel oder bei Rückbildung der Effloreszenzen überhaupt, flohstichartige Punktblutungen sichtbar werden.

Histologie

Histomorphologisch prävaliert das Bild einer serös-exsudativen Entzündung mit deutlicher leukozytärer bzw. sogar leukozytoklastischer

Komponente, wohingegen Erythrozytenaustritte selbst sowie Gefäßwandveränderungen einschließlich fibrinoider Degeneration zurücktreten. Demgemäß ist heute die Purpura Schönlein pathogenetisch als *leukoklastisch-hämorrhagisches Mikrobid* aufzufassen, wobei ätiologisch die Nachsuche auf alimentäre, drogen- oder infektionsallergische Noxen in den Vordergrund zu rücken ist.

Immunfluoreszenzhistologisch wurden Ablagerungen von Immunglobulinen (z. B. IgA), Komplement und Fibrinogen in den Gefäßwänden festgestellt.

Allgemeines klinisches Bild

Außer Fieber, Abgeschlagenheit, Kopfschmerzen, gelegentlich auch Darmkoliken oder Nierenbeschwerden entwickeln sich als Ausdruck der ablaufenden exsudativen Vaskulitis die bereits skizzierten Hautveränderungen. Häufig stehen auch periartikuläre, rheumatoide Beschwerden im Vordergrund. Seltener als die übliche viszerale Symptomatik *(Darm, Niere)* ist eine Mitbeteiligung von Lungen und Pleura, die zu einer *essentiellen Hämosiderose der Lungen* überleiten kann.

Verlauf

Die Purpura Schönlein neigt zu zögernder Ausheilung und vor allem auch zu Rückfällen bei Einwirkung geringer Temperaturschwankungen oder kleinster Alkoholmengen. Bei den weiteren Rezidivexanthemen nimmt der Charakter der urtikariell elevierten Erytheme ab, und mehr oder weniger rein petechiale Exantheme werden vorrangig. Es kommt so nach und nach bei gleichzeitiger Verschiebung der Serumeiweißkörper im Sinne einer Globulinvermehrung zum Krankheitsbild der *„Purpura hyperglobulinaemica“,* in der wir eine „Purpura Schönlein“ vom Typus Waldenström erblikken. Dieser Endtyp einer langjährigen Rezidiv-Schönlein-Purpura ist differentialdiagnostisch von der ebenfalls orthostatischen Purpura bei Leberzirrhose u. U. abzugrenzen.

Therapie

Ein Behandlungsversuch bei dieser oft deutlich streptokokkenallergischen anaphylaktoiden Purpura zielt vornehmlich auf die Eliminierung etwaiger Noxen (Foci). Symptomatisch ist in erster Linie auf Bettruhe und die Zufuhr sog. gefäßdichtender Stoffe (Vitamin C, P, Flavonoide) zu achten. Die Applikation von Corticosteroiden oder ACTH dagegen ist häufig enttäuschend, zumal auch die Schönlein-Nephritis, die für gewöhnlich keineswegs nur eine „Purpura renalis“, sondern eine diffuse Glomerulonephritis mit vorrangiger Hämaturie darstellt, weitgehend cortisonrefraktär ist.

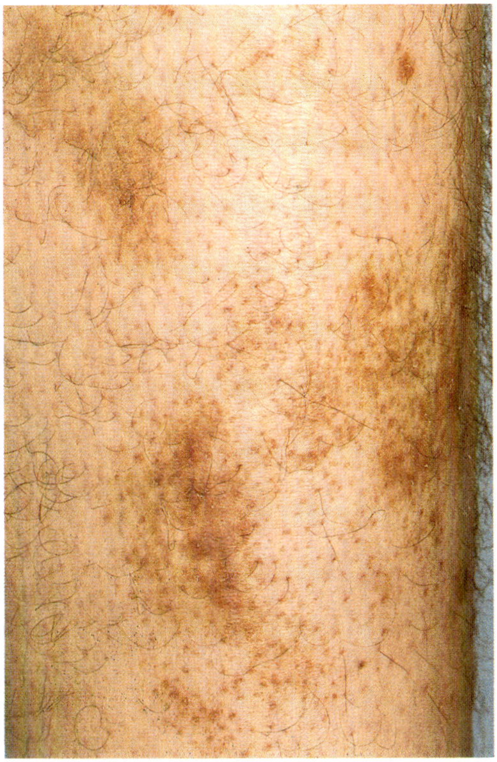

Abb. **318** Progressive Pigmentpurpura.

Progressive Pigmentpurpura

Synonyma: Purpura anularis teleangiectodes (Majocchi), Purpura Schamberg, Dermatitis lichenoides purpurica et pigmentosa, Purpura arciformis, Ekzematid-like-purpura, Itching purpura, Textilpurpura, Adalin-Purpura.

Dieser Formenkreis, der gemäß seiner klinischen Variation im Sinne der vorgenannten Synonyma früher meist als jeweilige Sonderform bezeichnet wurde, ist in der Hauptsache bei Männern um die Mitte des Lebens mit Blutdrucklabilität bzw. labilem Hypertonus und evtl. Beherdung (Prostatitis), weniger wohl aufgrund einer Parasitenallergie (Würmer, Milben) anzutreffen.

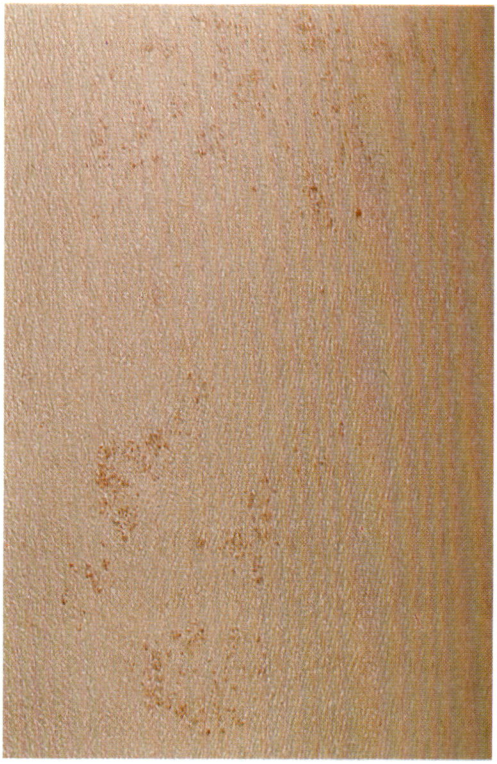

Abb. **319** Angioma serpiginosum.

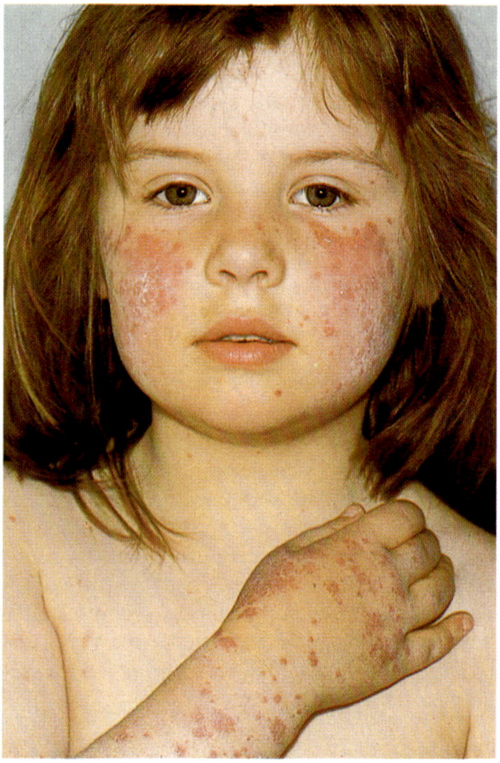

Abb. **320** Frühinfantile postinfektiöse Kokardenpurpura.

Klinik

Im Gegensatz zu den düster-bläulich-roten Farbtönen der Werlhof-Gruppe oder dem hellrötlichen Kolorit des Schönlein-Syndroms herrschen ausgesprochen *rostbräunliche Tönungen* vor. Meist finden sich diese – unter orthostatischer Prädilektion – in einzeln abgesetzten Purpuraherden, die ja nach der vorliegenden Varietät neben feinsten Hämosiderinpunkten mehr oder weniger ekzematiforme oder lichenoide usw. Nuancen aufweisen.

Histologie

Histologisch finden sich allenfalls nur geringfügige Gefäßwandveränderungen, vor allem aber eine ins Auge springende Hämosiderinstapelung und Eryhtrozytenaustritte, welch alles von lymphohistiozytären Infiltraten umgeben oder durchsetzt wird.

Differentialdiagnose

Hier ist vor allem das *Angioma serpiginosum* (Abb. **319**) zu erwähnen, das namentlich beim weiblichen Geschlecht in jüngeren Jahren ohne Vorerkrankung als teleangiektatische Gefäßneubildung im Verein auch mit punktförmigen Angiomen auf gelegentlich erythematöser Basis zur Entwicklung kommt. Diese nävoiden Gruppen sind aber ganz im Gegensatz zur progressiven Pigmentpurpura, welcher sie früher zugesellt wurden, frei von Punktblutungen.

Therapie

Sie besteht in der Ausschaltung von in Frage kommenden Arzneimitteln, speziell vom Adalintyp oder anderer noxiver Einflüsse. Symptomatisch haben sich uns Reparil i. v., bei stärkerer ekzematiformer Note lokal auch eine Corticoidcreme (z. B. Locacorten-Vioform-Creme) bewährt.

Seltenere vaskuläre hämorrhagische Phänomene

Vaskuläre Purpura, Ehlers-Danlos-Syndrom. Hierunter ist die *vaskuläre Purpura* infolge gesteigerter Gefäßfragilität beim *Ehlers-Danlos-Syndrom,* bei der *C-Avitaminose,* die im Abschnitt „Avitaminosen" ausführlich behandelt wird, oder bei Periarteriitis nodosa anzuführen.

Frühinfantile, postinfektiöse Kokardenpurpura (Abb. **320**). Bei dieser hauptsächlich dem Pädiater zu Gesicht kommenden Purpura handelt es sich um einen Intermediärtyp zwischen Schönlein-Purpura und Erythema exsudativum multiforme mit Ausbildung von Kokarden vorzugsweise an den seitlichen Gesichtsanteilen und den Extremitätenstreckseiten. Darüber hinaus wurde über Petechien mit Sitz meist an den Extremitäten bei autoerythrozytärer Sensibilisierung gegenüber eigener DNA vereinzelt berichtet.

Purpura senilis (Abb. **321**). Bei diesen umschriebenen Extravasaten im Bereich der Altershaut der Handrücken und der Unterarmstreckseiten bestehen pathogenetisch Beziehungen vornehmlich zum Ausmaß der jeweiligen kolloiden Degeneration der Haut sowie zu einer Altershepatopathie.
Neuerdings findet sich diese an sich charakteristische Morphe nicht selten als Nebenwirkung systemischer *Kortisonzufuhr,* allerdings auch nur bei älteren Menschen.

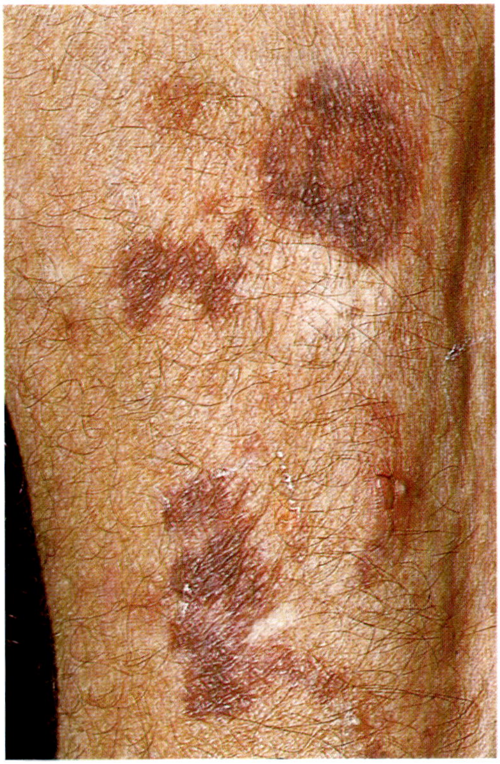

Abb. **321** Purpura senilis.

Thrombozytäre Störungen

Thrombozytäre Störungen, als zweite Gruppe der hämorrhagischen Diathesen, kommen nach heutigem Wissen nicht nur erblich oder „essentiell" (= Morbus maculosus Werlhof), sondern weit häufiger deutlich erkennbar symptomatisch bzw. toxisch (radioaktive Substanzen, Zytostatika, Benzole), allergisch-medikamentös (aber welcher Patient ist heute völlig bar einer solchen Anamnese?) oder durch Autoantikörperbildung zustande. Auf jeden Fall stehen zahlenmäßige Abweichungen, d.h. Thrombozytopenien, gegenüber Thrombozytopathien, d.h. Störungen einer oder mehrerer Teilfunktionen bei normaler oder erhöhter Blutplättchenzahl, im Vordergrund. Klinisch begegnet man einerseits unregelmäßig disseminierten, charakteristisch düster-bläulichroten Punktbildungen, aber im Hautbereich weiterhin auch großflächigen Blutungsherden, zum anderen sodann praktisch schmerzlosen Blutflüssen aus den Schleimhäuten einschließlich Vagina, Rektum usw., wobei im einzelnen akute, chronische oder intermittierende Verlaufsgänge vorkommen. Darüber hinaus ist die Trias von verminderter Blutplättchenzahl, verlängerter Blutungszeit und positivem Rumpel-Leede-Phänomen charakteristisch.

Morbus maculosus haemorrhagicus Werlhof

Bei diesem thrombozytopenischen akut oder chronisch verlaufenden Blutungsübel haben wir vermutlich eine *Autoimmunothrombozytopenie* vor uns, die bevorzugt bei Kleinkindern und bei Frauen in Erscheinung tritt.

Klinik

Oft einige Wochen nach Infekten kommt es zu einer *Triade,* die in düster-bläulichroten *Punkt-*

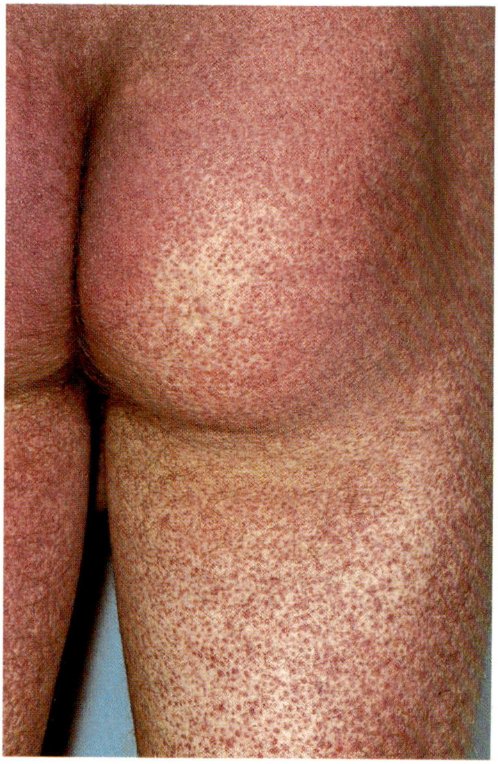

Abb. **322** Petechiales, düster bläulichrotes Exanthem bei Morbus Werlhof.

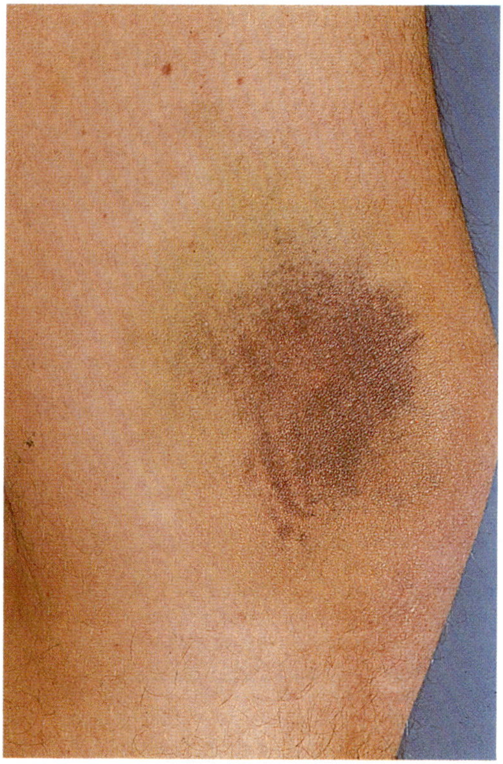

Abb. **323** Flächenhafte Blutung bei Morbus Werlhof.

blutungen (Abb. **322**) vorzugsweise an Gesicht, Hals und palmoplantar, bei orthostatischer Verteilungsnote in *flächenhaften Hämorrhagien* (Abb. **323**), also Sugillationen und Suffusionen, sowie *Schleimhautblutungen* aus allen Körperöffnungen, also auch Melaena oder Metrorrhagien resp. Hyperpolymenorrhoen, gegeben ist.

Manche solcher akut einsetzender Krankheitsbilder können in der Folge einen wechselvoll chronischen Verlauf annehmen.

Differentialdiagnostisch müssen vor allem die Familien- und Medikamentenanamnese erhoben sowie eine akute Leukämie oder ein akuter Lupus erythematodes ausgeschlossen werden.

Laborbefunde

Außer der Thrombozytopenie sind Plättchenriesenformen (Megathrombozyten) charakteristisch. Die Blutungszeit ist verlängert, die Retraktion unzureichend, während der positive Rumpel-Leede-Phänomen auf einen gewissen Gefäßschaden hinweist.

Pathogenese

Diskutiert werden für diese Autoimmunothrombozytopenie zellständige immunologische Vorgänge oder die Einwirkung von Antigen-Antikörper-Komplexen. Auch eine hohe splenogene Thrombozytenantikörperproduktion wird erwogen.

Therapie und Prognose

Während die Prognose quoad sanationem bei Kleinkindern günstig ist, ist die spontane Involution bei der chronischen, gynäkotropen Form der Erwachsenen gering, da die Plättchenautoaggressine auch nach einer Splenektomie nur bei etwa 20% schwinden. Auch Corticosteroide und ACTH setzen in ihrer Wirkung selbst bei höherer Anfangsdosierung meist erst nach Tagen zögernd ein. Dann kommen auch Vollblutübertragungen, evtl. auch Transfusionen von Polyzythämikerblut, welches reich an Thrombozyten ist, in Betracht. In schweren Fällen sind vor allem Thrombozytenkonserven d.h. speziell von mehreren blutgruppengleichen Spendern hergestellte Blutplättchenkonzentrate zu verabfolgen. Bei älteren Patienten besteht auch eine Indikation für Immunsuppressiva.

Arzneimittelinduzierte (medikamentenallergische) thrombozytopenische Purpura

Klinik

Wenige Stunden nach Zufuhr des betreffenden Arzneimittels kommt es – häufig foudroyant – zu einem Werlhof-artigen Hauterscheinungsbild, wie vorangehend dargestellt, dem aber allgemeine Zeichen von Juckreiz, Temperaturerhöhung und Dösigkeit (zerebrale Blutungen?) voraneilen können.

Histologie

Histologisch sollen die Kapillaren – ohne ein begleitendes entzündliches Infiltrat – von roten Blutkörperchen ärmelförmig umscheidet sein.

Laborbefunde

Laboratoriumsmäßig bringen ein extremer Thrombozytenmangel, gelegentlich auch das Vorkommen von Megathrombozyten und verlängerte Blutungszeit die erste Entscheidung. Während der Coombs-Test beim idiopathischen Morbus Werlhof häufig positiv ist, ist er bei dieser Form der Medikamentenallergie eher negativ. Weitere Untersuchungsmethoden beziehen sich auf die Thrombozytenagglutination, die Thrombozytenkomplementfixation und den Nachweis von Immunglobulinen an der Thrombozytenoberfläche im Antiglobulinkonsumptionstest.

Differentialdiagnose

Bei der Klärung der Ätiologie und Differentialdiagnose hat begreiflicherweise die Medikamentenvorgeschichte Vorrang, für die ein großer Katalog von Einzelsubstanzen diesbezüglich in Frage kommt (Chinin, Chlorothiazid, Chlorochin, Phenylbutazon, Sulfonamide und v. a. m.).
Differentialdiagnostisch kommen vom klinischen Bild her zunächst, sozusagen selbstverständlich, auch alle übrigen Thrombozytopenien erfahrungsgemäß in Betracht. So erwäge man vor allem auch Thrombozytopenien nach Nahrungsmitteln (z. B. Apfelsäure), beim systemischen Lupus erythematodes (LE-Zelle, antinukleäre Faktoren?), Purpura nach Bluttransfusionen, die durch ein Thrombozytenantigen bzw. ein Blutgruppenantigen hervorgerufen wird (betroffen sind Frauen infolge Sensibilisierung in einer früheren Gravidität oder Transfusionsempfänger, die durch eine vorangehende Übertragung sensibel wurden). Als seltene thrombozytopenische Purpura sei noch das *Evans-Syndrom* genannt, bei dem ein Plättchenmangel mit einer autoimmunhämolytischen Anämie kombiniert ist.

Infektionsallergische thrombozytopenische Purpura

Diese meist akut einsetzende hämorrhagische Diathese tritt typischerweise bei Kindern nach einer Infektionskrankheit wie Masern, Windpocken, Keuchhusten, aber auch nach Hepatitis und Pockenschutzimpfung auf.
Laboratoriumsmäßig dominiert die ausgeprägte Thrombozytopenie, während im Knochenmark die Megakariozytenzahl nicht abzusinken scheint.

Hereditäre Thrombozytopenien

Fanconi-Syndrom

Bei dieser mit Chromosomanomalien behafteten autosomal rezessiven Thrombozytopenie, zudem bei *familiärer, konstitutioneller Panmyelopathie* finden wir mehr bei minderwüchsigen Knaben als bei Mädchen häufig das dem Dermatologen geläufige Bild der *Dyskeratosis congenita Zinsser-Cole-Engman*. Dieses ist durch die dreifache Symptomatik einer retiformen Poikilodermie, Leukoplakien an den Körperöffnungen und Nageldystrophien (Skleronychie) gekennzeichnet. Entsprechend der Thrombozytopenie kann eine ausgeprägte hämorrhagische Diathese das dermatologische Erscheinungsbild komplettieren.

Wiskott-Aldrich-Syndrom

Diese stellt eine das Kleinkindesalter betreffende Systemerkrankung mit endogen-ekzemähnlichen Hautveränderungen dar. Vornehmlich im Gesicht, am oberen Stamm und in den großen Gelenkbeugen treten makulopa-

pulöse, schuppende, z.T. petechial durchsetzte Ekzemherde auf. Wegweisend sind die begleitenden rezidivierenden Infektionen der Atemwege, des Magen-Darm-Traktes und der Haut. Die meisten Kinder sterben an septischen Komplikationen oder an einer eitrigen Meningitis. Ein weiteres Kardinalsymptom ist die konstant vorhandene Thrombozytopenie (überwiegend Werte unter 50000 Zellen mm^3). Trotzdem sind letale Blutungskomplikationen äußerst selten. Die Vererbung erfolgt rezessiv X-chromosomal und stellt für homozygote Mädchen einen Letalfaktor dar, so daß nur Knaben manifest erkranken. Pathogenetisch bedeutsam sind das Fehlen der Isoagglutinine und der Mangel an IgM-Globulinen, während demgegenüber die IgA-Globuline vermehrt sein können.
Laboratoriumsmäßig sind außerdem die Blutungszeit verlängert, die Retraktion verringert und die Thrombozytenaggregation defizitär. Auch das Thromboelastogramm entspricht dem Verhalten wie bei einer sonstigen Thrombozytopenie auch.

Chédiak-Steinbrinck-Higashi-Anomalie

Beim Chédiak-Higashi-Syndrom finden sich neben einem partiellen Albinismus der Haut und des Auges eine Hepatosplenomegalie sowie generalisierte Lymphknotenvergrößerungen. Die Leukozyten weisen eine charakteristische Granulierung auf, die wahrscheinlich durch abnorme Lysosomen bedingt ist. Rezidivierende Infektionen lassen diese Merkmalsträger häufig schon vor dem 10. Lebensjahr letal enden. Der Erbgang verläuft autosomal-rezessiv.
Auch eine *hämorrhagische Diathese* infolge einer Thrombopenie gehört zum klinischen Bild.

Thrombozythämie (di Guglielmo)

Bei diesem ausgesprochen seltenen Krankheitsbild handelt es sich nicht um eine Thrombozytopenie, sondern um eine *thrombozythämische Purpura,* die infolge einer starken Erhöhung von (funktionell defekten?) Blutplättchen zustande kommt.
Klinisch stehen neben Schleimhautblutungen, kaum dagegen einer Purpura im eigentlichen Sinne, Thrombosen und Milzvergrößerung im Vordergrund.
Differentialdiagnostisch wird an erster Stelle an eine Polycythaemie vera zu denken sein.
Die *Therapie* verwendet zur Reduktion der hohen Plättchenzahl Zytostatika, darunter P 32, evtl. Colfarit, bei Thrombosen Antikoagulantien.

Thrombasthenie

Bei dieser von GLANZMANN 1918 aufgestellten familiär-hämorrhagischen Störung erfolgt die Ausbildung des thrombozytären Thrombus unzureichend, woran vermutlich auch eine verminderte Thrombozytenadhäsivität Schuld trägt. Neben der verminderten Gerinnselretraktion und Thrombozytenaggregation beachte man die verlängerte Blutungszeit. Das Thrombelastogramm entspricht dem sonstigen Bild einer Thrombozytopenie.
Klinisch dominieren Nasen- und Mundschleimhautblutungen, auf der Haut ein petechiales Exanthem.

Polyphyle Reifungsstörung von May-Hegglin

Dieses sehr seltene, kongenitale Blutungsübel wird durch ungleiche und riesenförmige Blutplättchen repräsentiert. Unter autosomal-dominantem Erbgang findet sich ohne Geschlechtsunterschied eine häufig schon bei Säuglingen zu beobachtende Blutungsbereitschaft, der eine ausgeprägte Thrombozytopenie zugrunde liegt. Die Megathrombozyten weisen als Ausdruck einer Reifungsstörung Granula auf, wie auch Granulozyten und Lymphozyten basophile Einschlüsse (RNA?) aufweisen.

Ablagerungs- und Stoffwechselkrankheiten

Amyloidosen

Bei den Amyloidosen d.h. den Krankheiten, die durch eine Ablagerung durch *Amyloid* charakterisiert sind, handelt es sich um die Ausbildung von Stoffgemischen aus Kohlenhydraten, Proteinen und Lipiden, die speckig-wächsern, auch sagokornartig imponieren und sich u.a. mit Jod, ähnlich wie Stärke – daher die Namenswahl durch VIRCHOW 1853 –, vor allem aber mit Kongorot (BENNHOLD 1922) tingieren. Bei HE-Färbung mutet Amyloid amorph-schollig, blaß-rötlich an, mit Kresylviolett rötlich, wozu noch eine PAS-Positivität hinzukommt, die auf den Gehalt von glukosaminhaltigen Mukopolysacchariden hinweist. Polarisationsoptisch erweist sich Amyloid nach Anfärbung mit Kongorot doppelbrechend.

Amyloidosen treten entweder *primär* (ohne ersichtliche Grundkrankheit) oder *sekundär* (vornehmlich infolge „eiternder" Krankheitsvorgänge wie tuberkulöse Mischinfektionen, alte Lues, Osteomyelitis, Colitis ulcerosa, Sarkoidose, Lepra, Lymphogranulomatose, Mycosis fungoides o.ä.) auf. Amyloid entwickelt sich ferner wohl durch protrahierte Auslösung von Immunvorgängen, wobei vermutlich die anfängliche Wucherung von RES-Elementen und Plasmazellen in eine Phase übergeht, die durch Zurücktreten der zellulären Vorgänge und sodann durch die Ausbildung eben des histologisch amorphen bzw. strukturlosen Amyloids gekennzeichnet ist.

Bei den *erblichen Amyloidosen* stehen „periretikuläre" Nephro- sowie („perikollagene") Myo-, Kardio- oder Neuropathien im Vordergrund. *Erworbene* perikollagene *Amyloidosen* finden sich speziell bei Plasmozytom und bei Makroglobulinämie. *Hautveränderungen* werden bei generalisierten Amyloidosen bei einem Viertel der Patienten beobachtet, wobei man neben hämorrhagischen Phänomenen vor allem auf papulolichenoide Effloreszenzen, subkutane Infiltrate sowie sklerodermieähnliche oder poikilodermische Erscheinungsbilder trifft.

Systematisierte (perikollagene) Paramyloidose

Synonym: Hautmuskelamyloidose, AL-Amyloidose

Von den meist eng gruppiert stehenden, nicht juckenden, etwas rötlich bis bräunlichen oder hautfarbenen, vor allem aber wächsern schimmernden, derben oder manchmal auch etwas durchsichtig im ponierenden Knötchen sind bevorzugt zentrofaziale Gesichtsanteile (Abb. **324**) einschließlich des Halses und sodann die Achselgruben wie die Genitalregion befallen. Diese Knötchengruppen sind nicht selten von Punktblutungen durchsetzt oder erscheinen auch bezirksweise vesikulös. Auch die Schleimhäute, vor allem des Mundes, sind bis in den Rachen hinein mitbeteiligt, so daß A- und Dysphonie des meist deutlich schwach erscheinenden Patienten verständlich sind. Besonderer pathognostischer Wert kommt klassischerweise der ausgeprägten Makroglossie zu.

Innenorganbefunde

Innenorganmäßig stehen myogene Symptome, und zwar sowohl von Seiten des Herzens wie der gestreiften Muskulatur, sowie gastrointestinale Beschwerden und das Bild einer Polyneuropathie voran.

Laboruntersuchungen

Gegenüber der früher einschlägigen intravenösen oder im Hautbereich perifokalen Injektion von Kongorot wird heute als Vorgehen der Wahl die Rektumbiopsie (polarisationsoptische Betrachtung von Kongorotschnitten) vorgezogen. In der Serumelektrophorese bestehen

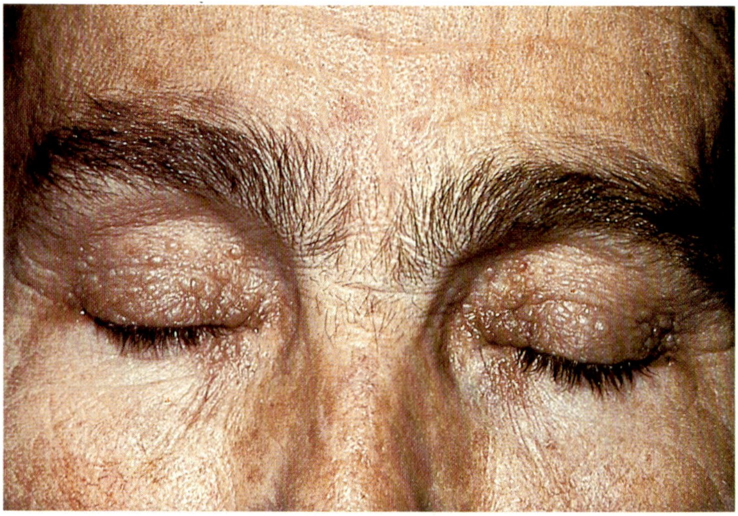

Abb. **324** Hautmuskelamyloidose. Knötcheneruption an den Lidern.

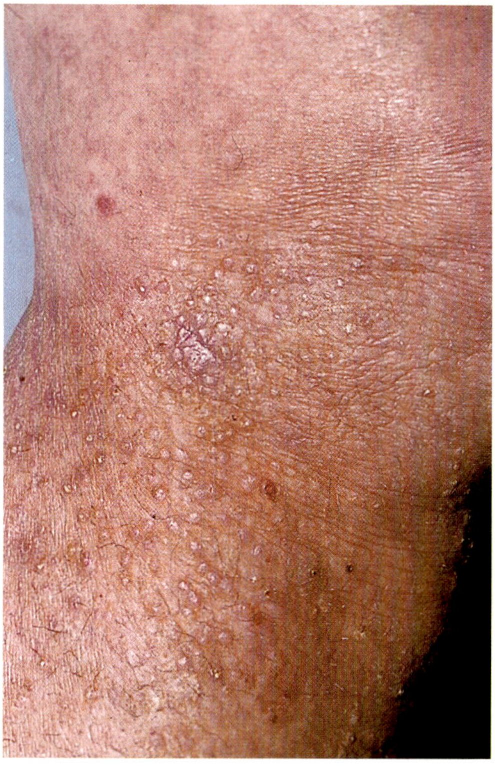

Abb. **325** Lichen amyloidosus.

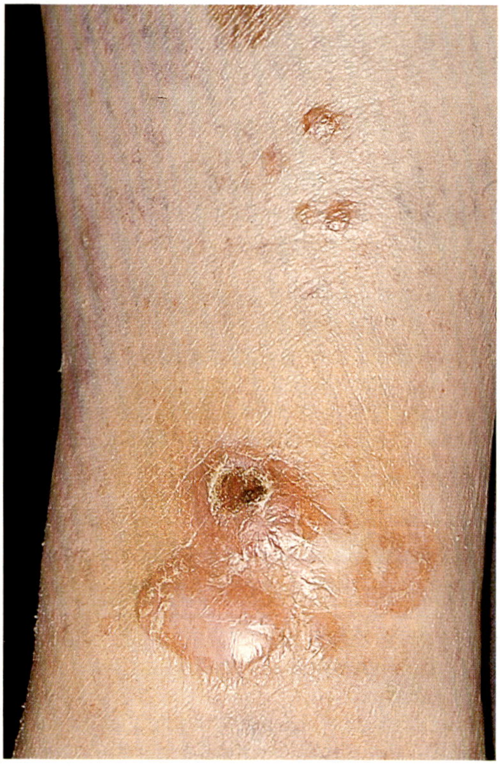

Abb. **326** Amyloidosis cutis nodularis.

Mangel an Albuminen und Vermehrung der Globuline. Darüber hinaus ist auf die Assoziation bei Paraproteinosen (monoklonalen Gammopathien), Plasmozytom, Makroglobulinämie, Schwer-Kettenkrankheit, Immunoblastom zu achten.

Lichen amyloidosus

Die *lokalisierte perikollagene Amyloidose der Haut* tritt vorzugsweise unter dem Bild des meist deutlich juckenden *Lichen amyloidosus* speziell im Bereich der Unterschenkelstreckseiten in Erscheinung (Abb. **325**), wohingegen ebenfalls vorzugsweise an den unteren Gliedmaßen auftretende, *makulöse* oder initial *knotige* und dann der Atrophie anheimfallende lokalisierte Paramyloidosen seltener sind (Abb. **326**).

Hyalinosis cutis et mucosae

Synonym: Lipoidproteinose.

Bei entsprechender familiärer Disposition wird pathogenetisch vermutlich eine stark PAS-positive und wahrscheinlich aus der Strombahn insudierte Substanz in Gestalt knötchenförmiger, hyperkeratotischer, im Gesicht auch flächenhafter Veränderungen abgelagert. Schon im frühen Kindesalter kann eine merkliche *Heiserkeit,* die im übrigen auch zur Entdeckung dieser eigenständigen Krankheit durch den HNO-Arzt WIETHE führte, frühzeitig auf die Entwicklung der teils platten, teils knötchenförmigen Einlagerungen im Schlundbereich hinweisen. Ausnahmsweise setzen sich die Indurationen auch in die Speiseröhre und den Magen fort. Ähnlich wie bei der primären systematisierten Amyloidose ist auch die Zunge in der Regel beträchtlich vergrößert, verdickt und in ihrer Oberfläche wulstig oder tuberonodös umgestaltet.

Histologie

Die Unterscheidung des intensiv PAS-roten Substrates, welches sich mit HE rötlich darstellt, gegenüber einer Amyloidose ist infolge der Kongorotnegativität und dem Fehlen einer Doppelbrechung im polarisierten Licht leicht durchführbar.

Innenorganbefunde

Innenorganmäßig gelten intrakranielle, symmetrische Hirnverkalkungen (evtl. im Verein mit Anfällen), weniger auch Zahndefekte und Augenhintergrundsbefunde als charakteristisch.

Differentialdiagnose

Als wichtigster Abgrenzungshinweis hat zu gelten, daß die bei der *erythropoetischen Porphyrie* gegebenen hyalinen Ablagerungen nicht in der Mundhöhle oder in der Zunge vorkommen, also konsequent auf die lichtexponierten Hautbezirke beschränkt bleiben. Das *Kolloidmilium* entwickelt sich auf das Gesicht beschränkt ohne Systemcharakter, also z. B. ohne eine seit früher Kindheit einleitende Heiserkeit.

Muzinosen

Diffuses Myxödem

Dieses entwickelt sich im besonderen bei Frauen zwischen dem 4. und 5. Lebensjahrzehnt, kann aber schon bei Kindern als Kretinismus auftreten. Das komplette Myxödem, welches durch eine zwar ubiquitäre, aber speziell im Lidbereich und überhaupt im Gesicht geltend werdende übermäßige Deposition von sauren Mukopolysacchariden gekennzeichnet ist, führt bei solchen Kranken zu Leistungsabfall, Konzentrations- und Herzschwäche. Ihre Haut ist blaßgelblich, trocken, hypotherm und feinlamellös schilfernd. Auch die Kopfhaare sind ohne Glanz und trocken, die Nägel ebenfalls glanzlos und brüchig. Zudem wird die stumpf wirkende Physiognomie des Hypothyreotikers durch eine Makroglossie bei halbgeöffnetem Mund gesteigert.

Histologie

Histologisch läßt sich (der normale Hautbestandteil) *Mucin* mittels verschiedener Anfärbungen (Alzianblau, Luxol-fast-blue-Färbung, Hale-Reaktion) sowie – infolge des Vorliegens randständiger Ester-Schwefelsäuren – durch eine Metachromasie gegenüber Toluidinblau, Kresylechtviolett oder ähnlich erkennen, während die Kongorot- oder PAS-Reaktion negativ bleibt.

Die *Laboratoriumsdiagnostik* einer Schilddrüsenkrankheit, wie etwa des Myxödems, gehört in den Arbeitsbereich der Internisten (Grundumsatz, Szintigraphie, PBI, Bestimmung von T_3, T_4, TSH usf.).

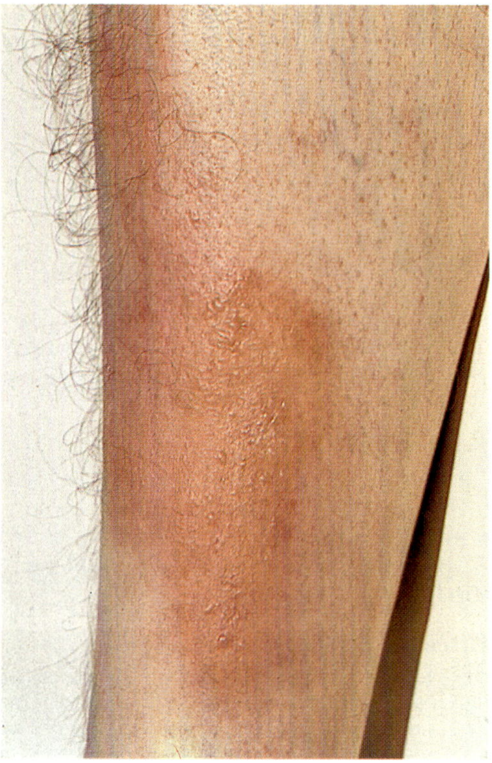

Abb. **327** Myxoedema circumscriptum praetibiale.

Myxoedema circumscriptum praetibiale

Das tuberonodöse, zirkumskripte Myxödem entwickelt sich mehr oder weniger symmetrisch an den Unterschenkelstreckseiten (Abb. **327**), ist aber häufig auch an den Fußrücken, weniger an den Waden festzustellen. Gegeben sind u. U. bis handflächengroße, derbfeste, mithin nicht Dellen gebende Infiltratplatten von gelbbräunlich wächsernem Aspekt, innerhalb derer die Follikel markiert und vor allem eingezogen sind, so daß sich das Bild einer Orangenschalenhaut ergibt. Wie bei anderen Myxödemformen ist auch an diesen Herden die Haut kühl und von kräftigen, schwärzlichen Haaren bestanden.

Histologie

Histologisch prävaliert unter einer etwas hyperkeratotischen Epidermis eine massive, die Kollagenbündel auseinanderdrängende Mucininfiltration. An der unteren Kutisgrenze fällt mitunter an den Arterien deren Wandverdickung und Intimwucherung, z. T. vom Typ der Sperrarterien, auf.

Pathogenese

Das zirkumskripte Myxödem „der Dermatologen" entwickelt sich für gewöhnlich im Zusammenhang mit einem Beeinflussungsversuch (Operation, Radiojod) einer *exophthalmischen Hyperthyreose* oder tritt bei Exazerbation derselben in Erscheinung. Darüber hinaus spricht für eine gewisse autoimmunitäre Basis der zirkumskripten Myxödems das Vorkommen von Schilddrüsenantikörpern, speziell des aus B-Lymphozyten aufgebauten Immunglobulins LATS (long acting thyroid stimulator). Lokal läßt sich im übrigen mittels Einspritzung von Hyaluronidase oft eine (passagere) Abflachung eines muzinösen Infiltrates erzielen.

Lichen myxoedematosus

Ohne daß eine Schilddrüsenveränderung vorliegt, eher aber eine Paraproteinämie besteht, beobachtet man ohne eine sichere Prädilektion sowie in unregelmäßiger Verteilung einzelne oder aber auch etwas gruppierte bis linsengroße, weiß-gelbliche, also sich meist gegenüber der Umgebung farblich kaum abhebende, prall-elastische, derbfeste Papeln, die sich *histologisch* als Mucinablagerung identifizieren lassen.

Skleromyxödem (Arndt-Gottron)

Bei diesem, dem Lichen myxoedematosus nahestehenden, häufig hepatisch oder paraproteinämisch komplizierten Hauterscheinungsbild begegnen wir einer sowohl kleinknotig disseminierten als auch flächenhaften Myxodermie, welch letztere sich in dickhäuterartigen, wulstigen Faltungen äußert und später in eine Sklerofibrose übergehen kann. Prognostisch ist u. a. auf eine zerebrale Mucininfiltration zu achten.

Histologie

Histologisch finden sich innerhalb einer massiven Infiltration von sauren Mukopolysacchariden charakteristische, weil sternförmig ausgezipfelte Bindegewebszellen.

Laborbefunde

Laboratoriumsmäßig lassen sich, wie allerdings bei manchen anderen Myxodermien auch, wie vornehmlich beim Lichen myxoedematosus, Paraproteine (bisher meist IgE oder IgM) nachweisen, was die Erörterung des Krankheitsbildes als paraproteinämisches malignes Lymphom („Retikulose") diskutabel und *Therapieversuche* mit Zytostatika (Alkeran, Cyclophosphamid) verständlich erscheinen läßt.

REM-Syndrom

Bei der von Steigleder u. Mitarb. nosologisch herausgehobenen *retikulären erythematösen Muzinose* (REM) beobachtet man bei meist jüngeren Patienten unscharfe und flächenhafte, manchmal auch retikulär angeordnete, in ihrer Mitte ferner etwas indurierte Erytheme speziell im vorderen oder hinteren Thoraxbereich, innerhalb derer außer paravaskulären Rundzellanhäufungen alzianblaupositives Material, also vermutlich saures Mukopolysaccharid feststellbar sein kann.

Scleroedema adultorum (Buschke)

Dieses nach neueren Beobachtungen nicht selten auch diabetisch komplizierte, aber auch sonst sich meist als Zweitkrankheit entwickelnde Krankheitsbild, welches als Mukopolysaccharidose (Hyaluronsäure!) seltenerweise auch mit einer monoklonalen Gammopathie kompliziert sein kann, wird in diesem Buch aus phänomenologischen Gründen im Sklerodermiekapitel abgehandelt.

Follikuläre Muzinose

Synonyma: Verschleimende Follikeldegeneration, Mucophanerosis follicularis et seboglandularis, Alopecia mucinosa.

Makroskopisch als in kleiner Ausbreitung sich darbietende follikularspinulöse Keratose sehen wir bei der follikulären Muzinose flach elevierte Infiltrate, innerhalb derer follikulär gebundene kleine Papeln stehen. In der Regel findet man nur wenige Solitärherde, in deren Bereich es auch zu einem Haarverlust kommen kann.

Klinisch bedeutsam ist die häufige Assoziation mit einer Retikulogranulomatose bzw. mit einem chronisch-polymorphen Lymphom.

Differentialdiagnose

Differentialdiagnostisch kommen neben einer Follikelkeratose ein Spinulosismus sonstiger Genese (Mykid?), bei entsprechender Lokalisation aber auch eine Pityriasis rubra pilaris oder ein Lupus erythematodes chronicus in Betracht.

Therapie

Falls überhaupt erforderlich, wird am ehesten noch eine gering dosierte Röntgenbestrahlung, wie bei einem chronischen Ekzem üblich, zur Rückbildung führen.

Pfaundler-Hurler-Syndrom

Synonyma: Dysostosis multiplex, Gargoylismus und v. a. m.

Diese meist als Mukopolysaccharidose apostrophierte Speicherkrankheit umfaßt neben dysproportioniertem Nanismus einen plumpen, wasserspeierartigen Gesichtsaspekt, Skelettanomalien und Hornhauttrübungen, mitunter auch eine Granulationsanomalie der weißen Blutkörperchen, von Seiten der Haut hauptsächlich eine *Hypertrichose* und Uhrglasnägel.

Lipoidosen

Synonyma: Hyperlipidämien, Hyperlipoproteinämien, Xanthomatosen.

Hierunter verstehen wir teilweise genmäßige Enzymdefekte, wodurch Stoffwechselausgangs- oder -zwischenprodukte, die vor dem Fermentblock stehen, gespeichert und angehäuft werden. Dabei werden nosologisch gegenwärtig nicht mehr so sehr die Xanthome oder die Lipoide selbst, sondern weitaus mehr die Plasmalipoproteine zur Klassifizierung herangezogen. Bei dieser Einteilung der Hyperlipoproteinämien werden gegenwärtig nach Fredrickson *5 Typen* unterschieden:

Typ I = : klinisch eruptive, papulöse, tuberöse Xanthome, Hepatosplenomegalie und retinale Lipämie, milchiges Serum, Erhöhung der Triglyceride sowie Vermehrung der Chylomikronen. Symptomatische Hyperlipämien bei Glykogenspeicherkrankheit, bei Diabetes mellitus, Pankreatitis sowie bei Nephrose.
Typ II: Erhöhung von Cholesterin und β-Lipopro-

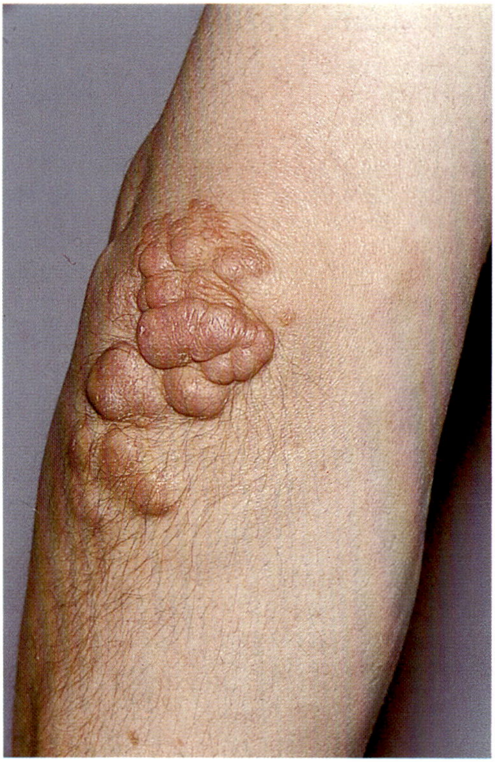

Abb. **328** Tuberöse Xanthome bei Hypercholesterinämie.

teinen, Blutserum klar, da Neutralfette nur gering erhöht („Hyper-β-Lipoproteinämie“ früher: „essentielle Hypercholesterinämie“). Haut: papulöse oder tuberöse Xanthome (charakteristisches gelb-rötliches Kolorit durch Zumischung von Karotinoiden). Subvitaler Charakter der hypercholesterinämischen Xanthomatose durch Koronarsklerose (ca. 25%), die schon bei jungen Patienten bei Zusatzbelastung den Sekundenherztod bedingen kann.

Typ III: im Serum Erhöhung von Cholesterin und Triglyceriden. Außerdem ein pathologisch abgewandeltes Lipoprotein (Broad-β-Hyperlipoproteinämie). Hauterscheinungsbildlich: tuberoeruptive Xanthome sowie palmare Xanthome.

Typus IV: häufig latenter Diabetes sowie eine Erhöhung der Serumharnsäure, Vermehrung der Triglyceride und der prä-β-Lipoproteine (trübes Serum), Hautphänomenologisch: eruptive Xanthome.

Typ V: eine Abart von Typus IV bzw. eine Kombination von Typ I und IV, ist durch Erhöhung der Triglyceride, der Chylomikronen und der prä-β-Lipoproteine ausgezeichnet.

Hyperlipoproteinämische Lipoidosen

Weitgehend typisch für eine *Hypercholesterinämie* sind von Seiten der Haut plane, papulöse oder tuberöse Xanthome (Abb. **328**), deren charakteristischer Ton durch die Beimengung von Karotinoiden entsteht, also saisonmäßig je nach Karotinzufuhr in der Nahrung auch gewissen Schwankungen unterliegen kann. Das Blutserum ist nicht getrübt, da die Neutralfette nur gering miterhöht sind. Im übrigen werden von dieser Thesaurismose mukopolysaccharidreiche, mesenchymale Gewebssorten bevorzugt (Sehnenxanthome!). Der subvitale Wesenszug dieser Xanthomatose, die überwiegend dominant-autosomal vererbt wird, liegt in der Koronarsklerose, welche selbst bei Jugendlichen unter akuter Belastung einen Sekundenherztod herbeiführen kann.

Charakteristisch für die Hypercholesterinämie sind nicht zuletzt *Xanthelasmen* (Abb. **329**) namentlich an den Oberlidern, weniger häufig auch an der Konjunktiva o.ä. Derartige Augenlidxanthelasmen entwickeln sich im allgemeinen zwischen dem 2. und 4. Lebensjahrzehnt, wobei Frauen zweimal häufiger als Männer beteiligt sind. Bei älteren Personen kann das Lidxanthelasma von Komedonen oder Zysten durchsetzt sein (Xanthelasma sebaceum). Außerdem ist beim Lidxanthelasma oft gleichzeitig ein *Arcus senilis* (Arcus lipoides, Gerontoxon) vorhanden.

Die *Hyperlipämie* ist hauterscheinungsbildlich namentlich durch die Eruption (Abb. **330**), also durch relativ *rasche* und *exanthematische Entwicklung* kleinpapulöser und häufig auch deutlich spontan involutiver Xanthome bei meist sahnig-milchigem Serum ausgezeichnet. Hyperlipämien erscheinen im übrigen auch im Gefolge der Glykogenspeicherkrankheit, bei Diabetes mellitus, Pankreatitis sowie bei Nephrose.

Histologie

Typisch ist das Vorliegen von Infiltraten von Zellen mit granulärem oder schaumigen Zytoplasma, die stoffwechselintensive Makrophagen darstellen. Bei Fettfärbung im Gefrierschnitt fällt ferner das Vorliegen von Fetttropfen ins Auge. Schließlich finden sich innerhalb solcher Zellanhäufungen Riesenzellen vom Touton-Typ, während die Randanteile dieser kutanen Infiltrate von Histiozyten, weniger auch Granulozyten, umsäumt werden.

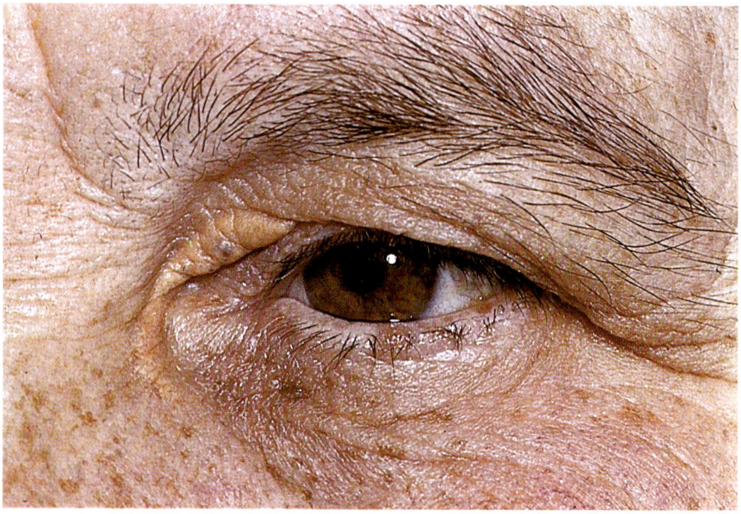

Abb. **329** Xanthelasma palpebrarum.

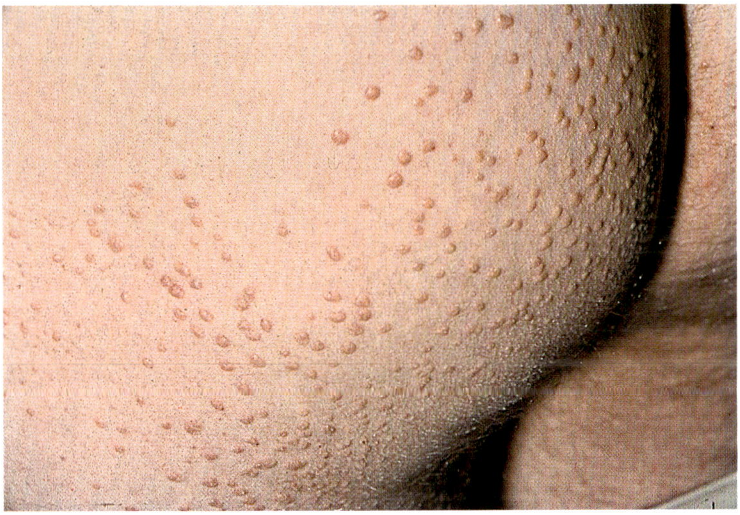

Abb. **330** Eruptive hyperlipämische papulöse Xanthome.

Therapie

Diese strebt diätisch die Normalisierung des Körpergewichts an, wobei namentlich sichtbare Schlachttierfette (incl. Eigelb und Butter) einzuschränken und ungesättigte Fettsäuren (Mais- oder Sonnenblumenöl, Margarine) zu bevorzugen sind, Kohlenhydrate vorzugsweise als Stärke und weniger als Süßware. Auch Alkoholreduktion ist wichtig, während medikamentös Nikotinsäure oder rechtsdrehend Jodthyronine nur reserviert versucht werden können. Des weiteren kann bei essentieller Hypercholesterinämie auch Cholestyramin (Quantalan) eingesetzt werden.

Lipoproteinmangelkrankheiten

Diese sind hier nicht zu besprechen, da sowohl bei der *Tangier-Krankheit* (Fehlen der schweren Lipoproteine im Plasma) wie bei der *Abetalipoproteinämie* (Fehlen der leichteren Lipoproteine im Plasma) eigentliche Hautveränderungen meist fehlen. Bei erster sind sie allenfalls rötliche glasstecknadelkopfgroße Papeln auf der Haut und orangengelbfarbige Tonsillen bekannt.

Systemlipoidosen ohne Erhöhung der Serumlipoide

Refsum-Syndrom

Bei diesem Phytansäurespeicherungsleiden mit autosomal-rezessivem Erbgang ist – neben Polyneuropathie, zerebellarer Ataxie und Nystagmus – eine ichthyosisartige Hautbeschaffenheit vorhanden (Abb. **331**), die auch an Handtellern und Fußsohlen mit einer Hyperkeratose zum Ausdruck kommt.

Sphingolipoidosen

Während bei der *Tay-Sachs-Krankheit* Hauterscheinungen vermißt werden, hat man beim *Morbus Niemann-Pick* Melaninpigmentierungen, teilweise nach Art des Mongolenflecks, weniger häufig auch Xanthome sowie erysipelatoide oder granulomatöse Infiltrate beobachtet. Beim *Morbus Gaucher,* einer

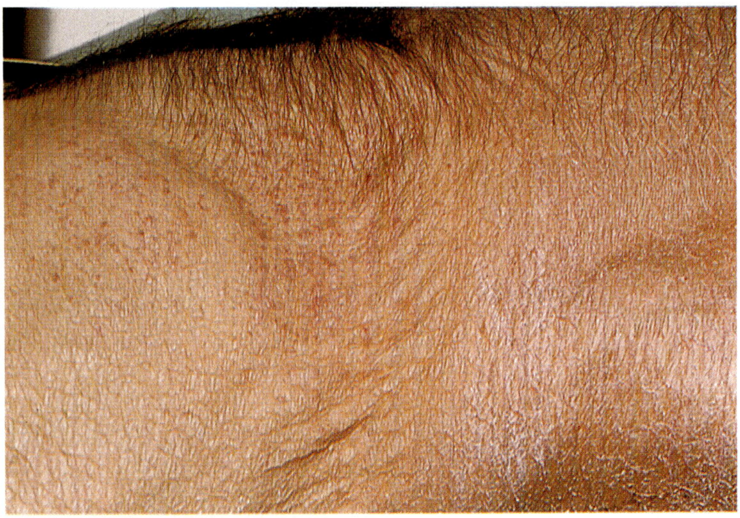

Abb. **331** Ichthyosiforme Hautbeschaffenheit bei (vollkommen gesichertem) Refsum-Syndrom.

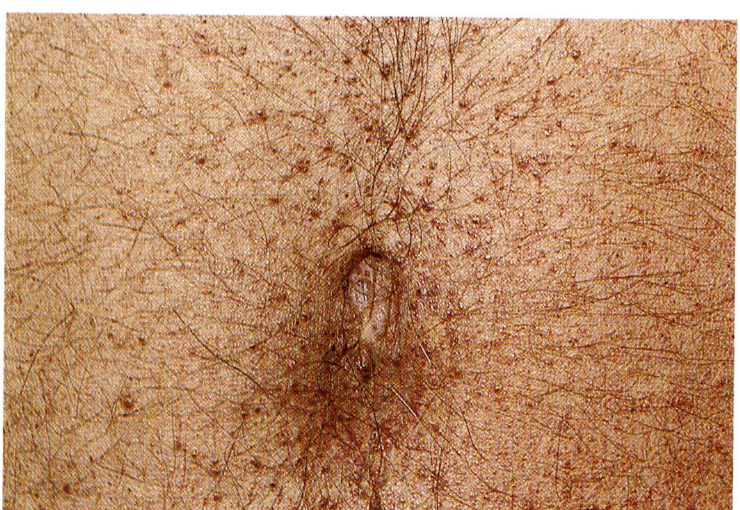

Abb. **332** Morbus Fabry.

Glukozerebrosidose, sieht man hautphänomenologisch ebenfalls hauptsächlich Melaninpigmentierungen, daneben purpurische Exantheme und uncharakteristische Ekthymata.
Bei der *Wolmanschen Krankheit*, einer generalisierten Xanthomatose ohne Hyperlipoproteinämie infolge eines Fehlens an saurer Lipase, sind infolge eines häufig frühen Todes solcher Kinder Hautveränderungen für gewöhnlich nur histologisch infolge von Schaumzellanhäufungen um Gefäße oder Hautanhänge erfaßbar.

Angiokeratoma corporis diffusum (Fabry)

Das dermatologische Leitsymptom dieser pathologischen Speicherung von Ceramidhexosiden infolge Verminderung oder Fehlens des Enzyms Ceramid-Trihexosidase ist in purpurroten oder dunkelblauen, vereinzelt auch nahezu schwärzlichen Flecken gegeben, die manchen Ortes etwas erhaben, indessen nur selten auch etwas keratotisch imponieren (Abb. **332**). Besonders befallen von den etwas glasstecknadelkopfgroßen Elementen sind Gesäß und Unterbauch, vor allem die Nabelregion. Ferner sind die Gefäße an der Konjunktiva sackartig erweitert, außerdem finden sich an der Hornhaut wirbelförmige Trübungslinien (Cornea verticillata). Ferner neigen die Patienten zu Störungen der Schweißsekretion sowie zu kardiovasorenalen Symptomen. Blickdiagnostisch erscheinen solche Kranke oft angedeutet akromegaloid.
Schließlich ist diese Phosphatidthesaurismose androtop und wird X-chromosomal vererbt.

Histiozytosis X

Unter diesem syndromatologischen Dachbegriff werden die folgenden *drei Krankheitsbilder* zusammengefaßt:

Abt-Letterer-Siwe-Krankheit

Hierbei handelt es sich sozusagen um die Säuglingsform, die im allgemeinen mit febrilen Symptomen und Asthenie und einem Abfall der γ-Globuline einsetzen kann. Dazu treten Leber-Milz-Lymphknoten-Vergrößerungen, Lungensymptome und vor allem Osteolysen (Mastoid, Otorrhoe!). Unter solchem, manchmal stürmisch und septischem Verlaufsgang finden wir bei den mitunter angedeutet ikterischen Kindern seborrhoide Erytheme, in deren Bereich reiskorngroße Schuppen, krustöse, Darier-ähnliche Papeln aufschießen, die häufig, besonders palmoplantar, purpurisch durchsetzt sind. Außerdem achte man auf eine krankheitsspezifische Beteiligung des Gaumen.

Histologie

Bei allen Varietäten der Histiozytosis X finden sich retikulogranulomatöse Infiltrate, die eosinophil, aber auch von Plasma- oder Riesenzellen, namentlich vom Touton-Typ, sowie von Erythrodiapedese durchsetzt sind. Außerdem meist auffällige Kapillarerweiterungen.

Differentialdiagnose

Differentialdiagnostisch kann die Abgrenzung, besonders wenn reichlich Mitosen vorliegen, gegenüber einem Lymphom („Retikulose“) schwerfallen.

Hand-Schüller-Christian-Krankheit

Beim allmählich einsetzenden Morbus Hand-Schüller-Christian, der ebenfalls bei Kindern (3–5 Jahre), aber auch später und dann prognostisch günstiger, etwa bis zum 16. Lebensjahr beginnen kann, finden sich fast bei jedem 3. Patienten Hauterscheinungen ähnlich wie bei der „Säuglingsretikulose“, später treten bei trockenem blassen oder bräunlichen Hautorgan disseminierte bis tuberöse Xanthome in den Vordergrund (z. B. Heiserkeit infolge Stimmbandxanthoms). Mitunter sieht man auch als Folge osteolytischer Schädeldachherde umschriebene charakteristische Kopfhautschwellungen. Weitere Hauptsymptome sind sodann Exophthalmus und Diabetes insipidus. Subjektiv wird über allgemeine Schwäche, Kopf- oder Beinweh geklagt.

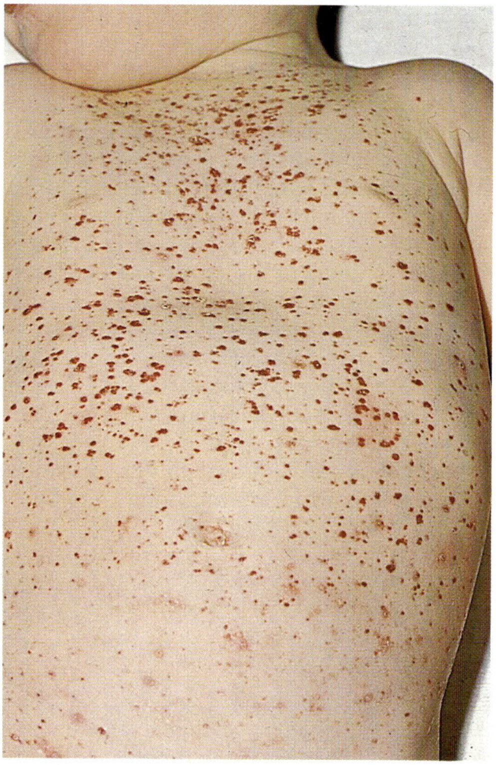

Abb. **333** Morbus Abt-Letterer-Siwe.

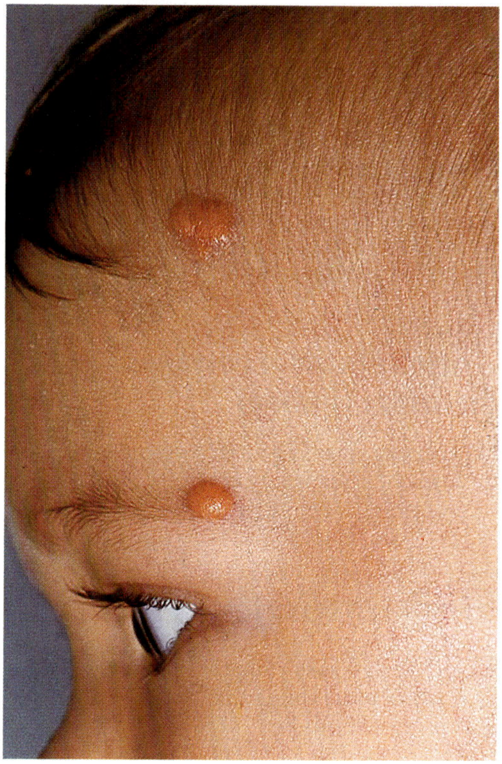

Abb. **334** Nävoxanthoendotheliome.

Eosinophiles Granulom

Das oligosymptomatische eosinophile Granulom ähnelt phänomenologisch dem Morbus Hand-Schüller-Christian, wobei seborrhoide Erytheme und Darier-ähnliche Papeln vorkommen können. Die aber weitaus kennzeichnenderen, größeren, erodierten oder granulomatös-vegetierenden Herdbildungen kommen hauptsächlich in den Achseln oder der Genitoanalregion vor.

Therapie

Die Therapiemöglichkeiten bei der *Histiozytosis X* sind heute antiproliferativ durch Corticosteroide und Zytostatika erweitert. Größere granulomatöse Herde im Hautbereich können kürettiert oder einer Röntgenbestrahlung zugeführt werden.

Farber-Syndrom

Auch diese disseminierte Lipogranulomatose des Säuglingsalters setzt also nicht nur früh ein, sondern ist ähnlich durch Heiserkeit infolge entsprechender Ausbildung von Granulomen ausgezeichnet. Letztere finden sich subkutan, speziell über Gelenken, Knochenvorsprüngen oder an Druckstellen, außerdem ebenfalls Hepatomegalie und Knochendestruktionen. Die Besonderheit dieser Granulomatose liegt in der Speicherung eines atypischen Mukopolysaccharid-Lipoproteid-Komplexes.

Nävoxanthoendotheliom

Da dieses ebenfalls vorzugsweise im Kleinkindesalter und durchaus multipel auftreten und eine Ähnlichkeit zur Hand-Schüller-Christianschen Krankheit gegeben sein kann, sei an dieser Stelle diese *Histiozytomvarietät* besprochen. Sie stellt derbe, halbkugelig vorspringende Knoten dar (Abb. **334**), die mal von einem zarten roten Hof umgeben und von Endgefäßerweiterungen durchsetzt sein können. Bei der überwiegend spontanen Rückbildung kommt es zur zentralen Einbuchtung oder Verkrustung, bis schließlich eine schlaffe Vernarbung vorliegt. Nur ausnahmsweise kommt es zu solchen Tumorentwicklungen auch an Innenorganen (z. B. Hoden, Lunge).

Histologie

Histologisch ist dieser Tumor durch histiozytäre Infiltrate und durch Einlagerung wiederum von Riesenzellen vom Touton-Typ und Eosinophilen ausgezeichnet. Eine Einwanderungstendenz der Histiozyten in die Epidermis wird vermißt.

Extrazelluläre Cholesterinose

Die bei dieser äußerst seltenen Krankheit disseminiert, vorzugsweise an den Akren, einschließlich Gesäß, ausgestreuten und kalottenförmig sich vorwölbenden knotigen Elemente, die verlaufsweise auch von Kokardenerythemen untermischt werden können, werden zum Teil dem – ebenfalls äußerst seltenen – Erythema elevatum et diutinum gleichgesetzt.

Histologie

Histologisch stehen sich bei dem Grundbefund einer leukozytoklastischen Vaskulitis akute wie chronisch entzündliche Zellanhäufungen gegenüber, wozu eine extrazelluläre Cholesterinanhäufung treten kann.

Necrobiosis lipoidica

Synonyma: Dermatitis lipoides atrophicans, Granulomatosis disciformis seu maculosa, Granulomatosis tuberculoides pseudosclerodermiformis.

Dieses profilscharfe Erscheinungsbild, welches seine Domäne an den Unterschenkelstreckseiten sowie bei Frauen findet, hat seine große Bedeutung als eines der wichtigsten Erkrankungssymptome eines *Diabetes mellitus* an der Haut, auch wenn bei solchen Patienten beide Krankheiten nicht unbedingt synchron einsetzen müssen.

Von Seiten der Haut begegnen wir an den Unterschenkelstreckseiten häufig bis handtellergroßen, einem Billiardkugelgelb entsprechenden, manchmal auch mehr blaurötlichen oder bräunlichen Indurationen, die, zumal wenn fliederfarben umsäumt, am ehesten einer zirkumskripten Sklerodermie ähnlich sehen können (Abb. **335**).

Histologie

Im Feingewebsschnitt stehen fast immer obliterierende, produktive Arterienveränderungen sowie Nekrobiosen im Vordergrund. Jedoch sind nach eigener Beobachtung durchaus auch komplette Nekrosen möglich („Necrosis lipoidica"). Abgerundet wird das gesamte Bild durch histiozytäre, auch Riesenzellen oder Schaumzellen aufweisende Infiltrate vor allem um die nekrobiotischen Bezirke herum.

Therapie

Diese besteht in erster Linie in antidiabetischen Maßnahmen. Ansonsten sind lokale oder allgemeine Maßnahmen meist ineffektiv. Bei der lokalen Anwendung von Cortison muß die spontan-atrophisierende Tendenz der Krankheitsherde berücksichtigt werden.

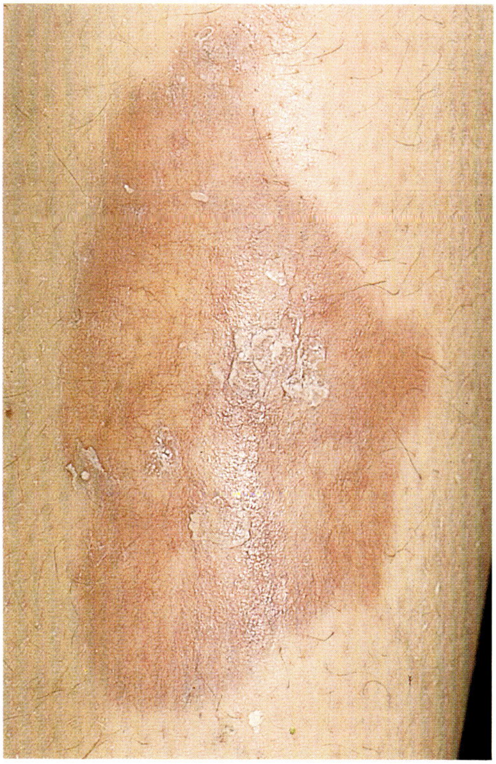

Abb. **335** Necrobiosis lipoidica.

Calcinosis cutis

Kalzinosen im Haut- und Unterhautbereich begegnet man *„metastatisch"* d. h. bei allgemeiner Störung des Kalk- und Phosphorhaushalts (wie z. B. bei Vitamin-D-Intoxikation, Milch-Alkali-Syndrom) oder *metabolisch* (unter normalen Serumcalcium- und -phosphorwerten), vorzugsweise bei Sklerodermie (Thibierge-Weißenbach-Syndrom) oder Dermatomyositis (Abb. **336**). Auch für die Kalkablagerungsvorgänge sind vermutlich lokalisierte Durchströmungsstörungen bedeutsam. Als *dystrophische Kalzinose* bezeichnet man eine Verkalkung in vorgeschädigtem Gewebe (z. B. beim Pseudoxanthoma elasticum, dem Malherbe-Epitheliom oder dem Ehlers-Danlos-Syndrom).

Klinik

Klinisch lassen sich metastatische und metabolische Kalzinosen im übrigen nicht voneinander abgrenzen. In beiden Fällen begegnet man subkutanen, nodösen oder tuberösen, manchmal auch etwas weißgelblich transparenten Einlagerungen, die auch gar nicht so selten nach außen kreidig-krümelig durchbröseln. Beim *Thibierge-Weißenbach-Syndrom,* also bei den peripheren Kalzifikationen im Rahmen der progressiven Sklerodermie findet man derartige Durchbrüche häufig im Zusammenhang mit den rattenbißartigen Nekrosen über Knochenvorsprüngen. Bei feinstrukterierter, diffuser Unterhautkalzinose, wie namentlich bei der Dermatomyositis, hört und empfindet man bei der Betastung dergestalt kalzifizierte Muskelbezirke ein ganz eigentümliches Knirschen und Krachen.

Laborbefunde

Bei primärem Hyperparathyreoidismus existieren Erhöhungen des Kalks in Serum und Urin bei gleichzeitiger Hypophosphatämie. Bei sekundärem Hyperparathyreoidismus existiert im Zusammenhang mit den Zeichen einer renalen Insuffizienz dagegen eine Hyperphosphatämie und eine Erhöhung der alkalischen Phosphatase, während der Calciumgehalt im Serum im Normbereich steht. Bei der metabolischen Kalzinose werden Veränderungen des Kalk- und Phosphorgehaltes im Serum, ebenso wie bei den dystrophischen Erscheinungsbildern auch, vermißt.

Therapie

Therapeutisch steht die Berücksichtigung eines etwaigen Grundleidens im Vordergrund. Bei Hyperkalzämie kann in der Klinik EDTA d. h. das Natriumsalz der Aethylendiamin-Tetraessigsäure Verwendung finden. Ferner gelten ansäuernde Maßnahmen (z. B. Mixtura solvens) als günstig.

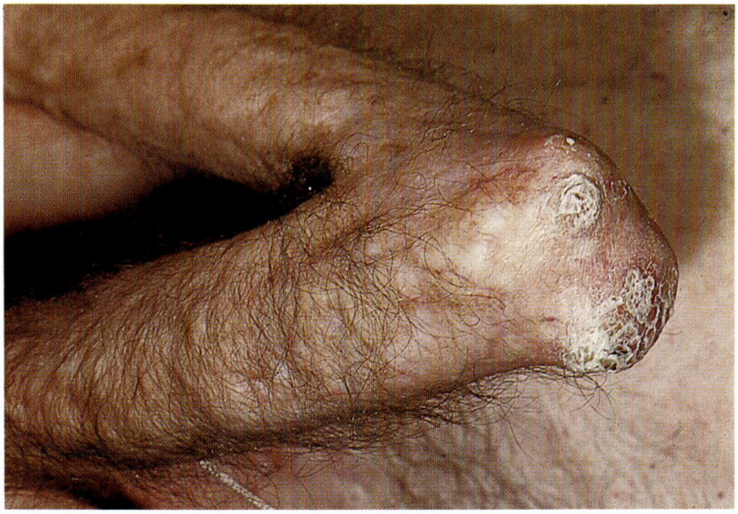

Abb. **336** Metabolische Kalzinose bei Dermatomyositis.

Gicht

Bei unregelmäßig dominantem Erbmodus oder infolge einer sekundär dekompensierten Harnsäurestoffwechsellage (Polyzythämie, Leukose, schwere Psoriasis o. ä.) finden wir, abgesehen von der Hyperurikämie, bei chronischem Verlaufsgang in der Haut – bei akutem Gichtanfall ist das betreffende Gelenk meist über Nacht akut hell oder düsterrot entzündet – buttercremeartig anmutende *Tophi uratici* in der Kutis, Subkutis, den Sehnenscheiden und Schleimbeuteln. Vor allem sind im Verdachtsfall der obere Helixrand und die Fingerbeeren nach diesen kreidigen Ablagerungen abzusuchen, die aus Natriumuratkristallen bestehen.

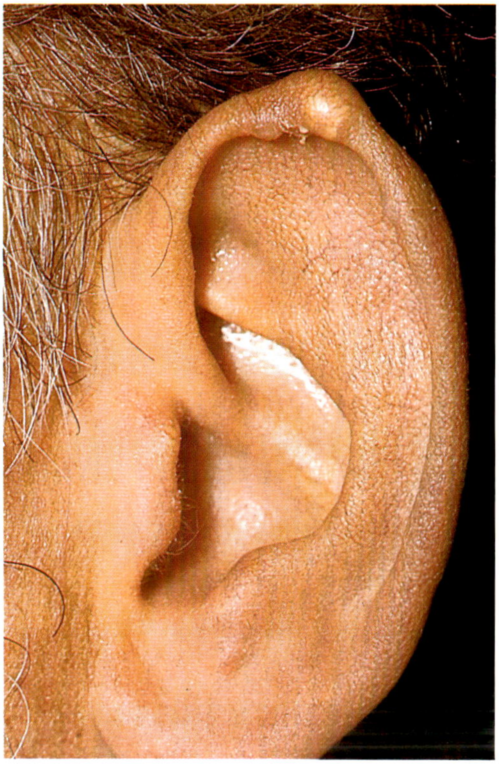

Abb. **337** Gichttophus am Ohr.

Histologie

Histologisch leuchten diese Harnsäurebüschel in polarisiertem Licht hell auf, im HE-Schnitt sind sie von einem riesenzellhaltigen Fremdkörpergranulationsgewebe umschieden.

Therapie

Neben einer alimentären Purineinschränkung stützt sich die Anfallstherapie neben Colchicin auf die Verabfolgung von Pyramidonderivaten (Tanderil, Anturano), aber auch auf Prednison. Für die Intervalltherapie kommen Probenecid und Allopurinol in Betracht, welches kein Urikosurikum ist, sondern die Harnsäurebildung inhibiert. Einzelne kosmetisch störende Gichtknötchen im Hautbereich können mit dem scharfen Löffel ausgekratzt werden.

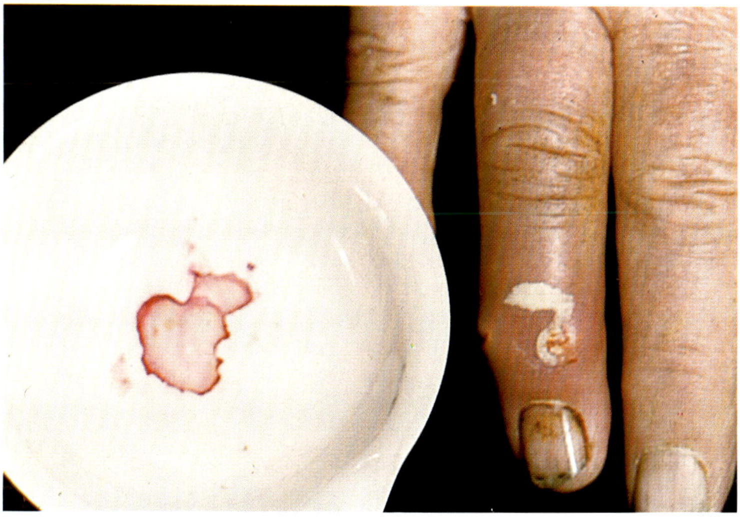

Abb. **338** Gichttophus am Finger mit positiver Murexidprobe.

Hämochromatose

Beim *Bronzediabetes* (Leberzirrhose *und* Diabetes mellitus) bestehen Hämosiderin- und Melaninstapelung nebeneinander, wodurch ein ins Braunbläuliche spielendes Hautkolorit speziell am Hals, den Unterarmbeugen wie am Genitale, wie auch an den Schleimhäuten, zustande kommen kann. Neben einer primär-idiopathischen Erscheinungsform kann diese diffuse Pigmentierung auch durch gesteigerte massive Eisenzufuhr (Transfusionen) hervorgerufen werden.

Eine *histologisch* sichere Erfassung der Hämochromatose ist praktisch unmöglich, so daß der Histologie der Leber und entsprechenden Eisenuntersuchungen (Konzentration, Bindungskapazität) Vorrang zufällt.

Differentialdiagnose

Diese wird sich vorsätzlich mit der Abgrenzung einer Addison-Krankheit eine Arsenmelanose, einer Argyrose oder Hydragyrose zu befassen haben.

Therapie

Therapeutisch sind – neben der Berücksichtigung der genannten Grundleiden – in erster Linie Aderlässe, aber auch Desferal zu nennen.

Alkaptonurie und Ochronose der Haut

Diese hereditäre Enzymopathie betrifft den Stoffwechsel von Phenyl- und Oxyphenylalanin, wodurch der weitere Abbau der Homogentisinsäure defizient ist, und führt durch Polymerisation letzterer zu Ablagerungen, namentlich an Skleren, Ohren- und Nasenknorpeln in Gestalt unregelmäßiger Pigmentierungen. Zu der klassischen Symptomatik der Alkaptonurie gehören neben schnell oder auf Alkalizusatz dunkelndem Urin, von dem ein alkalisierter Tropfen photographisches Abzugspapier schwärzt (Fishberg-Test), und den genannten Hautpigmentierungen Beschwerden, die in der Hauptsache durch eine hochgradige Verschmälerung der Kalzifikation der Zwischenwirbelscheiben verursacht werden.

Hartnup-Syndrom

Diese hereditäre Enzymopathie (Tryptophanstoffwechsel) führt zu einer pathognomonischen Vermehrung von Indolkörpern (Indolyl-3-akrylsäure) und Aminosäuren im Urin. Neben Kleinhirnataxie und anderen Nervenzeichen stehen *poikilodermische* und *pellagroide* Züge im Vordergrund, so daß neben Vermeidung stärkerer Belichtung ein symptomatischer Versuch mit Nikotinsäureamid zu erwägen ist.

Aurantiasis cutis (Karotinodermie)

Hierbei tritt durch zu reichliches Angebot von Karotin (Karotten, Tomaten, Mandarinen, Kürbiskernöl, Meldesalat o. ä.) – ohne übermäßige Einnahme von Karotinoiden kann eine geringfügige Karotinosis auch bei Diabetes mellitus, Hypothyreose oder Nephrosen zur Entwicklung kommen, aber auch auf medikamentösem Wege (β-Karotin) – eine gelbliche, die Handteller bevorzugende (Abb. **339**), die Konjunktiven aussparende Gelbtönung in Erscheinung.

Differentialdiagnose

Differentialdiagnostisch ist vor allem ein Atebrinikterus auszuschließen. Nach Reduktion des Karotinüberangebots erfolgt spontane Rückbildung.

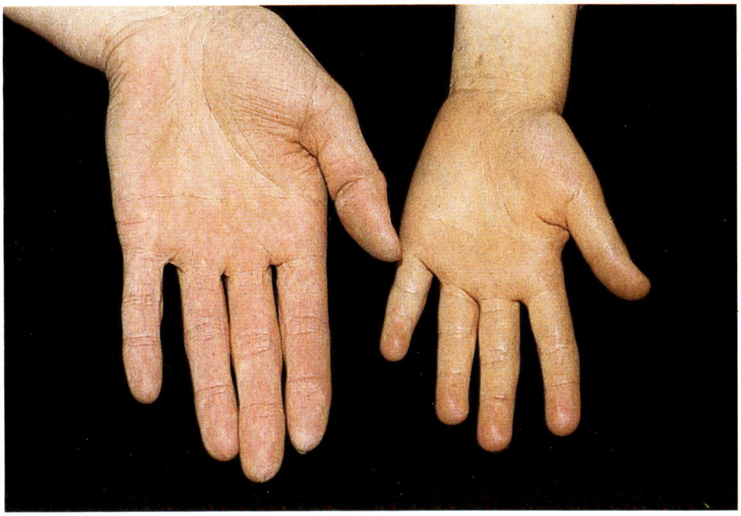

Abb. **339** Aurantiasis cutis (links: Vergleich).

Argyrose

Diese irreversible Silberimprägnation der Haut kommt durch langfristige Aufnahme z. B. von Silbernitrat in dessen verschiedensten Applikationsformen zustande; dabei wird durch die Silberspeicherung die Haut lebenslänglich grau oder zunächst mehr bläulich an Gesicht, Hals und Händen gefärbt, wobei die Manifestation ohne Allgemeinbeeinträchtigung mitunter ziemlich plötzlich, z. B. nach einer intensiven Sonneneinstrahlung, einsetzen kann.

Okulär tritt die mausgraue Verfärbung, z. B. nach silbernitrathaltigen Augentropfen, vorzugsweise in der unteren Augenapfelhälfte in Erscheinung.

Differentialdiagnose

Differentialdiagnostisch sollten immer auch Hg-Ablagerungen, z. B. durch langfristig benutzte quecksilberhaltige Bleichsalben, Berücksichtigung finden.

Porphyriekrankheiten

Unter *Porphyrinurien* versteht man die abnorme hohe Ausscheidung normaler Porphyrine. *Porphyrien* sind hingegen Störungen der Hämsynthese, die durch die Ausscheidung normalerweise nicht vorhandener Porphyrine charakterisiert sind. Bei den einzelnen Porphyrinkrankheiten stehen *gastrointestinale, nervöse, neurotische* und nicht zuletzt *dermatologische Symptome* im Vordergrund. Nur die Porphyria acuta intermittens weist keine Hautveränderungen auf.

Chemie. Das Porphyrinskelett wird durch vier Pyrrolringe gebildet, die durch vier Methinbrücken miteinander verbunden sind.

Nosologie. Die Porphyrinkrankheiten klassifiziert man heute in *erythropoetische* und *hepatische Porphyrien,* wobei derzeit die nachfolgenden *Hauptformen* unterschieden werden.

Erythropoetische Protoporphyrien

Porphyria congenita

Kennzeichnend sind bei den bisher kaum 100 Fallbeobachtungen infolge Bildung von Porphyrinen (Uroporphyrin I, Protoporphyrin Isomer III), vermutlich auf dem Boden einer rezessiv vererbten Krankheitsanlage und bei Beginn im frühen Kindesalter, burgunderroter Harn und hochgradige Lichtempfindlichkeit, die zur „gemischten“ Blasenbildung (*Hydroa aestivalia* o. ä.), nachfolgender Geschwürs- und schrumpfender Narbenbildung hauptsächlich an Nase, Ohren und Fingern *(Sklero-*

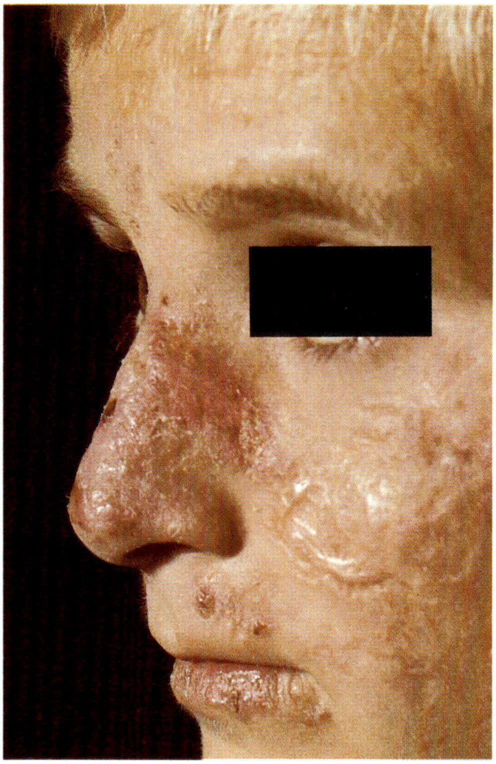

Abb. **340** Erythropoetische Protoporphyrie.

daktylie) führt. Weitere Symptome sind: Pigmentierungen, *Haarausfall,* trübgraues Kolorit und Atrophie sowie Ausfall der Nägel und *Erythrodontie.* Weiterhin ist häufig eine Rotfluoreszenz einiger Erythrozyten („Porphyrozyten") zu beobachten, und mitunter kommt es zu einer hämolytischen Anämie.

Familiäre protoporphyrinämische Lichtdermatose (Typ der Lichturtikaria)

Bei dieser auf das Knochenmark beschränkten Störung des Porphyrinstoffwechsels steht als Folge überschüssig gebildeten Protoporphyrins dessen gesteigerte Konzentration in den roten, namentlich unreifen Blutkörperchen im Vordergrund. Infolgedessen antwortet die Haut bei solchen Patienten auf sichtbares Licht, u. U. auch langwelliges Ultraviolett, mit dem Bild einer akuten Entzündung (Schwellungen evtl. mit Blasen- oder Bläschenbildung) oder Purpura. Auf die Dauer kommt es zu einer Verdickung der exponierten Haut und zu einem wächsernen Kolorit, ohne daß sich diese aber so ausgeprägt knötchenartig wie bei der Lipoidproteinose ausbildet.
Typisch ist neben einer mäßigen Anämie häufig noch Gallensteinbildung.

Histologie

Histologisch prävaliert eine übermäßige Ablagerung von PAS-positivem Hyalin in der Wandung der superfiziellen Gefäße.

Laborbefunde

Im Fluoreszenzmikroskop leuchten die protoporphyrinhaltigen Erythrozyten kurzfristig (!) orangerot auf. Mitunter läßt sich auch ein gesteigerter Protoporphyringehalt im Stuhl feststellen.

Therapie

Die akute Schädigung ist eine Domäne der Corticosteroidcremes. Vorbeugend wird man auf abdeckende Pasten zurückgreifen müssen. Versucht werden kann auch β-Karotin (25–125 mg tgl., Karotinodermie!).

Hepatische Porphyrien

Porphyria hepatica acuta intermittens

Bei dieser autosomal-dominant weitergegebenen Leberenzymopathie sind im Urin als Porphyrinpräkursoren δ-Aminolävulinsäure und Porphobilinogen vermehrt (Tab. **5**).

Schnellprobe nach Watson. Bei der positiven Probe mit Ehrlich-Reagenz geht Urobilinogen als roter Farbstoff in eine Chloroformkuppe über, Porphyrin hingegen nicht.

Klinik

Klinisch stehen abdominelle (akuter Bauch), neurologische oder psychotische Symptome voran, während Hautsymptome, allenfalls Melanodermien oder angedeutete Blasenbildung, praktisch fehlen.

Therapie

Am wichtigsten ist die Vermeidung bestimmter Arzneimittel, von den hier nur – unter Hinweis auf entsprechende Monographien oder Handbücher – Barbiturate, Carbromat, Chlordiazepoxid, Chloroquin, Diazepam, Griseofulvin, vor allem aber auch Sulfonamide und nicht zuletzt die oralen Kontrazeptiva angeführt wer-

Tabelle **5** Porphyrinbefunde bei Porphyria hepatica

	Porphyria cutanea tarda		Porphyria acuta intermittens		Porphyria variegata		Hereditäre Koproporphyrie	
	Urin	Stuhl	Urin	Stuhl	Urin	Stuhl	Urin	Stuhl
δ-Aminolävulinsäure	–	–	++	–	++	–	+	–
Porphobilinogen	–	–	+++	–	++	–	+	–
Uroporphyrin	+++	–	++	–	+	–	±	–
Koproporphyrin	+	±	+	+	±	+	+	++

den, während demgegenüber Acetylsalicylsäure, Chlorpromazin oder Glucocorticoide angewandt werden können. Ein akuter Anfall ist umgehend einer internen Klinik zuzuführen.

Porphyria hepatica chronica

Synonym: Porphyria cutanea tarda.

Diese androtrope Porphyrinstoffwechselstörung, welche die späteren Lebensabschnitte (Alkohol!) bevorzugt und vermutlich auch von genetischen Ursachen abhängt, ist ihrem Wesen nach eine *aktinisch-traumatisch-bullöse Dermatose:* vermehrte Vulnerabilität der Haut, Blasenbildung auf Stoß oder Besonnung, demgemäß Prädilektion auf Handrücken (Abb. **341**) und Gesicht und als Folge solcher Blasenbildung Erosionen, Krusten oder Narben, vor allem auch Milien. Weitere Hinweiszeichen sind Pigmentierungen an den genannten, exponierten Bezirken, Hypertrichosen um die Augen oder an den Ohren (selten Glatzenbildung) sowie sklerodermiforme Umwandung einiger Hautareale („Skleroporphyrie").

Histologie

Histologisch finden sich in erster Linie Verdickungen der Hornschicht, Vergröberung der mittleren Epidermisanteile, Verdickungen auch der hochgelegenen Hautgefäße mit Ablagerungen von PAS-positiver Substanz in ihrer Wandung. Die Blasenbildung sitzt subepidermal.

Laborbefunde

Infolge der gesteigerten Porphyrinausscheidung nimmt der Urin, häufig aber nur intermittierend, den Farbton von Coca-Cola oder dünnen Rotweins an. Ausgeschieden werden im positiven Fall reichlich Uro- und Hepatoporphyrine (Isomere I und III), mitunter reichlich auch Coproporphyrine, aber keine Präkursoren wie Porphobilinogen. Leberstanzzylinder leuchten im UV-Licht orangenrot auf. Ansonsten sind hepatologisch verschiedene Bilder wie Fettleber, chronische Hepatitis, Stapelungssiderose usw. möglich. Zu achten ist schließlich als Ausdruck der Siderose auf Erhöhungen des Serumeisen und Polyglobulie sowie ferner auf diabetische Stoffwechsellage und Rot-Grün-Farbsinnstörung.

Aktinisch bedeutsam ist das langwellige Ultraviolettlicht (um 400 nm).

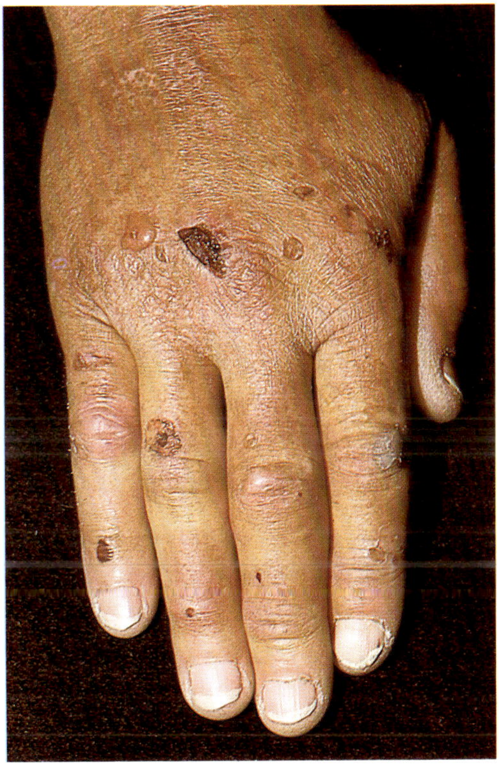

Abb. **341** Porphyria cutanea tarda.

Differentialdiagnose

Zu berücksichtigen sind im besonderen bestimmte Medikamente, wie sie bei der abdominellen Form auswahlsweise eingeführt wurden. evtl. auch manche Insektizide sowie bei Frauen oder Männern höheren Alters Neoplasien des Leber-Gallenweg-Systems (paraneoplastische Porphyrie). Darüber hinaus sind weitere Erscheinungsbilder dieser Art bei chronischer Hämodialyse möglich (KORTING). Als *Porphyria variegata* (mit Proto- und Koproporphyrie) wird ein Kombinationsbild der Porphyria acuta intermittens und der Porphyria cutanea tarda bezeichnet.

Therapie

Der Behandlungsversuch der Porphyria cutanea tarda setzt mit der Prophylaxe (striktes Alkoholverbot!) ein. Eine Eisenausschleusung wird von einigen mittels Aderlässen, von uns, falls zwingend, mit Desferal versucht. Sehr erfolgreich ist eine sog. metabolische Alkalisierung, die eine Erhöhung der Porphyrinelimінierung im Harn herbeiführt (Bikarbonat, Uralyt-U, dabei Kontrolle harnpfl. Substanzen im Serum). Versucht werden kann offenbar auch eine niedrige Dosierung von Chloroquin (2 × 125 mg pro Woche).

Hautveränderungen und Hautsymptome bei Avitaminosen

Vitamine nennt man organische Verbindungen, für die der Organismus im Hinblick auf bestimmte essentielle Funktionsaufgaben auf die Zufuhr von außen angewiesen ist, da sie im Stoffwechsel gar nicht oder nur in ungenügendem Maße produziert werden. Solche Vitamine oder Provitamine müssen daher fortlaufend mit der Nahrung, wenn auch meist in sehr geringen Mengen, zugeführt werden. Die historische Benennung der Vitamine mit Buchstaben ergibt sich aus der Tatsache, daß ihre chemische Konstitution lange Zeit unbekannt blieb.

Als wichtigste Vitaminquellen für den Menschen gelten: Pflanzen- und tierische Nahrungsmittel.

Avitaminosen kommen durch Exo-, Entero- oder Endokarenz bzw. durch alimentären Mangel, Störungen der Darmflora oder der Resorption zustande. In unseren Einzugsgebieten sind derzeit ausgesprochene Avitaminosen selten, in der Regel wird man allenfalls mit *Poly-Hypovitaminosen* zu rechnen haben, wie sie derzeit beispielsweise bei Abmagerungsdiäten mit weniger als 1200 kcal möglich sind.

Wasserlösliche Vitamine

Vitamin-B_1-Mangel

Thiamin enthält einen *Pyrimidin*- und einen *Thiazolrest.*

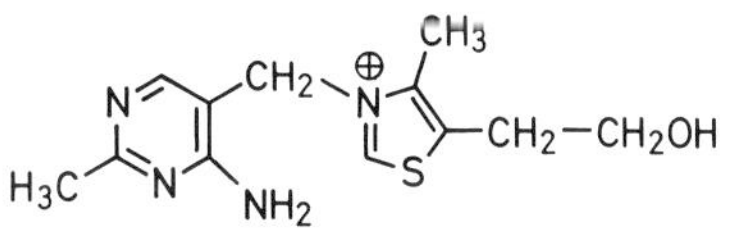

Thiamin

Im Vordergrund des Thiaminmangels stehen neuritische und kardiovaskuläre Symptome („*Beriberi*": ein kombinierter Vitamin-Protein-Mangel, der häufig von Ödemen begleitet wird). Eigentliche oder markante *Hautsymptome* fehlen. Gleichzeitig neben einer *Polyneuropathie* vorhandene Hautzeichen, wie Perleche, Glossitis usw., wären mithin als Polyhypovitaminose resp. als Mangel an anderen Vitaminen der B-Gruppe, evtl. in Gemeinschaft mit einem Proteinmangel, aufzufassen. Dermatotherapeutisch sollte beachtet werden, daß die intravenöse Injektion von Vitamin B_1 zu anaphylaktoiden Zuständen führen kann.

Vitamin-B_2-Mangel

Riboflavin ist ein Ribitylderivat des Isoalloxazins.

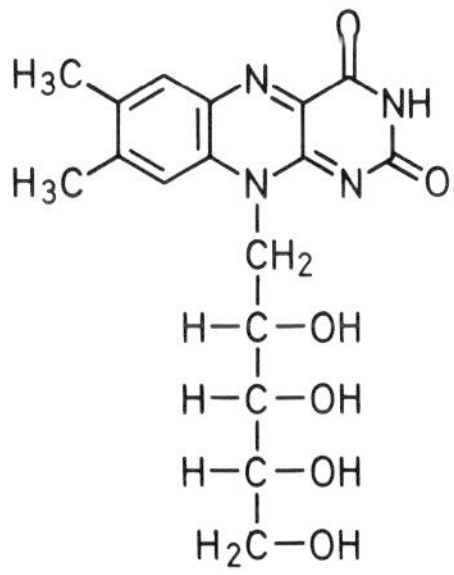

Riboflavin
(6,7-Dimethyl-9-ribityl-isoalloxazin)

Die *Ariboflavinose* (Abb. **342**) tritt zwar heute als Ernährungsmangelkrankheit bzw. infolge Exokarenz nur selten auf, kann indes leicht durch Dysproportionierung der B-Vitamine, des weiteren infolge Anazidität, bei Hepatopathien, nach exzessiver Zufuhr porphyrinähnlicher Stoffe und nicht zuletzt bei Diabetes

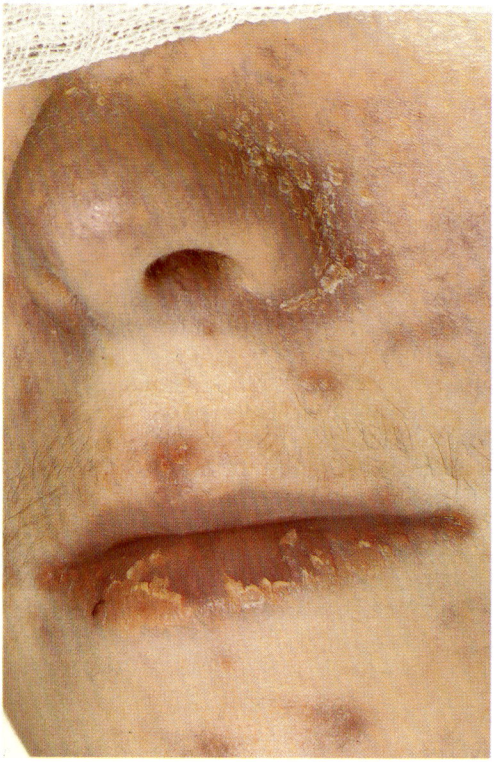

Abb. **342** Ariboflavinose.

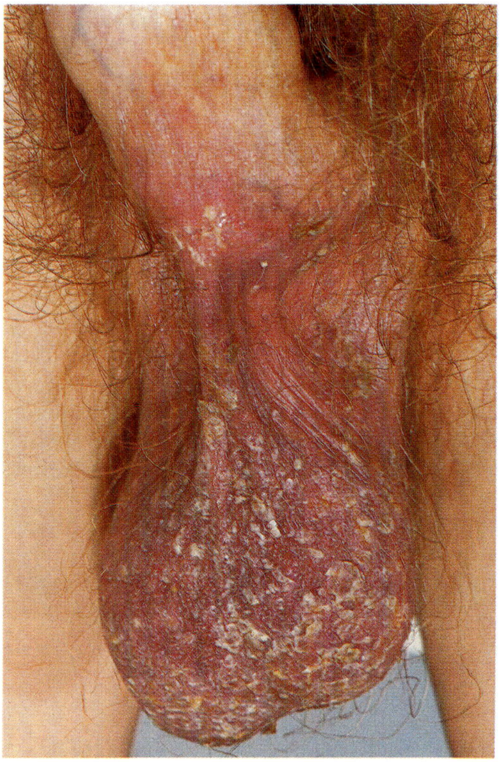

Abb. **343** Skrotalekzem durch Ariboflavinose.

mellitus geweckt werden. Praktisch gesehen ist eine isolierte Ariboflavinose dennoch äußerst rar, während Polyhypovitaminosen in Gemeinschaft mit der Symptomatik des Riboflavinmangels keinesfalls allzu selten sind. An der Haut äußerst sich beim Menschen ein Defizit an Vitamin B_2 am auffälligsten an den Lippen, die in solchem Fall eine Abblassung namentlich an den Mundwinkeln sowie Mazerationen und Furchung zeigen *(Cheilosis, Stomatitis angularis)*. Jedoch sind solche *Perlèche*-Reaktionen ein höchst polyätiologisches klinisches Leitsymptom und kommen auch durch Mangel an Vitamin A, C, Pantothensäure oder Pyridoxin zustande. Wohl immer ist aber eine Perlèche infolge Alaktoflavinose durch eine Reihe weiterer Haut- oder Schleimhautsymptome ergänzt, wie etwa durch eine *Dämmerungsblindheit* (Aknephaskopie), *substernale Dysphagien,* entsprechend dem *Plummer-Vinson-Syndrom,* welches allerdings ebenso durch Sideropenie bedingt wird.

Ferner kann eine Belastung mit Tryptophan, ähnlich wie bei Kranken mit Pellagra auch, eine vermehrte Ausscheidung von Kynurenin und Anthranilsäure im Urin aufdecken.

Phänomenologisch bedeutsam sind darüber hinaus für die Erfassung eines Riboflavinmangels ferner noch dünn-lamellöse *Erytheme seborrhoiden Charakters* mit Rhagadenausbildung, z.B. nasolabial oder um die Ohrmuscheln, sowie wiederum vorzugsweise nasolabial, die Entwicklung *filiformer Exkreszenzen* sowie Störungen des Nagelwachstums, besonders unter dem Bild einer *Koilonychie* (Spoon nail, Löffelnagel). Schließlich sind, analog zur sog. Vulvitis pellagrosa, die in Wirklichkeit aber ebenfalls eine Ariboflavinose darstellt, beim Manne seborrhoide resp. pellagroide Veränderungen am Genitale von großer Bedeutung (Abb. **343**). Diese sind auch unter Friedensverhältnissen bei älteren Diabetikern keinesfalls allzu selten. Derartige vergilbtgelbbräunliche sowie zart dünn-lamellös schuppende und auch gelegentlich juckende

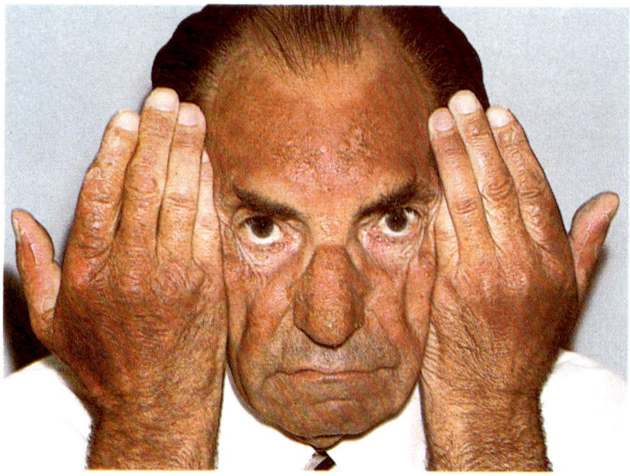

Abb. **344** Pellagra.

Erythembildungen beschränken sich streng auf den Skrotalbereich und sind am Membrum höchstens als eine diskrete Präputiitis zu erfassen *(„deficiency scrotal dermatitis“)*.

Nikotinsäuremangel (Pellagra)

Nikotinsäure und *Nikotinamid* sind in gleicher Weise als Vitamin wirksam.

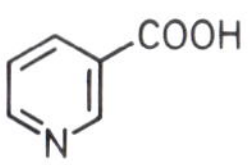

Nikotinsäure

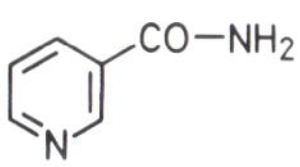

Nikotinamid

Die *Pellagra* (Abb. **344**), die sporadisch in allen Breiten auftreten kann und infolge des stärkeren Alkoholismus in der Gegenwart auch bei uns zur Sommerszeit als „Wohlstandspellagra“ zu beobachten ist, wird schlagwortartig durch die *4d* (diarrhoea, dermatitis, dementia, death) charakterisiert. Diese Pellagra, die typischerweise zwischen Ostern und Pfingsten sowie im Gegensatz zum Skorbut auch ohne zusätzliche körperliche oder infektiöse Belastung „im Magen“ anfängt, setzt mit konstitutionellen Symptomen wie Übelkeit, Anorexie, Kopfschmerzen, Durchfällen oder Verdauungsstörungen und „Feuer“-Träumen ein. Den wesentlichen kutanen Bestandteil der Pellagra stellt das Pellagroderm dar (Abb. **345**). Dieses erscheint als ein zunächst präludierendes, erst später persistierendes, im Gegensatz aber zum üblichen Sonnenerythem als ein sich a priori flächenhaft entwickelndes Erythem. Solche

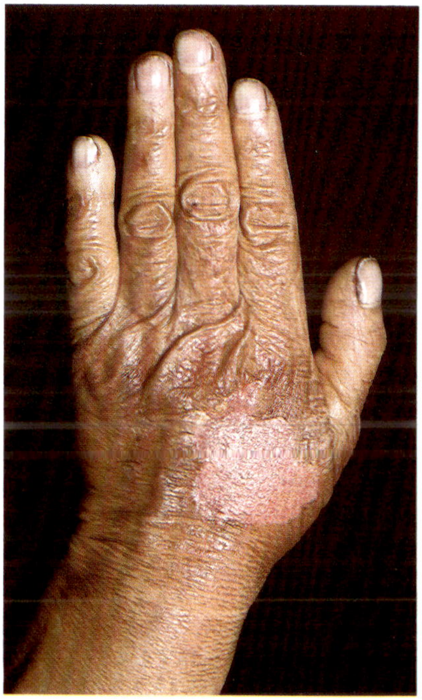

Abb. **345** Pellagra.

meist symmetrisch und scharf begrenzten sowie nach 2–3 Tagen Bestandsdauer ins charakteristisch Mahagonibraune sich wandelnde Erythemherde schilfern sich bald ab, imponieren zentral unnatürlich sauber und betonen sich randwärts hyperkeratotisch. Sie finden sich im besonderen an den Händen und am Nacken *(Casal-Halsband)* oder über dem Brustbein. Die *Handinnenflächen* können

beim Pellagrösen auffällig *gelb* erscheinen, während die *Fingernägel* solcher Kranker eigenartige *opake Querbänder* aufweisen können. Kennzeichnend ist noch der gelegentlich äußerst starke und lästige *Speichelfluß* des Pellagrösen.
Die *neurologischen Störungen*, die bei der chronischen Pellagra auch pathologisch-anatomisch eindrucksvolle Substrate aufweisen können, subsumiert man heute am besten als *„Polyneuropathie"*. Das endokrine Profil des Pellagrakranken wird vor allem durch die Symptome manchmal vorhandener chloasmaartiger Hyperpigmentierungen und durch eine Adynamie (Hypadrenie) ausgewiesen.

Symptomatische oder medikamentös bedingte Pellagramasken

War nämlich neben der historischen *Maisätiologie* das Wissen um das *paraneoplastische Pellagroderm* namentlich infolge eines *Magenkarzinoms* als sog. *sekundäre Pellagra* geläufig, so ist in den letzten Jahren vor allem das *pellagroide Karzinoid* bekannt geworden: Führend bei solchen serotoninproduzierenden Karzinoiden sind paroxysmale *„flushs"*, die als flächenhafte, anfallsweise Erytheme spontan oder nach körperlicher Belastung im Gesicht, an der Brust und an den Oberarmen, z.T. mit Asthmaattacken vor Augen treten. In Zweifelsfällen ist zunächst die qualitative Bestimmung der *5-Hydroxyindolessigsäure* (z.B. mittels des semiquantitativen Tests nach Sjoerdsma) durchzuführen. In der Folge treten in den Flush-Arealen Teleangiektasien, in noch späteren Stadien pellagroide Aspekte in Erscheinung. Während weiterhin die sog. *infantile Pellagra* unter ihrer afrikanischen Benennung als *Kwashiorkor* (etwa = roter Knabe), vor allem im Senegalgebiet, an der Goldküste und in Uganda, sozialmedizinische Bedeutung erhalten hat, ist als hereditäre pellagroide Erscheinungsform in den letzten Jahren das *Hartnup-Syndrom* bekannt geworden. Hierbei haben wir ein pellagraähnliches Haupterscheinungsbild mit jahreszeitlicher Lichtempfindlichkeit an den unbedeckten Hautstellen vor uns, das aber im weiteren ein zerebellares Syndrom mit mentaler Retardation umfaßt. Bei diesem rezessiv erblichen Enzymdefekt liegt ferner eine konstante Aminoazidurie vor, die außerdem mit einer gesteigerten Ausscheidung von Indolderivaten gekoppelt ist. Als medikamentöse Pellagra wird eine mit dem originären Leiden vergleichbare Hautsymptomatik infolge längerer Verabfolgung von INH bezeichnet.

Pyridoxinmangel

Verarmung an *Vitamin* B_6 ist infolge Zufuhr von INH oder D-Penicillamin möglich, ernährungsbedingt in unseren Breiten dagegen äußerst selten. Die Hauterscheinungen einer solchen Apyridoxose entsprechen im großen ganzen der Symptomatik der Ariboflavinose oder beim Mangel an Niacin: Neben Appetitlosigkeit und Übelkeit sowie Polyneuropathie, bei Kindern auch epileptiformen Krämpfen, zeigen sich eine seborrhoide „Dermatitis" in den Nasolabialfurchen, um die Augen und um die Ohren sowie eine Konjunktivitis und eine dolente Glossitis. In der Bestimmung der Xanthurensäureausscheidung nach Verabfolgung einer bestimmten Menge von Tryptophan verfügt man über einen Test, auch leichteste Pyridoxinmangelzustände zu erfassen. Außerdem ist Pyridoxin in der tuberkulostatischen Behandlung mittels INH ein wichtiges Antidot oder Prophylaktikum.

Pantothensäuremangel

Auch bei der *Apantothenose* sind beim Menschen damit zusammenhängende Hautsymptome streng genommen nicht bekannt. Bei unterernährten Kindern wurden Zusammenhänge mit Canities, Alopezie und Achromotrichie erörtert. Dermatologisch wichtig dürfte die Kenntnis der *„brennenden Füße"* sein, da sie offenbar auch in unseren Breiten nach Zufuhr von INH in Gestalt von Akroparästhesien oder kausalgieartigen Beschwerden auftreten. Dieser u.U. intensiv stechende Brennschmerz der Füße entspricht wohl weitgehend Benennungen als Anxietas tibiarum, Restless legs, Madrider Symptomenkomplex o.ä. In großer Verbreitung dürfte dieses *Gopalan-Syndrom* vor allem in Kriegsgefangenenlagern oder überhaupt bei der ärmeren Bevölkerung verschiedener tropischer Gegenden zu beobachten sein. Grundsätzlich ist es aber sehr polyätiologisch bedingt.

Folsäuremangel

Außer den am Rand auch dermatologisch bedeutsamen Symptomen einer folsäurearmen Stoffwechselbilanz (Glossitis, Vulvovaginitis) sind als Hauterscheinungen hierdurch allenfalls gewisse makulopapulöse Hauterscheinungen zu erwähnen. Darüber hinaus sei angeführt, daß einer ihrer *Antagonisten,* nämlich Amethopterin *(Methotrexat),* Bedeutung in der systemischen Therapie schwerer(!) Psoriasisformen gewonnen hat.

Vitamin-B_{12}-Mangel

Beschrieben wurden im Zusammenhang mit einem *Cyanocobalamin*mangel syringomyelieähnliche Erscheinungsbilder mit Hautblutungen, akralen Ulzerationen, Nageldystrophien und Schweißsekretionsstörungen als *Hypovitaminosis B_{12} neuropathica* sowie ein an Acrodermatitis enteropathica erinnern sollendes Hauterscheinungsbild.

Ascorbinsäuremangel

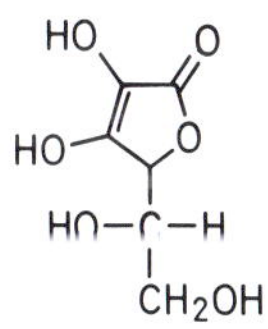

L-Ascorbinsäure

Die vor allem als *Skorbut* („ Scharbock") geläufige C-Avitaminose manifestiert sich klinisch im Gegensatz zur Pellagra in der Regel meist erst nach zusätzlicher Infekt- oder Anstrengungsbelastung. Andererseits stellt für den Skorbut das Auftreten in der Frühjahrssaison mit Mangel an Obst, Frischgemüse und zu lange gelagerten Kartoffeln die kennzeichnende Jahreszeit dar. Da ferner die Ascorbinsäure einen ganz wesentlichen Faktor für die normale *Kollagensynthese* abgibt, erklären sich allein schon daraus die mit Mangel an Vitamin C verbundenen Zeichen der Kapillarfragilität und des damit assoziierten, gesteigerten Blutaustrittes sozusagen von selbst. Dennoch bleibt zu beachten, daß beim Skorbut – im Zusammenhang mit allgemeiner Schwäche, Mattigkeit, Gewichtsabnahme oder neurasthenischer Reizbarkeit – eine reibeisen- oder gänsehautartige *follikuläre Keratose* sozusagen unabdingbar den Anfang bildet. Dieser *Lichen scorbuticus* (Abb. **346**) gewinnt durch die in der Folge hinzutretenden follikulären und schachbrettartig angeordneten *Punktblutungen,* vorzugsweise an den Unterschenkeln, aber auch sonst überall da, wo stärkere Muskelarbeit statthat, sein ungemein kennzeichnendes Erscheinungsbild. Und während Gesicht und Kopf sowie Handteller und Fußsohlen auf die Dauer freibleiben, wird das gesamte Hauterscheinungsbild in der Folge noch durch das Auftreten auch flächenhafter Blutungen ausgesprochen „bunter". Noch später kommt es zu *subperiostalen Blutungen* und *hämorrhagischen Ergüssen* an den serösen Häuten. Nur beim bezahnten Mund, also lediglich bei Patienten im mittleren Lebensalter, begegnet man als weiteren charakteristischen Skorbutsymptomen Veränderungen in der Mundhöhle, wie etwa einer *schwammig-düsterroten Makrulie* speziell in Nähe der Schneidezähne, entsprechend Blutungen beim Versuch des Zähneputzens und endlich Lockerung und Ausfall des Gebisses. Eine in Vergessenheit geratene Krankheit ist der *Säuglingsskorbut,* die *Möller-Barlow-Krankheit,* bei der für die Diagnose die Röntgenuntersuchung des Skeletts wichtig ist. Als klassisch gelten auch derzeit noch subperiosta-

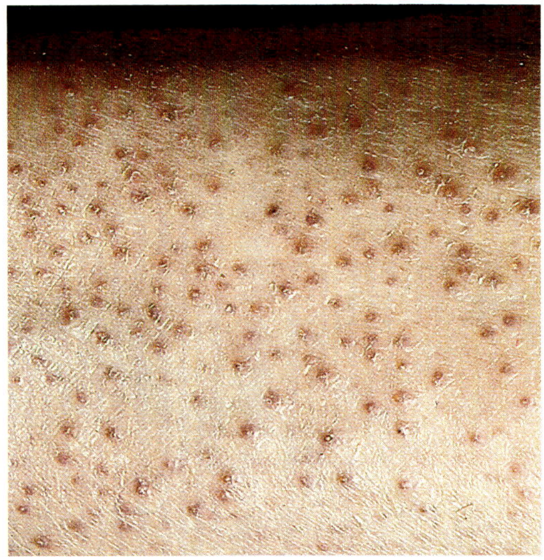

Abb. **346** Skorbut.

le Blutungen mit nachfolgenden Ossifikationen, speziell in den Femora. Außerdem kann in fortgeschrittenen Fällen bei solchen Kindern in Gemeinschaft mit Fieber, Schwäche, Appetitlosigkeit und Durchfällen ein Haarmangel auffällig werden.

Differentialdiagnostisch ist mittels des Blutbildes, speziell im Hinblick auf die hämorrhagische Diathese und die akute Makrulie, vor allem eine akute Leukose des Kindesalters auszuschließen.

Biotin-(Vitamin-H-)Mangel

Die Beschreibung eines Biotinmangels beim Menschen ist unsicher geblieben. Auffällig bleibt allenfalls die prompte Entwicklung eines *„Status seborrhoicus"* bzw. einer klinisch plötzlichen und starken Seborrhoe des behaarten Kopfes und von Seborrhoiden im sonstigen Hautbereich nach verstärktem Genuß von (vor allem rohem) Hühnereiweiß, was doch für die Existenz eines gewissen Avidin-Biotin-Verdrängungsgleichgewichts auch beim Menschen zu plädieren scheint.

Fettlösliche Vitamine

Vitamin-A-Mangel

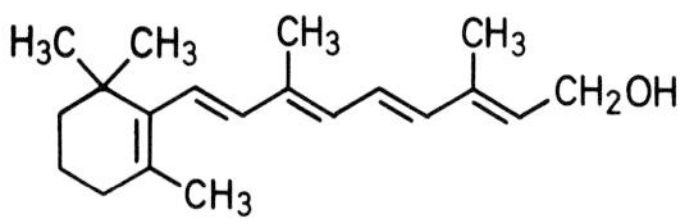

Retinol

Die klinische Symptomatik des Retinolmangels wird in Europa, Amerika oder Australien derzeit nur selten zu konstatieren sein. Neben *Nachtblindheit* und einer *Xerosis conjunctivae et corneae* (Bitot-Flecke) steht als kutanes Hauptsymptom des Vitamin-A-Defizits eine follikulär-lichenoide Hyperkeratose *(„Phrynoderm")* im Vordergrund, wie sie allerdings auch ähnlich bei Verarmung des Organismus an Vitamin C in Erscheinung tritt. Im Zusammenhang damit werden meist auch ein *aschgraues Hautkolorit* sowie eine durch Einschränkung der Schweiß- und Talgdrüsentätigkeit zustandekommende *Trockenheit des Hautorgans* auffällig. Damit weiterhin häufig verbunden sind Ergrauung, Ausfall der Haare, starke Längsrillung der Nägel und an den Schleimhäuten, bei ebenfalls Blässe und Trockenheit, Heiserkeit, Tracheitis, Bronchitis, Hyposmie sowie Achylie.

Histologisch entspricht das geschilderte Hauterscheinungsbild der A-Avitaminose dem üblichen Befund bei follikulär-lichenoiden Hyperkeratosen.

Retinolvergiftungen bzw. *Vitamin-A-Hypervitaminosen* durch Genuß von Eisbär- oder Robbenleber sind seit langem geläufig. Überdosierungserscheinungen bzw. Vitamin-A-Intoxikationen sind sodann neuerdings bei therapeutischen Intensivversuchen, beispielsweise bei Psoriasis, ins Blickfeld gekommen: Kopfschmerzen, Müdigkeit, Vomituritio, Appetitmangel, schließlich Stauungspapille, bei Kindern akuter Hydrozephalus. Im Hautbereich treten als Symptom einer hohen Vitamin-A-Zufuhr Trockenheit, gelbes Hautkolorit, Haarausfälle, makulopapulöse Exantheme, Juckreiz und Desquamationen auf, also Erscheinungsbilder, wie sie umgekehrt auch von der Vitamin-A-Verarmung her bekannt sind.

Calciferolmangel

Dermatologisch sind bei Rachitikern allenfalls starkes Schwitzen speziell am Hinterkopf und Mangel an Nackenhaaren zu erwähnen; doch kommt eine solche „Alopecia decubitalis" auch bei Kindern mit ohnehin exquisiter Rükkenlagerung vor. Wichtiger als solche fraglichen Mangelzustände war noch vor kurzem infolge gelegentlicher intensiv-therapeutischer Verwendung von Vitamin D_2, die *Calciferolvergiftung*. So konnte man bei der früher üblichen Vitamin-D_2-Therapie der Hauttuberkulosen akneartige Hautveränderungen neben solchen Symptomen des *Hyperkalzämiesyndroms* (Schwäche, Müdigkeit, Lethargie, Polyurie oder Albuminurie) vor allem auch eine Nephrokalzinose beobachten.

Tokopherolmangel

Lediglich internistisch wird eine E-Hypovitaminoseverankerung mit einem genetisch bedingten Abetaliproteinsyndrom erörtert (Bassen-Kornzweig-Syndrom).

Phyllochinonmangel

Bei Mangel an Phyllochinon, also Vitamin K_1–K_4, der in der Hauptsache durch Störungen der Leberfunktion, unzureichende Synthese im Darm infolge Dysbakterie, vor allem aber bei Zufuhr von K-Antimetaboliten (Dikumarole, Salicylsäure) auftreten kann, finden wir im Hautbereich punktförmige oder (mehr noch) flächenhafte, hämatomartige Blutungen (cave: intramuskuläre Injektionen bei Patienten unter solcher Therapie!). Bei Kindern finden sich typische K-Avitaminosen speziell als Meläna, Hämatemesis, Nabelblutungen, Kephalhämatom und Hämaturie, charakteristischerweise nach einem ahämorrhagischen Zwischenraum von 1–2 Tagen nach der Geburt, da das pränatale Vitamin K der Mutter beim Kind lediglich kurze Zeit ausreicht und vor allem, wenn die eigene Vitamin-K-Synthese im Darm des Kindes noch nicht suffizient funktioniert.

Vorzugsweise benigne Hauttumoren

Hämangiome

Die häufigen *Hämangiome* rangieren onkologisch im Grenzbereich von Hyperplasie und Hamartom. Dergestalt bezeichnet werden im engeren Sinne lediglich solche Angioblastome, die durch eine Proliferation von Kapillaren bzw. ihrer arteriellen oder venösen Ausläufer entstehen. Überwiegend finden sich solche „Blastome" an Kopf und Stamm.

Angioma simplex

Derartige *Naevi flammei* (Abb. **347**) sind rein *teleangiektatische Feuermäler*, die sich bereits im Säuglingsalter *medial* und *symmetrisch* im Gesichtsbereich oder im Nacken (Unnascher Storchenbiß) finden und meist das ganze Leben hindurch persistieren (Abblassung im Schlaf oder nach dem Tode!), während die offenbar durch Thalidomid bedingt gewesenen roten Mäler Rückbildungstendenz aufwiesen.
Der *Naevus flammeus teleangiectaticus* tendiert im Maximalfalle zur systemischen Erweiterung als *Angiophakomatose:*
Als *Klippel-Trenaunay-* und *Parkes-Weber-Syndrom* versteht man *osteohypertrophische Nävi* d.h. weitflächig systematisierte und mit nachbarschaftlicher bindegewebiger und vor allem ossaler Hypertrophie einhergehende teleangiektatische Nävi. Selten finden sich ausgedehnte Varikositäten, die im einzelnen wohl eher *Phleb-(Arteri-)ektasien* darstellen. Weitaus seltener als die genannte Verriesung ist auch eine assoziierte Verzwergung möglich.
Das *Sturge-Weber-Syndrom,* hauptsächlich des I., kaum des II. Trigeminusastes, schließt außerdem noch Glaukombildung, Jackson-Epilepsie oder Hemiparesen ein.
Bei der *Ataxia teleangiactatica,* dem *Louis-Bar-Syndrom,* haben wir einen Symptomenkomplex von zerebellarer Ataxie und progressiven Teleangiektasien im Gesichtsbereich, manchmal auch eine progeroide Kombination mit Hyperpigmentierungen und/oder Hyperkeratosen vor uns. Allgemein sind ferner die Infekttendenz und die Reduktion mancher Immunglobuline im Serum erwähnenswert.

Therapie

Die Therapie teleangiektatischer Nävi ist inzwischen von Behandlungsversuchen mittels Bestrahlung (u.a. Thorium X), Kohlensäureschneevereisung, kaltkaustischer Stichelung

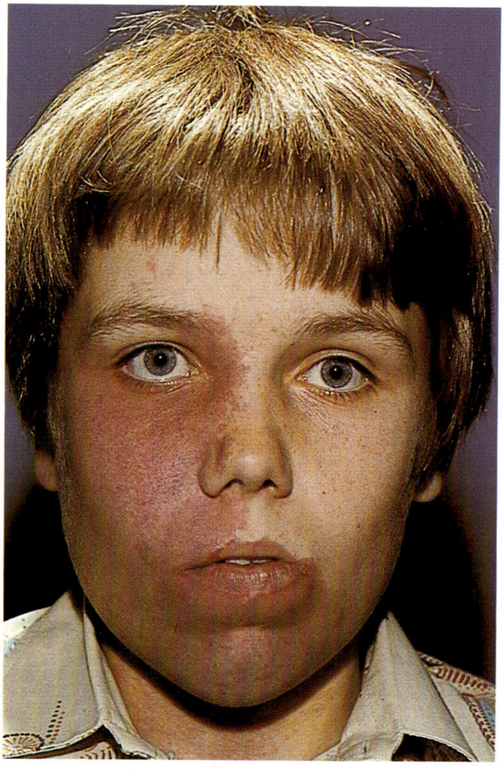

Abb. **347** Naevus flammeus.

o.ä. abgekommen und hat sich überwiegend der Applikation wasser- und kußfester Make-ups („Cover mark") zugewandt. Neuerdings: Versuche mit Laser-Strahlern.

Naevus araneus

Synonyma: Spider naevus, Spinnenmal, Sternchenangiom.

Hierbei handelt es sich – nicht selten bei sonst völlig normalen Personen – um eine *papuloramöse Teleangiektasie*, die ab einer gewissen Größe – in ziemlichem Gegensatz zu den Verhältnissen beim Morbus Osler – ein pulsierendes Zentralgefäß aufweisen kann (Abb. **348**).

Ätiopathogenetisch ist beim Erwachsenen die Assoziation mit Hepatopathien, Malnutrition oder Gravidität bedeutsam.

Therapie:

Das Vorgehen der Wahl besteht – bei nicht zu großer zentraler Arteriole – in der Elektrokoagulation, sonst Excision, falls überhaupt eine Therapie erforderlich ist.

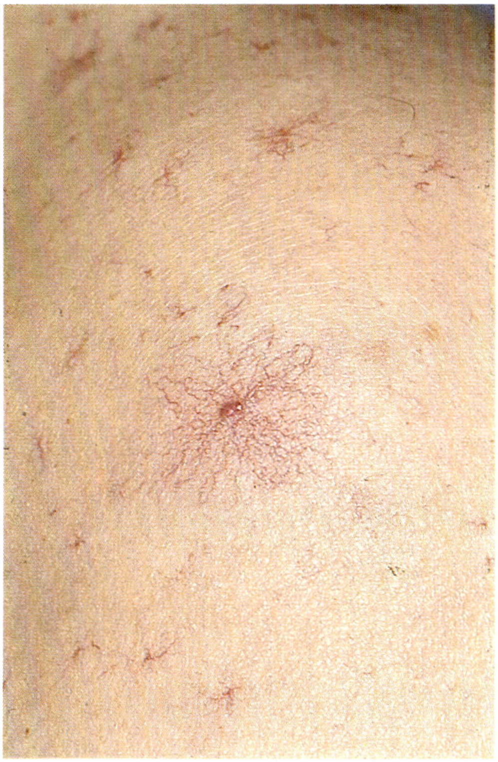

Abb. **348** Naevus araneus.

Kavernöse Hämangiome

Synonyma: Blutschwämme, Strawberry Marks, Kavernome.

Als eigentliche Gefäßsproßgeschwülste von großer spontaner Rückbildungstendenz sind beim Kleinkind, und zwar deutlich mehr bei Mädchen als bei Knaben, die *kavernösen Hämangiome* aufzuführen, die entweder *planotuberös* oder *tuberonodös* anmuten. Der Hauptsitz dieser Gebilde sind Stamm und Kopf, aber auch Handwurzelgegend oder die Genitalregion. Erblichkeit ist nicht anzunehmen (Abb. **349a** u. **b**).

Therapie:

Die Behandlung besteht in der Abwartung einer etwaigen Spontaninvolution über gewisse Zeit hin. Nur bei exzessivem Wachstum wird man heute eine alsbaldige Exzision oder eine hemmende (d.h. niedrig dosierte) Strahlenbehandlung vertreten können, da letztere im Knochen etwa 6–7mal stärker zur Resorption gelangt als in Haut und Unterhaut. Lediglich kosmetisch abstoßende hautsackartige Überbleibsel eines Hämangioms wird man schließlich chirurgisch beseitigen. Die systemische Anwendung von Cortison, die an sich hochwirksam ist, muß schon im Hinblick auf die allgemeine Wachstumshemmung nur wirklich ausgedehnten Hämangiomatosen vorbehalten bleiben.

Blue rubber-bleb nevus-Syndrom

Synonym: „Blauer Gummiblasennävus".
Die vitale Bedeutung dieser *viszerokutanen Hämangiomatose* liegt in der Möglichkeit gastrointestinaler Massivblutungen (Hämatemesis oder Meläna) oder in Sickerblutungen, die zu einer sekundären (Eisenmangel-)Anämie führen können.
Das *Kasabach-Merritt-Syndrom* umfaßt die Kombination von Riesenhämangiomen (auch viszerale Lokalisation) im Verein mit thrombozytopenischer Purpura. Bei einigen Beobachtungen lag darüber hinaus auch ein Defibrinierungssyndrom vor.

Glomustumoren

Die Glomustumoren, die zu den wenigen *schmerzhaften Hauttumoren* (ähnlich manchen Neurinomen, ferner dem Leiomyom und ek-

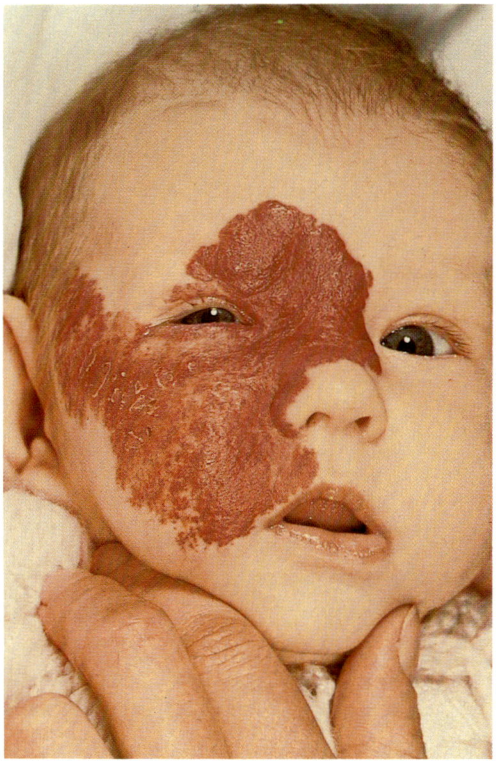

a

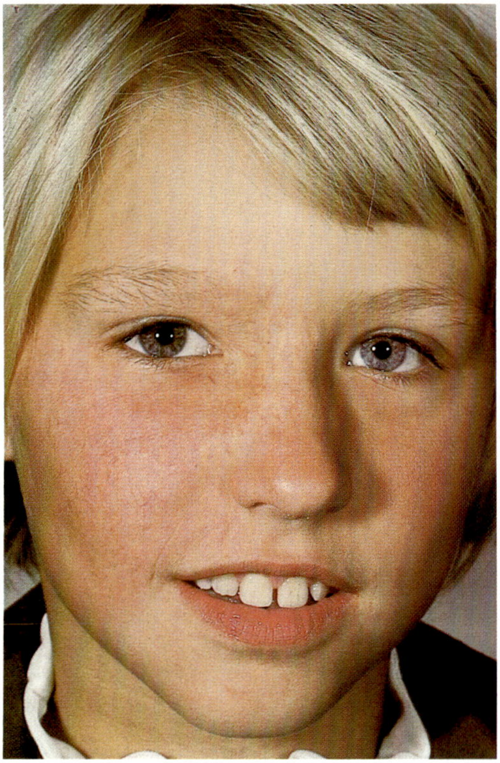

b

Abb. **349 a** u. **b** Spontan abgeheiltes Säuglingshämangion.

krinen Spiradenomen) zählen, entsprechen z.T. einem *Angioma neuromyo-arteriale.* Isoliert (akral, Fingerbeeren) kommen sie erst bei Erwachsenen vor, während multiple und dann weniger durch Schmerzsensationen ausgezeichnete Manifestationen sich gelegentlich schon bei Kindern systematisiert entwickeln können. Frauen werden von den solitären Glomustumoren, Männer von den multiplen Glomustumoren bevorzugt.
Eine *Therapie* ist nur durch Exzision möglich.

Granuloma teleangiectaticum pediculatum benignum

Synonyma: Botryomykom, pyogenes Granulom, eruptives Angiom, infektiöse Granulationsgeschwulst.

Dieses Granulom bietet sich als ein dunkelfleischrotes, überwiegend schmal-, mitunter auch breitbasig aufsitzendes Gebilde dar, das nach Erreichung einer gewissen Größe ohne merkliche Involutionstendenz stationär bleibt und von einer (partiellen) Schuppenkrause umgeben sein kann. Vorzugssitz sind Lippen, das Gesicht überhaupt, aber auch die Hände (Abb. **350**). Solitäres Vorkommen ist die Regel, satelliten- oder spritzerförmige Aussaat eine große Seltenheit. Bei dieser Geschwulst, die einem blutreichen Granulationsgewebe entspricht, handelt es sich eigentlich um ein eruptives Angiom, dessen Entstehung und Wachstum durch Traumatisierung und sekundäre Infektion bedingt wird. Eine Geschlechtsprädilektion besteht nicht; es kann in jedem Alter auftreten, jedoch fraglos am häufigsten bei Kindern. Eine endgültige Beseitigung ist nur durch die Exzision möglich.

Lymphangiome

Ähnlich wie bei den Hämangiomen werden bei den Lymphgefäßgeschwülsten das *Lymphangioma simplex* (träubchenförmige, fischlaichartige Bläschen, bei Anstich Austritt milchiger

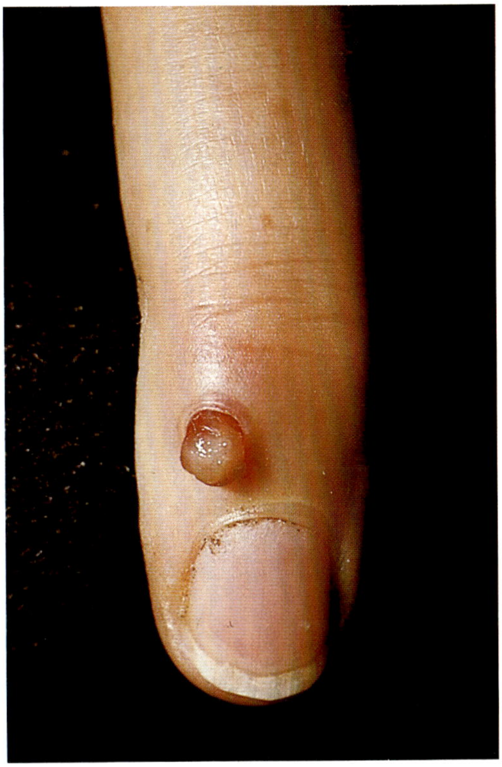

Abb. **350** Pyogenes Granulom.

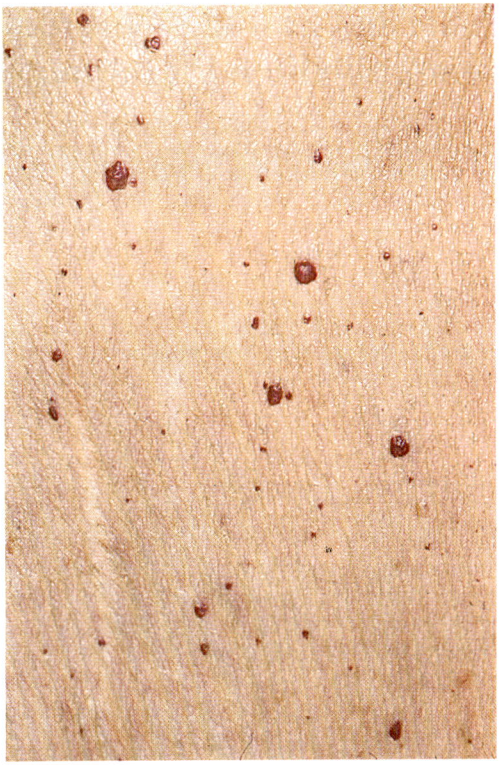

Abb. **351** Angiomata senilia.

Lymphflüssigkeit, aber auch von Blutbeimengungen), das *Lymphangioma cavernosum* (wasserkissenartige, evtl. blaurötlich durchschimmernde „Tumoren" z. B. an Lippen, Zunge oder Genitale) und schließlich das *Lymphangioma cysticum* (von meist submaxillärem Sitz) differenziert. Die Lymphangiome neigen im Gegensatz zu den Angiomen kaum zu spontaner Rückbildung. Sie finden sich meist im Kopf-Hals-Bereich.

Angiomata senilia

Synonyma: De Morgan's spots, Teleangiectasia papulosa disseminata, Point rubis.

Die klinisch bedeutungslosen (!) senilen Angiome beginnen als flohstichartiger roter „Punkt" und bieten sich schließlich pfefferkornartig, also kavernös dar, ohne daß indes von ihnen wie etwa von den Nävi aranei Spinnenarme ausgingen (Abb. **351**). Schließlich liegt, entsprechend der endgültigen Kapillarektasie, die nach initialer Kapillargefäßsprossung in der Endphase die Szene beherrscht, im makroskopischen Erscheinungsbild ein schlaffes, dunkelblaurotes Gebilde vor, das sich mehr oder weniger durch Druck leicht ausstreichen läßt.

Als von vornherein schlaffe und auch meist etwas größere, *senile Angiome* gibt es – neben dem seltenen Vorzugssitz am Rumpf – solche auch am freien *Lippenrand.*

Essentielle Teleangiektasien

Hierbei haben wir auf die Entfernung hin flächenhafte Erythemareale vor uns, die sich aber näherem Zusehen als Anhäufungen von dicht nebeneinanderstehenden Endgefäßerweiterungen, speziell an den Extremitäten finden und entweder angeboren sind oder sich erst später entwickeln.

Nävi und nävoide Syndrome (einschließlich Phakomatosen)

Der *Begriff „Nävus"* umfaßt ganz allgemein mehr oder weniger umschriebene Fehlbildungen auf keimplasmatischer Grundlage. Während die wichtigsten Nävi, die Nävuszellnävi (s. dort) dysontogenetische Geschwülste im Sinne von Hamartomen mit hochdifferenzierter Struktur darstellen, ist an dieser Stelle besonders auf jene *angeborenen* oder *tardiven Fehlentwicklungen* der Haut einzugehen, die durch ein Übermaß, weniger auch durch ein Minus an einem oder mehreren Gewebsbestandteilen oder aus einem Zuviel an nicht ausgereiftem Gewebe bedingt sind.

Nävi spili, Lentigo

Die Nävi spili sind umschriebene Melaninanhäufungen in der Basalzellinie ohne Nävuszellen, die aber – im Gegensatz zu den „Sommersprossen" – wie die sogenannten „Altersepheliden" ganzjährlich bestehen. Als Lentigo bezeichnet man ähnliche Nävi, bei denen zusätzlich die Elongation der Reteleisten ins Auge springt.

Nävus anaemicus

Ein Nävus anaemicus bietet sich begrenzt zakkig, speziell im vorderen Brustbereich dar, wobei die stärkere Kontrastierung gegenüber der Umgebung nach Reiben charakteristisch ist. Seine Ursache ist wohl am ehesten in einer mangelhaften Erweiterungsfähigkeit der Gefäße zu erblicken. Er kommt gehäuft bei (abortivem?) Morbus Recklinghausen oder Morbus Pringle vor.

Phakomatosen

(Phakós = Mal, Linse.) Hierunter versteht man einen Symptomenkomplex von Fehlbildungen, die im übrigen recht häufig im Verein mit Augenveränderungen auftreten. In erster Linie versteht man darunter die:

Bourneville-Pringle-Phakomatose

Zu dem, überwiegend regelmäßig autosomal-dominant vererbten Merkmalsbilde, zählen die *tuberöse Hirnsklerose* (Basalganglien!, „Epiloia") sowie weitere Hamartome in Augen, Nieren, Herz und Hirn (Anfallsleiden!). Das dermatologische Kardinalzeichen ist das *Adenoma sebaceum* (symmetricum) mit exquisit nasolabialem Sitz (Abb. **352a**). Die dieser Merkmalskombination eigene Neigung zu Bindegewebsvermehrungen zeichnet sich zudem in knotigen, perigingivalen Wucherungen („Makrulie") (Abb. **352b**), perri- und subungualen Fibromen („*Koenen-Tumoren*") (Abb. **352c**), sowie in lumbosakralen „Pflastersteinnävi" (Abb. **352d**) bzw. *Bindegewebsnävi* ab. Bisweilen trifft man auf blattförmige Entpigmentierungen (white leaf macules).

Recklinghausen-Neurofibromatose

Diese androtrope, vielgestaltige Phakomatose geht vom Nervensystem aus. Bedingt durch ein autosomal-dominantes Gen mit unterschiedlicher Ausdruckskraft (jedoch auch Manifestationen infolge des fördernden Einflusses von Graviditäten, Infektionskrankheiten o.ä.) haben wir phänomenologisch ein Nebeneinander von Tumoren (Neurinomen, *Neurofibromen*) und fleckförmigen *Pigmentierungen* vor uns (Abb. **353, 354**). Kleinere Recklinghausen-Tumoren lassen sich wie ein *Klingelknopf* eindrücken („signe de cachet") und schnellen nach dem Loslassen wieder empor. Bisweilen folgen die Knoten einer peripheren Nervenausbreitung oder formen eine wammenartige *Lappenelephantiasis* (Abb. **355**). Die großen Pigmentierungen sind meist glattrandig und milchkaffeefarben (Café-au-lait-Flecken mit Riesenmelanosomen), wohingegen kleinere zwar mehr ephelidenähnlich oder gezackt und dunkler getönt anmuten. Finden sich mehr als 6 solcher „Nävi spili" axillär, so sollte Verdacht auf die Existenz eines Morbus Recklinghausen geäußert werden. Isolierte Manifestationen beziehen sich insonderheit auf den N. acusticus oder des N. opticus, ferner auf Lid, Vulva und den Magen-Darm-Trakt sowie das Skelett (Kyphoskoliose, Zysten, Periostosen o.ä.). Gelegentlich kann ein Neurofibrom auch sarkomatös degenerieren (Neurofibrosarkom). Schließlich kommt dem Recklinghausen-Kranken ein schläfrig-melancholischer Aspekt seines ferner oft asymmetrischen Gesichts zu.

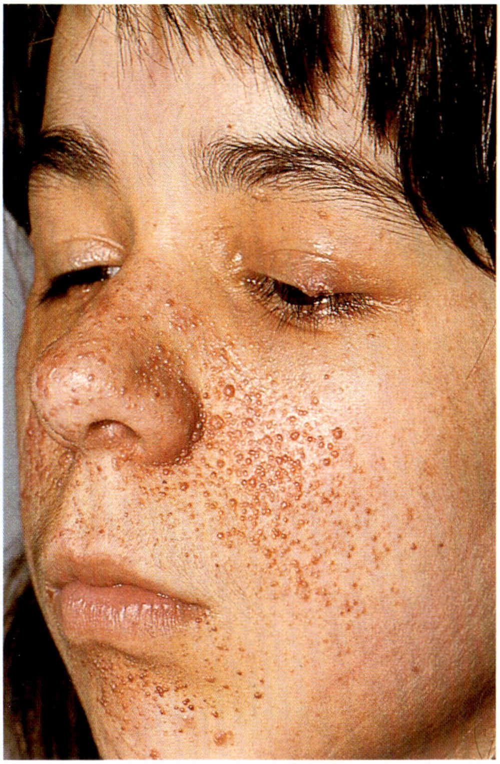

a

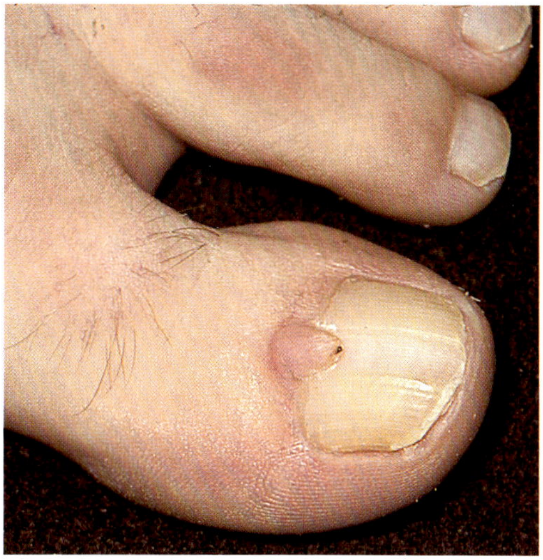

c

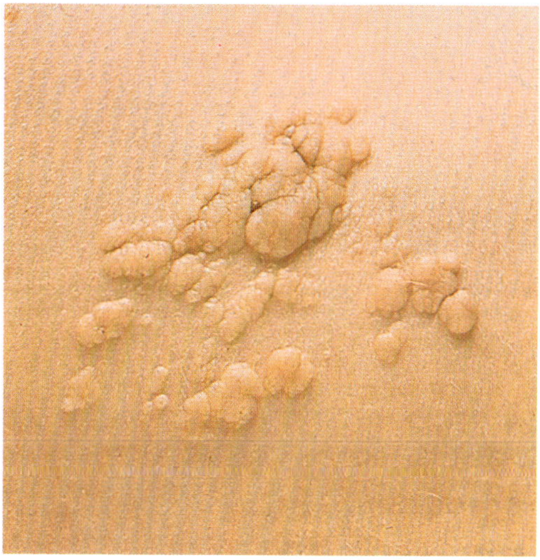

d

Abb. **352 a–d** Morbus Pringle. **a** Adenoma sebaceum symmetricum. **b** Makrulie. **c** Koenen-Tumor (periunguales Fibrom). **d** Pflastersteinnävus.

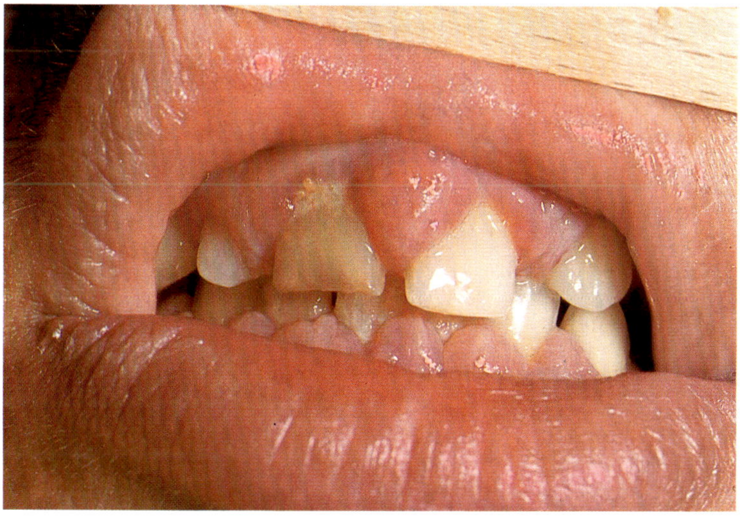

b

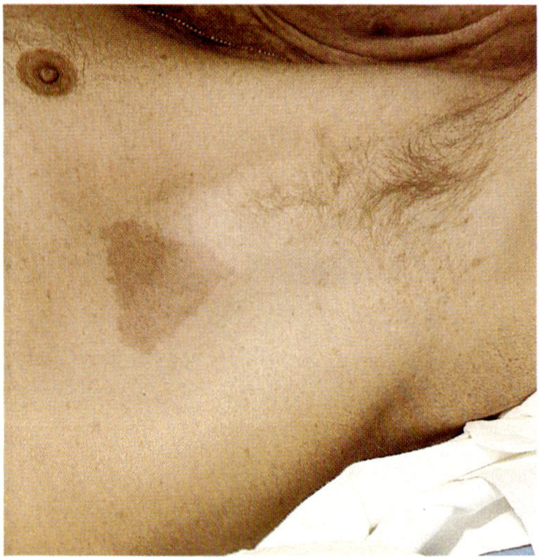

Abb. **353** Recklinghausen-Neurofibromatose. Café-au-lait-Fleck.

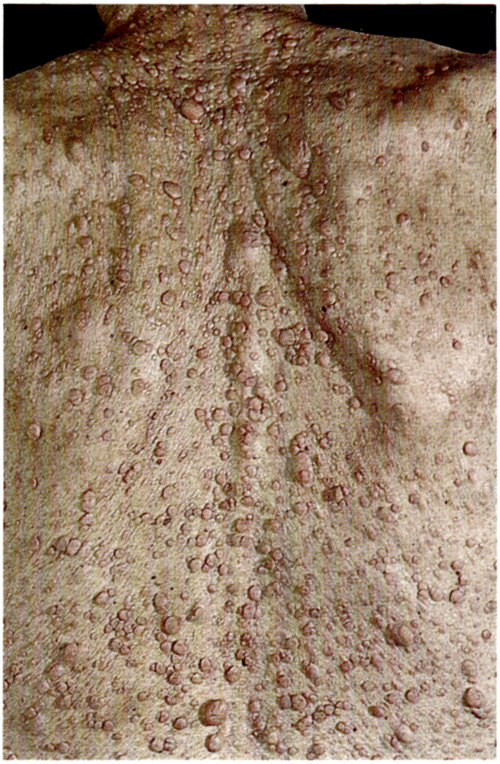

Abb. **354** Neurofibromatose.

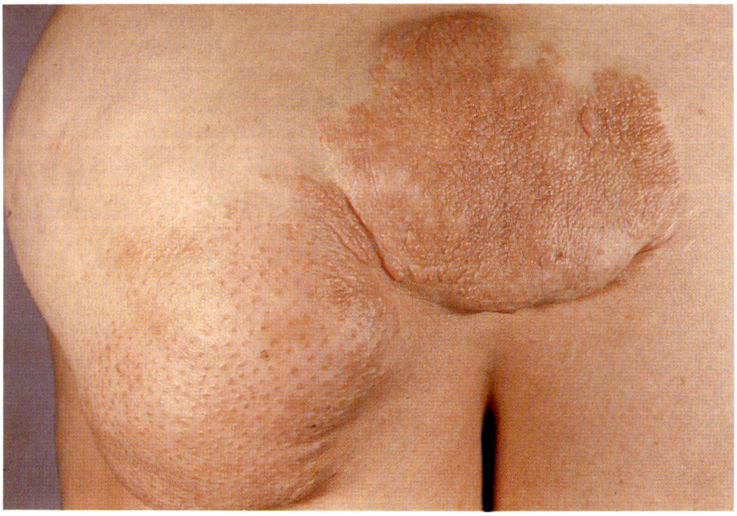

Abb. **355** Neurofibromatose. Lappenelephantiasis.

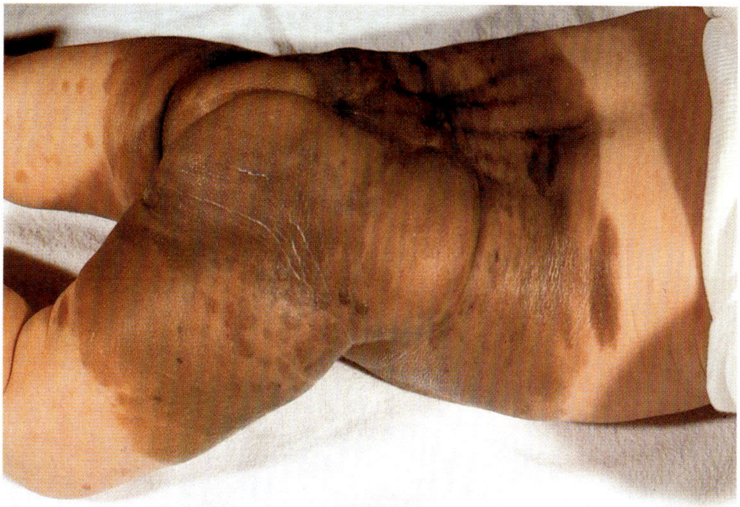

Abb. **356** Melanophakomatose.

Melanophakomatosen

Pigmentfleckenpolypose (Peutz-Jeghers-Klostermann-Syndrom). Auch bei dieser Malkrankheit stoßen wir abermals auf epheliden-artige, aber perioral radiär orientierte Melaninflecken. Zu einer derartigen Phakomatose zählt ferner eine hauptsächlich den Dünndarm betreffende *Darmpolypose* (Invaginationen, Blutverlust, sekundäre Anämie). Indessen scheint die Degenerationstendenz solcher polypöser Darmhamartien bei der Pigmentfleckenpolypose nicht sehr hoch zu sein.

„Melanoblastosis neurocutanea" (neurokutane Melanosis Touraine), „Nävus fusco-coeruleus-ophtalmomaxillaris" (Ota). Bei ersterer stehen tierfellartige Pigmentmäler (Nävi pelliti) zusammen mit Alterationen des ZNS (Wasserkopf, Hirnanfälle) im Vordergrund des Erscheinungsbildes. Der *Ota-Nävus* ist eine Art „Mongolenfleck" an Sklera, Lid, Stirn und Wange.

Die *Angiophakomatosen* sind bei den „Angiomen" abgehandelt.

Systematisierte Nävi

Ihr Hauptvertreter ist in Gestalt hyperkeratotischer, verruköser oder ichthyosiformer, bandförmiger resp. striärer Formationen die sog. *„lineare Dermatose"* (Abb. **357**), der allerdings (feingeweblich) auch ein derartig strichförmiger Lichen simplex, Lichen ruber, ein „Ekzem" oder eine Psoriasis vulgaris zugrunde liegen können. Metamere Beziehungen werden meist nur vorgetäuscht. Für gewöhnlich sind derart gestaltete, weiche oder harte Nävi ferner halbseitig systematisiert, was speziell für die sog. *Komedonennävi* gilt.

Histologisch sind die linearen epidermalen Nävi im übrigen durch eine besondere, sog. granulöse Degeneration ausgezeichnet.

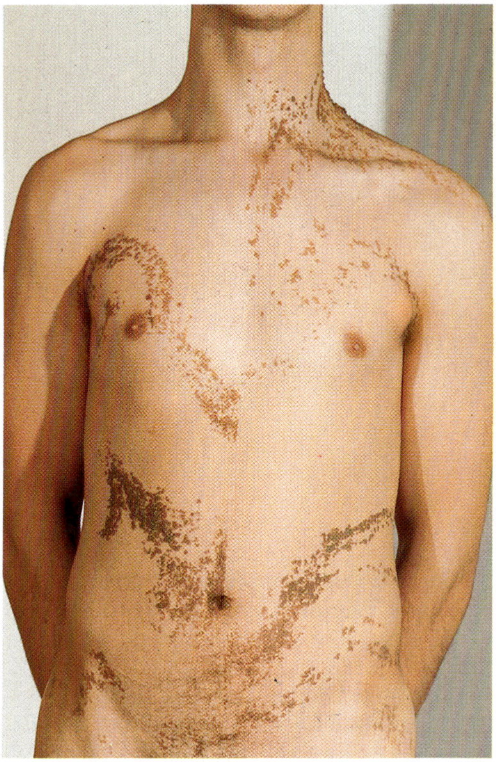

Abb. 357 Systematisierter Nävus.

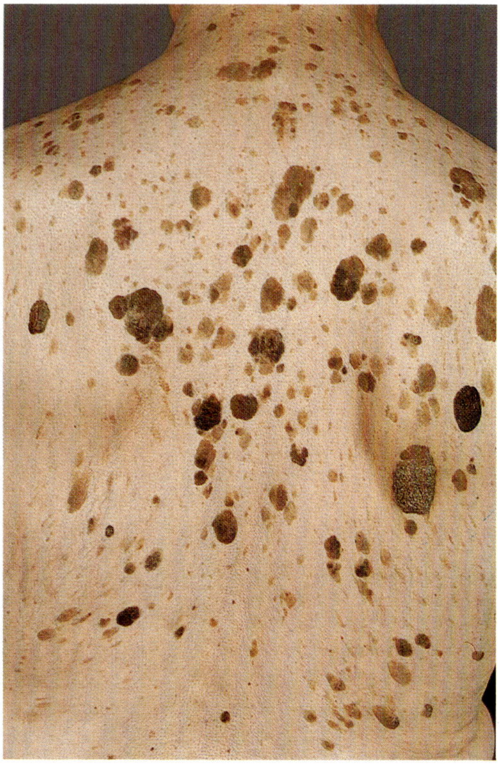

Abb. 358 Seborrhoische Warzen.

Weitere benigne Tumoren

Verruca senilis (seborrhoica)

Es handelt sich bei der senilen Warze um eine basaliomähnliche Epidermishyperplasie („Basalzellpapillom"). Ein solches Gebilde, welches sich mithin aus basalzellähnlichen Keratinozyten entwickelt, bietet sich makroskopisch als eine, häufig multiple und der Spaltlinienrichtung der Haut folgende, disseminierte, am Rücken oder im Gesicht lokalisierte, im einzelnen schmutziggelbe oder melanindunkle, pilzhutförmige, krümelige oder grobhöckrige und dann mit keratotischen Pfröpfen versehene Veränderung dar. Große („akanthotische") Einzelexemplare finden sich vornehmlich temporal. *Entartung* scheint offensichtlich nicht vorzukommen.

Feingeweblich treffen wir bei der Verruce senilis auf ein epitheliales Netzwerk, welches Koriuminseln einschließt. Darüber hinaus sieht man häufig Zysten bzw. Pseudozysten sowie „akanthotische" oder „adenoide" Variationen. Der plötzlichen Eruption zahlreicher (!) seborrhoischer Warzen soll paraneoplastische Bedeutung („Symptom von Leser-Trélat") zukommen, was aber keinesfalls unbestritten ist. *Therapeutisch* werden seborrhoische Warzen am besten mit dem scharfen Löffel abgekratzt oder abgeschliffen.

Zysten

Während zahlreiche benigne Tumoren der Epidermis, wie etwa das Klarzellakanthom, Fibrofollikulom o.ä., nur histologisch sicher zu bestimmen sind und deshalb hier nicht abgehandelt werden, sind *Zysten* d.h. derartige Hornmaterial enthaltende und von einer Plattenepithelwandung oder Follikelepithel (Tri-

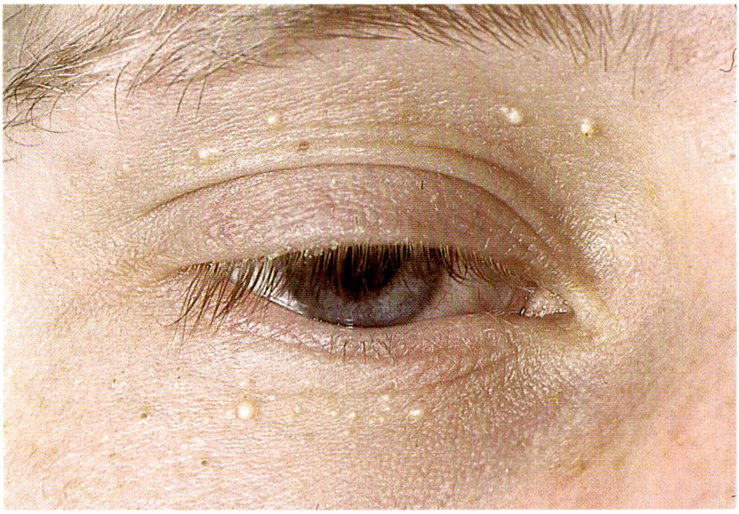

Abb. **359** Milien.

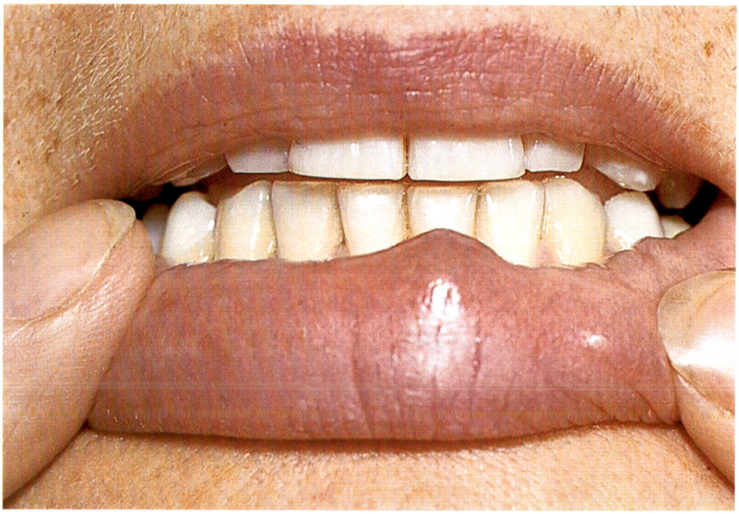

Abb. **360** Schleimspeichelgranulom.

cholemmome) umgebene, knotige, prallelastische oder fluktuierende Gebilde als solche durchaus ansprechbar. Sie kommen entweder durch Retention oder als echte Neubildung zustande. Familiäre Häufung findet sich besonders beim *Atherom* (Grützbeutel, Balggeschwulst) im Kopfbereich.

Milien, Schleimhautzysten

Milien (Gruta) finden sich überwiegend gruppiert an den zwei oberen Gesichtsdritteln und zwar als metallstecknadelkopfgroße, harte Körnchen (Hautgrieß) (Abb. **359**). Sekundär entwickeln sie sich beispielsweise nach Verbrennungen oder nach blasigen Abhebungen (Epidermolysis bullosa, Porphyria cutanea tarda o.ä.).

Schleimhautzysten begegnet man als bis fingerkuppengroße Vorwölbungen vor allem an der Unterlippe, wobei histologisch überwiegend ein sog. *Schleimspeichelgranulom* zu diagnostizieren sein wird (Abb. **360**).

Nävi sebacei

Auch diese Hamartome zeigen einen charakteristischen Aspekt: Handelt es sich doch bei einem solchen *Talgdrüsennävus* um einen umschriebenen, annähernd runden oder strichförmigen Herd von fester Konsistenz und kennzeichnendem *gelblich* bis bräunlichen Ton sowie *körniger,* weniger warzenförmiger also etwas grober *Oberfläche.* In seiner Nachbarschaft entwickelt sich im Kopfbereich mitunter ein Basaliom.

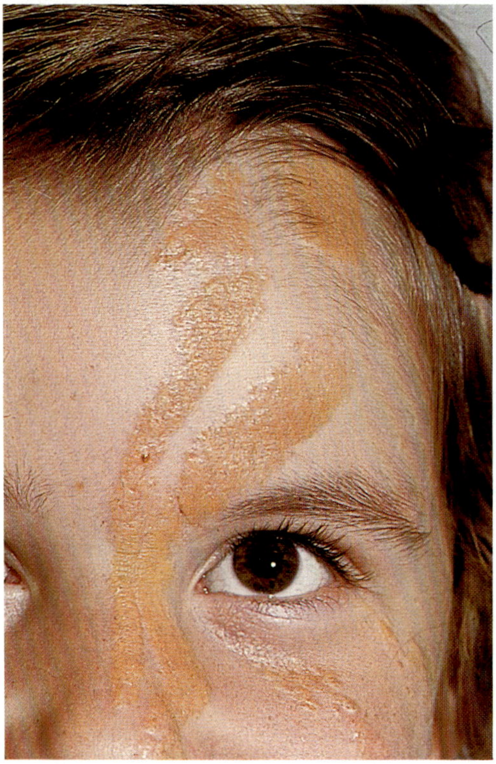

Abb. **361** Naevus sebaceus.

Bei *systematisierter Ausweitung* von *Talgdrüsennävi* ist die Kombination mit Dysplasien am Auge, wie etwa Kolobomen oder Dermoidzysten, ossalen Schädelveränderungen und/oder Hirnkrämpfen mehrfach beobachtet worden. Bei der *umschriebenen senilen Talgdrüsenhyperplasie,* die früher auch als *Adenoma sebaceum asymmetricum* bezeichnet wurde, finden sich – mehr bei Männern als bei Frauen – im oberen Gesichtsbereich solitäre oder zahlreiche, am ehesten mit einem kleinen Basaliom verwechselbare, weißgelbliche bis bräunliche Knötchen, die zentral gedellt sind und unter der Lupe den Aufbau aus feinen gelblichen „Pünktchen" erkennen lassen (Abb. **362**).

Hidrozystome u. ä.

Auch diese gutartigen Tumoren mit ekkriner oder apokriner Differenzierung sind kleine, nur wenige Millimeter große, kuppelartig sich vorwölbende Knötchen im oberen Gesichtsbereich (Nasenflügel!). *Apokrine Zystadenome* finden sich allerdings auch an Kopf, Hals oder parasternal.

Ein seit langem bekannter eigenständiger, u. U. auch makroskopisch bereits erfaßbarer, benigner Schweißdrüsentumor ist das *Syringozystadenoma papilliferum,* welches ebenfalls den oberen Gesichtsbereich und vor allem den Kopf bevorzugt. In seiner Nachbarschaft fin-

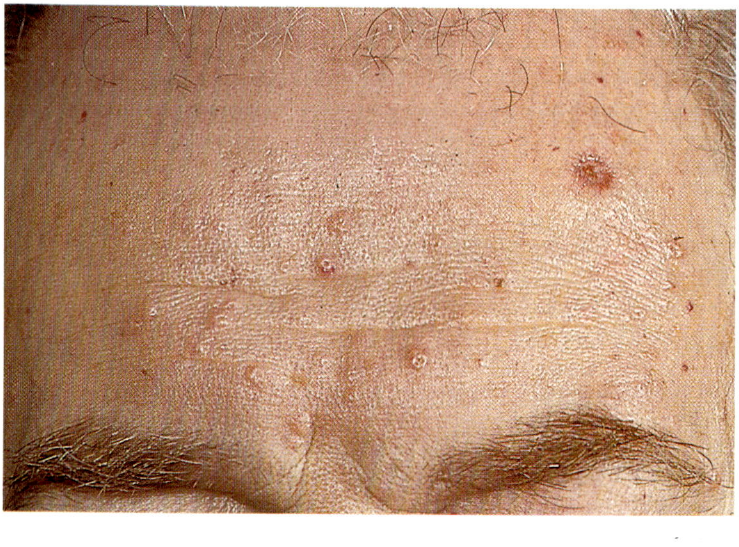

Abb. **362** Adenoma sebaceum asymmetricum (senile Talgdrüsenhyperplasie).

den sich mitunter Nävi sebacei oder ein Basaliom; auch zentralnervöse Anomalien können assoziiert sein.

Syringome

Für diese benignen Tumoren wird überwiegend die Entwicklung von ekkrinen, gelegentlich auch von apokrinen Schweißdrüsenanteilen erörtert. Makroskopisch handelt es sich um recht charakteristische, mehr oder weniger hautfarbene, halbkugelige Knötchen, die u. U. gewisse Gefäßerweiterungen aufweisen. Sie entwickeln sich erst peripubertär oder noch später (periorbitale Syringome) und bevorzugen grundsätzlich die obere Körperhälfte (mit Ausnahme des Rückens).

Ekkrine Porome

Das ekkrine Porom findet sich überwiegend an den *Fußsohlen* und erinnert makroskopisch an eine seborrhoische Warze oder ein pyogenes Granulom, vielleicht manchmal auch an ein achromes Melanom. Während histologisch Ähnlichkeit vor allem zum Basalzellepitheliom gegeben ist, steht nosologisch dieser Tumorsorte das *Hidroakanthoma simplex* nahe, welches sich nesterförmig intraepidermal entwickelt. Weniger reife Porome heißen auch *Poroepitheliome*, bei Entwicklung zum ausgesprochen Malignen hin *Porokarzinom*.

Ekkrine Spiradenome

Diese, von ekkrinen Schweißdrüsen sich aus entwickelnden Tumoren sind aufgrund ihrer mitunter sehr ausgeprägten *Schmerzhaftigkeit* erwähnenswert. Auch sie bevorzugen die obere Körperhälfte (Schulterregion!) und wurden an Handtellern und Fußsohlen, in der Achsel und am Genitale dagegen bisher kaum beobachtet. Sie sind im allgemeinen etwa erbsgroß, hautfarben oder bläulich und treten zunächst überwiegend singulär sowie tiefsitzend in Erscheinung.

Feingeweblich finden sich sowohl solide wie tubuläre Substrate.

Tumoren der glatten Muskulatur (Leiomyome)

Die Leiomyome kommen im Hautbereich (Abstammung: Arrektorenmuskulatur, Gefäßmuskulatur oder Tunica dartos) solitär oder multipel vor. Kennzeichnend ist ihre *Schmerzhaftigkeit*, wofür z. B. Berührung, Kälte oder Koffein über eine Muskelkontraktion (?) auslösend wirken. Phänomenologisch handelt es sich um singuläre oder multipel aggregierte, stecknadel- bis fingerkuppengroße, derbe Halbkugeln von überwiegend subkutaner Lokalisation.

Hautendometriose

Heterotopes, der Uterusschleimhaut entsprechendes Gewebe kann sich über Jahre hindurch langsam in Gestalt von bläulichen oder hauttransparenten, derb-weichen Knoten entwickeln, die mitunter intramenstruelle Hämorrhagien aufweisen und vorzugsweise im Nabelgebiet vorkommen. Maligne Degeneration ist zwar die Ausnahme, trotzdem wird die gelegentliche operative Entfernung – schon zur Sicherung der Diagnose – erforderlich sein.

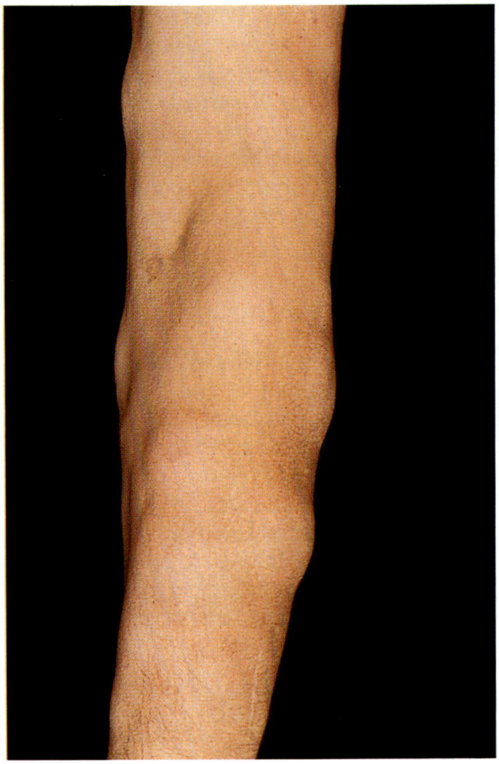

Lipome

Lipome stellen sich klinisch als weiche, elastische, gelappte oder verzweigte („arboreszierende“) kutane oder subkutane Gebilde dar (Abb. **363**). Träger multipler Lipome weisen nicht selten eine peripher-hypotone Kreislaufeinstellung (mit Kollapstendenz bei ungewohnter, plötzlicher Belastung) auf. Bei bis apfelgroßen Fettgeschwülsten an Nacken, Schulter oder Achseln denke man auch an die Möglichkeit eines *braunen Lipoms („Hibernom“).*

Schließlich kommen symptomatologisch Lipome beim *Gardner-Syndrom* und bei flächenhaften Palmoplantarkeratosen vor.
Als *Nävus lipomatosus cutaneus superficialis* versteht man eine überwiegend einseitige, gelbliche Knotengruppe, hauptsächlich im Oberschenkelbereich. Vergleichbare, indes histologisch nicht völlig identische Formationen kommen bei der *fokalen dermalen Hypoplasie,* beim *Goltz-Syndrom,* vor.

Abb. **363** Lipome.

Neurogene Tumoren

Auch die Tumoren dieser Gruppe sind klinisch nur vermutungsweise als solche anzusprechen und mithin erst feingeweblich sicher bestimmbar. Echte *Neurome* (Ganglioneurome) kommen singulär oder multipel sowie in verschiedener Größe und zwar bis etwa der einer Faust und prallelastischer Konsistenz vorzugsweise in der Subkutis vor und sind makroskopisch am ehesten mit einem Lipom oder Fibrom verwechselbar. Die ebenfalls singulär oder multipel auftretenden *Rankenneurome* sind häufig streifenförmig angeordnet. Sie sind ferner mitunter mit einem Schilddrüsenkrebs oder einer Lentiginose in der Gesichtsmitte vergesellschaftet.
Die *Neurinome,* die auch als *Schwannome* oder *Neurolemmome* bezeichnet werden, scheinen bei Frauen häufiger als bei Männern vorzukommen und bevorzugen Stirn, Nacken, Extremitäten, aber auch die Zunge. Palpatorisch imponieren sie teigig ödematös.
Die *Neurofibrome* können ebenfalls nur singulär vorhanden sein und sind besonders bei neuroektodermalen Syndromen geläufig. Ein klassisches Beispiel für solche diffuse Neurofibrome stellt die wammenartige Pachydermozele, die Lappenelephantiasis, bei der Recklinghausen-Neurofibromatose dar.
Als *neurogene Überschußbildungen* von teilweisen dolentem Verhalten und knötchenförmigen Aspekt sind schließlich noch die *Amputationsneurome* und im dermatologischen Krankengut die neuromatöse Hyperplasie bei der Prurigo nodularis zu nennen.

Myoblastenmyom

Synonyma: Abrikossoff-Tumor, granuläres Neurom

Dieser meist solitär bestehende und früher teilweise den Histiozytomen zugerechnete Tumor kann grundsätzlich überall an der Haut oder der Schleimhaut als breitbasig aufsitzender, derb-elastischer Tumor in Erscheinung treten, wobei er für gewöhnlich am ehesten einem Fibrom oder Dermatofibrom, aber auch einem Xanthom ähnlich sehen kann.

Das *Feingewebssubstrat* besteht aus synzytial verbundenen, spindelförmigen, blasig ballonierten Zellen mit körnigem Zytoplasma. Größere Granula können PAS-positiv sein. Besonders charakteristisch ist die über dem nicht abgekapselten Tumor meist deutlich ausgeprägte, hirschgeweihartige, pseudoepitheliomatöse Epithelwucherung.

Gutartige Neubildungen des Bindegewebes

Histiozytome

Synonyma: Nodulus cutaneus, Fibrome en pastille, noduläre subepidermale Fibrose, sclerosing angioma, Dermatofibroma lenticulare.

Sie imponieren als erbsgroße, ovale, manchmal etwas plattenartig einsenkbare und ausgesprochen derbe Knoten. Sie sind ferner mehr oder weniger hautfarben bis bräunlich, bei Fettspeicherung auch gelblich, bei Hämosiderineinlagerung schwärzlich bis schwarz und demgemäß dann melanomähnlich. Wesensmäßig sind die Histiozytome entweder Zellneubildungen oder der Endausgang einer Entzündung im Gefolge irgendeiner Traumatisierung (Kratzen). Die Prädilektion für sie stellen die unteren Extremitäten. Sie finden sich hauptsächlich bei älteren Personen, speziell Frauen.

Histologie

Histologisch begegnen wir einer unscharf begrenzten, manchmal auch wirbelförmig angeordneten Anhäufung aus Bindegewebszellen, an der von Fall zu Fall unterschiedlich Gefäße teilhaben und bei der Schaum- oder Riesenzellen vorkommen. Mitunter ausgeprägte Hämosiderinspeicherung sowie nicht selten auch Epidermisproliferation mit parakeratotischer Hyperkeratose oder von Basaliomähnlichkeit über dem Herdbereich.

Pseudosarkomatöse Histiozytome sind – namentlich im Gesichts- und Kopfbereich – als *atypische Fibroxanthome* bekannt und können histologisch in Abgrenzung zu einem echten Sarkom mitunter Schwierigkeiten bereiten.

Therapie

Die Therapie besteht, falls die Diagnose makroskopisch nicht sicher zu stellen ist, in der Exzision.

Rezidivierende kongenitale Fibrome bei Kindern

Diese treten fast ausschließlich an Fingern und Zehen und ferner meist im Laufe des ersten Lebensjahres in Erscheinung. Makroskopisch handelt es sich um weiche, elastische, breitbasig protuberierende, solitäre oder auch multiple Knoten, die in die anliegenden Sehnen und Knochenstrukturen einwachsen und nach Exzision häufig rezidivieren können.

Histologie

Histologisch sind für sie der Aufbau aus wuchernden Fibroblasten und Histiozyten und das Vorkommen runder, homogener Körperchen im Zytoplasma mancher Zellen kennzeichnend.

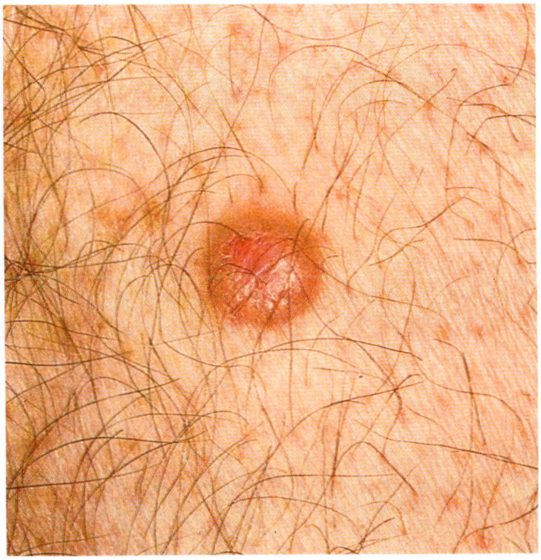

Abb. **364** Histiozytom (Dermatofibrom).

Differentialdiagnose

Differentialdiagnostisch sind die *erworbenen digitalen Fibrokeratome* zu nennen, die ebenfalls breitbasig aufsitzen, aber manchmal von einer Schuppenkrause umgeben sind. Eine weitere Differentialdiagnose betrifft die angeborenen Fingeranhänge, die Ausdruck einer rudimentären Polydaktylie sind. Im Gegensatz zu den Digitalfibromen und den Fibrokeratomen können sie ein papilläres Linienmuster aufweisen.

Nävoxanthoendotheliom

Synonym: Juveniles Xanthogranulom.

Diese (vermutliche) Varietät eines Histiozytoms kann – bei gegebener Lipoidspeicherung – eine gewisse Annäherung zu verschiedenen Formen der Histiozytose X aufweisen. *Makroskopisch* sieht man nahezu durchweg bei Kindern solitäre oder multiple, kuppelförmig sich vorwölbende, mehr oder weniger prall elastische Papeln oder auch Flecke von gelbbraunen oder bräunlichem Ton. *Histologisch* handelt es sich um ein Infiltrat aus Histiozyten, welches aber auch von Lymphozyten und Eosinophilen durchsetzt sein und in seinen oberen Abschnitten Schaumzellen und vornehmlich Riesenzellen vom Touton-Typ aufweisen kann.

Eine *Innenorganbeteiligung* (Bulbus, Iris, ZNS o. ä.) ist selten. Typisch ist eine spontane Involution, so daß man mit einer therapeutischen Exzision, es sei denn zum Zwecke einer etwaig notwendigen diagnostischen Sicherung, durchaus warten kann.

Retikulohistiozytom

Synonyma: Multizentrische Retikulohistiozytose, Lipid-Dermato-Arthritis, Histiozytosis gigantocellularis.

Dieses polytope Syndrom weist im besonderen an Fingern und Händen, weniger oft auch an Armen oder Kopf, gelbrötliche oder hautfarbene, runde, mitunter auch etwas pendulierende, überwiegend feste Knötchen oder Knoten auf. Die zugeordnete Arthritis kann vor Entwicklung der Hautveränderungen vorhanden sein und sich dann progredient verhalten. Nach einem gewissen Krankheitsfortschritt kann nach einigen Jahren ein stationäres Verhalten eintreten.

Laborbefunde

An Laboratoriumsbefunden sind Anämie, Hypercholesterämie sowie eine Erhöhung der BSR zu überprüfen.

Histologie

Histologisch begegnet man als Substrat der genannten Knötchen resp. Knoten einer Anhäufung von Histiozyten sowie Riesenzellen, die durch ein eosinophiles, feingranuliertes Zytoplasma ausgezeichnet sind. Außerdem sind die Histiozyten zur Speicherung vornehmlich von Mucoprotein und Lipiden befähigt.

Differentialdiagnose

Differentialdiagnostisch ist am ehesten eine Verwechslung mit einer hypercholesterinämischen Xanthomatose möglich, der jedoch die ausgeprägte Gelenkbeteiligung fehlt.

Therapie

Therapeutisch werden ACTH, Zytostatika und Immunsuppressiva empfohlen; jedoch sind, wie erwähnt, nicht nur ein stationärer Verlauf, sondern sogar spontane Remissionen möglich.

Bindegewebsnävi

Synonyma: Pflastersteinnävus, Nävus elasticus.

Derartig bezeichnet werden Hamartome des Bindegewebes, die sich vorzugsweise lumbosakral, und zwar vor allem im Zusammenhang mit einem *Morbus Pringle* finden. In solchem Fall sind sie wohl eher bei männlichen als bei weiblichen Personen anzutreffen. Eine weitere geläufige Assoziation ist die mit einer Osteopoikilie, was als *Buschke-Ollendorff-Syndrom* (Dermatofibrosis lenticularis disseminate) bezeichnet wird.

Die singulären Bindegewebsnävi, die sich irgendwo an Stamm oder Extremitäten finden können, sind mehr minder hautfarben oder hellbräunlich und überragen ihre Umgebung nur um ein geringes. Sie sind ferner tiefkutan beweglich, aber mit der Oberhaut meist fest verbunden.

Histologisch handelt es sich bei ihnen um eine nicht allzu auffällige Vermehrung und/oder Schwellung des Kollagens, manchmal auch im Verbund mit einer Hyperplasie der elastischen Fasern.

Osteome

Knochenneubildung kann im Bereich der Kutis sekundär, etwa in Narben oder einigen Hauttumoren, auch innerhalb einer chronischen „Entzündung“, seltener primär, und dann vornehmlich an der Kopfhaut oder im Gesichtsbereich *(Osteosis cutis multiplex)*, vorkommen, wobei die Existenz multipler, hautfarbener und sehr harter Knötchen an die Diagnose denken lassen könnte. Sind derartige Gesichtsosteome noch sehr klein, so können sie mit Milien verwechselt werden, wie überhaupt die Diagnose meist erst bei der histologischen Überprüfung gestellt wird, wenn nicht im Kopfbereich narbige Alopezieherde auf sie aufmerksam machen. Von der Gesichtsosteose werden überwiegend Frauen betroffen.

Syndromatologisch sind das *Gardner-Syndrom* d.h. das Vorkommen von primären Osteomen der Haut neben Fibromen und Sebozystadenomen und einer intestinalen Polypenbildung sowie das *Albright-Syndrom* zu nennen. Bei dieser Osteodystrophia hereditaria haben wir ein Pseudohypoparathyreoismus mit hypokalzämischer Tetanie vor uns, wobei die nanosomen, mitunter auch oligophrenen Merkmalsträger u.a. ferner zahlreiche Ossifikationen im Bereich von Korium oder Subkutis, evtl. im Verein mit Kalzifikationen, aufweisen können.

Maligne Hauttumoren

Epitheliome

Spinozelluläre Karzinome der Haut

Synonyma: Verhornender Plattenepithelkrebs, Kankroid, Stachelzellkarzinom, Spinaliom.

Das spinozelluläre Karzinom der Haut ist die typische maligne Neoplasie der Deckschicht; es wächst infiltrierend und destruierend und kann lymphohämatogen absiedeln. Dagegen kommt es überwiegend nur zu Absiedelungen in die regionären Lymphknoten. Jedoch sind grundsätzlich auch beim Stachelzellkrebs der Haut Fernmetastasierungen möglich.

Alters- und Geschlechtsverteilung

Das spinozelluläre Karzinom kommt etwa 5mal *häufiger bei Männern* als bei Frauen vor. Außerdem scheint die Landbevölkerung gegenüber der städtischen bevorzugt zu werden, was mit der starken aktinischen Exposition der ersten Personengruppe zu erklären sein dürfte. *Altersmäßig* steigt die Morbidität mit zunehmendem Alter an, wobei als Gipfelwerte, mit gewisser Unterschiedlichkeit je nach Lokalisation, das 7.–8. Lebensjahrzehnt zu nennen sind.

Klinik

Unter Bevorzugung der dem Licht ausgesetzten Körperregionen sowie von chronisch vorgeschädigten, namentlich aktinisch verbrauchten Hautbezirken finden sich *flächenhaft infiltrierende, nackt-papilläre* oder *Cornu-cutaneum-artige* Erscheinungsbilder. Speziell aus exophytischen Tumoren kann man nicht selten durch seitlichen Druck fadenartige, gelbliche Gebilde als Krebswürmchen („Hornperlen") exprimieren. Vor allem wird man jedoch speziell bei länger bestehenden und dabei sich offensichtlich rasch weiterentwickelnden, warzigen bzw. papillomatösen, gelbbräunlichen Herdbezirken sowie leicht sanguinolenten Ulzerationen eine solche Verdachtsdiagnose stellen müssen, zumal wenn, wie z.T. bereits erwähnt, entsprechende Vorveränderungen vorliegen, die generell eine *straffe Atrophie* darstellen, so etwa Verbrennungsnarben, chronische Fistulationen, Leukoplakien, eine Röntgenhaut oder aktinische (senile) Keratosen.

Die Hälfte aller spinozellulären *Karzinome im Gesicht* finden sich an der *Unterlippe* (Abb. **365**), die ja der Sonneneinstrahlung ohnehin stärker ausgesetzt ist als das obere Lippenrot (Regel! obere Lippe: Basaliom, Keratoakanthom; Unterlippe: spinozelluläres Karzinom, und zwar vornehmlich an der Grenze zwischen 1. bis 2. Drittel). Gerade bei dieser Lokalisation ist auch die sorgfältige Untersuchung auf etwaig spezifische, submentale und/oder submanibuläre sowie harte und abgesetzte Lymphknotenvergrößerungen erforderlich. Außerdem wird man als Boden wohl eines jeden Lippenkarzinoms in dessen Umgebung das Bild einer chronischen Cheilitis entdecken.

Auch das *Karzinom der Zunge* (Abb. **366**) bevorzugt deutlich das männliche Geschlecht und entwickelt sich in der Regel auf dem Boden einer straffen Atrophie. Wie für alle Karzinome an oder in Nachbarschaft von Körperöffnungen ist die Prognose grundsätzlich schlecht. Das gilt mithin ebenso für die Karzinome des Genitale bei beiden Geschlechtern sowie der Analregion.

Das *Peniskarzinom* (Abb. **367**) ist vorzugsweise ein Plattenepithelkarzinom, welches zu etwa 80% verhornt. Sein Hauptmorbiditätsgipfel liegt im 6. Lebensjahrzehnt, sein Vorzugssitz sind Kranzfurche oder Eichel, weniger der Penisschaft. Offensichtliche Vorboten sind immer wieder eine (speziell kongenitale) Phimose, die chronische Balanitis oder eine chronische Smegmaretention, u.U. aber auch langjährig irritierte spitze Kondylome. Objektiv gegeben sind namentlich Bilder einer erosiven

Balanitis, von Ulzerationen oder „Blumenkohlgewächse". Späte hämatogene Metastasen des Peniskrebses betreffen vornehmlich die Leber und Lungen.
Das primäre *Karzinom der Vulva* (Abb. **368**) bevorzugt das 6. und 7. Dezennium und kann als umschriebene Tumorentwicklung an verschiedener Stelle dieser Region sitzen.
Auch von einem *Plattenepithelkarzinom der Ohrmuschel* (Abb. **369**) werden Männer grundsätzlich häufiger als Frauen befallen. Vorzugssitz ist bei beiden aber im allgemeinen die Helix.

Das spinozelluläre *Karzinom* des *Nagelbetts* trifft man am ehesten an Daumen und Zeigefinger, wobei in der Vorgeschichte chronische Traumatisierungen oder „Entzündungen" so-

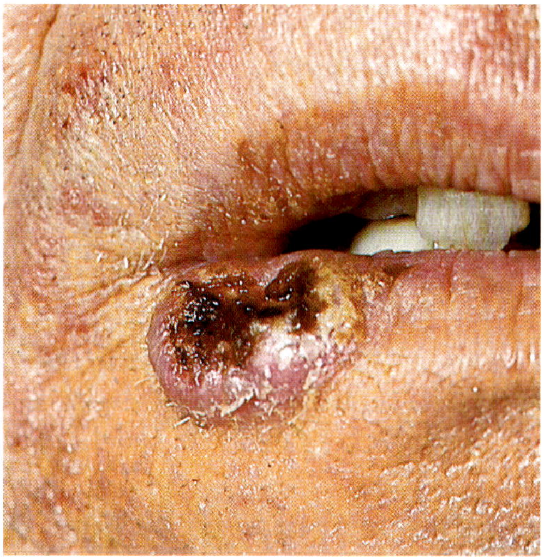

Abb. **365** Spinozelluläres Karzinom der Unterlippe.

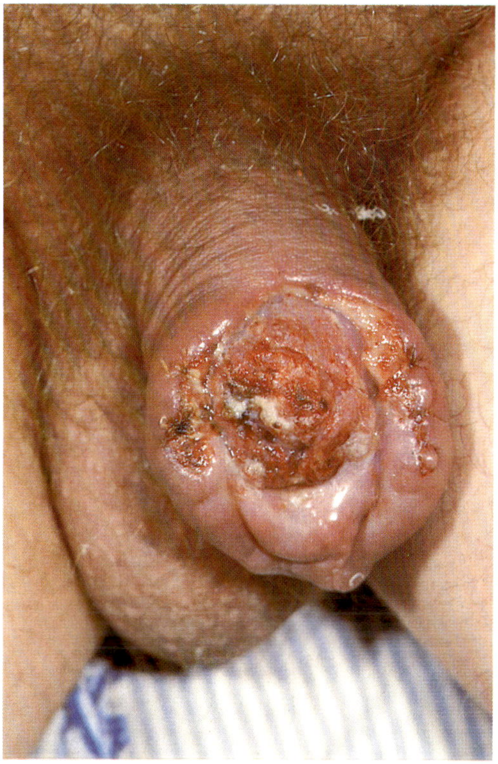

Abb. **367** Spinozelluläres Karzinom der Glans penis.

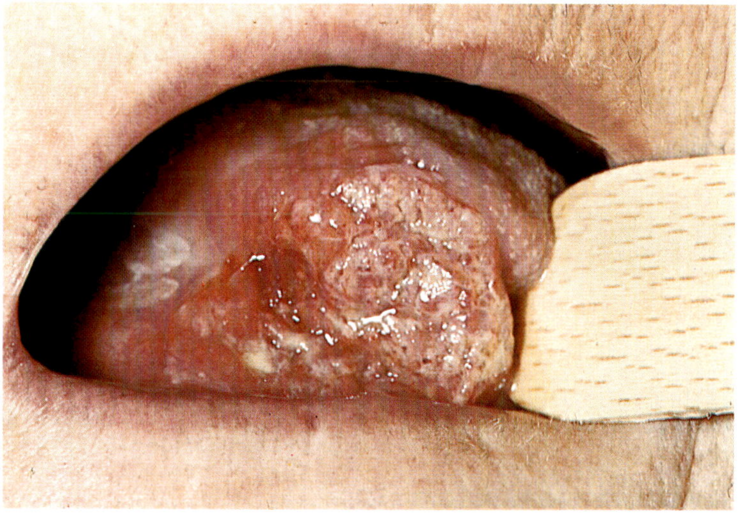

Abb. **366** Spinozelluläres Karzinom der Zunge.

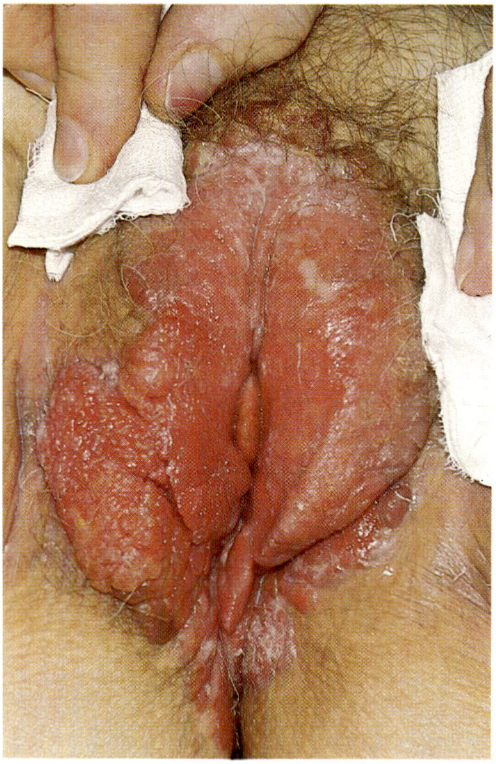

Abb. **368** Spinozelluläres Karzinom der Vulva.

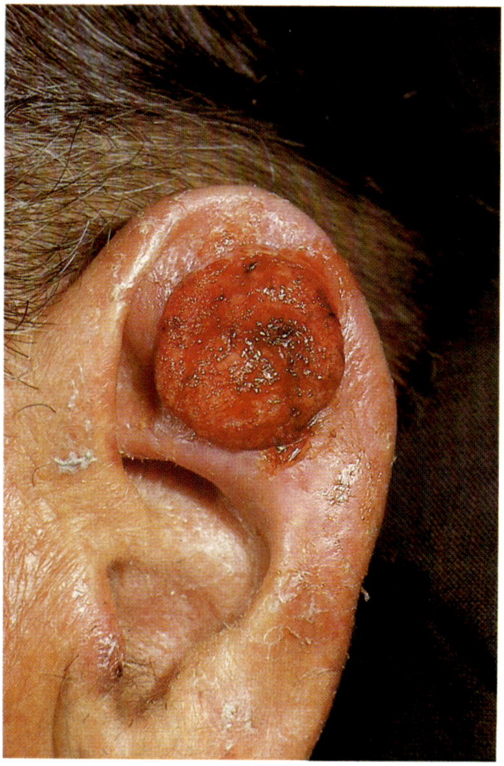

Abb. **369** Spinozelluläres Karzinom der Ohrmuschel.

wie Röntgeneinwirkungen bedeutsam zu sein scheinen.

Mitunter treten gerade *spinozelluläre Karzinome multipel* auf, was vermutlich durch immunologische Störungen (z. B. Antikörpermangelsyndrom, chronische Lymphadenose, immunsuppressive Behandlung) gebahnt zu werden scheint.

Histologie

Feingeweblich begegnen wir beim spinozellulären Karzinom einer Wucherung von Stachelzellkomplexen, die typisch oder atypisch sind. Atypische Zellen sind vor allem durch Irregularität, Störung der Kern-Plasma-Relation, atypische Mitosen und Einzelverhornungen charakterisiert, wobei speziell für diesen Karzinomtyp die Weiterentwicklung zu zwiebelschalenförmigen konzentrischen Hornperlen auffällig ist. Im allgemeinen differenziert man die Malignität dieser Geschwulstform in 4 Grade, wobei als Grad I das Vorkommen von weniger als 25% Atypien, bei Grad IV von mehr als 3/4 aller Zellen bewertet wird. Schließlich findet sich im besonderen beim spinozellulären Karzinom eine ausgeprägte zelluläre Stromareaktion, die im einzelnen durchaus in ihrer Zusammensetzung variieren kann, wiewohl T-Lymphozyten hierbei überwiegen dürften.

Sonderformen

Sonderformen der spinozellulären Karzinome sind meist uncharakteristisch und entsprechen u. U. anderen, halbkugelig sich vorwölbenden Knoten mit glatter oder höckriger oder aber geschwüriger, aufgebrochener Oberfläche. So sind beispielsweise *Schweiß-* und *Talgdrüsenkarzinome* oder *Mischtumoren* im allgemeinen nur feingeweblich zu diagnostizieren.

Ätiologie

Die spinozellulären Karzinome der Haut entstehen für gewöhnlich auf lichtexponierten, also von der Kleidung nicht abgeschirmten Hautbezirken und demgemäß besonders bei Angehörigen von Freilichtberufen infolge einer Summation aktinischer Einwirkungen. Darüber hinaus sind industrielle Karzinogene (Mineralöle, Teer) sowie vor allem chronische Entzündungen (Brandnarben, Radioderme) diesbezüglich von Beachtung. In Zweifelsfällen ist ferner bei länger bestehenden und namentlich geschwürigen Hautveränderungen („Ulcus cruris") nicht mit der Vornahme einer oder mehrfacher *Probeexzisionen* zu warten.

Therapie

Die Entscheidung zwischen Stahl und Strahl hat die Kriterien der schnellen Entfernung gegenüber den Faktoren Alter und Allgemeinzustand abzugrenzen. Als zytostatisch wirkendes Antibiotikum ist für die verhornenden Plattenkarzinome, die lokal nicht mehr ohne weiteres beherrschbar scheinen, Bleomycin hinzugekommen, während beim spinozellulären Karzinom der Anwendung von zytostatischen Salben vom Typ des 5-Fluorouracil nicht das Wort geredet werden kann. Sowohl die operative Therapie wie die Strahlentherapie der Hautkarzinome muß schulgerecht von einem Erfahrenen erlernt werden, wobei nicht zuletzt auf den schmalen Grat zwischen subkurativer Therapie und unnötiger übertherapeutischer Schädigung zu achten ist.

Basaliome

Der Formenkreis der Basaliome gehört zu den praktisch wichtigsten und häufigsten lokaldestruktiven Hauttumoren. Während das spinozelluläre Karzinom die typische maligne Neoplasie der Deckschicht repräsentiert, stellt das *Basalzellepitheliom (Epithelioma basocellulare, Basaliom)* einen bedingt bösartigen, also semimalignen (adnexoiden) fibroepithelialen Tumor dar. Sein Parenchym ist in ein häufig regressiv verändertes Bindegewebsstroma als Matrix eingelagert.
Das Basaliom ist u. U. zu erheblicher örtlicher Zerstörung befähigt und kann ggf. selbst den benachbarten Knochen angreifen.
Das Basaliom ist übrigens kein Koriumtumor, sondern ein grundsätzlich epithelverbundener Geschwulsttyp, der sich allerdings in das Korium ausbreitet. Sein Vorkommen bei Katzen und Hunden ist wiederholt beobachtet worden.

Histologie

Histogenetisch führt man die Entstehung des Basalioms entweder auf basaloide Zellen oder auf den sog. primären Haarepithelkeim zurück. Sein organoider, hamartoider Charakter ergibt sich nicht zuletzt aus der in der Regel fehlenden Metastasierungsneigung. Jedoch kann sich grundsätzlich auch ein Basaliom zum veritablen Karzinom umformen, atypisch (früher: „metatypisch") deformieren bzw. verwildern. Erst dann sprechen wir mit vollem Recht von einem *Basalzellkarzinom* im eigentlichen Sinne.

Feingeweblich finden sich in den verschiedenen Lagen des Koriums, bisweilen auch schwalbennestartig mit dem Epithelband verbunden („pagetoide Basaliome"), solide (Abb. **370**) oder tubuläre, nicht selten auch groß- oder kleinzystisch degenerierte („Spitzentuchbasaliome") (Abb. **371**) Blöcke, Nester oder Haufen

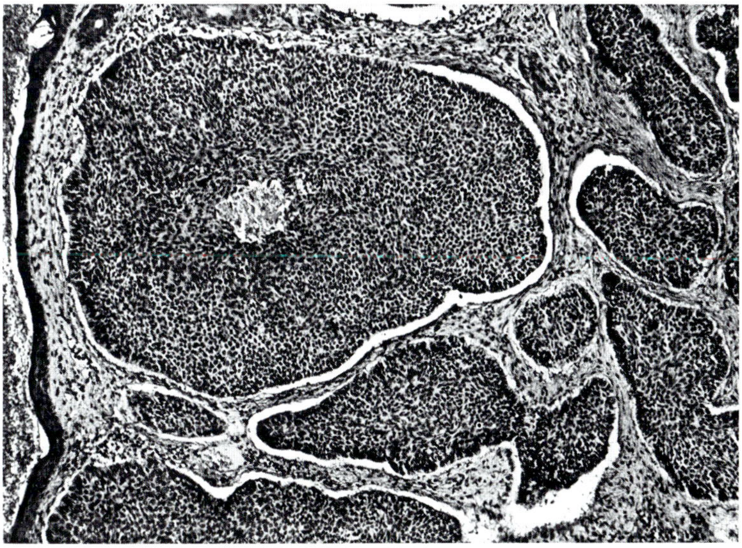

Abb. **370** Epithelioma basocellulare. Solide Wuchsform in Blöcken mit typischen, aber nichtspezifischen Schrumpfungsartefakten.

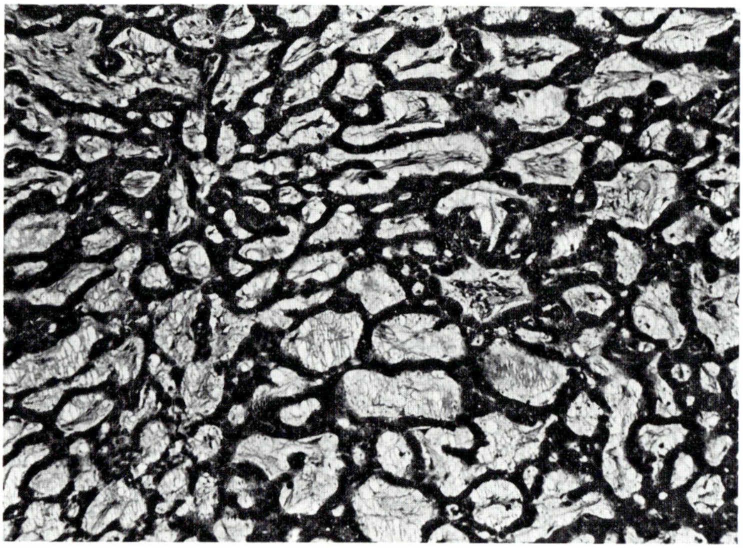

Abb. **371** Sog. Spitzentuchbasaliom (kleinzystisch degeneriertes Basalzellepitheliom).

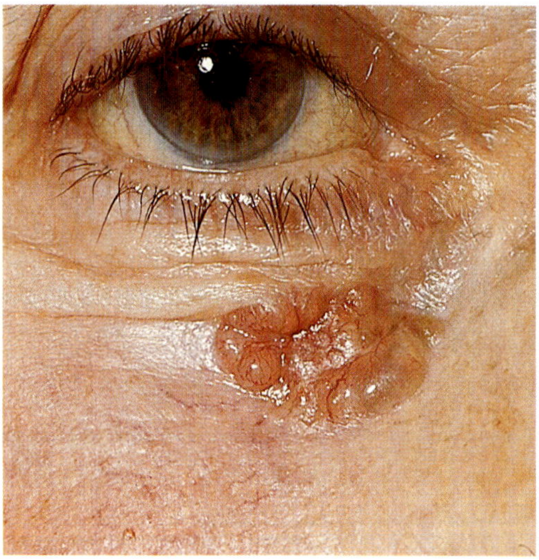

Abb. **372** Knotiges Basaliom.

von tief basophil tingierten und basalzellähnlichen, plasmaarmen Zellen (mit rundem oder eiförmigem Kern). Letztere sind an der peripheren Parenchymschicht oft palisadenförmig angeordnet. Hornperlenbildung ist beim Basaliom im Gegensatz zum spinozellulären Karzinom selten. Blickdiagnostisch verdächtig, aber nicht spezifisch, sind schließlich für das Basaliom eigentümliche Schrumpfartefakte zwischen Parenchym und Umgebung.

Pathogenese

Pathogenetisch scheinen bei der Basaliomgenese chronische Lichtexposition, anorganisches Arsen, vielleicht auch Immunsuppressiva kofaktoriell bedeutsam zu sein; doch ist beim Basaliom eine „Vorveränderung“ (straffe Atrophie) bei der Mehrzahl der Patienten kaum ersichtlich.

Alter

Das Basaliom gehört zu den typischen Hautkrankheitszuständen des höheren Alters (Gipfelbildung etwa zwischen dem 50. bis 80. Lebensjahr); nur ausnahmsweise kommen Basaliome auch schon bei Kindern vor.

Lokalisation

Gut 80 bis 90% der Basaliome begegnet man an den oberen zwei Gesichtsdritteln, ca. 2% auf dem behaarten Kopf und etwa 5% an der Rumpfhaut.

Klinik

Phänomenologisch unterscheidet man beim *Epithelioma basocellulare knotige* (Abb. **372**), *ulzerierende (Ulcus rodens), destruierende (Ulcus terebrans)* (Abb. **373**), oberflächlich wachsende und vernarbende *(Epithelioma basocellulare planum cicatricans)* (Abb. **374**), sowie (seltene) erythematoide oder morphaeaartige Unterformen.

Im typischen Fall ist das Basaliom ein *singulärer Tumor,* der sich sehr langsam progredient

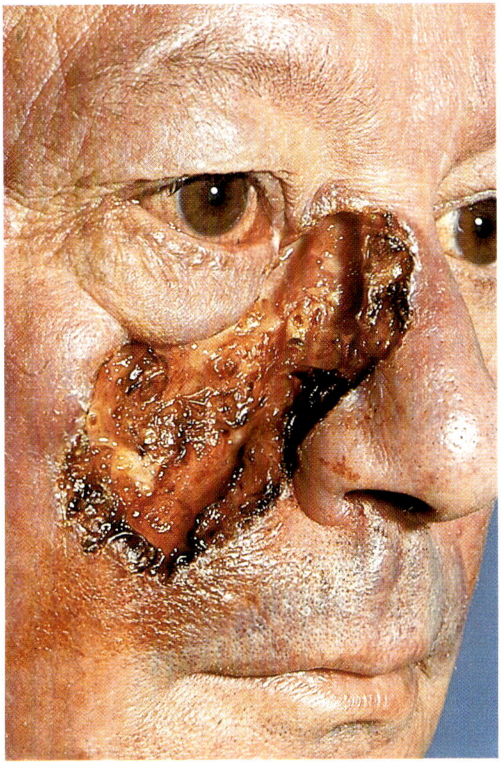

Abb. **373** Ulcus terebrans.

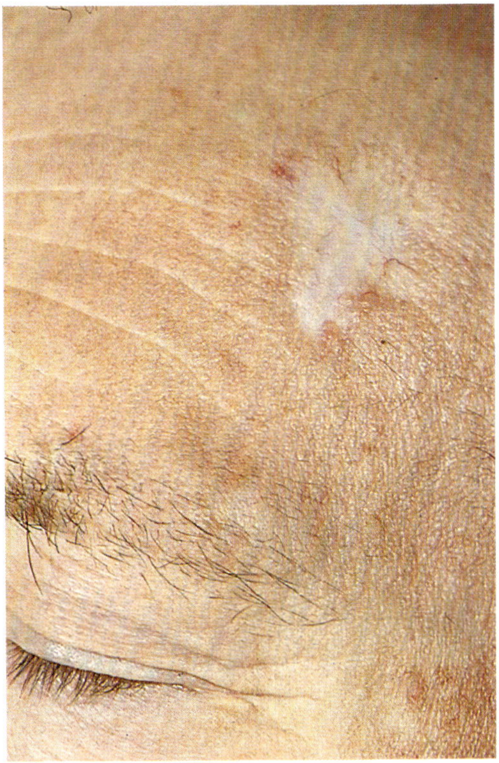

Abb. **374** Sklerodermiformes Basaliom.

entwickelt. Manchmal überragt eine solche Neubildung die Umgebung nur unmerklich, so daß seine wahre Ausdehnung lediglich erst bei Anspannung oder Verschiebung der umgebenden Haut erkennbar wird. Dieser Umstand ist für die Gesamterfassung des Tumors bei der Therapie für Rezidivvermeidung sehr wesentlich.

Besonders kennzeichnend für ein Basaliom sind sein graurötlicher oder perlgrauer Ton sowie sein derber Knötchencharakter. Derartige Knötchengruppierungen bleiben am Rande des Tumors deutlich, während seine Mitte etwas einsinkt oder aufbricht („Ulcus rodens"). Neben diesem Saum- oder Wallcharakter sind für das Basaliom die von der Umgebung auf den Tumor übergehenden Endgefäßerweiterungen pathognostisch. Sie kommen passivmechanisch durch Verzerrung der atrophisch verdünnten Epidermis zustande.

Differentialdiagnose

Die Erfassung eines typischen nodulären oder noduloulzerösen Basalioms ist einfach; jedoch ist die histologische Sicherung der Blickdiagnose unabdingbar, um einer Verwechslung mit anderen Tumoren (Nävus sebaceus, Trichoepitheliom, zirkumskripte senile Talgdrüsenhyperplasie oder Hautmetastasen) zu entgehen.

Da Basalzellnester keineswegs selten Melanin aufweisen können *(„pigmentiertes Basaliom")* *(Abb.* **375**), kommt auch der Abgrenzung eines malignen Melanoms mitunter durchaus Bedeutung zu. Sogenannte zystische Basaliome, die etwas glasig durchscheinen, treten vorzugsweise im Lidbereich auf und erfordern Abgrenzung gegenüber Syringomen oder ziliaren Retentionszysten.

Seltenere Sonderformen

Epithelioma calcificans. Es ist ein solitärer, knochenharter, bohnengroßer Tumor. Er kommt bevorzugt im Kopf- und Halsbereich sowie bei Jugendlichen vor. Im allgemeinen ist er erst histologisch zu diagnostizieren.

Basalzellepitheliome. Außerdem kann das Ba-

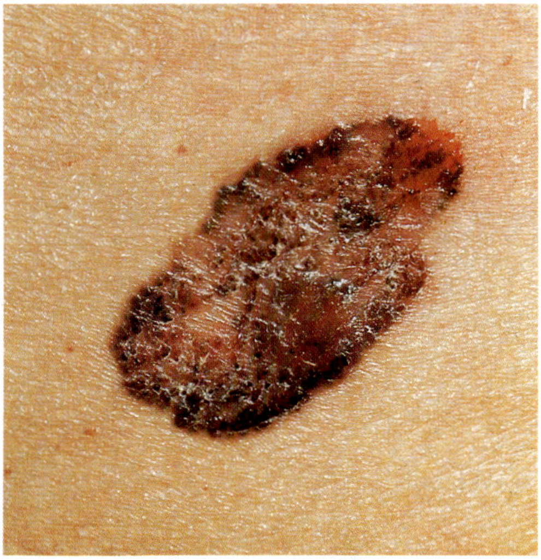

Abb. 375 Pigmentiertes Basaliom.

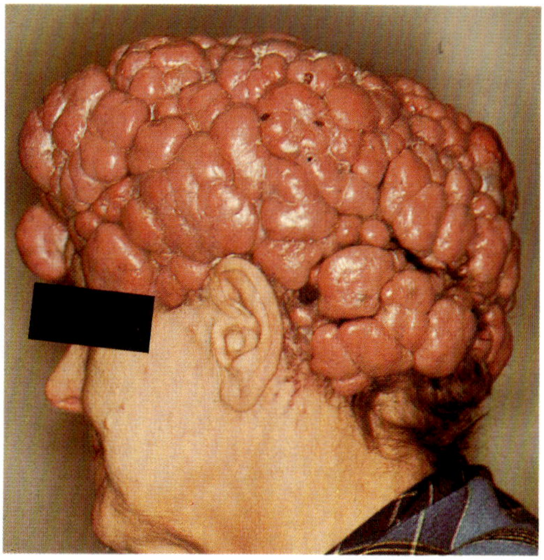

Abb. 377 Spiegler-Tumoren.

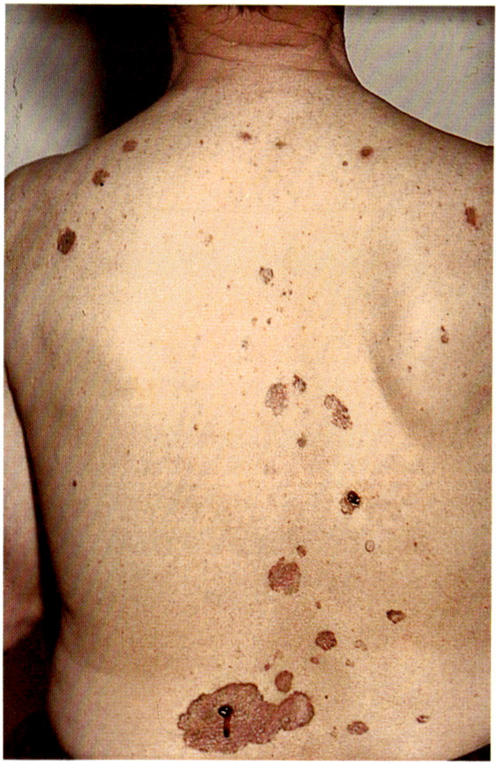

Abb. 376 Multiple Rumpfhautepitheliome.

saliom gelegentlich von vornherein sukzessive, *multizentrisch* in Erscheinung treten. Solche *nävoiden, multiplen Basalzellepitheliome* sehen wir als psoriasiform anmutende, flache und exzessiv langsam sich ausbreitende, rotbräunlich-makulöse Krankheitsherde am Stamm (Karzinoide, *multiple Rumpfhautepitheliome*) (Abb. **376**). Bei ihnen ist der dem Basaliom eigentümliche Randsaum sehr zierlich entwickelt und bisweilen nur bei näherer Betrachtung oder nach Anspannung der Nachbarhaut zu erkennen. Fehlt ein solcher knötchenförmig unterteilter Randsaum, so ist vor allem ein Morbus Bowen zu erwägen.

Prämalignes Fibroepitheliom. Das *prämaligne Fibroepitheliom* in Gestalt des sog. *Pinkus-Tumors* ist im besonderen im unteren Rückenbereich, weniger oft aber auch an den Oberschenkelinnenseiten und am Unterbauch zu beobachten. Diese gleichfalls multizentrische Basaliomvarietät bietet sich im einzelnen als halbkugelig oder schmalbasig aufsitzender, fibromähnlicher, lappiger Tumor dar. Für gewöhnlich fehlen ihm Härte und Teleangiektasien.

Poncet-Spiegler-Tumoren (Zylindrome der Haut) (Abb. **377**). Sie treten ebenfalls multipel an allen Hautregionen, wenn auch zumeist auf dem behaarten Kopf (Turbantumoren) um das dritte oder vierte Dezennium, gynäkotrop und autosomal-dominant vererbt auf *(Nävobasaliome)*. Die nävoiden Basaliome vom Typ des *Epithelioma adenoides cysticum Brooke* (Abb.

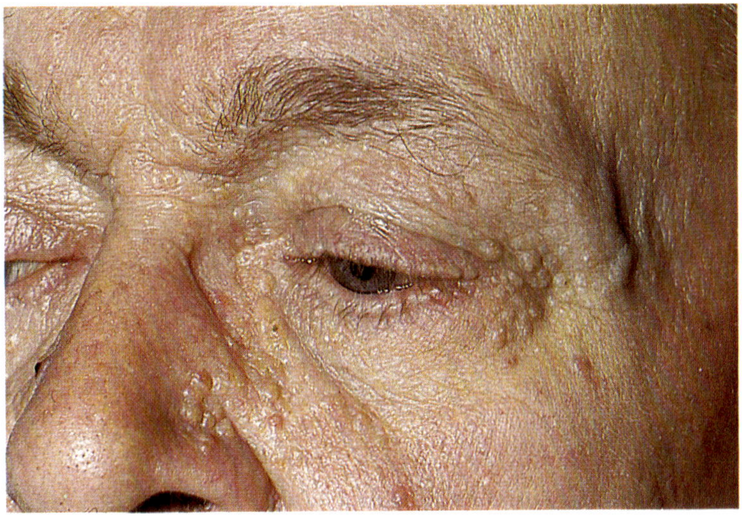

Abb. **378** Epithelioma adenoides cysticum.

378) sind weniger groß als die Spiegler-Tumoren und sind überwiegend in der Gesichtsmitte bzw. um Augen und Nase lokalisiert.

Basalzellnävussyndrom. Ebenfalls familiär und äußerst multipel sowie mitunter schon im Kindesalter manifestiert sich das *Basalzellnävussyndrom (Gorlin-Goltz)* (Abb. **379**). Sein Erbgang ist autosomal-dominant. Nosologisch umfaßt diese Polysyntropie neben zahlreichen Basalzellepitheliomen und häufig auch punktförmigen Palmoplantarkeratosen multiple Mißbildungen am Skelett (Polydaktylie, multiple Zysten des Ober- und Unterkiefers, sowie Tumoren in diesem Bereich, wie z. B. Ameloblastome oder Fibrosarkome). Häufig bestehen ferner Anomalien der Rippen. Am Auge sind kongenitale Amaurose, Strabismus, Kolobome und ähnliches zu beobachten. Außerdem sind solche Merkmalsträger mitunter durch verschiedentliche Kalzifikationen (Falx cerebri!), durch mentale Retardierung und eine verminderte Ansprechbarkeit gegenüber Parathormon gekennzeichnet.

Therapie

Bei der Therapie ist zu beachten, daß das Tumorwachstum der Basaliome in der Tiefe über die klinisch sichtbare Veränderung seitlich weiter- bzw. hinausreicht. Dieser Umstand ist sowohl bei der Exzision in toto, die das Vorgehen der Wahl darstellt, wie bei der Größenwahl des Röntgentubus von Bedeutung (2-4 mm Sicherheitsrand!). Zu kleine, also nicht ausreichende Exzisionen und zu kleine

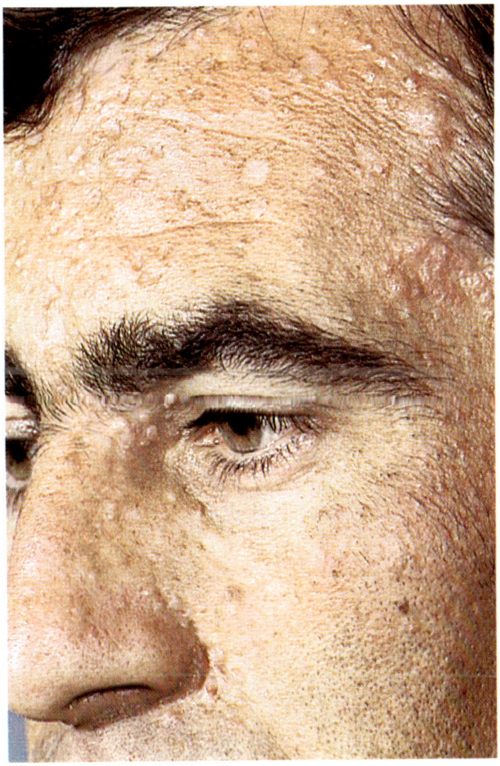

Abb. **379** Familiäres Basalzellnävussyndrom.

Bestrahlungsareale führen gerade beim Basaliom zu Randrezidiven! Des weiteren sind morphaeaartige Basaliome wegen ihrer Stromaprävalenz von vornherein für die Bestrahlung weniger geeignet. Im Gegensatz zum Kerato-

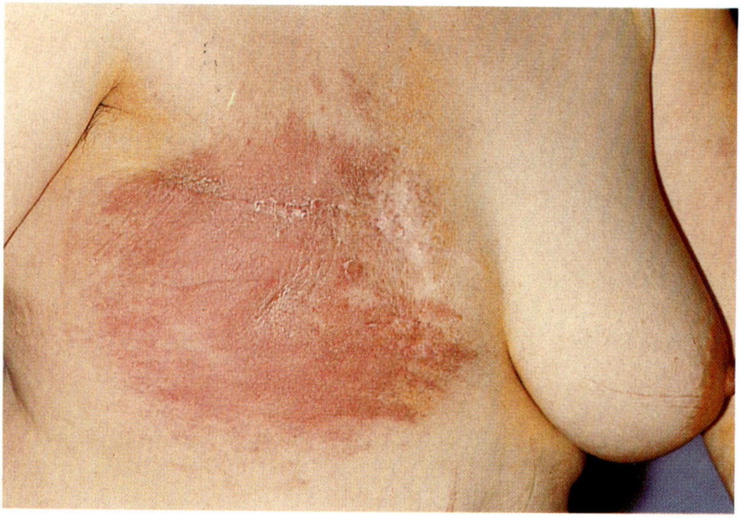

Abb. **380** Erysipelas carcinomatosum.

ma senile verbietet sich im allgemeinen die Anwendung von zytostatischen Salben im Hinblick auf das hierbei zu hohe (subkurative) Rezidivrisiko.

Sekundäre Hautkarzinome

Sekundäre Hautkarzinome stellen in einer Häufigkeit von ewta 1% aller Hautkarzinome *Hautmetastasen von Karzinomen innerer Organe* dar. An erster Stelle stehen die Hauttochtergeschwülste der Brustdrüsenkrebse („*Erysipelas carcinomatosum*", „*Cancer en cuirasse*") (Abb. **380**), an zweiter Stelle wohl die Magenkarzinommetastasierungen. Nur ausnahmsweise kann man von der Histologie der Hautmetastase einen sicheren Rückschluß auf den viszeralen Primärtumor machen.

Präkanzerosen und Pseudokarzinome

Präkanzerosen

Als Präkanzerosekrankheiten und geläufiger als *Präkanzerosen* („Vorkrebse") im weiteren und engeren Sinne bezeichnet man Vorveränderungen, die in einem gewissen Umfang fakultativ oder obligat verkrebsen. Erscheinungsbildlich sind sie im allgemeinen durch Hautverdünnung, Pigmentverschiebungen, verstärkte Verhornung und/oder Teleangiektasien gekennzeichnet. In der Hauptsache wird das Wesen der häufigsten Präkanzerosen, wozu vor allem die *aktinischen Keratosen* (Abb. **381**), häufig auf dem Boden einer *Landmannshaut* oder *Seemannshaut*, zählen, durch eine aktinische bzw. senile Elastose des Bindegewebes mit kapillären Erweiterungen repräsentiert. Die makroskopischen Hauptakzente einer solchen Elastose sind in einer etwas derb verdickten, gelbweißlichen bis gelbbräunlichen Strukturumwandlung mit Reduktion der Talg- und Schweißdrüsenfunktion und bezirksweiser (kompensatorischer?) Hyperkeratose gegeben. Derartige solare Keratosen sitzen bei Männern vornehmlich an den Ohrmuscheln oder auf haararmer Kopfhaut, während bei Frauen häufiger der Nasenrücken im Vordergrund steht. Die genannten Keratosen, die *histologisch* aus Auflagerungen in Abwechslung von einer gesteigerten Hyper- und Parakeratose bestehen, bieten sich als rotbräunliche, graue Bezirke dar. Wie schon erwähnt, sind derartige Präkanzerosen hauptsächlich bei Freilichtberufen (Landwirten, Bauarbeitern) anzutreffen und können durch chemische Zusatzschädigungen (z.B. Teer) fraglos beschleunigt werden.

Bei den *Radiodermen* stehen ebenfalls Verdünnung der Epidermis und elastotische Veränderungen sowie Endgefäßerweiterungen, aber auch eine ausgeprägte und bis in die Subkutis reichende Koriumfibrose symptomatologisch vorne an. Speziell die Neigung, sich zu Keratosen zu entwickeln, prädestiniert die *Röntgen-*

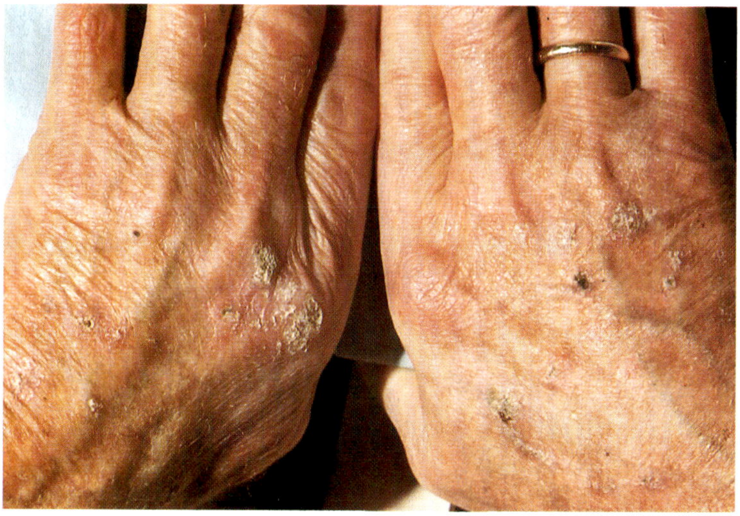

Abb. **381** Senile (aktinische) Keratose.

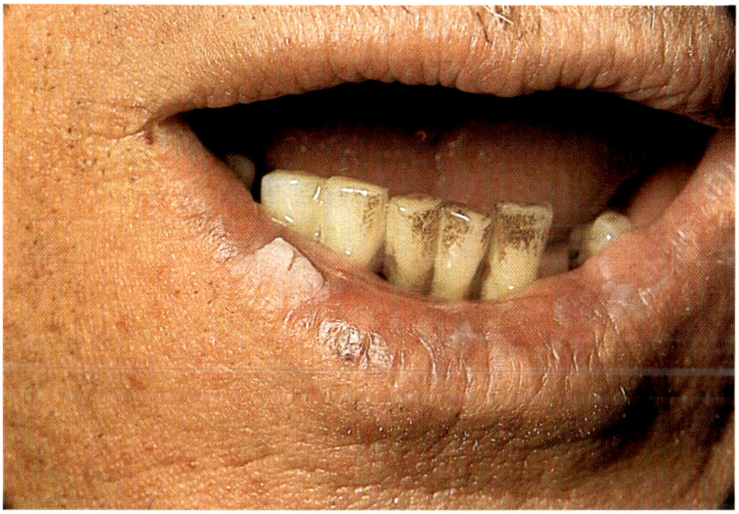

Abb. **382** Leukoplakie.

haut zu einer ernst zu nehmenden Präkanzerose. Vergleichbare Veränderungen durch langfristige Einwirkung von Teeren, Asphalt oder Mineralölen sind heute Dank gewerbeärztlicher Aufmerksamkeit seltener zu beobachten, wie auch *Arsenhaut* und *Arsenkeratosen* („Reichensteiner" bzw. „Kaiserstuhlkrankheit") nur noch bei Älteren, vorzugsweise Angehörigen des Winzerberufes, zu beobachten sind. Im Rumpfbereich übrigens sind zugehörige Herde häufig nicht von einem *Morbus Bowen* abzugrenzen.

Ebenso dem Morbus Bowen praktisch gleichzusetzen ist die *Erythroplasie* an Schleimhäuten oder Halbschleimhäuten, wenn auch bei der Erythroplasie (Queyrat), die sich klinisch in scharf begrenzten, leuchtend roten, aber samtartig feingekörnten Herden ausdrückt, Dyskeratosen meist fehlen.

Leukoplakie (Abb. **382**). Neben symptomatischen Vorkommen (Lues III, Tbc, Betelnuß, Nikotin, Arsen usw.) und offenbar auch ohne lokale Abhängigkeit von chronisch unterschwelligen Irritationen (Prothese, Morsicatio buccarum o. ä.) gibt es fraglos nicht selten auch idiopathische Fälle, die in regelmäßigen Abständen hinsichtlich karzinomatöser Entartung zu kontrollieren sind, was namentlich bei langdauernder, tiefsitzender, entzündlicher

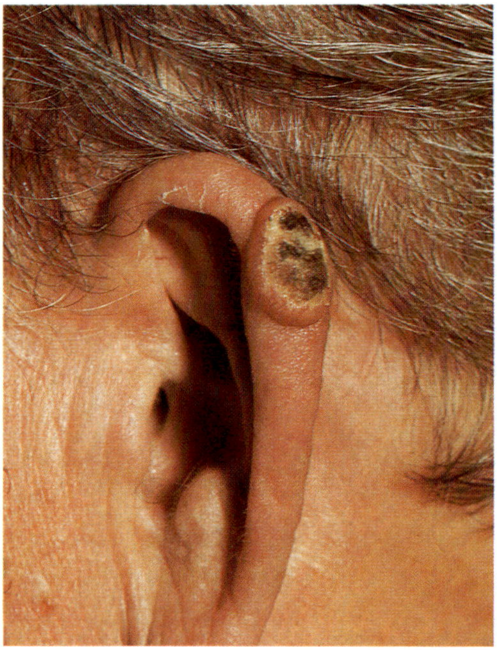

Abb. **383** Keratoakanthom.

Begleitreaktion oder starker mukoider Durchtränkung und nachfolgender straffer Atrophisierung zu befürchten ist. Das gleiche gilt für die epithelialen keratotischen Nävi (floride orale Papillomatose, „white sponge nevus“ usw.). Klinisch angesichts einer hahnenkammartig zottigen Papillomatose besonders verdächtige Stellen sind u. U. wiederholt bioptisch zu kontrollieren. Vorzugssitz einer Leukoplakie sind Zunge, Unterlippe, Zahnschlußreihe, die Mundwinkel („retroanguläre Leukoplakie“) sowie die Mitte der Wangenschleimhaut zwischen den Zahnreihen. Entsprechungen an der Genitalschleimhaut sind die Leucoplakia glandis resp. vulvae.

Kraurosis. Eine charakteristische Genitalpräkanzerose ist die *Craurosis vulvae seu penis.* Diese Affektion stellt ein stenosierend-atrophisierendes und auf die Dauer neben einer Einebnung des Profils der großen und kleinen Labien sowie der Klitoris insonderheit zu einer Schrumpfung des Vaginaleingangs führendes Erscheinungsbild dar, welches auch am männlichen Genitale vorkommt. Hauptsächlich entwickelt sich die Genitalkraurose bei beiden Geschlechtern durch „Zusammenfluß“ von ursprünglich einzelstehenden, also kleinfleckigen, weißlichen Herden d. h. von einem Lichen sclerosus et atrophicus aus.

Schließlich ist anzuführen, das seltenerweise auch *Narbenkeratosen* oder nach neueren Beobachtungen auch längerbestehende, monströse und, vor allem langzeitig mit ätzenden chemischen Agentien lokal behandelte *spitze Kondylome* die Dignität einer Präkanzerose (und mehr) erlangen können.

Pseudokanzerosen

Hierunter sind zunächst veruköse *Papillomatosen* aufzuführen, die vorzugsweise im Unterschenkelbereich z. B. bei ulzerösen postthrombotischen Zuständen, seltener auch an der Mundschleimhaut als *Papillomatosis cutis seu mucosae carcinoides* nicht nur pseudoepitheliomatös imponieren, sondern nach längerer Bestandsdauer durchaus einmal auch in ein veritables, reifes spinozelluläres Karzinom übergehen können, also protrahierte Überwachung erfordern.

Keratoakanthom. Nachdem auch die lokalen *Pseudo*(rand)*rezidive* nach Röntgentherapie (entsprechend dem Tubusansatz) heute praktisch nicht mehr zu beobachten sind, ist das pseudomaligne *Keratoakanthom* die *wichtigste Pseudokanzerose* der Gegenwart (Abb. **383**). Diagnostische Charakteristika eines solchen zentral- oder korbförmig eingesunkenen, knotigen Keratoakanthoms gegenüber einem veritablen Karzinom sind u.a. dessen auffallend kurze Entwicklungsperiode und seine ausgeprägte Involutionstendenz, die molluskumartige Struktur, eosinophile Infiltratkomponente und hochgradige PAS-Positivität sowie fast immer das Fehlen von Lymphknotenvergrößerungen, während randwärtige Teleangiektasien Ähnlichkeit zu einem Basaliom bedingen können.

Histologie

Histogenetisch entstammt dieser Tumor der äußeren Wurzelscheide des oberen Haarfollikeldrittels. Seine Tumorzellen sind Keratinozyten, was die morphologische Ähnlichkeit zu einem (hochdifferenzierten) spinozellulären Karzinom ausmacht.

Ätiologie und Differentialdiagnose

Die Ätiologie ist trotz des vereinzelt mittels des Elektronenmikroskops behaupteten Nachweises von angeblich virusartigen Partikeln ungeklärt. Das Keratoakanthom ist ferner ein nahezu ausschließlich solitärer Tumor. Man darf sich indessen keinesfalls zu

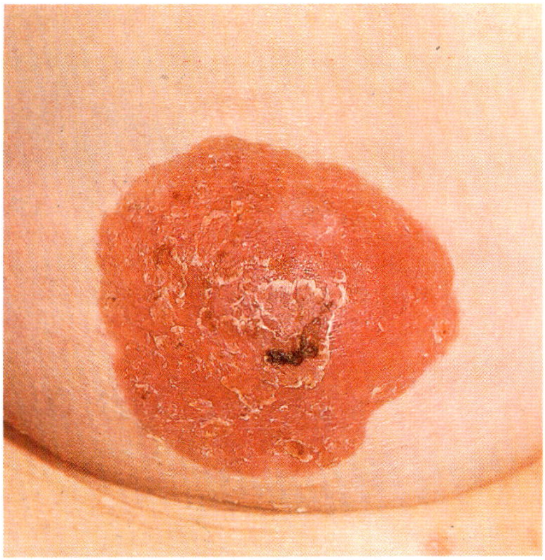

Abb. **384** Morbus Paget der Mamma.

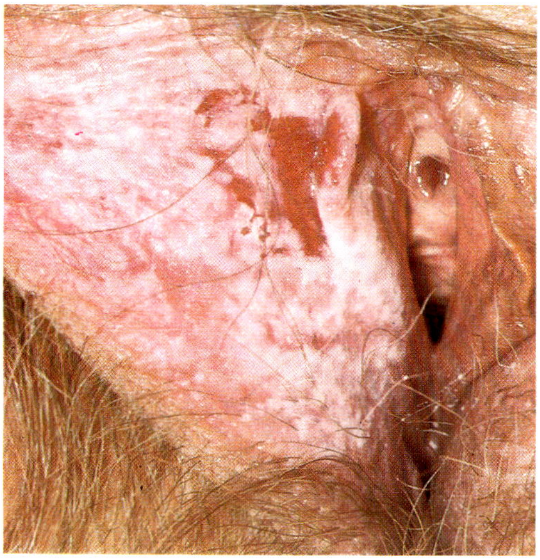

Abb. **385** Extramammärer Morbus Paget (an der Vulva).

einer Fehldiagnose verführen lassen, wenn es gelegentlich *multipel-eruptiv* bzw. simultan in multiplen und z. T. flächenhaft aggregierten „Warzen" auftritt. Das Besondere und über den Hautbefund Bedeutsame solcher multipel-eruptiver Keratoakanthome ist darin gegeben, daß sie isomorph provoziert werden können, sodann lichtausgesetzte Hautbezirke bevorzugen und zudem paraneoplastisch mit einem malignen Grundleiden verbunden sein können.

Therapie

Die Therapie des Keratoakanthoms besteht ausschließlich in der Exzision, nicht zuletzt, damit die makroskopische Diagnose mikroskopisch gesichert werden kann.

Carcinoma „in situ"

Morbus Paget

Der *Morbus Paget* der *Brustwarze* beginnt überwiegend einseitig mit Rötung, Nässen und Schuppung, also einem zunächst sehr *ekzematiformen* Aspekt, obschon Pruritus und Papulovesikeln meist zu vermissen sind. Jedoch ist die Oberfläche eines solchen Herdes nicht selten feingranulär „unruhig", wie auch das Profil der Mamille im weiteren Verlauf abgeflacht wird (Abb. **384**).

Histologie

Histologisch sehen wir intraepidermal Tumorzellen von besonderem Charakter: Die typische Paget-Zelle weist einen großen, hellen, bläschenförmigen Kern sowie ein Zytoplasma auf, das ebenfalls heller imponiert als das der (kleineren) Stachelzellen in der Umgebung. Intrazellularbrücken fehlen. Eine besondere Qualität der Paget-Zelle ist sodann in ihrer oft intensiven PAS-Positivität (Glykogen!) zu erblikken. Im Gegensatz zum Morbus Bowen finden wir beim Morbus Paget indes keine Dyskeratosen.

Seinem Wesen nach handelt es sich beim *mamillären Morbus Paget* um ein *Intraduktkarzinom* mit Karzinomzellenprojektion in die Epidermis des Brustwarzengebiets.

Beim *extramammären Morbus Paget* stellt die *Genitalregion* den häufigsten Sitz der Krankheit, worauf als weitere Lokalisation die Perianalregion und die Achselgruben folgen. Jedoch ist am Penis der Morbus Paget weitaus seltener als an der Vulva (Abb. **385**) anzutreffen.

Therapie

Beim Morbus Paget ist radikales Vorgehen (Mammaamputation, evtl. verbunden mit Lymphknotenausräumung und ggf. Röntgennachbestrahlung) durchzusetzen, da man auch bei negativem Palpationsbefund nicht über die Tiefe der karzinomatösen Ausbreitung hinreichend sicher orientiert ist.

Morbus Bowen

Der *„essentielle" Morbus Bowen* ist ebenso wie die symptomatische *„bowenoide Atypie"* (beispielsweise beim Keratoma senile) feingeweb-

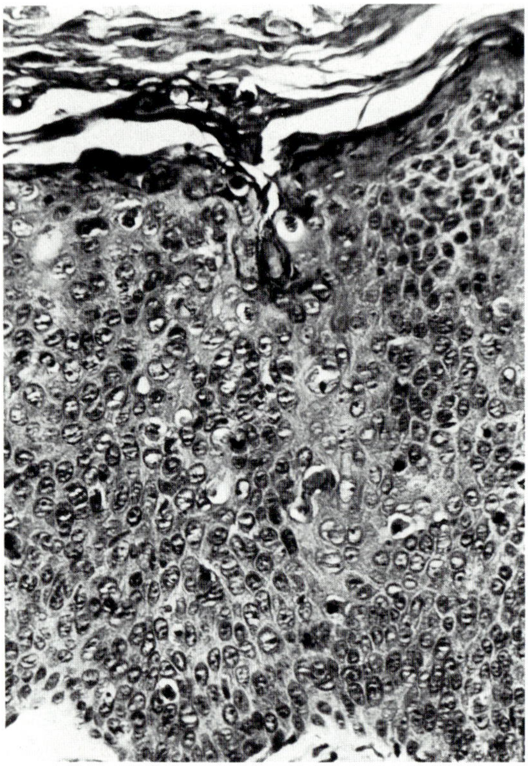

Abb. **386** Morbus Bowen, maligne Dyskeratose.

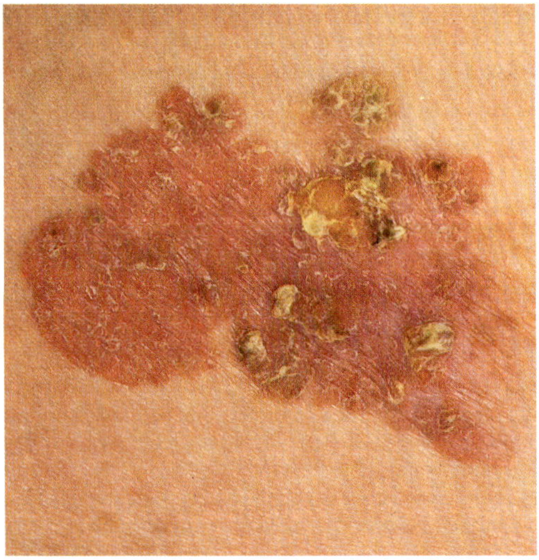

Abb. **387** Morbus Bowen.

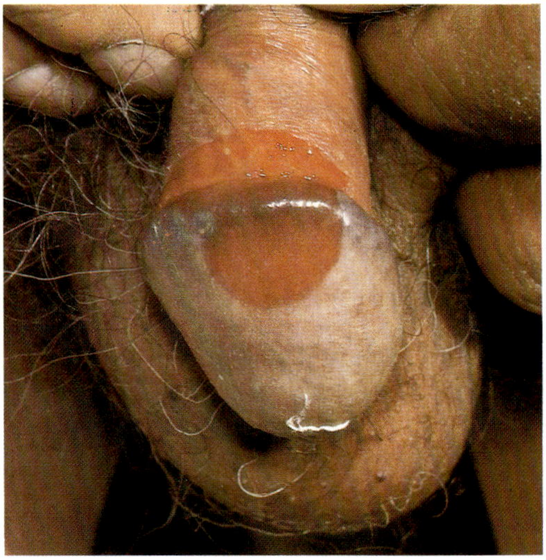

Abb. **388** Erythroplasie.

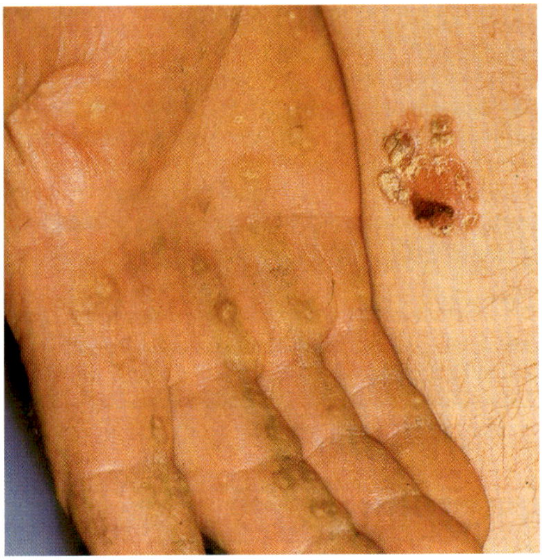

Abb. **389** Morbus Bowen am Rumpf bei Arsenkeratosen der rechten Handinnenfläche.

lich durch Zellverklumpungen (Clumping cells) und Corps ronds gekennzeichnet. Diese, den Morbus Bowen im Verein mit einer pflastersteinartigen, plumpen Akanthose so typisierende *maligne Dyskeratose* (Abb. **386**) verharrt längere Zeit präinvasorisch, kann jedoch nach gewisser Zeit zum invasiven Krebs d.h. zum veritablen und dann auch durchaus metastasierfähigen Bowen-Karzinom „auswachsen".

Klinik
Makroskopisch imponiert die Bowensche Dermatose an der Haut meist psoriasiform (Abb. **387**), an der Halbschleimhaut als *Erythroplasie* d.h. in Gestalt scharfbegrenzter, leuchtensroter sowie samtartig fein gekörnter Herde (Abb. **388**).

Ätiopathogenese
Bei jedem Einzelfall von Morbus Bowen ist an die Möglichkeit einer 10-15 Jahre zurückliegenden Arsenzufuhr (Abb. **389**) und an die Häufigkeit der („paraneoplastischen") Assoziation dieses Leidens mit einem viszeralen Tumor zu denken.

Therapie
Der Morbus Bowen kann bei kleiner Ausdehnung einzeitig bei einer GHWT von 2-3 mm mit einer Dosis von etwa 2000 R bestrahlt werden, sofern nicht die Exzision im Gesunden durchgeführt wird. Das Bowen-Karzinom ist wie ein anderes Karzinom auch chirurgisch zu behandeln oder entsprechend fraktioniert zu bestrahlen. Es ist ein sehr aggressives und therapieresistentes Karzinom!

Sarkome der Haut

Diese von undifferenzierten Mesenchymzellen sich herleitenden, also nichtepithelialen Malignome können einen von Fall zu Fall durchaus differenten Gewebsaufbau und Zellgehalt (Spindel-, Riesen-, Rund-, polymorphe o. ä. Zellen) aufweisen, wie man auch je nach dem, ohne damit unbedingt selbständige Tumoreinheiten aufstellen zu wollen, fibro-angio-myxoplastische und andere Typen unterscheidet. Sarkome zeigen sich im Vergleich zu den Karzinomen grundsätzlich häufiger im Kindesalter, bei manchen Sarkomen finden sich ferner gewisse Bevorzugungen des Geschlechts (z. B. Männer beim Kaposi-Sarkom) oder der Lokalisation (z. B. Angiosarkom am Kopf oder das Epitheloidsarkom an den Händen). Darüber hinaus entwickeln sich Tochtergeschwülste von Weichteilsarkomen vorzugsweise in den Lungen und schließlich sind manche Sarkome, wie vor allem die früher sog. Retothelsarkome, fallweise immunologisch kompliziert.
Phänomenologisch sind im Gegensatz zu dem invasiven, infiltrierenden Wachstum der Karzinome die Sarkome durch eine exophytische, knollentreibende oder plattenartig protuberierende, gelegentlich auch geschwürig aufbrechende und mitunter auch – lokale oder ausstrahlende – schmerzhafte rasche Entwicklung charakterisiert.

Dermatofibrosarcoma protuberans

Dieser hauptsächlich lokal aggressive, wenn überhaupt, dann am ehesten nach der Lunge metastasierende, also lange Zeit semimaligne imponierende, vielleicht auch etwas gynäkotrope und die mittleren Lebensabschnitte bevorzugende Tumor stellt sich platten- oder multipel knotenförmig dar, wobei gesamtklinisch die fehlende Beeinträchtigung des Allgemeinzustandes – trotz klinischer Progredienz und Rezidivbereitschaft – sowie die Schmerzlosigkeit auffällig sind. In etwa 10% der Fälle wird von den Patienten ein Trauma für die Entwicklung des Tumors angeschuldigt (Abb. **390**).

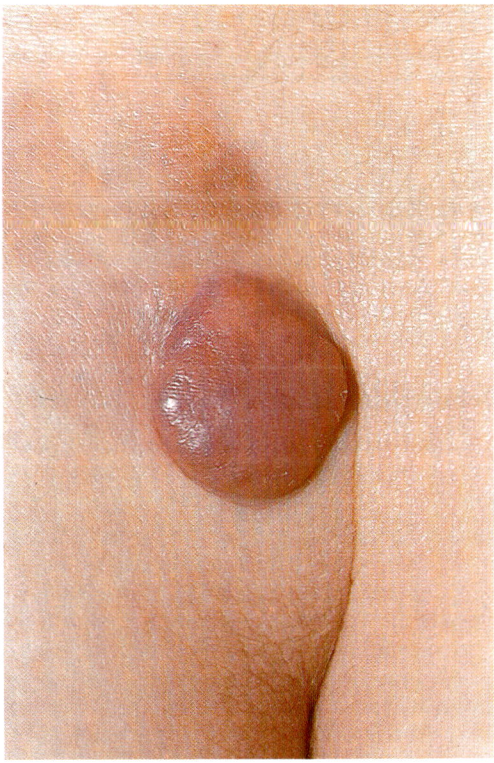

Abb. **390** Dermatofibrosarcoma protuberans.

Histologie

Histologisch findet man u. U. bis tief in die subkutanen Fettlager unscharf hineinreichende Fibroblastenanhäufungen, die fischzug- oder radspeichenartig angeordnet sind und bezirksweise auch verschleimen können.

Differentialdiagnose

Differentialdiagnostisch kann die Abgrenzung dieses überwiegend am oberen Thorax anzutreffenden Tumors namentlich gegenüber einem exquisit faszikulär wachsenden Melanom oder einem aggressiven, infiltrativen Histiozytom bzw. Fibrom Schwierigkeiten bereiten.

Therapie

Therapeutisch empfiehlt sich eine frühzeitige sowie ausreichend weit im Gesunden nach der Seite und der Tiefe hin geführte „chirurgische" Therapie.

Fibrosarkom

Auch dieser Typ des Spindelzellsarkoms ist selten und findet sich bevorzugt bei Männern mittleren Lebensalters. Ebenfalls einigermaßen typisch ist seine (angebliche?) Entwicklung nach Trauma bzw. auf Narben oder auf dem Boden einer „chronischen Entzündung". Auch dieser Tumor metastasiert vorzugsweise in die Lunge und hat eine nach seiner Entfernung bedeutende Rezidivquote.

Differentialdiagnose

Differentialdiagnostisch, vor allem in histologischer Hinsicht, kommen dieselben Erwägungen wie beim Dermatofibrosarcoma protuberans in Frage, wobei allerdings bei ihm noch auf die Verwechslungsmöglichkeit mit hochgradig entdifferenzierten und dann spindelzellig imponierenden spinozellulären Karzinomen zu verweisen wäre.

„Retothelsarkom"

Synonyma: Retikulumzellsarkom, Retikulosarkom, neuerdings: immunoblastisches Lymphom resp. Sarkom.

Hierbei haben wir, und zwar meist bei älteren Erwachsenen, wenn auch grundsätzlich in jedem Lebensalter und an allen Körperstellen, grauweißliche bis braunrötliche, seltener Weise auch zentral geschwürig aufgebrochene, zunächst umschriebene und später sich rasch knotig oder gekerbt auftreibende Tumoren von bis zu Apfelgröße vor uns, die sich gegenüber ihrer Unterlage (Subkutis) nur gering luxieren lassen. Seltener ist die Entwicklung von kleinen, vereinzelt auch sich verlaufsweise regressiv verhaltenden Knötchen zu größeren plattenartigen Infiltraten, die bei der Palpation bretthart anmuten, bei später größerem Tumorumfang aber auch wie ein Gumma oder Furunkel erweichen können („Sarcoma gummatodes"). Das Retothelzellsarkom metastasiert – abgesehen davon, daß es auch den Verlauf einer a priori multizentrischen („multipelautochtonen") und nicht allzu selten immunologisch komplizierten *Retothelsarkomatose* gibt – mehr lymphogen als hämatogen. Schließlich können benachbarte Organe oder Gewebsschichten per contiguitatem beteiligt werden.

Histologie

Histologisch begegnet man einem von vornherein tumorförmigem, subepidermal beginnendem Infiltrat, das bis in die Subkutis reicht. Zellanalytisch sieht man überwiegend rundliche oder ovale Elemente mit etwas azidophilem oder auch basophilem, hellem Plasma, deutlichem Kernkörper und manchmal auch gelapptem Kern.
Histogenetisch werden derartige Zellen derzeit weniger als neoplastische Retikulumelemente bzw. als Abkömmlinge des Monozyten-Makrophagen-Systems, sondern mehr als lymphatische Zellen der B-Reihe angesprochen, was die Zuordnung des Tumors zu den Non-Hodgkin-Lymphomen verständlich macht und ihre derzeitige Klassifizierung als *„immunoblastisches Lymphom"* bzw. Sarkom erklärt.
Histochemisch gilt eine positive Zellreaktion auf α-Naphthylacetatesterase und saure Phosphatase als typisch.

Therapie

Therapeutisch handelt es sich um einen, abgesehen von der Möglichkeit der Exzision, radiologisch wie polychemotherapeutisch vergleichsweise gut sensiblen Tumor.

Sarcoma idiopathicum multiplex hämorrhagicum

Synonym: Morbus Kaposi.

Unter nicht seltener Assoziation mit autoimmunitären Phänomenen, einer gewissen geographischen Abhängigkeit (z.B. Osteuropa) und gewisser Prädilektion des männlichen Geschlechts setzt die Krankheitsentwicklung im klassischen Fall mit einer bald recht stabilen, an Stauungsödeme oder harte Hämatome erinnernden Schwellung der unteren Extremitäten, weniger auch der Arme und Hände ein. So-

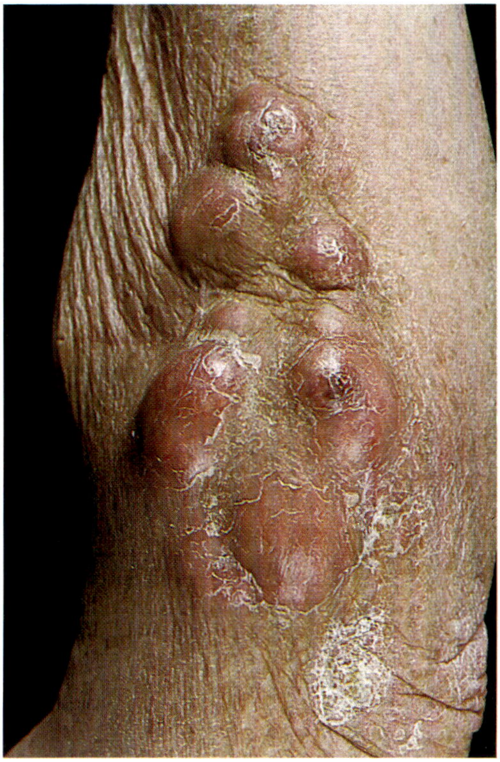

Abb. **391** Retothelsarkom (immunoblastisches Sarkom).

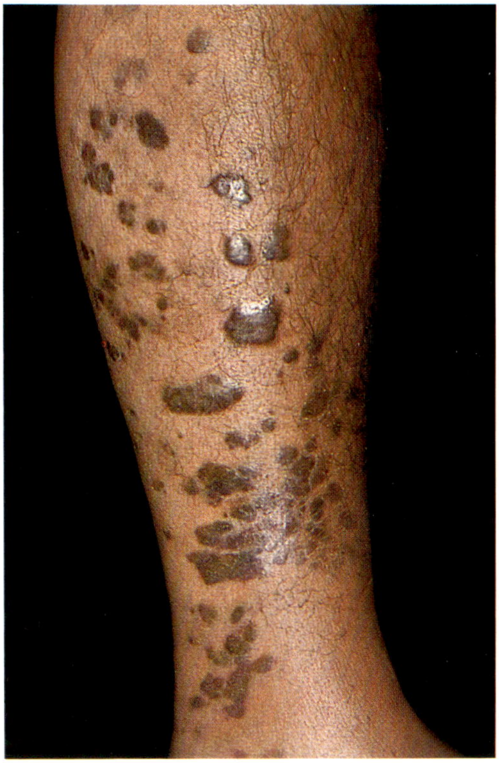

Abb. **392** Morbus Kaposi.

dann kommt es, manchmal nach lediglich makulösen Vorbildern zu rundlichen, knotigen, weniger auch plattenartigen, später u. U. sich auch hämorrhagisch, blasig oder geschwürig weiterentwickelnden Infiltraten, die schon angesichts ihrer obligat dunkelbläulichroten Tönung die Diagnose nahelegen. Als Überbleibsel etwaiger Rückbildungsvorgänge können auch pigmentierte, atrophische Bezirke entstehen. Die wirkliche, generalisierende Ausdehnung aber, vor allem auch nach den inneren Organen hin, wird bei diesem Leiden häufig erst bei der Obduktion oder neuerdings bei Anwendung szintigraphischer bzw. computertomographischer Verfahren zu erkennen sein.

Histologie

Histologisch stehen sich beim Morbus Kaposi von Fall zu Fall wie im Einzeltumor nicht selten anteilmäßig verschieden stark entwickelte Strukturen gegenüber, die hauptsächlich angiomatöse Formationen *und* spindelzellige bzw. fibroblastenartige Areale neben Blutungen und konsekutiver, hochgradiger Hämosiderinablagerung im Verein mit granulomartigen Aspekten darstellen.
Histogenetisch wird angesichts des polymorphen Feingewebssubstrates eine angiomatöse Tumorentwicklung aus Bindegewebselementen vermutet, die sich hauptsächlich zu Endothelzellen, Perizyten oder Fibroblasten differenzieren können.

Differentialdiagnose

Differentialdiagnostisch kommen bei diesem typischen Leiden wohl nur im Anfang u. a. eine banale Stauungsdermatitis der Unterschenkel („Akroangiodermitis"), ein Angiokeratom oder sonstige Sarkomtypen, allenfalls noch eine Sarkoidose in Betracht. Vor allem ist aber bei an sich für den Morbus Kaposi seltenem Vorzugssitz an der oberen Körperhälfte und im Zusammenhang mit einer Mastektomie wegen eines Mammakarzinoms eine eruptive, prognostisch sehr maligne Lymphangiosarkomatose zu bedenken, die auch als *Stewart-Treves-Syndrom* bzw. als angioplastisches Sarkom bei chronischem Lymphödem bezeichnet wird.

Therapie

Die Therapie erfordert klinische Erfahrungen und Möglichkeiten, zumal Immunsuppressiva wie die verschiedenen Zytostatika (Cyclophosphamid, Vincristin, Methotrexat, Dacarbazin) in ihrer Wirksamkeit bei dieser Krankheit noch unterschiedlich beurteilt werden.

Weitere Sarkomsonderformen

Alle diese Sonderformen sind bisher nur in wenigen Einzelbeobachtungen erfaßt und demgemäß auch bislang nur wenig bekannt geworden.
Hierunter fällt z. B. die *Angioendotheliomatosis proliferans systematisata,* das eine Art intravaskulären Blastoms, eine Art Endotheliom darstellt.
Der *Stout-Tumor,* das *Hämangioperizytom,* das seinem Namen gemäß eine Wucherung von *Perizyten,* einer Zellart mit gewisser Entsprechung zu den Endothelien, darstellt, verhält sich biologisch von Fall zu Fall unterschiedlich maligne oder benigne. Überwiegend ergriffen werden – es kann auch bei Hunden vorkommen – Männer im mittleren Lebensalter in Form indolenter, überwiegend langfristig singulärer, derb-elastischer, blauroter Knoten, vor allem an der oberen Körperhälfte, aber auch an den Oberschenkeln. Auch dieser Tumor, der Angio-, Leiomyo- oder Glomustumoren ähneln kann, wird erst histologisch – unter Abgrenzung hauptsächlich gegenüber einem Angiosarkom – näher bestimmbar sein.
Ebenso werden weitere Sarkomtypen wie das *Leio-* oder *Rhabdomyosarkom* in ihrer Erfassung der histologischen Diagnostik vorbehalten bleiben, wie das *„alveoläre Weichteilsarkom"* auch, welches klinisch wiederum als indolenter blauroter Knoten imponiert.
Als neuer Tumortyp ist schließlich das androtrope *Epitheloidsarkom* anerkannt, das eine anuläre oder plattenartige, grauweißbräunliche Herdsetzung vornehmlich an Händen und Unterarmen aufweist und histologisch Züge, sowohl eines Granuloms wie eines epithelialen Tumors mischen kann. Typisch sind aber auch neben dem epitheloiden Aspekt der Tumorzellen die Nekrosetendenz und das Ergriffensein von Sehnen und Faszien.
Schließlich werden *manche maligne Weichteiltumoren* heute mitunter unter dem Dachbegriff des „malignen fibrösen Histiozytoms" o. ä. vereint.

Pseudosarkome der Haut

Hierunter versteht man sarkomähnliche, sich aber klinisch gutartig verhaltende, wenn auch histologisch unruhig wirkende sowie überwiegend von einer Vermehrung von Fibroblasten getragene Bindegewebswucherungen . Hierunter fallen – das *Histiozytom* bzw. *Dermatofibrom* werden in diesem Buch im Kapitel „Vorzugsweise benigne Hauttumoren" abgehandelt – u. a. das *pseudosarkomatöse Dermatofibrom* oder *Fibroxanthom, pseudosarkomatöse Entwicklungen nach Röntgentherapie* und die *noduläre Fasziitis,* die sich vornehmlich an den Extremitäten, vor allem den oberen, entwickelt und am ehesten einem Fibrosarkom nahekommt.

Paraneoplasien der Haut

Als *paraneoplastische Syndrome der Haut* versteht man im Zusammenhang mit bösartigen, viszeralen Tumoren oder auch Lymphoproliferationen an sich selten assoziierte resp. begleitende Hautkrankheiten, die keine Metastasen darstellen, nach Beseitigung der Grundgeschwulst zu regredieren und bei Wiederentwicklung des Malignoms oder dessen Metastasierung sich wieder zu entwickeln pflegen.
Ein derartiges viszerales Alarmsymptom wurde erstmals 1861 in der Korrelation eines *Pankreaskarzinoms* und einer *Thrombophlebitis saltans* von TROUSSEAU erfaßt. Heute wird der Kreis solcher kutaner paraneoplastischer Syndrome, freilich nicht ohne Widerspruch, vereinzelt sehr weit gefaßt, so daß beispielsweise hierunter auch verschiedenartige acquisierte *ichthyosiforme* („Ichthyosis symptomatica") und *keratotische* oder *bullöse* (z. B. *Dermatitis herpetiformis Duhring*) Hauterscheinungsbilder, ganz zu Recht auch manche (spät und bei Frauen auftretende) *Porphyria cutanea tarda* oder mit gleicher Berechtigung auch der *Herpes zoster generalisatus* oder der *multiple Morbus Bowen* subsumiert werden. Im folgenden werden aber nur solche kutane paraneoplastische Syndrome angeführt, die eigentlich nur in Ansehung ihrer häufigen, sicheren paraneoplastischen Bedeutung als „Paraneoplasien der Haut" im engeren und eigentlichen Sinne bewertet werden sollten.

Acanthosis nigricans maligna

Dieses Hautleiden, welches als eine zur *Hypertrophie* führende *Dystrophie* aufgefaßt bzw. durch eine mit intensiver *Pigmentierung* und *Hyperkeratose* vergesellschaftete grobe *Papillomatose* repräsentiert wird, findet sich als typische Acanthosis nigricans, außer an Nacken, Achseln, weniger den Ellenbeugen, auch in der Genitoanalregion.
Seit einiger Zeit wird bei dieser *papillären und pigmentären Dystrophie* zwischen einer *beni-*

gnen und *malignen* Form (Abb. **393**) in Bezug auf das Grundleiden differenziert, wobei auffälligerweise die letztere Form sich meist recht synchron mit malignen *Adenokarzinomen* (Magen-, Darm-, Brust-, Uteruskrebs usw.) manifestiert (fast 90% abdominelle Karzinome). Damit wird die maligne Acanthosis nigricans zu einem Hinweiszeichen von höchster klinischer Dignität auf ein viszerales Karzinom („Signum mali ominis").

Die *benigne Acanthosis nigricans* dagegen beginnt peripubertär, gelegentlich auch schon im frühen Kindesalter, wobei neben endokrinen Einflüssen die Frage eines unregelmäßig dominanten Erbganges sowie die Koppelung mit Mißbildungen anderer Art oder mit heredodegenerativen Leiden (Bloom-, Rud-Syndrom, Leprechäunismus o. ä.) weiter zu verfolgen ist.
Eine weitere Form ist als *Pseudoacanthosis nigricans* bei dunkelpigmentierten und adipösen erwachsenen Individuen beschrieben, bei welchen die klinische Durchuntersuchung beispielsweise Hypophysenstörungen oder ein Stein-Leventhal-Syndrom aufdecken kann. Abortive Erscheinungsbilder dieser Art sind auch bei rein exogener Fettsucht nach eigener Beobachtung nicht selten und dann entsprechend reversibel, ja gegebenenfalls nur an lipodystrophische Körpersegmente gebunden.

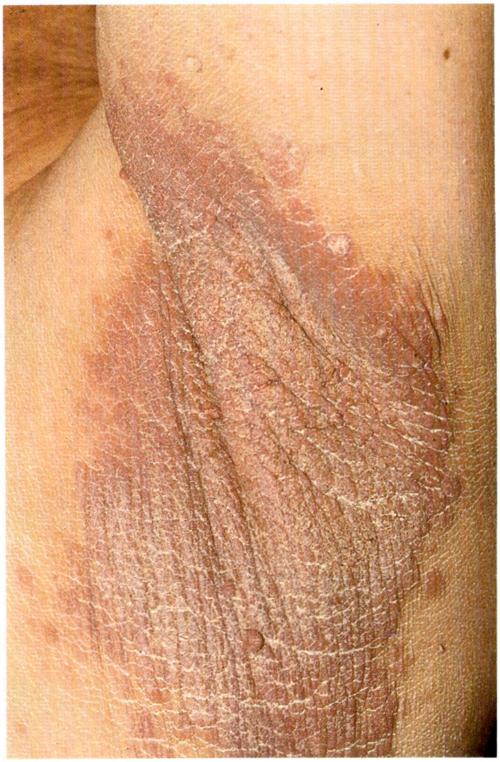

Abb. **393** Acanthosis nigricans maligna.

Akrokeratose

Bei dieser vor etwa 15 Jahren von BAZEX, DUPRÉ beschriebenen akrokeratotischen, psoriasiformen sowie androtropen Hautveränderung, die bisher nur in Verbindung mit Neoplasien und auffälligerweise fast nur in Frankreich in Erscheinung trat, begegnen wir einem typischen Befall vorzugsweise an Händen, Füßen, Nase und Ohren. Diese Veränderungen können bezirksweise an eine Erythrokeratodermie, eine erythrosquamöse Keratose oder einen Lupus erythematodes erinnern, die Nägel subunguale Hyperkeratose und Lyse aufweisen. Der Grundtumor (stets ein Karzinom!) wurde hierbei meist im Pharynx oder Larynx, weniger im Ösophagus, Magen oder den Lungen erfaßt.

Erythema gyratum repens

Auch bei diesem erst seit 30 Jahren durch GAMMEL bekannten, bizarr anulär figurierten und großlamellös dysquamierenden Erscheinungsbild, welches insgesamt mit einer Zebrahaut, einer Zypressenholzmaserung oder einer englischen Lochstickerei („Broderie anglaise") verglichen wird und welches durch raschen Wechsel von Pro- und Regredienz sowie Rezidivbereitschaft gekennzeichnet ist, wurden verschiedene Tumoren (40% Bronchialkarzinome!) bzw. differente Tumorlokalisationen festgestellt.

Das ihm am nächsten ähnlich schauende *Erythema anulare centrifugum* wandert langsam, besitzt keine Collerette und ist nur selten ein paraneoplastisches Zeichen.

Dermatomyositis

Dieses bei den „Kollagenosen" klinisch ausführlich abgehandelte Krankheitsbild kommt außer bei verschiedenen viszeralen Tumoren (Mamma-, Bronchialkarzinomen) weniger häufig auch bei einem Morbus Hodgkin, ausnahmsweise selbst bei einem Melanom als Grundleiden vor. Das Durchschnittsalter der Patienten liegt um 50 Jahre, Frauen sind doppelt so häufig ergriffen.

Hypertrichosis lanuginosa et terminalis acquisita

Bei überwiegend bereits metastasierten viszeralen Karzinomen kann es seltenerweise, indes urplötzlich zu einem fellartig dichten Wachstum sämtlicher Körperhaare, also sowohl der Lanugo-, Übergangs- wie der Terminalhaare kommen. Ein solches Haarwachstum per excessum darf nicht mit einem *Hirsutismus* verwechselt werden, der zwar auch mit verschiedene Tumoren oder einer hormonellen Abwegigkeit, jedoch als übermäßiger Haarwuchs hauptsächlich in der Gesichts- und Schamregion bei Frauen mit einer verstärkten Androgenproduktion zusammenhängt.

Einige fakultative Paraneoplasien der Haut

Die *follikuläre Muzinose,* die bei den „Follikulärkeratosen" abgehandelt wird, tritt symptomatisch meist bei malignen Lymphomen („Retikulosen") und beim Morbus Hodgkin auf.
Das *Skleromyxödem* und das *Pyoderma gangraenosum* können in Verbindung mit einem Plasmozytom vorkommen, während *petechiale Blutungen* bei der systematisierten Haut-Muskel-Amyloidose und der Makroglobulinämie unspezifische Begleiterscheinungen abgeben können.
Treten schließlich bei einem alten Menschen plötzlich ungewöhnlich zahlreiche *vulgäre Warzen* („Verrucositas generalisata") in Erscheinung, so ist unbedingt an immunologische Defizite, z. B. im Rahmen einer chronischen Lymphadenose, wie ferner z. B. bei Entwicklung eines *Soorgranuloms* auch, zu denken, während die rasche Entwicklung von multiplen seborrhoischen Alterswarzen, häufig auch als *Leser-Trélat-Symptom* bzeichnet, u. E. wohl kaum je als paraneoplastischer Vorgang aufzuklären sein wird. Hingegen ist bei einem *mehrherdigen Morbus Bowen,* wie bei den basliomatösen *Rumpfhautepitheliomen* auch, häufig eine Arsenanamnese zu explorieren und damit auch auf ein dergestalt induziertes viszerales Karzinom Verdacht zu lenken.

Pigmenttumoren

Nävuszellnävi

Bei diesen früher meist „Pigmentnävus" genannten Gebilden handelt es sich um dysontogenetische Geschwülste nach Art von hochdifferenzierten, ebenso evolutiven wie involutiven Hamartomen. Die meisten Menschen weisen nach dem 20. Lebensjahr etwa 20 solcher Nävuszellnävi auf, wohingegen bei 90jährigen kaum noch solche Pigmentnävi zu beobachten sind. Feingeweblich differenziert man je nach Etagensitz *Junktionsnävi* (Abb. **394**) (überwiegend im Kindesalter), *Compound-Nävi* (vorzugsweise nur bis zur Pubertät) und schließlich intradermale resp. *koriale Nävuszellnävi* (Abb. **395**) (vor allem beim Erwachsenen).
Erscheinungsbildlich kommen Nävuszellnävi als hell- bis dunkelbraune, manchmal nahezu schwarze, wenige Millimeter bis Zentimeter große, z. T. gering plattenartig oder halbkugelig vorspringende Tumoren zu Gesicht. Die Braunfärbung ist überwiegend homogen, kann seltener aber auch dunklere Einsprengungen enthalten. Kleinere, speziell „junktionale" Nävuszellnävi weisen noch eine glatte oder etwas knitterige haarlose Oberfläche auf. Später ist diese, vor allem bei den dermalen Nävi, höckrig bzw. papillomatös und oft mit einzelnen besonders kräftigen Körperhaaren besetzt. Die fibrosierten und vollständig pigmentfreien Nävuszellnävi älterer Menschen sind makroskopisch meist nur noch an dieser verstärkten Behaarung zu erkennen.
Als besonders auffälliger Repräsentant der letzteren ist der papilläre und haarbestandene Nävuszellnävus aufzuführen, dessen Maximalvariante der klassische *Tierfellnävus (Nävus pellitus)* darstellt. Auch Tierfellnävi können seltenerweise maligne entarten. Daran ist zu denken, wenn innerhalb dieser an sich von Hause auch meist etwas höckerigen Nävuszellnävi plötzliche größere Knotenbildungen und Nachdunkelungen auftreten.
Bei der *neurokutanen Melanose,* die das weibliche Geschlecht bevorzugt und eigentlich mehr zu den Phakomatosen zu zählen ist, besteht gleichzeitig häufig eine proliferative Melanozytose der Pia oder entlang der Gefäße in der Hirnsubstanz. Infolge Verlegung der Lakunen- und Lymphscheiden sowie der Pacchioni-Granulomationen kann es zu einem vital bedeutsamen Hydrozephalus kommen.

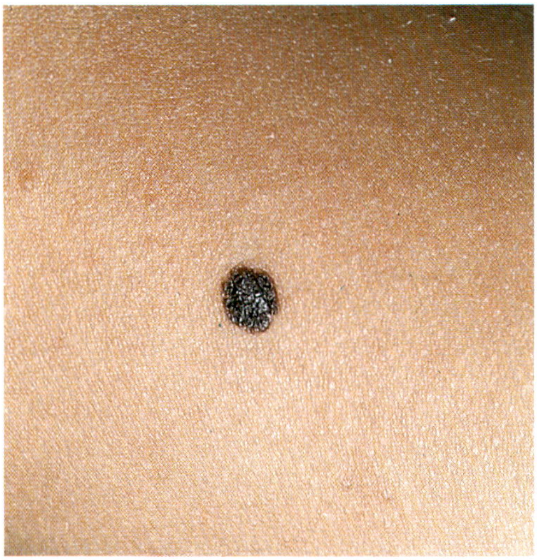

Abb. **394** Nävuszellnävus (Junktionsnävus).

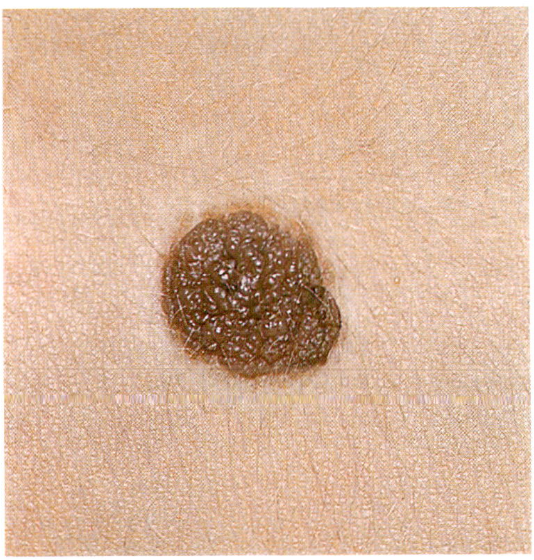

Abb. **395** Nävuszellnävus (dermaler Typ).

Sonderformen des Nävuszellnävus

Wohl nur histologisch zu diagnostizieren ist der *Blasenzellnävus,* der makroskopisch vielleicht etwas heller sich vorwölbt oder einen hellgelblichen Hof aufweist. Histologisch finden wir bei ihm aufgebauschte wasserhelle Nävuszellen, die an ein Xanthom erinnern können.

Eine andere Varietät der Nävuszellnävi ist der sog. *Sutton-Nävus* oder Halonävus, das Leucoderma acquisitum centrifugum. Er imponiert

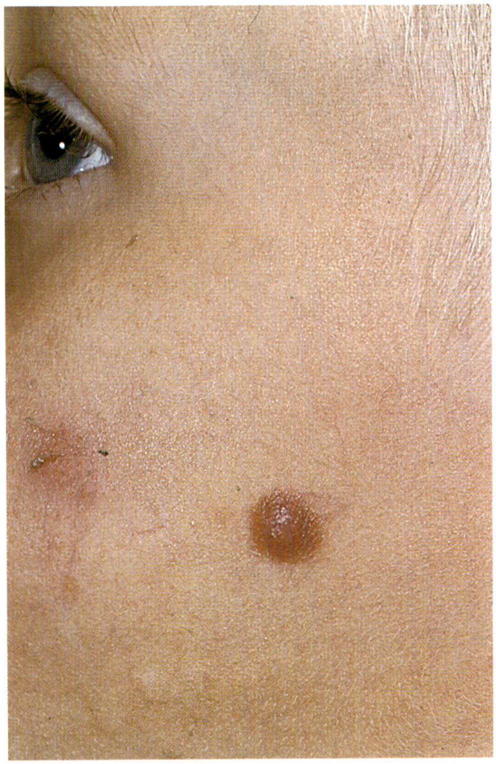

Abb. **396** Juveniles Melanom.

als ein linsengroßer Nävuszellnävus mit einem breiten weißen, also pigmentfreien Hof. Feingeweblich wird bei ihm der Nävuszellanteil massiv lymphohistiozytär durchsetzt.

Benignes juveniles Melanom

Es stellt eine Sonderform des Compound-Nävus dar, die zur besseren Abgrenzung vom malignen Melanom zutreffender „*Spindelzellnävus*" oder „faszikulärer" Nävuszellnävus geheißen hätte. Gegeben ist vornehmlich bis zur Pubertät, aber auch später, hauptsächlich im Gesichtsbereich (Abb. **396**) ein bis linsengroßes, flach kegelförmiges, braunrötliches, nicht selten einem kleinen Lupusfleck ähnelndes Knötchen, welches unter dem Glasspatel homogen lichtbräunlich imponiert. Seine Oberfläche ist glatt, wie übrigens auch Jucken, Nässen o.ä. – ganz im Gegensatz zum malignen Melanom – fehlen. Therapeutisch ist nicht zuletzt zur histologischen Sicherung die Exzision durchzuführen.

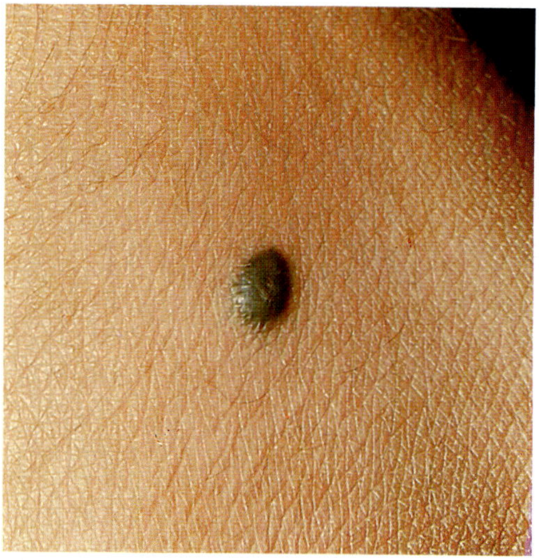

Abb. **397** Blauer Nävus.

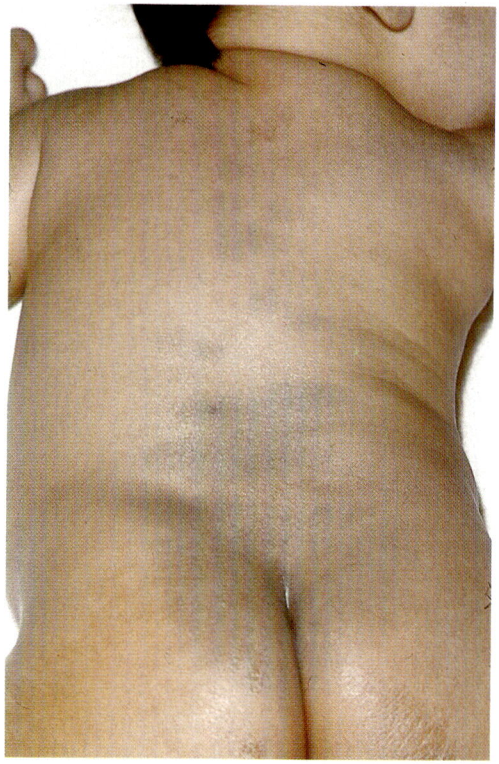

Abb. **398** Mongolenfleck.

Blauer Nävus (Nävus caeruleus), Mongolenfleck

Der *blaue Nävus* ist ein meist singuläres, bis linsengroßes, halbkugeliges, dunkelbläuliches Gebilde (Abb. **397**). Zentral ist es etwas heller, da von ihm anders als vom Melanom der Follikel ausgespart wird. Histologisch haben wir beim blauen Nävus eine dreidimensionale Häufung grober, spindelförmiger Melanozyten vor uns. Maligne Entartung ist bisher nur sehr selten, und dann nur vom sog. *zellreichen blauen Nävus* („Neuronävus") aus, beschrieben worden.

Im Zusammenhang mit dem zirkumskripten blauen Nävus ist noch als *diffuse mesodermale Pigmentierung* auf den sog. *Mongolenfleck* (Abb. **398**) aufmerksam zu machen, der sich manchmal ausgedehnt über Kreuz- und Steißbein oder den Gesäßbacken findet, meist bei Geburt schon besteht, aber später in seiner Ausprägung etwas regrediert.

Malignes Melanom

Das maligne Melanom („Melanozytoblastom") ist an sich ein seltener, wegen seiner schrankenlosen Malignität aber mit Recht sehr zu fürchtender Tumor. Dazu kommt, daß das Melanom im Gegensatz zu den erst zum höheren Lebensalter hin zunehmenden Hautkarzinomen viel jüngere Erwachsene erfaßt und zu den bösartigsten Tumoren gehört, die den Menschen bedrohen.

Allgemein werden heute *drei Haupt-Typen* des malignen Melanoms unterschieden. Diese Differenzierung basiert auf Unterschieden in der klinischen und histologischen Morphologie, dem verschiedenen biologischen Verhalten und damit auch auf einer unterschiedlichen Prognose.

Die drei Typen sind:

1. Das maligne Melanom mit einem angrenzenden intraepidermalen bzw. oberflächlichen Tumoranteil, das *„superficial spreading melanoma"*, das *oberflächlich spreitende Melanom* (Abb. **399 a**).

2. Das maligne Melanom mit einer von Beginn an bereits vertikalen Wachstumstendenz ohne Tumorzellen und Tumorzellverbände in der angrenzenden Epidermis, das „nodular melanoma", das *noduläre Melanom* (Abb. **399 b**).

3. Das Melanom mit einem „Tumor"-anteil in den basalen Anteilen der angrenzenden Epidermis. Dieser Typ des malignen Melanoms

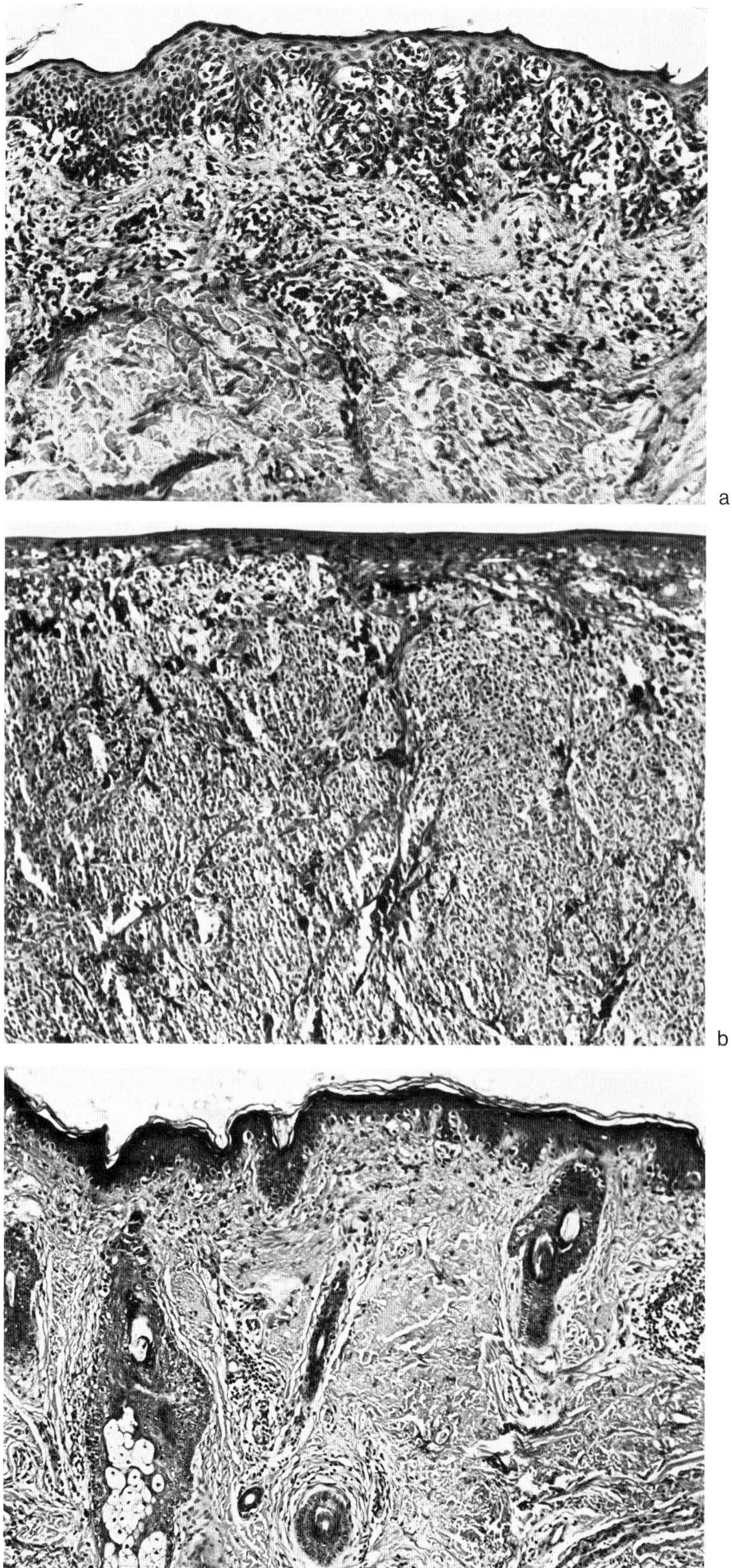

Abb. **399 a–c** Histologie der drei Haupttypen des malignen Melanoms. **a** Oberflächlich spreitendes Melanom. **b** Noduläres Melanom. **c** Melanosis circumscripta praeblastomatosa.

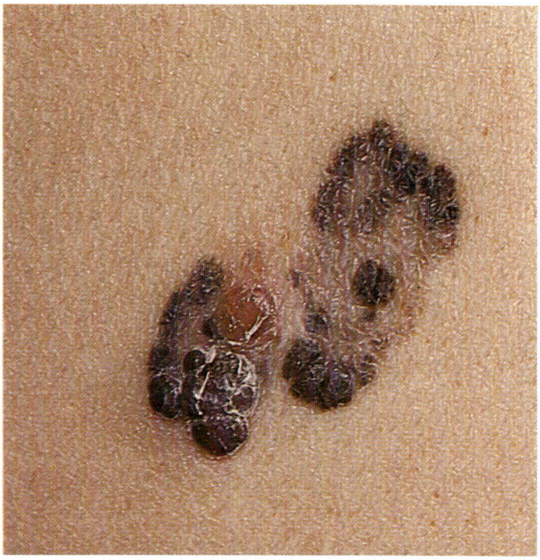

Abb. **400** Oberflächlich spreitendes Melanom.

wird als „Lentigo-maligna-Melanom" bezeichnet. Hierbei handelt es sich gemäß unserer bisherigen Nomenklatur um das maligne Melanom auf dem Boden einer *Melanosis circumscripta praeblastomatosa Dubreuilh* (Abb. **399c**).

In einer 4.Gruppe könnte man das *akrolentiginöse* (z.B. das subunguale) Melanom noch zuordnen.

Vor allem ist die Eindringtiefe des Tumors von erheblicher prognostischer Bedeutung. So wird derzeit im allgemeinen eine Beurteilung des malignen Melanoms bezüglich des Niveaus, bis zu dem die Invasion des Melanoms erfolgt ist, für wichtig gehalten. In diesem Zusammenhang sind *fünf Einteilungsbegriffe* für die *Eindringtiefe* üblich geworden. Sie seien zum Verständnis von histologischen Befunden hier angeführt:

Level I: Beschränkung des Tumors auf die Epidermis.

Level II: Tumorzellen und -zellverbände dringen in das Stratum papillare, das obere Korium, ein.

Level III: Tumorzellen füllen das Stratum papillare, das obere Korium, mit Ansammlung an der Grenze des Stratum papillare/Stratum reticulare aus, ohne in das letztere eingedrungen zu sein.

Level IV: Invasion der Tumorzellen in das Stratum reticulare, in das mittlere und untere Korium.

Level V: Eindringen des Tumors in die Subkutis.

Außerdem wird nach Breslow zur prognostischen Bewertung auch die Tumordicke in Mikrostadien unterteilt.

I	= Tumordicke	< 0,76 mm
II	= Tumordicke	0,76-1,50 mm
III	= Tumordicke	1,51-2,25 mm
IV	= Tumordicke	2,26-3,00 mm
V	= Tumordicke	> 3,00 mm

Die verschiedenen Melanomtypen lassen sich folgendermaßen charakterisieren:

Oberflächlich spreitendes Melanom
(Abb. **400**)

Das „superficial spreading melanoma" ist ein Melanom mit einer zunächst horizontalen Ausbreitungstendenz bei zentrifugalem Wachstum. Dabei ist der meist deutlich kleinbogig und scharf begrenzte *Rand palpabel* und zumeist auch sichtbar erhaben. Die Oberfläche dieses insgesamt längere Zeit flach bleibenden Tumors ist ferner vielfach feinknotig gestaltet; später entwickeln sich in ihm außerdem ein oder mehrere größere Tumorknoten. Die Farbe eines solchen Tumors reicht von Braunschattierungen bis zu lividen oder blaugrauen Tönungen. Ferner lassen sich als weiteres Kriterium innerhalb des „superficial spreading melanoma" haut- oder rosafarbene Bezirke als Ausdruck einer *zentralen Tumorregression* unter Zurücklassung einer Hautatrophie erkennen, die im Niveau der umgebenden gesunden Haut liegen. Bei solchen Bezirken kann es sich jedoch auch um amelanotische Tumoranteile handeln. Sobald sich im „superficial spreading melanoma" ein Tumorknoten entwickelt hat, zeigt dieser ein rasches Wachstum. Im Durchschnitt gerechnet, erreicht ein „superficial spreading melanoma" erst einen Durchmesser von 2,5 cm, bevor sich ein rasch wachsender, knotiger Tumoranteil entwickelt.

Histologisch äußert sich die anfänglich horizontale Ausbreitungstendenz des „superficial spreading melanoma" charakteristischer Weise in der Epidermis am Rande des Tumors. Hier liegen in Zellnestern und Einzelzellen die kennzeichnenden großen „pagetoiden" Zellen mit rosa bis hellbräunlichem, sehr fein gekörnten Plasma. Die Zellen und Zellnester sind in allen Schichten der Epidermis zu erkennen.

Auch in der Phase des mehr horizontalen Wachstums kommt es beim „superficial spreading melanoma“ vielfach bereits frühzeitig zu einem Durchbrechen der „Basalmembranbarriere“ bzw. zum Auftreten von einzelnen Melanomzellen subepidermal. In unserem Krankengut umfaßt das „superficial spreading melanoma“ etwa 55% aller malignen Melanome.

Noduläres Melanom

Als noduläres Melanom versteht man ein malignes Melanom ohne vorausgehendes flaches Stadium, das also von vornherein knotig, „vertikal“, exo- und endophytisch wächst. Wir haben bei ihm einen Tumor vor uns, dessen Farbton von hellrötlichem („amelanotischem“) bis tiefschwarzem Kolorit reicht. Er weist eine glatte Oberfläche auf, auf der fast immer die Follikel fehlen. Ein solcher Tumor ist meist stark verletzlich; er kann spontan oder bei geringer Traumatisierung nässen oder bluten. Eine rasche Ulzeration ist häufig. Selten breitet sich vom nodulären Melanom haloartig eine unregelmäßige Pigmentierung auf die benachbarte Haut aus (Abb. **401**). Bezirke einer spontanen Tumorregression, wie man sie beim „superficial spreading melanoma“ sehen kann, fehlen in einem nodulären Melanom (Tab. **6**). In unserem Krankengut kommt das noduläre maligne Melanom unter den Melanomvarietäten in einer Häufigkeit von 35% vor.
Baldige Metastasierung des Tumors in die regionalen Lymphknoten ist bei diesem Typ des Melanoms die Regel. Beim nodulären Melanom handelt es sich um die bösartigste Form der drei Melanomtypen.
Nur sehr selten wird man einer spontanen passageren Regression des Melanoms oder im metastasierenden Stadium einer *diffusen Melanose* begegnen. Ebenso selten sind auch *Familiarität* sowie das Auftreten von *multiplen primären Melanomen* (3,7%).

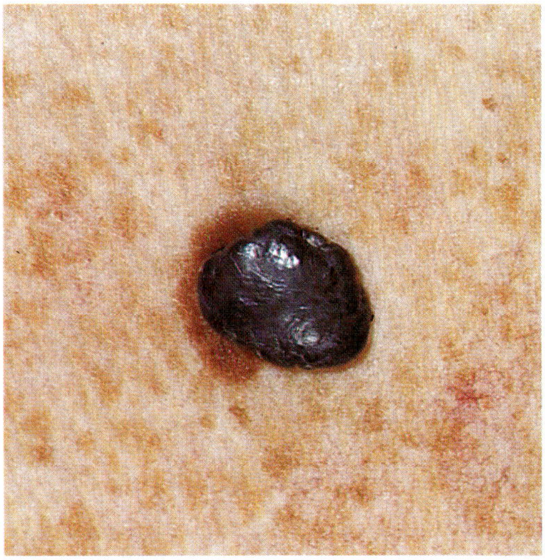

Abb. **401** Noduläres Melanom.

Tabelle **6** Zeichen und Verdachtszeichen für die Diagnose eines malignen Melanoms (nach *Gartmann*)

Eine fragliche Veränderung oder Vorveränderung (z.B. ein „Pigmentfleck“) verändert sich in	
Größe:	rasches Wachstum nach Seite und/oder Höhe (Protuberanz)
Form:	Entwicklung einer unregelmäßigen Begrenzung, Pigment-„Abluß“ in die umgebende Haut, Satellitenherde
Oberfläche:	Schuppung, Verlust des Oberflächenreliefs, vor allem der Follikelmarkierung, Nässen, Krusten, Blutung, Erosion, Ulzeration, Verletzlichkeit
Farbe:	rasche Dunkelung, bezirksweise Hyper- oder Hypopigmentierung innerhalb des Tumors wie Sprenkelung oder Entstehung von achromen Flächen im Tumor
Umgebung:	entzündlicher roter Hof, entzündliches Infiltrat
subjektiven Hinweis zeichen:	Juckreiz, Schmerz, Brennen

Melanosis circumscripta praeblastomatosa

Das maligne Melanom auf dem Boden einer Melanosis circumscripta praeblastomatosa Dubreuilh entwickelt sich nach einer Latenz von mindestens 3–5 Jahren, im Durchschnitt von 10–15 Jahren, auf der charakteristischen Vorveränderung der Melanosis circumscripta praeblastomatosa (Abb. **402**).
Bei letzterer handelt es sich um einen langsam an Größe zunehmenden vielfach polyzyklisch begrenzten Pigmentfleck von heterogener Brauntönung auf einem lichtexponierten, al-

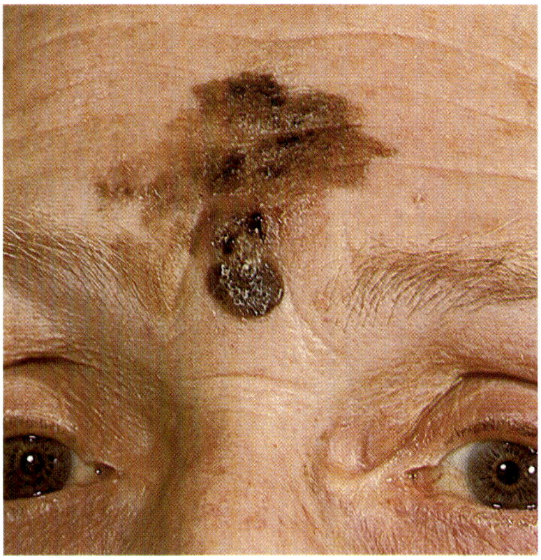

Abb. **402** Knotige Melanomentwicklung auf dem Boden einer Melanosis circumscripta praeblastomatosa.

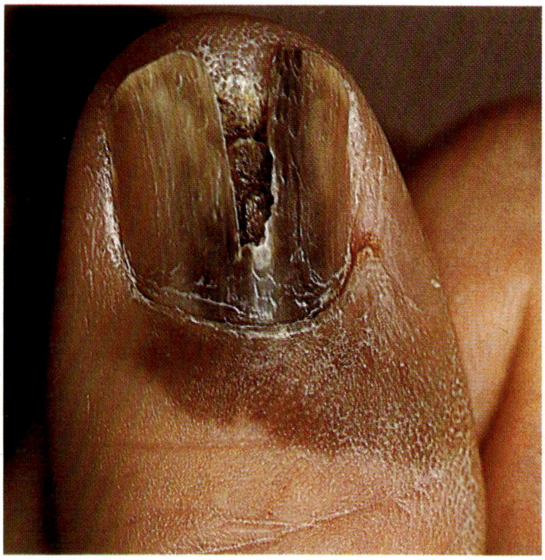

Abb. **403** Akral-lentiginöses Melanom.

tersatrophischen Hautareal. Die Melanosis circumscripta praeblastomatosa überragt im Gegensatz zum „superficial spreading melanoma" das Hautniveau der Umgebung nicht. Für gewöhnlich erreicht sie mit ihrem langsamen, gleichfalls zentrifugalen Wachstum eine Größe von 3 cm, im Durchschnitt von 4-6 cm, ehe klinisch das erste schwarzbraune bis rötlichbraune Knötchen, der Indikator für eine Invasion der Tumorzellen in das Korium, erscheint. Statistisch gesehen erscheint die Prognose des Dubreuilh-Melanoms (Lentigo-maligna-Melanom) erheblich günstiger als die der anderen Typen. In unserem Krankengut sind etwa 10% der malignen Melanome dieser Gruppe zuzuordnen.

Differentialdiagnose

Bei der Vielgestaltigkeit des malignen Melanoms kommt differentialdiagnostisch im Einzelfall eine ganze Reihe von Hautkrankheiten in Betracht: Hier sind in erster Linie das Angiokeratom, das Granuloma pediculatum teleangiectaticum benignum, weiterhin sonstige Pigmenttumoren wie das benigne juvenile Melanom, der blaue Nävus, ferner das pigmentierte Basaliom, eine stark pigmentierte, akanthotische Verruca senilis, mitunter auch das pigmentierte apokrine Zystadenom, das hämosiderinspeichernde Histiozytom und schließlich auch das subunguale Hämatom zu berücksichtigen.

Angesichts der Variabilität des malignen Melanoms mit seiner Neigung zur raschen *metastatischen Ausbreitung* (Abb. **404, 405**) (Lunge, Herz, Gehirn, Leber, Haut, Knochen und weitere Organe) gilt die ärztliche Bemühung der Frühestdiagnose des primären malignen Melanoms.

Therapie

Das primäre maligne Melanom sollte einer ausreichenden, schulgerechten, chirurgischen Therapie (in Vollnarkose!) zugeführt werden. Ferner sollte man bestrebt sein, die Menge des Tumorgewebes im Organismus zu vermindern, da diese die Abwehr des Körpers gegenüber den Tumorzellen erfahrungsgemäß reduziert. In diesem Rahmen kann auf weitere therapeutische Möglichkeiten, z.B. die endolymphatische Radionuklidtherapie und die extrakorporale Zytostatikaperfusion, sowie auf die Frage der sofortigen oder konsekutiven Exstirpation der regionären Lymphknoten, solange diese klinisch noch nicht suspekt sind, nicht näher eingegangen werden. Hervorgehoben sei aber noch, daß die Gruppe der Zytostatika im Stadium der Generalisation des Melanoms bisher überwiegend enttäuscht hat.

Als Standardtherapieversuch bei ausgebreiteter Melanomkrankheit wird derzeit DTIC (Dacarbazin) in der Klinik durch in der Anwendung chemischer Zytostatika erfahrene Ärzte angewendet. Man gibt: 250 mg/m^2 Körper-

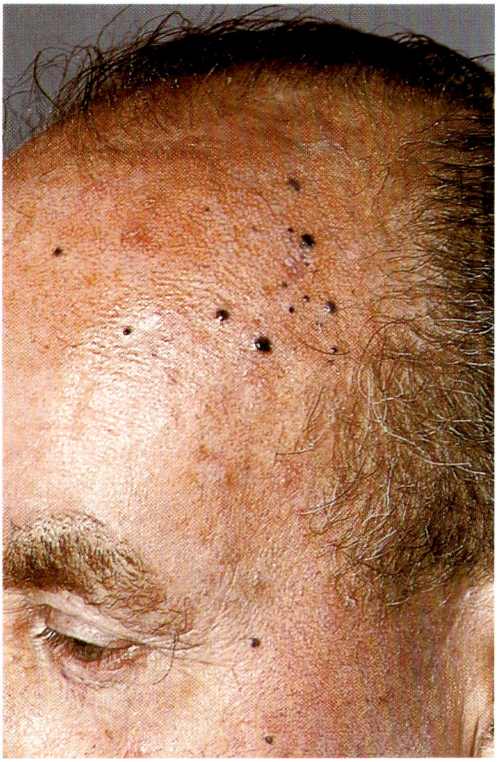

Abb. **404** Satellitenförmige Melanommetastasierung.

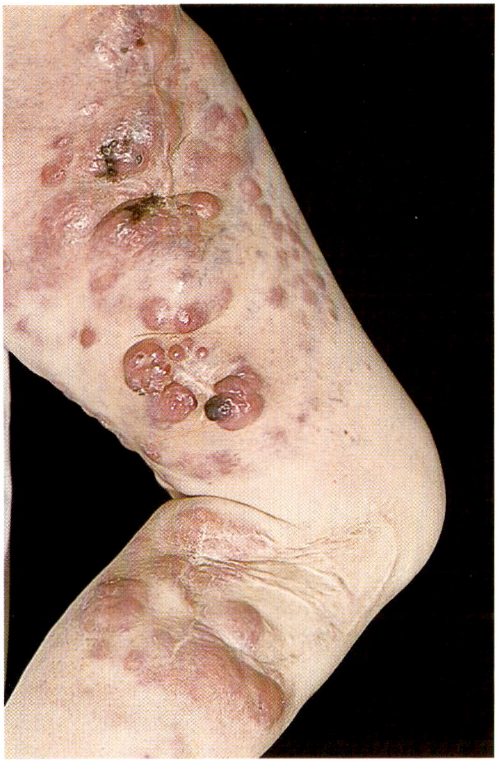

Abb. **405** Aggregierte und polychrome Melanommetastasierung.

oberfläche/Tag i.V. über 5 Tage. Diese Behandlung kann alle 21 Tage wiederholt werden. Anschließend kann eine Stimulation mittels Levamisol (linksdrehendes Isomer von 2,3,5,6-Tetra-hydro-6-Phenyl-Imidazo [2,1-b]-Tiazol) erfolgen, mit dem man vermutlich negative Immunlagen konvertieren und vielleicht auch T-Lymphozyten induzieren kann.

Proliferative und granulomatöse Hautkrankheiten

Hämoblastosen der Haut

Synonyma: Retikulosen, maligne Lymphome, Hämatodermien.

Der heute üblich gewordene Ausdruck *„malignes Lymphom"*, der auf BILLROTH zurückgeht und auf dem Umweg über Amerika nunmehr auch in Europa heimisch wurde, kennzeichnet anstatt der vorangehend üblichen Termini *„Retikulose"*, „Retikuloendotheliose" o.ä. gemäß alter Anschauung weitgehend primär-multizentrisch einsetzende Proliferationen des RES von systemgebundenem Neoplasiecharakter, wohingegen Ausdrücke wie „Retikulozytose", „lymphoretikuläre Hyperplasie" oder „Pseudolymphom" eine reaktive oder sich einer „Entzündung" annähernde Retikulumzellvermehrungen charakterisieren sollen. Im Vordergrund gegenwärtiger Klassifizierungsbemühungen steht – anstelle der Kölliker-Retikulumzelle – die Ableitung der betreffenden Krankheitsprodukte von 2 immunkompetenten Zellpopulationen, nämlich den *T-* und den *B-Lymphozyten* her. So wird beispielsweise die Lymphogranulomatose Paltauf-Sternberg bzw. das *Hodgkin-Granulom* als T-Zellen-Lymphom aufgefaßt, was in gleicher Weise auch für die nosologisch benachbarte Mycosis fungoides gilt, während die sonstigen malignen Lymphome der B-Zellen-Reihe zugerechnet werden (Gruppe der *Non-Hodgkin-Lymphome*). Ferner wird das kleinzellige *Retikulumzellsarkom* als *lymphozytisch*, der großzellige Typ als *„lymphoblastisch"* beurteilt. Hingegen gilt der Gehalt an argentaffinen bzw. argyrophilen Fasern („Versilberung") für die Differenzierung von Retikulumzellblastomen als irrelevant, während, wie bei „immunoblastischen" Krankheitsprodukten verständlich, der erhöhten Assoziation mit Immunglobulinen (namentlich IgM) in der Gegenwart starke Beachtung zugewandt wird. Schließlich scheint das B-Zell-Infiltrat mehr in der mittleren und tiefen Dermis angesiedelt zu sein, während das T-Zellen-Lymphom in der Kutis höher liegt und epidermotrope Andrängungstendenzen aufweist.

Maligne Retikulosen der Haut, Retikulumzellsarkom

Diese (androtropen) malignen Lymphome sind eine Erkrankung der späteren Lebensabschnitte. Zwar gibt es bei ihnen durchaus viszerale Organbeteiligungen, jedoch können die kutanen Erscheinungsbilder lange Zeit sich lediglich auf die Haut beschränken, wiewohl auch in solchen Fällen eine allgemeine Konstitutioneinschränkung (Müdigkeit, Fieber, regionäre Lymphknotenbeteiligung), dagegen seltener von Anfang an auch Juckreiz vorliegen kann. Besonders perakute Verlaufsgänge sind ferner durch Hyperpyrexie, Anämie und Blutungsbereitschaft gekennzeichnet, wie auch terminal im Blutbild Monozytenausschwemmungen als typisch gelten, so daß hierbei das Bild einer „Monozytenleukämie" bestehen kann. Andererseits gibt es durchaus auch chronische Verlaufsgänge, und zwar namentlich bei älteren Patienten, wohingegen akute Verlaufsgänge mehr bei Jüngeren vorzuherrschen scheinen.

Hauterscheinungsbildlich haben wir überwiegend umschriebene große oder kleine *Knotengruppen* vor uns, während exanthematische Kleinstreuungen überwiegend bei foudroyanten Verläufen vorkommen. Große und/oder *plattenartige Infiltrate* sind ferner eher gegenüber ihrer Unterlage als gegenüber ihrer Oberhaut luxierbar. Farblich herrschen rotbräunliche oder livide Tönungen vor, die unter Glasspateldruck zart gesättigt gelbbraun oder auch petechial durchsetzt imponieren können. We-

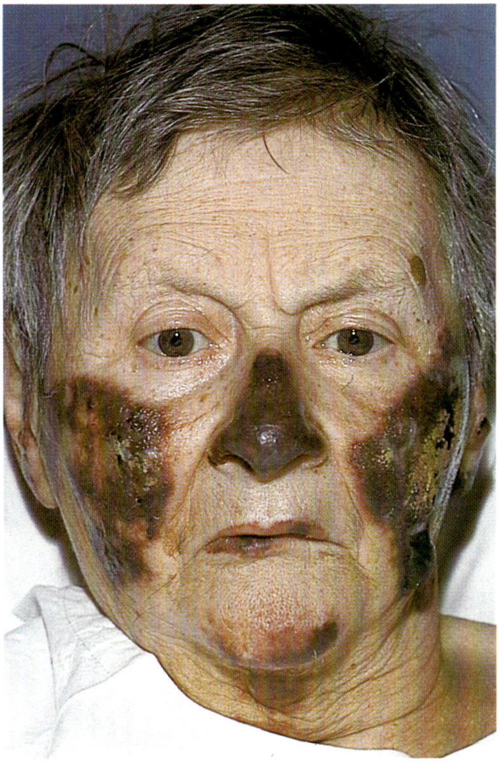

Abb. **406** Kryomakroglobulinämie.

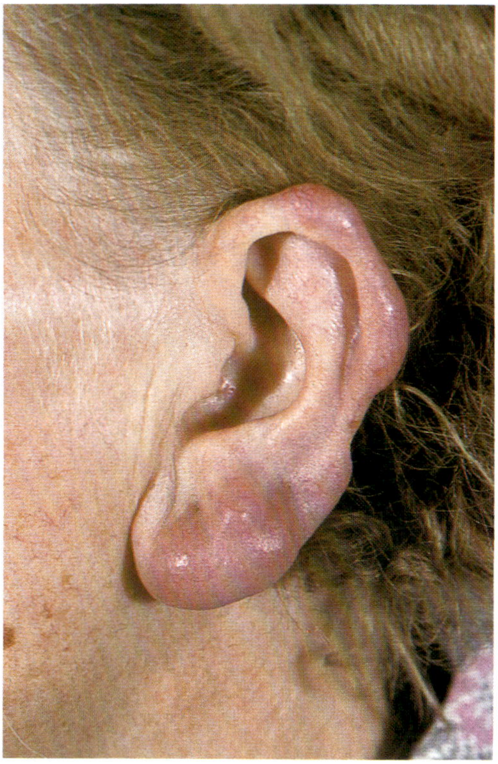

Abb. **407** Knotige Infiltration der Ohrmuschel bei chronischer Lymphadenose.

niger häufig hat man dagegen a priori primär-aggressive *Erythrodermie*bilder vor sich.

Auch bei der Waldenström-*Makroglobulinämie* (Abb. **406**) kann es neben Hepatosplenomegalie, Lymphknotenschwellungen, Nasen- und Punktblutungen (gemäß der eigenen Erstbeschreibung) ebenfalls plattenartige, an das Bild der chronisch-lymphatischen Leukämie der Haut erinnernde, derbe Kutisinfiltrate geben.
Der (sehr seltene) Typ der *„pagetoiden Retikulose"* im Sinne von WORINGER und KOLOPP stellt ein T-Zellen-Lymphom mit ausgeprägter Epidermotropie und Paget-artigen großen Zellelementen in der Oberhaut dar.

Therapie

Die Behandlung der „Retikulosen" (d.h. des Nicht-Hodgkin-Typs) ist der Fachklinik vorbehalten, die auf die Möglichkeiten der Röntgentherapie und eine Polychemotherapie incl. Corticosteroiden, aber auch auf Immunsuppressiva zurückgreifen kann.

Leukämien der Haut

Chronisch-lymphatische Leukämie

Während bei sämtlichen Leukämieformen *Hautbegleiterscheinungen* d.h. unspezifische Hautveränderungen (*„Leukämide"*) in Gestalt von Juckreiz, Erythemen, Papelbildungen („Prurigo leucaemica"), Zostereruptionen, Priapismus, hämorrhagischen Symptomen, u.a. bei ausgeprägten immunologischen Defiziten auch eruptive Keratoakanthome vorkommen können, ist das spezifische Krankheitssubstrat der chronischen Lymphadenose vornehmlich in einer Akrodermatose gegeben. Diese ist namentlich im Gesicht durch plattenartige oder knotige, teils teigige, teils harte Infiltrate speziell supraorbital, an den Ohrläppchen (Abb. **407**), aber auch an Nase und Lippen repräsentiert, wodurch sich unter bläulichroter bis bräunlicher Tönung das Bild einer *Facies leontina* entwickeln kann, welches *differen-*

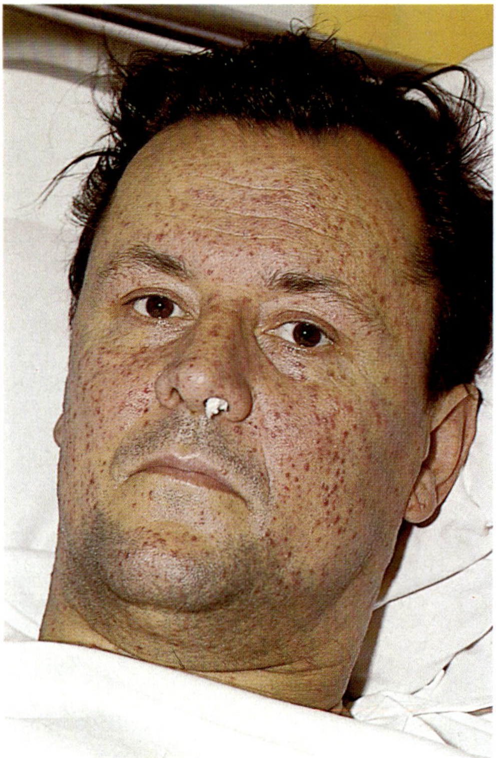

Abb. **408** Klinischer Hautaspekt einer unreifzelligen akuten Leukose.

tialdiagnostisch am ehesten mit einer Sarkoidose verwechselbar ist.
Die *klinische Symptomatik* wird weiterhin durch markante Lymphknotenvergrößerungen, Splenomegalie und die klinischen Aspekte einer *Leukanämie* augenfällig abgerundet.

Chronisch-myeloische Leukämie der Haut

Synonym: Chronische Myelose.

Sie ist im typischen Fall gekennzeichnet durch eine irreversible Anhäufung aller Stufen der Granulozytopoese d.h. praktisch also durch eine hohe Leukozytenzahl mit Linksverschiebung (einschließlich des Auftretens von Myeloblasten). In den reifen Granulozyten sind die alkalische Phosphatase mangelhaft vorhanden sowie ferner ein in seiner Größe reduziertes Chromosom 21, das sog. Philadelphia-Chromosom.
Klinisch gibt es auch bei der chronischen Myelose die Symptome der allgemeinen Schwäche, eine (falls vorhanden, prognostisch ungünstige) *„Leukanämie"* und eine Hepatosplenomegalie, während regionäre Lymphknotenvergrößerungen weitgehend fehlen. Überlebenszeit 10–30 Jahre.
Als (weitaus seltener als bei der chronischen Lymphadenose auftretende) *Hautbegleiterscheinungen* unspezifischer Natur stehen neben Blässe, Urtikaria- und Prurigoreaktionen Eiterungen verschiedener Art sowie hämorrhagische Durchsetzungen im Vordergrund; an *spezifischen myeloischen Hautveränderungen* entwickeln sich üblicherweise braunrote, hirsekorn- bis bohnengroße Knotengruppen, aber auch plattenartige Infiltrate an Rumpf, Gliedmaßen oder Kopf. Im Gegensatz zur lymphatischen Leukämie ist deren Exulzeration nicht selten.

Die problematische Existenz einer *Eosinophilenleukämie* wird – vielleicht als Varietät einer Myelose – heute eher bejaht.

Akute (unreifzellige) Leukosen

Ihre Symptomatik ist hinsichtlich der allgemeinen Entwicklung von Leistungsschwäche, Fieberbildung, Gewichtsverlust usw. auch erscheinungsbildlich durch die rasche und fortschreitende Entwicklung einer hämorrhagischen Diathese (incl. Epistaxis, Hämorrhoen) im Verein mit Lymphknotenvergrößerung, aber auch einer Hepatosplenomegalie recht charakteristisch. Dazu treten Pyodermien oder sonstige bakterielle, ulzero-nekrotisierende Krankheitsprodukte sowie multiple, papulöse Infiltrate, die auch in der Mundhöhle, neben einer sonstigen Stomatitis, vorkommen.

Bei der *Monozytenleukämie,* die gegenwärtig weniger den „Retikulosen" zugezählt, sondern mehr als Varietät der myeloischen Leukämie aufgefaßt wird, gelten frontale (wohl durch das Kautrauma provozierte) Zahnfleischhypertrophien, ähnlich wie beim Morbus Pringle oder nach Hydantoin, als typisch.

Polycythaemia vera

Bei der zu den myeloproliferativen Krankheiten gezählten Polycythaemia vera finden wir neben dem charakteristischen tiefroten Hautkolorit, speziell an den Akren, gelegentlich Punktblutungen, Juckreiz vorzugsweise in der Wärme des Bettes und das Bild der „Acne urticata".

Therapie der Leukosen

Die Behandlung der Leukosen ist mit ihrer Polychemo- oder Cortisontherapie – und bei den spezifischen Infiltraten der Haut auch einer Röntgenbestrahlung – zumindest für die Dauer der „Einstellung“ Domäne einer Fachklinik, da bei der Anwendung der meisten Zytostatika mit Schädigungen des Knochenmarks, der Schleimhaut, der Haare o.ä. zu rechnen ist. Die Wahl der Zytostatika hängt ferner von dem vorliegenden Blastentyp ab, wobei heute neben dem genannten systemischen Cortison Antimetaboliten der Folsäure im Vordergrund stehen.

Urticaria pigmentosa

Synonyma: Mastozytose, (bei Steigen der Zellproliferation) Mastzellen-„Retikulose“.

Die *kutane Mastzellenvermehrung* – die Mastzellen enthalten u.a. Heparin, Histamin, Hyaluronsäure sowie ein proteolytisches Enzym, beim Menschen indes kein Serotonin – äußert sich 1. in Gestalt *singulärer Mastozytome,* 2. als *Teleangiectasia macularis eruptiva perstans* und 3. als spezifische *Erythrodermie,* am häufigsten aber 4. als *„Urticaria pigmentosa“* (Abb. **409**). Bei letzterer, also in der Hauptsache, sind zwar reversibel, jedoch meist über Jahre, manchmal jedoch auch irreversibel, Stamm und Extremitäten in kleinfleckiger Aussaat von blaßgelben bis bräunlichen, stecknadelkopf- oder münzgroßen Elementen besetzt, die in typischer Weise auf *Friktion anschwellen.*

Vermehrungen der Mastzellen in der Zirkulation ist nur bei der (äußerst seltenen) Mastzellenleukämie die Regel.

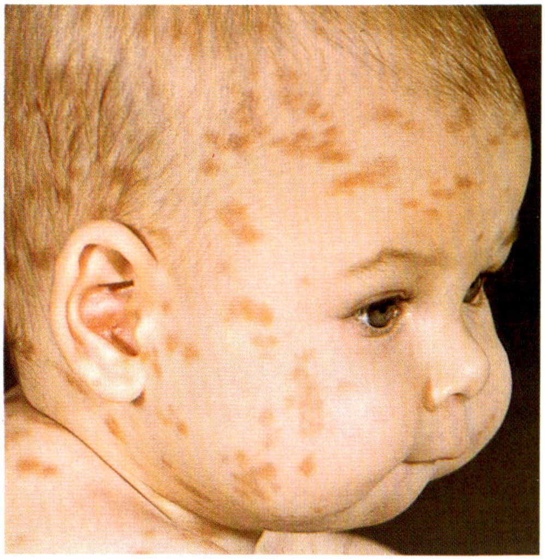

Abb. **409** Urticaria pigmentosa (Gesichtsbefall wie hier selten!).

An *Allgemeinerscheinungen* ist für den Träger solcher Veränderungen beachtenswert, daß heiße Bäder, starkes Frottieren oder Bürsten der Haut oder aber manche Medikamente, darunter Acetylsalicylsäure, eine universelle Rötung infolge der Histaminentfesselung neben allgemeiner Symptomatik (Herzklopfen, Präkollaps, Durchfälle) erzeugen können.

Als *klinische Besonderheiten* kennt man eine pustulöse oder hämorrhagische Note und sodann Innenorganveränderungen sowie verschiedene Typen der Knochenbeteiligung.

Die *Therapie* der Urticaria pigmentosa ist exspektativ, zumal eine wirklich effektive, kausale Behandlung nicht bekannt ist.

Pseudolymphome der Haut

Synonyma: Lymphoretikuläre Hyperplasien der Haut, Ortho- oder hyperplastische Retikulosen, Retikulozytosen.

Bei einer lymphoretikulären Hyperplasie haben wir Rundzellinfiltrationen vor uns, die vornehmlich wohl Ausdruck einer immunologischen Reaktion vom zellulären Typ sind. Eine Zeit lang wurden sie als echte „Retikulose“ bzw. als malignes Lymphom aufgefaßt. Erscheinungsbildlich begegnet man Erythemen oder knotigen bis plattenartigen Infiltraten bräunlichen Tons. Regionäre oder generelle Lymphknotenvergrößerungen fehlen bei ihnen, ebenso wie sonstige uncharakteristische Prodromi, wie z.B. Pruritus oder Urtikaria.

Histologie

Histologisch besteht sowohl eine zirkumvasale wie eine periadnexielle Infiltratorientierung. Ferner kann eine eosinophile Untermischung gegeben sein („eosinophile retikuläre Hyperplasie“).

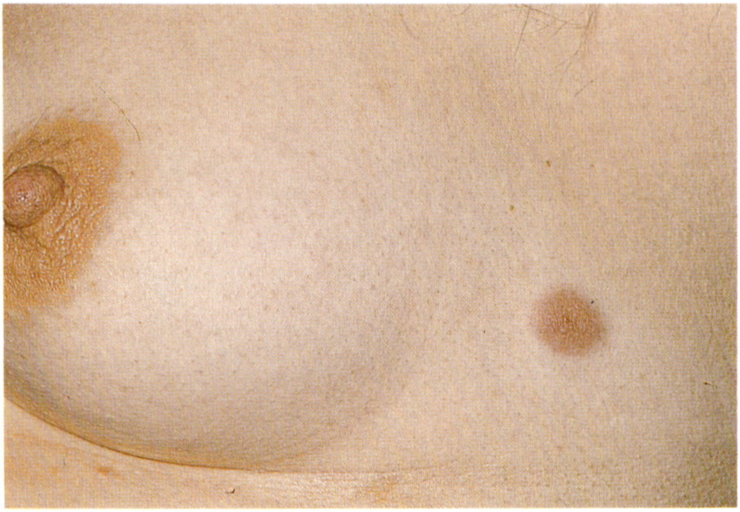

Abb. **410** Lymphozytom.

Ätiologie und Pathogenese

Ätiologisch und pathogenetisch kamen bei den bisher beobachteten Fällen dieses Typs einer *„chronischen Entzündung"* externe *parasitäre Einwirkungen* (Zeckenbiß – Lymphozytom, Skabies), *drogenallergische Vermittlungen* (Hydantoinderivate, Phenylbutazon, Nitrofurantoin, Menthol) und *aktinische Induktionen* in Betracht. Diese zuletzt genannte *aktinische retikuläre Hyperplasie* („Actinic reticuloid") entspricht wohl aber weitgehend dem früher sog. Eccema solare chronicum.

Prognose

Insgesamt sind derartige Pseudolymphome der Haut durch ihren gutartigen Verlauf, auch auf lange Sicht hin, gekennzeichnet. Doch ergibt sich als *therapeutische Konsequenz* die dringende Forderung auf Ermittlung und Ausschaltung der vermutlichen Noxe, um auf die Dauer einer etwaigen malignen Transformation vorzubeugen.

Systemische Retikulogranulomatosen (chronisch-polymorphe Lymphome) der Haut

Mycosis fungoides

Alter und Geschlecht

Die Mycosis fungoides ist eine für das fortgeschrittene Alter typische Erkrankung. Eine sichere Geschlechtsbevorzugung fehlt.

Klinik

Für gewöhnlich entwickelt sich die Mycosis fungoides gemäß dem sog. Typus Alibert-Bazin: Auf eine *banal-polymorphe Initialphase* (paroxysmaler Pruritus, Urtikaria, Prurigo, ekzem- oder parapsoriasisartige, zur Lichenifikation neigende sowie meist bogig oder halbbogig figurierte Erytheme) folgt nach Jahren das (charakteristische) Stadium der *mykosiden Infiltrate* (Abb. **411**) und letztlich der *mykosiden Tumoren* (Abb. **412**). Äußerst selten kann die Mycosis fungoides auch als – fleckförmig ausgesparte („nappes claires") – Erythrodermie beginnen (Typus Hallopeau-Besnier bzw. Leredde), während die „Mycosis d'emblée" (Vidal-Brocq) in der Regel wohl ein Rethothelsarkom (immunoblastisches Lymphom) darstellt. Ferner äußern sich die Juckreizattacken mehr in den Anfangsstadien als zum Zeitpunkt der mitunter rasch tomatenförmig erweichenden Tumoren.

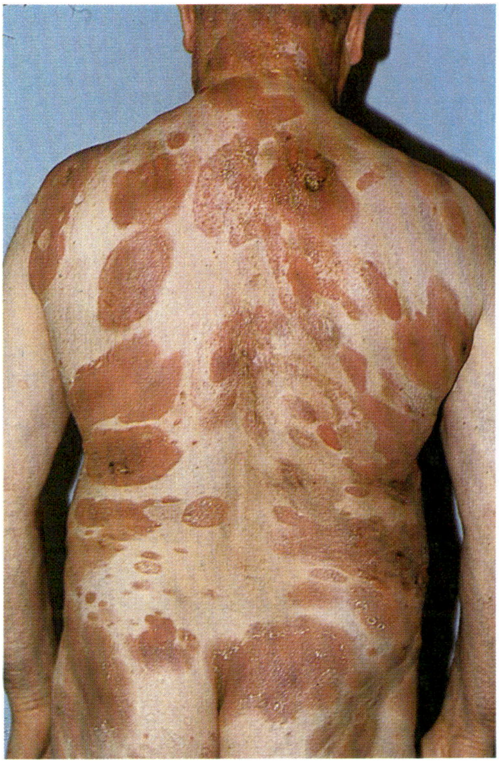

Abb. **411** Mycosis fungoides. Stadium der Erytheme und flachen Infiltrate.

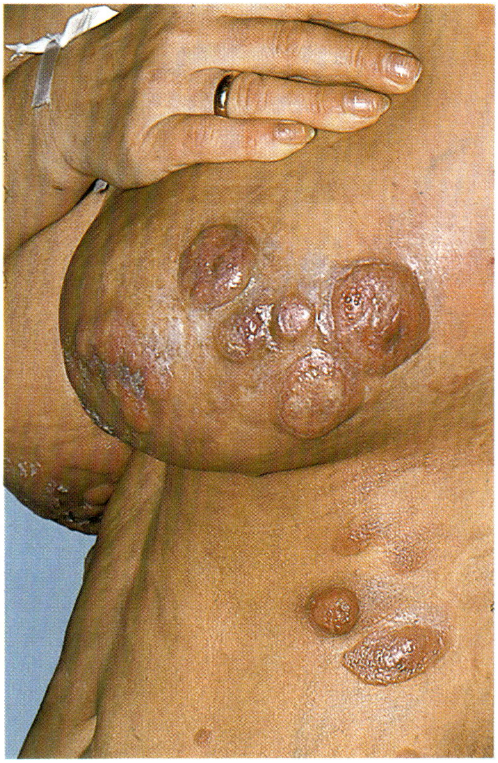

Abb. **412** Mycosis fungoides. Tumorstadium.

Stadienmäßig sind folgende Unterschiede herauszustellen: Beim prämykosiden Entwicklungsstand verhalten sich die histopathologischen Verhältnisse noch weitgehend uncharakteristisch („Mykosis-Ekzema"). So finden sich zu diesem Zeitpunkt noch reichlich neutrophile Granulozyten, wie auch immer noch eine deutliche Zellpolymorphie vorliegt. Bei dieser gewinnen dann die lymphohistiozytären Zellelemente mehr und mehr die Oberhand. Des weiteren treten in der Tumorphase Mitosen, Defekte der Basalmembran und die pathognostischen Pautrier-Abszesse (Abb. **413**) in Erscheinung.
Schließlich wird das Tumorstadium durch eine Ausweitung des Infiltrats nach der Tiefe des Koriums und der Subkutis sowie durch Zelleinwanderung in die Epidermis („Epidermotropie") charakterisiert.
Histopathologisch werden die Infiltratzellen der Mycosis fungoides als unreife Retikulumzellen ohne (zunächst) neoplastische Eigenschaften aufgefaßt. Bei den früher sog., heute in ihrer Sonderstellung bestrittenen „Mykosiszellen" handelt es sich um T-Lymphozyten mit bizarr konfigurierten Zellkernmembranen. Vereinzelt können in den Zellinfiltraten auch Riesenzellen an Lymphogranulomatose erinnern. Die histopathologische Architektur wird durch Parakeratose, Orthokeratose sowie durch eine – im Gegensatz zur Psoriasis sehr unregelmäßig ausgeprägte – Akanthose gekennzeichnet

Differentialdiagnose

Im prämykosiden Stadium kommen verschiedene mehr oder weniger banale Hautkrankheiten, wie vor allem das mikrobiell-seborrhoische Ekzem und die Parapsoriasis vom Typ der Brocq-Krankheit, in Betracht. Im Tumorstadium werden besonders die Lymphogranulomatose Paltauf-Sternberg (Morbus Hodgkin) und andere „Lymphome", vor allem aber das Retothelsarkom abzugrenzen sein.

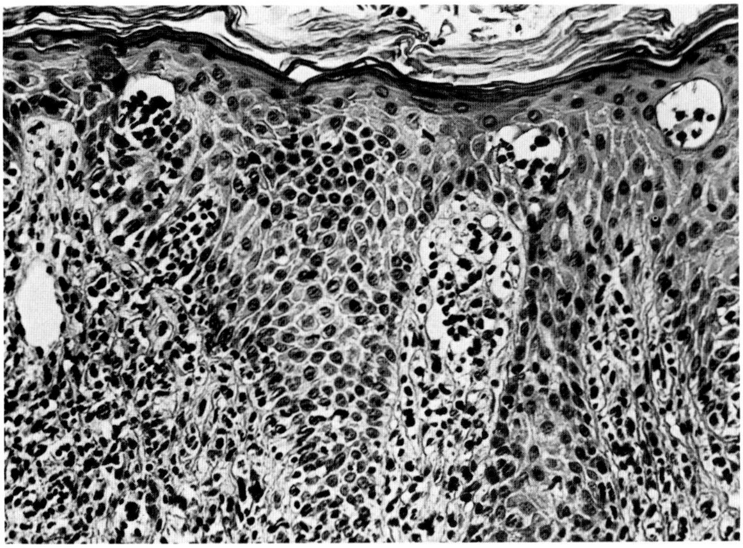

Abb. **413** Mycosis fungoides mit Pautrier-Abszessen.

Blutbild, Lymphknoten, extrakutane Lokalisation

Im *Blutbild* entwickelt sich bei etwa zwei Drittel der Patienten eine Lymphopenie, zu der terminal auch eine Monozytenausschwemmung hinzutreten kann. Gelegentlich kann aber auch eine Lymphozytose und eine Eosinophilie auftreten. Charakteristische Veränderungen im Knochenmark fehlen.

Eine periphere *Lymphknotenbeteiligung* ist anfänglich selten, jedoch können in späteren Verlaufsstadien, im Verein mit Fieber und Gewichtsverlust, generalisierte, periphere und hiläre Lymphknotenbeteiligungen sowie tastbare Vergrößerungen von Leber und Milz hinzutreten.

Generell kommen solche *extrakutanen Herde* erst bei ausgeprägter Hautbeteiligung vor. Sie sind dann als prognostisch ungünstiges Zeichen zu bewerten. Autoptisch sind bei etwa 70% der Patienten extrakutane Beteiligungen (Lunge, Milz, Leber, Nieren usf.) festzustellen.

Prognose

Die Prognose ist bei der Mycosis fungoides letztlich ungünstig. Im allgemeinen sind 5 bis 14 Jahre Überlebenszeit anzunehmen.

Der Tod erfolgt durch eine septisch komplizierte Kachexie oder durch Übergang in ein Retikulumzellsarkom. Weitaus seltener sind Umwandlungen einer Mycosis fungoides zu einem Lymphosarkom oder zu einer terminalen Lymphoblasten-Leukämie. Bei der Hälfte der Patienten bleibt aber der gewebliche Charakter der Mycosis fungoides bis zum Schluß hin gewahrt.

Ätiologie und Pathogenese

Die Mycosis fungoides ist ein Morbus sui generis, welcher sich von den üblichen „malignen Lymphomen" wie der Hodgkin-Krankheit oder den Leukosen allein schon durch Epidermotropie des Infiltrats und die stadienartige Verlaufsweise unterscheidet.

Eine „intermediäre" Erscheinungsform der Mycosis fungoides und der chronischen Lymphadenose stellt das *Sézary-Syndrom* dar, welches als schuppende Erythrodermie durch begleitenden rebellischen Juckreiz, generalisierte hautnahe Lymphknotenschwellungen und die sog. Sézary-Zellen mit stark vakuolisiertem Zytoplasmasaum charakterisiert ist.

Während man bisher die Mycosis fungoides als Retikulogranulomatose auffaßte und sie in diesem Zusammenhang mit gewisser Berechtigung auch als fakultative (!) retikulumzellige Präsarkomatose ansehen könnte, mehren sich neuerdings Stimmen, die Mycosis fungoides als T-Zell-Lymphom zu bewerten. Man geht dabei von der Annahme aus, daß diese maligne lymphoproliferative Krankheit durch Daueranregung des immunologischen Systems und ein auf lange Sicht hin defekt werdendes T-Zell-Überwachungssystem zustande kommt. Letztlich tritt dann eine neoplastische Autonomie mit einer Wucherung immunkompetenter Lymphozyten ein.

Therapie

Nach der eben dargestellten neueren Hypothese der Mycosis fungoides, wonach diese durch langdauernde Stimulierung des immunologischen Systems zustande käme, wird speziell in den Frühstadien der Krankheit auf die Ausschaltung derartiger Reizungen anamnestisch wie testmäßig abzustellen sein. Darüber hinaus sollte man symptomatisch mit einer differenten Therapie nach Möglichkeit zurückhaltend sein und frühe Stadien mit natürlicher und künstlicher Höhensonne, heute vor allem auch mit UVA-Licht angehen und erst in der Folge Grenzstrahlen und bei späteren Krankheitsschüben die Qualitäten der Röntgen-Ekzembestrahlung anwenden. Speziell bei zunehmender Zahl von Infiltraten und/oder Tumoren und bei offensichtlicher Strahlenresistenz derselben wird man derzeit in Kliniken auch von der synchronisierten Polychemotherapie Gebrauch machen.

Lymphogranulomatose Paltauf-Sternberg

Synonyma: Hodgkin-Granulom, Morbus Hodgkin.

Der Gipfel des (gering androtropen) Leidens, welches früher teilweise als tiefer lokalisierte Schwesterkrankheit der Mycosis fungoides angesehen wurde, liegt um das 2.–4. Lebensjahrzehnt. Umstritten ist, ob beim Morbus Hodgkin eine Entzündung („Granulom") oder ein virusinduziertes Geschwulstleiden mit fraglicher Entgleisungsmöglichkeit zum echten Sarkom hin vorliegt.

Klinik

Klinisch richtet sich die Haupteinteilung nach kutan-lymphonodulären, zervikalen oder zerviko-axillär-mediastinalen Unterformen. Besonders die Erstmanifestation im Bauchraum ist diagnostisch schwierig zu erfassen. Weitere Grundsymptome sind: hohe kontinuierliche, undulierende Temperaturen (Pel-Ebstein-Typ), Leukozytopenie, akute Dysproteinämie, seltene positive Diazoreaktion im Urin, weniger auch sog. „Alkoholschmerz".

Pathologisch-anatomisch stehen spezifische Infiltrationen und unspezifische Hautbegleiterscheinungen einander gegenüber. Letztere äußern sich als paroxymaler Juckreiz und als urtikarielle oder pruriginöse Ausschläge („Cutis vagantium"). Seltener sieht man auch lichenifizierte, ekzematoide, teil-erythrodermische oder poikilodermische Erscheinungsbilder. Spezifische Hautveränderungen der Lymphogranulomatose bieten sich dagegen als tumorartige, papulöse oder plattenartige Infiltrate dar, die nicht selten zerfallen (Ulcera lymphogranulomatosa).

Die frühere Einteilung als *Granulom, Paragranulom* und *Sarkom* wird gegenwärtig verlassen. An ihrer Stelle tritt derzeit ein *Klassifizierungs*versuch in lymphozytenreiche, lymphozytenarme, Mischzell- und noduläre Skleroseformen. Außerdem erscheinen kleine Nekrosen diagnostisch wichtig. Bei allen diesen 4 Typen des Morbus Paltauf-Sternberg findet sich als besonderes Kennzeichen des zugrunde liegenden polymorphen *eosinophilen* Granuloms die *Reed-Sternberg-Zelle,* eine Riesenzelle mit mehreren sich überlappenden Kernen. Offenbar sind bei dieser Riesenzelle aber auch mononukleäre und nur überlappt imponierende Kerne möglich. Außerdem weisen derartige Zellen auffällige große, eosinophile Nukleolen auf. Die mononukleären Vorstufen dieser Riesenzellen werden auch als *Hodgkin-Zellen* bezeichnet.

Histogenetisch sind solche Zellen der Hodgkin-Granulome am ehesten wohl vom retikulohistiozytären Zellsystem abzuleiten. Vom anderen werden sie gegenwärtig aber auch als eine Art maligne Immunoblasten bei gestörtem T-Zell-System bewertet.

Therapie

Die Therapie des Morbus Hodgkin ist vorzugsweise eine internistisch-onkologische Polychemotherapie, nur bei umschrieben spezifischen Hautbezirken ist von einer lokalen Röntgentherapie Gebrauch zu machen. Im Gegensatz zur Mykosis fungoides, die sozusagen je nach zwingendem Erfordernis therapeutisch anzugehen ist, sollte der initiale umschriebene Morbus Hodgkin von Anfang an maximal („Herdvernichtungsbestrahlung") therapiert werden.

Zirkumskripte Granulomatosen

Granuloma anulare

Dieses kutan lokalisierte Erscheinungsbild stellt sich in ringförmig gruppierten Knotenbildungen dar, die bei längerem Bestand auch flächig, plattenförmig imponieren können, so daß mithin die randwärtigen Knoten dann nicht mehr so markant abgesetzt hervortreten. Die einzelnen Infiltrate bleiben aber stets glatt und/oder weißgelblich. Außerdem wird die diagnostische Erfassung durch den Vorzugssitz des typischen Granuloma anulare an den dorsalen Knochenvorsprüngen der Peripherie (Finger-, Hand- und Fußgelenken) erleichtert (Abb. **414**).

Generalisierende Eruptionen sind zwar möglich, insgesamt aber im Vergleich zu dem typischen, vorangehend geschilderten Bild selten.

Histologie

In der Mitte des Koriums finden wir ein *Palisadengranulom* oder mit anderen Worten: eine *herdförmige Nekrobiose,* die von Histiozyten, manchmal auch Rundzellen, weniger dagegen von Plasmazellen und Epitheloidzellen umgeben ist. *Histochemisch* kann der nekrobiotische Zentralbezirk Schleimfärbungen annehmen, mit Alcianblau sich tingieren und bei längerer Bestandsdauer auch sudanophil reagieren.

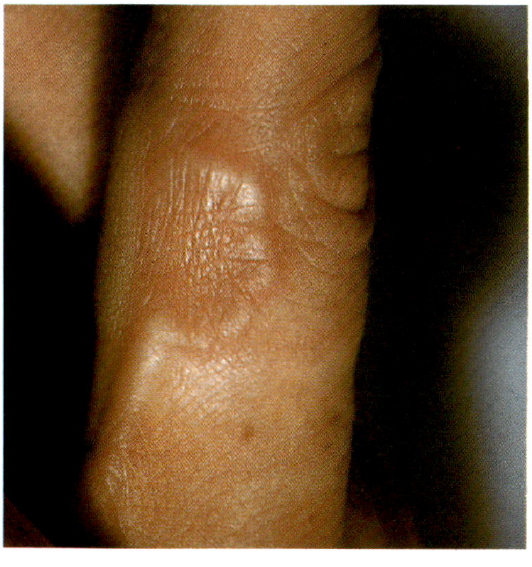

Abb. **414** Granuloma anulare.

Differentialdiagnose

Differentialdiagnostisch kommt vornehmlich die Abgrenzung gegenüber einem *Fremdkörpergranulom* oder einer *Necrobiosis lipoidica* in Betracht. Ferner wird auch beim *Rheumaknoten* das Zentrum von einer Nekrose eingenommen, an die (lichtmikroskopisch) ein intermediärer Bezirk aus Histiozyten folgt, worauf ein chronisch entzündliches Infiltrat sich anschließt.

Ätiologie

Bei dieser Kinder und Jugendliche bevorzugenden Krankheit wurden früher Beziehungen zur „Tuberkulose" oder zum „Rheumatismus" erörtert, während heute eher immunologische (hypererge, zur Granulombildung anregende) Mechanismen angenommen werden.

Therapie

Abgesehen von der ausgesprochen spontanen Involutionstendenz, obwohl andererseits Einzelherde über Jahre hindurch bestehen können, ist die effektive Beeinflussung durch lokale Cortisonanwendung (sub- und perifokale Unterspritzung oder Folienverbände) derzeit das Vorgehen der Wahl.

Necrobiosis lipoidica

Synonym: Dermatitis lipoides atrophicans.

Bei dieser (überwiegend) *diabetischen* Angioorganopathie finden sich vor allem an den Streckseiten der Unterschenkel (Abb. **415**), wenn auch seltenerweise anderen Ortes, münzbis handtellergroße, gelbbräunliche, manchmal auch mehr billardkugelgelbe, also mehr weißliche Indurationen, die – wie bei der Morphaea auch – fliederfarben umrandet sein können. Nach und nach sinkt die Herdmitte ein und wird teleangiektatisch durchsetzt, wie auch lochförmig geschwürige Aufbrüche nicht allzu selten vorkommen.

Histologie

Histologisch ist eine *Nekrobiose* (ganz selten auch eine komplette Nekrose) der mittleren Kutis gegeben, die ähnlich wie beim Granuloma anulare, palisadenförmig granulomatös umgeben wird. In diesen Infiltraten können vereinzelt auch Schaum- und Riesenzellen auftreten. Jedoch sind im Gegensatz zum Granuloma anulare obturierende resp. prolife-

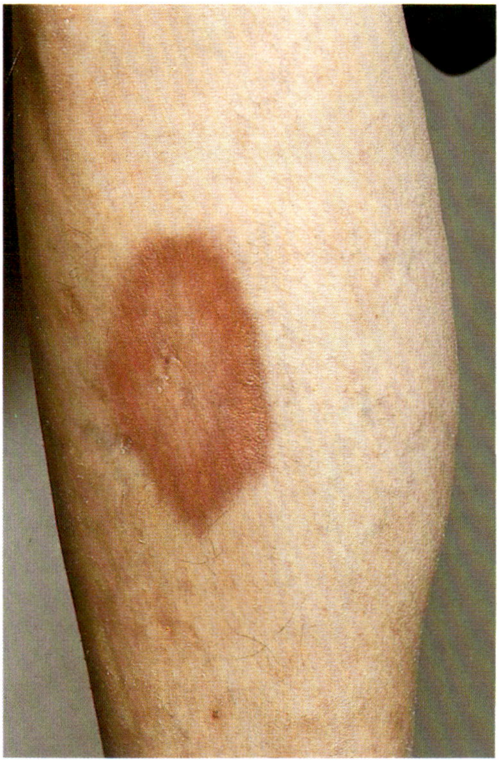

Abb. **415** Necrobiosis lipoidica.

rierende Intimaveränderungen an den kleinen Arterien ausgeprägter. Schließlich kann auch eine Lipiddurchtränkung im Herdbereich vorhanden sein.

Therapie

Die Therapie besteht in der Fahndung nach einer und dann Behandlung einer diabetischen Stoffwechsellage, die gegebenenfalls gleichzeitig mit einer Hyperlipoproteinämie vorliegen kann. Cortisonkristallunter- oder -umspritzungen sollten nur mit Zurückhaltung sowie randwärts, also an frisch infiltrierten, jedoch nicht an bereits deutlich atrophischen Bezirken vorgenommen werden.

Atypische Formen

Als *atypische Formen* der Necrobiosis lipoidica seien noch die *Granulomatosis disciformis*, die pseudosklerodermiform und histologisch auch tuberkuloid imponieren kann und welche *nichtdiabetisch* kompliziert ist, aber gleichfalls die Unterschenkel bevorzugt, sowie die *Necrobiosis maculosa* genannt. Letztere, die wiederum mit einem Diabetes mellitus assoziiert sein kann, bietet sich in gelbbräunlichen und, wie die Bezeichnung besagt, nahezu exquisit ma-

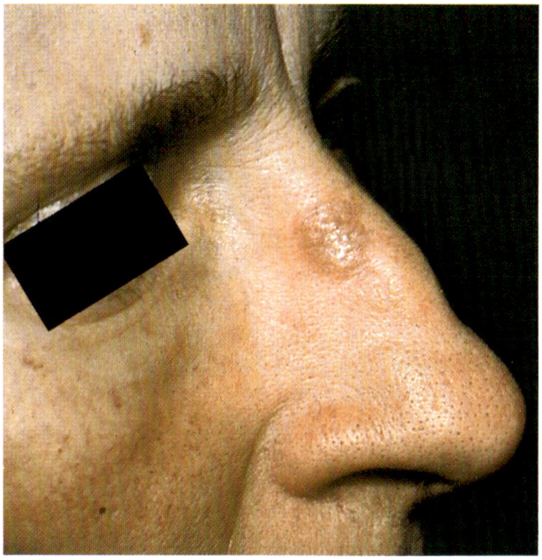

Abb. **416** Granuloma faciale eosinophilicum.

kulösen Krankheitsbezirken dar. Derartige Atypien sind aber gegenüber dem an sich symptomklaren Hauptbilde der Necrobiosis lipoidica im Einzelfall nicht immer völlig zweifelsfrei abzugrenzen.

Granuloma faciale eosinophilicum

Dieses umschriebene Gesichtsgranulom tritt überwiegend bei Personen in der Mitte des Lebens in Gestalt persistierender, braunrötlicher und apfelsinenschalenähnlich durch Follikelmarkierung ausgezeichneter Infiltrate hauptsächlich an Nase, Stirn und seitlichen Gesichtsanteilen, sehr selten auch an Zunge oder Zahnfleisch – ohne subjektive Begleitzeichen – in Erscheinung (Abb. **416**).

Histologie

Histologisch prävaliert initial eine neutrophile, vor allen Dingen eosinophil durchmischte, in der Folge dann mehr lymphoretikulär aufgebaute, zur Fibrosierung neigende Granulombildung. Bezirksweise kann auch Hämosiderinspeicherung vorkommen.

Therapie

Trotz der insgesamt guten Prognose und der subjektiven Beschwerdearmut ist eine effektive, konservative Behandlung (einschließlich lokaler Cortison- oder Röntgentherapie) bisher nicht bekannt.

Granuloma gangraenescens

Synonyma: Lethal midline granuloma, Granuloma malin centro-facial, McBride-Stewart-Syndrom.

Dieses androtrope, vermutlich der Pariateriitis nodosa und der *Wegener-Granulomatose* nahestehende Krankheitsbild mit seiner charakteristischen Prädilektion an Nase und oberem respiratorischen Trakt beginnt bei Patienten im 2.–6. Lebensjahrzehnt mit einem zunächst wenig kennzeichnenden, dann aber bald purpulenten Schnupfen, der infolge von Ödematisierung sowie progredienter Nekrotisierung von Nasenflügel und Nasenseptum sowie Gaumenperforation bald auf sein wahres Wesen hindeutet, wiewohl *Ätiologie* und Pathogenese fast immer dunkel bleiben. Im weiteren kommt es dann zur ausgedehnten, nachbarschaftlichen Mutilation an Knorpeln und Knochen, darüber hinaus zu septikopyämischen Zuständen mit Fieber, starker Erhöhung der BSG und Linksverschiebung sowie Eosinophilie im zellulären Blutbild, während die Immunglobuline eine Tendenz zur Erhöhung zeigen können.

Histologie

Während die rhinogene Granulomatose von Wegener meist stärker leukoklastisch und mit Gefäßnekrosen einhergeht, begegnet man beim Granuloma gangraenescens zwar auch Nekrotisierungen und Gefäßveränderungen (Wandverdickungen, Thrombosierungen), aber kaum dem Typ einer Panarteriitis, insgesamt also doch mehr einem Granulombild, welches u. U. sehr plasmazellreich ist und die Elastika vernichtet.

Therapie

Die therapeutischen Bemühungen bleiben auf die Dauer auch bei systemischer Anwendung von Corticosteroiden und Immunsuppressiva, antibiotischer Abdeckung oder Röntgentiefentherapie letztlich oft erfolglos.

Funktionsstörungen und Krankheiten des Talgdrüsenapparates

Die *holokrinen Talgdrüsen* sind gelappte, lumenlose Formationen, die in der Regel in die Haarfollikel einmünden, an den Augenlidern (Meibom-Drüsen), Brustwarzen (Montgomery-Drüsen), der Glans penis (Tyson-Drüsen), den kleinen Schamlippen, dem Lippenrot und im Mundsaumgebiet auch frei auf die Oberfläche treten. *Ektopisch* fallen sie als weißgelbliche stecknadelkopfgroße, beetartig gruppierte gering prominierende Knötchen auf. Die plumpen, zwiebelartigen Talgdrüsenkörper entwickeln sich im 2. Fetalmonat aus ungegliederten Talgkolben. Sie verhalten sich regionär durchaus unterschiedlich, während es zum anderen talgdrüsenfreie (Handinnenflächen, Fußsohlen) und besonders talgdrüsenreiche Hautbezirke gibt (Kopf, Stirn, Nase). In funktioneller Hinsicht ist anzunehmen, daß die fettige Oberflächenbedeckung beim Menschen sich aus einer wasser- und fettlöslichen Substanz zusammensetzt, die außer von den Talgdrüsen auch von den Lipiden keratinisierender Epithelzellen gebildet wird. Keratinisierungsprodukte ähnlicher Art sind ferner die Vernix caseosa und das Smegma. Chemisch besteht der Hautfettmantel bis zu 60% aus freien und veresterten Fettsäuren, ferner Hautfettmantel bis zu 60% aus freien und veresterten Fettsäuren, ferner aus Wachsalkoholen, sodann zu etwa 1–10% aus Cholesterin und Dihydrocholesterin und schließlich aus Kohlenwasserstoffen, von denen bei der Phimosetheorie der Peniskarzinomentstehung der Smegmabestandteil Squalen beachtet wird. Der bakteriostatische und fungistatische Effekt der Hautfette hängt vermutlich von dem – nach der Pubertät erhöhten – Gehalt an freien Fettsäuren mittlerer Kohlenstoffkettenlänge ab. Nach Entfettung eines Hautbezirkes beginnt die Talgabscheidung schnell und überschießend und sinkt nach Erreichung einer bestimmten Abscheidungsmenge wieder ab. Eine *fettarme Hautbeschaffenheit* (Asteatosis) wird teilweise von der mangelnden Ausbreitung des Talgsekrets von den Follikelostien aus über die Hautoberfläche hin bedingt. Da sodann der Schweiß das Talgdrüsensekret bedingt zu emulgieren vermag, erfolgt die Talgdrüsenausbreitung auf einem feuchten Hautterrain schneller als auf trockener Hautkonstitution. Somit sind *Hyperhidrosis* und *Seborrhoe* funktionell ebenso verknüpft wie andererseits *Hyphidrosis* und *Sebostase.* Früher wurde auch eine zentrale Gesamtsteuerung der Talgdrüsentätigkeit vom vegetativen Nervensystem vermutet. Ob es sich jedoch etwa bei dem postenzephalitischen *„Salbengesicht"* um eine direkte nervliche Stimulation der Talgbildung handelt, erscheint angesichts der starken Abhängigkeit der Talgdrüsenfunktion auch von hormonellen Einflüssen fraglich. Experimentell wie physiologisch wird die größte Talgdrüsenvolumenzunahme durch Progesteron und durch Cortison induziert.

Sebosuppressiv wirken hingegen die Östrogene, die Antiandrogene und einige Gestagene, dermatotherapeutisch Schieferölpräparate (Ichthyol).

Eine – meist anlagebedingte – quantitative Steigerung der Talgbildung und des Talgflusses wird als *Seborrhoe,* das Gegenteil als *Sebostase,* benannt. Die übermäßige Absonderung mehr flüssigen Fetts (d.h. genauer: von Talgdrüsen – *und* Epidermislipiden) wird *„Seborrhoea oleosa",* die gesteigerte Talgsekretion mit Untermischung von kleieförmigen Schüppchen als *„Seborrhoea sicca"* bezeichnet. Mitunter sind die Talgdrüsenporen erweitert, wobei aus den Öffnungen dann evtl. wurmartige Fädchen („Cocons", Follikelfilamente) exprimierbar sind.

Organische Krankheiten der Talgdrüsen

Acne vulgaris

Die Acne vulgaris zählt auf der ganzen Welt – neben Ekzem und Schuppenflechte – zu den häufigsten Krankheiten.

Von dieser *vulgären, juvenilen Akne* sind Altbezeichnungen, wie beispielsweise Acne cachecticorum, Acne necroticans, wie auch die früher so bezeichnete Acne rosacea abzutrennen. Die *Acne vulgaris* ist die wichtigste Erkrankung der Talgdrüsen, wiewohl nicht der Azini, sondern der supraseboglandulären Anteile bzw. der Talgdrüsenfollikel.

Klinik

In etwa gleicher Verteilung bei beiden Geschlechtern, wenn auch meist früher bei den Mädchen als bei den Jungen, kommt es im Gesicht, und zwar hier besonders an Nase und Stirn, also besonders talgdichten Regionen sowie an Rücken und Brust zur Entwicklung von *Mitessern (Komedonen)*, die zunächst geschlossen sind, sich später aber auch öffnen können (Abb. **417**). Bald wandelt sich aber diese monomorphe Initialreaktion zu einer Polymorphie, die durch Nebeneinanderentwicklung von papulo-pustulösen bis zystischen, manchmal auch nahezu phlegmonösen, zystisch auch vorgewölbten oder strangförmig imponierenden Fistelgängen oder auch mehr flächenhaften Infiltraten ihr charakteristisches, jedem Laien geläufiges Gepräge erhält (Abb. **418**). Da, wie Plewig formuliert, Talg der Brennstoff der Akneflamme ist, ist der Patient mit Akne auch stets ein ausgeprägter Hyperseborrhoiker, wie auch beim Akneträger besonders große Talgdrüsenazini vorliegen. Mitunter lassen sich ferner aus großen Talgdrüsenfollikeln (speziell nasolabial) wurm- oder fadenförmige Stifte auspressen, worauf dann diese Region besonders großporig imponiert. Nimmt die Entzündung der Akneeffloreszenzen im weiteren Verlauf ab, so bleiben als gleichfalls kennzeichnendes Stigma der nunmehr ausgebrannten Akne weißliche oder schwarz-bräunliche Narben zurück.

Klinische Sonderformen und Differentialdiagnose

Acne conglobata. Im Gegensatz zu der deutlich familiären (autosomal-dominant vererbten?) Acne vulgaris und unabhängig von einer peripubertären Manifestation ist die Acne conglobata durch Gruppen- oder Riesenkomedonen (Abb. **419**), charakteristische Brücken- und Zipfelnarben einschließlich Druckatrophien bei insgesamt Cutis-laxa-artiger Hautdecke und durch Manifestationen auch an Gesäß, Oberschenkeln usw. ausgezeichnet.
Eine solche Acne conglobata kann sich vorzugsweise und verlaufsweise auch im Damm-, Gesäßbereich und an den Achseln etablieren, so daß solche Formen auch gesondert als Pyodermia oder resp. Dermatitis perianalis fistulosa bezeichnet wurden, zumal Ähnlichkeit zu einer Hidradenitis suppurativa vorliegen kann, während die Hinterkopflokalisation der Acne conglobata früher auch als „Perifolliculitis abscendens et suffodiens nuchae" bezeichnet wurde.
Aknekeloid. Da die Nackenregion ohnehin zu Keloidbildung neigt, findet sich das Aknekeloid speziell nuchal.

Synonyma: Dermatitis papillaris capillitii, Acne scleroticans nuchae, Folliculitis nuchae sclerotisans.

Bei dieser androtropen Erkrankung im Nakkengebiet handelt es sich um Follikulitiden mit Ausgang in keloidartige Hypertrophie. Eine gewisse Eigenart dieser Akneform zeigt sich an der Prädilektion des männlichen Geschlechts, obschon auf den lokal bestimmenden Einfluß mancher, allerdings für männliche Berufe eigentümlichen, Kopfbedeckungen zu verweisen ist (Feuerwehrhelm, Tschako o.ä.). Vielleicht besteht ferner eine gewisse rassische Disposition (Neger).
Das Aknekeloid beginnt mit reiskorngroßen, zugespitzten rotweißlichen kleinen Knötchen an der Nacken-Haar-Grenze. Diese derben Papeln können sich zu plattenartigen oder wulstigen Infiltraten vereinigen, unter denen sich anfänglich Abszesse und Fistulationen verbergen. Der Verlaufsgang ist eminent langwierig: an den Herdstellen entwickeln sich narbige Alopezien, innerhalb derer noch Haarbüschel stehen können.
Histologisch findet sich das banale Bild einer follikulären oder perifollikulären „Entzündung", also Granulationsgewebe mit Plasma- und Mastzellenabszedierung sowie final ein derbes, zell- und gefäßarmes Bindegewebe.
Die *Therapie* des Aknekeloids ist begreiflicherweise schwierig: Eine initiale Behandlung zunächst mit

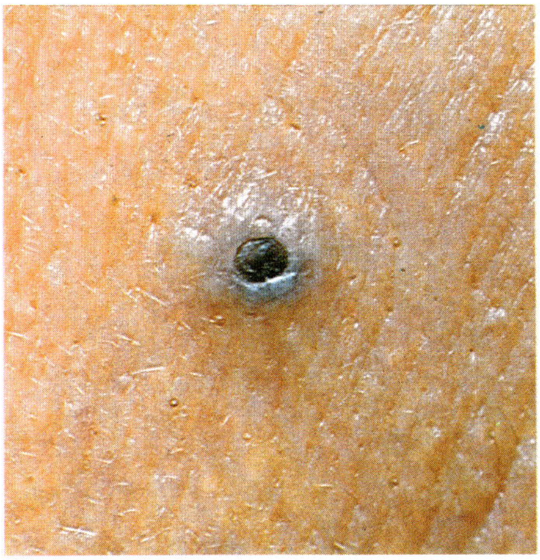

Abb. **417** Acne vulgaris (offener Komedo).

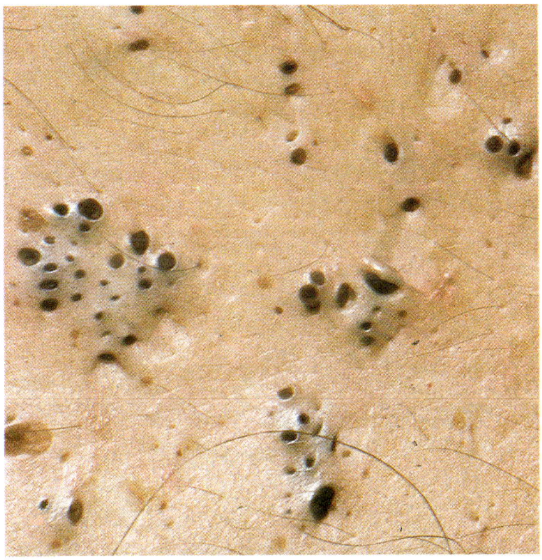

Abb. **419** Gruppen- und Riesenkomedonen bei Acne conglobata.

antibiotischen Zubereitungen, Öffnung der Fistelgänge und Abszesse, später Unterspritzungen mit Corticoidkristallsuspensionen, evtl. auch Röntgenentzündungsbestrahlungen, wenn man sich nicht zuvor entschließt, das Entzündungsgebiet kalkaustisch abzutragen und sekundär zugranulieren zu lassen.

Acne infantum. Diese selbst schon bei Neugeborenen zu beobachtende Frühform bildet sich meist von selbst innerhalb kurzer Zeit zurück, selbst wenn typische Akneeffloreszenzen vorliegen. Seltener persistieren solche Eruptionen

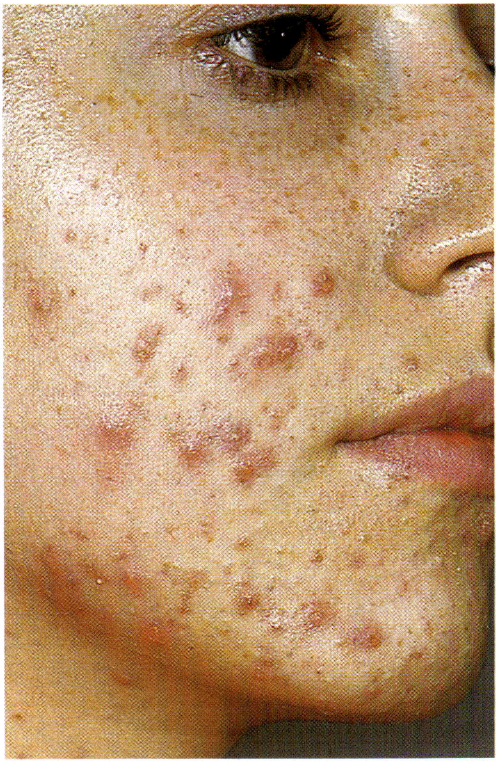

Abb. **418** Acne vulgaris.

und gehen dann peripubertär in eine typische Acne juvenilis über.

Acne maletractata. Bei der *„Acné excoriée des jeunes filles"* (Acne maletractata) begegnen wir artefaktmäßig produzierten, torpiden Elementen einer Acne vulgaris, die sich speziell im Gesichtsbereich als linsengroße, stark narbige oder zunächst noch krustenbedeckte Effloreszenzen anzeigen.

Acne praemenstrualis. Diese Form ist im besonderen durch die Entwicklung grobknotiger „Periodenpickel" im Kinnbereich repräsentiert. Übergänge zu der vorangehend erwähnten Form sind typisch.

Rückenakne der Erwachsenen. Hier handelt es sich um keine Akne wie im üblichen Sinne, da die Krankheit bei Männern mittleren Alters, ferner ohne äußerliche Gesichtsbeteiligung und vorzugsweise eben im Rückenbereich in Gestalt hartnäckiger Pustel- und Papelgruppen auftritt.

Acne mechanica, Acne venenata. Auch durch Scheuern enger Berufskleidung (Jeans), im Verein mit Schweißdurchfeuchtung usw. oder

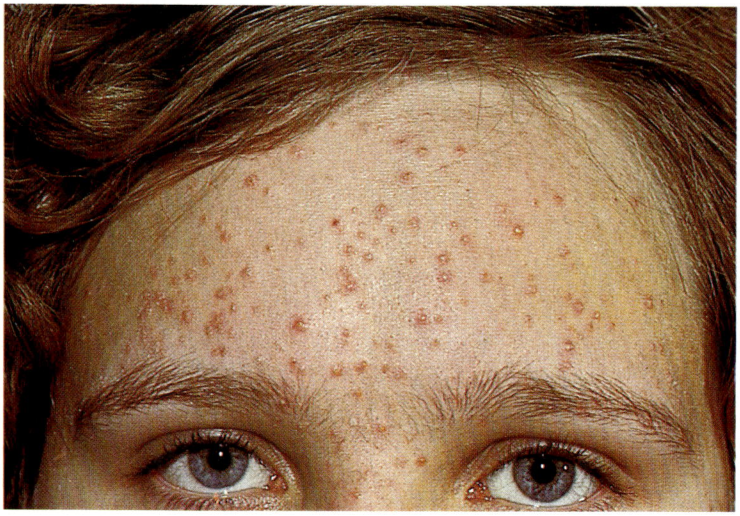

Abb. **420** (Monomorphe) Steroidakne.

durch Kontakt mit bestimmten chemischen Arbeitsstoffen findet man speziell, und zwar keineswegs nur bei Jugendlichen d.h. Lehrlingen, meist monomorphe (Komedonenakne!), akneiforme Veränderungen speziell an den engen Anlagestellen der Berufskleidung. Als Beispiel einer solchen *Gewerbeakne (Ölakne, Chlorakne, Pernakrankheit)* sind heute weniger Teer und Pech, Vaseline (*„Vaselinoderm"*, Pomadenakne), sondern die Berufsöle (Bor-, Schmier- und Schneideöl) zu nennen. Bei der Ölakne kommt u.U. auch das Eindringen abgeschliffener Metallpartikelchen als aknegener Faktor in Frage. Die sog. Chlorakne tritt nicht selten bei Massenunglücken (z.B. Seveso in Italien) in Erscheinung. Ein Beispiel für eine Kontaktakne ist gelegentlich auch die Hautansatzstelle von einem Röntgentubus.

Mallorca-Akne (Acne aestivalis). Bei Urlaubern, die einen brüsken Klimawechsel speziell nach sonnenüberfluteten Gegenden machen, kommt es offensichtlich durch die Lichtumstellung zu einer entsprechenden Beanspruchung des Schweiß- und Talgdrüsenapparates, sofern nicht Kosmetika bzw. Sonnenschutzmittel eine entsprechende Zusatzrolle übernehmen.

Medikamentöse Akne. Akneähnliche Ausschläge kommen klassischerweise durch Halogene *(„Jodpickel")*, derzeitig durch Vitamin D_2, INH, Cortisone, ACTH, seltener auch durch Antiepileptika oder manche Antibiotika zur Entwicklung. Lokal führt Cortison in Abhängigkeit von der angewandten Konzentration oder Resorptionsbegünstigung (Okklusivverband) zu einer auffällig monomorphen, nahezu komedonenfreien, papulopustulösen Eruption (Abb. **420**).

Endokrine akneiforme Veränderungen. Ähnlich wie bei Verabfolgung von ACTH und Cortisonpräparaten können, klassischerweise am Cushing-Syndrom erkennbar, hormonwirksame Hyperplasien, Tumoren oder Adenome bei gleichzeitig sonstigen Virilierungszeichen, wie Hypertrichose, Akneeruptionen stimulieren, wofür das Syndrom des polyzystischen Ovars beim Stein-Leventhal-Syndrom ein sinnfälliges Beispiel abgibt.

Gramnegative Follikulitiden. Meist zufolge einer Störung der vorher bestehenden bakteriellen Hautverhältnisse durch langfristige Anwendung von Antibiotika, lokal wie weniger auch allgemein, oder durch eingreifende kosmetische Präparate, die u.U. auch zur Beseitigung einer originären Akne eingesetzt werden, entwickeln sich auf rötlicher Basis Pustelgruppen, also follikuläre Pyodermien als medikamentöse induzierte Komplikation einer echten Akne. Derartige Pustelgruppen enthalten vornehmlich E. coli, Klebsiellen, Proteus oder ähnliche.

Therapeutisch ist eine prompte Beeinflussung meist nicht, sondern in der Regel nur nach längerer, viel Geduld von Arzt und Patienten erfordernder indifferenter Behandlung möglich.

Acne fulminans. Diese zumindest in Mitteleuropa offenbar noch sehr selten beobachtete

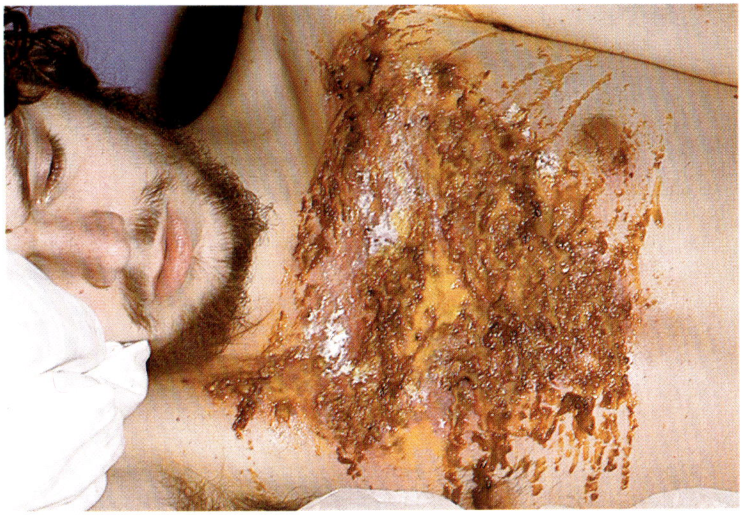

Abb. **421** Acne fulminans.

und klinisch sehr schwer verlaufende, ulzeröse Acne-conglobata-förmige Dermatose (Abb. **421**) ist durch die Kombination mit offensichtlich sehr quälenden polyartikulären Beschwerden (z. B. an Hüfte und Knien) gekennzeichnet. Fieber und Leukozytenzahl können dabei durchaus stark erhöht sein.

Acne necroticans (Folliculitis varioliformis). Diese ist keine besondere Form der Akne, sondern eine kleinfleckige follikuläre oder parafollikuläre Pyodermie, welche nicht selten schubweise in Begleitung von Magen-Darm-Störungen auftritt. Die *Therapie* ist hauptsächlich antibakteriell bzw. antibiotisch.

Hyperkeratosis follicularis senilis. Bei sehr alten Personen trifft man mitunter auf weiße bis gelbliche Knötchen über der Schläfen- oder Jochbeingegend, häufig auch schwarze Follikelkeratosen, also *Alterskomedonen (Hyperkeratosis follicularis senilis)*, bei ausgeprägten Fällen und im besonderen bei Männern mit entsprechender Exposition gegenüber Licht, Wetter oder Teer auch einer *„Elasteidosis cutanea nodularis cystica" (Morbus Favre-Racouchot)*.

Trichostasis spinulosa. Mit Komedonen können vor allem an den Nasenflügeln, aber auch über Jochbein und Schläfen lokalisierte geschwärzte Follikelretentionen verwechselt werden, die in Wahrheit büschelförmige Retentionen von Vellushaaren in den Follikeltrichtern darstellen. Man spricht bei solchen gebüschelten oder pinselförmig gehäuft retinierten Haargruppen von einer *„Trichostasis spinulosa"*.

Ätiologie und Pathogenese

Die Akne ist primär und initial durch eine wohl infolge von gleichzeitig *Proliferation und Retention* zustande kommende *Verhornungsstörung* im Bereich der der Epidermis näheren Talgdrüsenabschnitte gekennzeichnet. Abgesehen von einer vermutlich auch maßgeblich genetisch determinierten follikulären Reaktionsbereitschaft, die in der Entwicklung von follikulären Hornpfröpfen gegeben ist und in den melaningedunkelten Komedonen („black heads") gipfelt, steht heute – im Gegensatz zu den Aknetheorien früherer Zeiten (gastrointestinale Abwegigkeiten, bestimmte Nahrungsfette) – die Erörterung von *Bakterien-*, *Pilzen-* und *Hormon*einflüssen im Vordergrund. Abgesehen von der Talgdrüsenstimulierbarkeit durch *Androgene* spielen nach derzeitiger Meinung neben Pilzen (Pityrosporon) Staphylococcus epidermidis und Propionibakterien (früher Corynebacterium acnis genannt, heute Propionibacterium acnis geheißen) eine Rolle, welche lipolytisch die Fettsäuren der Triglyceride abtrennen.

Therapie

Die *Gesamtbehandlung* einer Acne vulgaris setzt, sofern anamnestisch ersichtlich, an der Beeinflussung einer gastrointestinalen Basisstörung oder einer dahinzielenden Nahrungsmittelunverträglichkeit ein, durch salinische Abführmittel (Glauber-, Bitter-, Karlsbader Salz), Vermeidung blähender und fetter Kost sowie eines Übermaßes an Süßigkeiten, Hülsenfrüchten oder Kohl. Von Fettsorten sind Hammel-, Gänse- und Schweinefett wegzulassen, in Fett oder Öl Gebackenes bzw. Geröstetes zu vermeiden (z. B. keine Bratkartoffel, Rösti oder Pommes frites), hingegen Butter oder reines Olivenöl vorzuziehen. Häufig sind auch Nüsse, Schokolade, Marzipan, Pralinen und Delikateßkäse von deutlicher baldiger Rückwirkung auf das Erscheinungsbild. Dagegen vermag eine Umstellung der Ernährung auf Frischobst, Salate, saure Milch, Joghurt und grobschrotige Brotsorten der „Unreinheit" der Haut abzuhelfen.

Die *lokale Behandlung* der Acne vulgaris beginnt in erster Linie mit entfettenden, d. h. antiseborrhoischen Maßnahmen, und so mit täglich mehrmaligen lauwarmen Seifenwaschungen, besser noch Reinigung mit Syndets (Sebamed, Dermowas, Dermichthol o. ä.), Umschlägen, Dampfbädern, während umgekehrt salbige Zubereitungen in der Aknetherapie kontraindiziert sind, da sie die Haut neuerlich fett machen und die „Poren" verstopfen.
Größere, zystenartige papulopustulöse Infiltrate wurden mit dem „Starmesser" unter raschem Einstich geschlitzt, Mitesser mit einem durchlochten scharfen Löffel („Komedonenquetscher") entleert, weniger günstig am Rükken auch mit der anatomischen Pinzette ausgepreßt, was nicht selten für 2–3 Tage zu vorübergehender „Entzündungssteigerung" führt. Die aktuelle, neuzeitliche Therapie der Acne vulgaris profitiert ganz entscheidend von der u. U. protrahierten Zufuhr von *Antibiotika,* wobei für gewöhnlich durchaus kleine Tagesdosen hinreichende Wirkungen entfalten. Im Vordergrund stehen hierbei Tetracycline und Erythromycin, wobei sich uns speziell in letzter Zeit Clindamycin (Sobelin) in einer Tagesdosis von 75 mg bewährt hat. Neu für die Systemtherapie ist 13-cis-Retinsäure in Einführung.
Lokal empfehlen sich zusätzlich spirituöse Betupfungen mit einem Zusatz von Chloramphenicol (z. B. als Ichthoseptal). Zwei Lokaltherapeutika haben nun bei diesem Leiden die bisherige Therapie revolutioniert: das eine ist das Tretinoin (Retinoic acid), *Vitamin-A-Säure,* die zu den aktiven Metaboliten des Vitamin A gehört, aber nicht in der Leber gespeichert wird und handelsüblich als „Airol", „Epi-Aberel", „VAS", „Eudyna", angewandt werden kann. Es resultieren durch die Vitamin-A-Säure nicht nur Hautrötung und Schuppenlösung, sondern der Mitesser wird durch den Proliferationsdruck einer Orthokeratose hinausgedrückt, wodurch der Talgabfluß aus den Follikeln frei wird, welcher bei der Acne vulgaris ja ohnehin androgen verstärkt wird. In die letzte Richtung weisen übrigens gegenwärtig Versuche mittels einer Gestagen-Östrogen-Kombination mit antiandrogener Wirkung u. a. auch bei Akne beispielsweise mittels „Diane". Als 2. revolutionierendes Lokaltherapeutikum bei der Akne ist das *Benzoylperoxid* („PanOxyl") zu nennen, welches als Derivat des Wasserstoffperoxids als starkes, aber unspezifisches Oxidationsmittel wirkt, aber im Gegensatz zu H_2O_2 weder durch Schwermetalle noch durch Katalase zersetzt wird. Seine Wirksamkeit bei der Akne dürfte vermutlich im wesentlichen auf einer Denaturierung der Lipide und Proteine der Haut infolge partieller Oxidation funktioneller Gruppen (SH, NH_2) beruhen.

Rosazea

Konventionell wird die Rosazea immer im Zusammenhang mit den Krankheiten der Talgdrüsenfollikel, also hauptsächlich der Akne abgehandelt, aber keinesfalls als identisch mit ihr bewertet; handelt es sich doch bei ihr um die Entwicklung von erythematösen, *vasomotorischen Phänomenen im Gesicht.* Typisch für die Rosazea ist weiterhin die *Schmetterlingslokalisation* (Abb. **422**), die sie z. B. mit dem Scharlachgesicht, dem Lupus erythematodes chronicus und dem endogenen Ekzem teilt. Nach transitorischen oder paroxysmalen Erythemepisoden treten als mehr persistierende Erscheinungen Papeln oder Pustulationen auf, zu denen sich später auch Teleangiektasien und als Maximalform periglanduläre Fibrosen bzw. Talgdrüsenhyperplasien gesellen. Letztere sind als *Rhinophym* (Abb. **423**), Gnatophym, Otophym usw. speziell dem männlichen Geschlecht eigen, während die Rosazea ansonsten Frauen weitaus öfter als Männer befällt. Doch kommt die polsterartige Knollennase seltenerweise auch ohne die vorangehende Basis einer typischen Rosazea vor, die andererseits auch das genannte Gesichtsterrain überschreiten kann. Das gilt für die häufige *Augenbeteiligung* in Gestalt einer Konjunktivitis, Blepharitis, seltener auch Keratitis und Iridozykli-

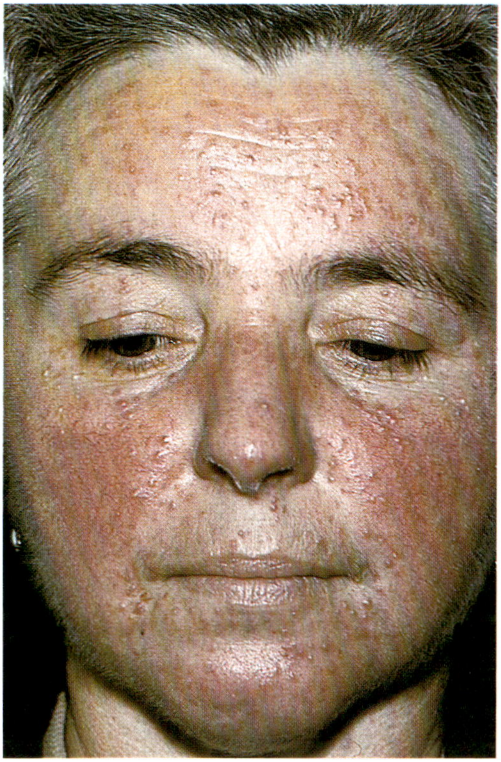

Abb. **422** Rosazea.

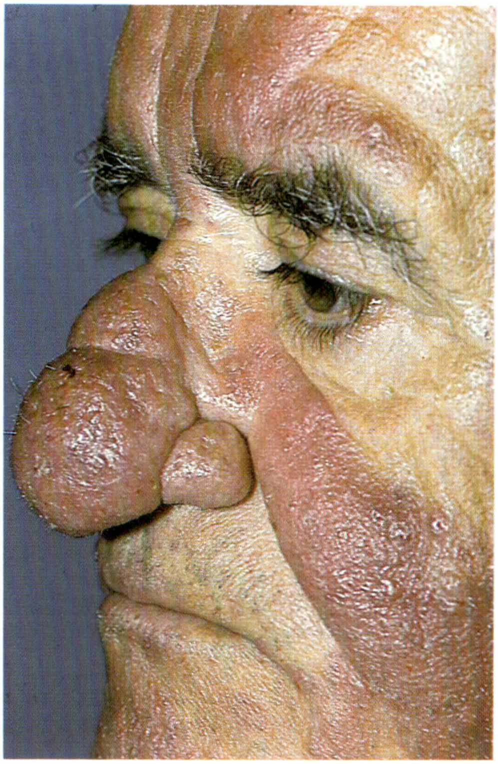

Abb. **423** Rhinophym.

tis und zum andern für das Bild der *extrafazialen Rosazea* im seitlichen Nackenbereich und etwas häufiger im vorderen Brustausschnitt.

Sonderformen und Differentialdiagnose

Besonders braunrote und kleinknotige Erscheinungsbilder der Rosazea werden heute meist als *lupoide Rosazea* bezeichnet, wobei man in solchen Fällen tuberkuloide, also epitheloidzellig aufgebaute und mit Riesenzellen durchsetzte Granulome anfindet, ohne daß man – im Gegensatz zu den langjährigen früheren Erörterungen – in solchen Fällen noch von einem *rosazeaähnlichen Tuberkulid* spräche.
Der *Lupus miliaris disseminatus faciei*, der heute kaum noch zu den Tuberkuliden gezählt wird, ist ähnlich der *kleinknotigen Boeck-Sarkoidose* zentrofazial unter deutlichem Einschluß von Lippe und Augenlidern angesiedelt. Unter dem Glasspatel sieht man in beiden Fällen pfefferkornartig oder staubförmig disperse hellbraune lupoide Infiltrate. Beim Lupus miliaris disseminatus besteht entsprechend seiner durch starke Verkäsung des Krankheitsherdes ausgezeichneten Histologie sogar Sondenbrüchigkeit. Die *Acne vulgaris* differenziert sich von der Rosazea durch das andere Lebensalter und nicht zuletzt durch das obligate Fehlen von Komedonen bei letzterer. Andere rosazeaförmige Gesichtseruptionen (seborrhoisches Ekzem, papulöse Lues II oder ähnliches) werden sich durch Berücksichtigung von Hautveränderungen auch an etwaigen anderen Körperstellen abklären lassen. Die wichtigste Differentialdiagnose der Rosazea ist aber wohl die im folgenden abgehandelte *periorale Dermatitis*.

Ätiologie und Pathogenese

Die bisher angeschuldigten ursächlichen Momente wie etwa gastrointestinale Abwegigkeiten incl. Subazidität usw. erscheinen bei Berücksichtigung größerer Vergleichskollektive von Rosazea-Patienten und Normalpersonen gleichen Alters nicht mehr stichhaltig. Am ehesten scheinen noch ein erhöhter Gesamtcholesteringehalt im Serum solcher Patienten sowie ein labiler Hypertonus bedeutsam zu sein, welch letzterer im Verein mit starkem Gebrauch von konzentriertem Alkohol, Kaffee o.ä. die Gefäßlabilität beim Rosazea-Kandidaten zu unterstreichen imstande ist. In diese Richtung weist auch die häufig deutliche Provokation einer bis dahin wenig manifesten Rosazea durch brüske Besonnung.

Therapie

Obwohl eine bakteriologische oder parasitäre Komponente (Demodex folliculorum) bei der Rosazeakrankheit kaum bedeutsam sein dürfte, erweist sich diese auf eine u. U. langzeitige Zufuhr von Tetracyclinen, selbst bei kleiner Dosis (z.B. Clindamycin 75 mg tgl.) als deutlich ansprechbar. Dasselbe gilt für eine örtliche antibiotische Therapie, beispielsweise mittels eines Chloramphenicolspiritus (z.B. Ichthoseptal). Außerdem ist der Patient auf gefäßreaktive Einflüsse (konzentrierten Alkohol, Heißgetränke, heiße oder zu kalte Wasseranwendung, Frühjahrslicht o.ä.) hinzuweisen. Bei stärkerer kongestiver Hyperämie oder etwaiger seborrhoischer Komponente bewährt sich die kurmäßige Anwendung von Ichthyol innerlich (wie etwa als „Ichthophen"). Auch regelmäßige Gesichtsmassagen über mehrere Monate, die der Patient selbst mit kreiselnden Fingerbewegungen durchführen soll, führen offensichtlich zu einer „Abhärtung" der peripheren Gefäßhyperreaktivität.

Einzelne größere *Teleangiektasien* können schließlich durch Elektrokoagulationen mit feinster Nadel verödet werden. Das *Rhinophym* wird mit der Diathermieschlinge unter sorgsamer Schonung des Nasenknorpels geschält, was sich wegen der stark störenden kapillären Blutungen jedoch evtl. schwierig gestalten kann.

Schließlich kann man bei Rosazea manchmal überraschende Erfolge auch mittels Metronidazol (Clont, Trilin) erzielen.

Periorale Dermatitis

Die sog. *periorale rosazeaartige Dermatitis* des Gesichts ist, nachdem lange an ihr herumgerätselt wurde, mehr oder minder die kleine Schwester der klassischen Rosazea bzw. eine *Rosazea minor*. Die Patienten mit einer solchen rosazeaartigen Dermatitis sind wesentlich jünger als die üblichen Rosazea-Kranken, das weibliche Geschlecht noch deutlicher ergriffen, so daß Auftreten bei Männern wie auch bei Kindern eher selten ist (Abb. **424**).

Phänomenologisch begegnen wir eindrückbaren oder festen, manchmal auch zentralpustu-

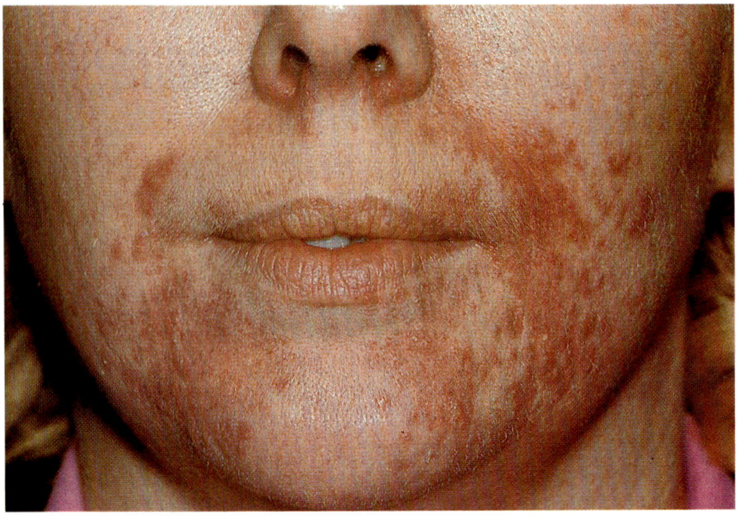

Abb. **424** Periorale rosazeaartige Dermatitis.

lösen Knötchen, die auf blassen, gelbroten, gering desquamierenden Erythemen stehen, wie auch verlaufsweise kleinfleckige „Seborrhoide", immer aber mit herausragender Bevorzugung der zentrofazialen und speziell der perioralen Region, die Szene beherrschen. Endgefäßerweiterungen treten eigentlich nur dann in Erscheinung, wenn das vorliegende, die Patienten meist arg belästigende Krankheitsbild längere Zeit mit Corticosteroiden lokal behandelt wurde, so daß schließlich in der Hauptsache eine *Steroidrosazea* vorliegt.

Ätiologie und Pathogenese

Die Ursache dieser, sozusagen „heruntergerutschten" Rosazea, die eigentlich auch erst seit etwas mehr als 10 Jahren in unserem Einzugsgebiet zu beobachten ist, ist unklar und wohl auch variabel. Beschuldigt werden vor allem fluorierte Kosmetika (Zahnpasten) und Therapeutika, also z. B. entsprechende Corticoidsalben, auch mechanische Irritationen, während die Aufpfropfung von Candida-Species oder anderen Hefen wie auch von fusiformen Spirillen oder Stäbchen wohl eher eine (wenn auch therapeutisch zu berücksichtigende) Zutat darstellt. Schließlich ist auch diese, in ihrer Manifestationsgröße durchaus rasch schwankende Rosazea minor durch Belichtung provozierbar.

Therapie

Grundsätzlich verhält man sich bei der perioralen Dermatitis therapeutisch zurückhaltend, da auch ohne jedwede Zutat spontane Remissionen keineswegs selten sind. Immerhin kann man auch hier, wie bei der Rosazea sonst auch, mit einer niedrig dosierten Tetracyclintherapie und ansonsten lokal indifferent (Schüttelmixturen, Linolaemulsion o.ä.) vorgehen. Fluorierte Steroide müssen lokal als kontraindiziert gelten, evtl. Candidabefall ist therapeutisch natürlich zu berücksichtigen (Pimafucincreme o. ä.).

Funktionsstörungen und Krankheiten der Schweißdrüsen

Klinische Pathologie des Schweißdrüsenapparates

Schweißdrüsen beim Menschen sind tubulöse, distal knäuelförmige Gebilde, deren Drüsenepithel von einem Korb glatter Muskelfasern umgeben wird, die durch ihre Kontraktion das gebildete Sekret, d. i. den Schweiß, in bestimmtem Sekretionsrhythmus exprimieren. In anatomischer Hinsicht werden die Schweißdrüsen in solche von *ekkrinem* und solche von *apokrinem Sekretionstyp* eingeteilt. Ihre Verteilungsdichte ist regionär verschieden. Die meisten Schweißdrüsen finden sich an Handtellern und Fußsohlen, während manche Hautareale (z. B. Glans penis) keine Schweißdrüsen tragen. In funktioneller Hinsicht bestehen topographische Unterschiede z. B. dergestalt, daß ein allgemeiner Schweißausbruch zumeist palmoplantar beginnt, sich sodann auf die distalen Gliedmaßenanteile, im weiteren auf die Oberschenkel und den Stamm fortsetzt und erst in der Folge die oberen Extremitäten sowie das Gesicht ergreift. Abgesehen von der Beeinflussung der Schweißdrüsentätigkeit durch die Zirkulation (z. B. obligatorische Schweißausbrüche bei Kollapszuständen) und manche endokrinen Abhängigkeiten, sind bei der *Schweißsekretion* vor allem *nervale Faktoren* von Beachtung. So unterscheidet man ein *kortikal-emotionelles, thermoregulatorisch-subkortikales, gustatorisch-bulbäres* und *spinal-sensorisches Schwitzen.*

Klinisch tritt die Abhängigkeit der Schweißsekretion vom Nervensystem u. a. in halbseitigen Schweißsekretionsstörungen (Hemihyperhidrosis) nach Hirnschlag, -abszessen oder -tumoren oder in lokalisierten Schweißen z. B. bei Tabes dorsalis oder Syringomyelie auf.

Als *gustatorisch-bulbäre Schwitzreaktion* ist das *parotideal-mastikatorische Schwitzen (Aurikulotemporalissyndrom)* zu erwähnen, welches beispielsweise nach Parotisverletzung infolge einer Läsion des N. auriculotemporalis speziell nach sauren Speisen oder Schokolade auftritt. Weitaus mehr als durch die transkutane, unsichtbare Abdunstung von Gewebsflüssigkeit *(Perspiratio insensibilis)* dient die glanduläre, sichtbare Schweißabgabe *(Transpiration)* der Ausscheidung von Wasser, Elektrolyten und Stoffwechselprodukten sowie der Steuerung des Wärmehaushalts. Der ekkrine Schweiß setzt sich zu 99% aus Wasser zusammen und enthält an organischen Inhaltsstoffen Harnstoff, an anorganischen vor allem Kochsalz (bei der zystischen Pankreasfibrose vermehrt!). Im Gegensatz zum wasserhellen ekkrinen Schweiß imponiert die aus den Follikelöffnungen tropfenweise heraustretende apokrine Schweißsekretion milchig, gibt unterm Wood-Licht eine orangefarbene Fluoreszenz und tendiert auf Grund des stärkeren Gehalts an organischen Substanzen mehr als der ekkrine Schweiß zu bakteriell-proteolytischer Zersetzung und damit zu unangenehmem Geruch („Bromhidrosis"). Außerdem verhält sich der apokrine Schweiß erheblich weniger sauer als der ekkrine. Die Ursache für den sauren Charakter der Schweiße wird durch Gehalt an Milchsäure, Aminosäuren und niederen Fettsäuren verursacht. Ferner können manche medikamentös aufgenommene Wirkstoffe den Schweiß übergehen. Praktisch bedeutsam ist schließlich, daß der wichtigste Emulgator für die transepidermale Ausbreitung des „Talgs" von den Follikelostien aus der Schweiß ist: Dadurch sind Störungen der Schweißdrüsenfunktion durchweg funktionell mit Änderungen der Talgverteilung auf der Oberhaut verknüpft.

Zur *Darstellung der Schweißverteilung* kann man entweder die von MINOR angegebene Jodstärkereaktion (Nacheinanderanwendung von alkoholischer Jodlösung und Stärkepuder) oder verschiedene Farbstoffe (Kobaltchlorid, Bromphenolblau, Chinzarinpuder) anwenden.

Quantitative Störungen der Schweißdrüsenfunktion

Hyperhidrose

Hierunter verstehen wir entweder universelle Schweißausbrüche bei besonderer körperlicher Beanspruchung in heißer Umgebung oder bei kritischer Abfieberung oder stärkere Schweißbildungen beispielsweise bei Fettleibigen, Nervösen oder bei Tuberkulösen, Hyperthyreotikern, Rheumatikern, Schwangeren oder rachitischen Kindern (Kopf!). Von pharmakologischen Stoffen erzeugen eine quantitative Steigerung der Schweißsekretion u. a. die Gruppe der Cholinergika, ferner Cocain, Nikotin und die Salicylsäureverbindungen wie auch Penicillin, Cortison und Meprobamat. Als lokalisierte Schweißsteigerung („Ephidrosis") seien als Sonderformen hervorgehoben: einerseits der häufig unangenehme, nervös-emotionell stimulierbare Achselschweiß *(Hyperhidrosis axillarum)* und die ebenfalls bromhidrotisch meist äußerst belästigende *Hyperhidrosis pedum et manuum*. Eine gesteigerte Handschweißbildung kann beruflich bedingt (Chlorkalk, Kaltwellenflüssigkeit) wie im Beruf hinderlich sein (schnellere Verrostung von Feinmetallteilen). *Fußschweiß* führt hingegen bei Plattfuß (mangelhafte Ausdunstung) zu schmerzhafter, erodierender Mazeration der Sohlenhaut.

Therapie

Die Behandlung der Hyperhidrose umfaßt allgemeine körperhygienische Maßnahmen (luftdurchlässige und saugfähige, häufig zu wechselnde Unterkleidung, regelmäßig kühle Wasseranwendungen usw.) und bestimmte Medikamente. Neben Atropin (ND 0,0005) ist von älteren Mitteln hauptsächlich die Salbei zu nennen, die als Infus oder als Tablette zuzuführen ist. Bei den palmaren und axillären Ephidrosen kommen die sog. Stammhirnnarkotika (Luminal, Prominal), evtl. entsprechende Kombinationspräparate (z. B. Bellergal, Bellasanol), in Betracht. Bei der lokalen Schweißbekämpfung gelten heute reine Formalinlösungen (1 Teel. Formalin auf 1–21 Wasser) oder -salben als überholt und kommen lediglich in „gezügelter" Form als Hexamethylentetramin (Hidro-Milkuderm, Antihydral, Hidroderm) zur Verwendung. In letzterer Zeit haben sich sodann bestimmte Aluminiumverbindungen (vor allem Aluminiumchlorid) zur Behandlung lokaler Hyperhidrosen bewährt (Odorono, Anti-Svet, Transpirol, Hydrofugal).

Anhidrose

Die große Bedeutung der Schweißdrüsentätigkeit für die Regulation des Wärmehaushalts tritt bei Fällen von mangelhaftem Vorkommen oder gar vollständigem Fehlen der Schweißdrüsen in Erscheinung. Bei dieser Form von *ektodermaler Dysplasie* begegnen wir neben ihren Randsymptomen (Zahn-, Nägel-, Brust- und Tränendrüsenentwicklungsstörungen, Ozaena) infolge Ausfalls der glandulären Schweißabgabe einer ekzessiven Trockenheit der Haut und u. U. einer Erhöhung der Körpertemperatur, Kopfschmerzen und hitzschlagartigem Kreislaufkollaps. Darüber hinaus beobachten wir bei manchen internen Grundleiden (renaler Hydrops, Hypertension, Diarrhoe, Diabetes insipidus, Hypothyreose) oder bei einigen Hautkrankheiten (z. B. Ichthyosis vulgaris und congenita, endogenem Ekzem, zirkumskripter und progressiver Sklerodermie) Einschränkungen der Schweißabgabe. Seltener begegnet man Oligo- oder Anhidrosen bei oder nach hochfebrilen Infektionskrankheiten oder Vergiftungen (Atebrin, Salvarsan). Im 2. Weltkrieg wurden bei Soldaten auf heißen Kriegsschauplätzen „tropische Anhidrose"-Formen bekannt, die durch Allgemeinsymptome (Schwindel, Kopfschmerz, Hyperthermie) infolge ungenügender Thermoregulation (lediglich noch Schweißbildung im Gesicht!) aufgrund von die Schweißdrüsenporen keratotisch verschließenden Miliaria rubra-Schüben ausgezeichnet waren.

Therapie

Die Therapie solcher Anhidrosen beschränkt sich auf die Gabe von reichlich Flüssigkeit und evtl. von Diaphoretika (Pilocarpin, Flieder- oder Lindenblütentee).

Dyshidrose

Synonym: „Cheiropompholyx".

Darunter versteht man eine Gruppe heterogener Hautreaktionen, die keineswegs unbedingt

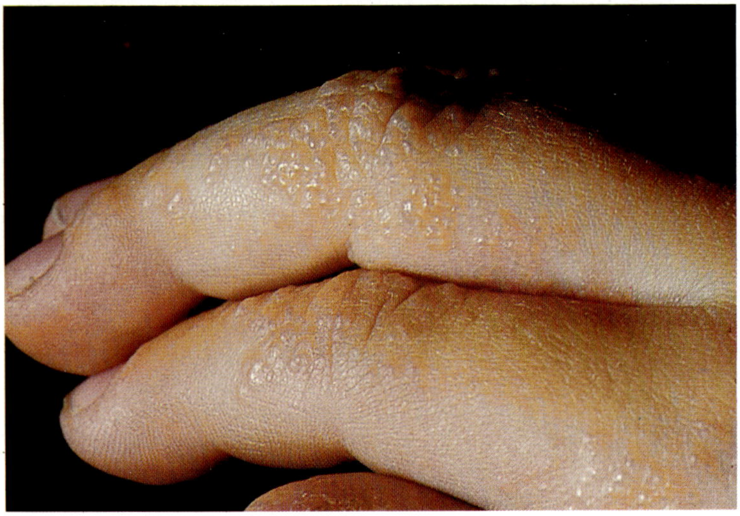

Abb. **425** Dyshidrose.

anatomisch oder funktionell mit dem Schweißdrüsensystem zusammenhängen. Sie sollten, sofern im Einzelfall möglich, besser als dyshidrosiform imponierende Ekzeme, Exantheme, Pyodermien oder Mykide und nur ganz selten als „essentielle Dyshidrose" klassifiziert werden.

Morphologisch ist der Begriff der Dyshidrose etwas schärfer zu definieren: Wir kennzeichnen mit ihm eine eruptive, gruppierte Aussaat von kuppelartig prallen, kaum eingetrübten, sondern eher recht transparenten sowie stecknadelspitz- bis -kopfgroßen Bläschen auf unverändertem Hautterrain. Die Prädilektion für solche, sagokornartig anmutende Bläschenbildungen stellen zweifellos die Fingerkanten dar (Abb. **425**), wohingegen an den straffer verwebten Hohlhänden oder Fußsohlen eine solche Bläschenbildung sich nicht ohne weiteres entwickelt. Hingegen kann es andererseits speziell an den Handtellern und Fußsohlen zu großen, ballonförmigen Blasenbildungen kommen.

Ätiologie und Pathogenese

Außer der bereits erwähnten Vielfalt dieser Hautreaktionsform seien noch Beziehungen zum wechselnden Flüssigkeitsgehalt in den Geweben, aber auch in der Atmosphäre, die Existenz gewisser neuropathischer, vorzugsweise sympathikotoner Konstitutionsbezüge und die Bedeutung von Inhalationsallergenen erwähnt.

Therapie

Symptomatisch Entziehung der Entzündungswärme durch kühle Handbäder mit schwachen $KMnO_4$- oder Tanninzusätzen, Schüttelmixturen, Beseitigung ggf. vorhandener purulenter Retentionen (Eröffnung mit einer kleinen gebogenen Schere). Die sicherste symptomatische Therapiemöglichkeit ist für ausgeprägte oder ausgebreitete dyshidrosiforme Exantheme in einer kurzfristigen, bald abzubauenden Zufuhr von Corticosteroiden (z. B. initial p. d. 30 mg Prednison oder 8–12 mg Triamcinolon oder 3–4 mg Dexamethason) gegeben.

Miliaria

Die disseminierten, mikropapulovesikulösen Schweißfrieselausschläge *(Sudamina)* sind grundsätzlich als *Schweißverhaltungssyndrom* aufzufassen. Dieses kommt durch einen keratotischen Verschluß des Schweißdrüsenporus zustande, der stärker als die sonstige Epidermisoberfläche oder das Follikelostium zur Keratinbildung und Obstruktion neigt. (Schweißverhalten durch Zerstörung des Ausführungsganges beobachtet man dagegen unter Atebrin- und Resochinmedikation.) Doch handelt es sich bei der Miliaria nicht lediglich um einen Verschluß der Poren durch eine Hornpfropfbildung, sondern auch um eine Gewebsreizung in den intraepidermalen Schweißgangsanteilen („Akrosyringion") durch Inhaltsstoffe aus

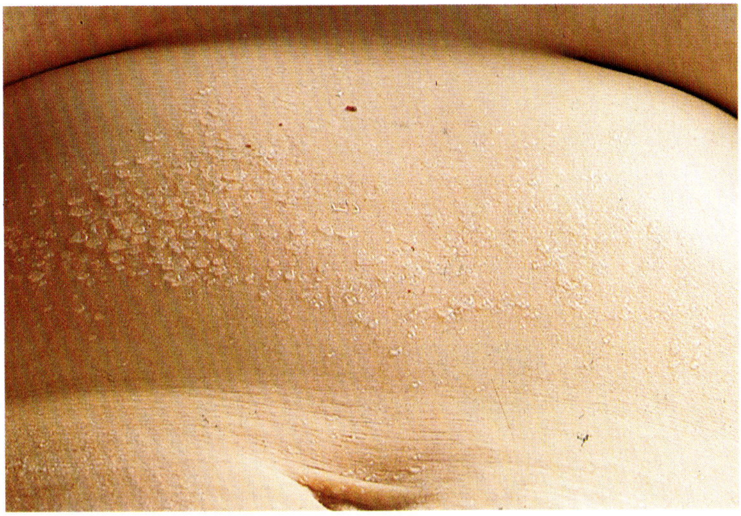

Abb. **426** Miliaria.

dem unterhalb des Hornpfropfs und gestauten und eingedickten Schweiß, wozu dann der Einfluß von Staphylokokken kommt.

Je nach Etagensitz dieses Schweißdrüsenretentionssyndroms können als Unterformen die *Miliaria cristallina, rubra* sowie eine *pustulosa* und *profunda* differenziert werden.

In unseren Einzugsgebieten beobachtet man im allgemeinen im Stratum corneum gelegene Schweißretentionsformen (Miliaria cristallina) bzw. *Sudamina* z.B. infolge einer Kontaktdermatitis, einer Heftpflasterauflage, einer Besonnung und nicht zuletzt bei unzureichend schwitzenden Fieberkranken, als explosive Aussaat zahlreicher wasserheller, bald berstender oder eintrocknender Bläschen von Stecknadelkopfgröße. Diese verschonen das Gesicht und finden sich bevorzugt im Bereich des Stammes, der sonst keine erythematöse Basisreaktion aufweist. Während der Eruption spüren die Betroffenen gelegentlich einen mäßigen Juckreiz oder ein Prickeln der Haut, welches diesem Ausschlag die anschauliche Bezeichnung *„prickly heat"* eingetragen hat.

Therapie

Bei einer Miliariaeruption wird man zunächst eine Zinktrockenpinselung anwenden, aber danach die Haut mit einer indifferenten Salbe (Ungt. Lanette, Ungt. cereum, Ungt. leniens sine aqu. ros. o.ä.) einfetten. Außerdem sind weitere Schweißausbrüche und -retentionen durch entsprechende Maßnahmen (Schatten, Ventilator) zu vermeiden.

Qualitative Störungen der Schweißdrüsenfunktion

Chromhidrosis

Das Auftreten *farbiger Schweiße* kann vermutlich durch Aufnahme mancher Berufsstoffe (Kupfer, Messing, Eisenoxydul, Brenzkatechin, Hexachlorcyclohexan), durch körpereigene Verbindungen (Indikan?), ferner Arzneimittel (Jod, Castellani-Tinktur) und vielleicht durch einige Genußmittel (Rum) bewerkstelligt werden. Die Chromhidrosis zeigt sich zunächst an einer Verfärbung der Unterwäsche an. Sind die Anliegestellen der Achsel-, Damm- und Aftergegend bevorzugt, so bestehen u.U. lipopigmentförmige Farbbeimengungen des apokrinen Schweißes. Zu berücksichtigen ist bei allen rötlichen oder schwärzlichen Achselschweißen aber auch ihre Verursachung durch farbige Stoffwechselprodukte einer Mischinfektion mit *Trichomycosis palmellina* (Nocardia tenuis zusammen mit kleinsten Kokken).

Die *Therapie* einer Chromhidrosis setzt die Feststellung der Ursache (Arbeitsmaterialien, farbbildende Pilzinfektionen?) voraus.

Bromhidrosis

Ein *abstoßender Geruch des Körperschweißes* (Bromhidrosis), wie er mit manchen internen Krankheiten (Rheumatismus) oder Hautkrankheiten (Pemphigus vulgaris, Favus) verbunden sein kann und ferner speziell bei Fettleibigen auftritt, kommt durch eine bakterielle Zersetzung der organischen Schweißbestandteile zustande.
Zur *Therapie* dieser Schweißgerüche greift man auf überdeckende (ätherische Öle, Riechstoffe), ab- (Wasser und Seife) und adsorptiv (Zinkoxid, Puder) sowie oxydativ (Kal. perm. Bäder) wirksame Mittel zurück („Desodorantien"), die gleichzeitig auf eine Einschränkung der Schweißbildung gerichtet sind. Als antiseptischer Wirkstoff (Hemmung der Bakterienflora) kommt vornehmlich Hexachlorophen, welches in zahlreichen Fertigpräparaten (Seife, Trockenstift, Sprühdose) enthalten ist, aber auch individuell in einer Konzentration von etwa 0,5% entsprechenden spirituösen Verschreibungen (Spirit. vini dilutus!) zugesetzt werden kann, in Betracht.

Urihidrosis

Derartige plättchenartige, kristalline Abscheidungen von Harnstoff, Harnsäure und Kochsalz aus dem Schweiß finden sich vor allem auf der Haut des Gesichts (Nasenflügel) am häufigsten bei Urämie oder sonstiger Agonie.

Organische Schweißdrüsenkrankheiten

Schweißdrüsenabszesse

Die sog. *„Schweißdrüsenabszesse"* stellen im Säuglingsalter regellos disseminierte Krankheitsprodukte der ekkrinen Schweißdrüsen (*„Periporitis"*) dar (Abb. **427**), während sie beim Erwachsenen schon durch ihren Sitz in den Achselhöhlen, seltener auf den Mamillen, Genital- und Dammbezirken, ihre Beziehungen zu den apokrinen Schweißdrüsen aufzeigen.

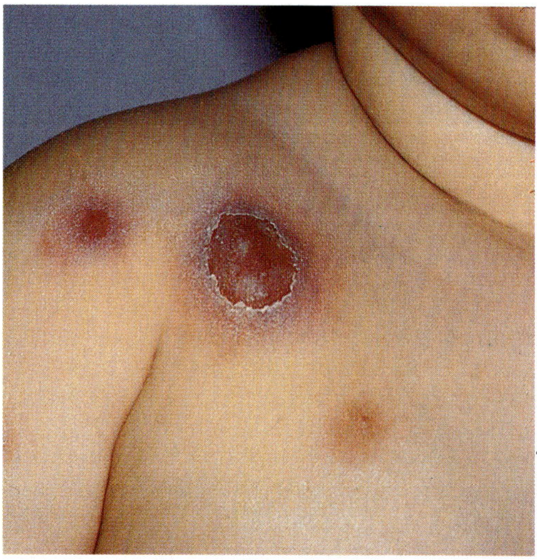

Abb. **427** Ekkriner Schweißdrüsenabszeß beim Kleinkind (Periporitis).

Bei den *multiplen Periporitiden der Säuglinge* sieht man oft erst eine „Miliaria pustulosa". Dabei entwickeln sich die stecknadelkopfgroßen, rot umsäumten Pusteln an Hinterhaupt, Gesäß und Nabelregion, zu rotbläulichen, erbsgroßen, halbkugeligen knotigen Infiltraten, die erweichen und von selbst sequestrieren. Solche kleine Patienten sind dystrophisch, so daß multiple Schweißdrüsenabszesse im Säuglingsalter immer ein Signum mali ominis bedeuten. Trotz Chemotherapie und Antibiotika ist eine schulgerechte Lokaltherapie nach wie vor erforderlich: Stichinzisionen fluktuierender Knoten, Versorgung subakuter Einzelinfiltrate mit Ichthyol pur., unter Abdeckung mit Watte. Liegen nur oberflächliche Pustulationen vor, so versuche man ihre Abtrocknung mit einer Zinktrockenpinselung, der man Rivanol (1%) oder Ichthyol (5%) zusetzt. Ferner verwende man antibiotische Sprays, wie z.B. Nebacetin- oder Leukomycinspray.
Die *Schweißdrüsenabszesse des Erwachsenen* (Abb. **428**) entstehen im 2.–4. Lebensjahrzehnt, ferner häufiger bei Frauen als bei Männern. Ihr Hauptausbruch liegt zur späten Sommerzeit: In einer Achselhöhle, bald biaxillär und evtl. an den anderen Körperregionen mit apokriner Drüsenversorgung, entstehen protrahiert-

sukzessiv halbkugelige subkutane, mit ihrer Umgebung und Oberfläche fest verbackene knotige Infiltrate von blaurotem Ton. Im Gegensatz zu einem Furunkel, welcher am Rande einer Achselhöhle gleichfalls auftreten kann, indes durch eine zentrale Gewebsmarkierung („Eiterpfropf") ausgezeichnet ist, neigen selbst walnußgroße Schweißdrüsenabszesse meist nur zu dünnfistulöser Entleerung von wenigem, flüssigem Sekret. Zudem neigen die apokrinen Achselhöhlenabszesse zu flächenhafter, phlegmonöser Infiltration, die sich fieber- und schmerzhaft von der Achselgrube nach dem Oberarm fortsetzt und das Allgemeinbefinden stark beeinträchtigen kann.

In bakteriologischer Hinsicht ist der Schweißdrüsenabszeß eine „Staphylodermia suppurativa", nur selten sind auch andere Keime (Streptokokken, Proteus und E. coli) zu ermitteln.

Therapie

Die Therapie der rezidivierenden apokrinen Schweißdrüsenabszesse stellt hohe Anforderungen. Die endgültige Ausheilung ist oft nur unter Berücksichtigung der jeweiligen individuellen Gegebenheiten (z. B. Beseitigung pyogener Foci, Schonung der befallenen Hautbezirke: keine Rasur oder chemische Depilation, keine Salben- und Heftpflasteranwendung usw.) und unter Ausnützung der körpereigenen Abwehrmechanismen (Autovakzine, Eigenblutserien, Echinacin i.v.) zu erzwingen. Die Behandlung des Krankheitsherdes selbst geht von der Vorstellung aus, daß dieser durch ein Antibiotikum, eine Durchflutung mit Rotlicht oder Kurzwellen sowie durch Aufbringung von Ichthyolum purum zur schnelleren Rückbildung oder zur Stichinzisionsreife gebracht wird. Radikale chirurgische Maßnahmen sind nicht angezeigt, wie auch eine Röntgenverödungsbestrahlung der Schweißdrüsen, eher noch eine sog. Entzündungsbestrahlung, keine Berechtigung hat. Nicht zu vergessen ist die prophylaktische Desinfektion der sonstigen apokrinen Körperbezirke (Betupfung mit 0,5%igem Hexachlorophen-Spiritus vin. dil. oder Abwaschung mit Satinasept).

Granulosis rubra nasi

Bei dieser sehr seltenen Erkrankung der *kindlichen Nasenflügel* sind bald dichter, bald lichter aggregierte, bis etwa stecknadelkopfgroße, etwas akuminierte

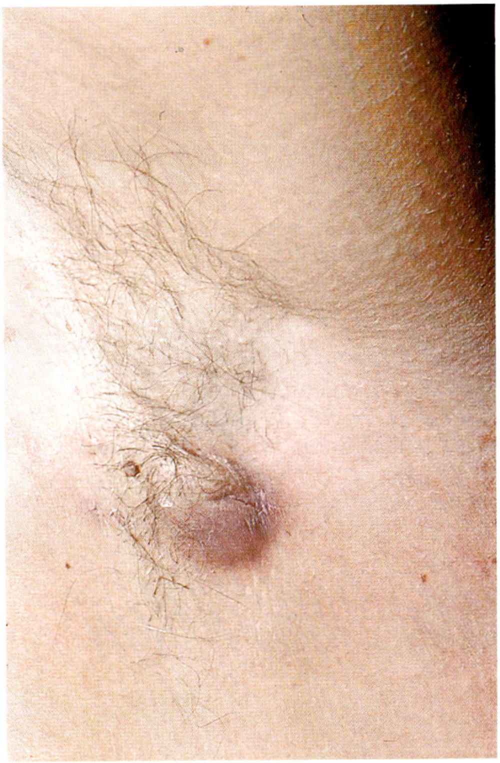

Abb. **428** Subakuter apokriner Schweißdrüsenabszeß beim Erwachsenen.

düsterbläulichrote Knötchen, auch Bläschen oder Pusteln anzutreffen, die bei offenbar stärkerer lokaler Schweißdurchfeuchtung entwickelt sind. Derartige Kinder weisen außerdem weitere Zeichen peripherer Gefäßdysfunktion (Akrozyanose) auf, so daß auf eine Dämpfung der allgemeinen Dystonie, z. B. durch Bellergal, der Hauptakzent der Therapie zu setzen ist.

Fox-Fordyce-Krankheit

Diese „lichenoide" Erkrankung der Achselgruben, seltener auch der Brustwarzen, der Nabelregion und genitoperinealen Hautbezirke, äußert sich in einer mit starkem Juckreiz verknüpften Dissemination von stecknadelkopfgroßen, halbkugeligen, hautfarbenen Knötchen, so daß die Zuordnung dieser Affektion zum *Lichen simplex chronicus* verständlich erscheint. Im Gegensatz zu diesem kommt es aber bei der Fox-Fordyce-Krankheit praktisch nie zu einem flächenhaft geschlossenen Zusammentreten solcher Lichen-simplex-artiger

Knötchen d. h. nie zu einer primären Lichenifikation, wie auch eine stärkere Neigung zur Pigmentation fehlt.

Histologie

Histologisch liegt ein einheitliches Substrat nicht vor: Schlankzipflige Akanthose, mäßige Parakeratose und geringfügige Infiltration um die Hautanhangsgebilde. An den apokrinen Drüsen die üblichen Zeichen sekretorischer Aktivität unter Abschilferung parakeratotischer Drüsenepithelien in die Lichtung.

Ätiopathogenese

In ätiopathogenetischer Hinsicht werden die Möglichkeit einer abwegigen Sekretion der apokrinen Drüsen, das Vorliegen einer atavistisch-nävusartigen Anomalie, eines apokrinen Schweißretentionssyndroms oder einer allgemeinen vegetativen Fehlsteuerung erörtert. Das nahezu exklusive Vorkommen beim weiblichen Geschlecht und die Manifestationsakzente bei diesem (Zyklusstörungen, Virilisierungszeichen o. ä.) deuten auf determinierende hormonelle Faktoren hin.

Therapie

Eine sichere kausale Therapie ist nicht bekannt (Probeabrasionen, Versuche mit Gestagen und Östrogen, Serumgonadotropin sowie Vitamin A und E). Die *Lokaltherapie* besteht in der Anwendung von Corticosteroidsalben, ferner in der Betupfung mit Acidum carbolicum liquefactum oder Kohlensäureschnee, danach Steinkohlenteerapplikationen sowie schließlich Röntgentherapie. Auch sind Unterspritzungen mit Corticoidkristallsuspensionen zu versuchen.

Krankheiten der Haare

Zur Kenntnis des normalen Haarkleides

Entwicklungsgeschichtlich entwickeln sich die Haare in der embryonalen Epidermis vom primären Epithelkeim aus, dem sich die Haarpapille entgegen entwickelt. Das erste Haarkleid tritt etwa ab dem 7. Fetalmonat als *Flaumhaar (Lanugo),* vom 8. Monat als mittleres oder Wollhaarkleid *(Vellus)* in Erscheinung, welches sodann schließlich, und zwar beim Manne mehr als bei der Frau, mit zunehmender körperlicher Reifung in die sog. *Terminalbehaarung* übergeht.

Das Terminalhaar findet sich besonders ausgeprägt als Scham-, Achsel- und Barthaar, ferner um die Nasenflügel („Vibrissae") und im äußeren Gehörgang („Tragi").

Die *Kopfhaare* erreichen im Durchschnitt eine *Länge* von etwa 50 cm, ausnahmsweise aber auch etwa 1 m, die Augenbrauen eine solche bis zu 2 cm, die Schamhaare von 5–6 cm. Die *Zahl* der Körperhaare wird auf 25000, die der Kopfhaare auf 90 000 bis 100 000 geschätzt, wobei letztere in ihren Werten bei Rothaarigen nach unten, bei Blonden nach oben tendieren. Ferner weisen die Kopfhaare eine *Lebensdauer* von 3 bis 5 Jahren auf, wobei täglich 50–100 Kopfhaare verloren werden, eine Zahl, die zur Orientierung des ängstlichen Patienten in der Haarsprechstunde ihre Bedeutung hat. Im Gegensatz zu der Lebensdauer der Kopfhaare beträgt allerdings die der Brauen und Wimpern nur 3–5 Monate. Das tägliche *Wachstum* der Haare auf dem Kopf wird auf zwischen 0,3–0,7 mm, das Wachstum der Barthaare etwas höher, auf 0,6–0,8 mm täglich, angenommen. Schneiden bzw. Rasieren hat auf die Wachstumsschnelligkeit der Haare keinen Einfluß. Als haarlose Bezirke seien Handteller und Fußsohlen sowie die Glans penis genannt. Das *normale Haar* läßt kranial einen zugespitzten Schaft, der seinem Wesen als „Hornfaden" entspricht, sowie nach kaudal, also nach der Wurzel zu, als Anschwellung den Bulbus erkennen, in welchen vom Bindegewebe her die Haarpapille eintritt. Als Schichten lassen sich am Haar, grob gesehen, von innen nach außen Mark, Rinde und ein einschichtiges Häutchen, die Kutikula, unterscheiden.

Intra vitam findet beim Erwachsenen für gewöhnlich ein Ersatz ausgefallener Haare statt, währenddessen vom selben Follikel aus verschiedene Haartypen erkennbar sind. Für diesen *rhythmisch ablaufenden Haarwechsel* bzw. für die Entwicklung der neuen Haargeneration ist in erster Linie der untere Teil des Bulbus, d. h. der Matrix, bedeutsam.

Der *Zyklusablauf des Haarwachstums* verläuft in *3 Phasen.* Das Haar in der *Wachstumsphase (Anagenphase),* welche für dieses Haar auf 2–6 Jahre bemessen ist, wächst täglich etwa einen halben Millimeter, wobei der Pilus fest mit der Haarwurzel verbunden bleibt. In der nur kurzen, etwa 1–2 Wochen dauernden, also eigentlich *transitorischen Katagenphase* ruht das eigentliche Haar und wird hierbei mehr und mehr keratinisiert und von der Tiefe nach obenhin geschoben, wobei der Stoffwechsel der Haarmatrix ruht. Ist ein solches Haar nunmehr etwa in der Höhe der Talgdrüsenmündung angelangt, so ruht es als *Kolbenhaar* in der *Telogenphase* etwa 2–4 Monate und fällt dann schließlich mehr oder weniger unbemerkt aus, nachdem eine neue methodische Aktivität im nachfolgenden Haarkeim angefangen hat. Anteilmäßig befinden sich beim Erwachsenen für gewöhnlich etwa 85% in der anagenen Phase und ca. 15% in der Telogenphase.

Morphologisch weist sich das Telogenhaar sodann durch Pigmentarmut und vor allem, wie schon erwähnt, durch einen Keratinkolben aus, der von einem Epithelsack bedeckt ist, welcher einerseits Reste der früheren äußeren Haarscheide darstellt. Demgegenüber zeigt das Katagenhaar einen noch unvollständig keratinisierten Bulbus, während beim

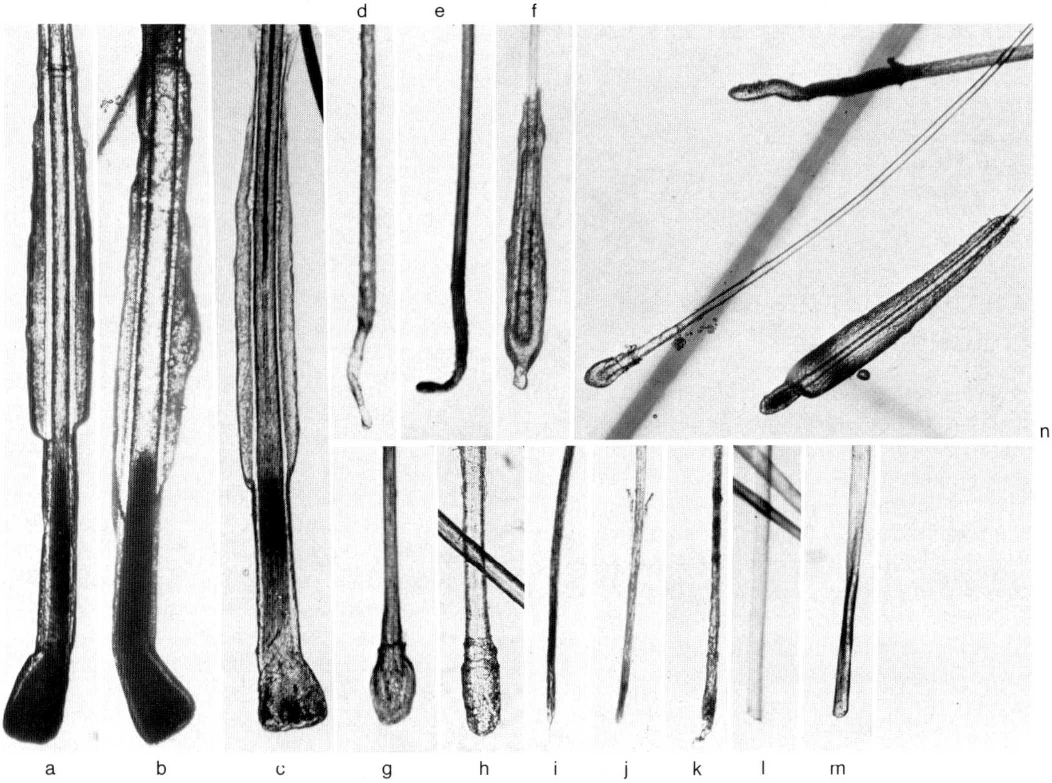

Abb. **429 a–n** Haarwurzelformen im Trichogramm. **a–c** Anagenhaare mit Wurzelscheiden. **d–e** Anagenhaare ohne Wurzelscheiden (in der älteren Literatur „dysplastische Haare). **f** Katagenhaar. **g–h** Telogenhaare. **i–k** Dystrophische Haare. **l–m** Abgebrochene Haarschäfte. **n** Gesichtsfeld aus einem Trichogramm mit Anagenhaar ohne Wurzelscheide, Telogenhaar und Katagenhaar (nach *Zaun*).

ausgerupften Anagenhaar distal vom Bulbus eine dunkle keratogene Zone bzw. reichlich Melanin und eine deutliche innere und äußere Haarscheide vorhanden sind (Abb. **429 a–n**).

Zur *Diagnostik* des *Haarstatus* bzw. zur Objektivierung von Haarverlusten ermittelt man zunächst anamnestisch die *Größe* des Haarausfalls, die pro die 80–100 Haare nicht überschreiten sollte. Auch sollte der Patient früh auf seinem Kopfkissen keine Haare bemerken. Weiterhin existiert die Möglichkeit, ein *Trichogramm* anzufertigen. Zu diesem Zweck wird mit einem Nadelhalter oder einer medizinischen Zange ein Haarbündel mit etwa 60 Haaren, nachdem zuvor eine Woche lang keine Kopfwäsche durchgeführt wurde, ausgezogen. In einem normalen Trichogramm sollten sich 80–90% Anagenhaare, 10–20% Telogenhaare, jedoch kaum Katagenhaare oder dystrophische Haare vorfinden.

Nach dem 70. Lebensjahr nimmt die tägliche Wachstumsgeschwindigkeit der Haare im allgemeinen ab, wie auch zu dieser Zeit geschlechtsdifferent bestimmte Haarwachstumszonen in den Vordergrund treten können (z. B. Sprießen von Bart und Schnurrbart bei der Frau, beim Manne demgegenüber stärkeres Wachstum von Haaren an der Nasenspitze, in der Nase, in den Gehörgängen und/oder in Gestalt buschiger Augenbrauen). Außerdem wird bei Älteren die Achselbehaarung, weniger auch die Schambehaarung schütter. Für das Grauwerden der Haare (Canities), welches zumeist an den Schläfen einsetzt, um sich dann mehr dem Scheitel zuzuwenden, dürfte u.a. Erbverhältnisse sowie hormonelle Situationen bedeutsam sein. An sich gibt es keine grauen Einzelhaare, sondern der Eindruck von Grauhaarigkeit wird durch das Nebeneinander von weißen und pigmentierten Haaren vermittelt. Das weiße Haar ist von optisch leeren Vakuolen durchsetzt und weist im Gegensatz zum schwarzen Haar der gleichen Person nur vereinzelt intakte Melaningranula, statt dessen aber größere Mengen von Pigmentdetritus auf.

Angeborener Haarmangel, Haarausfall

Angeborener Haarmangel (Hypotrichie, Atrichie) ist für gewöhnlich mit anderen Fehlbildungen kombiniert, wofür als klassisches Beispiel die *ektodermale Dysplasie* vom Typ der *Anhidrosis hypotrichotica,* weniger auch die hidrotische ektodermale Dysplasie gelten können, die bei den „Fehlbildungen" ausführlich abgehandelt werden. Weiterhin finden sich angeborene Haarmängel im Rahmen des *progeroiden Formenkreises,* und zwar namentlich bei der Progerie vom Typ Hutchinson-Gilford und beim Syndrom von Rothmund-Thomson.

Ein besonderes Erscheinungsbild ist die offenbar nur auf eine Sippe beschränkte Hypotrichie vom Typus Marie Unna, deren Merkmalsträger durch die tardive Entwicklung einer borstigen knappen Kopfbehaarung ausgezeichnet sind. Fehlen Haare bei einem solchen Individuum völlig, so spricht man von einer Agenesie, bei bezirksweisem Haarfehlen von einer Atrichia maculosa.

Häufiger begegnen wir *umschriebenen kongenitalen Haarverlusten (Aplasia cutis circumscripta).* Bei diesem Typ eines Haarmangels beobachten wir bekanntlich eine meist schon beim Neugeborenen erfaßbare, im späteren Leben dann meist narbig-alopezisch auffällige Defektbildung, vorzugsweise in der Gegend der kleinen Fontanelle oder paramedian am Hinterkopf. Da sich bisherige Erklärungsversuche meist in Richtung einer frühembryonalen Entwicklungsstörung bewegten, sei als neue Erkenntnis erwähnt, daß solche Hautaplasien nunmehr auch nach geburtshilflicher Vakuumextration beschrieben wurden.

Erworbene Alopezien

Hierunter verstehen wir einen erworbenen Haarmangel, bei welchem unter Erhaltung der Follikel Haare ausfallen *(„Effluvium").*

Alopecia areata

Synonyma: Pelade, Area Celsi.

Bei dieser häufigsten Form eines erworbenen Haarmangels, die ohne Geschlechtsbevorzugung im besonderen bei Jugendlichen und in einem dermatologischen Beobachtungsgut in einer Häufigkeit von 1,5% fungiert, treten die wachsenden Haarfollikel vorzeitig in die Ruhepause ein oder entwickeln sich dystrophisch. Dies erfolgt für gewöhnlich ohne ersichtlichen Anlaß, aber meist überaus plötzlich. Im Trichogramm ist der Anteil von Telogenhaaren und dystrophischen Haarwurzeln erhöht. Noch am Rand von solchen kahlen Rundherden stehen die Haare lockerer und zeigen beim (leicht möglichen) Ausziehen das Bild eines Ausrufungszeichens. Bei besonders schlechter Prognose finden sich im Herdbereich schwärzlich pigmentierte, sog. kadaverisierte Haarstümpfe. Ältere Kahlherde erscheinen sodann infolge gleichzeitiger Pigmentminderung etwas gelblich. Schließlich imponieren die nachwachsenden Haare, was den Patienten, der auf den Therapieeffekt wartet, gleichfalls beunruhigen kann, seidenweich-dünn und vor allem pigmentarm.

Histologisch fällt neben einer gewissen Dystrophie der Matrix eine peribulbäre rundzellige Zellanhäufung ins Auge, die vermutlich den Hauptangriffspunkt für die symptomatisch wirksame Cortisonanwendung stellt.

Risikofaktoren der Alopecia areata sind: Familiarität, Sitz im Nacken (Ophiasis), Krankheitsbeginn vor der Pubertät oder Zugehörigkeit zum mongoloiden oder atopischen Formenkreis. Hervorgehoben als Zeichen einer gewissen Allgemeinbeteiligung seien ferner, wenn man von den Großformen der *Alopecia areata totalis („maligna")* (Abb. **431**) und darüber hinaus der *Alopecia areata universalis* (Haarausfall im Bereich der gesamten äußeren Decke) absieht, vor allem *Nagelveränderungen.* Am häufigsten kommen in sochem Zusammenhang Tüpfelnägel (Onychosis punctata) vor, die aber feiner gepunktet erscheinen als bei der Psoriasis. Seltener sieht man Leukonychien oder sonstige Nagelwuchsstörungen. Auch *ophthalmologische Assoziationen* sind bei Alopecia-area-

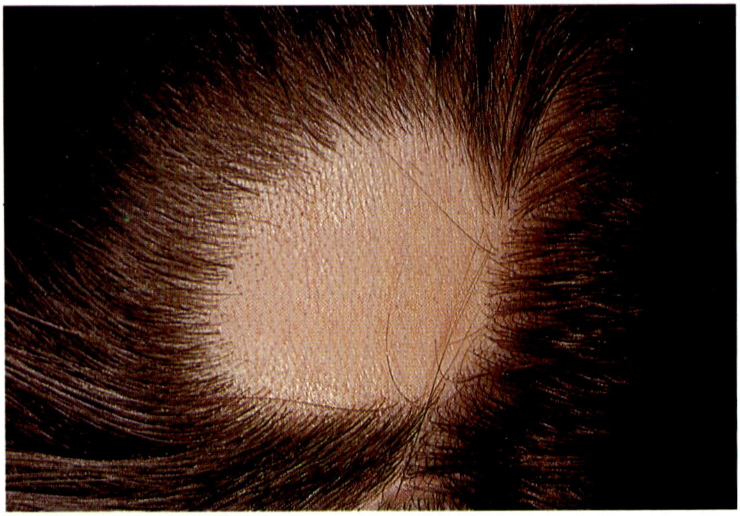

Abb. **430** Alopecia areata (deutliche Follikelmarkierung).

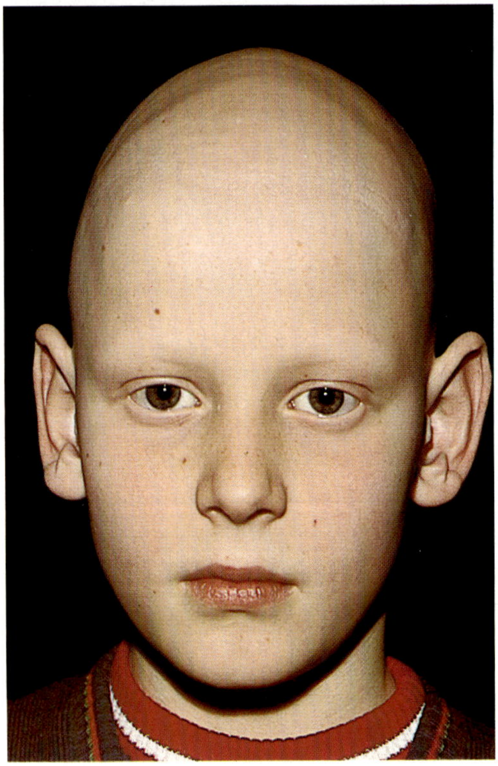

Abb. **431** Alopecia areata totalis.

ta-Patienten keinesfalls selten und ggf. als Störfaktor bedeutsam (Horner-Syndrom, Refraktionsanomalien, Astigmatismus o.ä.). Weniger gesichert sind bisher dagegen Verknüpfungen mit autoimmunitären Krankheiten (Thyreoiditis, Perniziosa), während dermatologisch noch eine gewisse Häufungskette von Alopecia areata, kleinfleckiger Sklerodermie und Vitiligo nicht zu übersehen ist.

Differentialdiagnose

Im Gegensatz zu der Alopecia areata entwikkeln sich bei der *Pseudopelade* (Abb. **432**), der Alopecia atrophicans Brocq, atrophisch-kahle, glatte Stellen, die mit Fußstapfen im Schnee verglichen werden. Bei der *Alopecia mucinosa* kommt es klinisch im Bereich von Hornpfropfen tragenden, ausgesprochen follikulär orientierten Papeln, also unter spinulosismusartigem Aspekt durch follikuläre und seboglanduläre Verschleimung zu einer umschriebenen Alopezie, und zwar nach eigener Beobachtung gar nicht so selten im Augenbrauenbereich, wobei stets die symptomatische Entstehung dieser follikulären Alopezie bei einem retikulogranulomatösen Grundleiden, wie z.B. einer Mycosis fungoides, berücksichtigt werden sollte. Bei der *Syphilis* kann es hauptsächlich im Sekundärstadium im Bereich der behaarten Haut zu einem diffusen oder disseminierten Defluvium capillorum kommen, wobei im letzteren Fall, der *Alopecia areolaris,* das Kopfhaar ausschaut, „wie wenn die Motten hineingekommen wären".

Erfahrungsgemäß leicht übersehen wird in der Praxis immer noch die *Trichotillomanie,* die Haarrupfsucht, oder das zwangsweise „masochistische" Abschneiden der Haare (Trichotemnomanie). Alopecia-areata-artige Haarausfälle kommen ferner beim *Vogt-Koyanagi-Syndrom* vor (Poliosis, Uveoenzephalitis). Weniger Schwierigkeiten dürfte hingegen die Abgrenzung von kleinfleckigen bzw. rundlichen umschriebenen Haarausfällen machen, die entweder aschgrau schuppen oder bei denen die Haare wie bei einer schlecht gemähten Wiese über der Oberfläche gebrochen sind. (*Mikrosporie:* fahlgrüne Fluoreszenz im Wood-Licht). Auf die *umschriebenen narbigen Haarausfälle* wird in einem besonderen Abschnitt eingegangen. Häufig ist schließlich noch eine umschriebene, offensichtlich durch Druck und Abreiben zustande kommende *Dekubitalalopezie* der nicht aufsitzenden Neugeborenen.

Ätiologie und Pathogenese

Die Alopecia areata ist vermutlich pathogenetisch einheitlich, aber polyätiologisch bedingt, so daß man im Einzelfall um eine wiederholte, eingehende Exploration oder überhaupt Beschäftigung mit dem Patienten nicht herumkommt. Sie ist, wenn man von organischen Störfaktoren (Zahngranulome, Sehbeeinträchtigung, Magenpolypen u.v.a.m.) absieht, *die* dermatologische Affektion, bei der nach meinem Dafürhalten zumeist psychosomatische Einflüsse geltend werden, sei es, daß ein Kind vor der Einschulung steht, ferner Examenstreß, Ehescheidung, Familienzuwachs usf., was im einzelnen mit dem Patienten durchgesprochen werden sollte, damit er sich nicht weiter „über etwas ärgert". Nur bei totaler Alopecia areata denke man nicht zuletzt auch an organische Befunde am ZNS. Ansonsten wird man überwiegend, wenn man von der Häufung der Alopecia areata beim mongoloiden Formenkreis absehen will, einem Patienten gegenüberstehen, der bei hohem Intelligenzquotient sich quasi an seinem Ehrgeizstreben „wundscheuert".

Therapie

Da die Alopecia areata grundsätzlich zur Spontanheilung tendiert, wenn auch andererseits rezidivbereit ist, versuche man zunächst wenig eingreifende, nicht durch Nebenwirkungen allzu überschattete Behandlungsweisen, so daß mithin die fraglos zumeist wirksame systemische Verabfolgung von Cortison, und das auch nur kurzfristig, am Schluß der Behandlungsversuche stehen sollte. Immer noch unumgänglich, nicht zuletzt wohl auch aus psychologischen Gründen, sind hyperämisierende

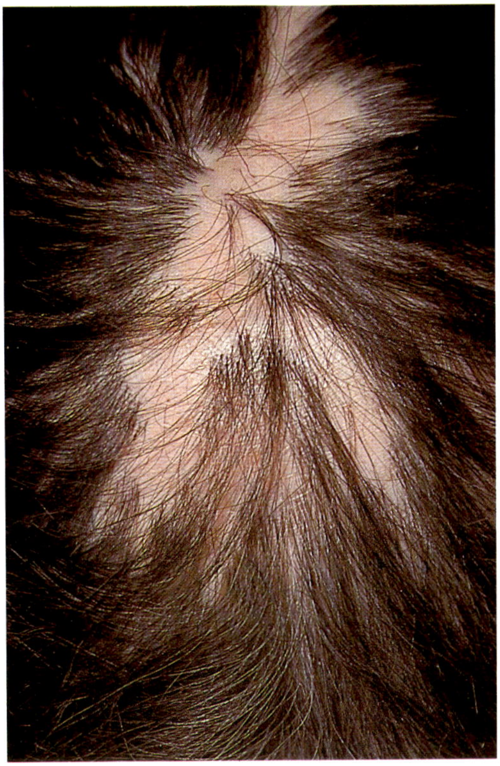

Abb. **432** Pseudopélade.

Maßnahmen, wie etwa Nikotinsäureesterverbindungen in spirituösem Vehikel, oder die bewährte Kromayer-UV-Lampe. Meines Erachtens völlig abzusehen ist von subfokalen Unterspritzungen mit Corticoidkristallen. Als ebenso obsolet sollten eine Vitamin-D_2-Intensivtherapie oder gewisse homöopathische Verbindungen gelten (Thallium D_6 o.ä.). Als Routineverschreibung wähle man, nach aller vorangegangener psychosomatischer Exploration einen cortisonhaltigen, hyperämisierenden Spiritus und wende im Wechsel eine hochkonzentrierte Corticoidsalbe (z.B. Jellin ultra, Nerisona forte Fettsalbe) unter Okklusion (etwa mittels einer Duschhaube) an.

Alopecia mucinosa

Unter Spinulosismus-artigem bzw. follikulärlichenoidem Aspekt kommt es durch follikuläre (und seboglanduläre) Muzinose zu einer umschriebenen Alopezie. Stets wird die symptomatische Entstehung einer solchen alopezi-

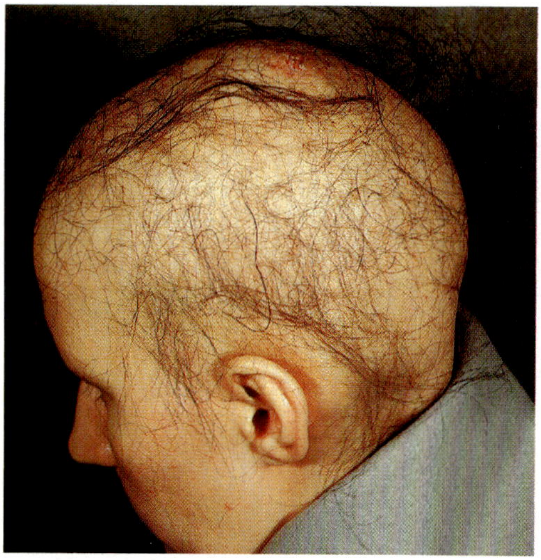

Abb. **433** Toxische Alopezie.

schen *follikulären Muzinose* (= Follikelverschleimung) im Zusammenhang mit einem systematisierten, hauptsächlich retikulogranulomatösen Grundleiden, z. B. Mycosis fungoides, zu berücksichtigen sein.

Diffuser Haarausfall

Dieses „Symptom" *Effluvium capillorum* kommt sozusagen durch einen gesteigerten Haarwechsel zustande. Ein solcher Tatbestand findet sich bei etwa jedem 10., der die Haarsprechstunde aufsucht. In der Vorgeschichte finden sich in der Hauptsache die Zeit kurz post partum, die Zufuhr von Antikoagulantien oder von Arzneimitteln überhaupt, bei denen diesbezüglich ferner die meisten Zytostatika (dystrophisches Wurzelmuster!), hochdosiertes Vitamin A (Abb. **433**) und von den Giften neben Pflanzentoxinen nach wie vor Thallium (typische Melaninverklumpungen im Haarschaft als Frühsymptomatik vor dem Ausfall) am bedeutsamsten sind. Sodann frage man nach kürzlich durchgemachten schweren Infektionskrankheiten (nicht nur „Kopfgrippe" oder Lues II, sondern eigentlich jeder sonstige hochfebrile Infekt auch). Sodann sind für das symptomatische diffuse Effluvium Hyperthyreosen, bei älteren Frauen auch Leberstörungen, Malabsorptionen, sowie eigentlich alle Kachexien sonstiger Genese, vornehmlich in Kombination mit *Eisenmangel,* beachtenswert. Eigenartiger Weise kann es trotz persistierender Schädlichkeit zum Wiederwachstum der Haare kommen.

Auf der hormonellen Seite des diffusen Haarausfalls sind derzeit nicht mehr der klassische Haarausfall 2–3 Wochen bis Monate nach der Geburt, sondern Haarlichtungen zur Zeit der Einnahme von Kontrazeptiva der Regelfall.

Therapie

Abgesehen von der Tatsache, daß bei diesem Typ des Haarausfalls mit einem Wiederwachstum um so eher zu rechnen ist, je akuter und heftiger die Haarlichtung begann, besteht – ähnlich wie bei der Alopecia areata – durchaus die Neigung zu spontanem Wiederwachstum, wobei Ausschaltung der vorhin diskutierten Noxen entscheidend ist. Symptomatisch wird man nichtsdestoweniger eine etwaig vorhandene Seborrhoea oleosa oder eine stärkere Pityriasis simplex des Haarbodens („Dandruff") mit den üblichen spirituösen Zubereitungen (unter Zusatz von Corticoiden, Nikotinsäureestern, jedoch „nicht unbedingt" mit bestimmten Vitaminen, wie häufig handelsüblich) zu behandeln trachten. Das Waschen des Kopfhaares sollte möglichst nicht öfter als in 6–8 Tagen erfolgen (z. B. ein Eigelb auf ein Cognacglas Spiritus dilutus, Criniton, Crino-Cordes, Sebopona, Dermowas, Hegor ST usf.).

Alopecia androgenica

Hier haben wir eine keimplasmatisch determinierte Minusvariante des männlichen Haarkleides vor uns, die beim weiblichen Geschlecht bei mancher Endokrinopathie (noch stärker unter therapeutischer Androgenzufuhr), vor allem aber als *„male pattern alopecia"* bzw. als *„Alopecia climacterica"* unter typischer Betonung der Konvexität, aber auch der Temporalregionen vorkommt. Sie wird durch eine Kolbenhaaralopezie bzw. durch eine Zunahme von Haaren mit verkürzter Anagenphase hervorgerufen. ZAUN hält für die androgenetische Alopezie die retrograde Umwandlung der Follikel in kleinere Miniaturfollikel für typisch.

Therapie

Begreiflicherweise liefert eine ausgeprägte androgene Alopezie – im Gegensatz zur vorangehend besprochenen diffusen chronischen se-

borrhoischen Alopezie – gesicherte Ansatzpunkte für eine wirksame symptomatische Beeinflussung. Hierfür sind als antiandrotrope Substanzen derzeit die Gestagene Cyproteronacetat und Chlormadinonacetat verfügbar.
ZAUN empfiehlt für ausgeprägte Fälle über etwa 6 Monate hindurch: vom 5. bis 25. Zyklustag eine Tablette „Diane" oder eine Tablette Gestamestrol täglich sowie zusätzlich vom 5. bis 14. Zyklustag 1–2 Tabletten „Androcur" täglich. Nach sichtlichem Erfolg soll versuchsweise allein auf die Cyproteronacetat-Östrogen-Kombination „Diane" oder die Chlormadinonacetat-Östrogen-Kombination „Eunomin" übergegangen werden.

Irreversible, narbige oder atrophische Alopezien

Atrophische bzw. narbige Alopezien sind ferner, abgesehen von der schon erwähnten Alopecia mucinosa, bei der *Aplasia cutis circumscripta congenita,* beim *Naevus sebaceus,* der *Lues III,* dem *chronischen Lupus vulgaris,* dem chronischen *Lupus erythematodes,* der zirkumskripten *Sklerodermie,* dem *Favus* sowie verschiedenen malignen *Granulomen* oder *Tumorbildungen* (einschließlich von *Hautmetastasen auf dem Kopf*) und nach *Verbrennungen* (Abb. **434**), Verätzungen und *Röntgenbestrahlungen* (mit einer Gesamtdosis über etwa 2000 R) bekannt. Noch seltener wären narbige Alopezien als Residuen blasenbildender Krankheiten. Ein besonderes Krankheitsbild stellt in diesem Zusammenhang die *Alopecia atrophicans,* die *Pseudopelade Brocq,* die heute meist als *Etat pseudopeladique* bezeichnet wird und sich erscheinungsbildlich in einzelnen fleckförmigen narbigen Alopezien nach Art von Fußstapfen im Schnee darbietet. Sie ist in den meisten Fällen offenbar keine essentielle Erkrankung, sondern geht als Endbild aus einer Folliculitis decalvans und vor allem einem *Lichen ruber follicularis decalvans* hervor. Dieses *Lassueur-Graham Little-Syndrom* weist neben den atrophisierenden alopezischen Kopfherden speziell lumbosakral das Bild eines *Lichen ruber* bzw. Lichen planopilaris auf.

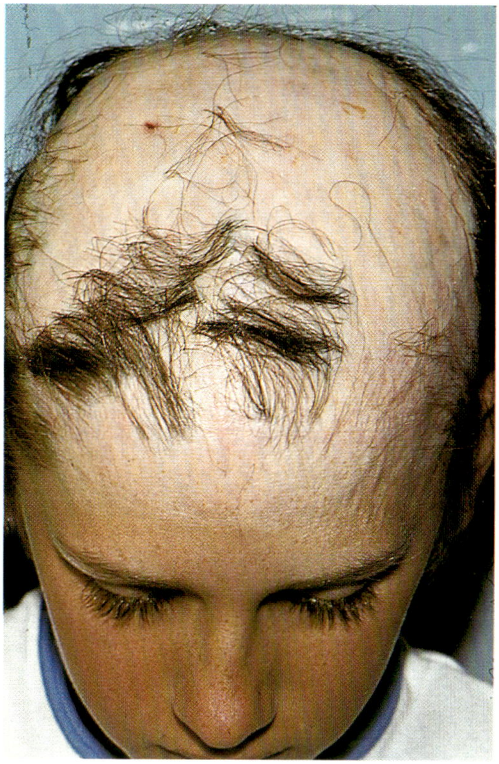

Abb. **434** Narbige Alopezie nach Verbrennung.

Haarstrukturänderungen

Trichoklasie, Trichonodosis, Trichoschisis oder die *Trichorrhexis nodosa* (Abb. **435 a** u. **b**) werden zumeist durch mechanische Malträtierung (Kratzen, Heißwellung, Bürsten mit harten Borsten o. ä.) verursacht.
Unter *Pili torti* (Trichokinesis, Twisted Hair) (Abb. **436 a** u. **b**) verstehen wir unregelmäßig gedrehte Haarschäfte, die entweder angeboren eigenständig (Pili torti veri) oder im Zusammenhang mit anderen Dysplasien vorkommen. Unter dem *Kinky Hair-Syndrom* wird die Kombination von Pili torti und einer zerebralen Degeneration mit Minderwuchs und Osteoporose verstanden, welcher ein resorptiver *Kupfermangel* zugrunde liegt.
Bei der *Monilethrix* (Beaded Hair) treffen wir auf den Wechsel von Einschnürung und fusiformer Anschwellung der Haare, die sich in einem gewissen zeitlichen Rhythmus entwikkeln, so daß die glanzlosen Haare schließlich einer Perlschnur ähnlich sehen. Da sie ferner

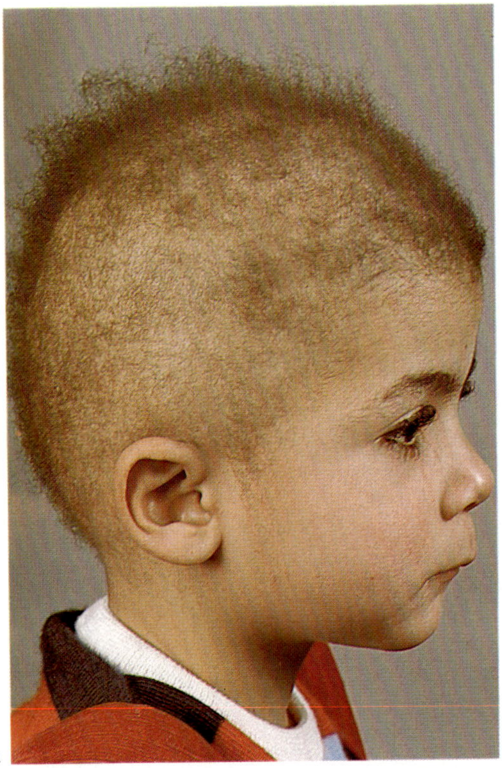
a

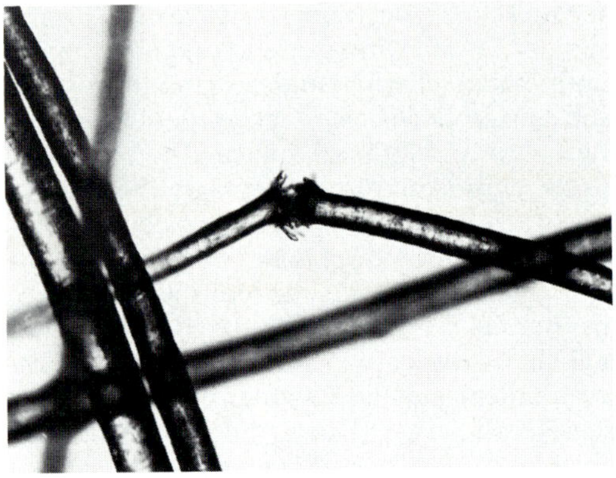
b

Abb. **435 a** u. **b** Trichorrhexis nodosa. **a** Klinischer Aspekt. **b** Mikroskopischer Aspekt.

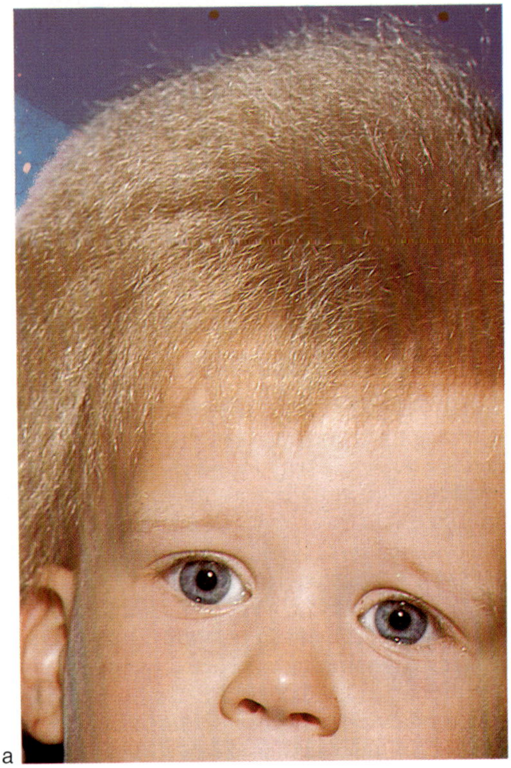
a

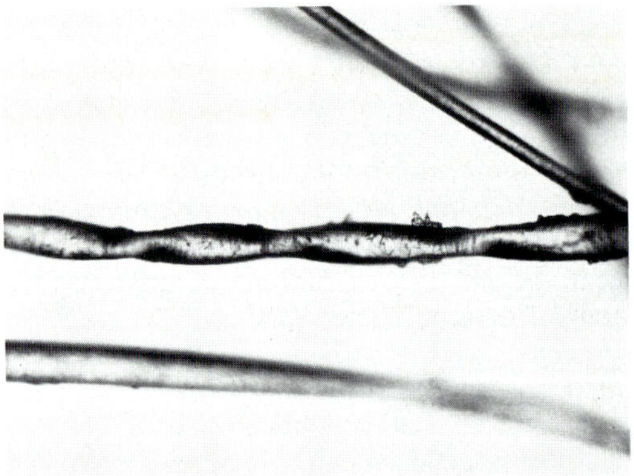
b

Abb. **436 a** u. **b** Pili torti. **a** Klinischer Aspekt. **b** Mikroskopischer Aspekt.

sehr brüchig sind, brechen sie häufig nahe der Kopfhaut ab, so daß der Haarboden ziemlich kahl erscheinen kann. Nicht selten sind Assoziationen mit Löffel- oder Plattennägeln sowie Augen-Zahn-ZNS-Störungen.
Kräuselhaare kommen seltenerweise auch nävoid umschrieben vor (Kräuselhaarnävus, Naevus-ulotrichicus).
Bei den *Bambushaaren* werden veränderte Haarteile ineinander geschoben, so daß man sinnfällig von einer *Trichorrhexis invaginata* spricht. Bei diesem *Netherton-Syndrom* findet sich außer den genannten Haarschaftveränderungen das Bild einer *Ichthyosis linearis circumflexa,* bei dem überdies eine gewisse Ähnlichkeit zu einem endogenen Ekzem bestehen kann.
Haaranomalien bei *Störungen des Aminosäurehaushaltes* sind vor allem bei der *Fölling-Krankheit,* der *Phenylketonurie* (Oligophrenie, Minderwuchs, allgemeiner Pigmentmangel, insbesondere hellblonde Haare und hellbraune Augen, Neigung zu Lichtdermatosen und zu Ekzemen), ferner in Form von feinem Kopfhaar bei der *Homozystinurie* (Marfanoider Hochwuchs, Status dysraphicus, helle Haut und feine, trockene spärliche Kopfhaare, im Harn positive Legal-Probe, und beim *Arginin-Bernsteinsäure-Syndrom* (Demenz, Ataxie, pathologisches EEG, Hepatomegalie und kurzes sprödes splitterndes Haar) bekannt. Helles Haar gehört vor allem aber zum *Tyrosinasedefekt des Albinismus.*

Qualitative Haarveränderungen und Pseudoalopezien

Solche Haarveränderungen sind speziell nach chemisch-technischen Einwirkungen auf den Haarschaft (Friseurnoxen wie Färbung, Wellung, Haarfestigung, zu starke alkalische und häufige Kopfwäsche) bekannt, während das beliebte Bürsten mit harten Bürsten (Metall, Nylon) oft die Ursache einer *Trichoschisis* sein kann. Bedeutsam sind in der Praxis auch *Zugalopezien* an der beiderseitigen Schläfengegend durch verschiedene Haarmoden (*Pferdeschwanz,* Schwalmer Tracht, Alopecia islandica, Alopécie dite du chignon).

Stärkere Behaarung

Diese kommt entweder angeboren als „*Hypertrichosis lanuginosa universalis congenita* (sog. Haarmenschen), isoliert oder im Zusammenhang mit Fehlbildungssyndromen vor (*Cornelia-de-Lange-Syndrom:* klauenähnliche Physiognomie mit Brachyzephalie, Hypertelorismus und kurzer kleiner Nase, tiefsitzenden Ohrmuscheln und verstärkter Venenzeichnung im Augen-Nasen-Lippen-Bereich, Verkürzung des V. Fingerstrahles, Poly- und Syndaktylie, Akromikrie). Auch bei der Mukopolysaccaridthesaurismose des *Morbus Pfaundler-Hurler* finden sich als Randsymptom Hypertrichien im Gesicht sowie im Kinn-Hals-Bereich. Erworbene Hypertrichosen liefern einen gewissen Hinweis auf Unterernährung oder paraneoplastische Tumorkachexie. Von Dermatosen ist vor allem die *symptomatische Hypertrichose* bei *Porphyria cutanea tarda* und *Dermatomyositis* sowie vom *prätibialen Myxödem* bekannt.
Dermatotherapeutisch führen erfahrungsgemäß Cortisonverbindungen, ACTH, Anabolika, manche Kontrazeptiva, hochdosiertes Vitamin D_2 und Hydantoine zu stärkerer Behaarung.

Hirsutismus

Hierunter versteht man einen männlichen Typ der Überbehaarung beim weiblichen Geschlecht. In solchem Fall kommt ein männliches Behaarungsmuster vornehmlich am oberen Thorax bis einschließlich Oberbauch, an den inneren Seiten der Beine und den Rükkenanteilen der Zehen zur Entwicklung. Besonders lästig bewertet wird der Hirsutismus an der Oberlippe und an den seitlichen Gesichtsanteilen, wobei es bis zum Bilde des männlichen Bartwuchses kommen kann, während umgekehrt am Kopfbereich eine androgenetische Alopezie dazukommt. Abgesehen von lokalen oder sekundären Reizhypertrichosen liefert ein solcher Hirsutismus einen Hinweis auf einen *Hyperpituitarismus* (Cushing-Syndrom, Akromegalie) oder sonstige hypophysäre oder dienzephale Störungen, im ovariellen Bereich auch auf das Vorliegen eines *Arrhenoblastoms* oder polyzystischer Eierstöcke im Sinne des *Stein-Leventhal-Syndroms.*

Steißbeinhypertrichosen stellen einen Fingerzeig für dysraphische Zustände (Spina bifida) dar, während ein *tiefer Haaransatz im Nacken* hauptsächlich bei der Gonadendysgenesie nach Art des *Turner-Syndroms* vorkommt. Auch der *Tierfellnävus*, der sog. *Naevus pellitus*, ist ein geläufiges Beispiel für eine lokale Hypertrichose beim dermalen Nävuszellnävus.

Für die *Diagnose* eines Hirsutismus mitentscheidend sind Bestimmungen der 17-Ketosteroide sowie der Nachweis eines erhöhten Pregnantriol-Titers im 24-Std.-Urin infolge eines C_{21}-Hydroxylase-Mangels in der Nebennierenrinde.

Therapie

Therapeutisch kommt beim *Adrenogenitalsyndrom* die Behandlung mit Steroiden (sowie mit Antiandrogenen) in Betracht, sollte aber von einem endokrinologisch Erfahrenen durchgeführt werden. Rein symptomatisch sind häufig Bleichungen mit hochprozentigen H_2O_2-Anfertigungen (z. B. Pernatrol) oder Zerstörung der Haarpapillen mit der Diathermienadel durch einen Geübten hilfreich.

Krankheiten der Nägel

Die an der Funktion der Endphalangen beteiligten Nägel bestehen aus amorphem Keratin (mit geformten Keimresten und Fibrillen innerhalb dieser Substanz). Beachtlich ist die Blutversorgung von Nagelbett und Nagelmatrix, in welche vor allem auch Glomuskörper eingreifen. Die *Nagelmatrix* (Nagelwurzel), die unter dem Nagelfalz gelegen ist, besteht aus Horn- und Keimschicht, so daß die Keratinisierung im Nagel ohne eine Keratohyalinschicht stattfindet. Die ca. ½ mm dicke *Nagelplatte* sitzt distal dem Nagelbett frei auf (Margo libera) und wird an der Seite wie proximal vom Nagelwall umgeben. Die seitliche Nagelrandrille wird als Nagelfalz bezeichnet. Der proximal die Nagelplatte überhängende zarte Hautanteil gehört zum sog. Eponychium. Der darunter gelegene halbmondförmige weiß-opake Bezirk der Nagelplatte wird als *Lunula* bezeichnet.
Durchschnittlich wachsen die Nägel an den Fingern etwa um 0,08–0,1 mm pro Tag bzw. um 0,5–1,2 mm in der Woche, an den Zehen jedoch nur 0,05 mm pro Tag. Verschiedene allgemeine, aber auch manche Hauterkrankungen können das Nagelwachstum verlangsamen, örtliche Entzündungen eher beschleunigen. Erhebliche Steigerungen des Nagelwachstums, wie z. B. bei der kongenitalen ichthyosiformen Erythrodermie, werden häufig dem Patienten selbst an der Frequenz des Nagelschneidenmüssens auffällig.

Kongenitale Nagelkrankheiten

Kongenitale Nagelkrankheiten, wie sie als *Anonychie* (Fehlen der Nagelplatte) meist im Rahmen von Fehlbildungskombinationen auftreten, weisen für gewöhnlich keine hinreichend charakteristischen Merkmale auf, aus denen allein die Diagnose des Anomaliesyndroms (z. B. ektodermale Dysplasie, Dyskeratosis congenita usw.) zu stellen wäre. Lediglich bei der *Pachyonychia congenita* läuft die sich verjüngende *Skleronychie* nach distal ähnlich einer Tüte spitz aus.
Nagelblutungen kommen überwiegend durch eine Traumatisierung zustande, wobei das diffuse *Hämatom* proximal mehr oberflächlich und distal tiefer liegt, wodurch der distale Bezirk weniger gesättigt erscheint.
Strichförmige, *splitterartige Blutungen* kommen ohne jedwede Spezifität bei verschiedenen internen wie dermatologischen Krankheitszuständen oder nach mancher Therapie (Griseofulvin) vor, so daß man sie eigentlich nur zur Kenntnis nehmen kann, ohne aus ihnen spezielle diagnostische Schlüsse zu ziehen.

Farbveränderungen des Nagels

Von den Koloritänderungen des Nagels finden sich die *Leukonychien* fast nur an den Fingernägeln (Abb. **437**). Während man früher ihre Entstehung mit dem Eindringen von Luft in die Nagelsubstanz zu erklären versuchte, nimmt man heute ursächlich für sie die Entwicklung von Keratohyalinpartikeln in den Nagelzellen an. Praktisch gesehen sind sie namentlich beim Bild der Leuconychia striata Ausdruck einer Maniküirverletzung (Abb. **438**). Demgegenüber sind weiß-opake oder *lunulaartige Querbänder* durch toxische Einwirkungen *(Arsen, Thallium)* oder durch irgendeine Stoffwechselstörung (Hepatopathie, Pellagra) bedingt.
Eine mehr oder weniger totale, diffuse *Melanopathie der Nagelplatte* kommt hingegen meist durch eine Symbiose von Bakterien (namentlich Pseudomonas aeruginosa) mit Hefepilzen (speziell Candida, Alternaria o.ä.) zustande. Auch dem Laien geläufig sind Schwarzfärbungen durch Einwirkung von Silbernitrat oder beispielsweise Farben aus dem Friseur- oder Fotobereich. Schließlich nimmt der Farbton der Nagelplatte auch an universellen Anfär-

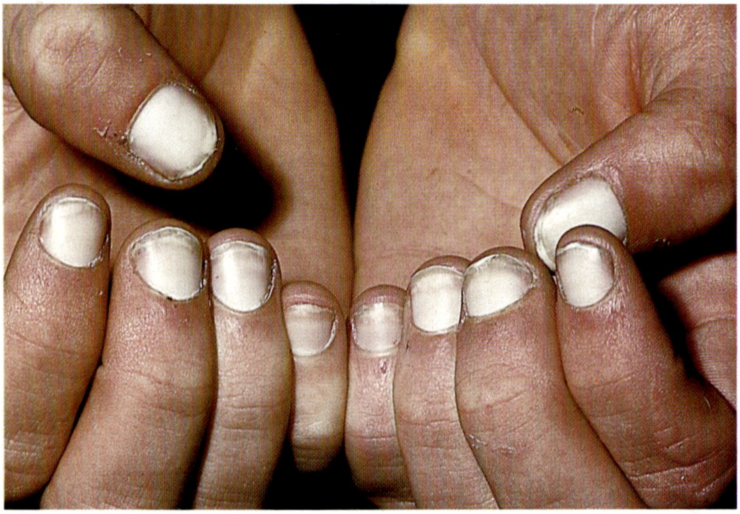

Abb. **437** Leuconychia totalis.

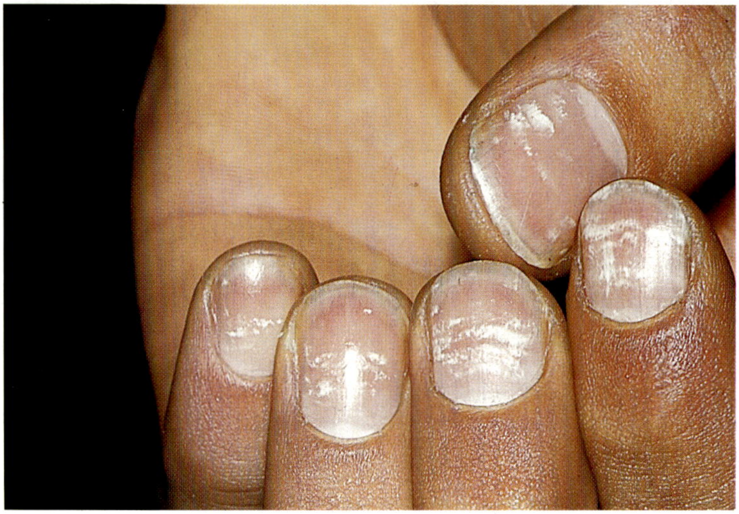

Abb. **438** Leuconychia striata.

bungen der äußeren Decke teil, wofür als Beispiel Acridin oder Chloroquin, β-Karotin, von Medikamenten einige Tetracycline und auch die *Argyrose* zu nennen wären.

Beim *Syndrom des gelben Nagels,* dem „yellow nail syndrome", treffen wir auf längswachsende, gelb-opake Nägel, häufig in Gemeinschaft mit einem Lymphödem an Gesicht und Knöcheln sowie chronisch-respiratorischen Erkrankungen. Symptomatisch hierbei wird Vitamin E empfohlen.

Entzündliche Nagelfalzerkrankung

Eine solche subakute bis chronische, also nur angedeutet eitrige, aber ungemein hartnäckige und rezidivbereite Erscheinungsform der Nagelfalzerkrankung ist nicht immer bloß eine Maniküverletzung; sie ist vielmehr in gleicher Weise charakteristisch für Hausfrauen, Büfettfräulein, Tellerwäscher, für Mütter mit Kleinkindern usw., d.h. für jenen Personenkreis, welcher seine Haut fortlaufend im Wasser aufweicht und damit eine Erregerbesiedlung dieser ohnehin häufig chronisch unterschwellig traumatisierten Fingerbezirke fördert. An Keinem finden sich neben Staphylokokken vor allem Hefen, speziell *Soor*. Fraglos bringen aber die Patienten mit einer chronischen Paronychie gewisse konstitutionelle Voraussetzungen mit. So begegnet man beispielsweise in der 40jährigen Trägerin einer solchen chronischen symmetrischen Paronychie nicht selten der hypovariellen und hypotonen jugendlichen Frostbeulenkranken von einst wieder. Dementsprechend ist mancher chronischen Umlauferkrankung auch erst durch eine geeignete periphere Kreislauftherapie zusätzlich zu der Lokalbehandlung wirksam beizukommen. Darüber hinaus denke man bei einseitiger oder gar nur auf 1–2 Finger beschränkter Paronychie vornehmlich auch an larvierte Raynaud-Phänomene oder an das Vorliegen einer Halsrippe. Bei akutem Erscheinungsbild ist hingegen der im Fingerbereich eine Paronychie vortäuschende luische Primäreffekt nicht zu übersehen.

Der *eingewachsene Nagel*, der *Unguis incarnatus* (Abb. **439**), wird in seiner Entstehung durch bogenförmiges Abschneiden der Großzehennägel, weniger wohl auch zu enges, drückendes Schuhwerk, bei fraglos meist hochgeschossenen Individuen mit starker Hyperhidrose zu beobachten sein, wobei neben dem entzündlichen Umlauf am Rande der Nagelfalz meist auch ein glasig-schwammiges Granulom sichtbar wird. Er wird durch eine tiefe Keilexzision des seitlichen Nagelbettes behandelt, wobei gleichzeitig etwaige Exostosen beseitigt werden können. Alsdann Austamponierung der Wundhöhle, wie sie übrigens kurzfristig konservativ auch vor Ausführung dieses Eingriffs erfolgen kann, mit Rivanol-, Jodoform-, Vioformgaze o.ä. Prophylaktisch empfehle man das Überragenlassen der Nagelecken beim Nagelschnitt, der zumindest gerade zu erfolgen hat.

Onychomykosen

Erreger einer solchen sind von den *Fadenpilzen* Trichophyton rubrum und mentagrophytes, von den *Schimmelpilzen* hauptsächlich Scopulariopsis brevicaulis. Für die Diagnose klinisch bewertbar ist vornehmlich das Bild der *Leuconychia mycotica* und der Verdickung oder zundrigen Auflockerung der gleichzeitig glanz-

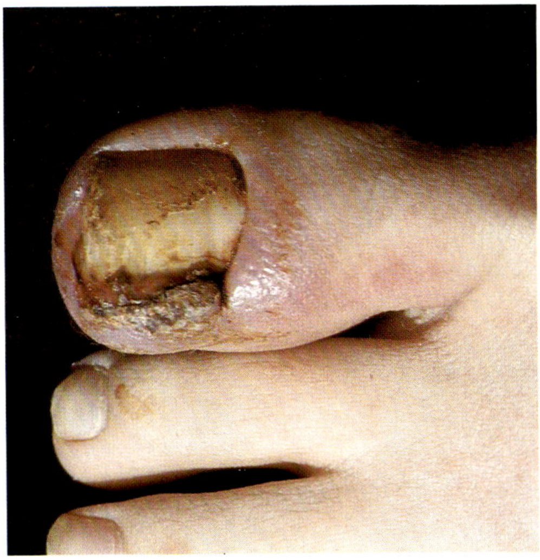

Abb. **439** Eingewachsener Nagel.

losen bzw. schwefeltrüben Nagelplatte, die am Rand häufig charakteristisch auch holundermarkartig porös aufgelockert ist. Das Bild der *Candidainfektion* des *Nagels* wurde bei der subakuten *Paronychie bereits geschildert.*

Therapie

Die Therapie der Onychomykose hat sich einerseits bei Vorliegen von Dermatophyten mittels Griseofluvin (z.B. Fulcin S 500 0,125/die über etwa 6 Monate hindurch) und die Einführung von DMSO (z.B. als Onychofissan) bei den sonstigen Nagelmykosen sehr verbessert.

Onychopathien bei Hautkrankheiten

Solche sind am regelmäßigsten bei der *Psoriasis* zu erwarten (Einzelheiten s. im Psoriasiskapitel). Anders dagegen sind Nagelveränderungen bei den verschiedenen Ekzemen. Sie sind hierbei besonders ausgeprägt, wenn die Fingerkuppen am Ekzemvorgang teilhaben. Im ganzen gesehen sind sie äußerst vielgestaltig, so daß man neben Rissen, Querfurchen, nicht selten auch vereinzelte Tüpfelungen beobachten kann. Das gleiche gilt für die an sich seltene Mitbeteiligung der Nägel bei einem ausgedehnten *Lichen ruber*, wobei in solchen Fällen neben uncharakteristischer Fragilität und Rillung der Nagel völlig zerbröseln kann. Bei der

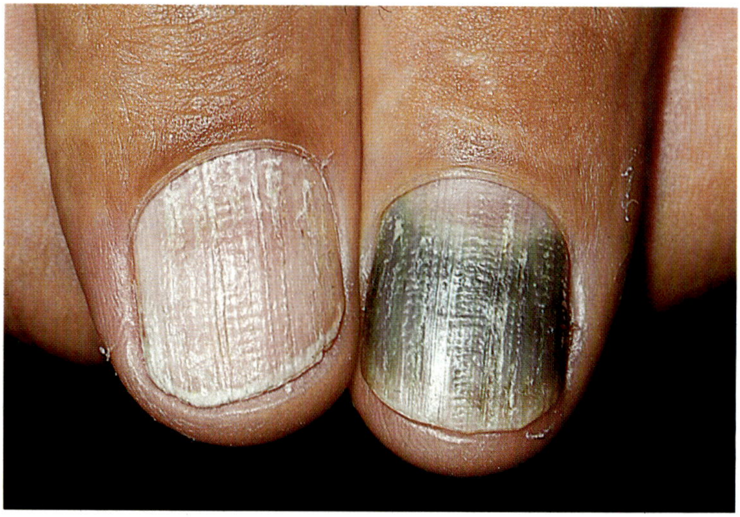

Abb. **440** Sooronychomykose.

Darier-Krankheit sind die Nagelveränderungen doch etwas charakteristischer: Die Nägel sind hierbei längsförmig gestreift und an der Margo libera etwas sägezahnartig aufgesplittert. Bei der *progressiven Sklerodermie* sind im Rahmen der Zuspitzung der Finger die Nagelplatten häufig kaudalwärts verkrümmt. Eher kennzeichnend und, sofern man regelmäßig darauf achtet, doch recht häufig anzutreffen ist die Onychosis punctata d. h. das Auftreten von Grübchen bzw. Tüpfeln bei der Alopecia areata. Jedoch sind die grübchenförmigen Vertiefungen hierbei sehr viel feiner als bei der Psoriasis. Diese Onychosis micropunctata tritt fraglos hinter dem Erscheinungsbild des Haarkleides zurück, kann indessen auch nach Abheilung der Alopecia-areata-Herde persistieren. Außer dieser feinen, vielherdigen Tüpfelung ist die Nagelplatte beim scheibenförmigen Haarausfall noch durch die Einbuße von Glanz und Glätte sowie ein gewisses blaßgelbliches Kolorit gekennzeichnet.

Therapie

Bei all diesen Onychopathien, speziell im Rahmen der Psoriasis, kommen Versuche mit einer Röntgenbestrahlung, z. B. Dermopan Stufe II oder III in der Dosis von 3 × 100 R in Abständen von etwa 1 Woche, in Frage. Ansonsten bessern sich ohnehin derartige begleitende Onychopathien im Rahmen der Besserung des Gesamtbildes. Dem Wunsch nach innerer Therapie des Patienten kann man durch Verordnungen von Gelatine in Form eines solchen Puddings oder „Gelacet", mittels einer Kytta-Nagelkur oder „Pantovigar" entgegenkommen.

Nageldystrophien

Die hippokratischen *Uhrglasnägel* bzw. *Trommelschlegelfinger* (Abb. **441**) sind vorzugsweise bei peripherer Hypervolämie, bei Dysproteinämien (Leberzirrhose) und ferner bei der Pulmonalsklerose (Morbus Ayerza) o. ä. anzutreffen. Für die Abhängigkeit von der peripheren Durchblutungsgröße sprechen das hemilaterale Vorkommen z. B. beim Aneurysma von Aorta oder Subklavia oder bei sonstiger Plexusparese. Ein den Dermatologen geläufiges Krankheitsbild ist das androtrope *Syndrom von „Tourain-Solente-Golé"*, welches sich aus Hautverdickungen und Furchungen nach Art der Cutis verticis gyrata und Periostosen im Bereich von Hand und Fuß sowie eben Uhrglasnägeln zusammensetzt.

Löffelnägel (Koilonychie (Abb. **442**) und *Plattennägel (Platonychie)* finden sich speziell bei Eisenmangelanämie und Ariboflavinose.

Als *Onychorrhexis* bezeichnet man Rißbildungen, als *Onychochisis* eine exzessive Sprödigkeit und Auffelderung der freien Nagelenden, die meist weniger aus Gründen irgendeiner Karenz, sondern durch Einwirkung von Chemikalien (Laugen, Tenside bzw. derartige Waschmittel) zustande kommt. Ebenfalls mit oberflächenaktiven Waschmitteln könnte zu-

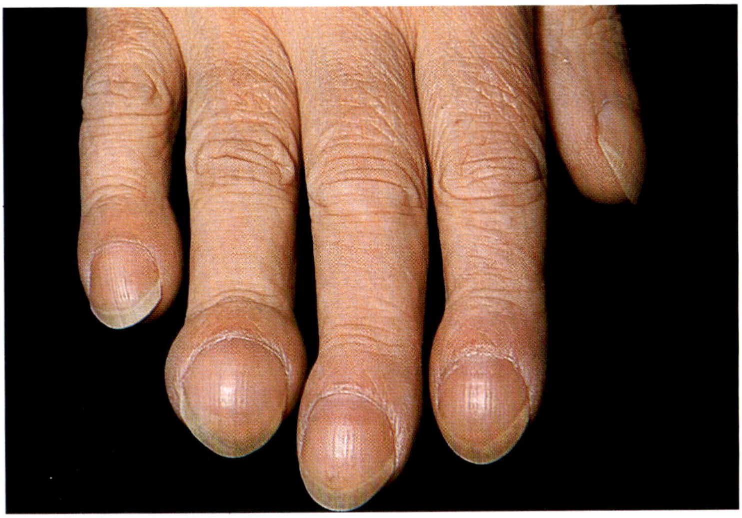

Abb. **441** Trommelschlegelfinger.

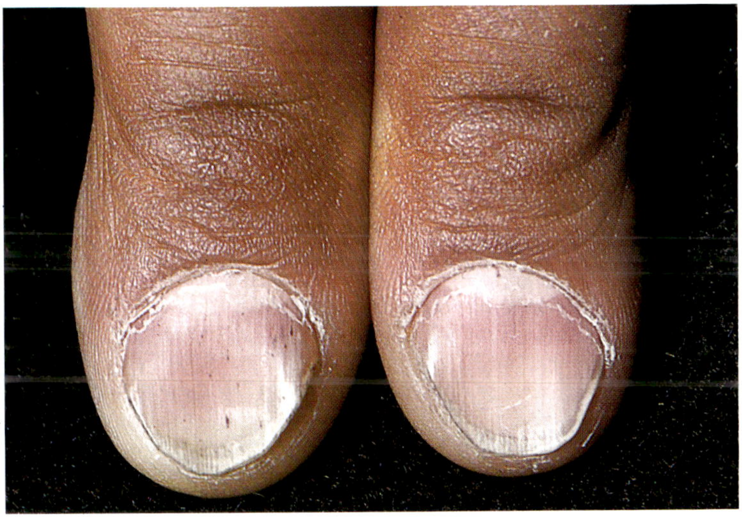

Abb. **442** Koilonychie.

mindest ein Teil der heute weitverbreiteten Onycholysen (z. B. vom Typ der *Onycholysis semilunaris partialis*) zustande kommen, während *Photoonycholysen* bisher speziell nach Demethylchlortetracyclin beobachtet wurden. Demgegenüber sind Querfurchen (Rainures; *Reil-Beausche Furchen*) in der Regel Artefakte bei der Maniküre oder Ausdruck einer zum Zeitpunkt der Entstehung durchgemachten erheblichen Allgemeinkrankheit.

Altersveränderungen am Nagel (Onychogryphosis)

Die Nägel wachsen beim alten Menschen langsamer, werden überdies mehr und mehr trübe oder glanzlos und nehmen an Gelbton zu, was mit einer gewissen Verdickung der senilen Nagelplatte zusammenhängen soll. Exzessive Verdickungen des Altersnagels sind hauptsächlich an den Füßen zu erkennen, an denen auch weitaus mehr als an den Händen das schon von Nabuchodonosor bzw. Nebukadnezar (Daniel IV, 30: „. . . und seine Nägel wie

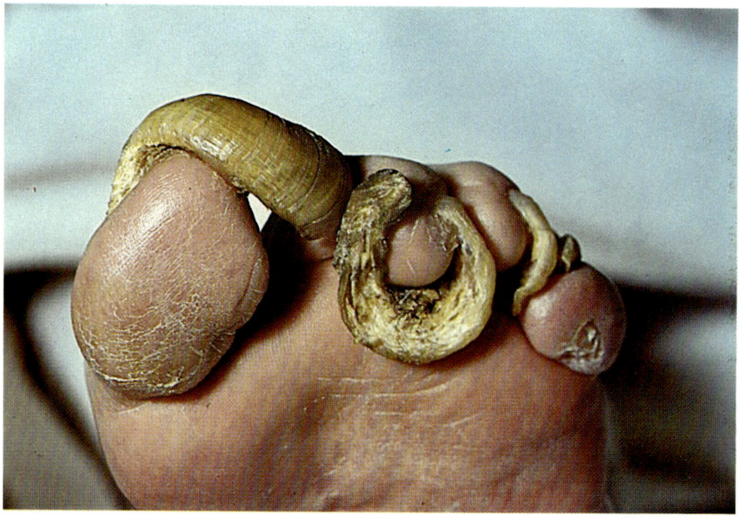

Abb. **443** Onychogryphose.

Vogelklauen wurden") her geläufige Bild der *Onychogryp(h)osis* zu beobachten sein dürfte (Abb. **443**). Besonders kennzeichned für den senilen Nagel sind ferner das langsame Verschwinden der Lunula und die verstärkte Längsriffelung. Unabhängig von seiner Bedeutung als Altersstigma sollten aber isolierte Krallennägel der Großzehen nicht zuletzt auch als Hinweis auf periphere Durchblutungsstörungen verdächtig sein. Im übrigen sind auch in der Tierwelt, wie offenbar besonders häufig beim heimischen Rotwild, m. E. analoge Schalenmißbildungen zu beobachten.

Dystrophia unguis mediana canaliformis

Eine sichere Ursache für diese keinesfalls etwa seltene mediale Vertiefungsfurche der Nägel ist nicht bekannt.

Nageltumoren

Von den Benignomen im Nagelbereich stellen *peri-* oder *subunguale Warzen* ebenso wie *periunguale Fibrome* an sich banale Gegenstände dar. Jedoch sind Fibrome an Finger- und Zehennägeln auch ein nahezu obligates Begleitsyndrom beim *Morbus Pringle* (s. diesen). Ein sehr charakteristischer Krankheitsbefund am Finger- oder Zehenendglied ist sodann wegen sehr starker, einschießender Schmerzhaftigkeit auf Druck oder Kälte der an diesen Stellen blaurot und kugelig durchschimmernde *Glomustumor,* der sich aus a.-v. Anastomosen zusammensetzt. Er muß immer exzidiert werden. Von den Malignomen im Finger- oder Zehenbereich ist an erster Stelle das *maligne Melanom* hervorzuheben, das hier speziell unter dem Bild des *Panaritium melanoticum* vorkommt, d. h. in Gestalt eines u. U. noch plan imponierenden, jedoch den Nagelbereich charakteristisch bereits überschreitenden, dunkelschwarzen, evtl. auch heterochromen Tumors. Ist dies noch nicht der Fall, so können subunguale oder periunguale Melanome eine Zeitlang nicht nur als Nävuszellnävus, sondern auch als banale Panaritien oder Paronychien verkannt werden. Ist die Melanomentwicklung jedoch sicher, so muß der betreffende Finger oder Zehe unverzüglich abgesetzt werden.

Krankheiten der Zunge und der Mundschleimhaut

Zungenkrankheiten

Lingua plicata

Synonyma: Lingua scrotalis, Faltenzunge.

Die familiäre Faltenzunge zeigt überwiegend symmetrisch angeordnet zerebriforme oder rippenförmige Kerbungen und Furchungen, deren Furchentäler mitunter erosiv irritiert sind und dadurch eine Schmerzhaftigkeit speziell bei Genuß von sauren Speisen hervorrufen. Häufig bestehen gleichzeitig eine Exfoliatio areata linguae und eine Candidabesiedlung. Vor allem ist aber die Lingua plicata Teilbestandteil des Melkersson-Rosenthal-Syndroms. Ferner sind Familiarität und auch eine gewisse Assoziation zur Psoriasisanlage diskutiert worden.

Lingua geographica

Synonyma: Exfoliatio areata linguae, Landkartenzunge, Wanderplaques.

Unter relativ raschem Lokalisationswechsel weist eine solche Zunge vorzugsweise bei Jugendlichen ziemlich scharf begrenzte Abschälungen auf, die bei Genuß von sauren Speisen zu Beschwerden Anlaß geben (Exfoliatio areata dolorosa). Der Einzelherd stellt sich hierbei als blaßroter, rundlicher Bezirk dar, innerhalb dessen die filiformen Papillen mehr oder weniger geschwunden sind, während einige fungiforme Papillen punktförmig rot hervortreten können. Der Randsaum solcher Herde ist gering erhaben und durch eine nach medial gewandte Krause charakterisiert. Meist finden sich gleichzeitig mehrere Einzelherde.

Histologie

Histologisch bestehen im Herdbereich randwärts eine Verbreiterung des Epithels und zentral eine Verschmälerung desselben, die außerdem entzündlich infiltriert ist.

Differentialdiagnose

Bei der Möller-Hunterschen Glossitis verhalten sich ähnliche Herde weitaus weniger migratorisch, die randwärtige Epithelkrause fehlt, wohingegen bei dieser Perniziosazunge bei der herausgestreckten Zunge anämische Wellen querverlaufen sollen, was als Arndt-Zeichen bezeichnet wird.

Ätiopathogenese

Ursächlich handelt es sich am ehesten wohl um ein konstitutionelles Stigma, wobei seit alters Beziehungen zur sog. exsudativen Diathese

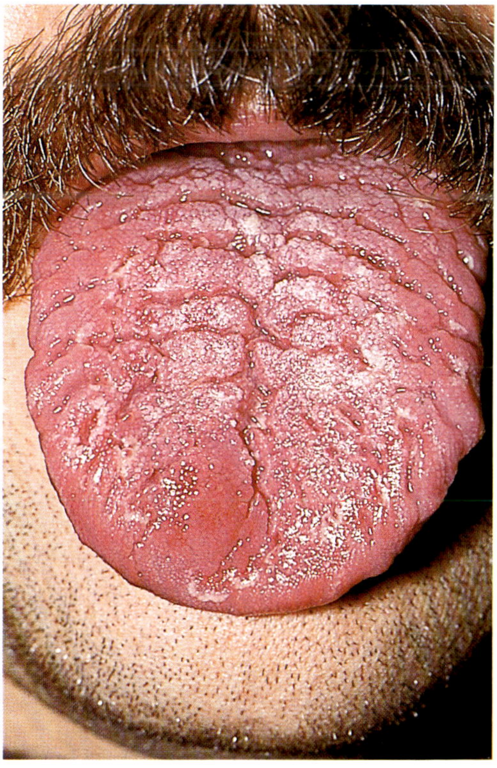

Abb. **444** Lingua plicata (scrotalis).

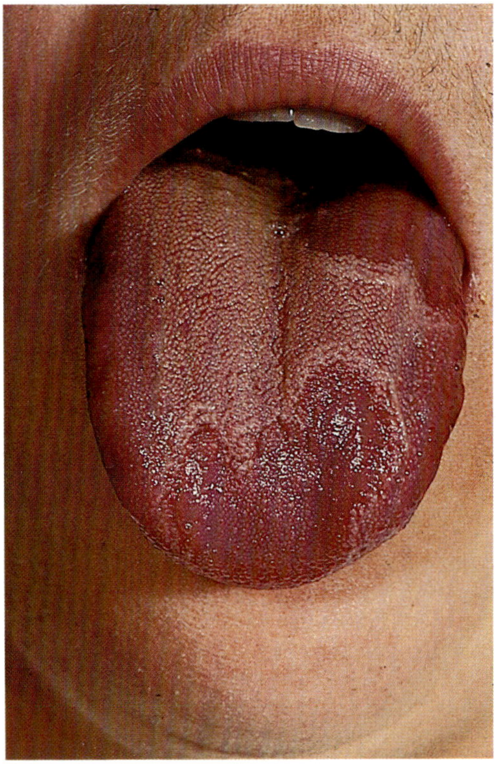

Abb. **445** Lingua geographica.

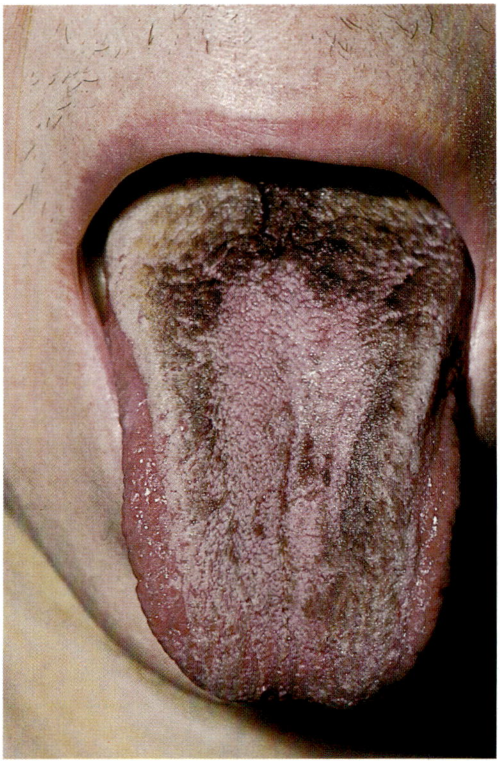

Abb. **446** Lingua nigra.

vermutet werden. Vielleicht spielen auch Magensaftmangel, gastrointestinale Störungszustände oder nutritive Faktoren hinein.

Therapie

Eine effektive oder prompte Therapie kennen wir nicht. Es genügt in der Regel die autoritäre Aufklärung des beunruhigten Patienten.

Lingua nigra

Synonyma: Schwarze Haarzunge, Lingua villosa.

Der auffällige Eindruck einer schwarzen Haarzunge wird durch Verlängerung und Verdikkung bzw. borstenartige Hyperkeratose der filiformen Papillen, namentlich der mittleren Zungenabschnitte nach hinten zu hervorgerufen (Abb. **446**). Demgemäß bleiben Areale, an welchen Papillae filiformes fehlen, wie etwa das Gebiet einer Glossitis rhombica mediana, hiervon ausgespart.

Ätiopathogenese

Die Ursache dieser übrigens androtropen Veränderung ist in erster Linie in einer mykotischen (Soor!) Genese oder überhaupt in einer antibiotisch veränderten Mund- oder Darmflora zu suchen. Neben einer solchen Verschiebung im Vitamin-B-Haushalt des Magen-Darm-Trakts sind aber auch keratoplastische Irritationen, beispielsweise durch zu konzentrierte Mundwässer oder etwa Ratanhia-Tinktur o.ä., ja selbst nach intensiver Anwendung von Wasserstoffsuperoxyd, zu berücksichtigen. Selbst Röntgenstrahlen können u.U. den Eindruck einer schwarzen Haarzunge bedingen.

Therapie

Therapeutisch versuche man die Ausschaltung einer Soorinfektion (Nystatin, Pyoktanin 0,5%ig, Borax-Glycerin, Kamillespülungen o.ä.), wobei als Basistherapie nicht auf die Verabfolgung von Vitamin-B-Komplex oder speziell Nikotinsäureamid vergessen werden darf.

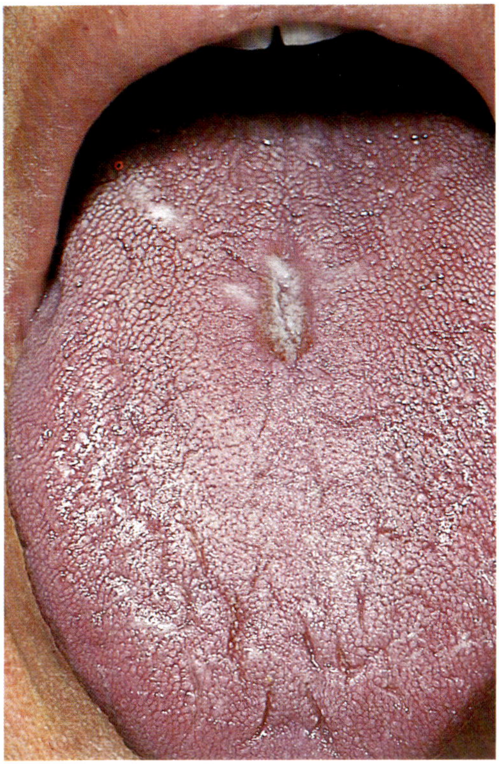

Abb. **447** Glossitis rhombica mediana.

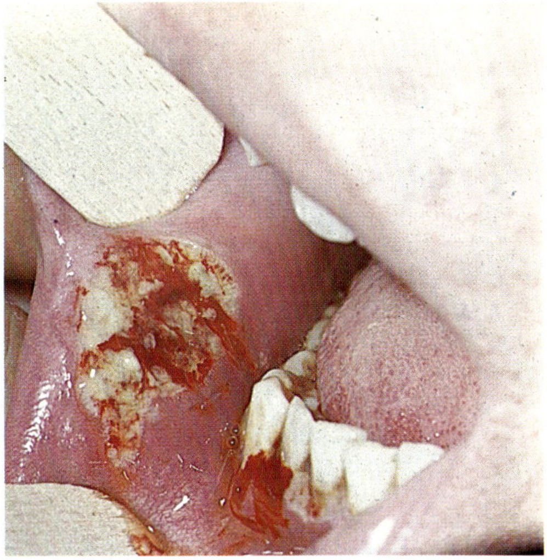

Abb. **448** Stomatitis ulcerosa.

Glossitis rhombica mediana

Synonym: Brocq-Pautrier-Zunge.

Diese weitgehend stationäre und häufig nur zufällig durch den Träger oder seinen Zahnarzt entdeckte und sich für gewöhnlich erst zum 2. oder 3. Dezennium äußernde Veränderung ist durch einen ovalen oder auch ausgesprochen rhombenförmigen, papillenfreien, also glatten und dann gesättigt dunkelrot imponierenden Herdbezirk im Bereich des Foramen caecum repräsentiert. Nach üblicher Auffassung handelt es sich um ein fissurales Angiom bzw. um ein persistierendes Tuberculum impar, also um eine Hemmungsmißbildung. Überwiegend ist die Veränderung, die stets vor der Grenze zum hinteren Zungendrittel lokalisiert ist, etwas gegenüber der Umgebung eingesunken; sie kann aber nicht allzu selten auch etwas knotenförmig oder polypenartig prolabieren (Abb. **447**).

Histologie

Histologisch imponiert das Bild eines „fissuralen Angioms", also zumindest eines gefäßreichen, akanthotisch bedeckten und auch rundzellig infiltrierten Gewebsstückes, das allerdings nach neueren Untersuchungen in der PAS-Färbung häufig einen Candidabefall aufweist.

Therapie

Bei positivem Candidabefund ist demgemäß die Anwendung von Nystatin von einer gewissen Rückbildung gefolgt, während ansonsten keine aktive Therapie erforderlich ist, zumal nach allgemeiner Auffassung eine bösartige Umwandlung nicht eintritt.

Fusospirochätosen, Noma

Synonyma: Angina resp. Stomatitis ulceromembranacea (Plaut-Vincent).

Mehr oder weniger ausgedehnte, gangräneszierend-nekrotisierende, meist nur mit geringen Allgemeinerscheinungen verbundene, auch von nur geringer Lymphknotenschwellung, hingegen von starkem Fötor begleitete Schleimhautreaktionen. Vorzugssitz an den Tonsillen, und zwar zunächst unilateral, jedoch auch an der Wangenschleimhaut und der Gingiva, unter charakteristischem, graugrünem, diphtheroidem bis ulzerösem Aspekt (Abb. **448**). *Bakteriologisch:* charakteristische Symbiose von Spirochäten und langen Fusobakterien (= an ihren Enden zugespitzten Stäbchen).

Unter *„Noma"* bzw. *Nosokomialgangrän* wird das analoge, foudroyant fortschreitende Haut-

und Schleimhautbild im Bereich einer oder beider Wangenseiten verstanden.

Zungenbelag

Ein solcher Detritus entsteht aus einem Gemisch verhornter Epithelien, Papillenspitzen, Nahrungsresten und Mikroorganismen, wenn, im besonderen bei schwerem Krankheitszustand, die Selbstreinigung der Zunge infolge mangelnder Zungenbewegungen ausbleibt (fuliginöse Zunge des Typhösen!). Auf jeden Fall ist also eine solche Belagsbildung weniger ein Spiegel des Magens als Ausdruck einer mangelnden Selbstreinigung in der Mundhöhle. Behauptet wird, daß *graue Beläge* besonders bei Magen-Darm-Abwegigkeiten, wie einer Gastroduodenitis oder Magensaftmangel, vorkommen sollen. *„Milchbeläge"* werden im allgemeinen nur kurze Zeit anhaften, wohingegen festhaftende, beim Abschieben mit einem Spatel leicht sanguinolente *weiße Beläge* am ehesten durch eine *Kandidosis* hervorgerufen sein werden. Schließlich sagt man ausgesprochen *grau-gelblichen Belägen* eine Entstehung durch Intoxikationen, welchen auch immer, nach.

Foetor ex ore – Halitosis

Ursachen eines *Foetor ex ore* (übler Mundgeruch) bzw. einer *Halitosis* (übler Geruch der Atemluft) sind Karies, Gingivitis, unreine Gebißprothesen, zerfallende Tumoren im Mund und in dessen Nachbargebieten, fötide Anginen, Blutreste und – banal, aber keineswegs selten – längere Nahrungskarenz sowie akute (sympathikotone) Aufregung, also ein Zustand ähnlich dem bei Einnahme von Belladonnapräparaten.

Bei einer *Halitosis* denke man speziell an fötide Erkrankungen der Atemwege (Bronchiektasen, Lungenabszeß, Lungengangrän), des weiteren an Stauungen in Divertikeln sowie an zerfallende Neoplasmen des Magen-Darm-Kanals. Besonders charakteristisch sind der *obstartige Azetongeruch* beim Coma diabeticum, die *urinöse Atemluft* des Urämikers, die hauptsächlich durch bakteriellen Harnstoffabbau unter Entstehung von Ammoniak auf den Schleimhäuten zustande kommt, der *leberartige Atemgeruch* bei Coma hepaticum sowie *knoblauchartige Gerüche* nach Arsen, Phosphor, Natriumtellurat und neuerdings nach perkutaner Anwendung von DMSO (in der Atemluft als schweflig riechendes Dimethylsulfid), während *bittermandelähnlicher Fötor,* etwa nach Äther, Chloroform, Carbol usw., weitaus seltener zu konstatieren sein wird. Kaum noch zu beobachten ist wohl heute auch, außer in Heilanstalten, der eigentümliche *Fuselgeruch* nach Paraldehyd. Nach Zufuhr von Vitamin-B_1-haltigen Verbindungen kann dagegen, außer einer Änderung des Hautgeruches, ein zarter *nußartiger Mundgeruch* in Erscheinung treten.

Therapie

Die Therapie des Foetor ex ore bzw. der Halitosis bemüht sich in erster Linie um die geschilderte kausale Abklärung. Symptomatisch ist reichliches Spülen mit adstringierenden und desodorierenden Mundwässern, evtl. auch mit antibakteriellen und antimykotischen Zusätzen (H_2O_2, Nystatin usw.) angezeigt, wie nicht zuletzt auch eine Steigerung der Zungenbewegung, z. B. mit Kaugummi, von Nutzen sein wird.

Glossodynie (einschließlich Zungenbrennen) und Trockenheit der Zunge

Zungenbrennen wie *Zungenschmerzen* sind vielschichtige Symptome, welche keinesfalls nur als Zeichen einer Kanzerophobie zu bagatellisieren sind, zumal Zungenbrennen durchaus veritable Anzeige eines Karzinoms sein kann. Ansonsten werden aber für gewöhnlich Mangel an verschiedenen Vitaminen (besonders Niacin, Lactoflavin, Plummer-Vinson-Syndrom), aber auch Eisenmangel oder Anämie überhaupt (Perniziosa!), alsdann Verbindungen mit einer Glossitis, Mundwinkelrhagaden, paradontalen Erkrankungen, mit Achylie, Kolitiden, weiterhin mit Leber- und Gallenwegsaffektionen oder Stoffwechselkrankheiten (Diabetes, Gicht), nicht zuletzt auch die Anwendung bestimmter Medikamente (Gold, Stickstofflost, Antibiotika) zu erörtern sein. Um die Menopause herum kann Zungenbrennen Teil eines universellen vegetativen Reizsyndroms sein. Neurologisch ist an Veränderungen im Bereich des N. glossopharyngeus des N. intermedius, des N. hypoglossus, des N. lingualis sowie des unteren Astes des N. trigeminus zu denken, vor allem, wenn halbseitige Phänomene geschildert werden. Auch beim *Costen-Syndrom,* dem Mandibulargelenksyndrom, begegnen wir neben Neuralgien im Bereich verschiedener Hirnnerven sowie Kau- und Hörstörungen nicht zuletzt einer Glossalgie, vornehmlich in Gestalt einseitigen Zungenbrennens. Bei effektiver Behandlung der Kiefergelenksarthralgie sollte für gewöhnlich auch die Glossodynie hierbei zum Verschwinden kommen. Nicht selten findet man alsdann bei Zerebralsklerotikern – auch alten Luikern – Angaben über Mißempfindungen im Mundhöhlenbereich, die häufig auch als quälendes Mund-und Zungenbrennen lokalisiert werden. Immer wird man aber in Zusammenarbeit mit dem Zahnarzt auf mechanische Faktoren, wie Defektgebisse, scharfe Kanten o.ä., als Ursachen solcher Parästhesien zu achten haben.

Krankheiten der Mundschleimhaut

„Trockener Mund"

Trockenheit der Mundschleimhaut und des Pharynx, indes kaum der Zunge, spricht für eine sialogene Xerostomie, während bei asialogener Xerostomie die Beteiligung der Zunge mit starkem Durstgefühl im Vordergrund steht. HORNSTEIN weist auch auf die Trockenheit der Zunge bei Patienten mit fixiertem Bluthochdruck hin. Xerostomie, u. U. unter dem Vorbild eines *Sjögren-* bzw. eines *Sicca-Syndroms,* ist nicht selten ferner bei progressiver Sklerodermie, namentlich bei Frauen, vorhanden. Des weiteren kann sich eine Trockenheit der Zunge und/oder der Mundschleimhaut bei langfristiger Zufuhr von Medikamenten entwickeln, die z. B. Belladonna oder Phenothiazine enthalten.

Therapie

Hat schließlich auch nicht die Anwendung einer neuen „antigenfreien" Prothese zur Behebung einer solchen Xerostomie geführt, so empfehle man therapeutisch Inhalationen, z. B. mit Emser Salz, oder gehäufte Mundspülungen mit 1 Teelöffel Emser Salz und 1 Teelöffel Glycerin auf 1 Glas Wasser. Ein Fertigpräparat, speziell bei der radiogenen Sialadenitis, wäre: „Synthetischer Speichel" Fresenius.

Aphthenkrankheiten

Der Formenkreis der *Aphthosen* hat als markantes Leitsymptom eine Aphthe als durchaus charakteristische Primäreffloreszenz aufzuweisen. Man versteht hierunter rundliche bis ovale, bei der habituellen Form mehr gezackte, auf jeden Fall scharf geschnittene und im allgemeinen Linsengröße nicht überschreitende, schmerzhafte Erosionen, die sich aus einem äußerst flüchtigen vesikulösen Initialstadium – wohl auf Grund einer oberflächlichen Vaskulitis – entwickeln. Während der Bestandsdauer prävaliert eine bald fibrinös bzw. pseudomembranös belegte Epithelnekrose, die von einer düsterroten, hyperämischen Randzone umgeben wird. Außer der Mundschleimhaut (hier speziell Zungenrand und Zungenunterfläche, Wangen- und Lippenfalten, hingegen eher Aussparung von Gingiva propria und Gaumen) kann auch die Genitalschleimhaut mitbeteiligt sein (Abb. **449**).

Bednarsche Aphthen

Die sog. Bednarschen Aphthen (Ulcera pterygoidea) sind mechanisch bedingte und dann bakteriell weiterentwickelte Erosionen beim Kleinkind. An sich erscheint aber diese Krankheitsbezeichnung nosologisch entbehrlich.

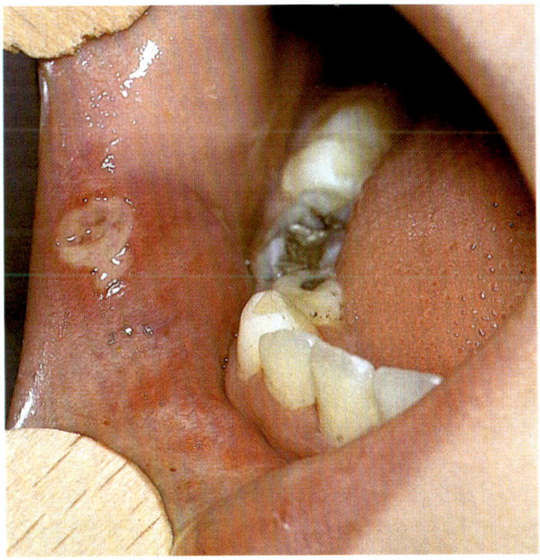

Abb. **449** Aphthe.

Stomatitis aphthosa

Neueres Synonym: Gingivostomatitis herpetica.

Hierbei handelt es sich um die meist unter hohem Fieber in der vorderen Mundhöhle sich entwickelnde und mit starker Sialorrhoe verknüpfte primäre Herpes-simplex-Manifestation. Sie kommt speziell bei Kindern etwa bis zum 4. Lebensjahr oder bei abwehrgeschwächten Erwachsenen (Immunsuppressiva!) vor. *Varietäten* sind in diesem Zusammenhang oder bei Ausbreitung der Munderkrankung die *Paronychia herpetica, die Vulvovaginitis herpetica* und auf endogen-ekzematösen Herden das Bild des *Eccema herpeticatum.* Unter dem *Aphthoid Pospischill-Feyrter* verstehen wir eine schwer verlaufende, beetartig-großflächige Ausbreitung einer Gingivostomatitis herpetica von der Mundöffnung aus bis zur Nase und auf die Wangen hin (deutlicher Anstieg des Herpes-simplex-Antikörpertiters im Blut!). Diese Großform tritt für gewöhnlich als anergische Zweitkrankheit nach Masern und Keuchhusten, bei Lymphadenosen o.ä. oder nach immunsuppressiver Therapie in Erscheinung.

Chronisch-rezidivierende oder habituelle Aphthen

Diese nichtinfektiösen Aphthen treten schubweise über Jahre und Jahrzehnte mit Beginn im 2. oder 3. Dezennium und nicht selten unter deutlicher familiärer Verankerung vorzugsweise bei Frauen, und bei diesen oft im besonderen prämenstruell, in Gestalt von wenigen aphthösen Einzelherden, auf. Die einzelne habituelle Aphthe ist dabei überwiegend unregelmäßig oder bizarr gezackt und durch eine starke, teils spontane, teils taktile Schmerzhaftigkeit ausgezeichnet. Im Gegensatz zu den infektiösen Aphthen fehlt jeder Anflug einer Stomatitis, wie auch eine regionäre Lymphknotenveränderung kaum hervortritt. Rezidivschübe sind, wie betont, üblich, während eine Stomatitis aphthosa nur selten, aber durchaus doch rezidivieren kann.
Auch die *medikamentös induzierten Mundschleimhautulzerationen,* gegenwärtig speziell nach Zufuhr von Gold, Aktinomycin C, Methotrexat oder anderen Zytostatika sind von vornherein großflächig-ulzerös und entstehen auf dem Boden einer Stomatitis. Sie entsprechen also a priori einer Stomatitis ulcerosa. Als Austauschäquivalent von habituellen Aphthen kann gelegentlich bei älteren Personen eine solitäre und dann auch etwas kallöse *Riesenaphthe* auftreten, die speziell bei Sitz an einem Gaumenbogen bzw. tonsillennahe und überdies bei längerer Bestandsdauer immer bioptisch gegenüber einem Karzinom oder einem malignen Lymphom (Retikulumzellsarkom) abgegrenzt werden sollte.

Ätiopathogenese

Abgesehen von der bereits erwähnten Familiarität und einer häufig deutlichen Neurogastrolabilität sind auch kontaktallergische Faktoren (frische Walnüsse, „Nutella", bestimmte Schokoladensorten, speziell mit Vanillegewürz) zu berücksichtigen. Neuerdings wird auch die Bedeutung von erhöhten Antikörpertitern gegenüber oralen Mukosaepithelzellen oder von Spätreaktionen auf Bakterienantigene erörtert.

Therapie

Therapeutisch sollten solche Patienten zur eigenen Erfassung derartiger „allergischer" Zusammenhänge ab ingestis angehalten werden. Symptomatisch kommen allgemein Nikotinsäureamid- und Folsäurepräparate, ferner im Hinblick auf die nicht selten gleichzeitig bestehende Hyposiderämie Aufsättigung mit Fe (Rotillen, Plastulen, Eryfer o.ä.) in Frage, während lokal Betupfungen mit wäßrigen Farbstofflösungen, wie im vorigen Abschnitt angegeben, Lutschen von hypertonen Zuckerlösungen, wie „Bayerisch Blockmalz", oder Kaffeekohle, auch langsames Zergehenlassen von Corticosteroidtabletten, wie z.B. Betnesol-Pastillen, in Betracht kommen. Bei sehr schmerzhaften Solitäraphthen, vor allem im Perianal- und Genitalbereich, kann mitunter eine anästhetische Lokaltherapie erwünscht sein (z.B. „Panacain" als Creme oder Salbe). Gegen die basale neurovegetative Labilität empfiehlt sich z.B. „Bellergal".

Sog. große oder systemische Aphthosen

Synonyma: Aphthosis Touraine, *Morbus Behçet*

Derartige Großformen bieten sich in ihrer Gesamtentwicklung nach und nach als eine *Triade oraler, genitaler und okulärer Symptome* dar, wobei für diese Polytopie mehr und mehr ein zentraler Krankheitsvorgang am Gefäßsystem vermutet wird. Im klassischen Fall beobachtet man speziell bei Japanern und Personen aus dem vorderen Orient (Türkei) oder sonst aus dem Mittelmeerraum *Aphthen*, und zwar nicht nur im Mundhöhlenbereich, sondern auch an der Genital-Perigenital-Region, ganz selten aber auch an sonstigen Hautbezirken, zu denen eine *Hypopyoniritis* von schlechter Prognose (Gefahr der Amaurose) tritt. Weitere speziell dem Dermatologen auffällige Hautmanifestationen sind sodann polymorphe oder Erythema-nodosum-artige Reaktionen an den Unterschenkeln, rezidivierende Thrombophlebitiden, die maximal z. B. als Vena-cava-Syndrom auftreten können, oder zentralnervöse, meningo-enzephalitische Symptome, was als „Neuro-Behçet" subsumiert wird. Eine besondere Eigentümlichkeit eines Morbus Behçet ist schließlich seine unspezifische Hyperreaktivität, die an einer isomorphen Reaktionsantwort, z. B. auf die intrakutane Injektion einer physiologischen Kochsalzlösung, erkennbar wird.

Ätiopathogenese

Während die Ätiologie bisher absolut unklar geblieben ist, nimmt man pathgenetisch in letzter Zeit mehr und mehr eine autoimmunitäre Krankheitsbasis an.

Therapie

Die Behandlung des Morbus Behçet bedient sich antiphlogistischer Hilfen, wie etwa Natrium salicylicum (2–3 g per os über Wochen), der intensiven Aufsättigung mit Eisen und vor allem der Applikation von Cortisonabkömmlingen sowie verschiedenen Zytostatika (Cyclophosphamid) oder Immunsuppressiva (Imurek).

Enterovirale Infektionen

Herpangina

Gelegentlich auch symptomatisch im Rahmen anderer Infektionskrankheiten des Kindesalters, meist aber selbständig unter stark ausgeprägten Krankheitszeichen (Brechreiz, Abgeschlagenheit, hohes Fieber, Bauchbeschwerden, Meningitis o. ä.) bilden sich meist beidseitig im hinteren Mundhöhlenraum tonsillen- oder zäpfchennah gruppierte Bläschen auf erythematöser Basis, die zunächst froschlaichartig oder sagoähnlich imponieren, nach ihrem Aufplatzen sich aber als superfizielle, grauweißfibrinoide, kleine Ulzera darbieten, so daß dann das Bild einer ulzerösen Pharyngitis dominiert. Am meisten befallen werden Kinder zwischen 1 und 7 Jahren, hauptsächlich zum Spätsommer oder Frühherbst hin. Die Prognose dieser Manifestation einer Infektion mit *Coxsackieviren* ist gut. Coxsackieviren können versuchsweise aus dem Gurgelwasser, dem Stuhl und aus frischen Bläschen mittels Inokulation an Babymäusen isoliert werden.

Hand-Fuß-Mund-Krankheit

Bei der Hand-Fuß-Mund-Krankheit handelt es sich um eine Infektion mit *Coxsackieviren* (Gruppen A5, A10 und A16). Es erkranken überwiegend Kinder. Nach 1wöchiger Inkubation und uncharakteristischen Vorboten können für die Dauer von ungefähr 2 Wochen schubweise kleine Erythemherde an Handtellern und Fußsohlen aufschießen. Es folgen zunächst bläschenförmige und dann bald pustulöse Umwandlungen mit deutlich eckiger Begrenzung. Im Mundschleimhautbereich imponiert das Enanthem ausgesprochen aphthoid. Der Virusnachweis kann aus frischen Stuhlproben oder dem Bläscheninhalt versucht werden. Im allgemeinen ist die Veränderung in spätestens 14 Tagen abgeklungen.

Leukoplakien

Leukoplakien kommen an der Mundschleimhaut „idiopathisch" oder symptomatisch sowie syndromatologisch in Einzelelementen an einer oder mehreren Stellen vor. Jedoch sind die hinteren Wangenbereiche retroangulär, sowie die Ränder der Zunge, dagegen seltener der Gaumen ergriffen. Weiterhin bevorzugt sind ältere Männer. Die große praktische Bedeutung einer Leukoplakie liegt in ihrer grundsätzlichen Dignität als Präkanzerose.

Erscheinungsbildlich handelt es sich um eine Verhornungsatypie bzw. eine Schleimhautschwiele. Unter einer *Erythroplakie* versteht man eine Erythroplasie in Gestalt einer samtartig gekörnten, rötlichen, herdförmigen Veränderung, die im allgemeinen nur eine geringe Infiltration aufweist. Unter einer *Melanoplakie* wird im allgemeinen ein Dubreuilh-Prämelanom in der Mundschleimhaut verstanden.

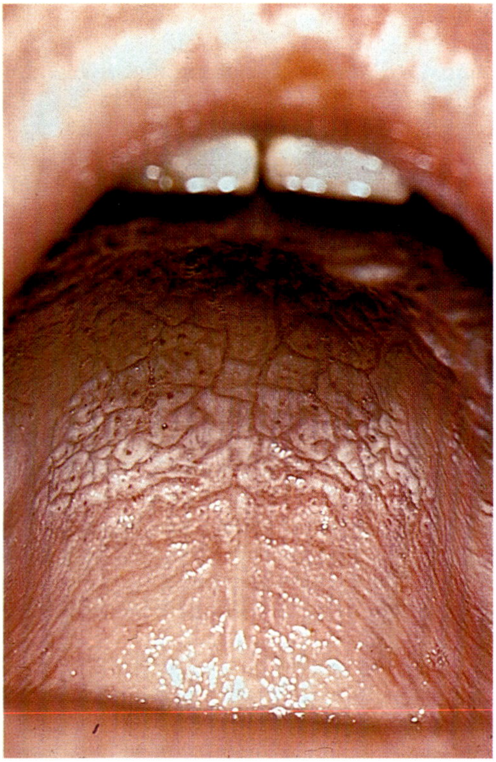

Abb. **450** Leucokeratosis nicotinica palati.

Histologie

Die bei der Leukoplakie gegebene Hyperplasie wird durch stärkere *Verhornung* und Verdickung der mittleren Zellabschnitte, also durch eine *Akanthose* repräsentiert, wozu bei benignen Vorstadien angrenzende Zellanhäufungen und bei präkanzeröser Entwicklung die Charaktere der Entdifferenzierung bis zum Bild des „Carcinoma in situ" folgen.

Klinische Einzelformen

Leucokeratosis nicotinica palati (Abb. **450**). Bei dieser Form begegnen wir am hinteren Gaumen einem Beet pflastersteinartig grober, weißlicher, flacher Knötchen, die durch eine zentrale punktförmige Markierung einen besonderen Aspekt erhalten. Es handelt sich hierbei um den Endausführungsgang einer Schleimdrüse. Wie bei anderen Leukoplakien kommen ursächlich an erster Stelle chronische Tabakirritationen in Betracht, wobei vornehmlich Eigenbautabake mit reichlich Teergehalt angeschuldigt werden. Sicherlich können Kau- oder Schnupftabake ähnliche Effekte erzielen, wozu in bestimmten Ländern (z. B. Neuguinea) noch der Gebrauch von Betel hinzutritt. Ausnahmsweise kann dieser Typ einer Raucherleukokeratose mit einer üblich verrukösen Leukoplakie an den Wangenseiten gemeinsam auftreten.

Leukoplakie als Begleitsymptom von Dermatosen. In den letzten Jahren ist man dazu übergegangen, auch die farnkrautartigen Trübungsfiguren an der Mundschleimhaut beim Lichen ruber und ähnlich beim Lupus erythematodes chronicus, beim Morbus Darier und sogar bei der Psoriasis, im übrigen völlig zutreffend, als leukoplakische Verdichtung zu bezeichnen.

Leukoplakien bei Dyskeratosen. Klassische, verrukös-papillomatöse Vegetationen beobachtet man vor allem auch als Syndrombestandteil bei der *Dyskeratosis congenita,* auf die bei den „Mißbildungen" näher eingegangen wird.

Weißer epithelialer Schleimhautnävus („white sponge nevus" Cannon); fokale epitheliale Hyperplasie. Dieser *Naevus spongiosus albus mucosae* manifestiert sich frühzeitig in den ersten Lebensjahren. Hierbei sehen wir eine schwammige, weißliche, irregulär gefaltete Schleimhautverdickung („white folded gingivo-stomatitis"). Eine maligne Entartung wird hierbei für gering angeschlagen.

Histologisch wird die akanthotische und parakeratotisch bedeckte Epithelschicht von schwammig aufgetriebenen Zellen durchsetzt.

Als neu herausgestellte und zu den endogen irritierten Leukoplakien gezählte Sonderform ist auch noch die *fokale epitheliale Hyperplasie (Morbus Heck)* anzuführen, die in Form kleiner weißer ortsbeständiger Papeln vorzugsweise an der Unterlippe Jugendlicher in Erscheinung tritt.

Orale floride Papillomatose (Papillomatosis mucosae carcinoides, „verruköses Karzinom" Ackerman). Dieser ursprünglich als pseudomaligne bewerteten Schleimhauthyperplasie wird neuerdings von HORNSTEIN im Hinblick auf inzwischen beobachtete maligne Weiterentwicklungen die nosologische Eigenständigkeit abgesprochen.

Differentialdiagnose

Im allgemeinen wird die Abgrenzung einer leukoplakischen Irritation gegenüber einer chronischen Schleimhautkandidose nicht schwierig sein. Hingegen sollte bei jeder ätiologischen Unklarheit einer Leukoplakie umgehend oder

sogar mehrfach eine Probeexzision erfolgen. Besonders auf Malignität verdächtig sind im übrigen weniger plane als verrukös-zottige und vor allem erosiv geöffnete Leukoplakiebezirke. Der Lichen ruber pemphigoides ist zwar erosiv, aber er verbleibt im insuspekten Fall im Niveau seiner Umgebung.
Wenig bekannt sind schließlich erfahrungsgemäß dem Beschauer kleine weiße Epitheltrübungen an der Oberfläche der Wangenschleimhaut, die durch Kauen, Nagen oder Beißen von den Patienten selbst hervorgerufen werden *(Morsicatio buccarum)*.

Therapie

Nach u. U. erfolgter histologischer Abklärung kommen bei unverdächtiger Leukoplakie Zufuhr von Vitamin A (100–200000 Einheiten Arovit oder Vogan täglich) sowie Betupfungen mit Vitamin-A-Säure in Betracht. Für bereits einer Operation nicht mehr zugängliche Karzinomentwicklung auf dem Boden einer Leukoplakie ist in letzter Zeit im Bleomycin eine wirksame Hilfe hinzugekommen.

Makrulien

Synonym: Fibromatosis gingivae.

Solche himbeerfarbenen bis düsterroten *Zahnfleischhypertrophien* kommen auf *heredofamilärer Basis,* bei Säuglingen bei intestinaler Lymphangiektasie, bei *Gravidität* und offenbar (selten) auch im Verein mit einer kongenitalen Hypertrichose vor. Dem Internisten geläufig sind solche geschwulstartigen Hypertrophien oder Proliferationen der Gingiva namentlich bei *akuten Leukosen* (Monozyten-, Myoblastenleukämie), aber auch bei malignen Lymphomen. Besonders leicht blutende Gingivahyperplasien sind sodann ein hervorstechendes Merkmal des bezahnten (!) Skorbutkranken. Dem Dermatologen sind Gingivavergröberungen alsdann speziell bei der *Pringle-Bourneville-Phakomatose,* vornehmlich in Nähe der Frontzähne, und/oder nach *Diphenylhydantoin* bekannt.
Herdförmige, also nichtdiffuse *Verdickungen des Zahnfleisches* sind in erster Linie auf das Vorliegen einer Epulis, einer eosinophilen Knochengranulomatose oder eines Karzinoms des Zahnfleisches verdächtig.

Cheilitiden

Cheilitis simplex

Bei diesem vom Laien meist als *„aufgesprungene Lippen"* bezeichneten Erscheinungsbild stehen Exsikkation und dadurch Rauhigkeit des Lippenrots, weniger auch eine geringe Ödematisierung im Vordergrund. Ursächlich mache man den Patienten auf die schädliche bzw. förderliche Wirkung häufigen Beleckens seines Lippensaumes mit dessen reaktiven Austrocknungseffekt aufmerksam. Außerdem vermögen hohe innerliche Dosen von Vitamin A oder Vitamin-A-Säure derartige Effekte auszulösen.

Cheilitis actinica

Dies ist eine Witterungs- und/oder UV-bedingte aktinische resp. senile Keratose der *Unterlippe* (Abb. **451**), im deutlichen Gegensatz zu der meist hiervon beteiligten, weil der Einstrahlung nicht so zugänglichen Oberlippe.

Cheilitis abrasiva praecancerosa

Hierbei handelt es sich um meist unscharf einsetzende Erosionen ebenfalls an der Unterlippe bei älteren Männern mit Freilichtberufen. In Zweifelsfällen zögere man wegen einer möglichen karzinomatösen Entartung nicht mit einer baldigen Exzision.

Cheilitis exfoliativa

Nicht selten im nachbarschaftlichen Zusammenhang mit einer, namentlich seborrhoiden Ekzematisation im Gesichtsbereich, handelt es

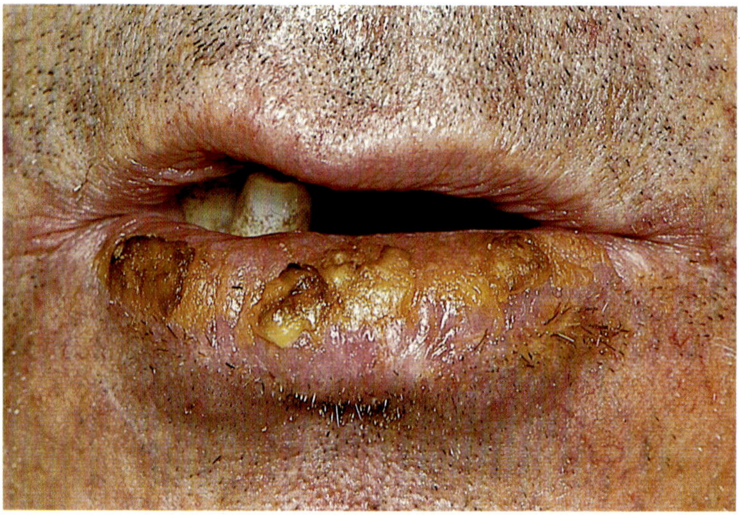

Abb. **451** Cheilitis actinica.

sich um festhaftende Schuppen oder Schuppenkrustungen am Lippensaumgebiet, ohne daß meist eine Ursache, wie bei der Cheilitis actinica, ersichtlich ist.

Cheilitis glandularis cystica

Bei dieser handelt es sich weniger um eine „Cheilitis" als um eine Hyperplasie, zum Teil auch Heterotopie labialer Schleim- und Speicheldrüsen, die sich infolge Retention und pseudozystischer Erweiterung im Lippensaumgebiet bläschenartig vorwölben und bei tangentialem Druck fadenziehendes, glasiges Sekret entleeren. Dieser entzündungsarmen Form (Cheilitis glandularis simplex, Puente-Acevedo) steht ein suppurativer bzw. apostematöser Typ (Baelz-Unna) gegenüber. Die präkanzeröse Entartungshäufigkeit dieser Cheilitisformen wird bis zu 30% geschätzt. Ursächlich werden chemische Reizungen, vor allem durch Tabak, wie bei den Nikotinleukokeratosen, angeschuldigt.

Die *Therapie* besteht bei ausgeprägtem Entzündungszustand in einer antibakteriellen, also entweder antibiotischen oder chemotherapeutischen, Behandlung. Weitere Versuche betreffen die perifokale Injektion von Corticosteroidkristallsuspension, aber auch die Anwendung derartiger Salben. Einen befriedigenden Erfolg wird man aber zweifelsohne durch eine ausreichende Keilexzision von der Schleimhautseite her erzielen.

Cheilitis angularis

Synonyma: Perlèche, Spatzen- oder Faulecken, Griefen, Poissonade, Bridou, Stomatitis angularis, Angulus infectiosus.

Während derartige Mundwinkelrhagaden beim Kind, häufig ausgelöst durch mangelhafte Mundwinkelhygiene (Serviette!), durchweg wohl streptogen sind, ist bei älteren Personen in erster Linie mit dem Vorliegen einer mykotischen Perlèche zu rechnen. Es ist mit Nachdruck darauf aufmerksam zu machen, daß bei älteren Perlècheträgern eine solche Therapie allein auf längere Sicht wirkungslos bleiben muß, wenn nicht die Basisstörung beseitigt wird. Als solche fungieren hierbei Magensaftmangel-Eisenmangel (gleichzeitig Löffelnägel, Xerostomie, Dysphagie im Sinne des Plummer-Vinson-Syndroms) und Vitamin-B_2-Mangel (außerdem purpurblau schimmernde Zunge, „seborrhoide Skrotaldermatitis" bzw. Vulvitis „pellagrosa", Dämmerungsblindheit = Aknephaskopie). Symptomatische Ariboflavinosen sind übrigens nicht selten Ausdruck eines bis dahin unerkannten Diabetes mellitus.

Makrocheilien

Akute Schwellungen im Lippenbereich können Ausdruck einer submukösen *Blutung* bei einer *Koagulopathie,* sodann bei Persistenz durch ein subkutanes *Hämangiom* oder *Lymphan-*

giom hervorgerufen sein, während sie als Zweitkrankheit Folge eines rezidivierenden *Erysipels* oder (seltener) auch eines *Herpes simplex* sein können. Als solitär abgegrenzte Schwellung wird der ominöse *Furunkel im Oberlippenbereich* infolge der anatomischen Gegebenheiten seines Standortes (durch Beengung der Elastica mimica, stark verzweigtes Venennetz) auch heute noch zu Recht gefürchtet. Über die V. angularis – V. ophthalmica ist die Entwicklung einer Sinus-cavernosus-Thrombose und über die V. facialis einer Jugularisthrombose möglich.

Flüchtige, kaum entzündliche *Lippenschwellungen* sowie von akuter Entwicklung werden zumeist als *Quincke-Ödem* (infolge Nahrungsmittel- oder Medikamentenunverträglichkeit) aufzufassen sein, sofern nicht ein *Insektenstich* der Anlaß war.

Rezidivierende *hemilaterale Gesichtsschwellungen* gehören zum Bild des *Melkersson-Rosenthal-Syndroms,* zu dem neben episodischen Fazialisparesen und dem Stigma der Lingua plicata eine Makrocheilie tritt, die zutreffend als *Cheilitis granulomatosa* im Hinblick auf ihre (später) sarkoide oder tuberkuloide Struktur bezeichnet wird.

Beim *Ascher-Syndrom* zeigt sich eine Makrocheilie vom Typ der *Doppellippe* neben einer Blepharochalasis, einer Struma und sonstigen endokrinen Störungen.

Heterotopien

Ektopische Talgdrüsen

Synonyma: Fordyce-Zustand, Seboglandulia buccalis.

Seltener als an den kleinen Labien finden sich im Wangensaumgebiet wie an den Lippen disseminiert gruppierte, frei an die Oberfläche mündende, als etwa stecknadelkopfgroße, weißgelbliche Knötchen anmutende Talgdrüsen (Abb. **452**). Sie entwickeln sich überwiegend erst nach der Pubertät, um im Klimakterium sich wieder zurückzubilden. Auch scheint diese Anomalie der ektopischen Talgdrüsengruppen bei Sebostatikern, also beispielsweise bei endogenen Ekzematikern, weniger häufig als sonst bei der Normalbevölkerung vorzukommen.

Zungentonsillen

Die überzähligen, dazu immer bilateral vorhandenen zerebriformen und farblich sich hellrot gegenüber der Umgebung absetzenden „atavistischen“ Zungenmandeln sind meist schon seit der Geburt am hinteren Zungenrand lokalisiert, wo sie an Entzündungsvorgängen des Waldeyerschen Rachenringes, also beispielsweise an einer Angina tonsillaris, durchaus teilnehmen können.

Zungengrundstruma

Ebenfalls im Hinterteil der Zunge kann man gelegentlich und vor allem bei Frauen heterotopes Schilddrüsengewebe beobachten, welches offenbar gleichfalls an der Aktivitätslage der Hauptschilddrüse teilnehmen kann.

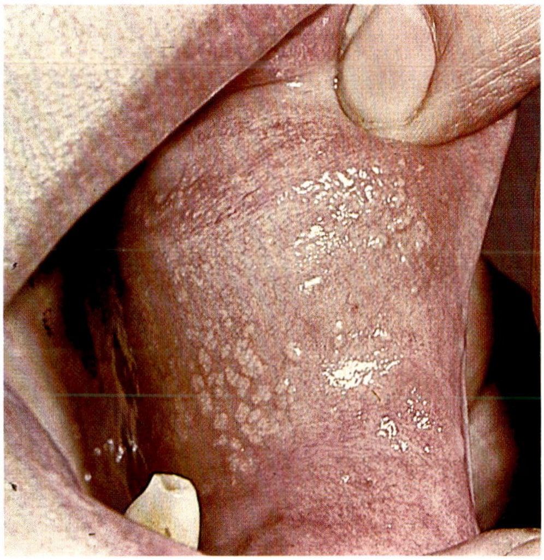

Abb. **452** Ektopische Talgdrüsen.

Mechanische Schädigungen

Solche kommen im besonderen durch Scheuern oder Druck eines schlecht sitzenden Kunstgebisses zustande, wobei an den Druckstellen entweder Ulzera oder randwärts Fibrome entstehen können. So waren früher beim Tabiker derartige Prothesendruckstellen geläufig, während man heute beim Lichen ruber auf die Möglichkeit einer Köbner-artigen Entstehung infolge einer mechanischen Reizung eines solchen Schleimhautbezirkes durch Zahnkanten oder eben Kunstgebißteile achten wird. Auf die *Artefakt*möglichkeit durch neurotisches Nagen an den Lippen *(Morsicatio buccarum)* wurde bereits hingewiesen. Der *Epileptiker beißt* hingegen weniger in die Wangenschleimhaut als fast stets bei seinen Krampfzuständen nur in die *Zunge*. Werden schließlich zum Zwecke der *Zahnfüllung verschiedene Metalle* verwendet, so nahm man früher zur Erklärung von Ulzerationen der Mundhöhle auch die Entwicklung von elektrogalvanischen Strömen zu Hilfe, was aber in seiner Bedeutung heute nicht einheitlich bewertet wird.

Allergische Kontaktreaktionen

Erscheinungsbildlich fungieren hierfür Erytheme, Ödeme, Epithelabschilferungen oder Blutungen, wobei man als Sofortreaktion überwiegend Quincke-Ödem-artigen Schwellungen, als Spätreaktionen mehr Cheilitiden und Stomatitiden begegnen wird. Der Ursachenkatalog ist groß: Perioral zugeführte Medikamente oder Genußmittel, vor allem aber Zahnreinigungs- und Gurgelmittel oder medikodentale Wirkstoffe. Fällt bei einer solchen Verdächtigung der Epikutantest negativ aus, so kann eine *epimuköse Testung* unterhalb einer Prothesenplatte (am besten mit einer Aussparung zur Aufnahme der Testsubstanz) versucht werden. Am einfachsten und eigentlich am überzeugensten sind auch hier, soweit möglich, Eliminierung und Reexposition der betreffenden Noxen.

Geschlechtskrankheiten sowie durch den Geschlechtsverkehr übertragene Krankheiten (sexually transmitted diseases)

Die *Geschlechtskrankheiten* können auch ohne Geschlechtsverkehr übertragen werden, zum anderen kennen wir nichtvenerische Genitalkrankheiten und weiterhin extragenitale Lokalisationen von Geschlechtskrankheiten. Demgemäß sieht auch die 2. Fassung des Gesetzes zur Bekämpfung der Geschlechtskrankheiten vom 23. Juli 1953 vor: 1. Syphilis (Lues), 2. Tripper (Gonorrhoe), 3. weicher Schanker (Ulcus molle), 4. venerische Lymphknotenentzündung (Lymphopathia venerea).
Ferner fassen wir heute als „Geschlechtskrankheit" einige Krankheiten zusammen, die man besser als *„sexually transmitted diseases"* (STD), also als durch Geschlechtsverkehr übertragene Infektionskrankheiten bezeichnet. Mit diesem Begriff wird der Tatsache entsprochen, daß es sich bei ihnen nicht lediglich um Infektionen der Genitalschleimhäute, sondern weiterhin um Krankheitszustände an anderen Organen handeln kann. Jedoch weisen die meisten solcher Erreger eine Organotropie zu den Genitalschleimhäuten auf, so daß sich wesentliche Übertragung durch den Geschlechtsverkehr ergibt. Die Hauptursache für die Zunahme der Geschlechtskrankheiten und der durch den Geschlechtsverkehr übertragenen Krankheiten wird derzeit vornehmlich in der Fluktuation, der Promiskuität sowie in der weitgehenden Straflosigkeit der Homosexualität vermutet.

Tripper

Synonym: Gonorrhoe.

Der Tripper ist eine stark kontagiöse Infektionskrankheit von kurzer Inkubation (1–8 Tage) und bei meist 20–30-Jährigen. Er hinterläßt praktisch keine Immunität. In manchen Ländern rangiert der Tripper unter den (zahlenmäßig!) zu meldenden Infektionskrankheiten an 3. Stelle nach Masern und Scharlach. Darüber hinaus hat sich die Tripperinfektion häufig in die Altersränge der 14–18jährigen verschoben. Und schließlich wird eine (primäre) Rektalgonorrhoe – ähnlich dem analen P. A. infolge homosexuellen Verkehrs – wieder öfters beobachtet.

Klinik

Das heutige *klinische Bild* der Gonorrhoe hat sich beim Mann praktisch nicht gewandelt. Demgemäß reicht zu deren Erfassung das Direktpräparat nach Gram im allgemeinen immer noch aus, wohingegen bei der Frau nur etwa 60–70% der gonorrhoischen Infektionen allein auf diese Weise sicher festzustellen sind. Ist doch ein asymptomatisches Bild der Gonorrhoe beim weiblichen Geschlecht (makroskopisch: oft lediglich unauffälliger oder wenig eitriger Ausfluß, subjektiv: keine auffallenden lokalen Symptome) derzeit so an der Tagesordnung, daß eine aktuelle Gonorrhoe bei der Frau mitunter erst durch die floride Infektion beim Partner auffällt und die Untersuchung erfolgt. Neben einer solchen asymptomatischen Verlaufsweise bei der Frau spielt eine Reihe weiterer extragenitaler Manifestationen eine Rolle. Wenn man von der früher geläufigen *Rektalgonorrhoe* absieht, so werden auch heute noch bei der geschlechtsreifen Frau die *Harnröhre* (aufgewulstete Urethralmündung, aus der evtl. ein purulentes Sekret austritt) und die *Bartholin-Drüsen* betroffen.
Letztere zeigen sich alsdann als ödematöse evtl. erhebliche Schwellung im hinteren Teil der großen Schamlippen hemi- oder bilateral sowie pseudoabszeßartig, wobei ihre Mündungsstelle rot auffällt. Beim präpubertären

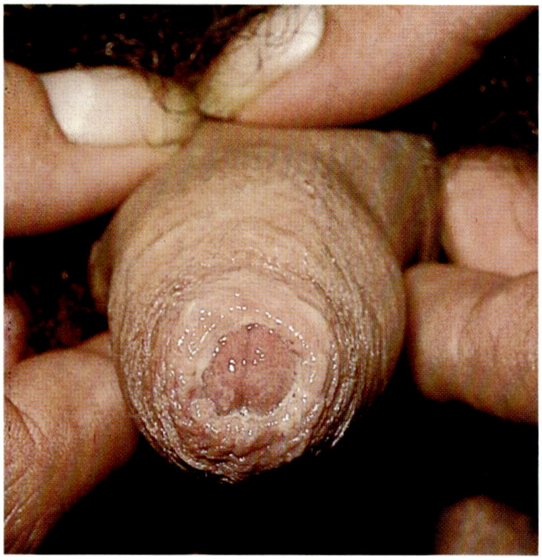

Abb. **453** Gonorrhoe.

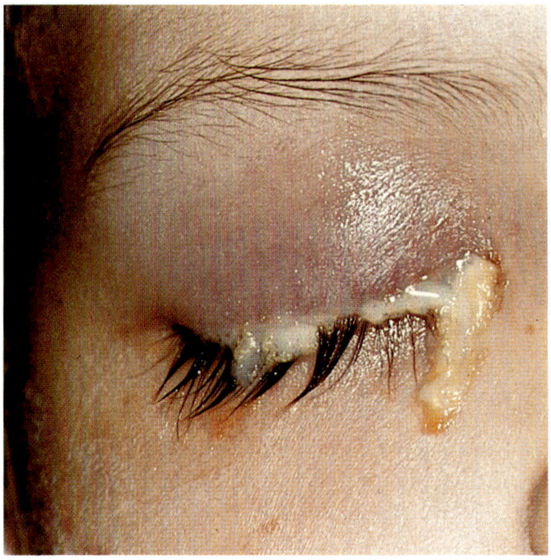

Abb. **454** Ophthalmoblennorrhoe.

Kind und bei der Greisin erkrankt auch die *Vagina,* wobei auch eine gewisse *„Vulvitis"* meist mitvorliegt.

Besonders beachtet werden gegenwärtig als Symptom einer extragenitalen Gonorrhoe die *oropharyngeale Gonorrhoe* (Pharyngitis gonorrhoica) und die *Perihepatitis gonorrhoica* (Fitz-Hugh-Curtis-Syndrom). Bei diesem haben wir bei 20- bis 40jährigen Frauen anterolaterale, mitunter auch dorsale, heftige Schmerzen im rechten Oberbauch vor uns, die pleuritisch, peritonitisch, omalgisch oder als Phrenikusreizung sich darstellen. Auch ein Reibegeräusch über der Leber kann vorhanden sein. Zu sichern ist dieses Syndrom durch die Erfassung von Gonokokken im Urogenitalabstrich, während laparoskopisch als Folge charakteristische „Violinsaiten"-Adhäsionen zwischen Leber und Bauchwand sich darstellen.

Sonstige *gonorrhoische Exantheme* (Erytheme, Hämorrhagien und bullöse Ausschläge im Rahmen einer *Gonokokkenseptikämie,* auch Erythemata nodosa) sind in der jüngsten Gegenwart anscheinend seltener zu beobachten gewesen. Bei den früher sog. blenorrhagischen Keratodermien wird man heute dagegen auch an entsprechende psoriatische Krankheitsprodukte oder solche im Rahmen eines Reiter-Syndroms zu denken haben.

Die *Gonorrhoe des Auges* (Abb. **454**), deren Diagnose ebenfalls auf jeden Fall eine bakteriologische ist, hat in quantitativer wie qualitativer Hinsicht kaum eine Wandlung erfahren. Die Inkubationszeit für gonorrhoische Erkrankungen des Auges gleicht der der Genitalgonorrhoe. Unbedingt zu unterscheiden ist der differente Infektionsweg, der entweder *exogen* (Conjunctivitis gonorrhoica der Neugeborenen durch Augeninfektion an den Geburtswegen der gonorrhoischen Mutter) oder *hämatogen* als echte „Gonokokkenmetastase" (Gonoblennorrhoea adultorum, Iridozyklitis) erfolgt. Die Gefahr der Gonoblennorrhoe des Auges liegt in dem Übergreifen des Krankheitsvorganges auf die Hornhaut (Infiltrate, Ulzera, Perforation ins Innere, Cataracta polaris anterior, Leucoma adhaerens, Erblindung).

Erreger

Der Erreger der Gonorrhoe ist der 1879 von ALBERT NEISSER entdeckte und von seinem Klassenkameraden PAUL EHRLICH sog. *Gonokokkus („Neisseria gonorrhoeae").* Seine Färbung wird mit 1%iger Methylenblaulösung bzw. Löfflerschem Methylenblau oder gemäß dem Vorgehen nach Gram durchgeführt (Abb. **455**). Jedoch sind sämtliche *Pseudogonokokken* ebenfalls gramnegativ. Demgemäß ist der Wert des Blaupräparates unter Berücksichtigung der durch Phagozytose zustande gekommenen *intrazellulären Lagerung der Erreger im Frühfall,* ihrer typischen *Semmel-* oder *Kaffeebohnenform,* und der *gleichen Größe* der für die Gonorrhoe eigentümlichen Mikrokokken keineswegs unterzubewerten. Die Größe der Gonokokken beträgt etwa 0,6–1 μ. Seit 1976 wurden übrigens auch, und zwar zunächst in Ostasien und 1978 zum ersten Mal auch in der Bundesrepublik Deutschland, seltene penicillinfeste Gonokokkusstämme festgestellt. Derartige Gono-

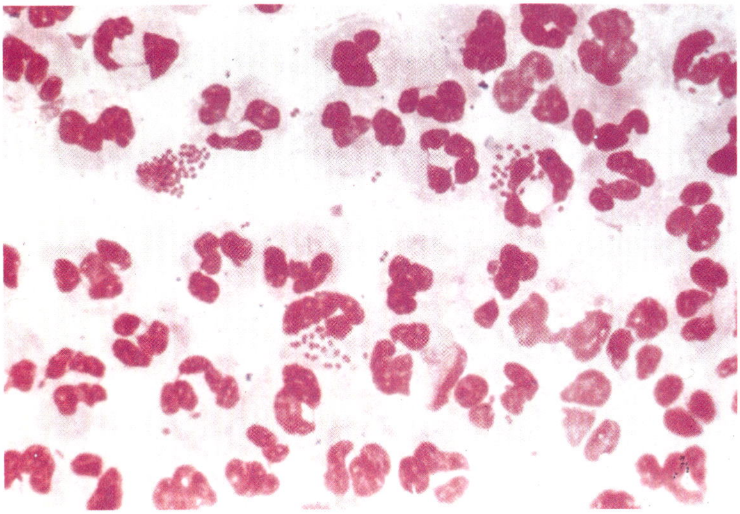

Abb. **455** Neisseria gonorrhoeae, Gram-Färbung.

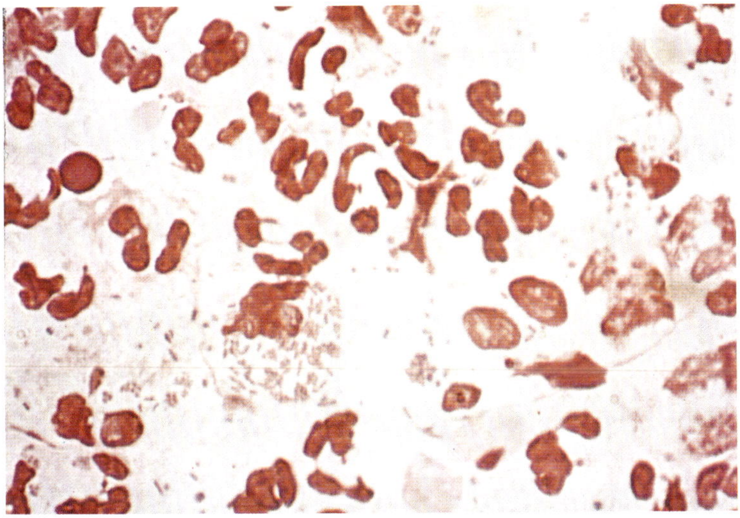

Abb. **456** Mimea polymorpha.

kokken bilden Penicillinase bzw. weisen eine hohe β-Lactamase-Aktivität auf, die den β-Lactamring des Penicillins enzymatisch aufsprengt und damit seine antibiotische Effizienz vernichtet.
Zu der *Neisseriagruppe* zählen neben den Gonokokken der Meningokokkus sowie Neisseria catarrhalis, flavescens, gigantea, flava usw.

Heute wird allgemein die *Diagnose der Gonorrhoe bei der Frau* lediglich mit dem Direktpräparat nach Gram als unsicher bewertet. Da diese Färbung, wie die mittels Löfflerschem Methylenblau, selbst bei charakteristischer, bienenschwarmartiger intrazellulärer Lagerung der Gonokokken innerhalb der ersten drei Monate nach der Infektion in den Mikrophagen (= polymorphkernigen Leukozyten), eine sichere Differenzierung gegenüber einer Pseudogonorrhoe d. h. den „anspruchslosen" Neisseriaarten nicht ermöglicht, kommt damit lediglich das *Kulturverfahren* unter Anwendung von Spezialnährboden bei erhöhter CO_2-Spannung in einem bakteriologischen Speziallaboratorium zum Zuge.

Die Basis für derartige Nährmedien ist gegenwärtig ein Schokoladenagar (Abb. **457**), der zweckmäßigerweise eine etwa 10%ige CO_2-Anreicherung (Kerzenflamme oder Kohlensäureschnee) erfährt. Sodann werden dem Kulturmedium bestimmte Antibiotika

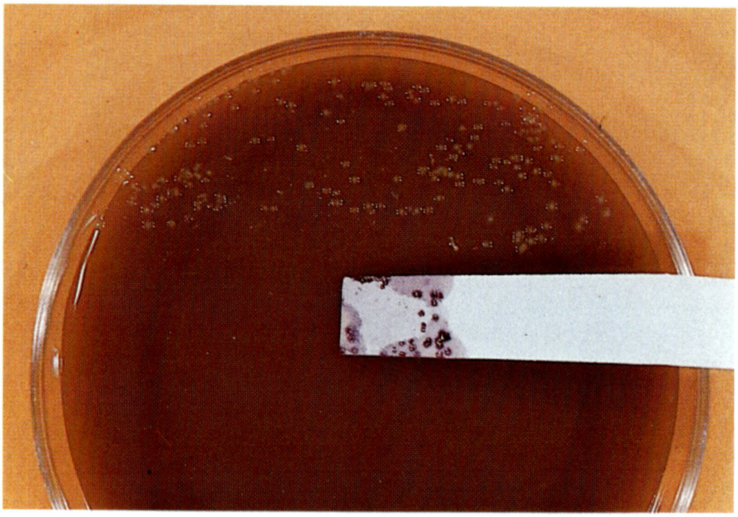

Abb. **457** Gonorrhoe. Kultur des Erregers auf Schokoladenagar.

(z. B. Polymyxin B und Nystatin) zur Hemmung der Begleitkeime hinzugesetzt. Die Einsendung in das nächstgelegene bakteriologische Laboratorium erfolgt unter Verwendung der meist von dort erhältlichen Transportmedien.

Therapie

Bei der Therapie der Gonorrhoe ist *Penicillin* immer noch das Mittel der Wahl. Die Penicillindosis beträgt z. Z. beim Mann im unkomplizierten Fall 1 Mega eines Depotpräparates an 3–4, bei der Frau an 6 Tagen hindurch (Richtdosis für die Vulvovaginitis gonorrhoica der kleinen Mädchen 5mal 1 Mega Penicillin, zusätzlich hyperämisierende Sitzbäder). Durch diese hohe Dosierung wird auch in diesem Stadium eine *Doppelinfektion mit Lues* therapeutisch bereits mitberücksichtigt. Ist bei dem Patienten eine Penicillinallergie bekannt, so gebe man Tetracycline, z. B. an 2 aufeinanderfolgenden Tagen Tetracyclin oder Chloramphenicol in der Dosierung von 1–1,5 g/die über 1 Woche, bei einer komplizierten Gonorrhoe bis zu 2 Wochen. Grundsätzlich sollte die antibiotische Tripperbehandlung als Injektionstherapie absolviert werden. Neuere zur Behandlung der Gonorrhoe besonders herausgestellte Antibiotika sind: Spiramycin (Rovamycin, entweder 2,5 g auf 1mal oder 2–4mal 0,5–2 g während 2–4 Tagen) sowie *Spectinomycin* (Trobicin, Stanilo), von dem übrigens (wie beim Penicillin auch) im allgemeinen bei weiblichen Patienten doppelt so hohe Dosen als bei Männern zu verabfolgen sind (Normdosis: 1mal 4 g bei Frauen). Spectinomycin ist ein dibasisches Aminocyclitol aus Streptomyces spectabilis.

Urethritis non specifica (Pseudogonorrhoe)

Die Entscheidung zwischen einer *Urethritis non gonorrhoica* und einem *postgonorrhoischen Katarrh* ist vom klinischen Eindruck her nicht einfach, da die postgonorrhoische Urethritis auch nach einer Penicillinbehandlung heute keineswegs selten ist. Die – an sich spontaninvolutive – postgonorrhoische Urethritis stellt gegenwärtig die häufigste Komplikation der Gonorrhoe, wohingegen die früher klassischen Komplikationen, Kavernitis, Epididymitis, Prostatitis o. ä. selten sind. War früher eine postgonorrhoische Urethritis hauptsächlich durch mechanische oder chemische Traumatisierung bedingt, handelt es sich derzeit überwiegend um pathogene saprophytäre penicillinresistente Keime (Staphylokokken, Koli, Enterokokken, Mischflora). Praktisch kann jeder Keim eine Urethritis verursachen, wobei die penicillinresistenten Gonorrhoen (mit evtl. β-Lactamase-Produktion) die wesentliche dia-

gnostische und therapeutische Schwierigkeit bereiten.
Die *Candidaurethritis* nimmt für gewöhnlich von einer Candidabalanitis ihren Ausgang, während bei der *Urethritis herpetica* (intraurethral: kleine gruppierte Effloreszenzen) meist gleichzeitig ein Herpes simplex des äußeren Genitale besteht, wobei die urethritischen Beschwerden nahezu unmittelbar nach dem GV beginnen. Urethritiden durch Herpes zoster, Maul- und Klauenseuche sind grundsätzlich Raritäten, häufiger sind dagegen angesichts der gegenwärtig hohen Warzendurchseuchung solche durch intraurethrale spitze Kondylome. Nur der Vollständigkeit halber, also nicht wegen ihrer praktischen Bedeutung, sind schließlich noch thermische, chemische und mechanische Urethritiden („Sanierung", Katheter usw.) aufzuzählen, die wie auch *allergische Urethritiden* übrigens meist mit einer solchen Zystitis (Spargel, Sellerie) nur selten auftreten. Selten sind schließlich noch Harnröhrenbeschwerden bei inneren Krankheitszuständen (z. B. Urethritis durch Urethralvarizen infolge Leberzirrhose, Diabetes mellitus usf.) sowie im Gefolge der verschiedenen Infektionskrankheiten.

Chlamydozoenurethritis (PLT-Gruppe = Psittakose-Lymphogranuloma inguinale-Trachom)

Durch diese großen Virusarten, die auch als *Bedsonien* oder *Miyagawanellen* bezeichnet werden, entstehen ein großer Teil der purulenten und pseudogonorrhoischen Urethritiden des Mannes sowie mancher chronischer Fluor der Frau mit Vulvitis, Zervizitis und Salpingitis. Skandinavische Einzugsgebiete scheinen von solchen Erregern bisher bevorzugt. Weiterhin besteht eine deutliche epidemiologische Syntropie der Chlamydozoeninfektion zur Gonorrhoe. Neben eitrigen Verläufen der Urethritis kommen auch milde, symptomarme Erkrankungen vor. Die Inkubation einer solchen Einschlußurethritis reicht zwischen einigen Tagen bis zu 4 Wochen. Subjektiv bestehen nur geringe pruritische Beschwerden oder Tenesmen. In der Harnröhre sieht man auf geröteter Schleimhaut weiche, transparent mikropapulöse Infiltrate. Eine solche Urethritis kann über mehrere Monate andauern und klingt dann oft spontan ab. Lichtoptisch untersuche man auf basophile zytoplasmatische Einschlußkörper in den Epithelien.

Mykoplasmenurethritis

Die Mykoplasmen (früher *PPLO* genannt) sind gramnegative pleomorphe Organismen ohne Zellwand, von denen drei pathogene Spezies geschieden werden: Mycoplasma pneumoniae, fermentans und die Urease produzierenden sog. T-Formen. Letztere sollen bei 60–80% der Fälle der gegenwärtigen „Pseudogonorrhoe" nachzuweisen sein. Im Bereich des weiblichen Genitale wurden Mykoplasmen bei Vulvovaginitis, Zervizitis resp. starkem Fluor vaginalis festgestellt. Auch ein fieberhaft bronchopneumonisch kompliziertes Erythema exsudativum multiforme oder ein „Ulcus vulvae acutum" können durch Mykoplasmen bedingt sein.

Therapie: Tetrazycline.

Trichomoniasis

Die Trichomoniasis mit ihrem schaumigen Fluor speziell bei der *Frau*, wird hauptsächlich durch den Geschlechtsverkehr verbreitet. Der Erreger wurde bereits 1836 von DONNÉ im Vaginalsekret entdeckt, aber erst 1894 auch beim Mann festgestellt. Er ruft bei der Frau eine erosive Kolpitis hervor. Wenn mithin die Vagina den Vorzugssitz der Trichomoniasis bei der Frau abgibt, so kommen Trichomonaden auch im Introitus, den Bartholin-Drüsen, den Skene-Gängen, in der Urethra, in der Harnblase, ja selbst in den Harnleitern und in den Nierenbecken vor. Als seltene Besonderheit seien Granulome sowie Ulzera am äußeren Genitale der Frau durch Trichomonaden angeführt.

Beim *Mann* kommt es 2–8 Tage nach der Infektion zu einem glasigen Ausfluß, Jucken oder stechenden Schmerzen in der Urethra, worauf in der Folge die männlichen Adnexe befallen werden können. Eine solche Trichomonadenurethroprostatitis gehört derzeit zu den häufigsten Formen der Pseudogonorrhoe. Hinzu kommt bei 10% der Fälle eine Koinzidenz mit Sproßpilzen. Der Nachweis von Trichomonaden erfolgt mikroskopisch mit Frischpräparat (Sekretmaterial mit der Platinöse entnehmen, mit einem Tropfen physiologischer Kochsalzlösung auf den Objektträger bringen und dann unter Deckglasabdeckung bei zunächst 60-, dann bis 240facher Vergrößerung im Hellfeld – auch im Dunkelfeld – durchmustern). Trichomonaden sind etwa 3mal so groß wie neutrophile Leukozyten und fallen durch ihre undulierende Membran auf. Kulturverfahren sind bekannt.

Therapie der Wahl: Metronidazol (Clont, Flagyl, Simplotan, Avilin).

Syphilis

Synonym: Lues.

An der Stelle des Eindringens des Syphiliserregers entwickelt sich beim Gesunden 3–4 Wochen nach der Infektion (coitu-partu-tactu) ein *Primäraffekt.* Diesem folgt 1–2 Wochen danach eine regionäre, eine kurze Zeit noch einseitige Lymphknotenschwellung nach. Diese ist indolent, derb und unverbacken.

Erreger

Der Erreger der Syphilis ist das Treponema pallidum (= Spirochaeta pallida; SCHAUDINNU. HOFFMANN, 1905), ein zartes, bei Giemsa-Färbung blasses (daher „pallidum"), 6–20fach korkenzieherartig spiralig gewundenes, zu Drehungen um die Längsachse und lebhaften Abknickungen in seiner Mitte fähiges, 6–10 µ langes und etwa ¼ µ breites Gebilde. Dieses wird im Reizserum aus der „Initialsklerose" oder einer feuchten Lues-II-Papel heute meist mittels des Dunkelfeldverfahrens nachgewiesen.

Syphilis I

Der *Primäraffekt (PA),* der die Syphilis I repräsentiert, formt sich nur in etwa der Hälfte der Fälle zum *„Ulcus durum"* um und hinterläßt demgemäß nur dann eine Narbe. In bis zu 10% der Fälle sitzt der Primäraffekt extragenital (Lippen, Zunge, Tonsille, Finger, Nabel, Perianalbezirk). Der klassische genitale Primäraffekt (Abb. **458, 459**) zeigt sich als ein singuläres, indolentes rundliches oder ovales, scharf geschnittenes, derbes bis knorpelhartes *(„harter Schanker"),* rohschinkenfarbenes „Sklerosemassiv" d.h. als ein *Infiltrat.* Es gibt Zwerg- und Riesenschanker. Kleinere und multiple (sukzessive) Initialsklerosen sind generell weniger hart und oft von einem roten Hof umgeben. Beim Mann ist der Primäraffekt im allgemeinen in seiner Induration deutlich ausgeprägter als bei der Frau. Er ist auch beim Mann aufgrund seines freiliegenden Sitzes, wenn man vom Primäraffekt in der Urethra absieht, weitaus leichter zu entdecken. Bei der Frau stellt die Initialsklerose bzw. der erosive Schanker oder die sog. suspekte Erosion ein scheibenförmig in die Umgebung eingefügtes Infiltrat dar, welches häufig unter einem *Oedema indurativum* verborgen ist. Dieses kommt durch eine durch die Treponemen induzierte massive und diffuse Lymphgefäßbeteiligung („Lymphgefäßsklerose") zustande. Auch gibt es bei der Frau als Kontaktinitialpapeln sog. *Abklatschschanker* viel häufiger als *multiple Sukzessivschanker* beim Mann.

Was das Erscheinungsbild der luischen *Portiosklerose* angeht, so haben wir eine mehr oder weniger charakteristische Erosion resp. Ulzeration in Nähe des Orifizium oder im Umkreis der Portio vaginalis vor uns, die bei Schwangeren oder bei exzessiver bakterieller Kontamination länger als sonst üblich bestehen kann.

Histologisch finden sich bei der erworbenen primären Syphilis ausgeprägte Beteiligungen der Venen und Lymphgefäße, eine Vermehrung der Blut-

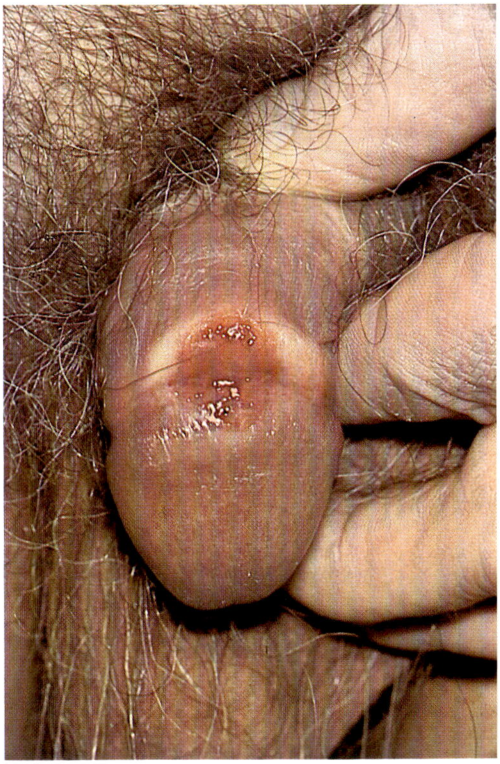

Abb. **458** Syphilis I. Primäraffekt am männlichen Genitale.

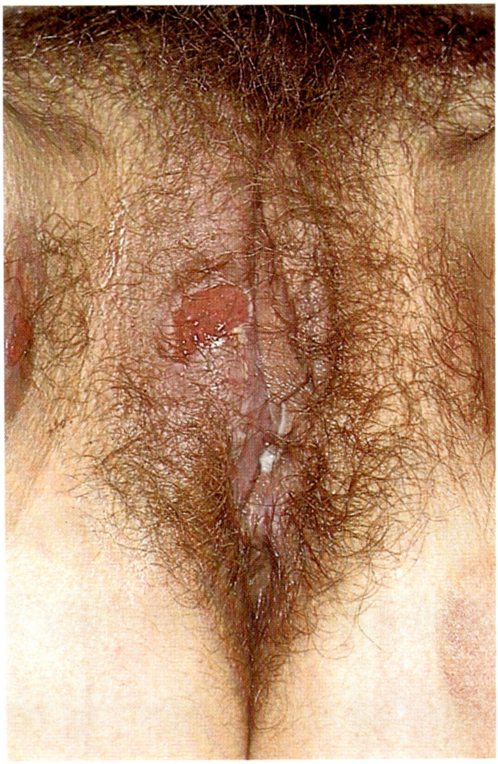

Abb. **459** Syphilis I. Primäraffekt am weiblichen Genitale.

kapillaren, eine Schwellung der Endothelzellen und eine eindrucksvolle Anhäufung von Lymphplasmazellen sowie je nach Stadium eine inkomplette oder komplette Erosion der Epidermis. In einem solchen etwa 3 Wochen alten menschlichen Schankergewebe lassen sich die Treponemata pallida intra- und extrazellulär sowie zumeist in Nähe der kleineren Gefäße nachweisen.

Syphilis II

Die 8–9 Wochen nach der Infektion durch Erregergeneralisierung sich entwickelnde *Sekundärperiode (Syphilis II)* (Abb. **460**) gibt sich an makulösen („Roseola"), später makulopapulösen bis pustulösen Hautveränderungen zu erkennen. Besonders kennzeichnend für die Sekundärperiode sind die besonders treponemenreichen, aber hochinfektiösen *Condylomata lata,* das *psoriasiforme Palmoplantarsyphilid* (Abb. **461**), auf der Mundschleimhaut *„plaques opalines* (Abb. **462**), die (afebrile) *Angina,* die mit deutlicher *Heiserkeit* verbundene *Laryngitis „specifica",* am Haarkleid eine *Alopecia diffusa* oder *areolaris,* das *„signe d'omnibus"* (= lateraler Augenbrauenausfall), die *Leukoderme* (z. B. das „Collier de Venus"), ferner verschiedene Allgemein- bzw. Innenorgansymptome, wie Temperaturerhöhung, Kopf- und Knochenschmerzen, Myositis, Nephritis, auch Liquorfrühveränderungen bzw. frühe Hirnsyphilis („Neurorezidive").

Bei einem sog. *„Neurorezidiv"* handelt es sich um ein therapeutisch provoziertes Phänomen, also um eine Art *Jarisch-Herxheimer- und Krause-Reaktion,* wobei sich die Symptomatik eines solchen „Neurorezidivs" nicht von den auch spontan auftretenden Hirnnervenausfällen im Sekundärstadium der Syphilis unterscheiden läßt. So kann es als „Neurorezidiv" eine plötzliche Hörminderung („Hörsturz") oder eine Fazialparese bei Syphilis II geben.
Histologisch zeigen die papulösen Syphilide markante Zellinfiltrate aus polymorphen Plasmazellen (doppelkernige Elemente, Vakuolen, auch Russel-Körperchen). Ferner sind bei der papulösen Syphilis II die Erreger besonders zahlreich im dermoepidermalen Grenzbereich, und zwar sowohl extra- wie intrazellulär festzustellen.

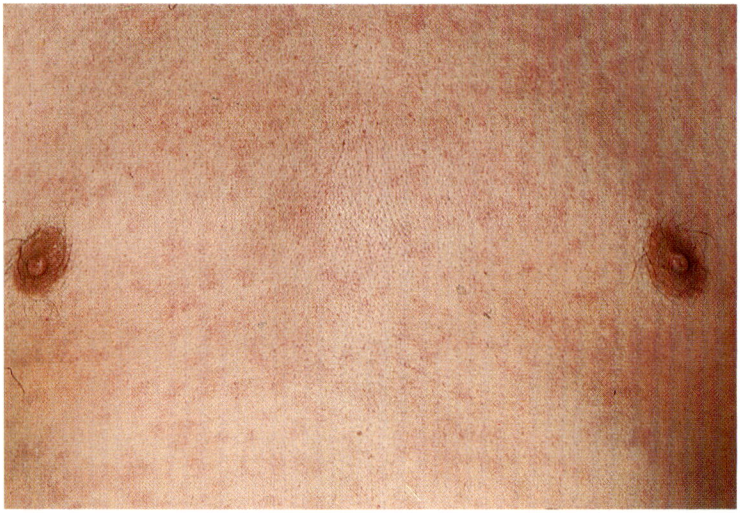

Abb. **460** Syphilis II. Dichtes Roseolaexanthem.

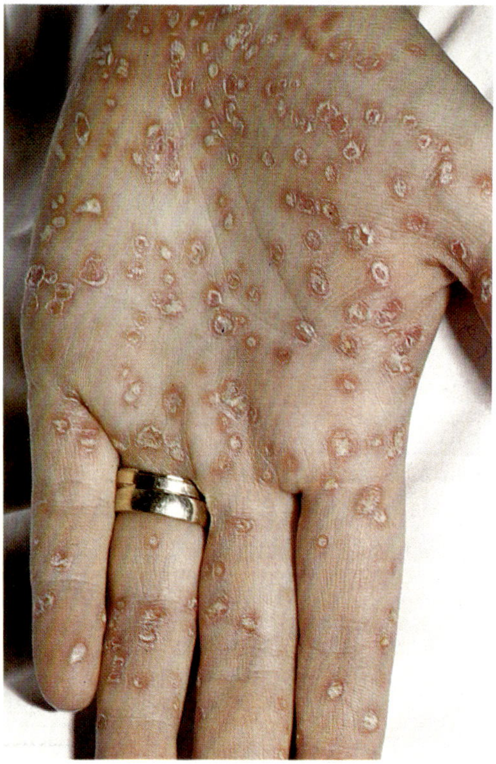

Abb. **461** Syphilis II palmoplantaris.

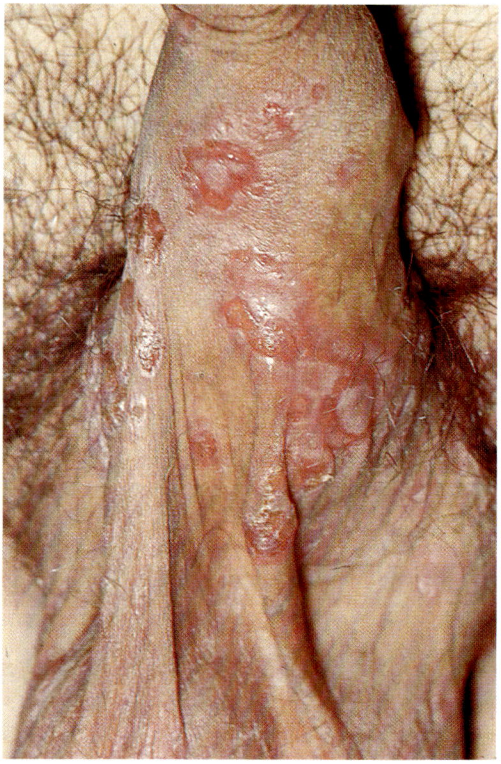

Abb. **462** Syphilis II. Luxurierende Papeln.

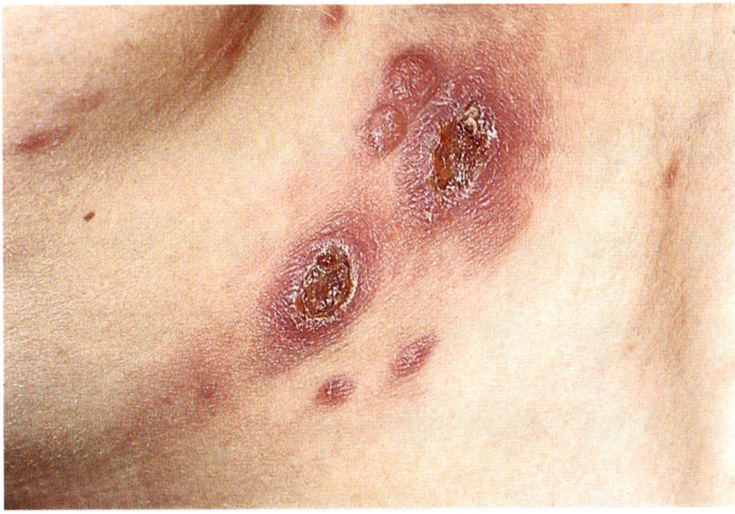

Abb. **463** Syphilis tertiaria praecox.

Schließlich gehört zum Gesamtbild der *Syphilis II* eine eindrucksvolle *Schwellung der regionären Lymphknoten.*

Syphilis III

Krankheitsprodukte des *Tertiärstadiums der Syphilis* sind in der Gegenwart dagegen durch die Fortschritte der Therapie und zufolge der Aufklärung der Bevölkerung ebenso ausgesprochen selten wie die quartäre Form, die *Neurosyphilis.*

Bei der Spätsyphilis (Syphilis III) bzw. der Tertiärperiode – bei der Syphilis wurde als erster Krankheit eine Stadieneinteilung vorgenommen – kommt es nach spärlicheren und in den Einzelelementen immer größeren *Rezidivexanthemen* („roséole en retour") um das 3.–5. Jahr herum post infectionem zu wenigen, unregelmäßig ausgebreiteten, häufig gewebsdestruktiven und demgemäß narbig sich zurückbildenden hoch- oder tiefgelegenen Krankheitsprodukten, die sich entweder durch Apposition vermehren *(tuberoserpiginöse Syphilome)* oder von der Tiefe her knotig erweichen *(Syphilis gummosa).* Erscheinungsbildlich hierfür besonders verdächtig sind scharf ausgestanzte nierenförmige Ulzerationen. Derartige asymmetrische Syphilide sind arm an Spirochäten und deshalb kaum nach ansteckend, wie auch eine *universelle Lymphknotenbeteiligung* bei ihnen *fehlt.*

Syphilis maligna

Ein überstürzter Tertiarismus noch in der Sekundärperiode, der mit schweren konstitutionellen Symptomen, relativ hochliegenden ekthymatös-rupioiden Hautveränderungen, fehlender Serologie und Lymphknotenbeteiligung einhergeht, heißt „Syphilis maligna" (Abb. **463**).

Histologisch treffen wir bei einem tertionodulären Syphilid auf die gleichen Verhältnisse wie bei einer großen Sekundärpapel: Wir sehen Gefäßveränderungen, vernarbende Sklerosierung, kleine Nekrosen und vor allem eine flächenhafte Zellanhäufung bezirksweise tuberkuloider Struktur und knotiger Gestaltung. Die Kollagenfaszikel sind dicker, die Elastika verdünnt oder geschwunden. Das syphilitische Gumma liegt tiefer und nähert sich den oft sich verschließenden subkutanen Venen.

Syphilis connata (congenita)

Ganz überwiegend ist die Lues beim Kind eine angeborene, diaplazentar erworbene Erkrankung (ohne kranke Mutter kein syphilitisches Kind). Bei einer solchen Syphilis connata (s. congenita) fehlt ein Primäraffekt im eigentlichen Sinne, ähnlich wie bei der *Transfusionslues,* der dekapitierten Lues bzw. der „syphilis d'emblée". Die Syphilis connata entwickelt sich beim Fetus um so eher, je florider die mütterliche Infektion ist (Syphilis II!). Eine Syphilis congenita in der zweiten Generation ist sehr selten. Symptomatik: Beim syphilitischen Neugeborenen, das schon durch sein schmutzig-bräunliches Gesichtskolorit auffällig sein kann, herrschen kleinfleckige oder großfleckige sog. Hochsinger-Infiltrate, z. B. als *Coryza (Rhinitis) syphilitica,* ferner *palmoplantare* bullöse, im übrigen äußerst spirochätenreiche *Pemphigoide* vor. Vorzugssitz sind beim Neugeborenen Gesicht und Extremitäten, weniger der Stamm. Diffuse Syphilide sind u. U. später an „Narben", z. B. perioral, ablesbar *(Parrot-Furchen).* Für die Spätperiode ist die *Hutchinson-Trias* bekannt (Keratitis parenchymatosa, Tonnenzähne bei der 2. Dentition sowie Labyrinttaubheit). Knochenveränderungen: die Osteochondritis dissecans, Periostitis syphilitica *(Säbelscheidentibien* oder Türkensäbelbeine), weniger auch die Osteomyelitis fibrosa rareficans. Als weitere Stigmen sind die *Sattelnase,* das *Caput natiforme* oder die *kubitale Lymphknotenschwellung,* der „Wassermann des Landarztes", zu erwähnen. Blickdiagnostisch, wenn auch nur als Hilfszeichen bedeutsam, sind sodann der Tennisschlägerdaumen, das Kleinfingersymptom, die Verdickung des sternalen Klavikelendes; speziell bei der Syphilis congenita ist manches früher mit dazu gerechnete Krankheitszeichen (teilweise bis zur Enuresis nocturna) inzwischen als Pseudolues abzubauen.

Aktuelle Serodiagnostik

Die *diagnostische Erfassung einer Lues* hat *mehrdimensional* zu erfolgen: *Klinisches Bild, Erregernachweis* (Dunkelfeld) und/oder *serologische Reaktionen.* Die traditionellen Reaginreaktionen (Flockungs- und Komplementbindungsreaktion) unter Verwendung von Luesleber-, Herz-(Cardiolipin)- oder Getreideextrakten (Sitolipin) fallen etwa 5–6 Wochen post infectionem positiv aus. Nach den Richtlinien 1979 für die Serodiagnose der Syphilis entspricht die Mehrzahl der bisher üblichen Reaktionen nicht mehr den jetzigen wissenschaftlichen Erkenntnissen. An unspezifische („biologisch falsch-positive") Reaktionsausfälle, namentlich bei der Wassermann-Reaktion (WaR), ist speziell bei Gravidität, Malaria, Tuberkulose, Lepra, Leber- und Tumorerkrankungen zu denken. Bei solchen Möglichkeiten kommt der spezifische von Nelson und Mayer eingeführte *Treponema-pallidum-Immobilisierungstest* (TPI) zur Anwendung.

Beim *Nelson-Test* wird nach Zugabe von lebenden Treponemata pallida zum Probandenserum der etwaige Effekt hochspezifischer immobilisierender Antikörper des Probandenserums direkt erfaßt. Beim *FTA-Test* (Fluoreszens-Treponemen-Antikörper-Test wird als Antigen Treponema pallidum vom Nichols-Stamm herangezogen. Abwandlungen von ihm sind der *FTA-ABT* (Fluoreszens-Treponemen-Antikörper-Absorptionstest und der *FTA-200* (Verdünnung des Prüfserums 1 : 200), jedoch können wie im Gegensatz zum Nelson-Test der FTA und seine eben genannten Abwandlungen bei Autoimmunkrankheiten eher falsch ausfallen. Hochspezifisch ist sodann der *TPHA-Test* (Treponema-pallidum-Hämagglutinations-Test), der ähnlich wie der FTA sehr frühzeitig positiv reagiert. Für den Nelson-Test darf der Patient 3–4 Wochen nicht mit Antibiotika behandelt sein. Der *TPI-Test* dient *nicht* zur Erkennung von *Frühfällen.* Seine Domäne sind die Syphilis congenita, die Lues „latens" und die zweifelhafte oder „biologisch falsch-positive WaR". Zu erwähnen ist noch, daß alle eben erwähnten „Luesreaktionen" auch bei den anderen Treponematosen (z. B. Framböshe) positiv ausfallen.

Aus den Richtlinien 1979 des Bundesgesundheitsamtes für die Serodiagnose der Syphilis ist schließlich noch folgendes zu entnehmen: Bei nicht-reaktivem Befund im IgM-FTA-ABT im Zusammenhang mit Verdacht auf kompetitive Hemmung der IgM-Antikörper oder *bei Verdacht auf unzureichend behandelte Treponema-pallidum-Infektion* wird die Durchführung des *IgM(19S)-FTA-Tests* empfohlen.

Therapie

Grundsätzlich ist die Penicillintherapie im Vergleich zu der früher kombinierten Salvarsan-Wismut-Behandlung weitaus risikoärmer. Andererseits hat die Bedeutung der *Jarisch-Herxheimer-und Krause-Reaktion* infolge des massiven Spirochätenzerfalls durch das mächtige Antisyphilitikum Penicillin ungemein zugenommen, so daß heute selbst im Stadium des Primäraffektes derartige dramatisch fieberhafte Reaktionen beobachtet werden können. Zum mindesten bei stark exanthematisch ausgeprägter Frühsyphilis ist deshalb die initiale antihyperergische Abschirmung mit Corticoiden empfehlenswert.

Unter Berücksichtigung der vorangestellten Gesichtspunkte gelten in der Mainzer Klinik derzeit folgende Penicillindosierungen als Richtmaß:

Syphilis I seronegativa	8 Mega
Syphilis I seropositiva und Syphilis II	12 Mega
Syphilis III mit negativem Liquorbefund	12 Mega
Syphilis III mit positivem Liquorbefund	24 Mega
Syphilis latens ohne Liquorbefund	12 Mega
Syphilis latens mit Liquorbefund	24 Mega
Neurosyphilis	24 Mega

(bei fortgeschrittenen Fällen evtl. zusammen mit einer Wismutkur, Fieber- oder Glucocorticoidtherapie)

Syphilis connata (cave lediglich übertragene Reagine!):

Neugeborene 0,2 Mega/die bis zu einer Gesamtdosis von	2 Mega
bis zum 6. Lebensjahr	12 Mega
vom 6.–12. Lebensjahr Gesamtdosis nicht über	20 Mega
floride Syphilis in der Gravidität	16 Mega
Syphilis latens in der Gravidität bei Erstbehandlung mit Penicillin	16 Mega
bei Wiederholungsbehandlung (sog. Sicherheitsbehandlung)	12 Mega

Bei klinisch und serologisch eindeutigem Rezidiv, d. h. Titeranstieg der quantitativ ausgewerteten Serologie, erneute Penicillinbehandlung. Die erste Serokontrolle erfolgt 3 Monate nach Abschluß der Penicillinbehandlung, dann 2 weitere Kontrollen im Abstand von je 6 Monaten, dann eine 4. Kontrolle nach einem weiteren Jahr. Der Titerabfall kann nach der Penicillinverabfolgung wohl 1–2 Jahre oder länger anhalten, der Titer geht im allgemeinen aber langsamer als nach der bisherigen konventionellen Therapie zurück. Liquoruntersuchungen nur bei entsprechendem Verdacht hierauf. Verabfolgt werden heute Procain- bzw. Antihistamin-Depot-Penicilline (z. B. Megacillin, z. B. jeden Tag 1 Mega i. m.). Im Falle von Penicillinunverträglichkeit muß auf andere, dem Penicillin als Antisyphilitikum allerdings (vielleicht) unterlegene Antibiotika ausgewichen werden. Hierzu folgende Vorschläge: Tetracyclin (1–2 g/die, insgesamt 40–50 g), Erythromycin (1–2 g/die, insgesamt 40 g), auch Vibramycin (α-6-Desoxy-5-hydroxytetracyclin, etwa 2 Kapseln à 100 mg tgl. zweimal 14 Tage hindurch im Abstand von 6 Wochen).

Weicher Schanker

Synonym: Ulcus molle

Erreger

Der Erreger des weichen Schankers ist ein Streptobazillus (Haemophilus Ducrey). Sein Nachweis gelingt z. B. mit einer Methylgrünpyroninfärbung oder mittels Löffler-Methylenblau.

Klinik

Der weiche Schanker, zu dessen Entstehung (Inkubation 2–3 Tage) offenbar eine Epithelverletzung notwendig ist, heilt, weil er *immer ein Ulkus* ist, stets mit einer *Narbe* ab (Abb. **464**). Wenig sicher sind sodann die Möglichkeit der künstlichen Inokulation von Ausgangsmaterial (unter einem Uhrglasheftpflasterverband), klinisch eher dagegen der meist einseitige, ödematös verbackene schankröse *Bubo*.

Eine Doppelinfektion mit Syphilis an der gleichen Stelle wird *„Ulcus mixtum"* genannt.

Anfänglich entwickelt sich beim Ulcus molle ein rotes Knötchen, welches sich sehr rasch pustulös-ulzerös transformiert. Das Geschwür selbst bietet sich purulent-schmierig dar, später mehr granulierend und es wirkt in seiner vollen Ausprägung unterminierend d.h. es bleibt seicht und reicht nicht sonderlich in die Tiefe, wie auch charakteristischerweise Geschwürsgrund und Umgebung *nicht infiltriert* werden. Im Gegensatz zum luischen Primäraffekt begegnet man meist multiplen, übrigens auf Druck häufig auch schmerzhaften Geschwüren, weswegen man eigentlich besser von „Ulcera mollia" anstelle von Ulcus molle sprechen müßte. Im Gegensatz zum Ulcus durum sitzen die Ulcera mollia beim Mann ferner mehr bändchennahe, während sie bei der Frau im Bereich der ganzen Vulva, hingegen seltener in der Vagina und wiederum etwas häufiger an der Zervix sowie perineal oder perianal zu finden sind.

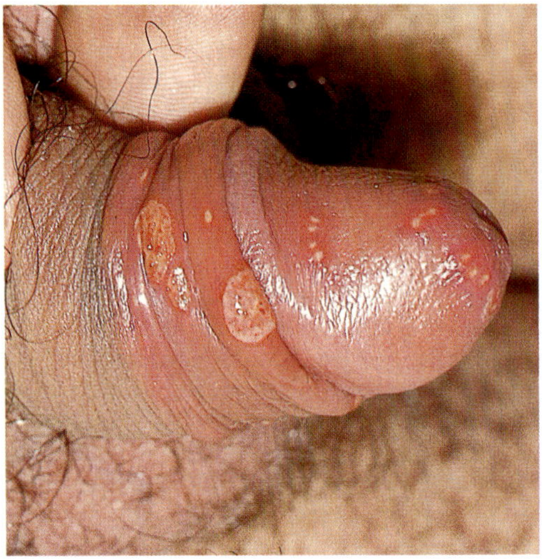

Abb. **464** Ulcera mollia.

Besonders charakteristisch ist die *lymphatische Beteiligung*, wobei es neben der Entwicklung einer strangförmigen Lymphadenitis, von rosenkranzartig sukzessiven „Bubonoli" (Nisbet-Schanker) und Bubonen zur Ausbildung von verbackenen Lymphknotengruppen („Bubo") kommt. Im übrigen sind Manifestationen des Ulcus molle bei Männern häufiger als bei Frauen.
Da es beim Ulcus-molle-Kranken auch weitere Manifestationen wie etwa als Erythema nodosum geben kann, darf unseres Erachtens das Ulcus molle nicht lediglich als Lokalkrankheit betrachtet werden.

Therapie

Das therapeutische Vorgehen der Wahl besteht in der Anwendung von 1–2 Sulfonamidstößen. Wirksam sind auch Tetracycline (tgl. 1–2 g für 5 Tage) sowie Chloramphenicol.

Lymphogranuloma inguinale

Synonym: Lymphopathia venerea.

Die von Nicolas, Favre u. Durand 1913 in ihrer Sonderstellung erkannte Krankheit war früher wohl weitgehend als „strumöser" oder „klimatischer" Bubo bekannt.

Klinik

Erreger. Sie wird durch ein relativ großes (Durchmesser 250–450 mμ), mit der Giemsa- oder Viktoriablaufärbung darstellbares Virus (Miyagawa, 1935) hervorgerufen. Dieses gehört mit dem Erreger der Ornithose, der Katzenkratzkrankheit, auch des Trachoms zur PLT-Gruppe bzw. den Chlamydozoen. In der klinischen Diagnostik spielte die von Frei angegebene – meist etwa 20 Tage nach Infektion positiv werdende – *Reaktion* eine zeitlang eine große Rolle (Intrakutantest mit 0,1 ml einer sterilisierten Bubonensuspension bzw. einer Emulsion aus impfinfiziertem Mäuse- oder Affenhirn).
Ihre Technik findet bei anderen Hautkrankheiten eine Parallele (Nickerson-Kveim-Test bei Sakoidose oder Debré-Mollaret-Test bei der Katzenkratzkrankheit, Mitsuda-Test bei Lepra).

Wichtiger ist heute die positive *KBR.* Schließlich sind noch Augensymptome Lichtexantheme sowie exzessive Hyperproteinämien mit schmalem γ-Gipfel und hohe BSR erwähnenswert. Auch beim Lymphogranuloma inguinale erkranken die Männer häufiger als die Frauen,

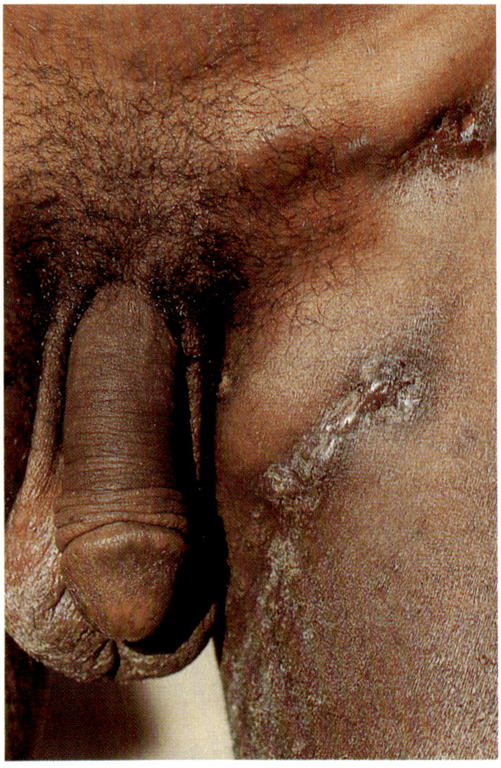

Abb. **465** Lymphogranuloma inguinale.

wobei allerdings bei beiden Geschlechtern die Primärläsion in Gestalt kleiner Knötchen oder Erosionen gleicher Weise leicht zu übersehen ist, vor allem wenn sie an verstecktem Orte (Vagina, Portio) lokalisiert ist. Auch extragenitale Primärveränderungen sind beobachtet.
Das führende Symptom ist der anfänglich uni-, später bilaterale *Bubo*, der während seines weiteren Bestandes mit der Oberhaut verbäckt und oft durch das Poupart-Leistenband charakteristisch unterteilt wird und multipel durchbrechen kann. Bei der Frau werden in der Spätperiode die iliakalen und anorektalen (Gerota-) Lymphknotengruppen vergrößert, wobei diese im Gegensatz zu dem Verhalten ebenfalls in der Spätphase am äußeren Genitale der Frau wulstförmig ödematisiert werden. Besonders kennzeichnend ist bei der Frau somit das Endbild Jahre nach der Infektion: Diese chronische perirektale Lymphadenitis wurde früher als „Esthioméne“ beschrieben oder auch als Elephantiasis genitorectalis bezeichnet.

Therapie

An der Stelle der früheren Antimontherapie stehen heute Sulfonamide und Antibiotika (mit Ausnahme von Penicillin und Streptomycin), die anscheinend vorteilhaft in Intervalldosen bis zu insgesamt 50–70 g verabfolgt werden (Sulfadiazin, Sulfathiazol, Sulfapyridin). Vor allem für die Spätformen sind Antibiotika vorzuziehen (Aureomycin, Terramycin, Tetracyclin, Chloromycetin, Erythromycin und Oleandomycin, Tagesdosis 1–2 g).

Frambösie

Synonyma: Pian, Yaws.

Diese Schwesterkrankheit der Syphilis mit endemischem Vorkommen im tropischen Regenwald wird sowohl durch Kontakt von Mensch zu Mensch wie durch Insekten durch *Treponema pertenue* (CASTELLANI, 1905) übertragen. Treponema pertenue s. pallidum ist weder morphologisch noch serologisch von Treponema pallidum zu unterscheiden. 1–2 Wochen danach entsteht an der Infektionsstelle ein Primäraffekt, auf den etwa 3 Wochen darauf für 2–3 Jahre das Sekundärstadium folgt (Abb. **466**). In der Folge entwickeln sich tertiäre Phänomene, indes meist keine viszeralen oder neuralen Symptome. Als besonders kennzeichnend sind der himbeerartige Aspekt der Sekundärexantheme (hyperkeratotische Papeln), palmoplantar umschriebene Depigmentierungen sowie juxtaartikuläre Knoten herauszustellen.

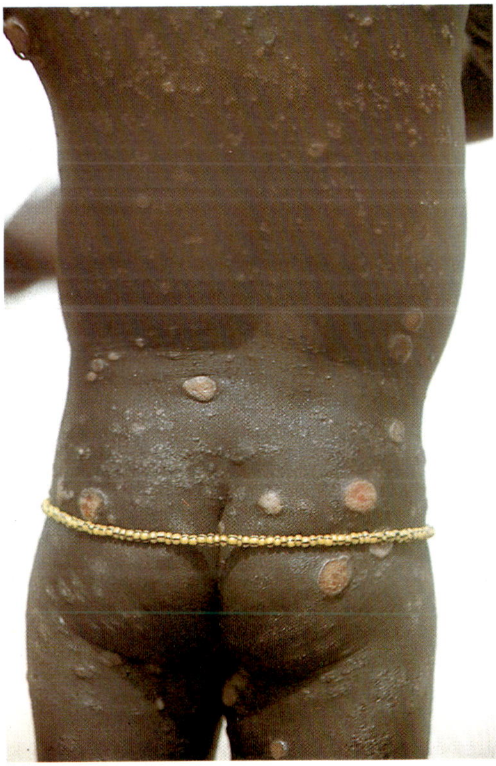

Abb. **466** Sekundäre Frambösie.

Pinta-Krankheit

Synonyma: Mal de Pinto, Carate.

8–10 Tage nach der Infektion mit dem Erreger Treponema carateum s. herrejoni entsteht als Primäraffekt ein rötliches Knötchen, dem nach 5–10 Monaten später geschlossen bleibende „Pintide" folgen. Zum Schluß beobachtet man im 3. Stadium leukomelanodermie- oder vitiligoartige, z. T. hyperkeratotische Depigmentierungen.

Granuloma venereum

Synonyma: Granuloma inguinale, Donovanosis.

Dieses außereuropäische Granulom (z. B.: Südindien) zeigt sich im besonderen bei Farbigen am Genitale oder an der Leistengegend unter dem Bild phagedänischer Ulzera 8–100 Tage nach der Infektion. Die Erkennung gründet sich auf den Nachweis der sog. *Donovan-Körperchen* (Erreger: Kalymmatobakterium, früher Klebsiella granulomatosis), die sich in Quetschpräparaten, in Histiozyten, nach Giemsa tingieren.
Infolge der langen, chronisch-regenerativen Gewebsunruhe in solchen Krankheitsherden kann es über eine pseudoepitheliomatöse Hyperplasie hinaus zur Entwicklung von Plattenepithelkarzinomen kommen. Außer den monströsen blumenkohlartigen hypertrophisch-verrukösen oder sklerotisch vernarbenden Vegetationen, die zum Teil durch Mischinfektion (z. B. mit Ulcus molle oder Granuloma venereum) zu 50% am Genitale, zu etwa 20% genitoinguinal und zu 4% perianal in Erscheinung treten, wird von Ausbreitung des weiteren im Skelett sowie in Leber und Milz berichtet.

Vornehmlich nichtvenerische Genitalerkrankungen

Vulvitis simplex

Bei der Vulvitis simplex, einer Art ekzematiformen oder dermatitischen Mischbildes, wird man nach mechanischer und chemischer Reizung (Reibung, nicht zuletzt durch Kohabitation, Reiten usw., Fluor vaginalis, Chemikalien, Verwurmung usf.) suchen müssen. Zur Abklärung jeder Vulvitis simplex gehört nicht zuletzt aber der Ausschluß eines Diabetes mellitus (einschl. der Erfassung von Hefepilzen).

Vulvitis erosiva circinata

Als seltene Varietät ist die Vulvitis erosiva circinata (rundliche oder polyzyklische Epithelnekrosen, die sich ulzerös weiterentwickeln) zu erwähnen, jedoch seltener vorkommt als das entsprechende Krankheitsbild beim Mann.

Reiter-Vulvitis

Diese ist äußerst selten. Außerdem werden bei ihr meist urethritische Beschwerden innerhalb des arthralgischen Gesamtbildes im Vordergrund stehen.

Vulvitis chronica plasmacellularis

Makroskopisch beobachten wir bei der Vulvitis chronica plasmacellularis, wie sie als Gegenstück zu der Balanoposthitis chronica plasmacellularis aufgestellt wurde, unter meist fleckförmiger Anordnung auf dem Boden einer mehr oder minder flächenhaften, mäßigen Vulvitis auffällig lackartig glänzende, spritzer- oder bogenförmig gruppierte, dunkelrote bis schokoladenbraune Erytheme. Die fleckförmigen Veränderungen lassen sich tangential gering fälteln und sind im Gegensatz zu der roten und samtartig feingekörnten Oberfläche der Erythroplasie (= Morbus Bowen der Schleimhäute und Halbschleimhäute) glatt! Es handelt sich bei ihr weder um einen topographisch noch nosologisch besonderen Krankheitszustand eigener Art, sondern vielmehr um eine für die Körperöffnungen und deren Umgebung standortgebundene Reaktionseigentümlichkeit, die ihre histopathologische Entsprechung in einer Plasmozytenproliferation hat.

Balanitis simplex

Bei der Balanitis vulgaris sehen wir durch chemische Noxen (Quecksilber, Sulfonamide, quaternäre Ammoniumverbindungen o.ä.) ausgelöste, zartgesättigte, manchmal auch mehr exsudativ-erosive sowie nicht selten von einer „entzündlichen" Phimose begleitete Erytheme im Präputium. Bei kleinen Knaben ist nicht selten eine Vorhautverengung die Ursache einer solchen Balanitis, während bei älteren Männern eine sog. Balanitis seborrhoica durch starke Smegmasekretion infolge mangelnder Hygiene zur Entwicklung kommt.

Eine Balanitis findet sich weiterhin als unspezifisches Begleitsymptom bei venerischen und nichtvenerischen Genitalerkrankungen, wie z.B. oft bei unspezifischer Urethritis. Eine *Balanitis luica specifica* (Syphilis II) und eine *Balanitis gonorrhoica* sind gegenwärtig selten.

Oft finden sich balanitische exsudative Arzneimittelexantheme (Pyrazolonderivate, Phenolphthalein, Tetracycline). Derartig können sich auch entsprechende Lokalisationen eines Erythema exsudativum multiforme, weniger exsudativ, dann wieder eine Psoriasis vulgaris oder ein Lichen ruber äußern.

Balanitis diabetica

Hierbei handelt es sich um eine meist mit einer aufgepfropften Candidamykose zur Beobach-

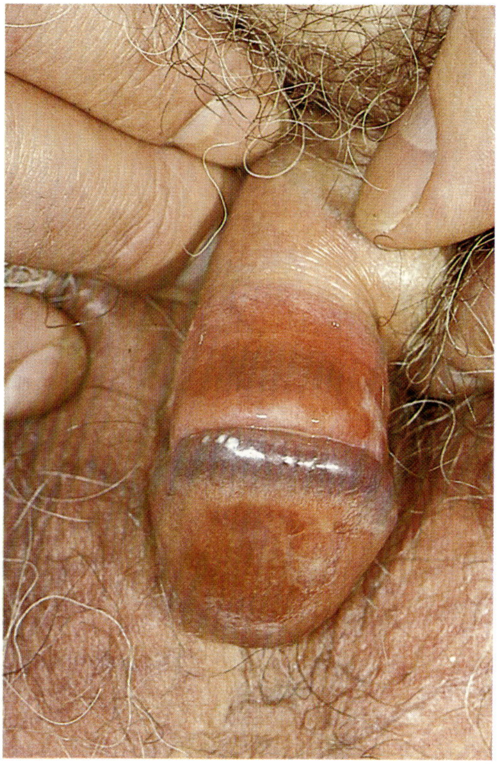

Abb. **467** Balanoposthitis plasmacellularis.

tung kommende, häufig stark juckende, erythematöse bis erosive Eichel-Vorhaut-Veränderung, die namentlich bei den leichten(!) Fällen von Diabetes mellitus älterer Männer die übrige Hautsymptomatik anführt.

Balanitis erosiva circinata

Von dieser Balanitisform sprechen wir, wenn eine polyzyklisch figurierte, im späteren Verlauf mit regionärer Lymphknotenvergrößerung einhergehende Balanitisform vorliegt, die häufig durch eine Fusospirochätose bedingt ist, bei stärkerer Gangräneszenz auch durch vibrioartige Nekrosebazillen hervorgerufen wird. Differentialdiagnostisch werden vornehmlich ein Herpes genitalis, ein luisches Krankheitsprodukt wie eine Reiter-Balanitis zu erwägen sein.
Die Balanitis erosiva circinata zeigt Beziehungen zum HL-A27.

Balanitis candidamycetica

Diese kommt in der Gegenwart oft auch ohne Kombination mit einem Diabetes mellitus nach vorangehender Antibiotikatherapie oder bei einem Scheidensoor der meist zudem Kontrazeptiva einnehmenden Partnerin vor. Hierbei treffen wir auf eine charakteristische polymorphe Balanitisform: Entweder beobachten wir kleine, kleinlinsengroße, sattrote, kreisrunde Erytheme mit zarten Schuppensäumen oder kalkspritzerartige, bald erosiv-aufplatzende bläschenförmige Auflagerungen.

Balanoposthitis circumscripta plasmacellularis chronica

Bei der plasmazellulären Balanitis treffen wir an der Glans und/oder am inneren Präputium auf solitäre oder multiple (infolge Hämosiderinimbibition) schokoladenbraune, straff infiltrierte, lackartig glänzende Erytheme, die anders als die oberflächlich samtartig fein gekörnte (präkanzeröse) Erythroplasie glatt imponieren (Abb. **467**). Mitunter kann das Gesamtbild einer polytopen „Plasmocytosis circumorificalis" gegeben sein. Ulzeröser Aufbruch ist eine Ausnahme.

Balanitis circinata parakeratotica bei Morbus Reiter

Diese kommt bei dem vornehmlich aus den Leitsymptomen Arthritis, Konjunktivitis, Urethritis, seltenerweise auch Symptomen an Haut und Halbschleimhäuten aufgebauten, lange Zeit auch monosymptomatisch verlaufenden Syndrom vor, bei dem früher mehr als heute als Vorkrankheit Dysenterie oder Enteritis überhaupt, daneben Gonorrhoe oder nichtgonorrhoische Urethritis beachtet wurden. Die Abgrenzung dieser Balanitisform gegenüber einer „Psoriasisbalanitis" kann schwierig sein. Spezielle Beziehungen der Reiter-Balanitis zum HL-A27-Genotyp werden diskutiert (Abb. **468**).

Induratio penis plastica, Priapismus

Die *Induratio penis plastica* stellt eine bei beginnendem *„Climacterium virile“* auftretende und/oder mit weiteren Symptomen fibroblastischer Diathese, wie Dupuytrenscher Fingerkontraktur, Fingerknöchelpolstern = „knuckle pads“, Keloiden usw. assoziierte, bindegewebige Hyperplasie der Tunica albuginea dar. Somit tritt die Induratio penis plastica bei der Erektion deutlicher hervor. Subjektiv führen Schmerzen oder Kohabitationsbeschwerden infolge Glieddeviation den Patienten zu Arzt. Prädilektion ist das Dorsum penis, und zwar vornehmlich in seinem mittleren oder hinteren Drittel.
Bedeutsam ist beim *Priapismus* (schmerzhafter Dauererektion) der Pathomechanismus, der entweder zentral oder spinal, aber auch peripher (lokalthrombotische Kavernitis) geltend wird. In Betracht kommen z.B. Leuchtgas- oder Bleivergiftungen, Rückenmarkskompressionen oder -kontusionen, Leukämie, Diabetes mellitus, bei Negern Sichelzellanämie, ferner solche Zustände nach Tetanusantitoxin, Tularämie, als Mumpskomplikation oder bei Beckenvenenthrombose. Zu forschen ist nicht zuletzt nach Dauerabusus von Aphrodisiaka. Seltene Endzustände sind Gangrän oder Mumifikation des Penis. Hauptsächlich ist der Priapismus eine Krankheit älterer Männer.

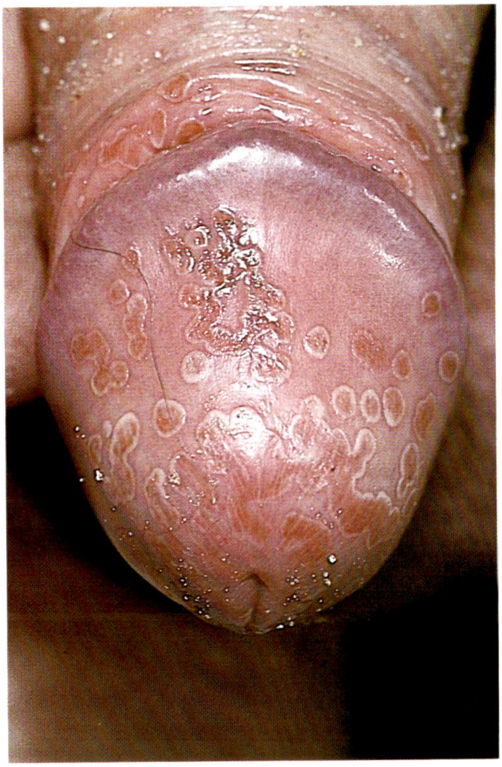

Abb. **468** Reiter-Balanitis.

Fertilitäts- und Potenzstörungen beim Mann (Andrologie)

Ungewünschte *Infertilität* findet sich in ca. 15% aller Ehen. Ferner ist die *Zeugungsfähigkeit (Impotentia generandi)* bei 5% aller Männer reduziert oder aufgehoben, wie auch die Ursache der Sterilität einer Ehe zu ungefähr 40% der Fälle beim Ehemann zu suchen bzw. eine Fortpflanzungsstörung bei 4% aller deutschen Männer in der Reproduktionsphase zu vermuten ist. Hingegen sind mit Hilfe der derzeitigen andrologischen Therapie nur in etwa 10–15% Behandlungserfolge erzielbar. Demgemäß erscheint der Einbezug der „Männerheilkunde" in die Weiterbildungsordnung für die Fächer der Dermatologie und Urologie gerechtfertigt.

Anatomische Vorbemerkungen

Die *Hoden* werden von der *Tunica albuginea* bindegewebig eingehüllt, wobei an der Grenzfläche zu *Testis* und *Epididymis* das sog. *Rete* des Hodens liegt, welches durch Septen untergliedert ist, wodurch in ihrer Fortsetzung das Hodengrundgewebe läppchenartig unterteilt wird. Da ferner die Wand der Samenkanälchen myale Gewebselemente aufweist, können die Spermien (= reifen Samenzellen) zum Rete testis hin peristaltikartig weitergeführt werden. In den unteren Anteilen der *Tubuli seminiferi* finden sich zunächst die hellen und dunklen *Spermatogonien,* aus denen, bei der weiteren Entwicklung zum Zentrum des Keimepithels hin, sich die *Spermatozyten I. und II. Ordnung* entwickeln. Der *reife Samenfaden* weist einen Kopf- und einen Schwanzteil auf, an dem hinwiederum Hals-, Mittel- und Haupt- sowie ein Endstück unterscheidbar sind. Das Interstitium zwischen den Spermatogonien und den weiteren Entwicklungszellen wird von den *Sertoli-Zellen* eingenommen, die einen gelappten Kern und einen meist deutlichen Kernkörper aufweisen. Das *Interstitium* zwischen den einzelnen samenführenden Tubuli wird dagegen, abgesehen von Gefäß- und Nervenelementen, von den (unterschiedlich) strukturierten *Leydig-Zellen* besetzt. Über die *Ductuli efferentes* erfolgt sodann die Samenableitung zum Nebenhoden hin, bei dem – selbst für die klinische Palpation deutlich – Kopf- und Schwanzteil unterschieden werden.

Das *Membrum virile* mißt bei der Erektion an Länge etwa 10–15 cm, an Umfang etwa 12 cm. Die Erektion kommt durch starke Blutfüllung der Schwellkörper des Penis, ohne Beteiligung des Schwellkörpers der Urethra, zustande. Durch Senkung des arteriellen Zuflusses und gleichzeitige Steigerung des venösen Rückflusses wird das Glied wieder schlaff. Dieser Vorgang, speziell die *Erektion* werden sakral-parasympathisch, und was die *Ejakulation* betrifft, lumbal-sympathisch gesteuert. Für praktische Bedürfnisse bedient man sich zwecks Festlegung der Hodengröße sog. *Orchimeter,* die entweder als Kunststoffphantom (nach Prader) einen Vergleich mit der Hodengröße des Probanden darstellen oder mittels mechanischen Außentasters (Hynie) ermöglichen. Die *Bläschendrüsen* sind bei der rektalen Tastung nicht palpabel. Die *Vorsteherdrüse* erscheint dagegen dem tastenden Finger kastanienartig. Außerdem weist die Prostata eine Zweilappung mit mäßiger longitudinaler Einsenkung auf. Schließlich sind die Glandulae bulbourethrales, die *Cowper-Drüsen,* das Analogon zu den Bartholin-Drüsen bei der Frau, bilateral kirschkerngroß, unterhalb der Prostata zu palpieren. Sie münden im übrigen in die vordere Harnröhre. Eine *Lymphangitis prostatoiliaca (Cronquist) tritt eigentlich nur bei der Gonorrhoe in Erscheinung.*

Bei der gesamtandrologischen Betrachtung des Patienten sind sodann die Spannweite der oberen Extremitäten, auch die Hochwüchsigkeit, die *Stimmlage* (z. B. Kastratenstimme) und das Haarkleid (Rasurbeginn, pelzkappenartiger Haaransatz, Aufsteigen des Schamhaares bis zum Nabel hin) beachtenswert.

Endokrinologische Hinweise

Das sowohl *endo-* wie *exokrine Hodenorgan* ist vor allem für den Aufbau von *Steroidhormonen* aus Cholesterin verantwortlich, wobei diese Hormonkörper grundsätzlich auch im Eierstock und der Nebennierenrinde synthetisiert werden können.

Neben den Steroidhormonen wurden in verschiedenen testikulären Substraten neuerdings auch *Polypeptide* („Inhibin") festgestellt.

Die Sekretion der *Steroide* setzt schon *vor der Pubertät* in der Nebennierenrinde (wahrscheinlich in

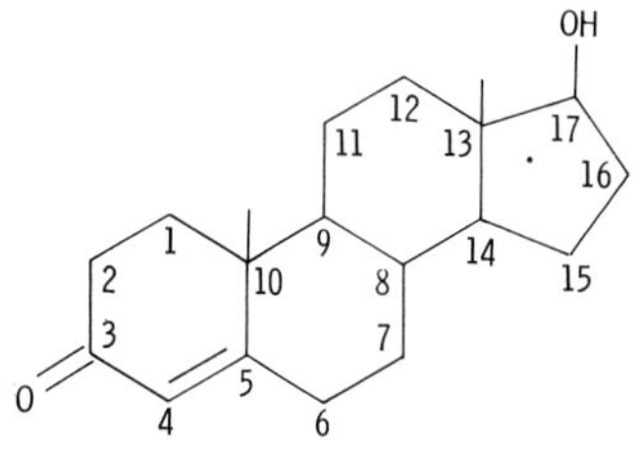

Abb. **469** Stukturformel des Testosterons.

Form von Dehydroepiandrosteron) ein, während die *Maxima* des *Testosteronwertes im Plasma* erst *2, 3 Jahre nach der Pubertät* festzustellen sind. Um diese Zeit ist aber noch mit einer beachtlichen Rhythmik der Produktion zu rechnen. Im übrigen kommt es (derzeit) um das 10. bis 11. Jahr zu einer merklichen *Vergrößerung des Hodens,* während etwa um das 13. Jahr der erste *Samenerguß* erlebt wird, wohingegen *Stimmwechsel* („Stimmbruch", Mutation), *Schambehaarung* und *Bartwuchs* zwischen dem 14. und 15. Jahr in Gang kommen. Mengenmäßig werden *innerhalb eines Tages* vom erwachsenen Mann ca. 7 mg *Testosteron* gebildet, wobei dessen Blutkonzentration sich auf 400–1000 ng/% anhebt. Im *Climacterium virile* resp. um das 6. Lebensjahrzehnt fällt die Testosteronbildung wieder deutlich ab. Die *biologischen Wirkungen des Testosterons* bleiben indessen, ganz abgesehen von seiner essentiellen Bedeutung für die Bildung der Samenfäden, darüber hinaus nicht auf die Reproduktionsorgane beschränkt (Entwicklung der primären und sekundären Geschlechtscharaktere), sondern entfalten sich auch sonst durchaus mannigfach, wobei hier nur auf die allgemeine anabole Effizienz, die Auswirkung auf das Haarkleid, ja selbst auf die Erythropoese und keineswegs zum Schlusse auf den psychischen Status hinzuweisen wäre. *Reduzierte Testosteronbildungen* führen dementsprechend zum Bild des *Hypogonadismus,* der mithin nach dem Ausgeführten nicht nur durch eine Einbuße an Potentia generandi und coeundi sowie an Sexualbedürfnis (Libido) überhaupt, sondern u. a. durch eine Osteoporosetendenz gekennzeichnet ist.

Spezielle Erscheinungsbilder

Als besondere Formen für derartige Zustände sind (für einen *hypergonadotropen Hypogonadismus)* das *Klinefelter-Syndrom* mit einer häufigen Osteoporose (s. später) sowie (für einen *hypogonadotropen Hypogonadismus)* das *Kallmann-Syndrom* mit Defekten am Hypothalamus und des N. olfactorius (Anosmie!) zu nennen. Weitere hypogonadotrope Muster wäre alsdann das Bild des Androgenmangels in Form des *„idiopathischen" Eunuchismus* und der hypophysären Insuffizienzen (z. B. durch Tumoren, Traumatisierung oder Entzündung). Das *Pasqualini-Syndrom* ist bei den sog. *fertilen Eunuchen* durch eine normale Sekretion von FSH (= follikelstimulierendem Hormon) und eine isolierte Reduktion von LH (= luteinisierendem Hormon) ausgezeichnet.
Ein *angeborenes* (uni- oder bilaterales) *Fehlen der Hoden (Anorchie)* ist äußerst selten (ca. 1 : 20000 Männer).

Gruppe der endokrin wirksamen Hodentumoren

Die *Leydig-Zell-Tumoren* bilden vor der Geschlechtsreife zunächst mehr Androgen (Pubertas praecox), während es nach der Pubertät infolge vermehrter Östrogenproduktion (abgesehen von den Hodentumoren) zu Feminisierungsphänomenen (Gynäkomastie) kommt. Auch die *Sertoli-Zell-Tumoren* rufen über eine gesteigerte Östrogenproduktion Feminisierungserscheinungen hervor.

Zur Ätiologie und Klinik von Fertilitätsstörungen

Die *Fortpflanzungsfähigkeit* beim Mann, die Potentia generandi, ist schon deshalb als äußerst störanfällig zu beurteilen, weil, wie SCHIRREN hervorhebt, die Testes zu den empfindlichsten Organen des menschlichen Organismus überhaupt zählen. So ist an *äußeren Ursachen* für derartige Störungen speziell nach *Arzneimitteln* (Nitrofurantoin, Zytostatika und keinesfalls zuletzt nach exzessiver und protrahierter Nikotineinwirkung) zu fahnden. Zudem ist der im Regelfall außerhalb des Bauchraumes im Skrotum befindliche Hoden *thermisch,* und zwar sowohl gegen Hitze wie Kälte, durchaus empfindlich. Außerdem soll sich bei *Alkoholikern* das Sperma schlechter verflüssigen. Als neuere, exogene Störfaktoren werden schließlich auch Herbizide und Pestizide sowie die chronische Hämodialyse diskutiert. Von anatomischen Ursachen ist die *Varikozele* (90% linksseitig) fraglos eine der Hauptursachen für eine männliche Fertilitätseinbuße. Neuere Beobachtungen betreffen endlich noch *autoimmunitäre Einflüsse* (speziell nach Traumatisierung und Verschlußaspermie), während der u. U. deletäre und irreparable Einfluß von *„Entzündungen"* an den Genitalorganen (Hoden, Nebenhoden) und deren Adnexen, z. B. durch Mumps, schon des längeren bewertet wurden.
Als *androgenitales Syndrom* versteht man ein

hypergenitales, vor allem durch Vergrößerung des Penis gekennzeichnetes Bild mit Mangel an Spermabildungszellen und Leydig-Zellen infolge einer krankhaft gesteigerten Androgenproduktion der Nebennierenrinde.

Pathologische *Östrinisationen,* die den Level der Gesamtgonadotropine niedrig halten und damit auch die Testosteronbildung hemmen, so daß klinisch auf die Dauer eine *Hodenatrophie* (Depopulation des Keimepithels) und eine *Gynäkomastie* mit deutlich subjektiver Einschränkung des Sexualverlangens resultiert, sieht man derzeit vornehmlich infolge einer (medikamentösen) Östrogenzufuhr bei Patienten mit Prostatakarzinom. Umgekehrt können auch *größere Mengen* von *Testosteron* zu einer Inhibition der Gonadotropine und damit gleichfalls zu einer Spermiogenesehemmung bis zur Azoospermie führen. Früher(!) versuchte man derartige Effekte bei der Therapie von Fertilitätsanomalien zwecks Auslösung eines *Rebound-Phänomens,* um nach plötzlichem Absetzen der zugeführten Hormone eine überschießende Gonadotropinausschüttung bzw. eine stärkere Bildung der Androgene anzuregen, als sie vor der Hormonzufuhr bestand.

Von *dermatologischen Krankheitsbildern,* die mit einem *Hypogonadismus* verknüpft sein können, sind vor allem das *Werner-Syndrom* (u. a. straffe Atrophie der äußeren Decke, doppelseitige Katarakt, Unterschenkelulzerationen, Diabetes mellitus) und das *Rothmund-Syndrom* (Poikilodermie, schütteres Haarkleid sowie Linsentrübung) aufzuführen.

An *Medikamenten* zur *Hemmung* der *sexuellen Potenz* haben sich in letzter Zeit noch *Antiandrogene,* speziell vom Typ des Cyproteronacetats, vorzugsweise zur Therapie des Exhibitionismus, eingeführt. Aber auch *„Entzündungen“,* wie schon erwähnt, jeder Art und Lokalisation, vornehmlich *Orchitiden* sowie *Epididymitiden* oder beide zusammen bzw. nicht voneinander unterscheidbar: *Orchiepididymitiden* können durch verschiedene Erreger, vor allem auf dem Blutwege entstehen, aber auch durch Traumatisierung in ihrer Entwicklung gebahnt werden. Klinisch am Anfang solcher entzündlichen Zustände an Testis oder Epididymis stehen Schmerzhaftigkeit und starke Ödematisierung, in ihrer Mitte die anschließende Depopulation des Keimepithels und am Ende, je nach durchgemachtem Ausmaß, sogar eine totale Atrophie bzw. Oligozoospermie oder gar Azoospermie.

An klassischen Ursachen für solche Entzündungen am Hoden gelten vor allem die *Lues* (interstitielle fibröse oder gummöse Orchitis), der Bauchtyphus, der Morbus Bang, die Lepra (Orchitis, weniger auch die Epididymitis leprosa bilateralis, Gynäkomastie) sowie in unseren Breiten vor allen Dingen die *Mumps*erkrankung des Erwachsenen, die häufiger ein- als doppelseitig abläuft. Die Tuberkulose bevorzugt klassischerweise den Nebenhoden, kann sich aber auch herdförmig im Hoden manifestieren. Weniger wurden ferner Sarkoidosegranulome im Hoden wie Nebenhoden bekannt. Im Fall einer *akuten Orchitis* von starker Schmerzhaftigkeit und zudem bei Adoleszenten ist differentialdiagnostisch auch – unter Mithilfe des Chirurgen oder Urologen – eine akute Stieldrehung des Hodens *(Hodentorsion)* zu bedenken.

Von weiteren schädlichen Einwirkungen wären zum Schluß solche durch *ionisierende Strahlung* (irreversible Schädigung des Keimepithels bei über 3000 R und speziell an den Spermatogonien), die schon genannten *thermischen Einwirkungen* und im Hinblick auf ihre Häufigkeit keinenfalls zuletzt die *Varikozele* nochmals aufzuführen:

Hierbei handelt es sich um *Phlebektasien des Plexus pampiniformis,* der durch die Verbindung mit den entsprechenden Anteilen der Arterien und Lymphgefäße seine Bedeutung erhält. Varikozelen können wohl vorzugsweise bei asthenischen Konstitutionstypen beobachtet werden, kommen aber ebenso auch bei Pyknikern und ohne Zusammenhang mit sonstigen Manifestationen eines varikösen Symptomenkomplexes vor. Bei *Varikozelenträgern* kommt es vermutlich durch den gestörten Venenabfluß zu einer *Thermoregulationsstörung des Hodens* mit konsekutiver Asthenospermie, so daß in solchen Fällen die Varikozele die Indikation zu ihrer operativen Beseitigung im Interesse der Wiederherstellung der Fertilität abgeben kann. *Therapeutisch* führt man im allgemeinen eine Unterbindung der V. spermatica interna durch.

Als (steriler) *hypogonadotroper Hypogonadismus* – bei normal entwickelten äußerem Genitale, wenn auch relativ kleinen Hoden, und Azoospermie – ist das germinalaplastische *del-Castillo-Syndrom* (Sertoli-Zell-Syndrom) zu erwähnen, das letztlich nur histologisch gegenüber einer Verschlußazoospermie abgegrenzt werden kann.

Die wichtigste Form für einen *hypergonadotropen Hodenschaden* stellt aber das sich postpubertär manifestierende, *chromatinpositive Kli-*

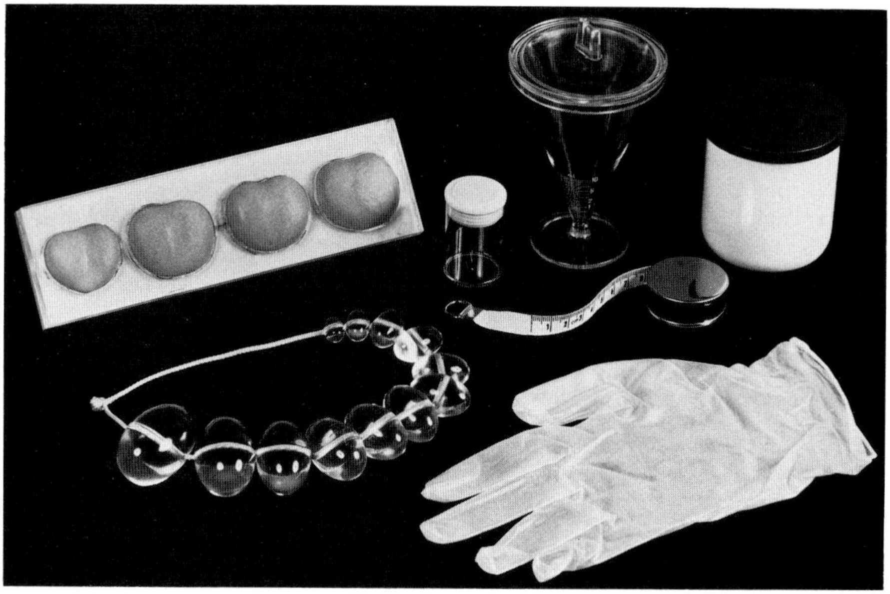

Abb. **470** Andrologische Grundausrüstung.

nefelter-Syndrom (häufigster Karyotyp 47, XXY) dar. Dieser ist *histologisch* durch eine herdförmig unterschiedliche Wucherung der Leydig-Zwischenzellen und Sklerohyalinose der Tubuli, *klinisch* durch Hochwuchs, Osteoporose, Hodenhypoplasie, Gynäkomastie, also Feminisierung der sekundären Geschlechtscharaktere, sowie eine deutliche Erhöhung der Gonadotropine und der 17-Ketosteroide im Urin, manchmal auch durch Rot-Grün-Blindheit und psychische Störungen als *komplexe gonadale Dysgenesie* gekennzeichnet. Rechtzeitige Androgenzufuhr wird angeraten!

Gegenüber dieser 1942 von KLINEFELTER, REIFENSTEIN u. ALBRIGHT beschriebenen Chromosomenaberration existiert auch noch ein chromatinnegatives, hypogonadales „falsches“ Klinefelter-Syndrom.

Anomalieformen von Spermien, die in geringem Ausmaß in jedem Ejakulat vorkommen und in Vergrößerungen, Verkleinerungen, Doppel- und Rundköpfigkeit der Spermien bestehen können, werden als *Teratozoospermie* zusammengefaßt.

Ein komplexer(!) Androgenmangelzustand ist sodann mehr oder weniger physiologisch im *Climacterium virile* gegeben, welches durch Bestimmung des Testosteronspiegels sowie des Gonadotropin objektiviert werden kann.

Die früher meist als *Kryptorchismus* oder je nach Befund als Leisten-, Gleit- oder Pendelhoden bezeichnete Lageanomalie des *Maldescensus testis* weist ihre große prognostische Bedeutung keineswegs nur in der Möglichkeit späterer Zeugungsunfähigkeit, sondern vor allem in der Tatsache auf, daß sich Malignome in – im 3. bis 9. Schwangerschaftsmonat aus der Bauchhöhle – nicht herabgewanderten Hoden etwa 50mal häufiger entwickeln.

Der *Therapiebeginn* soll möglichst frühzeitig, nach einigen Autoren schon ab dem 1. Lebensjahr, nach anderen Autoren im 3.–5. Lebensjahr erfolgen. Man gibt z. B. Choriongonadotropin 300 Einheiten 2mal in der Woche bis zu einer Gesamtdosis von 3000 Einheiten. Falls es innerhalb eines ½ Jahres dann nicht zu einem Hodenabstieg kommt, ist die operative Korrektur der Hodenretention anzustreben.

Zur Diagnostik

Vorgeschichte (s. auch beistehenden Untersuchungsbogen, Tab. 7):

Tabelle **7** Klinikum der Johannes Gutenberg Universität Mainz

Hautklinik
Fertilitätsuntersuchung
des Patienten Herrn

Datum: ____________

geb. am: ____________

(nur bei Erstuntersuchung auszufüllen)

Gyn. Behandl. d. Ehefrau:	ja nein	Aborte:	ja nein
kinderlos verheiratet seit:	____ Jahr	Kinderwunsch seit:	____ Jahren
Krankheiten:	keine		Mumps
Geschlechtskrankheiten	Kryptorchismus		Gelbsucht
sonstiges:			
sexuelle Entwicklung:	unauffällig		verzögert
sexuelle Funktionen o. B.:	ja nein		
Verkehrsfrequenz pro Woche:	____		
Medikamente:	____		
Alkohol und Nikotin:	____		
Untersuchungsergebnisse:			
Penis:	____ cm (größte Spannweite)		
Behaarung:	masculin		feminin
Hoden:	____ ccm rechts		____ ccm links
Varicozele:	ja nein		
Nebenhoden o. B.:	ja nein ____		
unauffäll. Prostata:	ja nein ____		

Makroskopische Ejakulatuntersuchung:			
Menge:	____ ml		
pH:	____		
unauffäll. Farbe:	ja nein	Fructose:	____ g/l
unauffäll. Geruch:	ja nein	Carnitin:	____ mg%
unauffäll. Viskosität:	ja nein		
Mikroskopische Ejakulatuntersuchung:			
Spermatozoen:	____ Mill/ml	Agglutination:	ja nein
Motilität %:	____	qualitativ:	____ %
		qualitativ gut:	____ %
		vermindert:	____ %
Differentialspermiogramm:			
normale Spermien:	____ %	Schwanzdeformation:	____ %
Spermiogenesezellen:	____ %	Kopfdeformation:	____ %
Leukozyten:	____ %	Cytoplasmarest:	____ %

sonstiges: ____________

____
Unterschrift

- *Familienanamnese:* Erb- und Stoffwechselkrankheiten, Nerven-, Geisteskrankheiten, Mißbildungen, Alter der Eltern bei der Geburt, Zahl der Geschwister und deren Kinder.
- *Eigenanamnese:* Mumps, Orchitis, Epididymitis, Genitaltraumen, Hungerdystrophie, Herniotomie, Geschlechtskrankheiten, Alter bei der ersten Rasur, Alter bei der ersten Pollution (Masturbation), Alter beim ersten Geschlechtsverkehr, Libido, Erektion, Ejakulation, Orgasmus usf.
- *Eheanamnese:* synchroner Orgasmus, Libido und Orgasmus bei der Ehefrau, Dauer und Art der Antikonzeption.

Allgemeinuntersuchung (z. B. Typ der Sekundärbehaarung und Pigmentierung an der Genital- und Axillarregion):

Untersuchung der Zeugungsorgane (Phimose, Varikozele), Untersuchung der Samenflüssigkeit (s. später), im weiteren evtl. Hodenbiopsie, Hormonuntersuchungen im Urin (Gonadotropinausscheidung = FSH) sowie evtl. Zellkerngeschlechtsuntersuchung (vornehmlich bei Klinefelter-Syndrom-Verdacht.

Untersuchung des Ejakulats. *Samengewinnung* möglichst durch Masturbation nach einer sexuellen Karenz von 4–7 Tagen, pH: 7,0 bis 7,5 (darüber: bakterieller Infekt bzw. bakteriologische Überprüfung des Ejakulats erforderlich, darunter: Verschluß, fehlen des sauren Prostatasekrets?). Zähflüssige *Viskosität* des frischen, normalerweise gelblichen oder grauweißen Ejakulats, welches zudem nach Kastanienblüten riechen soll; nach ca. 15 Minuten *Verflüssigung*.

1. *Menge:*
   Die Samenzellen werden nach Verdünnung in der Leukozytenpipette im Verhältnis 1 : 10 in Formalin in der Leukozytenzellkammer ausgezählt. Dagegen erfolgt die morphologische Untersuchung der Samenzellen in einem gefärbten Ausstrich.
   Normosemie: 1,5–6,0 ml
   Multisemie: über 6,5 ml
   Parvosemie: unter 1,5 ml
   Aspermie oder Aspermatismus: kein Samenerguß (trotz Orgasmus retrograde Ejakulation in die Harnblase?)
2. *Zahl:*
   Normospermie: über 40–60 Mill./ml; untere Grenze der Norm 20 Mill./ml
   Oligospermie: Spermienzahl unter der Norm
   Polyspermie: über 250 Mill./ml
   Azoospermie: keine reifen Spermien, nur Vorstufen
   Aspermie: keine reifen Spermien (!), keine Vorstufen
3. *Beweglichkeit:*
   Prüfung evtl. durch den Eosintest (= bei Zusatz von 1 Tropfen 0,5% wäßriger Eosinlösung Rotanfärbung der unbeweglichen Spermien).
   Normokinese: 70%, normal ist noch ein Beweglichkeitsverlust von 10–20% innerhalb von 2–3 Stunden
   Asthenospermie: unter 70%
   Akinese: Spermien unbeweglich
   Nekrospermie: alle Spermien sind tot (Eosintest +)
   Fruktose und Fruktolyse (= Fruktoseverbrauch hauptsächlich durch die Spermien in einer bestimmten Zeit).
   Normale Initialfruktose: über 1200 bis 5000 γ/ml innerhalb von 5 Stunden.

Zu einigen biochemischen Parametern des Samenplasmas

Die einzelnen Inhaltsstoffe des *Seminalplasmas* rühren in der Hauptsache aus den akzessorischen Geschlechtsdrüsen (Prostata, Bläschendrüsen), aber auch aus der Hodensekretion selbst her.

Der *Hyaluronidase*gehalt im Seminalplasma entspricht weitgehend der Zahl der dort vorhandenen motilen Spermien.

Charakteristische Absonderungen aus den *Nebenhoden* betreffen u. a. das *Carnitin,* aus der *Bläschendrüse* u. a. *Fructose* und Prostaglandin, aus der *Prostata* vor allem die *saure Phosphatase,* Zitronensäure, die Base Spermin, aber u. a. ferner γ-GOT und γ-GT.

Teleologisch wird die Bedeutung des Seminalplasmas in einer Stimulation von *Beweglichkeit* und vitalem Verhalten der Spermien überhaupt erachtet, wobei hierfür eine besondere Bedeutung dem Prostatasekret zugemessen wird, während der *Fructose*gehalt des Bläschendrüsensekrets als wichtig für den *Spermatozoenbetriebsstoffwechsel* bewertet wird.

Der *pH-Wert* frischen Samens beläuft sich auf 7,0 bis 7,5, er sinkt nach einiger Zeit zum Alkalischen hin ab. Außerdem ist er bei Fehlen von Bläschen- oder Prostatasekrets erniedrigt.

Innerhalb von einer ½ Stunde *verflüssigt* sich das Sperma, was von Bedeutung für seine Vermischung mit dem Vaginalsekret sein könnte. Deshalb dürften Hypo- oder Hyperviskosität für das Eindringen der Spermien in den Zervixschleim beachtenswert sein.

Die aus den Bläschendrüsen stammende *Fructose* beträgt, wie schon erwähnt, 1200 γ/ml, ihr oberer Grenzwert wird bei 5000 γ/ml angenommen. Die *Fructose*konzentration gilt als Parameteraussage für die Tätigkeit der Bläschendrüsensekretion, während die *saure Phosphatase,* weit mehr als übrigens die Werte der *Zitronensäure,* als Hinweis auf die Prostatasekretion gelten. Dagegen soll der als Parameter der Nebenhodentätigkeit herangezogene *Carnitinspiegel* in Beziehung zur Dichte und Beweglichkeit der Spermatozoen stehen soll. Sein normaler Wert liegt bei etwa 7 mg/%.

Hodenbiopsie

Diese heute eher etwas zurückhaltende bzw. seltener als noch vor kurzem durchgeführte Untersuchungsmethode hat ihre Hauptanzeige bei Verdacht auf *Obliteration der samenableitenden Wege* bzw. bei *Aspermie.* Die Durchführung und die Auswertung erfordern besondere technische Ausbildung wie histologische Einarbeitung.

Ihre Durchführung sollte bei Verdacht auf ein vorliegendes Malignom, eine akute oder chronische Entzündung (Tbc!), aber auch bei einem banalen Skrotalekzem, bei Blutungsneigung oder Fieber unterbleiben. Dagegen wird meist bilaterale Biopsie gefordert, außerdem Einbringung des Exzisats in Stieve- oder Bouin-Lösung, die kein Formalin enthält.

Genetische Diagnostik

Diese gründet sich auf die Tatsache, daß beim Menschen 46 Chromosomen, und zwar 44 (= 22 Paare) Autosomen und 2 Geschlechtschromosomen vorkommen.

Die *erste Chromosomenaberration beim Menschen* wurde als Trisomie des Chromosomen 21 bei *Mongolismus* festgestellt.

Bei *klinischem Verdacht* auf das Vorliegen einer *Chromosomenaberration* sollten entsprechende zytogenetische Untersuchungen (meist in einem Institut für Humangenetik) an Zellen der Wangenschleimhaut oder der Haarwurzel (Barr-Test) veranlaßt werden. Hierbei wird darauf geachtet, wieviel bei dem Probanden X-Chromosomen (1, 2 oder mehr) vorkommen. Andere Möglichkeiten der Chromosomenanalyse betreffen Kulturen aus Zellen des peripheren Blutes. Ferner vermerkt man strukturelle Chromosomenabweichungen (z. B. Translokation, Defizienzen oder sog. Mosaiks [= mehrere Zellstämme bei einer Person]).
Die *wichtigste* und *häufigste Geschlechtschromosomenabweichung* des Menschen in der Andrologie betrifft das bereits mehrfach erwähnte *Klinefelter-Syndrom* mit seiner (zu meist) XXY-Geschlechtschromosomenkonstellation. Es gibt aber auch innerhalb der Klinefelter-Gruppe durchaus andere Konstellationen.

Hormonelle Diagnostik

Diese wird heute meist radioimmunologisch durchgeführt. Je stärker die Spermienzahl absinkt, desto höher verhält sich die Ausscheidung des FSH (= follikelstimulierendes Hormon). Ferner ersetzt nach Mauss bei der Azoospermie die FSH-Bestimmung die früher notwendige Hodenbiopsie. Dagegen besteht keine Beziehung zwischen der Spermatozoenzahl und der Ausscheidung von LH (= luteinisierendem Hormon). Ferner hat der Testosteronspiegel einerseits eine große Schwankungsbreite und hängt zum anderen deutlich vom Lebensalter ab.

Medikamentöse Therapie von Fertilitätsstörungen

Angesehen von den vorangehend erwähnten Sondermaßnahmen (z. B. Operation einer Varikozele, chemotherapeutische oder antibiotische Beseitigung von „Entzündungen" oder Infektionen usf.) lassen sich sichere Erhöhungen des Plasmatestosteronspiegels vor allem durch rektale und intramuskuläre Substitutionen erzielen, wobei heute aber meist von 17-α-Methyl-Testosteron wegen der Möglichkeit einer hierdurch induzierten Cholestase Abstand genommen wird. Abgesehen davon muß man sich ferner stets der grundsätzlich beschränkten Möglichkeiten einer sicheren medikamentösen Beeinflussung der Spermiogenese gewußt sein, zumal nicht wenige der vorangehend erwähnten Konstellationen (wie z. B. ein Sertoli-Syndrom) von vornherein einer Therapie unzugänglich sind.
Umstritten ist weiterhin auch die Therapie bei Spermatozoenmangel (etwa unterhalb 20 Mill. Samenfäden pro ml) mittels niedrig (20 mg tgl.) dosiertem Vitamin E (Evion, Ephynal). Jedoch werden auch von androgenen Hormonen bei Asthenoteratozoospermien vorzugsweise niedrige Tagesquanten, z. B. in Form von Mesterolon („Proviron" 25 mg, ein bis mehrmals täglich) verwandt. Außerdem kommen bei *Oligozoospermien* oder isolierten *Asthenoteratozoospermien* Versuche mit Kallikrein (Padutin 100, 6 × 1 Tabl. pro Tag über 3 Monate) in Frage. Sein Effekt zielt vornehmlich auf die Steigerung der Motilität.
Schließlich können hypogonado-, aber ausnahmsweise auch *normogonadotrope Spermiogenesestörungen* mit HCG (Human Choriongonadotropin) und HMG (Human Menopausal Gonadotropin) (z. B. Pergonal, Pregnesin) behandelt werden.

Sachverzeichnis

Verzeichnis der übernommenen Abbildungen

Die folgenden Abbildungen wurden entnommen aus: Korting: Dermatologie in Praxis und Klinik. Thieme, Stuttgart. Bd. I 1980, Bd. II 1980, Bd. III 1979, Bd. IV 1981.

Abb. 9: G. W. Korting (Bd. IV)
Abb. 10: K. Bork (Bd. II)
Abb. 17: G. W. Korting (Bd. IV)
Abb. 18: G. W. Korting (Bd. IV)
Abb. 23–25: G. Brehm (Bd. II)
Abb. 28: G. W. Korting (Bd. IV)
Abb. 33: L. Illig (Bd. II)
Abb. 37–43: K. Bork (Bd. II)
Abb. 46–53: K. Bork (Bd. II)
Abb. 55: H. Röckl (Bd. II)
Abb. 60–65: G. W. Korting (Bd. II)
Abb. 126: K. W. Kalkoff (Bd. II)
Abb. 127: K. W. Kalkoff (Bd. II)
Abb. 133–135: G. Klingmüller (Bd. II)
Abb. 142: D. Fanta (Bd. IV)
Abb. 143: D. Fanta (Bd. IV)
Abb. 168: W. Meinhof (Bd. II)
Abb. 177: W. Meinhof (Bd. II)
Abb. 179: A. Winkler (Bd. II)
Abb. 180: A. Winkler (Bd. II)
Abb. 184: A. Winkler (Bd. II)
Abb. 189: A. Winkler (Bd. II)
Abb. 208: K. Bork (Bd. I)
Abb. 213: A. Winkler (Bd. II)
Abb. 231: G. W. Korting (Bd. IV)
Abb. 244: F. Nürnberger (Bd. III)
Abb. 246: F. Nürnberger (Bd. III)
Abb. 249: G. Metz (Bd. II)
Abb. 254: T. R. K. Nasemann (Bd. II)
Abb. 256: T. R. K. Nasemann (Bd. II)
Abb. 259: K. Bork (Bd. III)
Abb. 262: R. H. Cormane, Th. van Joost (Bd. I)
Abb. 265: R. H. Cormane, Th. van Joost (Bd. I)
Abb. 268: R. H. Cormane, Th. van Joost (Bd. I)
Abb. 276: L. Koslowski, B. Domres (Bd. II)
Abb. 278: W. Lindemayr (Bd. II)
Abb. 282: K. Bork (Bd. II)
Abb. 286: E. Frenk (Bd. III)
Abb. 288: E. Frenk (Bd. III)
Abb. 294–297: E. Frenk (Bd. III)
Abb. 300: N. Klüken (Bd. III)
Abb. 303: N. Klüken (Bd. III)
Abb. 305: J. Metz (Bd. III)
Abb. 306: J. Metz (Bd. III)
Abb. 310–312: H. Fischer (Bd. III)
Abb. 314: K. Arnold, H. Walther (Bd. III)
Abb. 317: G. Brehm (Bd. II)
Abb. 318: G. Brehm (Bd. II)
Abb. 320: G. W. Korting (Bd. IV)
Abb. 322: G. Brehm (Bd. II)
Abb. 340: H. Baart de la Faille (Bd. III)
Abb. 342–346: G. W. Korting (Bd. III)
Abb. 349: A. Proppe (Bd. IV)
Abb. 353: E. Frenk (Bd. III)
Abb. 355: P. Altmeyer, F. Nödl (Bd. IV)
Abb. 356: P. Altmeyer, F. Nödl (Bd. IV)
Abb. 357: M. Rupec, W. Horn (Bd. IV)
Abb. 364: M. von Ingersleben (Bd. IV)
Abb. 367: G. Burg (Bd. IV)
Abb. 369: G. Burg (Bd. IV)
Abb. 375: K. Holubar (Bd. IV)
Abb. 377: M. Rupec, W. Horn (Bd. IV)
Abb. 381: M. Hundeiker (Bd. IV)
Abb. 383: M. Hundeiker (Bd. IV)
Abb. 384: N. Hoede (Bd. IV)
Abb. 385: N. Hoede (Bd. IV)
Abb. 387–389: N. Hoede (Bd. IV)
Abb. 393: G. Goerz (Bd. IV)
Abb. 407: M. Jänner (Bd. IV)
Abb. 409: M. Jänner (Bd. IV)
Abb. 414–416: M. Hundeiker (Bd. IV)
Abb. 417: G. Plewig (Bd. III)
Abb. 419: G. Plewig (Bd. III)
Abb. 429: H. Zaun (Bd. III)
Abb. 433: H. Zaun (Bd. III)
Abb. 455: J. Meyer-Rohn (Bd. IV)
Abb. 456: J. Meyer-Rohn (Bd. IV)
Abb. 464: G. W. Korting (Bd. IV)
Abb. 465: K. F. Schaller (Bd. IV)
Abb. 466: K. F. Schaller (Bd. IV)